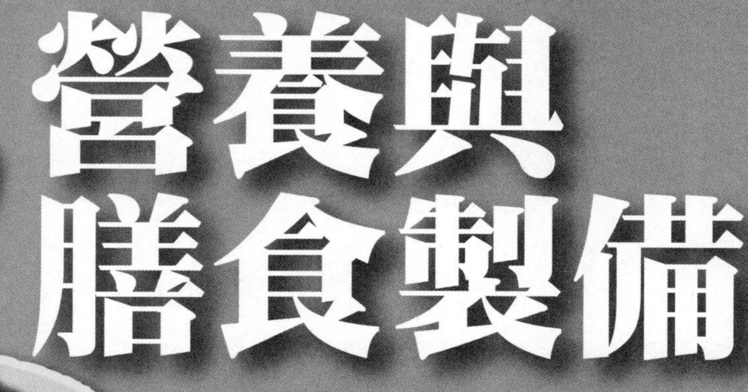

老人營養與膳食製備

Geriatric Nutrition and Meal Preparation

李義川◎著

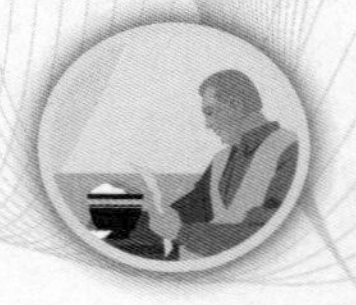
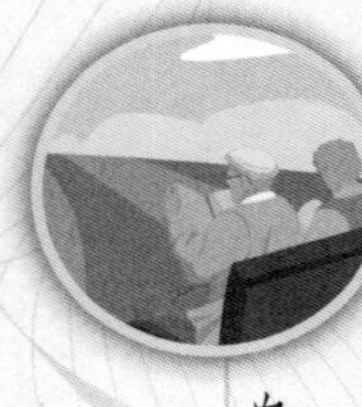

自 序

相見時難別亦難，東風無力百花殘。春蠶到死絲方盡，蠟炬成灰淚始乾。
曉鏡但愁雲鬢改，夜吟應覺月光寒。蓬萊此去無多路，青鳥殷勤為探看。

「春蠶到死絲方盡，蠟炬成灰淚始乾」這首著名詩《無題》的作者是李商隱，又名李義山；李義山是我的大哥，我二哥是李義春，我是李義川。

本書以老人老化生理與心理特性做基礎，詳述人體如何因爲自然老化，而影響到循環、神經、呼吸、消化、泌尿、內分泌與感覺等身體系統，因此如何逐漸發生心血管疾病、肺氣腫、消化不良、便秘、吞嚥困難、攝護腺肥大、糖尿病、青光眼、白內障、禿頭、骨質疏鬆、關節炎、憂鬱、失智及精神異常等疾病之原因；讀者透過了解老人自然老化而引發疾病的原因後，應可對老人有多一分諒解；老人本身也更應該詳讀，了解自己因爲自然發生的生理與心理變化後，提前準備與因應，日後也才能接受老化之自然結果、自我肯定，避免造成憂鬱或不必要的困擾。

書中針對營養素，除說明基本營養學理論外，更增加生理與生化變化，詳述各營養素之間的交互影響與變化，例如膽固醇如何影響血脂肪與影響之飲食因子，對於想要深入研究營養學者，提供進程之資料；也利用食品加工，補充膳食療養之膳食變化，讓老人營養與膳食製備，不僅只有理論，也更加實際可行。

老人膳食設計，一日膳食菜單建議，係採取十二時辰養生，搭配各蔬果養生之研究結果，自早餐、早點、午餐、晚餐至睡前，詳述各種膳食養生方法，也提供主食、肉食、湯、點心、海鮮及五行膳食等菜單，並考量到各種飲食禁忌、食物酸鹼、寒熱、屬性、陰陽及飲食五味等因素；設計過程自理想體重、每日總熱量計算、均衡飲食設計原則，逐步說明，並搭配實例說明；將老人自體重計算至實際設計出菜單，均詳加說明，其中提供普通飲食、低鹽、低油、低蛋白、低渣、低鉀、限碘、低銅、高蛋白、限鉀、限磷、流質、半流質、低蛋白點心等許多菜單與範例，也包括忌豬牛（不吃豬肉牛肉）、忌海鮮、忌豆

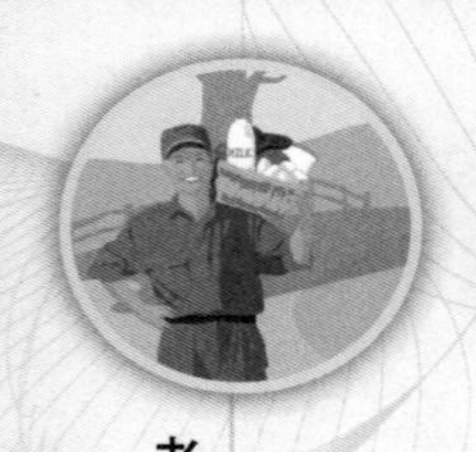
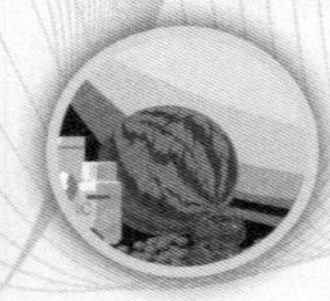

製品、忌雞鴨、忌辣及素食等，菜單種類非常豐富與詳細；對於治療飲食、疾病菜單及養生食譜開發有興趣者，提供完整之設計過程，非常具體實用。

現代的老人，每天幾乎都要吃藥，而且不只一種，也普遍發生自行購買亂服成藥的狀況，屬於發生藥物不良反應的高危險群，因此老人安全章節，探討飲食與藥物相互影響關係，並具體建議藥物與飲食如何避免互相干擾，如服用抗凝血劑的同時，需限制富含維生素K的食物；與服用抗生素四環黴素不宜飲用牛奶；另外，也針對老人跌倒與虐待等安全議題進行探討，並提供具體之建議；且對於市售健康食品、機能性食品、膳食補充食品與特殊營養食品進行探討與說明。

老人營養評估，詳述透過利用哪些資料，可以具體立即進行老人營養篩選，當篩選出高危險群後，可以立即進一步執行營養評估，而藉著營養評估，以早期找出營養不良老人，並訂定營養目標與計畫，然後針對計畫執行（營養支持與飲食製備章節）後，再追蹤營養不良狀況是否確實獲得改善；有關目前常用的MNA、MUST、SGA與巴式量表等評估工具與內容，書中均有詳述。

癌症一直是國人十大死亡原因之榜首，因此本書除探討病因之外，尚針對癌症治療趨勢（標靶藥物）、營養治療與生機飲食等，均有著墨，並基於目前西醫對於部分的癌症，仍然束手無策，因此也詳述替代療法（另類療法），如對抗療法、順勢療法、傳統療法與自然療法等，提供非常詳細之說明，很值得有興趣研究者參考。

筆者由於過去曾多次擔任國內各學校講師，加上在各大專院校有教書的經驗，總希望能將相關經驗傳承，提供有興趣者輔佐與參考；不過因爲理想太多，又加上公務煩忙，因此於實際撰寫過程，不斷發現理想與實際有所差距，因此期盼諸多先進能不吝指正，以爲改善。

李義川 謹誌於
高雄榮民總醫院營養室

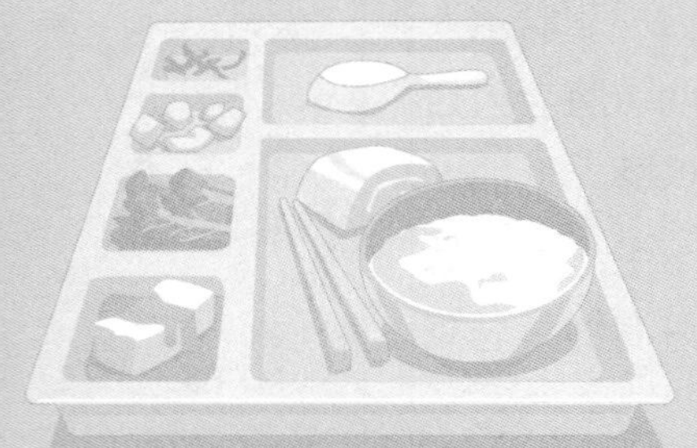
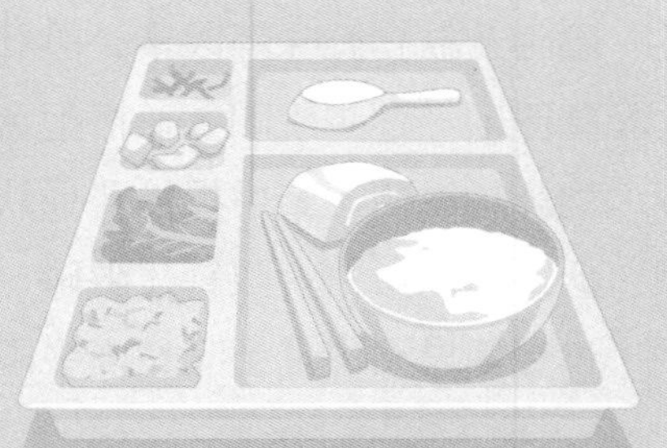
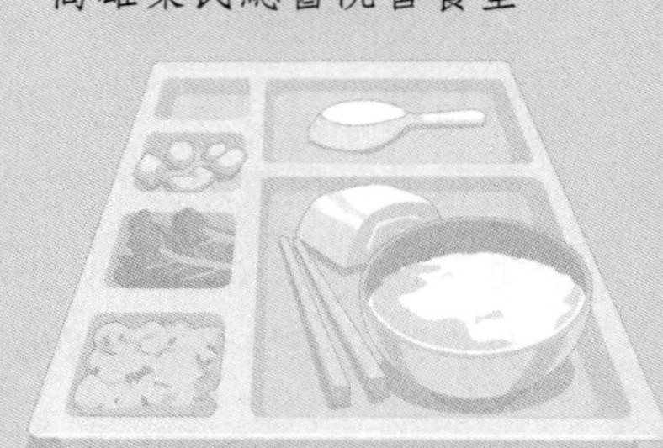

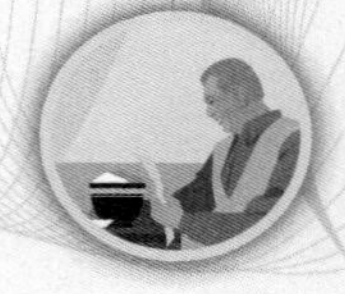

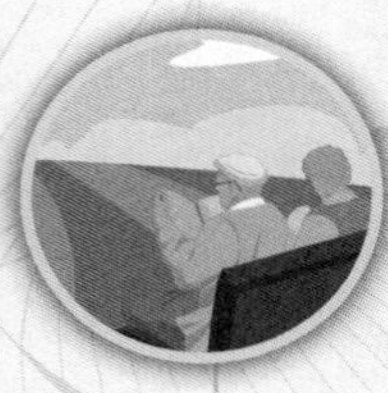

目錄

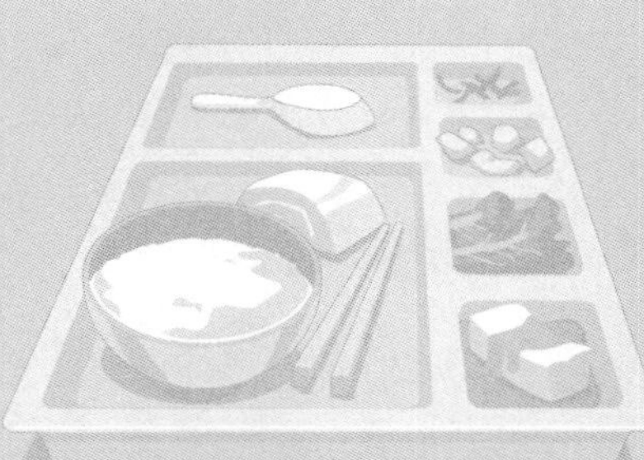

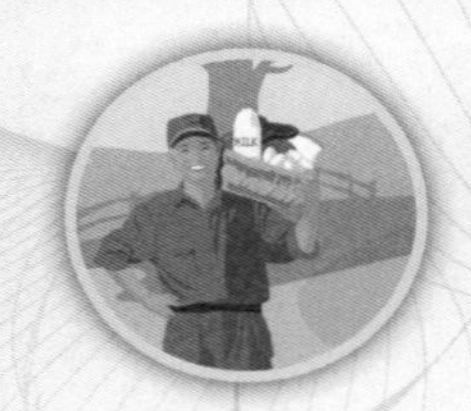
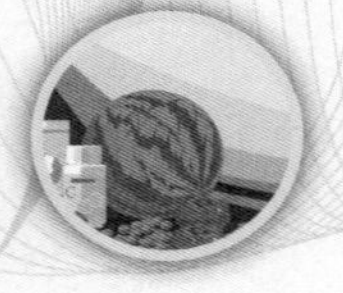

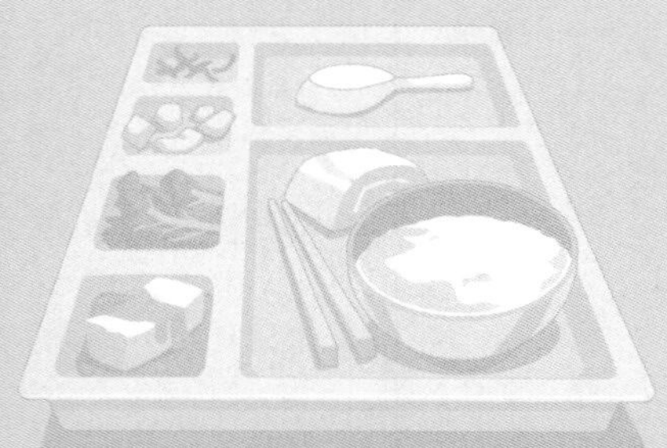
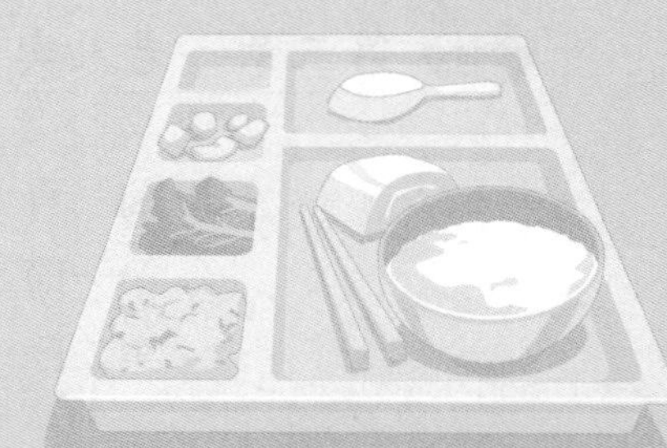

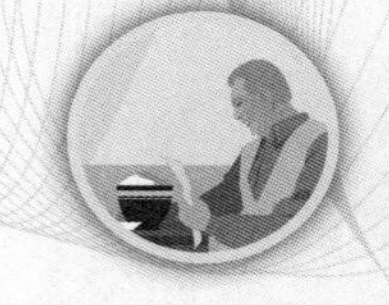

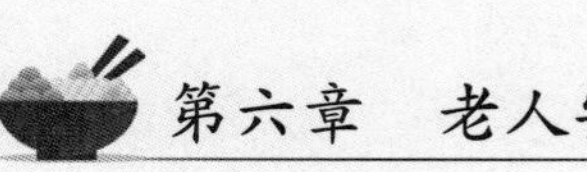

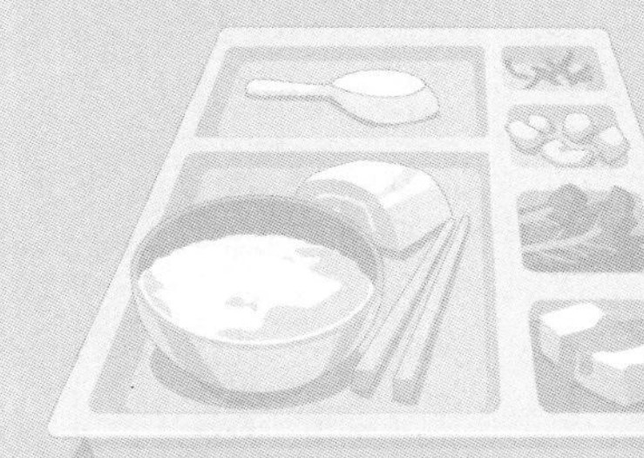

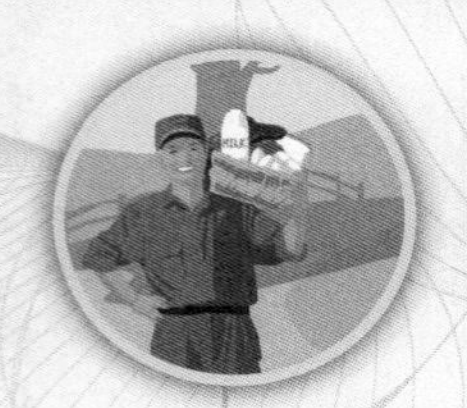
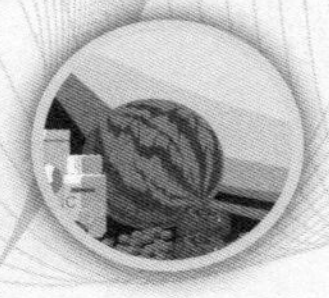

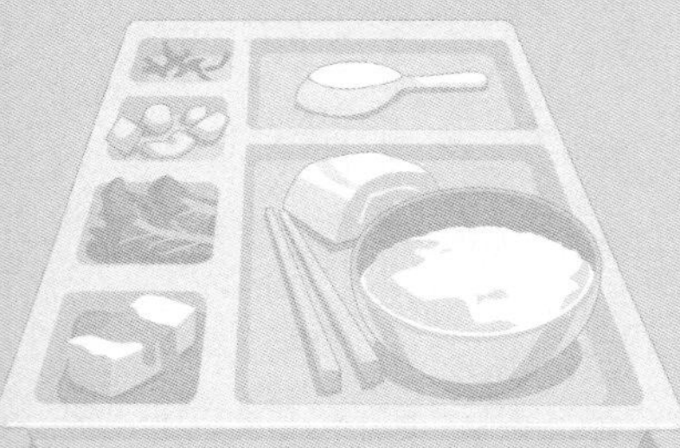
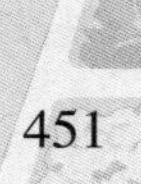
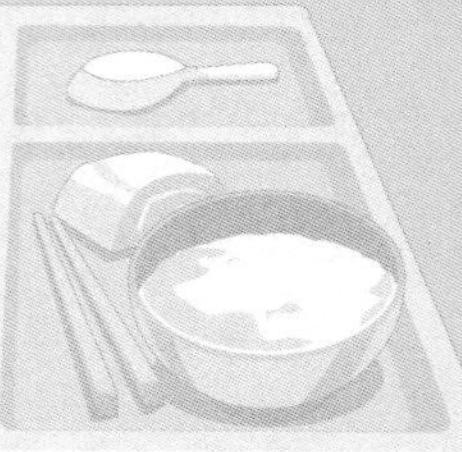

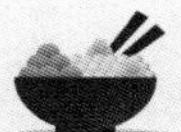

第十二章　老人膳食製備菜單範例　509

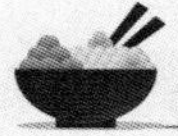

附錄部分　533

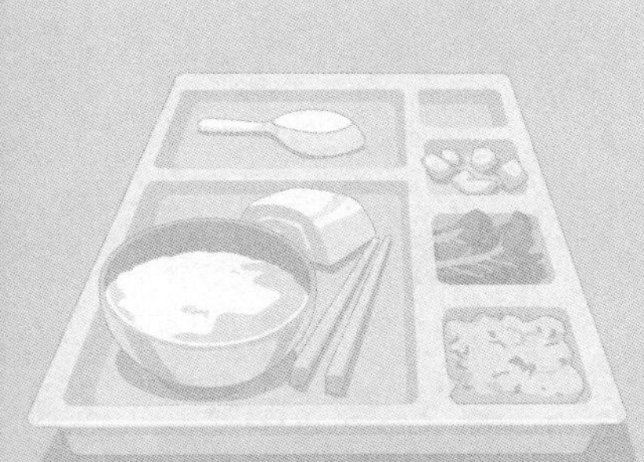
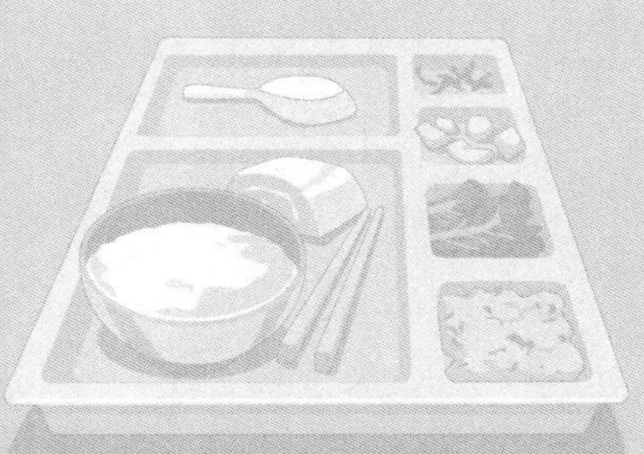
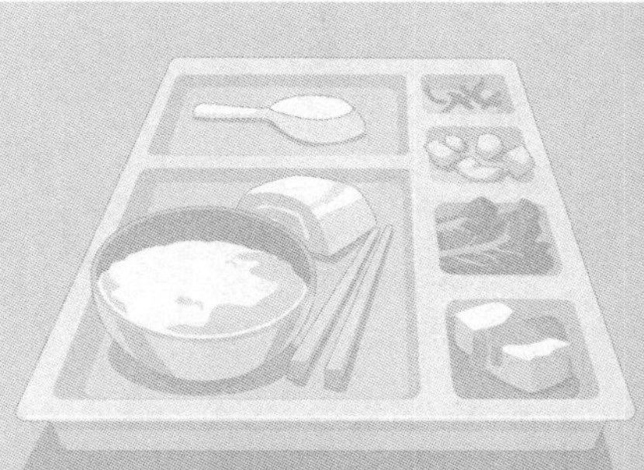

第一章 概論

學習目標

- 了解何謂高齡化社會
- 認識高齡化社會對臺灣的影響
- 了解老年人特別之生理與心理特性

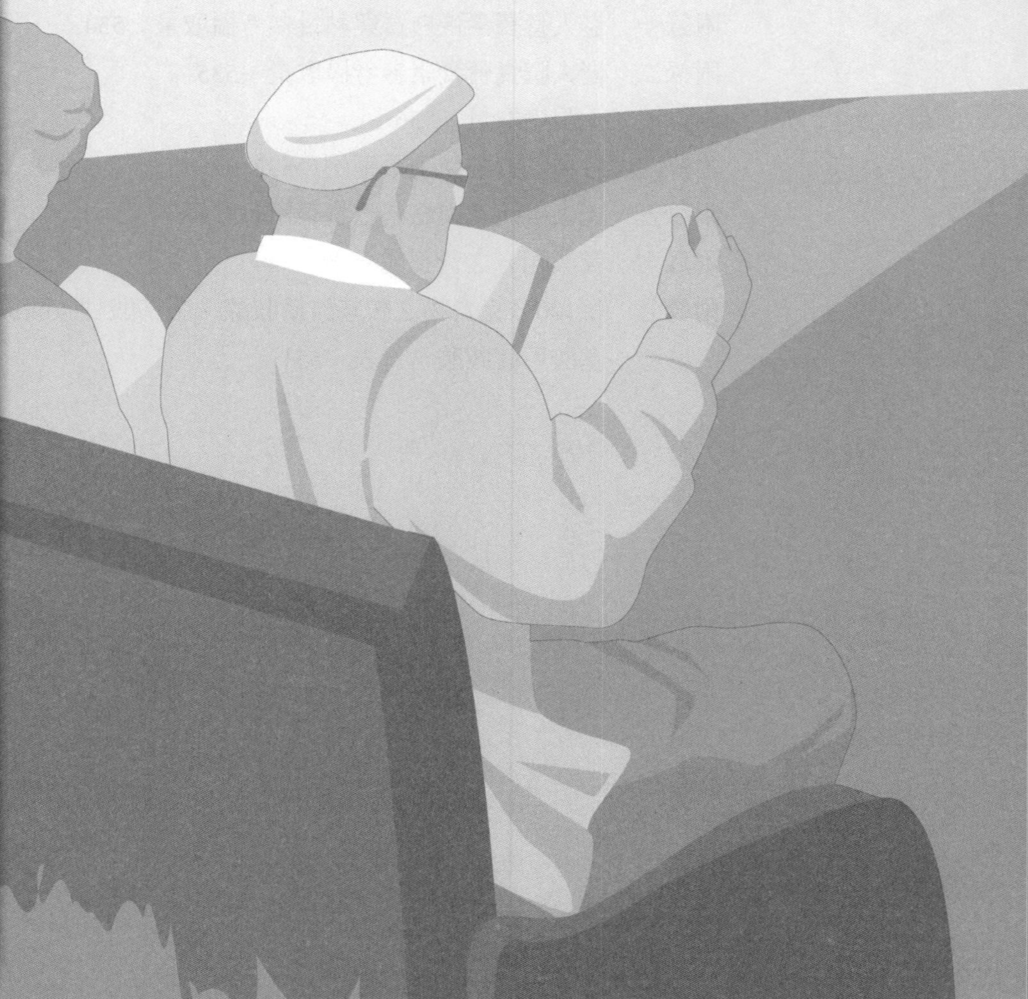

關於老人膳食的重要性

老人晚年要過得有品質，必須避免營養不良的狀況發生。

營養調查發現，約每六個老人中，就有一個營養不良（16.67%），而營養不良將導致老人體重減輕、生病後恢復能力變差、感染後危險性增高、傷口癒合緩慢及虛弱且容易疲憊，嚴重影響到老人生活品質與健康；另外，隨著臺灣社會少子化的趨勢，老人被迫住在安養機構與老人之家的人數，慢慢增加；而由於臺灣長期照護機構的管理剛起步，許多制度與管理並不健全，機構中安排的餐飲內容、用餐氣氛、食物分量與外觀、是否使用適合老人的餐具、菜單選擇性與適當性、點心的安排、工作人員的時間與營養知識、用餐伙伴及供餐時間等安排是否妥適，及老人自己進食能力如何與是否有吞嚥困難等因素，均會嚴重影響到老人的攝食量，進而容易造成老人營養不良。

臺灣在即將步入高齡化社會的現今，關於老人的營養問題與教育，需要政府、相關機構與國人多加重視；因此，老人膳食之重要性不容忽視。

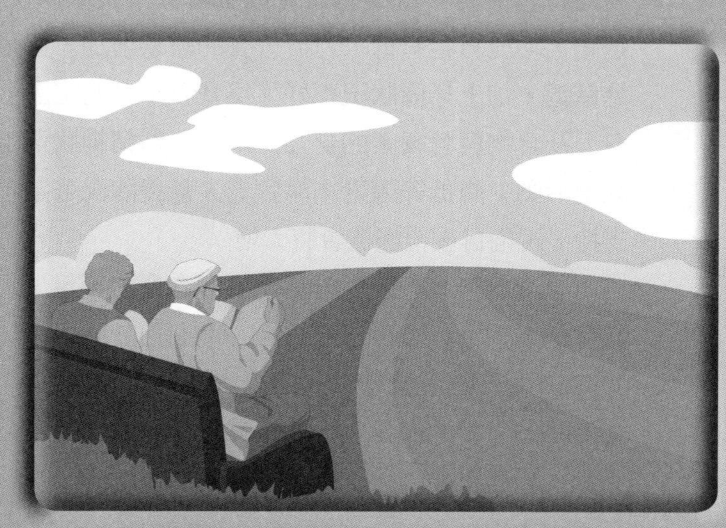

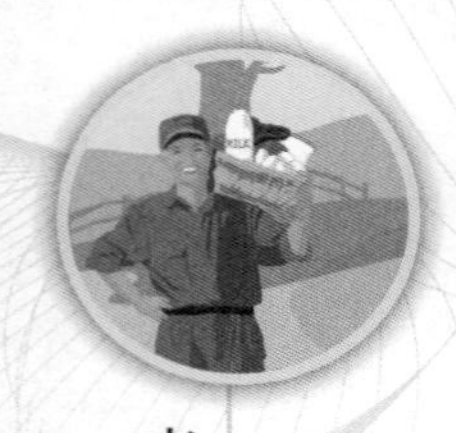
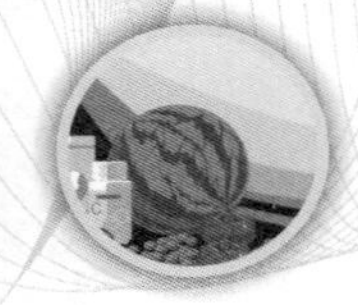

前　言

幾歲才算老人？一般認爲65歲開始步入老年階段，公務人員退休年齡也訂在65歲，所以一般老人意指65歲以上的人；不過，現代人在65歲時多半仍然是一尾活龍。目前老年人因身體脆弱而需要依賴他人之年齡，約爲75歲以上，故另有將75歲以上的人稱爲「老」老人，以便與老人有所區別。根據聯合國定義，以實際年齡達到65歲以上的人，稱爲**老人**（old man）；但事實上，隨著壽命的普遍延長，有的學者依實際需要開始區隔，將60歲的人稱爲**年輕老人**（young old）、85歲以上的人稱爲**老老人**（the oldest old）。

綜合上述，本書將65歲以上的人定義爲老人（或稱少老人），而將75至85歲指稱爲「中老人」，85歲以上稱爲「老老人」；其中，沒有特別標示或指明時，則泛指老人爲65至75歲之「少老人」。

過去臺灣人平均約每八位生產者，撫養一位退休者，預估三十年以後，將下降至每四個生產者，就要撫養一位退休者，代表年輕一代的生產者負擔將會增加。隨著壽命延長及出生率的下降，預期生產者的負擔將越來越重，也意味臺灣高齡化社會的危機已經到來。

營養調查發現，約每六個老人中，就有一個營養不良（16.67%），而營養不良將導致老人體重減輕、生病後恢復能力變差、感染後危險性增高、傷口癒合緩慢及虛弱而容易疲憊，嚴重影響到老人生活品質與健康，因此老人晚年要過得有品質，就必須避免發生營養不良的狀況。老人因爲身體器官的自然退化，功能日益減低，對於營養的需求增加，但是老人因爲在生理上會發生食慾減退，加上牙齒狀況不好（爲營養不良的主因）、藥物（老人服用藥物種類多）及食物與營養素的交互作用、心理精神狀況不好（老年痴呆及失智等）、社交活動力降低等因素，導致老人營養狀況普遍不佳，需要額外的營養補充與支持，否則日後罹病機會將大增。

臺灣的老人，因爲營養支持觀念嚴重不足，加上許多錯誤觀念，很多老人其實是被「餓」死的，特別是生病住院的老人；以住院打點滴爲例，一瓶500毫升的5%葡萄糖點滴輸液，約只有100大卡的熱量，一天打四至六瓶，只供應了400至600大卡的熱量，就連吃減肥餐所要求的每天至少1,200大卡熱量的一半都不到。以體重60公斤、每天約需要1,800大卡（60×30）的熱量者爲例，點滴只

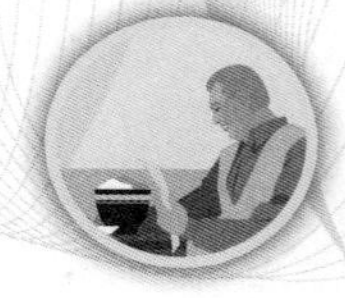
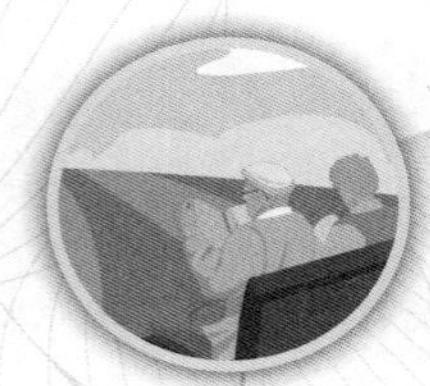

能提供22%至33%（約四分之一）的熱量，很多人以爲打了點滴就沒問題，殊不知沒有積極的營養供應與支持觀念，許多老人眞的就這樣被餓死。由於臺灣民衆在這方面，普遍觀念極爲欠缺，臺灣在即將步入高齡化社會的現今，老人的營養問題與教育，需要政府、機構與國人多加重視，因此，老人膳食之重要性不容忽視。

第一節　定義與概論

根據世界衛生組織（WHO）定義，一個國家65歲或以上的人口，占總人口數7%以上時，就可以稱爲**高齡化社會**。臺灣在1993年底老人人口已占總人口數的7.1%，依照世衛組織之定義，臺灣已正式邁入老人國家行列；預計臺灣老人人口數將在2020年時達到14%、2021年16%、2026年20%、2031年23%、2050年高達32.9%，將由「高齡化社會」邁入「超」高齡化社會。如果再加上生育率持續下降之因素，不出二十年，臺灣人口將呈現負成長。

根據內政部1996年的統計資料顯示，臺灣老人罹患慢性疾病約56%，生病比率占一半以上；80%有一種以上的疾病，40%有兩種以上的疾病，顯見臺灣老人多爲疾病所苦。老年人因爲年齡增加，身體機能逐漸衰退，罹病機率增加，造成需要服用許多藥物，平均每名老人共服用四種以上藥品，而平均老人健保給付金額，爲一般人的3倍，約占健保總額度的三成。參考鄰近國家，目前日本是每五位國民中就有一位老人（預估臺灣爲2026年），預期於2017年時，老人比率將大於27%，2050年時則占35.7%，遠比臺灣嚴重許多。日本老人由於經歷二次大戰與戰後艱困時期，戰爭時期的困苦生活，反而讓日本老人刻苦耐勞，身體到老也維持強壯健康；但是日本後來發現，當人活得越久相關支出就越高，同時年金制度也因此瀕臨崩潰邊緣；由於經費不足，迫使日本政府後來不得不無視民衆反彈，大幅翻修年金制度，根據新制，年輕人與雇主被迫增加所得中的年金支出；預計到2017年時，將從13.58%提高到18.3%（即所賺的錢約有五分之一支出作爲老人年金）；而臺灣將來成爲老人國後，預期日後雇主與生產者的負擔，將步日本後塵，逐漸加重。

一、老年健康的定義

世衛組織於1958年，將**健康**定義爲生理、心理和社會的安康狀態，而不

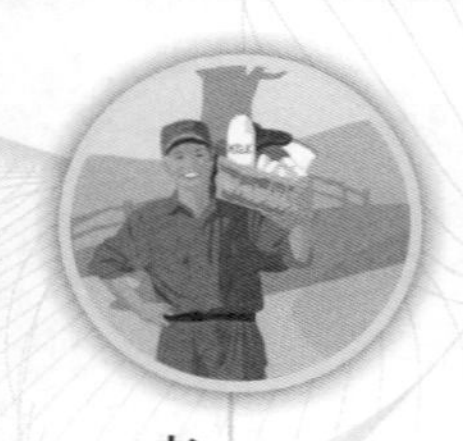
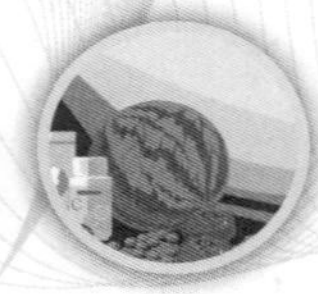

僅只是沒有疾病而已。健康係多層面及正向的概念，不光只是沒有生病就算健康；隨著正常老化，身體器官功能逐漸衰退，臺灣老人生病比例相當高，而因爲健康狀況較差的老人，比較容易併發憂鬱症等相關症狀，因此身體健康與否，對於老人的影響很大。

對於已經罹患許多慢性疾病的老人來說，到底該如何定義健康呢？過去認爲疾病與健康不能並存，因而有病即代表不健康，不過因爲現代老人80%都有生理上的疾病，因此有些學者認爲，老人即使在疾病中也有健康可言。

疾病可以使人正向改變、自我覺醒，進而更加了解自己並促進個人成長，也可促使家庭成員間之情感更加親密；或引發個人內在心靈成長，對生命有更多與更深一層的體會，了解如何取捨與珍惜，並進而重新檢視人生的意義，重新界定與他人及與環境之間的關係；以此角度觀之，有病並不一定等於不健康，生病反而更能豐富生命，也提供人重新學習的機會與成長的轉機，否則臺灣將只有20%的健康老人；因此，在討論與規劃老人膳食，如果僅針對少數沒有生病的20%老人，則將缺乏其代表性。因此到底該如何界定老人健康呢？

其實健康的定義應該包含身、心、靈三個層面，所謂**老人健康**，應指能活動、能照顧自己，外表看起來健康、感覺舒服、覺得幸福，以及維持身心靈平衡的人。傳統中國人對於健康觀念，強調自然與身心的關係，西方則傾向實際生活層面，因此一般認同的健康，係指老人感覺無病痛或症狀、能自主活動、身心安適及感覺幸福等即是。所以對於臺灣老人而言，老人在器官功能衰退下，如果仍然能保有良好生命活力，能維持基本日常功能（吃飯、穿衣、走路、上廁所或洗澡等）或具有執行基本日常功能（煮飯、打掃、購物、打電話、理財、吃藥或照顧小孩等），又能知足常樂，應該就是所謂的健康。

(一)臺灣老人營養狀況

1998至2002年，衛生署委託中央研究院辦理「第二次國民營養健康狀況變遷調查」結果顯示，老年男性和女性每日平均總熱量分別爲1,833大卡和1,477大卡；老年男性三大營養素——蛋白質、脂肪及醣類，各占總熱量的16.7%、30.4%、52.9%，老年女性爲16.4%、29.1%、54.5%。

資料顯示，老人男性及女性蛋白質攝取量過多；老人維生素B_1的攝取，以中部地區的男性老人攝取較不理想；維生素B_2在歷年的國民營養調查中，平均攝取量均顯不足，在2003至2006年19至64歲成年人及老人調查中，以中部地

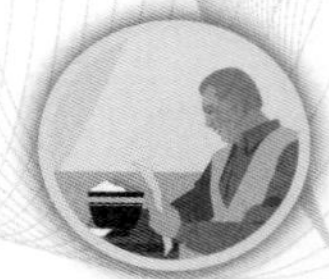

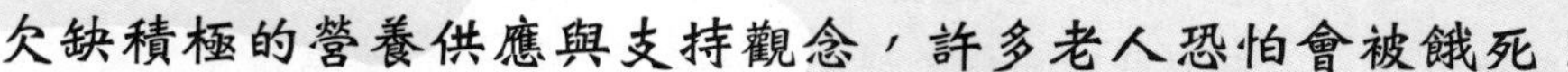

欠缺積極的營養供應與支持觀念，許多老人恐怕會被餓死！

網路上流傳了這麼一個笑話：有一個人問了一個養豬戶說：「你給豬吃什麼？」養豬的人回答：「豬當然是吃餿水啊！」那個人說：「我是動物保護協會的人，你應該給豬吃飼料而不是餿水，我要控告你虐待動物。」於是可憐的養豬戶被莫名其妙的罰了錢。

有一天，又有另一個人問他給豬吃什麼？養豬戶這一次學乖了，他回答：「我給豬吃『龍鮑翅』——龍蝦、鮑魚、魚翅……」結果那個人說，我是「○○協會的人，你知道現在全世界有多少人正在挨餓嗎？我要舉發你。」於是，他想了想這樣的回答怎麼也會有事。過了幾天，又來了一個人問他給豬吃些什麼？養豬戶乾脆回答——我給牠200塊，牠愛吃什麼就去吃什麼！

這個笑話雖然有點無厘頭，但重點不是豬吃什麼，而是老人吃的是什麼！台灣的老人，因為國人營養支持觀念普遍嚴重不足，加上又有許多的錯誤觀念，導致有很多老人其實是被「餓」死的，特別是生病住院的老人。

以住院打點滴為例，一瓶500毫升的5%葡萄糖點滴輸液，約只有熱量100大卡（若細算500毫升5%的葡萄糖，則熱量為25克×每克3.74大卡=94大卡），一天打個四至六瓶，充其量只供應了374至561大卡的熱量，連吃減肥餐（每天要求至少要1,200大卡）的一半都達不到；以體重60公斤，每天約需要1,800大卡（60×30）的熱量為例，打點滴只提供了20%至31%（僅約人體一天所需四分之一）的熱量，長期下來因為熱量不足，人體只會越發衰弱與欠缺營養；由於台灣民眾在這方面，普遍觀念極為欠缺，到目前為止仍有很多人真以為打了點滴就會沒事，殊不知如果沒有積極的營養供應與支持觀念，許多老人真的會被餓死！

還有營養師到長期照護老人之家評鑑查看時，發現竟然有些機構提供給老人的三餐是「克寧奶粉」；一般奶粉的熱量約為0.63大卡/cc.，一杯240cc.約為150大卡，一天三至四杯則為450-600大卡；因此實際光靠奶粉所攝取之營養，也是不到規定的三分之一，所以三餐只吃奶粉的老人，長期下來一定營養不良；這也是營養觀念不足所導致。

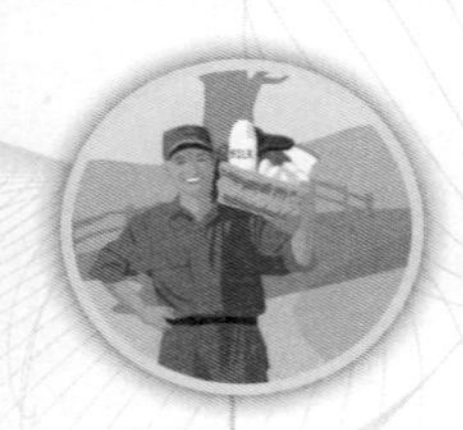
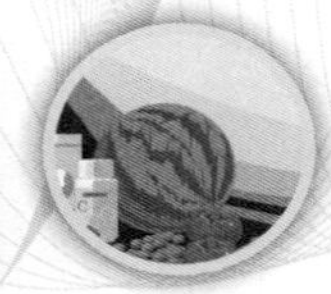

要知道奶粉主要的內容是蛋白質與脂肪，醣類則嚴重不足，老人由於普遍腎臟、心臟與肝臟功能不好；而光攝取奶粉，等於是供應高蛋白與高脂肪之飲食，如此一來，老人的心臟與腎臟不搞壞才怪；因此台灣老人的營養問題與教育，亟需政府、機構與國人多加重視，切勿忽視老人膳食之重要性。

區、北部直轄市之男性，以及北、中部地區鄉鎮及澎湖地區之女性的維生素B_2，營養狀況較不理想。由血液生化值顯示，有18.4%的男性及12.3%的女性，有葉酸瀕臨缺乏的情況，且分析發現，維生素B_2、B_6與B_{12}三種維生素充足，而葉酸瀕臨缺乏的老人，比較容易中風、腎功能不全及發生白內障。調查發現，正常葉酸濃度的老人，每週攝取菇蕈類、水果類及蔬菜類頻率比較高。因此建議老人宜維持攝取水果之習慣，並增加蔬菜類及菇蕈類，將有助於改善葉酸攝取不足的狀況。而國人每人每日的鈣質平均攝取量爲500毫克，因爲沒有達到每日建議攝取量1,000毫克（美國1,200毫克），如果不另外補充，長久下來將容易發生骨質疏鬆與影響身體器官運作。國人平均油脂攝取量占熱量的34%，顯然也高出建議量20%至30%很多，需要減少攝取。綜合上述資料顯示出，臺灣老人飲食爲高脂肪及高蛋白質，並不均衡，反應出易罹患三高（高血脂、高血壓與高血糖）之危險原因。

(二)生理老化的定義

所謂**生理老化**，是指人體之組成會因老化而改變，過程是自然漸進的，而且會影響與外界環境的互動。這種隨時間逐漸變化的過程，並不一定會造成疾病或死亡，也就是老化並不算是疾病，但是老化將逐漸造成不可逆的生理功能喪失。

(三)成功老化的定義

所謂**成功老化**，是指維持身體上和功能上的健康，具有高認知功能及主動參與社會的能力，符合此定義下的老人，研究顯示比較不易生病失能，且能夠主動解決問題，對事物比較有概念，能保持與社會接觸的語言及技巧，並能參加生產性活動（如志工或義工）。

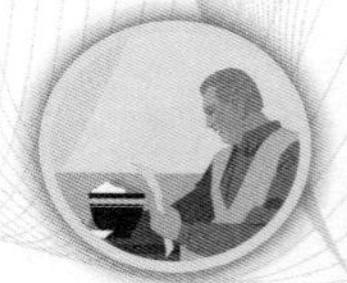

二、老年健康概論

老人攝食量會減少，多半因爲聽力減退（小聲時聽不到，但是太大聲講，又讓他不高興）、視力減退及溝通不好，因此進食次數減少；加上手腳開始不靈活、緩慢、不聽使喚，於是自覺難堪，而會拒絕進食，還有些老人，因爲嚴格食用健康低油飲食，熱量經常因此不足，加上身體關節炎等慢性病、便祕、味覺改變、疼痛、姿勢改變、藥物治療、疾病治療及假牙等問題，導致老人攝食量減少，這些也是發生營養不良的原因。

到底那些老人是營養不良的高危險群？一般是身心健康有問題、已罹患急性或慢性疾病、社會和環境支持較少或沒有的老人族群，特別是足不出戶、住在長期照護機構與住在醫院的老人，而這些高危險群，需要特別加以關注與照顧。針對老人營養不良之高危險群，透過進行營養篩選與評估等措施，可早期發現潛在營養不良的老人，進而即時予以改善，避免進一步惡化，而導致危害到老人的健康。

營養評估時，需要考慮到老人的特殊飲食需求、是否可以自己進食、社交經歷與目前營養支持程度、文化、宗教或特殊飲食需要、偏好與厭惡的食物、目前食量、咀嚼或吞嚥困難、體重減輕或改變、醫療紀錄、皮膚狀況、藥物治療及口腔健康等種種因素。

目前常用的評估方法，除ABCDEF：即**體位檢測**（A）、**生化檢驗**（B）、**臨床檢查**（C）及**飲食評估**（D）、**心理或情緒評估**（E）、**機能評估**（F）等方式外，還有**醫療史**（medical history）、**迷你營養評估**（MNA）、**主觀整體性評估**（SGA）、**老人周全性評估**及**巴氏量表**（巴氏日常生活功能量表）等方法。臺灣一般診所與安養院等機構，比較常採用的是迷你營養評估，因其準確性高，且熟練後大約只需花費十至二十分鐘即可完成，加上並不需要生化檢驗數據，即可判別出營養狀況良好，或潛在有營養不良之危險（這是營養篩選後，需要特別注意的族群，找出高危險群後需立即採取改善與支持作業，儘早預防，改善老人營養狀況）與營養不良（這一部分當然更需要進行改善，因爲如果等到老人已經發生營養不良，再進行營養支持時，效果往往會大打折扣）。

老人發生營養不良後，已知將導致傷口癒合、腸胃功能與免疫功能變差，進而容易發生感染、敗血症與發生多重器官衰竭。研究顯示，營養不良主要合併症發生率爲正常人的3.6倍，次要合併症發生率是2.6倍，死亡率則爲3.8倍，

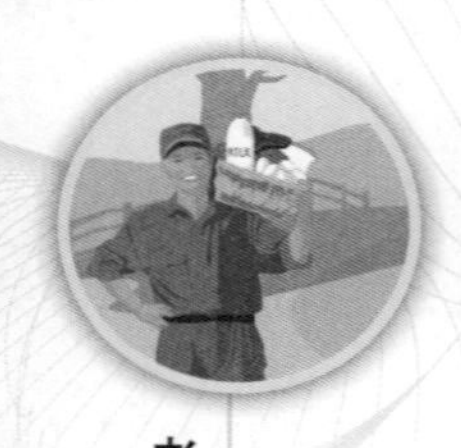
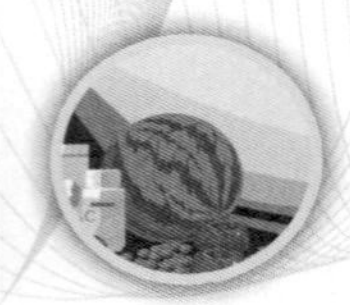

並且復元速度減慢，罹病率及死亡率增高，住院天數增加，導致醫療支出增加。如根據巴西的研究，醫院裡發生營養不良併發症者約27%，營養良好者較低，約16.8%；且體重下降5公斤以上的患者，死亡率比體重未改變者要高出19倍；營養不良者的住院天數延長，最多可較預期長達2倍。

老人發生多重器官衰竭後，對於腸胃道的影響最大，因為腸道的上皮組織，必須依賴營養素，才能維持每二至三天的細胞重新生長；當發生營養不良，缺乏營養素時，腸道細胞因為缺乏營養素，將無法更新再生，功能會下降。研究顯示，即使是短期的禁食，都可能會影響到腸道功能，這是因為營養素缺乏使得腸道酵素分泌異常、血流改變、小腸絨毛變短，吸收機轉因此產生變化；禁食更容易影響腸道功能，因為將造成水分與礦物質吸收變差，導致容易腹瀉，當人體禁食二至三天後，因為絨毛開始萎縮，高度降低，細胞排列變稀疏、變薄，導致細菌容易侵入；而細菌一旦侵入，即易發生感染，造成敗血症，引發多重器官衰竭，進而死亡。因此老人生病住院時，如果還能夠「吃」，就應該多「吃」，而非一般人所想的，僅靠打點滴即可（點滴的熱量與營養素極少）。另外，老人即使是拉肚子，都要先了解原因，而非先禁食。一般臨床上，因為食物因素而導致拉肚子者，約只占30%，其他多半是因為藥物等非食物因素引起，因而70%腹瀉的老人，其實仍應該繼續供應飲食，以維持腸道絨毛正常生長，保持正常腸道功能。老人容易因為禁食而發生營養不良，導致腎臟功能下降、心臟功能變弱及肝臟氧化代謝能力下降，以至於藥物不能順利被代謝出，進而產生肝、腎傷害。

第二節　老年生理與心理特性

影響老人生理的項目包括生理年齡、性別及人種，係屬於無法改變與控制的因素；其次分別是體重、運動、壓力、睡眠、教育程度、吸煙習慣、工作、愛情、交友等社交狀況，及膽固醇、血壓、心血管疾病史、遺傳、就醫經驗，及身心狀況與風險控管等因子屬於每個人可以控制的項目，如體重維持在適合的理想範圍，壽命將增加，若過重或過輕，壽命都會受到影響而減少；另外，老年之生理變化包括：身體組成老化（主要是各器官機能退化）；基礎代謝率降低；視力及聽力減退；對嗅、味覺等感覺敏感度減低；對溫度變化的感受性增加；易引起消化排泄的問題；牙齒脫落；頭髮變白或掉落；皮膚變乾、變薄

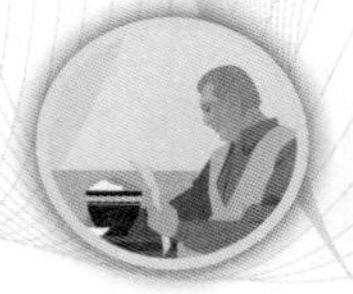
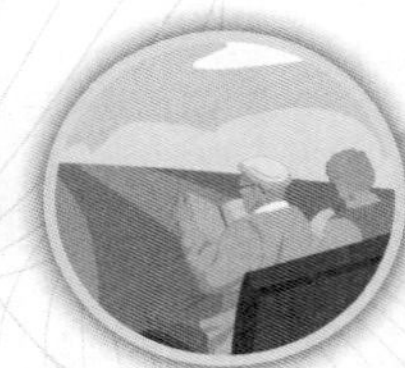

及易起皺紋，且顏色加深；肌肉沒有彈性；骨質疏鬆導致骨骼改變；心臟及腎臟功能減退與大腦神經細胞喪失等等。以上這些生、心理因素都是本節要探討的範疇。

一、老年的生理特性

(一)循環系統

循環系統的疾病症狀常見的有：血管硬化、動脈硬化、血栓、腦溢血、心臟病、心肌狹窄、心肌梗塞、高血壓、低血壓、膽固醇過高、血液循環不良、手腳冰冷、手腳末端微麻、高血脂、心律不整、心臟衰弱、中風、貧血、皮下出血、靜脈曲張、動靜脈炎及網狀青斑等。

血壓會隨著老化而升高，心縮壓（即收縮壓）約在75至79歲時達到最高，心舒壓（即舒張壓）則約在65歲時最高，之後則漸漸下降。因此，目前的高血壓定義，對於65歲以上的「老人」與75至85歲以上的「老老人」，意義並不相同；對於「高血壓的定義」，衛生主管單位實在有需要依照年齡再進一步細分。

老化使心搏率和心輸出量逐漸減少、心肌纖維的彈性減低、血管壁因逐漸失去彈性而易硬化，因此容易發生心肌梗塞或腦中風等疾病。心臟與其他臟器不同，年紀愈大時重量愈重，應付緊急狀態的能力跟著降低，老人若有激烈或強力的勞務和運動，將對心臟造成負擔與不適應，故一般循序漸進的中等程度之運動方式，較適合老人，而老老人最好散步或快走即可；切忘激烈的運動。心臟最重要血管為冠狀動脈，當血管壁因硬化而喪失彈性，或因為高血糖導致動脈硬化加快時，易導致中風或心肌梗塞。老人宜維持適當與規律的運動習慣，以確保血管健康。另外，老人心臟血管因為老化使膠原變硬、脂褐質增加、澱粉樣蛋白沉澱，於是造成心臟血管壁增厚、瓣膜纖維間質鈣化和脂肪囤積、冠狀動脈硬化及周邊血管硬化或增厚等問題。

老人心跳會隨著老化而減慢，心肌收縮易呈現靜止狀態，正常老化時，收縮壓雖然會稍微增加，但是舒張壓並不會增加。因此，當老人發生舒張血壓急遽升高時，就不是正常現象，通常血壓升高與飲食、肥胖和生活型態有關。

老人使用氧氣比較沒有效率，故不易維持長時間的運動能力。一般專業的老年運動員會比不運動的老人，具有更好的身體組成。維持適度的運動，像是每週快走三到四次，能減緩因年齡增長而產生的不良變化。對老老人而言，走

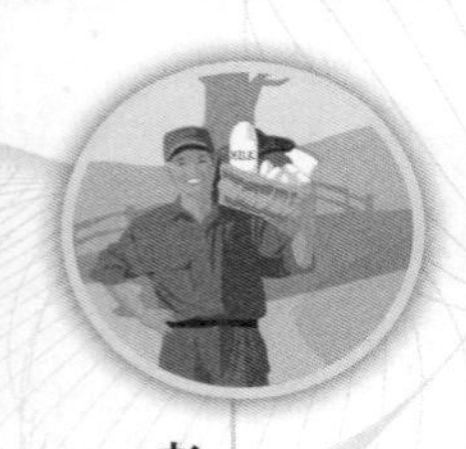
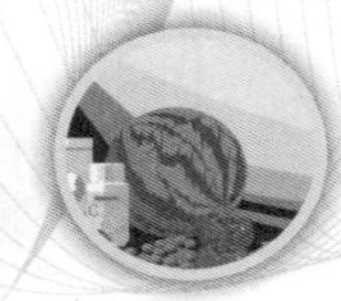

路可能是最好的運動；若要降低血液中膽固醇以及三酸甘油脂，則要減少攝取動物性脂肪、油脂及加工食品；當然，如果能改變生活型態，對於老人而言是有意義的。老年時期培養良好的健康生活習慣，如適當與規律的運動、正面思考與均衡飲食等，有助於維持身體健康。

另外，高血脂會使老人動脈硬化變快，導致發生急性心肌梗塞及腦中風機會大增，需要注意與避免。

(二)神經系統

神經系統疾病症狀常見的有：偏頭痛、腦神經衰弱、智能衰退、帕金森氏症、焦慮、健忘、記憶差、思路不清、失眠、手腳麻、老年痴呆症、精神病、中風、神經病、癲癇、坐骨神經痛、尾骨痠痛及頸椎痠痛等。

腦是身體老化最快的部分，一般腦細胞約有一百五十至一百六十億個，但過了20歲以後，平均一天會損耗掉十萬個腦細胞，而且不再補充新的腦細胞。3歲小孩腦容量最大，可達到約1,400公克，到了80、90歲，可能就只剩下約1,300公克了。與壯年比較，老人只剩四分之三以下的腦組織；但是腦細胞如果經常利用，譬如看書、寫文章及思考等，將可以延長腦細胞的生命（也就是說老人打麻將預防老年痴呆，是有其道理存在的）。隨著老化，腦細胞減少、神經傳導減慢和反射遲緩等症狀，都是神經系統減弱的症狀，也因此部分老人會有記憶力減退，甚而老年痴呆症的產生。造成腦部老化原因，包括血中氧氣及營養素供應減少，身體代謝產生的氨、酮體及其他對腦產生毒性的代謝產物及頭部創傷。所以要維護老人腦部健康，包括均衡營養、預防血管問題、控制產生毒性產物之疾病（如尿毒症）及保護頭部避免創傷。

研究指出，透過適當、規律運動可延緩神經肌肉系統老化，因此運動對老人非常重要。但教導老人運動時，必須注意教導技巧及選擇運動形式，以提高學習動機及效果。由於神經肌肉系統退化，常使老人容易跌倒，導致老人害怕再跌倒、不敢單獨行動，逐漸因此變得封閉及依賴他人；因此在生活上如何預防老人跌倒是很重要的。

■神經傳導及反應

老人神經傳導約慢10%，反應正確度較低。影響之因素包括抑制劑（酒精和某些藥物）、營養素（胺基酸如色胺酸、酪胺酸、膽鹼和某些維生素）及興奮劑（尤其是咖啡因）等。

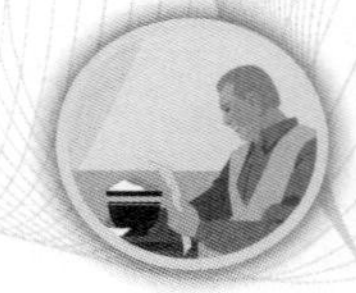
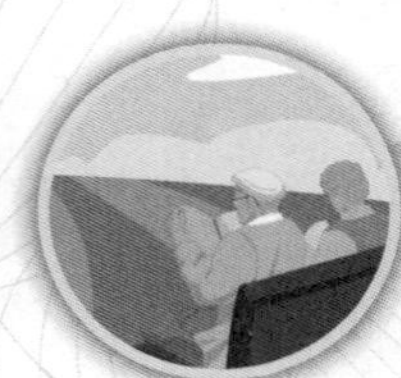

■自律神經系統

自律神經不受中樞神經控制，亦即不受意志力的控制。老人血液正腎上腺素量會上升，乙醯膽素的製造與水解則隨著老化而減少，但接受器之敏感度則上升。

■反射神經反應

老人通常反射反應較遲緩，所以不大適合開車，2007年7月交通部開始研議針對老人想將駕照改爲有條件審驗，即老人必須重新考領駕照，才能開車。根據分析，交通事故發生原因與駕駛人生理、心理因素及行爲特質相關，而老人因爲生理機能逐漸老化，反應變慢，發生交通事故比率偏高，據統計老年駕車者之交通事故死亡率占8.5%；因此交通部才想研議，未來駕駛人換發駕照時，須檢查體能狀況，超過70歲時須每年考照，另將增加視力檢查，以確保交通安全。

(三)中樞神經系統

大腦的血流速度，以0至10歲時最高，到了65歲以上時，只剩60%，加上腦神經元和代謝慢慢減少，老人容易頭暈或眩暈，這些都是老化所造成，因此老人需要較長的反應時間，而由於老人反應較慢、肌肉萎縮以及視覺能力變弱，將更容易跌倒與受傷。

(四)呼吸系統

呼吸系統疾病症狀常見的有：鼻子過敏、鼻竇炎、氣喘、慢性鼻炎、傷風、感冒、喉嚨痛、流鼻涕、咳嗽、多痰、打鼾、聲音障礙、鼻咽癌、支氣管炎、肺氣腫、肺腫瘤、咽炎、喉炎、過敏性鼻炎、鼻塞及花粉熱等。

肺是內臟中老化最迅速的器官。肺組織因爲老化，喪失彈性，加上呼吸肌逐漸軟弱無力，使得肺部進出空氣量相對減少，呼吸功能減低，限制了老人運動；而抽煙、氣管炎及肺氣腫，則會加速肺活量的減少。

30歲以後，呼吸之最大攝氣量，每年往下降，肺組織彈性逐漸降低而變硬，所以老人運動時會喘不過氣，但並不是氣喘，而是因爲氧氣的消耗量不足所產生的呼吸代償作用。當肺部瞬間速率沒辦法彌補器官所需支出量時，就會喘不過氣。因此老人不易咳痰、痰易囤積在肺部，及容易發生支氣管炎和肺炎。隨著老化，肺肌失去彈性，使得呼吸效率降低，肺活量減少。**肺活量**（vital

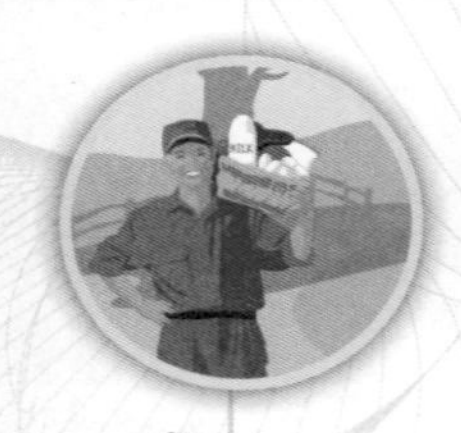
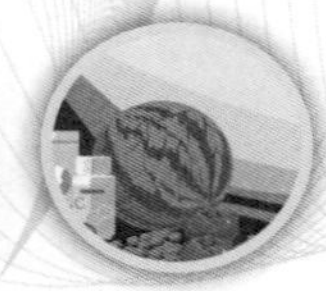

capacity）是吸收氧氣的最大能力，人類由25到70歲時，吸入肺部的總氧量會慢慢下降，平均下降量爲50%，有運動習慣的老人退化速度較慢，例如運動員的退化速率就較一般不運動者要來得慢。因此，老人若想避免嚴重的肺部功能喪失，便應該保持動態的生活型態，所謂「要活就要動」，建議每日步行及參與不需太費力的活動。

(五)消化系統

消化系統疾病症狀一般常見的有：消化不良、胃酸過多、胃腸脹氣、胃潰瘍、慢性盲腸炎、胃痛、胃出血、胃癌、慢性胃炎、胃腸病、十二指腸潰瘍、上吐下瀉、打嗝、腹脹、食慾不振、火氣大、口乾、口臭、B型肝炎、慢性肝炎、肝硬化、肝功能不良、肝功能衰退、膽結石、黃疸病、膽囊炎、便祕、痔瘡及慢性腸炎。

40歲以後由於胃細胞開始萎縮，胃酸分泌量及酸度均會減少，會影響到鈣質及鐵質的吸收。胃細胞萎縮，也會使幫助維生素B_{12}吸收的內在因子的產製受影響，間接導致缺乏維生素B_{12}，易發生惡性貧血；老化使負責消化的膽汁及消化酶分泌減少，延緩胃排空，消化時間因此變長，腸胃蠕動減慢，因此老人容易發生便秘。

■牙齒

根據多項數據顯示，臺灣成年人牙周病罹患率高達九成，而牙周病更是35歲以上成年人掉齒的主因。當老人缺牙或未裝假牙，會偏愛細軟的食物，因此容易發生營養不均衡。而牙齒因蛀牙及牙周病會導致掉牙。40歲左右開始掉，60至69歲之間，平均只剩下約十四顆，70至79歲之間十一顆，到80歲以後，平均只剩七顆，因此老人約有一半裝假牙，65至75歲則約有三分之二；而缺牙或不當假牙，則會影響食物攝取且偏好軟食，當咀嚼不夠時，會造成消化不完全。

■舌頭

老化將喪失味蕾，味蕾減少，造成味覺功能喪失，食慾降低，唾液分泌減少，增加食物吞嚥的困難，也減少食物的攝取量。味覺在74至80歲時降低80%，酸甜鹹辣四種味覺中，鹹味並無降低，其他味覺則降低很多，抽煙比不抽煙者更嚴重；對甜味的感覺方面，50歲以上的人大約會消失10%以上，70歲以上的人因味蕾數目減少，約消失33%。老人的味覺因舌頭味蕾數目而減少，

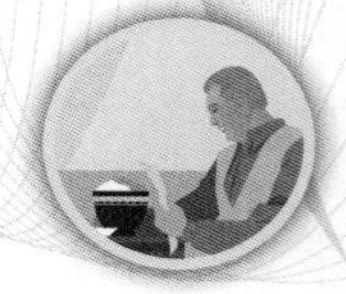
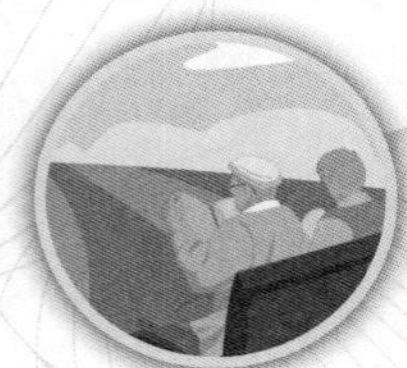

70歲時老人的味蕾數目僅爲20歲的人的六分之一（減少約83%），缺鋅也會使味覺喪失。一旦失掉味覺，老人飲食時必定會多加調味料，因此容易罹患高血壓；或者因爲覺得食物沒有味道，因此對進食興趣缺缺；而唾液分泌減少，也將增加老人吞嚥困難。

■腸

50歲以上的人多有痔瘡，年歲更高者易有大便失禁情況，60%的住院老人及75%的養老院住民，有大便失禁的現象，另外因爲老人小腸及大腸張力減少，缺乏運動，易造成慢性便秘，便秘是老人很常見的問題，主要是因爲腸張力不足、運動不夠、飲食失調（尤其缺少富含纖維質的食品）、心理因素，或瀉藥使用過多等因素造成。預防方法爲每天飲用八至十杯水，特別是清晨起床時多喝水，並食用富含纖維質的食品。

■肝臟

年輕人的肝臟約重1,600公克，60歲時會下降到1,200公克（減少25%），肝血流也會減少，因此肝臟功能相對降低。

(六)泌尿系統

泌尿系統症狀一般常見的有：腎腫瘤、腎臟病、腎結石、膀胱結石、尿失禁、排尿疼痛、腎功能衰退、膀胱炎、輸尿管炎、浮腫、血尿、尿路阻塞、慢性腎衰竭、尿蛋白、尿毒症、頻尿、遺尿及尿路結石。

從30到90歲，腎臟體積和重量會減少約20%至30%，腎小球的數目也會減少30%至50%。每增加10歲，腎臟血流量約減少10%，腎小球過濾率和腎小管功能亦會隨之減退。膀胱平滑肌相對減少、收縮力降低，因此易頻尿或排尿困難。男性40歲後，攝護腺開始肥大，會影響排尿，半夜常需要起床小便而影響睡眠。多尿是老人常有的症狀，三分之二的老人，晚上會起來小便兩次以上。睡覺前喝水多、膀胱炎與攝護腺肥大等，也會引起多尿；攝護腺肥大時，則小便出尿細瘦且每次尿量少。老人膀胱量約剩250毫升（約較年輕人減少58%，年輕人約600毫升），且不易完全排除，常有殘餘尿量約100毫升（約占老人膀胱量的40%），也是多尿原因之一。75%老人會尿失禁，年齡愈大，發生率愈高。

老化使得腎小球及上皮細胞數目減少，經過腎臟的血液減少，腎絲球過濾率減低，於是出現尿糖（尿中有糖之症狀）的機會相對增加，但老人腎機能降低時，應該避免血流減少（如脫水或缺乏運動）的情況，以免加重日漸老化腎

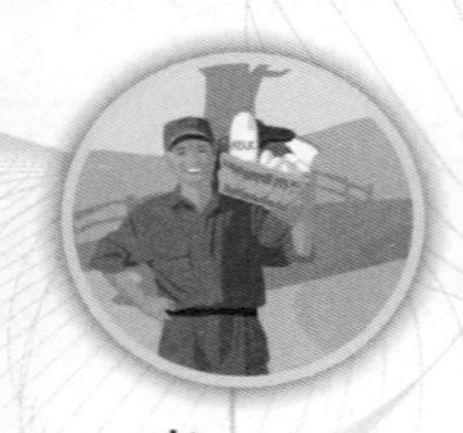
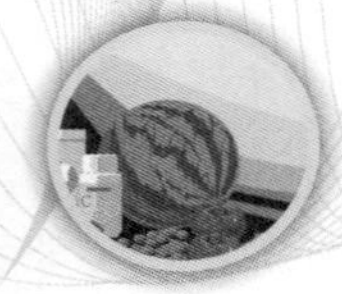

臟的負擔，一般建議：避免高蛋白質飲食、每天飲用足量的水（八至十二杯或2至3公升）、食物中必須僅含適度蛋白質、礦物質，及規律性的運動，有助於維持良好的泌尿系統循環。

(七)內分泌系統

內分泌系統疾病症狀一般常見的有：經期不順或太長或經痛、更年期腰痠背痛、元氣喪失、發育不良、操勞過度、體力衰退、容易疲倦、肌肉萎縮、腿抽筋、甲狀腺引起的肥胖症或消瘦症、甲狀腺腫大、甲狀腺亢進、糖尿病、胰臟炎、腦下腺失調及內分泌失調等。

老人因為胰島素及甲狀腺素分泌減少，影響體內代謝，葡萄糖耐量變差，男性睪丸分泌的睪固酮顯著降低，性慾減退；女性因為卵巢分泌的黃體激素和動情素皆降低，45至50歲時會停經，停經前後會有憂鬱、易受刺激、食慾不振與失眠等更年期症狀。

■胰島素

老人胰島素分泌減少，當攝取大量糖分時，將使血糖不易降低，血糖偏高會加速組織衰退。

■甲狀腺

老人甲狀腺分泌減少，但是除非發生甲狀腺素缺乏症狀，否則並不需要投藥，因為老人之需求量也相對減少。

■生殖器官

女性停經後，由於女性雌激素減少，陰道分泌物減少，外陰蒂會萎縮，沒感覺和易發生搔癢，第二性徵慢慢下垂，臉部潮紅、易怒及心情不好。值得注意的是，老人性生活和生殖能力是兩回事，很多人以為沒有生殖能力就不需要性生活，這是不正確的；老人性生活，不是講求次數，而是改為達到雙方都滿意為原則。

■卵巢

女性生殖系統的疾病症狀有：不易受孕、性能力衰退、性生活不協調、陰道搔癢、子宮肌瘤、子宮頸癌、卵巢囊腫、卵巢炎、陰道陣痛及性冷感。

女性45歲前，75%月經週期會排卵。45歲以後，降為60%。月經逐漸減少，間隔逐漸延長。停經前後，會出現不安、抑鬱、容易受刺激、食慾不振、

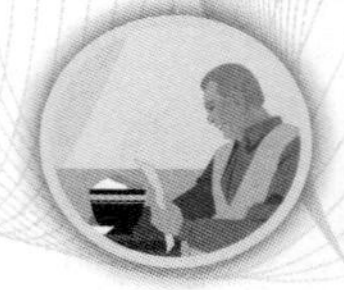
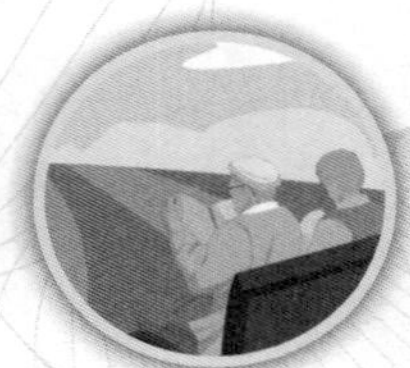

失眠、頭痛、出汗、臉及胸部出現紅色斑點、腹部及骨盆周圍的脂肪增加、恥毛減少、乳腺萎縮及乳頭變小等症狀。停經後一段時間，尚有不規則子宮出血，但70%至75%不需要任何治療就會好，女性老人需注意，停經後心臟冠狀動脈硬化機率明顯增加，卵巢切除婦女也是，因爲卵巢賀爾蒙可以預防血管硬化。

■睪丸

男性生殖系統疾病症狀有：精子過少、陽痿、攝護腺腫大、睪丸充血及更年期障礙。

男人性機能，20歲到達頂點，30歲持平，35歲以後睪丸生理能力開始走下坡；到老年，睪丸變小變軟，睪丸酮分泌減少，精液黏度減低及性能力減少。50歲以後，高潮來得慢，消失得快。

(八)感覺系統

感覺系統疾病症狀一般常見的有：近視、遠視、亂視、老花眼、青光眼、白內障、眼睛怕光、角膜炎、結膜炎、眼球發黃、眼睛會癢、眼睛各種障礙、耳鳴、重聽、中耳炎、頭暈、暈車、暈船、視神經病變等。

老人因爲內耳平衡功能失調及聽力減退，許多人開始有重聽；眼睛視力逐漸降低，對於黑暗適應調節力變差，除老花眼外，視網膜病變及白內障等，也是常見的疾病。

■視力問題

老老人平均日常生活視力約0.57，90歲老年人的平均視力則只剩0.39。影響老年人視力的原因，主要是屈光不正和老年性眼病。平均每位老人患有兩種以上的眼疾，最多是白內障，其次爲青光眼和各種視神經萎縮。將55到64歲的中年人以及85歲以上的老老人做比較時，會發現有視力缺陷的比例，由5.5%增加到22.5%（5倍），視力受損可能造成白內障或青光眼，而影響到日常生活。

眼睛角膜表面會隨著年齡的增長而變厚，且血管變粗，原本平滑、圓潤的表面，會變得平坦，而漸漸失去光滑。當角膜失去光滑時，會導致閃光；眼內壓是由眼睛內房室水所產生，一般正常約只有7毫米汞柱，而過高的眼內壓（大於25毫米汞柱）會引起青光眼（glaucoma），使得視網膜退化而失明，青光眼好發於中年以後，且罹患青光眼的比率會隨著老化而增加。

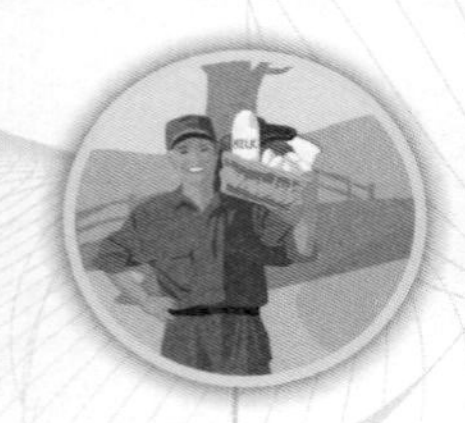
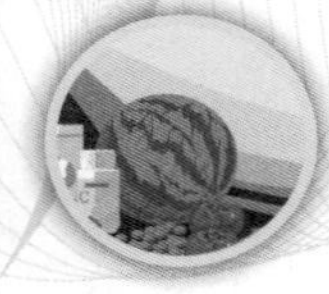

■**觸覺**

最明顯的就是反應變差，對各種感覺如痛覺及溫差感的敏感性下降。50歲左右的人，嗅覺功能就開始下降；70歲以上的老人，對熱度引起的疼痛閾值，比年輕人高出10%，即比較不易察覺熱燙，因此老人易發生燙傷。由於皮膚神經末梢數量隨著老化減少，觸覺隨之變差。觸覺敏感度的降低最常發生在指尖、手掌上以及下肢，指尖的變化最大，另外老人需要增加2到4倍長的距離，去偵測兩點間的最小距離。因此平時老人欲從藥盒中取出藥物，也變得比較不容易，需要家人協助；但是許多人，由於並不明瞭老人因爲自然老化所造成的困擾，往往誤以爲老人想要博取家人的注意力；而自尊心強的老人，在老化過程中，由於需要家人協助的頻率與狀況增多，也因此產生無力與挫折感，如果沒有適當觀念與認識老化自然狀況，將會影響其心理健康。

■**聽覺**

老化使內耳感受頻率的聽覺神經逐漸萎縮，內耳細胞慢慢退化，30歲後聽力逐漸損失，所以年紀愈大愈會有重聽及耳聾現象，造成溝通困擾，還可能因此個性多疑。聽力會隨著老化而衰退，聽覺喪失使老人孤立，除非戴助聽器。17歲時，聽力不好的人約0.35%，到65歲增爲13.3%（增加38倍）。最初，老人對高頻率的音感降低，但聽力尚可，因此雖可聽到別人講話但不清楚，所以對老人講話，除了聲音要大外，也要以低音及有耐性慢慢講的方式爲宜。助聽器會放大講話的聲音，同時也將放大周圍環境的雜音，老人剛開始使用時，可能不太習慣。

■**平衡感**

老人因爲內耳前庭系統退化，耳內偵查頭部位置及移動方向的感覺細胞萎縮，造成平衡感較差。

■**嗅覺**

年紀愈大，嗅覺細胞數量減少越多，嗅覺靈敏度於是下降，平均每二十年下降一半。

■**睡眠**

老人對於睡眠的需求少於年輕人，睡眠不深，不易一睡到天亮，常半夜醒來數次，無法有充足睡眠，影響身心。規律的日常生活、起居作息，及適度的運動，對老人的睡眠有益。

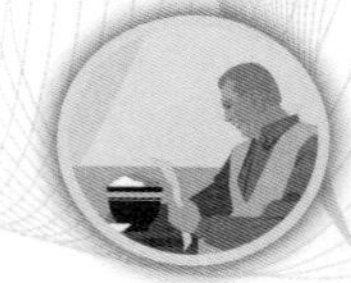
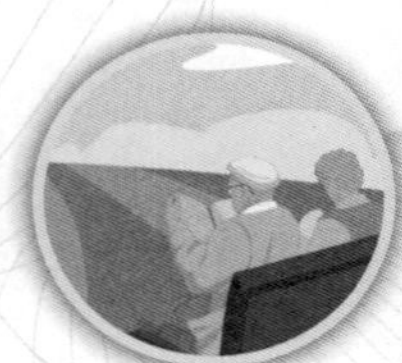

■**體溫**

老人對體溫的調節，隨老化而變差。老人在低溫環境極易發生體溫過低，在高溫則易中暑，所以老人最好住在裝設有溫度調節設備之居所。

(九)其他

■**新陳代謝**

新陳代謝系統的疾病症狀有：脂肪過多、血脂過高、體重過重、尿酸過高、血糖過高、脂肪瘤、皮膚與嘴唇較黑、慢性病、皮膚色素增加及息肉。

■**皮膚**

皮膚系統的疾病症狀一般有：黑斑、雀斑、青春痘、皮膚無光澤缺彈性、皮膚瘤、脫髮、富貴手、濕疹、皮膚病、汗腺與皮脂腺功能欠佳、粉刺、牛皮癬、妊娠紋、紅癬及老人斑。

皮膚是人體最大的器官，隨著年齡增長，明顯出現皺紋、失去光滑與彈性，甚至出現斑點（老人斑），臉色變蒼白，尤其更年期後的婦女更明顯，皮膚油脂腺體萎縮，皺紋加深，到65歲以上皮膚會變乾變薄，失去彈性。

皺紋及**細紋**是肌膚老化最容易看見的現象。老人因爲皮下脂肪喪失而皮膚變薄，出現皺紋（皺紋與年齡有關），一般由臉部肌肉動作最大的地方，開始出現線痕，時間愈久愈明顯，後來變爲皺紋。**臉部皺紋**是由於臉部皮下脂肪消失，加上皮膚彈性減少而產生。過了40歲以後，大部分的人臉部都會有皺紋，常笑的人嘴邊會有皺紋，每日愁眉的人則前額有皺紋。強光、灰塵、乾熱的環境及營養不良，會加速皮膚老化。由於組織鬆弛，不同深度的皺紋及細紋會產生，而隨著老化，皺紋及細紋會加深到達支撐肌膚的眞皮層，當眞皮也失去彈性時，肌膚就會變得鬆弛，更深的皺紋開始形成。另外，膠原質鬆弛及彈性纖維減少，會出現抬頭紋、魚尾紋及法令紋。

值得一提的是，紫外線會傷害到皮膚的彈性纖維，使肌膚皺褶、乾燥及硬化。由於紫外線的輻射是肌膚老化的罪魁禍首，直接曝曬在陽光底下的皮膚，生長速度會較慢，而有較多的皺褶，還會有許多黑色素產生。**黑色素**（melanin）的產生是爲了隔絕紫外線。

皮膚的最外層爲**表皮**，表皮細胞通常會再生，以取代死去的表皮細胞；但當老化時，細胞取代的過程就會逐漸減慢。比如在30到70歲之間，其速度可減慢到50%；更重要的是，第二層的**真皮**，也就是所謂的**結締組織**，會因爲表皮

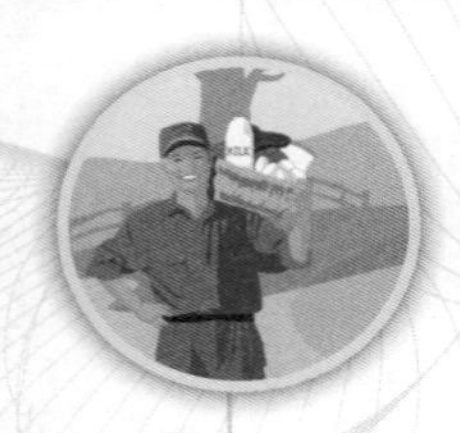
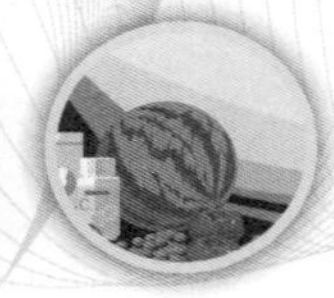

組織的減少、消失而變薄，也會隨著老化失去彈性，這樣的作用便會造成皮膚的下垂及皺褶產生。有時部分20到30歲的女性，會比男性更早感受到這樣的問題，這是由於女性皮脂管分泌的油脂較少所致。

■**頭髮**

老人的頭髮，隨老化漸變灰白或變禿。這種情況除非是太早出現，否則並非不健康。

保持頭皮清潔衛生，可以避免過早掉髮。頭髮在年輕成人時期直徑最粗，但會隨著老化逐漸變細，70歲時頭髮直徑已減少約2%。隨著老化，頭髮除直徑會變細外，也會落髮；年輕時由於睪酮（素）及動情激素作用，落髮能得到適當的補充，而當年老時，每天落髮超過60根，卻又無法得到適當補充，會導致毛髮稀疏，甚至禿頭。現代年輕人由於生活壓力大，加上流行時髦，喜歡染髮，而且不僅染一種顏色，經常有好多種，變換次數與頻率也高，往往傷害頭髮，除了染髮藥劑易導致罹患癌症危險外，也是造成許多年輕人禿頭的原因之一，目前男性以每天服用藥物「柔沛」〔1毫克；由於5毫克的波斯卡售價比1毫克的柔沛還便宜，也有人使用「波斯卡」（Proscar），一般是使用切藥丸器切成三至四份，每天食用約1毫克劑量即可，多食無益〕；同時搭配「落健」（Rogaine）塗抹頭皮之效果最好，現代許多人外觀由於70歲也與50歲差不多，因此許多老人對於頭髮多寡，還是很在意的。

灰髮是因毛囊黑色素喪失，年老時髮根製造黑色素較少，直至最後頭髮沒有色素。中年以後毛髮變細、稀疏、呈灰白色，髮線逐漸後移，導致易禿頭，成為衝衝衝俱樂部一員（前行政院長蘇貞昌便是典型的中年禿頭）。

■**骨骼**

老人因為骨鈣逐漸流失，骨質密度下降；停經後的婦女因荷爾蒙分泌減少，易發生骨質疏鬆；關節易發生關節磨損與退化性關節炎等。

老人最怕跌倒，因為骨質疏鬆，一跌倒便容易發生骨折。研究發現，身高的喪失是逐漸的，大約從30歲開始，以每年約0.16公分的速度，逐漸減少。25歲後骨質密度開始減少（女性是因動情激素減少，男性雖然睪酮素也減少，但並不像女性般明顯急遽減少，而是緩慢減少），骨質密度一減少，脊柱更加彎曲，減少情況若日益惡化，就會形成**骨質疏鬆症**（osteoporosis）。

老年人由於骨質的喪失，造成肌力衰弱及韌帶失去彈性，使肩膀寬度日益狹窄。女性肩膀會逐漸塌下，脊椎後彎，成為**駝背**（kyphosis）。隨著老化，人的力氣及體力會慢慢減少，但是若能參加適當的體適能運動計畫，則衰退將可以減緩。

■肌肉系統

30歲以後，人的肌力會逐漸下降，至80歲時肌力約減低30%至40%。神經纖維萎縮，加上神經細胞減少，這些皆會影響肌肉的收縮；因此，年老時肌力會明顯下降，肌肉和肌腱的柔軟度也變差。

由於纖維性物質增加，肌肉組織逐漸失去彈性和延緩性，50歲之後，肌肉纖維逐步減少，30與80歲之肌肉質量，相差約40%。

由於基礎代謝率下降，中年體重會開始增加；和年輕人相比，老人雖然需要的熱量較少，但卻需要更高比例的蛋白質、鈣及維生素D。值得注意的是，肌肉細胞一旦死亡或萎縮，就無法再生。

■關節

關節系統的疾病症狀一般有：關節痠痛、退化性或風濕性關節炎、肌肉痠痛、軟骨症、運動扭傷、腰痠背痛、骨質疏鬆、關節無力、痛風、骨刺、風濕病、網球肘、肩胛骨痠痛、五十肩、骨折及韌帶受傷。

人體隨著老化，關節易受創傷及發生關節炎，所以激烈或強力的運動，或體重過重，均會增加老人關節受傷的機會。關節一旦發生問題，運動將連帶受到限制，而形成惡性循環。

退化性骨關節炎，可經由體重的減輕，來得到壓力的舒緩與預防。

■免疫系統

免疫系統的疾病症狀一般有：各種癌症、藥物中毒、紅斑性狼瘡、白血球過多、愛滋病、身體虛弱、病毒感染、良性瘤、扁平疣、淋病、梅毒、疱疹、扁桃腺炎、脾臟炎、皮膚過敏、食物中毒、腫瘤及雞眼。

人體隨著老化，對於外來組織細胞及病原體抵抗力會減弱，又易形成對抗自己身體組織的抗體（即發生自體免疫），所以老人易罹患疾病（包括癌症）及自體免疫疾病可能與衰退有關。低熱量與低蛋白飲食，理論上可使免疫系統延緩老化，但如果長期食用低熱量與低蛋白飲食，易造成營養上的缺乏，反而更容易發生感染，因此如何取得平衡，是需要依照每位老人的身體狀況與疾病，進行不同的設計。國人在飲食觀念方面，普遍認爲「知難行易」，因此往往懶得了解疾病與營養間之相關性，心裡只想求取食譜後照做即可，但是實務上，胖哥跟瘦妹，顯然不能使用同樣的食譜，沒病的人與有糖尿病、腎臟病及

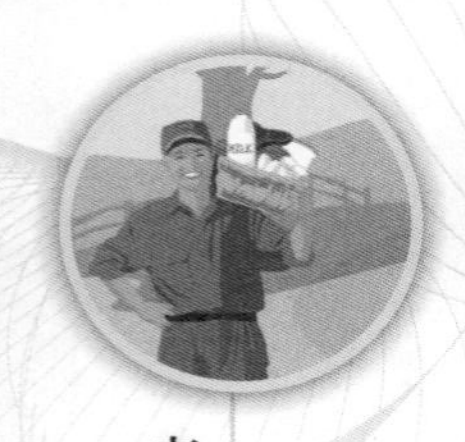
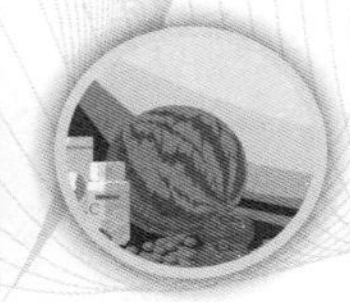

有多種疾病者，食用的蛋白質量也都不同，所以根本沒有許多人心裡所想的，一套食譜走遍天下的。

二、老年的心理特性

老年人的精神變化包括思想遲鈍、記憶力速度變慢、對任何事不熱心、處處謹慎小心、睡眠也變成白天小睡的型態；心理慾望從性方面，轉移至營養及身體內部健康方面。老年精神變化最大的衝擊是**失落感**，不僅是身體的失落感，最重要的是對所愛的人及物的失落感，包括配偶、兒女、朋友與親戚的離去或喪失。

(一)老年社交層面問題

老年在社交及職業上最大的變化，就是退休。沒有工作容易因此失去自我肯定價值，及自我期許的社會經濟地位，會因爲退休造成**自尊及自重的喪失**，而形成**社交退縮**。人格彈性也會比以前降低很多，再加上壓力等因素，易使老人變得頑固，甚至容易憂鬱、疑心、妒忌與妄想。當發生記憶力不好及妄想症狀時，如果不小心謹慎處理，最後容易引起人格的惡化及痴呆（失智）。

在生活滿意度方面，無論是否住在養老機構，臺灣老人對生活滿意者，大都是因爲有孝順的兒女照顧他們，有安定的保障和固定經濟來源；而對生活不滿意者，則是經濟條件不好、有慢性病，及兒女不孝順（不同的研究調查都有相當一致的結果）。在社會參與方面，臺灣老人工作意願不高，人際互動也較少，主要的興趣是看電視、下棋、散步、與鄰居聊天等。因此，臺灣老人對於家庭過度依賴，不熱中參與社會活動和培養自己的興趣。

(二)老人心理調適問題

老人退休時心理產生重大變化，有些人能坦然交棒，但事實上多半都不能如願，絕大多數的老人，都會發生心理調適方面的問題。尤其是社會價值角色之失去，特別會影響到其自尊。

(三)老人精神異常問題

研究北京市60歲以上社區老年人發現，8.51%老人有抑鬱症，男女之間並無差異，無配偶的老人抑鬱發生率，比有配偶者高7.3%；身體健康情況較差的老

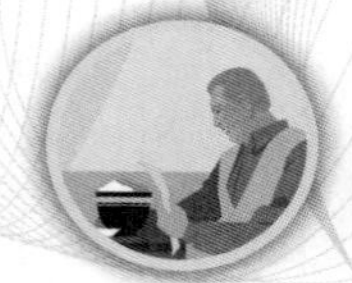

年人抑鬱程度最重。其中，社會支持對老年抑鬱有改善作用，而以家庭支持最爲有效。對於無配偶及身體健康情況差的老人來說，家庭支持尤能有效緩解。

老年時期，憂鬱是初級的情感或情緒障礙，這也可以解釋爲何老人的自殺率特別高。社區中老人精神疾病的盛行率約爲15%至25%（盛行率偏高），據估計有10%至40%的老人有輕到中度損害，另外有5%至10%的人，有嚴重損害。**憂鬱**、**失智**及**偏執狂**是三種老人最普遍的精神疾病，其中以憂鬱症最爲常見。社區與安養院的研究顯示，大部分老人的憂鬱均屬於反應性憂鬱，而在安養院中的老人有重鬱症患者，約占10%至15%。

老人會因爲失去原有在職場及家中等重要角色地位，而產生失落感。中風、癌症、慢性疾病及缺乏社會支持的老人，均屬憂鬱高危險群。研究指出，住院的老人10%有重鬱症，30%有次要憂鬱。而憂鬱的老人其死亡率是一般老人的2倍；比較正常的老人與憂鬱的老年患者，後者住院的時間約爲前者的2倍。若老人的心理問題，持續超過六個月，都沒有獲得解決，極有可能轉爲重鬱症狀。家人與社會的支持及心理治療，可以幫助老人適應其生活環境，而且親近家人的支持，往往比使用任何藥物治療還有效。

第三節　臺灣老人問題

衛生署公布2006年國人十大死因分別爲：惡性腫瘤、腦血管疾病、心臟疾病、糖尿病、事故傷害、肺炎、慢性肝病及肝硬化、腎炎、自殺與高血壓疾病；癌症連續二十五年蟬聯十大死因之首。據統計全年共十三萬五千零七十一人死亡，死亡率明顯降低，是二十年來的最大降幅，男性平均死亡年齡爲74.57歲，女性平均死亡年齡爲80.81歲，十年來國人平均多活了4歲。從2006年的資料發現，三成以上的國人可以活超過80歲，三成五爲65到79歲，三成四還沒來得及老就已死亡。

2006年死亡數減少，主要是慢性疾病死亡數減少。慢性肝病及肝硬化、糖尿病、肺炎的死亡率均明顯下降，但自殺人數卻增加了。2006年的十大癌症共奪走了國人二萬九千五百一十七條人命，子宮頸癌、乳癌、胃癌、肺癌、攝護腺癌的死亡率都在下降，但肝癌、口腔癌、食道癌、胰臟癌及大腸癌的死亡率卻持續增加。國人死於癌症的平均年齡爲66.3歲，肺癌是癌症第一名（2008年大腸癌爲第一名），不過平均死亡年齡爲73歲，而肝癌雖然屈居第二，罹患

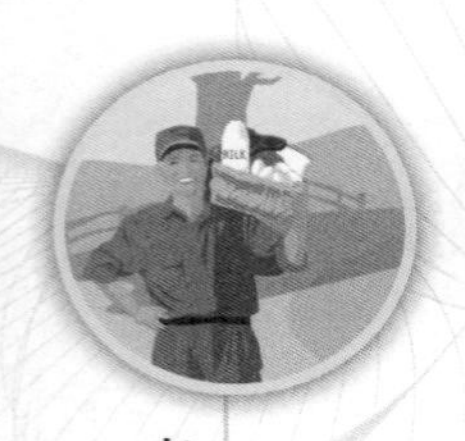
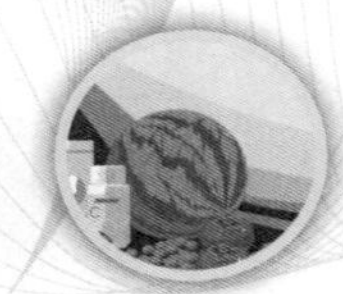

肝癌者的平均死亡年齡卻是67歲，而且死亡率還在增加，因此肝癌對國人的傷害，並不亞於肺癌（衛生署有提供30歲以上女性每年一次子宮頸抹片檢查、50到69歲女性每兩年一次乳房攝影、50到69歲兩年一次大便潛血的大腸癌篩檢，18歲以上每年一次口腔黏膜篩檢，民眾可多加利用）。

一、老化衍生的危機

臺灣現在是八個勞動人口養一個老人，二十年後將變成四．三七人養一個老人，到了2051年，則是不到兩個人就要養一個老人。現在老人人口是兩百萬人，二十年後增加到近四百萬人，到了五十年後，就會增加到六百萬人。人口老化後，健保醫療負擔會增加2、3倍，病床也將會不敷使用，另外健保費用將入不敷出，是否能撐得下去？實在令人擔憂。

老年人常見的疾病有腦血管障礙、高血壓、心臟病、動脈硬化、糖尿病、老年痴呆症（阿茲海默症）、關節疾病、骨質疏鬆、肥胖、惡性腫瘤、肺炎及慢性阻塞性肺疾、白內障、青光眼、視網膜剝離、外耳炎、重聽、耳鳴、暈眩、排尿障礙、尿失禁與更年期症候群等，都需要長期控制，對於健保來說，顯然是極大的負擔。

鄰國日本自1963年高度經濟發展時期走「高福祉國家」路線，造成醫療濫用、費用高漲，及急性病床幾被老人慢性病患占據，使得國家財政日益惡化。1983年後透過提高老人自負額，並設置醫療費用較低之「老人保健設施」，又採**居家護理**、**日間照護**及**在宅照護**等措施，將老人留在社區內，方才解決了問題。此一前車之鑑，我國日後應該多評估資源分配成本效益；另一方面，小孩出生率創新低，預估五十年內，幼稚園、國中、高中學生會減少四成，幼稚園等將被迫關門，國小招不滿學生，大學生更嚴重，只剩五成，未來恐有一半大學要關門，老師將沒有工作，婦產科醫師等不到產婦，恐怕將成爲所謂的夕陽工業（不過現在因爲許多醫師認爲婦產科是夕陽工業，因此願意從事者大量減少，因此醫院卻反而容易缺乏婦產科醫師）。以後的世代老人愈來愈多，現在就業的中青壯年人，未來將全都是50、60歲以上老人，而爲了養活自己，老人退休年齡勢必須延後，因此老人日後要具備年老還能工作的能力和專長，著名的管理學大師彼得．杜拉克（Peter Drucker）就曾預言：「未來的人必須工作到75歲。」因此，老人的剩餘價值、老人人力資源運用都是值得深思的問題。

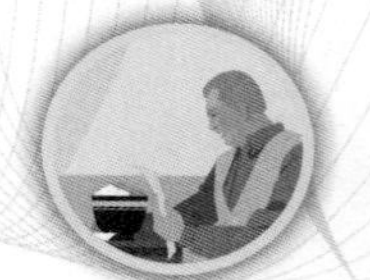

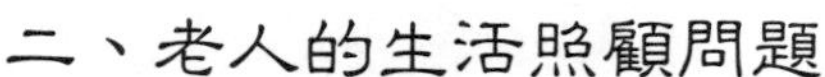

二、老人的生活照顧問題

由於醫療技術進步及生活水準不斷提升，老年人口比例陡增，腦血管病變、痴呆、心臟血管病變及退化性神經病變等老年疾病之處理，預期日後將成為我國重大醫療及社會問題。

罹患上述疾病的老年人，由於常需臥床且失去自我照顧能力，使得照顧的人力需求增加，將造成相當大的社會及經濟負擔。無法親自照料的家屬，想辦法讓生病的老人長久住在醫院，或託人照料；前者將形成醫療浪費，後者則造成社會問題。為因應需要，私立慢性病療養機構因此相繼成立，不過由於其品質良莠不齊，常令病家徬徨不已。前幾年研究調查高雄地區私立慢性病療養機構發現：(1)所有機構均未立案；(2)機構多由非正式醫護人員從事照顧；(3)復健器材使用率極低；(4)多數機構缺乏足夠的活動空間；(5)規定的醫師查房，要不就是沒有做，要不就是流於形式化。此調查結果顯示，高雄地區私立慢性病療養機構，均未能符合慢性醫療照顧需求；而高雄市是直轄市，資源已經比其他縣市充裕，也因此臺灣其他地區之狀況（特別是農業縣市），應該更令人擔憂。

臺灣平均國民所得，早已超過每年一萬多美元，按理說老人的生活應不致有問題，但是對於低收入者而言，仍有賴政府社會救濟制度。老人發生貧與病往往同時存在，當家庭子女長大自立或外出謀生時，家庭成員往往只剩下老兩口，此時若身體尚稱健康，還可自我照顧，但是如果另一方罹患慢性病，需要長期照護，或另一方喪偶時，則情況將變得嚴重與窘迫。

三、老人的適應問題

隨著老人增加，加上身心健康狀況改變，照顧需求增加，常造成老人必須遷移。老人剛遷移至新環境，為適應環境，須做多方面調整，這對老人生理、心理、社會互動三方面，均會產生重大衝擊。專家建議對於老人應該多傾聽、尊重個別性、強調自主性、了解遷移者的調適問題，並營造一個具有家的意義的新環境，以協助老人能順利適應新生活，進而提升生活品質。

事實上，現行老人能夠活到75或80歲者，已經可證明適應良好，因為存在就是適應最好的證明。在數個老人的研究中發現，宗教是老人重要的調適策略，因此鼓勵老人上上教堂等，將有助於其心理和健康狀態的正面發展。

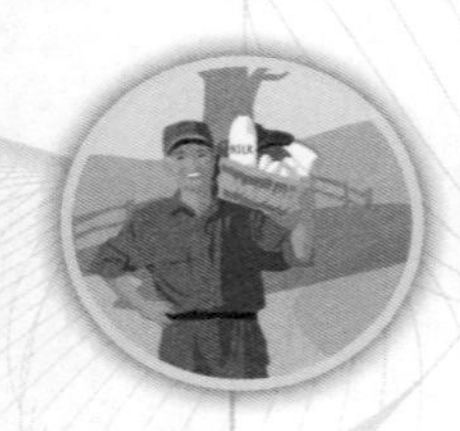
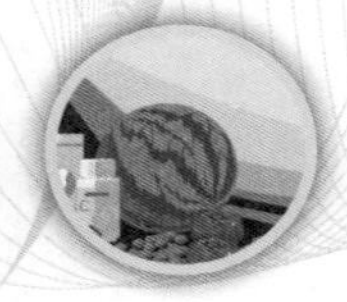

四、老人的用藥問題

老人在用藥方面，依據國外的資料顯示，社區老人每天平均使用2.7至4.2種藥品，住院者，平均約五種，住在養護機構者平均高達6.7種，約有27.1%老人甚至服用藥物高達九種以上；而研究發現，護理之家及慢性療養院老人，約一半（50.5%）發生的藥物副作用，是可預防的。

老人用藥問題，包括忘記服藥、斷續服藥、減少服藥次數及減輕劑量等。其中，服藥錯誤包括藥品、方法、劑量、頻率，或不知道須長期服用等等，例如不知道高血壓須長期、定時服藥，以為不舒服再吃就可以；或因為吃藥產生副作用自行停藥；添加非醫囑用藥，包括自行服用其他類藥物及增加劑量，如健康食品、中藥或大量維生素等。老人對於疾病預後的期待、健康的信念，有時導致面對疾病不願服藥，改善方式建議有：讓老人具有讀懂藥物標籤的能力，以減緩老人對藥物的害怕，而改善遵行性；藥物衛教內容，建議包含處方藥名、作用、形狀、顏色、服用原因及時間、如何儲存等。提供用藥諮詢，能增加病人的用藥知識，而使用安全藥盒（如包裝成七日單一劑量）能幫助病人遵循醫師開立的處方用藥，當然兩者併行時，效果將更明顯。另外，每天給藥頻率次數越少越好，以一到兩次最佳。

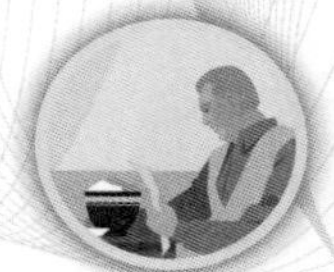
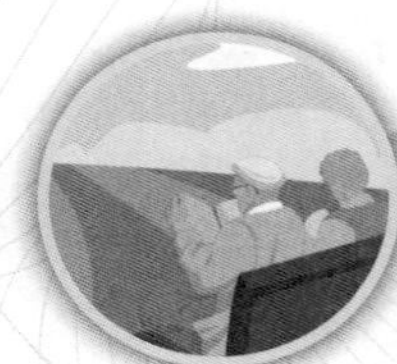

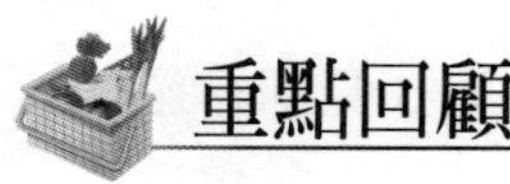

重點回顧

一、臺灣在1993年底，老年人口已占總人口數7.1%，依照世衛組織之定義，臺灣已正式邁入老人國家行列，預計在2020年將高達14%、2021年16%、2026年達20%、2031年23%、2050年高達32.9%，將由「高齡化社會」邁入「超」高齡化社會；而臺灣成爲老人國後，日後雇主與生產者的負擔，預期將逐漸加重。

二、調查臺灣老人營養狀況結果顯示，男性、女性老人之蛋白質攝取量過多。老人維生素B_1的攝取，以中部地區的男性老人攝取較不理想。維生素B_2以中部地區、北部直轄市之男性，以及北、中部地區鄉鎮及澎湖地區之女性的維生素B_2，營養狀況較不理想。18.4%的男性及12.3%的女性，有葉酸瀕臨缺乏的情況，國人每人每日從飲食中攝取的鈣質平均爲500毫克，沒有達到每日建議攝取量，長久下來容易發生骨質疏鬆等疾病。國人平均油脂的攝取量占熱量的34%，高出建議量的20%至30%很多，有需要進一步減少脂肪的攝取。

三、老年的生理變化，包括身體組成老化，主要是各器官機能退化，包括基礎代謝率降低；視力及聽力減退；對嗅覺、味覺、痛覺及震動等感覺敏感度減低；對溫度變化的感受性增加；易引起消化排泄的問題；牙齒脫落；頭髮變白或掉落；皮膚變乾、變薄及易起皺紋，且顏色加深；肌肉沒有彈性；骨質疏鬆導致骨骼改變；心臟及腎臟功能減退與大腦神經細胞喪失等。

四、老人的精神變化，包括思想遲鈍、記憶力速度變慢、對任何事不熱心；處處謹愼小心，睡眠也變成白天小睡的型態，心理慾望從性方面，轉移至營養及身體內部健康方面。老年精神變化最大的衝擊是失落感，不僅是身體的失落感，最重要的是對所愛的人及物的失落感，包括配偶、兒女、朋友與親戚的離去或喪失。臺灣老人，對生活滿意者，大都是因爲有孝順的兒女照顧他們，有安定的保障和固定經濟來源；而對於生活不滿意者，則是經濟條件不好、有慢性病，及兒女不孝順。近年來臺灣經濟狀況持續退步，老人經濟來源減少，許多前述負面心理特徵一一顯現，需要相關單位積極有效的措施應對。

五、臺灣俗諺：「吃老有三歹」（意思是人老了，會有三個壞處）：第一個壞處是：「隨講隨抹記」（事情馬上講馬上忘記）；二是「見講講過去」（每次談話都是講過去的事）；三則是「過去我尚勇」（一直提過去之英勇事蹟）。另外還有說法二；第一壞，呵欠流目屎（易打呵欠及流眼淚）；第二壞，是放屁兼㔂屎或放屁兼閃屎（放屁還帶拉屎）；第三壞，是放尿厚茶垢（小便顏色深與混濁）。第三種說法：老人第一壞，呵欠流目屎；第二壞，放尿兼㔂屎（小便時還會拉肚子）；第三壞，家私顛倒擺（器官故障）。說法四：老人第一壞，呵欠流目屎；第二壞，放尿有屎帶（小便混濁）。另外，台語也說老人有三好：「顧厝好！顧囝仔好！死死好！」當然這是以前諷刺老人沒有用處的說法，只是現代人因爲壽命的延長，老人數目急速增加，應以如何認識老化狀況，提早因應，才是上上之策。

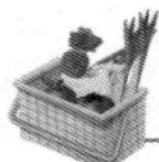 問題與討論

一、何謂高齡化社會？臺灣是否爲高齡化社會？
二、高齡化社會有什麼影響？
三、老年人生理有什麼特性？
四、老年人心理有什麼特性？
五、臺灣老人有什麼問題？

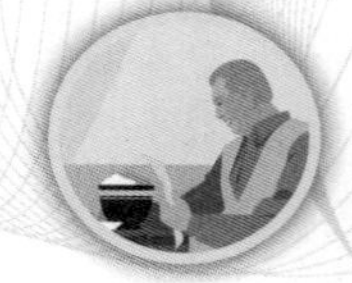
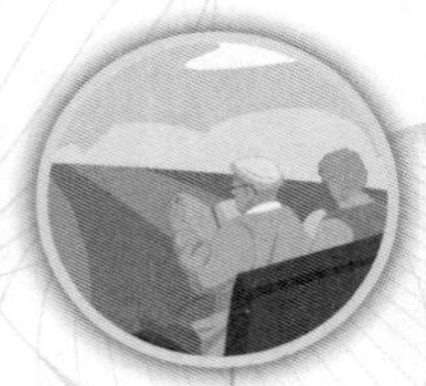

參考書目

王涵儀、楊哲銘、邱文達、陳正怡、郭家英（2006）。〈都會區集體住宅50歲以上居民之健康需求〉，《北市醫學雜誌》，第3卷，第7期，頁702-712。臺北：臺北市政府衛生局。

石恆星、洪聰敏（2006）。〈身體活動與大腦神經認知功能老化〉，《臺灣運動心理學報》，第8期，頁35-63。臺北：臺灣運動心理學會。

朱逸民（2003）。〈老人運動傷害〉，《聲洋防癌之聲》，第104期，頁17-24。臺北：財團法人陶聲洋防癌基金會。

江信男、林旻沛、柯慧貞（2005）。〈臺灣地區老人的生理疾病多寡、自覺生理健康、社會支持度與憂鬱嚴重度〉，《臨床心理學刊》，第2卷，第1期，頁11-22。臺北：臺灣臨床心理學會。

何蘊芳（2004）。〈老人用藥與藥品交互作用〉，《長期照護雜誌》，第8卷，第4期，頁391-397。臺北：中華民國長期照護專業協會。

宋芝萍、周肇南、鄭愉心（2003）。〈運用人性化護理理論照顧一位預期性哀傷老人之經驗〉，《長期照護雜誌》，第7卷，第2期，頁178。臺北：中華民國長期照護專業協會。

宋美瑩、吳玲娟（2003）。〈改善住民活動專案〉，《長期照護雜誌》，第7卷，第2期，頁160。臺北：中華民國長期照護專業協會。

李世代、廖英茵（2004）。〈老人常見的營養問題——以長期照護機構老年住民之經驗爲例〉，《護理雜誌》，第51卷，第5期，頁21-26。臺北：臺灣護理學會。

李孝陵、彭淑惠、吳瓊滿（2004）。〈淺談遷移至機構照護對老人的衝擊〉，《長期照護雜誌》，第7卷，第4期，頁371-385。臺北：中華民國長期照護專業協會。

李達人、方端仁（2001）。〈特殊狀況下鼻炎的處理1.小孩2.老人〉，《中華民國耳鼻喉科醫學雜誌》，第36卷，第5期，頁33-35。臺北：中華民國耳鼻喉科醫學會。

李歡芳（2003）。〈老人自尊與懷舊療法〉，《護理雜誌》，第50卷，第4期，頁98-102。臺北：臺灣護理學會。

林威秀、黎俊彥（2004）。〈身體姿勢平衡與老年人的跌倒〉，《中華體育》，第18卷，第1期，頁68-75。臺北：中華民國體育學會。

林美娜、邱啓潤（1995）。〈居家中風老人之家庭照護品質〉，《護理研究》，第3卷，第2期，頁138-148。臺北：中華民國護理學會。

林富琴、邱啓潤（2004）。〈接受居家服務老人生活品質及相關因素探討〉，《長期照護雜誌》，第8卷，第1期，頁56-78。臺北：中華民國長期照護專業協會。

林麗嬋（1996）。〈老人——受忽視的癌症照顧群體〉，《護理雜誌》，第43卷，第4期，頁13-18。臺北：臺灣護理學會。

邱亨嘉、李悌愷、毛莉雯、劉宏文（2002）。〈臺灣老人心血管疾病危險因子之盛行率〉，

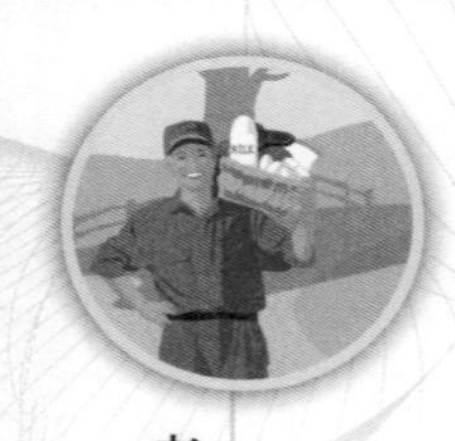
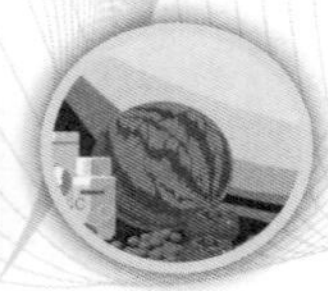

《高雄醫學科學雜誌》，第18卷，第2期，頁53-61。高雄：高雄醫學大學。

邱啓潤、張永源、陳武宗、黃洽鑽、黃忠信（2000）。〈高樹鄉農村老人健康狀況的評估研究〉，《護理研究》，第8卷，第2期，頁227-240。臺北：中華民國護理學會。

洪如慧、李佩樺、張育菘、張偉洲（2005）。〈住院病患跌倒事件探討分析〉，《福爾摩莎醫務管理雜誌》，第1卷，第1期，頁87-96。高雄：福爾摩莎醫務管理學會。

胡家珍（1991）。〈神經肌肉系統之老化與其因應之物理治療〉，《中華民國物理治療學會雜誌》，第16卷，第2期，頁117-124。臺北：中華民國物理治療學會。

張萃珉、李怡娟（2000）。〈社會支持介入措施對居家中風個案身心健康之影響——以宜蘭地區爲例〉，《護理研究》，第8卷，第4期，頁423-434。臺北：中華民國護理學會。

郭麗敏、黃子庭（2004）。〈照護一位新遷居至護理之家的老年住民之護理經驗〉，《護理雜誌》，第51卷，第3期，頁94-99。臺北：臺灣護理學會。

陳怡如、黃璉華、鄭舜平（2005）。〈預防老人跌倒之運動訓練研究趨勢探討〉，《臺灣公共衛生雜誌》，第24卷，第2期，頁93-102。臺北：臺灣公共衛生學會。

陳嫣芬（2006）。〈社區老人身體活動與生活品質相關之研究〉，《體育學報》，第39卷，第1期，頁87-99。臺北：中華民國體育學會。

陳榮洲、李維哲（2000）。〈中西結合治癒老人呼吸衰竭〉，《中西整合醫學雜誌》，第2卷，第1期，頁23-29。彰化：中華民國中西整合醫學會。

陳燕禎、謝儒賢、施教裕（2005）。〈社區照顧：老人餐食服務模式之探討與建構〉，《社會政策與社會工作學刊》，第9卷，第1期，頁121-161。南投：中華民國社會政策學會。

曾玉玲、林麗嬋（2006）。〈機構失智老人的性表達及其照護策略〉，《護理雜誌》，第53卷，第3期，頁73-78。臺北：臺灣護理學會。

程金瀛、劉淑娟（2004）。〈預防老人用藥錯誤——護理的角色與功能〉，《長期照護雜誌》，第8卷，第4期，頁408-414。臺北：中華民國長期照護專業協會。

黃珊、蔣玉滿、胡雅娟（2005）。〈影響外科住院老人自覺需要與感受護理人員了解程度之因素〉，《慈濟護理雜誌》，第4卷，第4期，頁58-69。花蓮：財團法人佛教慈濟醫學中心。

楊愼絢、黃芬芬、莊美幸、李志清（2006）。〈老人之健康相關生活品質評估〉，《北市醫學雜誌》，第3卷，第7期，頁693-701。臺北：臺北市政府衛生局。

葉淑惠、林麗味、王興耀、賀天蕙（2001）。〈護理之家護理人員對老人照護知識及老人照護在職教育之需求〉，《護理研究》，第9卷，第3期，頁300-310。臺北：中華民國護理學會。

葉蘭芝（1991）。〈老人常見疾病之物理治療〉，《中華民國物理治療學會雜誌》，第16卷，第2期，頁125-132。臺北：中華民國物理治療學會。

董曉婷（2005）。〈一位養護機構中失智症老人之護理經驗〉，《高雄護理雜誌》，第22卷，第1期，頁79-88。高雄：高雄市護理師護士公會。

詹美華（2005）。〈老年人肌力衰退之機轉與再強化之要訣〉，《物理治療》，第30卷，第

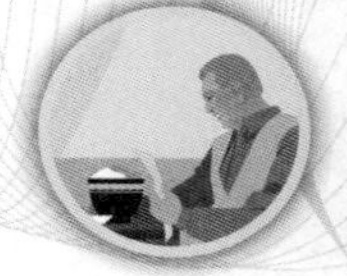
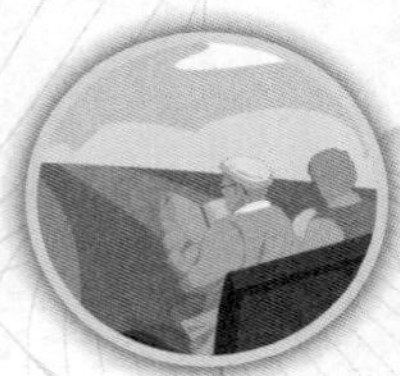

6期，頁285-292。臺北：中華民國物理治療學會。

廖立人、楊怡和（2003）。〈缺血性白質軟化症〉，《臺灣耳鼻喉頭頸外科雜誌》，第38卷，第5期，頁226-229。臺北：中華民國耳鼻喉科醫學會。

趙明玲、方郁文、高淑芬（2005）。〈社區老年人跌倒之預防及護理措施〉，《領導護理》，第6卷，第1期，頁31-35。桃園：聯新醫訊雜誌社。

趙淑員、陳曉容、吳秋燕、劉杏元（2004）。〈懷舊治療於老人照護之應用〉，《長期照護雜誌》，第8卷，第2期，頁213-222。臺北：中華民國長期照護專業協會。

蔡秀欣、徐亞瑛（2002）。〈SF-36生活品質問卷於髖骨骨折老年患者之適用性探討〉，《新臺北護理期刊》，第4卷，第1期，頁53-63。臺北：臺北醫學大學。

蔡宜蓉、陳健智、張志仲（2000）。〈老人長期照護機構中之職能治療現況調查——以高雄市爲樣本〉，《職能治療學會雜誌》，第18卷，頁33-46。臺北：中華民國職能治療學會。

蔡崇濱（2001）。〈擬訂老人運動處方的特殊考量〉，《中華體育》，第15卷，第3期，頁24-30。臺北：中華民國體育學會。

賴玲吟、顧雅利（2004）。〈一位壓迫性脊椎骨折老人心靈困擾之護理經驗〉，《高雄護理雜誌》，第21卷，第2期，頁44-56。高雄：高雄市護理師護士公會。

鍾國文（1998）。〈老人退休調適之研究〉，《中原學報》，第26卷，第4期，頁109-115。桃園：中原大學。

蘭寶珍、楊美賞、陳彰惠（2005）。〈提升長期照護機構的給藥安全〉，《長期照護雜誌》，第9卷，第2期，頁193-203。臺北：中華民國長期照護專業協會。

蘇惠君、臧國仁（2004），〈新聞訪談之「施惠語言」：記者與消息來源之語言互動〉，《中華傳播學刊》，第6期，頁105-155。臺北：中華傳播學會。

第二章 老人與熱量三大營養素

學習目標

- 了解碳水化合物的功用、來源、分類種類及其於人體之新陳代謝
- 了解蛋白質的功用、來源及品質評論方法
- 了解脂肪的功用、來源、分類種類
- 了解膽固醇、脂肪酸及纖維素的功用

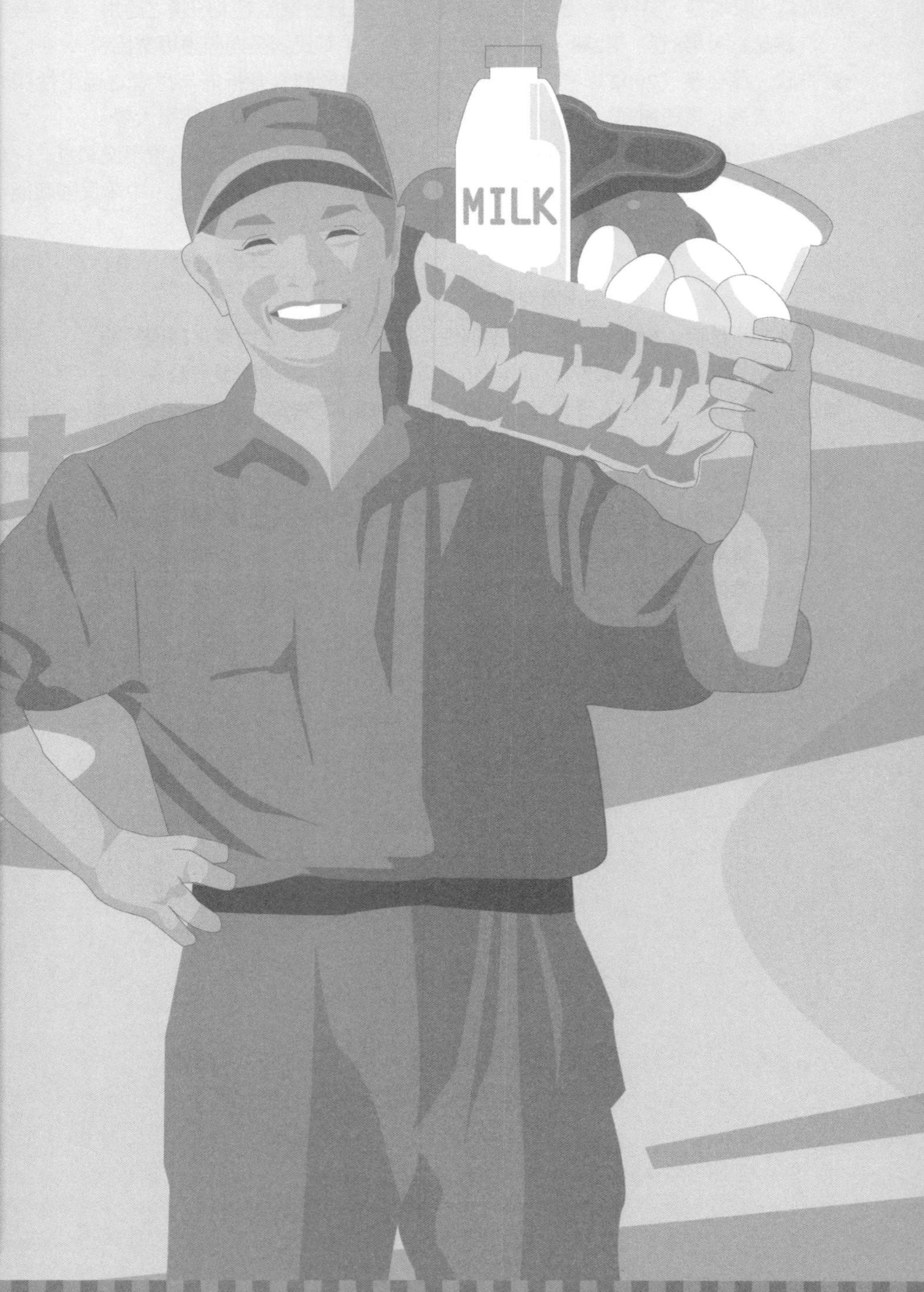

關於老人與熱量三大營養素

均衡營養是指各年齡層都需要蛋白質、脂肪、醣類、維生素、礦物質與水分等營養素，而人體每天必須攝取不同的食物，才能獲得不同的營養素，唯有均衡攝取這些不同食物，才能獲得足夠的均衡營養，也才能維持身體的健康。

蛋白質的功用，除提供熱能外，也是構成人體代謝酵素（又稱酶）、抗體（antibody）、頭髮、重要荷爾蒙（如胰島素）及肌肉骨骼之重要成分。**脂肪**則具有儲存及提供熱量的功能，也幫助脂溶性維生素的吸收與利用，提供必需脂肪酸，還有增加香味、光澤、保溫、使食物柔軟滑嫩、增加體積、使產品酥鬆、延緩澱粉老化、防黴及促進糖質褐變反應（油具有高溫加熱）等功能。維生素及礦物質的主要功用是擔任**輔酶**，調解身體新陳代謝，促進生長，維護正常機能。充足的**維生素**，可促進營養素和熱量的利用，維持正常的消化吸收功能和抵抗疾病。**礦物質**除爲構成骨骼及牙齒等主要成分外，並參與酸鹼平衡、神經及肌肉的感應與收縮、調節酵素活性與細胞膜通透性。**水分**爲細胞的成分，也是細胞間液、分泌液與排出液的成分，具有促進排泄、潤滑與擔任溶劑等功用。

碳水化合物是均衡飲食中含量最多，也是非常重要的部分；一般攝取澱粉類等碳水化合物食物的量，建議至少應占食物攝入總量的三分之一以上。

衛生署建議，碳水化合物提供的能量，應占每天熱量的63%左右，而脂肪占25%，蛋白質占12%左右，其中碳水化合物所占的比例最大。現在生活富裕，人們往往因爲怕胖，而減少攝取；然而五穀根莖類，其實是最適合各年齡的熱量來源，因爲五穀根莖類含有豐富的碳水化合物、蛋白質及維生素B群，同時也提供一定量的礦物質（五穀根莖類一般具有低脂肪、低膽固醇及經濟等特點）。

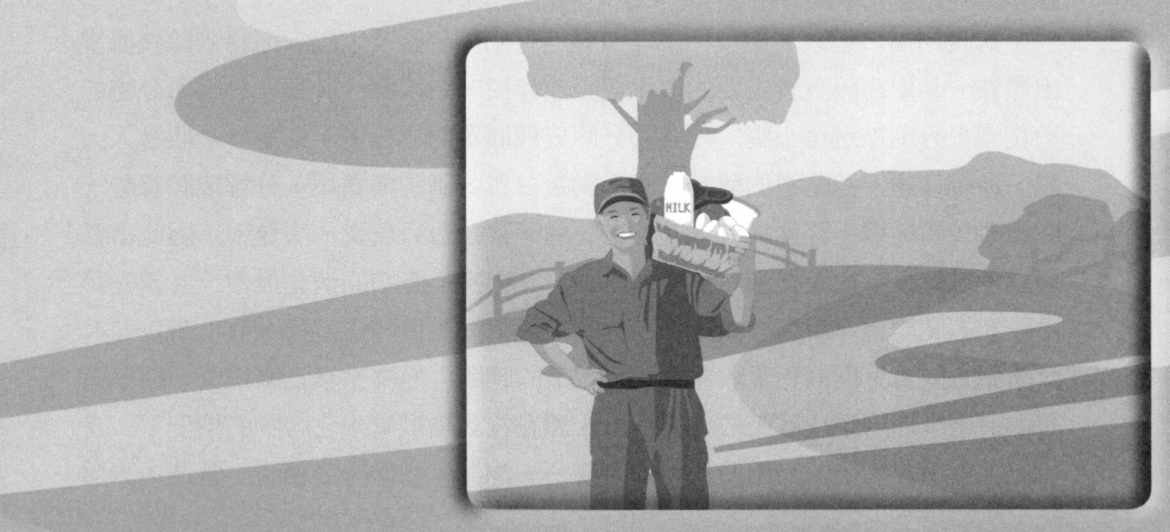

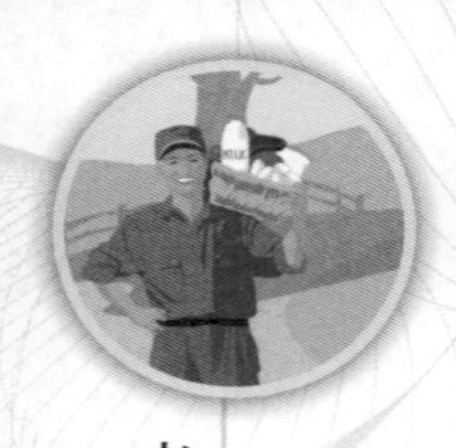
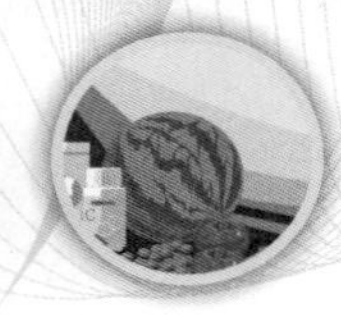

前　言

長久以來，許多人有一種誤解，就是飯多吃會發胖；而蛋白質多吃，則對於身體有益；因此生活富裕後，很多人不吃飯，但是卻熱中於補充高蛋白；殊不知如果攝取過多蛋白質，因為會增加腎臟負擔，對身體反而不利；許多研究也證實，低蛋白質飲食有益身體健康；另外，由於在增加高蛋白質的同時，往往也會增加脂肪及熱量的攝取，因而易導致肥胖、腎臟病、高血壓及心血管等疾病。

有一種特殊飲食，稱為**生酮飲食**，即俗稱吃肉減肥法，係主張不攝取米飯或麵食等含澱粉量高的食物，而同時增加攝取高脂肪與高蛋白食物方式，期盼身體產生酮體後，獲得快速減肥的效果。生酮飲食在過去經常被減肥人士採用，特點是低碳水化合物、高蛋白質與高脂肪的飲食；係利用人體攝取大量脂肪及蛋白質時，會增加酮體產生，因此加速身體水分的排除，主要是為了將消化脂肪與蛋白質的代謝廢棄物排出體外，而增加排尿，這種減肥方式，其實減少的是水分，而不是脂肪；所以只是減水，不是減肥，當日後喝水補充後，就會恢復體重。

生酮飲食過去曾經風行一時，但也曾被醫學界警告，因為攝取的脂肪量偏高，容易增加罹患心臟病、糖尿病以及癌症的危險機率；因此建議，若要身體健康，最好仍攝取均衡的飲食，不應該省略任何一類食物，更不應該利用此法減肥。

當食物由口進入人體後，將陸續經過胃部、小腸及大腸，而將剩餘殘渣排出體外。其中小腸負責主要的消化與吸收作用，由胰臟、肝臟及小腸所分泌的消化液，分別被送至小腸，將食物分解成最簡單的小分子，以便於吸收進入人體，進行代謝。消化道的酵素，將食物蛋白質、脂肪與醣類，分解成胺基酸、脂肪酸和葡萄糖。酵素具有專一性，一種酵素一般只負責一項作用，因此需要透過多種酵素，才能把所有食物消化掉，其中又以脂肪的消化最慢，必須先藉由膽汁的乳糜化作用，才能降低脂肪的表面張力，與酵素進行水解，所以若進食高脂肪飲食，則消化吸收需要花費較長的時間；而維生素及礦物質，則不必經過消化，即可順利被吸收。另外，人體在沒有攝取碳水化合物的情況下，身體將大量氧化脂肪，而脂肪代謝的產物——酮體，在體內堆積時，將造成酮酸

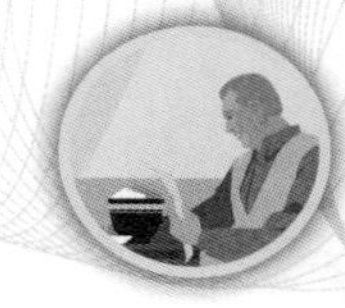
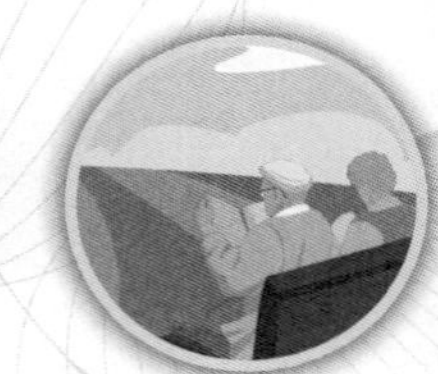

中毒；因此攝取生酮飲食時，身體爲避免堆積酮體，會利用大量水分稀釋並排出體外，進而減輕體重，但是減少的重量有一半以上是水分。

所謂的**均衡飲食**，是指飲食必須均衡攝取多樣不同食物，使身體所需的多種營養素均能獲得；最好每天達到三十五種以上的食物，其中包括蔥、薑、蒜、糖、醋、醬油與鹽，都算是其中一種。**均衡營養**則是指各年齡層所需要的蛋白質、脂肪、醣類、維生素、礦物質與水分等營養素須均衡；由於各營養素係存在於各種不同的食物中，因此每天必須攝取不同的食物，以獲得不同的營養素，並藉由均衡攝取所獲得的均衡營養，來維持身體的健康。

第一節　碳水化合物（醣類）

老人所需之營養素，計有碳水化合物、蛋白質、脂肪、維生素、礦物質與水分等六大類。碳水化合物是老人能量的主要來源，又稱**醣類**（carbohydrate），廣泛存在於動物與植物之中，如植物之葡萄糖或澱粉（starch）、動物來源之肝醣；另外，醣類也是構成核酸、結締組織及神經的重要成分之一。

一、碳水化合物（醣類）的功用

(一)提供能量

提供能量是碳水化合物的主要功用，每1公克的葡萄糖或醣類，可以供應4大卡熱量（與蛋白質相同）；碳水化合物因爲具有價格低廉、儲存容易、容易消化吸收、味道平淡及不易吃膩等特性，因而成爲能量的主要來源。

(二)節省蛋白質作用

當血液缺乏醣類時，身體就會分解組織的蛋白質（先將已老化即將被汰舊換新的細胞分解），代謝轉化成葡萄糖，以維持器官之需；因此攝取充足的醣類，可以保護組織或攝取的蛋白質，免於被消耗分解，此即所謂的**蛋白質節省作用**。

一般而言，因爲蛋白質的價格較高，因此如果要燃燒產生熱量，希望由較低價的碳水化合物供應，而蛋白質則希望能保留作爲組織建構或修補用途；另外蛋白質因爲分解之後，會產生氨及尿素，將增加肝臟及腎臟之代謝負擔，因

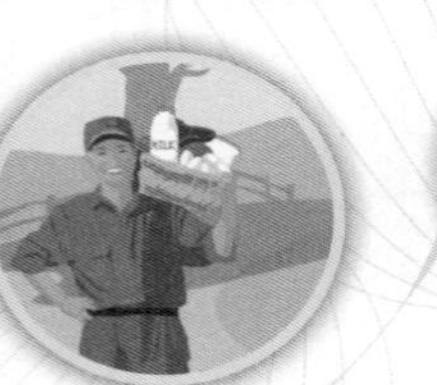
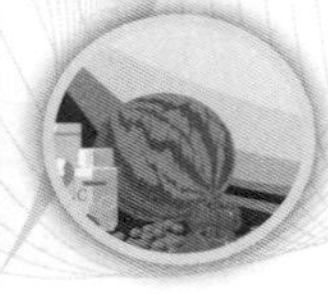
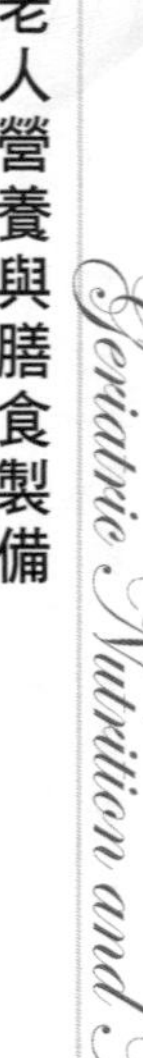

此使用蛋白質作爲熱量來源並不划算。

(三)維持正常代謝

醣類不夠時，能量之供應，將轉由脂肪替代，而脂肪分解氧化過程，將產生酮體（酮酸），過量時易發生酸中毒。由於葡萄糖，是神經細胞唯一之能量來源，所以缺乏葡萄糖時，將會干擾神經組織（特別是腦部）之正常功能；因爲脂肪是熱量儲存細胞，在補充熱量消耗之過程中，會保留到最後才被使用，所以進行減肥運動時，必須特別注意一點，就是運動時間一定要超過二十分鐘，脂肪才會開始消耗，所以運動方式絕對不能求快，故衛生署推動的333運動中，其中一項3所指的，就是要運動三十分鐘以上；而如果採取三十分鐘以下之運動，則可能因爲沒有實際消耗到脂肪，反倒「越減越肥」。

脂肪酸氧化產生能量過程中，需要葡萄糖中間代謝物質，如果體內葡萄糖不足，脂肪酸氧化將不完全，結果會產生大量的酮酸（ketoacids）與酮體（ketone bodies），大量堆積時，老人會產生酸症，而嚴重的酸症，會造成酸中毒與酸昏迷，因此爲使脂肪酸能充分利用，避免酸中毒，老人每天至少需要攝取醣類約100公克以上；不過，醫學上也有利用此種產生酮體的機轉，用來治療頑固性癲癇（經使用藥物仍無法控制癲癇症狀者），即所謂的生酮飲食。

(四)增強食品風味與促進腸道蠕動

醣類也是構成核酸、結締組織及神經的重要成分之一，且醣類及其產生的反應可提供食品甜味、風味與質感，如將蔗糖焦化產生焦糖，可以煙燻滷味，也可以增色；而勾芡用的黏稠劑，則由玉米粉或番薯粉等多醣製成。其他醣類包括：

1.**膳食纖維**：具有預防或治療便祕與憩室炎、有益消化道健康、調節脂肪與糖分吸收、幫助血糖控制及降低血膽固醇等功效。因爲人體缺乏消化纖維的酵素，故屬於醣類的纖維，爲不能被人體消化代謝的多醣。

2.**纖維質**：纖維質雖然無法被消化利用，但可以刺激與增加腸道蠕動，有利於糞便之排泄。

3.**乳糖**：具有幫助腸內乳酸菌等益生菌的生長，與身體合成維生素B群有關，並能促進腸道蠕動。

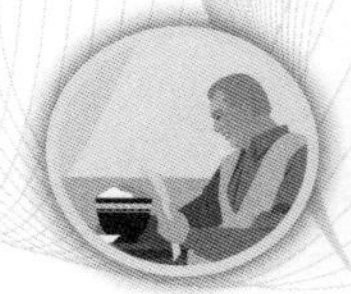
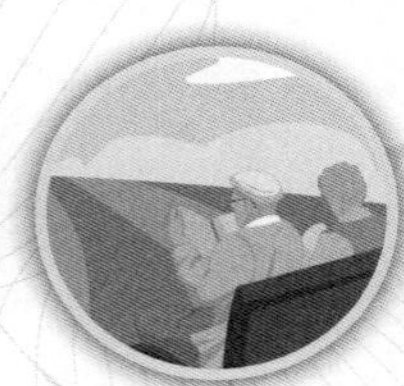

二、碳水化合物（醣類）的來源與分類

碳水化合物（醣類）的來源有很多，主要是五穀根莖類，例如米、小米、糯米等、飯、粥、白年糕、芋頭糕、蘿蔔糕、豬血糕、小湯圓、大麥、小麥、蕎麥、燕麥等、麥粉、麥片、麵粉、麵條、拉麵、油麵、鍋燒麵、通心粉、麵線、餃子皮、餛飩皮、春捲皮、饅頭、土司、餐包、漢堡麵包、菠蘿麵包（無餡）、奶酥麵包、蘇打餅乾、燒餅、油條、甜不辣、馬鈴薯、蕃薯、山藥、芋頭、荸薺、蓮藕、玉米、爆米花、薏仁、蓮子、栗子、菱角、南瓜、紅豆、綠豆、蠶豆、刀豆、花豆、豌豆仁、皇帝豆、冬粉、藕粉、西谷米（粉圓）、米苔目及米粉等，所以無論是乾飯、稀飯、麵條、土司、饅頭或燒餅，都是會攝取到碳水化合物（醣類）。

另外，碳水化合物（醣類）可分爲單醣、雙醣、寡醣與多醣，分述如下。

(一)單醣類

單醣由一個糖分子組成，是碳水化合物中最簡單，不能再分解成更簡單的醣。單醣有葡萄糖、果糖與半乳糖，含碳數目由三個到七個不等，食物中以六碳醣最多，如葡萄糖、果糖、半乳糖及甘露糖，其中又以葡萄糖對人體最重要；**葡萄糖**在血液中就是俗稱的**血糖**。

■葡萄糖

1克葡萄糖提供3.74大卡（或稱千卡）熱量。一般攝取醣類1克時，概算爲提供4大卡熱量，而葡萄糖1克有3.74大卡，是供注射點滴時，精算熱量時使用。單醣中之葡萄糖，是人體腦、神經系統以及紅血球的能量來源，也是動物細胞唯一可直接利用的糖，也是蜂蜜的主成分，存在於各種水果之中。

各種雙醣、寡醣與多醣，或多或少都含有葡萄糖；正常人餐前的血糖濃度約爲0.1%（即100毫克／公合），如果老人飯前血糖濃度大於126毫克／公合時，則可能罹患糖尿病；人體之中樞神經系統也是使用葡萄糖作爲能量來源，因此當血糖太低，降至50毫克／公合以下時（即爲低血糖），老人會失去意識而昏迷，這種狀況最常發生在糖尿病患者身上，主要是因爲醣類補充不足或胰島素注射過量造成；糖尿病需要透過藥物、運動與飲食三方面控制，才能獲得良好的血糖值，吃藥以後，當進行運動前後，都要適度補充醣類，否則易發生低血糖，糖尿病患者最常因爲感冒後食慾不佳，結果降血糖藥物一吃，藥物

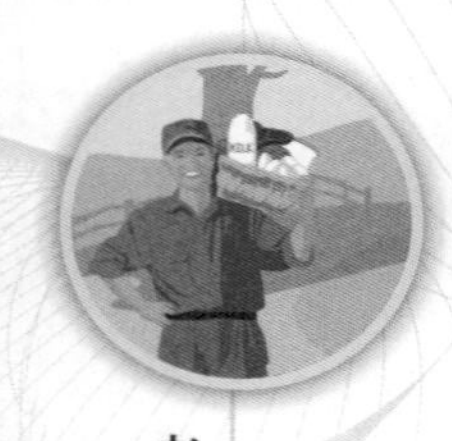
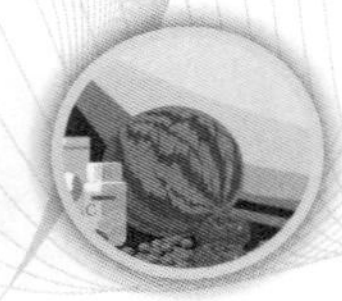

開始作用，身體卻沒有適時醣類補充，進而發生低血糖昏迷狀況，嚴重者會喪命。

■果糖

果糖存在於水果及蜂蜜中，甜度約為葡萄糖的2倍。

天然的果糖，是蜂蜜的主要成分，也是蜂蜜甜味的主要來源；食品加工技術上可利用玉米澱粉水解製造出果糖糖漿，其中以果糖為主，但也混合有一些葡萄糖及雙醣，所以市售的果糖糖漿，並非百分百的純果糖。在人體肝臟中，果糖會促進脂肪合成，使血中三酸甘油酯增加，因此果糖代謝不影響胰島素，但是也不適合有高三酸甘油酯的老人大量食用。

■半乳糖

食物中幾乎沒有半乳糖單獨存在；半乳糖主要與葡萄糖結合成乳糖，是母乳及牛乳等各種乳汁中，最主要的醣類成分。血中半乳糖量太高時，眼睛之酵素會將其還原成半乳糖醇（galactitol），累積在眼睛會形成白內障（cataract），因此老人攝取牛奶量不可太多。

■甘露糖

甘露糖雖然是單醣，但是因為人體缺乏酵素，而不能分解利用，因此可以作為糖尿病患者的甜食替代用品。

(二)雙醣類

雙醣有蔗糖、麥芽糖及乳糖三種。

■蔗糖

蔗糖為人體飲食中最主要的甜味劑，也是良好的稀釋劑，具有增加食物體積及增添顏色的功能。

1. 蔗糖係由葡萄糖與果糖各一分子合成的雙醣（葡萄糖＋果糖），廣泛存在於甘蔗及甜菜中，屬於最常食用的甜味劑，也是人類歷史中使用最悠久的天然甜味劑。
2. 市售的精製砂糖就是純蔗糖，紅糖則是糖蜜；蔗糖具有幫助發酵、賦予黏性、良好保溫、使水的沸點上升及冰點下降（抗凝結作用）等功效。
3. 在食物烹調方面，多筋的肉類在烤、燒、煎與烹煮前，如果先加糖，將可使肉質更加柔軟；豆類在烹煮前加糖浸泡，也可以使豆類鬆軟；另

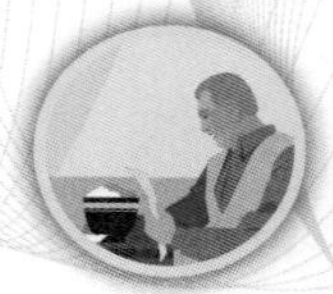

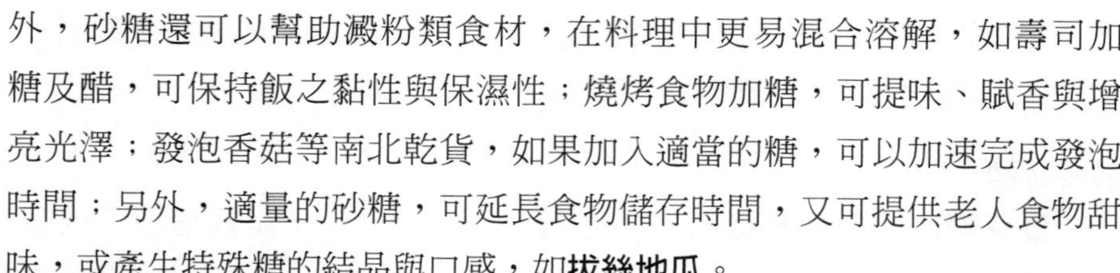

外，砂糖還可以幫助澱粉類食材，在料理中更易混合溶解，如壽司加糖及醋，可保持飯之黏性與保濕性；燒烤食物加糖，可提味、賦香與增亮光澤；發泡香菇等南北乾貨，如果加入適當的糖，可以加速完成發泡時間；另外，適量的砂糖，可延長食物儲存時間，又可提供老人食物甜味，或產生特殊糖的結晶與口感，如**拔絲地瓜**。

4.在食物的調味料理方面，添加糖時如果加入少量的鹽，因爲會產生對比作用，將可達到增強甜味之目的（即不必添加那麼多的糖達到同樣感覺甜度），不過如果是併加酸味與苦味物質時，則會抑制甜味（即感覺不那麼甜）。在自然界中，如果水果酸味高，雖然甜度的感覺會降低，但其呈現的香味也會相對變高，所以一般在製作加工果汁時（如柳橙汁與楊桃汁），製造商會選擇酸味較高之品種，因爲高甜度而不酸的品種，如果做成加工果汁，反會因爲沒有香（風）味而覺得難吃，這點與消費者的想法不同。

5.老一輩的人喜歡在醃漬食物中加糖，因爲可以阻絕空氣，所以糖是良好的抗氧化劑。蔗糖具有改變食物滲透壓的功效（如豆類未煮軟之前加糖，可以使湯汁滲透壓增加，豆類水分會滲出，於是豆子將緊縮而久煮不爛），用糖來醃漬蜜餞，製作果醬，可降低食物的水活性，因低水活性可使微生物不易生長，延長食物保存期限。另外，因利用醣類加熱之聚合作用，而產生較大紅褐色聚合分子（焦糖），可使用於烘焙食品（焦糖布丁等）、紅燒肉增色（一開始製作先將糖焦化），或利用焦化作用，產生特殊香味與顏色；市售深色醬油與黑醋，就是利用醬色獲得深色顏色，醬色是利用還原醣與胺基酸，加熱而形成之化合物（類黑素），當開始形成時，與焦化焦糖味道相近，但是若溫度越高，酸鹼值越高（越趨向鹼性），則可以獲得顏色更深、但味道也越苦之醬色成品；水果加糖發酵，可製成水果酒（如葡萄酒）；另外砂糖具親水性，在澱粉製品加糖，可使製品中（如蛋糕或麵包等）之水分不易被澱粉吸回而防止老化，一般添加的糖越多，老化速度將會

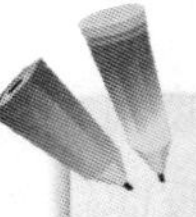

拔絲地瓜

著名的拔絲地瓜，即是使用麥芽糖製成，又稱為芋仔番薯，特色是外皮冰脆、內部軟酥，一般用於飯後當甜點，是將芋仔、番薯與熱麥芽糖黏在一塊趁熱上桌，食用時必須拉開，拔開時會產生糖絲，因此稱為拔絲，拔開後再蘸一下冰水，就能品嚐到冰脆的芋仔番薯；另外市售番薯糖，也是用麥芽糖加砂糖精製而成。

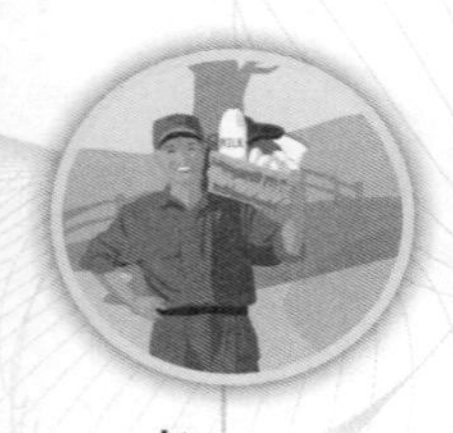
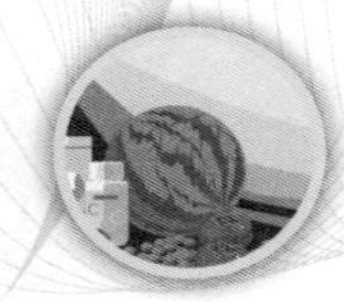
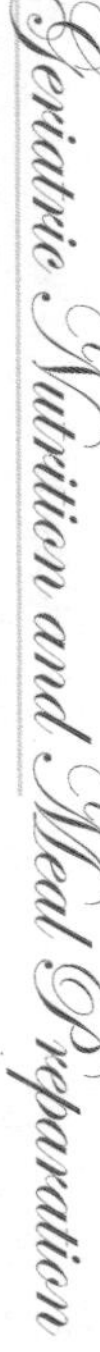

越慢；而利用糖、水果果膠及其有機酸，可以形成凝膠，利用此原理，可以做出果醬或凝膠軟糖等製品。

■麥芽糖

麥芽糖由兩個葡萄糖組成（葡萄糖＋葡萄糖），是澱粉消化或分解的產物，因此米飯如果咀嚼很久，就會產生甜味，這是因爲澱粉被口腔唾液酵素分解成麥芽糖或葡萄糖所致。小麥的麥芽也含有酵素，可以分解澱粉，因此在啤酒釀造的過程中，添加麥芽汁（含澱粉酶）可以分解澱粉，產生麥芽糖；麥芽糖是澱粉分解的產物，澱粉被分解爲麥芽糖之後，會被澱粉酶（maltase）分解成兩個葡萄糖。

■乳糖

乳糖由一分子葡萄糖和一分子半乳糖結合而成（葡萄糖＋半乳糖），存在於牛乳（尤其是生乳）中，植物食品則不含乳糖。乳糖是乳汁的主要醣類，存在於各種乳汁與乳製品中。

1.乳酸菌利用乳糖後，可以產生乳酸。由於乳糖可促進乳酸菌生長，有利鈣質與維生素B群吸收。乳糖因口味較淡，而適合供嬰兒大量食用，因爲嬰兒如果攝取口味太重的食品，日後將不吃其他口味淡的食品，因此不宜太早餵食嬰兒口味重的副食品，以免日後易罹患高血壓。乳糖經攝食後，少部分沒有吸收的乳糖，在腸道中被細菌發酵爲乳酸，使腸道酸鹼值下降，有利鈣質吸收。鈣質在酸性環境下，比較容易吸收，也有認爲係因乳酸與鈣質形成乳酸鈣鹽，而比較容易吸收之故。另外，少量的乳酸可促進腸道蠕動，所以乳糖具輕瀉作用，有利於排泄，故有利於嬰兒及便祕老人食用。

2.成年人通常會因爲缺乏與牛奶接觸機會，而容易缺乏乳糖酶，當再度攝取乳糖時，容易發生無法消化乳糖，而產生乳糖不耐的問題，這一點是老人在食用乳品時，需要特別注意的。可以藉由一開始先少量攝食，再慢慢增加使用量的方式來加以改善。

3.母乳乳糖濃度比牛乳高，甜味比較強，由於母奶乳糖量較多，牛奶則較少，所以吃牛奶的嬰兒，糞便會比較硬，也較無酸味；若未消化的乳糖太多，或乳糖酶因爲先天性、原發性或續發性等原因，導致活性降低或缺乏時，因爲無法順利水解消化，將產生滲透效應，使消化道中液

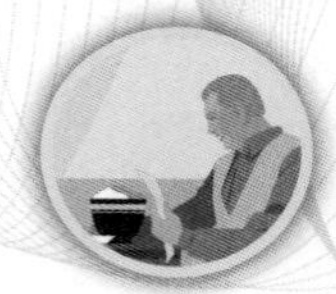
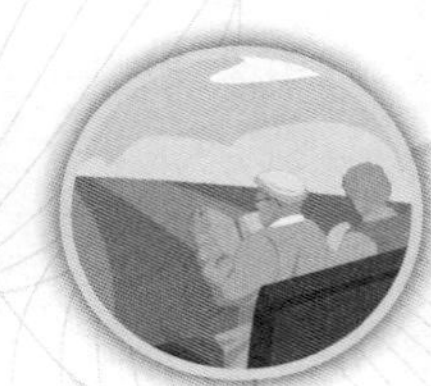

體增加，腸道加速蠕動，而導致水樣腹瀉。乳糖在腸道中，經過細菌發酵可產生乳酸和二氧化碳，乳酸使腸道液體增加，使腸壁擴張與蠕動加速，而二氧化碳則導致腹脹、腹痛或放屁，這些症狀，稱爲**乳糖不耐症**（lactose intolerance）。

(三)寡醣類

寡醣由三至十個單醣結合而成，存在植物或微生物中，如棉籽糖、水蘇糖、果寡糖及乳寡糖等。棉籽糖爲三醣，分解後可得葡萄糖、果糖及半乳糖；水蘇糖則爲四醣，由三分子半乳糖和一分子果糖組合而成。寡醣不能被人體消化分解，但是人體大腸的微生物卻可以分解利用，分解時會產生氣體和小分子代謝產物，因此大量攝食時，容易脹氣、放屁與腸道不適；而這也是大量食用豆類、花生及蠶豆等食品，因爲果寡糖含量豐富，所以容易放屁的原因。

研究顯示，薏仁所具有的膳食纖維，因爲可以提供腸道細菌作爲原料，分解後在腸道產生丙酸，降低血脂；另外產生的丁酸，則具有抑制大腸末端（接近直腸部分）發生大腸癌之功效，因此建議老人可以適量攝取，但是要注意購買時，不要買小薏仁，因爲品種不同，沒有薏仁之效用。

(四)多醣類

多醣經由水解後會產生多個單醣或雙醣，例如澱粉、肝醣與纖維。多醣分子很大，有澱粉、糊精、肝醣、纖維質及半纖維質等；唯纖維質及半纖維質因人體缺乏酵素而無法利用，但是仍有預防便祕等健康作用。多醣類有澱粉、肝醣、糊精及纖維，茲分述如下：

■澱粉

澱粉是由多個葡萄糖結合而成，只存在於植物中，供種子發芽與植物成長繁殖之用，也是飲食中最主要的醣類來源。澱粉與澱粉酵素接觸，初步會被消化成爲糊精，進一步再被澱粉酵素消化成麥芽糖，之後在腸道被消化分解成葡萄糖。澱粉消化後最終的產物是葡萄糖。

■肝醣

肝醣僅存在於動物體內，人體以肝臟及肌肉之含量最高，但總含量不多，約300克左右，轉換成熱量約只有1,200大卡，因此運動時，很快就消耗殆盡。肌肉之肝醣可以很快變成葡萄糖，直接被細胞利用，而肝臟內的肝醣則須先轉

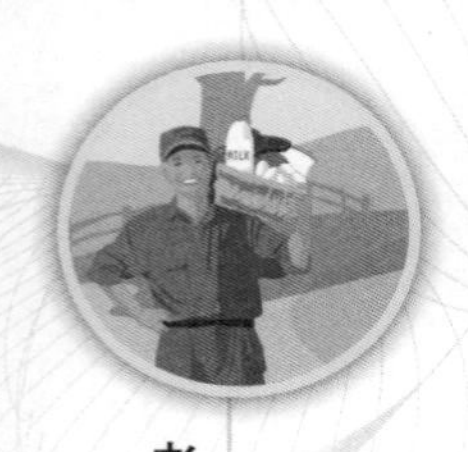
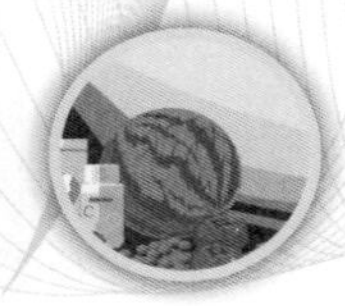

變成葡萄糖後，由血液帶至肝臟以外的組織再利用。肝醣的構造與澱粉相似，所以又稱爲「動物澱粉」。

肝醣在牡蠣中含量豐富，新鮮美味，也因此歐洲人稱牡蠣爲「海洋的瑪娜（marine）」（即上帝賜予的珍貴海產），又稱爲「海洋的牛奶」（煮牡蠣時，湯中白色的物質即爲肝醣），而日本人則稱其爲「海洋之超米」；臺灣傳統民間習俗，認爲喝牡蠣湯可保護肝臟，因爲肝醣的構造與澱粉相似，所以又稱爲動物澱粉；惟肝醣結構中分枝較多。

■糊精

糊精（dextrin）是澱粉的不完全水解物，澱粉先被分解成糊精，最後再分解成麥芽糖。大分子糊精是澱粉糊精，小一點分子爲紅色糊精，再小一點分子的糊精是無色糊精，能溶解於冷水，而形成黏稠、有高膠著性的液體。

糊精是澱粉分解成葡萄糖過程中的中間體。糊精可由澱粉經加酸或加熱高溫處理製得，也可經澱粉酶作用，生成不完全水解產物；目前主要採用直接鍛燒法（先將澱粉進行乾燥，然後在攝氏190至230度的溫度下加熱）和加酸鍛燒法（用酸促進澱粉分解）。

■纖維

纖維是人體無法消化或分解的多醣，是葡萄糖以β-1,4方式鍵結（澱粉是α-1,4鍵結）。人體中之酵素因爲只能分解α-1,4鍵結之醣類（醣類分解過程，由大分子多醣，變成中分子多醣，再變成小分子多醣，最後分解成雙醣或單醣而吸收進入人體），不能分解β-1.4方式鍵結之醣類，因此不能消化吸收纖維，於是纖維進入人體，經過消化系統後，便又原封不動的排出。

纖維因爲與碘液接觸作用時也不會呈色，所以又稱爲「非澱粉性多醣」（澱粉與碘接觸會變藍色），是維持植物細胞結構所必需，但是人體卻因爲缺乏酵素，而無法消化分解，很多草食性動物，特別是反芻動物腸道內的細菌，由於能夠分泌纖維素酵素，所以可消化吸收幼嫩的纖維質。對於老人而言，纖維質具有刺激腸道蠕動的作用，可以幫助排便，飲食中若缺乏，則易引起便祕；現代人由於飲食過於精製，纖維質攝取量也越來越少，根據流行病學之研究，罹患大腸疾病的比率，如便祕、痔瘡、腸憩室症及大腸癌等，也因此越來越高，所以建議應該增加纖維的攝取。

攝取纖維易發生脹氣是因爲可溶性纖維作爲腸道食物，在發酵後產生二氧化碳，其他未消化的碳水化合物，被細菌分解產生氫、甲烷及二氧化碳；也因

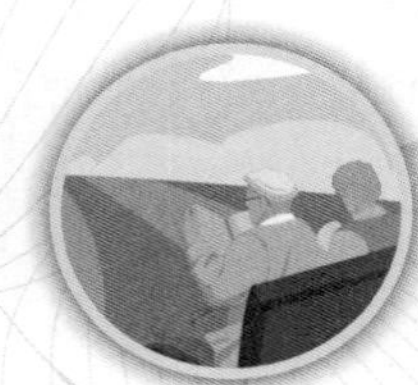

此豆類植物、乾果和種子，因含有較高量的寡醣，易導致脹氣。纖維又分成水溶性和非（不可溶）水溶性膳食纖維二種，茲分述如下：

1.**水溶性膳食纖維**：水溶性纖維包含果膠、膠和黏質糖，以及一些半纖維素，如水果、燕麥、大麥與豆類是水溶性纖維良好來源。水溶性纖維可降低身體膽固醇（cholesterol），並延緩血糖上升與吸收，有助穩定糖尿病患者的血糖，且可與膽酸結合，促進排泄，促使肝臟再利用膽固醇，重新製作膽酸，進而達到降低血膽固醇，預防心血管疾病的目的。水溶性纖維在腸內會形成黏性物質，可吸附與包裹營養素，減緩葡萄糖吸收，幫助血糖控制，也會阻礙膽固醇吸收及促進膽酸排泄，進而幫助降低血膽固醇（膽酸的原料是膽固醇）；而水溶性纖維，被腸內菌分解後，有利於腸內益生菌生長，進而抑制壞的厭氧菌；再者水溶性纖維吸水膨脹後，因體積變大，在胃停留的時間較久，易讓人產生飽足感，且熱量低，所以在減肥時，可用來降低飢餓感。對於發生腹瀉的老人，水溶性纖維能刺激腸內水和電解質的再吸收，改善腹瀉的情形。水溶性纖維如：

(1)果膠（pectin）：水果的膠狀物質，可溶於水，吸水後凝成膠狀，當通過至小腸時，會凝結成團狀膠體物，具有吸附營養物質功能，能減緩醣類等營養素的吸收，因此可延緩血糖上升，對糖尿病患者有利，吸附膽酸後，因為不能被人體吸收而排除，也能降低膽固醇，食品加工使用果膠、糖、水與酸，製成膠狀果醬；所有水果都富有果膠，如蘋果、柑橘、木瓜、柿子、香蕉及南瓜等。

(2)膠（gums）：如樹膠、黏膠與藻類膠。溶於水中形成膠狀黏性物質，能降低膽固醇，如愛玉子可洗出膠狀物質；另外有燕麥、大麥、車前子、青豆、乾豆、種子與秋葵均有，車前子是由植物取得的黏膠，常使用於減肥與通便食品。

(3)黏質糖（mucilages）：富含黏性物質，屬多醣體，與水可形成強結合性的分子，保水力佳，常見於海藻類、海帶（海藻酸）和種子之中。

2.**水溶性膳食纖維功能**：

(1)預防或治療便祕：蘋果、葡萄、草莓與香蕉等水果，因為果膠較多，預防便祕功效較顯著，不過攝取後需要喝水，才能在腸道凝結成團狀膠體物質，以刺激腸道預防便祕。水溶性膳食纖維具有保水作用，可

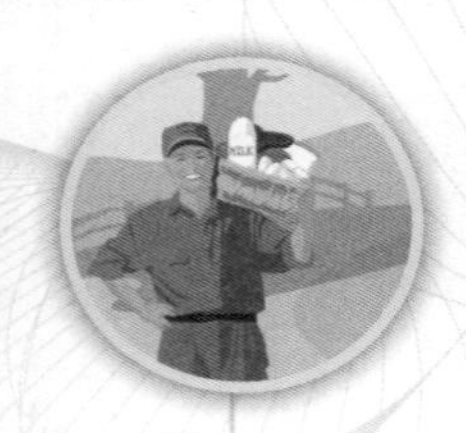
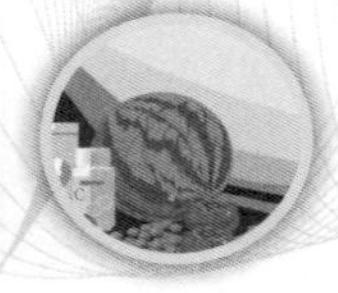

增加糞便量與體積，促進腸道蠕動；現代人多數有便祕，使用瀉劑，如肛門塞劑或灌腸等雖然方便，但日久會有習慣性，長期使用更對身體有害，纖維是解除便祕最自然與簡單的安全方法。食用纖維除可增加糞便量外，也可使糞便不會太硬易於排出，且次數會變多。另外，老人若有便祕時，建議每天喝六至八杯水（以清晨起床立即喝下500至1,200毫升之效果最好），同時放鬆心情與定期補充酸乳（優酪乳）、果寡糖（作爲乳酸菌食物）及定期運動，將可徹底改善便祕。

(2)預防或治療憩室炎：便祕患者用力排硬便時，會對腸壁肌肉造成壓迫，而長期的壓迫，最後會造成腸子向外「鼓出」，在腸壁較薄之處，特別是血管附近，形成突出、泡囊狀，此即憩室症。年齡越大憩室將會越多，由於一般不會有明顯症狀，多半不受注意；但是如果食物殘渣或糞便滯留其中，加上微生物滋生，將產生酸與氣體，量多時將導致發炎，形成憩室炎；重複發炎時，將使腸壁增厚造成阻塞，若發炎處沾黏腹腔其他器官，則將造成瘻管和穿孔，嚴重時將導致出血，有生命危險，食用水溶性膳食纖維可預防或治療憩室炎。

(3)降低血膽固醇：膳食纖維可吸附膽酸，增加膽鹽（膽酸）的排泄，由於膽鹽（膽酸）的原料是膽固醇，可溶性纖維由於可以吸附膽固醇和膽酸等膽固醇代謝產物，隨排泄物排放出去避免被吸收，達到降低老人血膽固醇量。

(4)維持血糖穩定：食物在經過胃時，纖維的膠質可與食物凝集成堆，減緩營養素（如葡萄糖）的吸收，達到延緩血糖上升，糖尿病患者要多吃纖維，減少胰島素需求；另外，高纖食物因爲需要咀嚼，可產生飽足感，加上沒有熱量，可以減重，進而改善糖尿病症狀。

(5)增進腸道益生菌生長：水溶性纖維可在腸道被細菌分解形成寡醣，能提供腸胃道的有益菌，如乳酸菌和比菲德氏菌食物，而細菌利用寡醣進行發酵，將使腸胃道偏向酸性，如此將促進更多有益菌生長，進而達到抑制有害菌與整腸的功用。

(6)預防癌症：美國國家癌症中心建議每日攝取至少五份以上蔬果，以減少癌症（如結腸癌，即大腸癌）與慢性疾病；因此衛生署於2007年推出「天天蔬果579」，希望民眾增加蔬果攝取量。纖維可稀釋腸胃道食物，縮短食物殘渣通過，減少有毒物質與腸壁接觸的時間，進

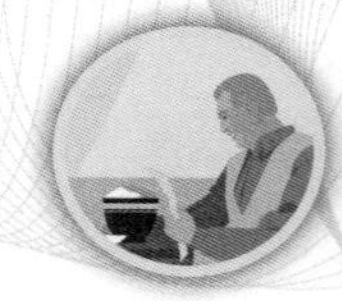

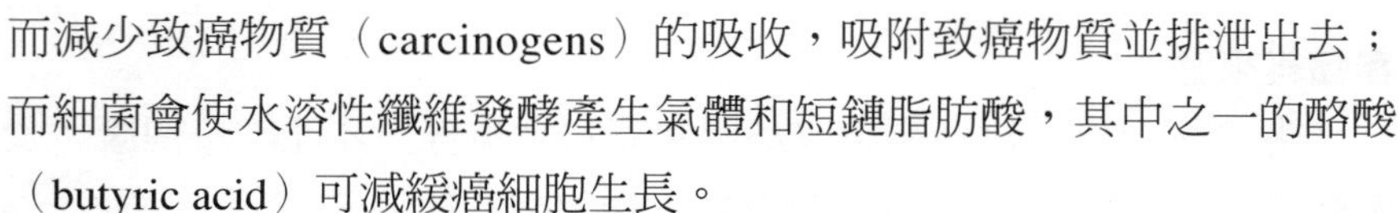

而減少致癌物質（carcinogens）的吸收，吸附致癌物質並排泄出去；而細菌會使水溶性纖維發酵產生氣體和短鏈脂肪酸，其中之一的酪酸（butyric acid）可減緩癌細胞生長。

3.**非水溶性纖維**：包括纖維素、半纖維素與木質素等；來源包括糙米、葉菜類、花椰菜、全麥麵包及全穀類；非水溶性纖維可吸收水分、軟化糞便、促進腸道蠕動，易於排便，可改善便祕，另外尚可減少食物通過腸道的時間，縮短腸道與有毒物質或致癌物與腸黏膜接觸的時間，抑制腸道內的厭氧菌，吸附人體代謝所產生的毒素，減少有毒物質的危害，可預防大腸癌。

(1)纖維素：纖維素是植物細胞壁的構成物質，所有的植物製品都含有纖維素，尤其是全麥、麥麩、全麥麵包、乾果、根莖類、豆類、麩質、四季豆及甘藍幼芽等，不溶於水，但具吸水能力，能吸收水分而膨脹，使大便量大又鬆軟。

(2)木質素：主要內容係苯丙醇（phenyl propyl alchols）與苯丙酸（phenyl propyl acids），已不屬於多醣類；原意為「木頭」，存在於木材、稻草、竹筍和較老蔬菜中，只含有不能被人體消化的纖維，即使腸內細菌也無法分解，所以吃進去後，又原封不動通過腸道排放出去，功能很像是腸道的「菜瓜布」。

(3)半纖維素：屬多醣醛酸化合物，由六碳糖、五碳糖、葡萄糖醛酸與半乳糖醛酸等合成，具高度吸水能力，可增加糞便的排出量。

4.**非水溶性膳食纖維功能**：

(1)預防與治療便祕。

(2)控制血糖與血脂：不溶性膳食纖維可包裹營養素，減緩葡萄糖與膽固醇等營養素之吸收。

(3)增加飽足感：具減緩消化作用，延長食物在胃部停留時間，進而延緩小腸排空時間，使人體產生飽足感，有利體重控制。

(4)具離子交換能力，可吸附陽離子，降低食鹽吸收率，增加鈉離子的排出，降低血壓。

(5)粗纖維因為攝取時，需要增加咀嚼次數，可使食物與唾液充分混合，促進唾液分泌有機酸，減少齲齒發生。

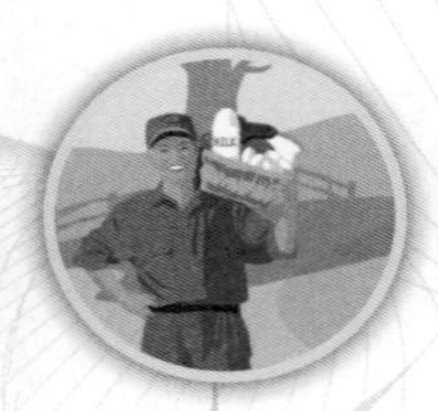
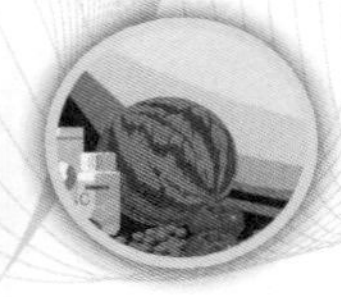

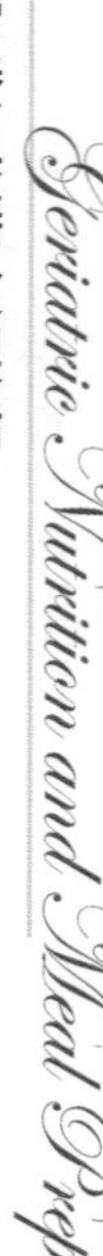

■**纖維來源**

老人每人每日建議須攝取25至30克膳食纖維，才能維持健康。食物所含的纖維量（下列爲每100公克食物含有之纖維量）如下：

1.**纖維7克**：牛蒡、木耳。

2.**纖維6克**：香椿。

3.**纖維5克**：水果每份：泰國芭樂（三分之一粒）、百香果。

4.**纖維4克**：黃秋葵、青花椰、香菇；水果每份：柿子、石榴、金桔。

5.**纖維3克**：九層塔、紅鳳菜、皇宮菜、黑甜菜、花椰菜、金珍菇、蠔菇、草菇、黃豆芽、海帶；水果每份：柳丁、海梨（190克）、香吉士（135克）、桃子、柑橘、西洋梨（165克）、仙桃、奇異果（135克）、草莓（170克）、黑棗（30克）、酪梨（135克）。

6.**纖維2克**：

(1)綠色蔬菜：空心菜、韭菜、菠菜、川七。

(2)淺色蔬菜：芥菜、龍鬚菜、芹菜。

(3)筍類：蘆筍、半天筍、玉米筍、茭白筍。

(4)瓜類：苦瓜、絲瓜豌豆苗、苜蓿芽、綠豆芽。

(5)其他：洋菇、洋蔥、茄子、甜椒。

(6)水果每份：鳳梨（130克）、木瓜（190克）、葡萄柚、水梨、粗梨（200克）、蘋果（130克）、紅龍果、玫瑰桃（120克）、水蜜桃（150克）、加州李（110克）、甜柿、釋迦（105克）、棗子、蓮霧（180克）、柚子、白柚（165克）、枇杷、聖女番茄（175克）、榴槤（85克）。

7.**纖維1克**：

(1)綠色蔬菜：萵苣、高麗菜、青江、油菜。

(2)淺色蔬菜：白蘿蔔、冬瓜。

(3)水果每份：金煌芒果（140克）、楊桃（180克）、小玉西瓜、哈密瓜（225克）、香瓜、紅毛丹、櫻桃（85克）、葡萄（130克）、葡萄乾（20克）、龍眼（130克）、香蕉（半條）、芭蕉。

8.**主食類**（每100公克食物所含之纖維量）：

(1)豌豆：含纖維8.6公克。

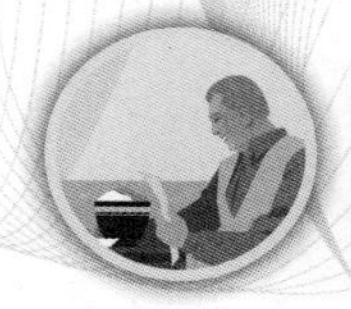
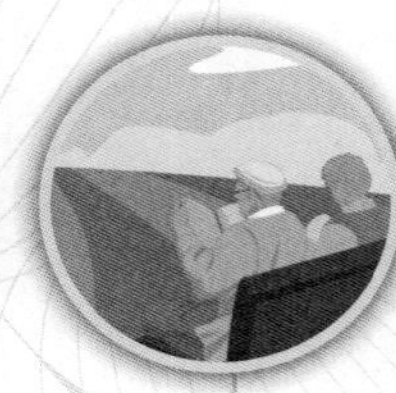

(2)全麥麵粉：含纖維5.7公克。

(3)皇帝豆：含纖維5.1公克。

(4)燕麥片：含纖維4.7公克。

(5)糙米：含纖維3.3公克。

(6)中筋麵粉：含纖維2.8公克。

(7)馬鈴薯：含纖維2.4公克。

(8)胚芽米：含纖維2.2公克。

(9)白土司：含纖維2.2公克。

(10)麥片：含纖維2.1公克。

(11)玉米粒：含纖維1.7公克。

(12)冬粉：含纖維1.4公克。

(13)麵條（乾）：含纖維0.7公克。

(14)白米：含纖維0.4公克。

9.**黃豆與堅果**（每100公克食物所含之纖維量）：

(1)核桃粒：含纖維5.5公克。

(2)毛豆：含纖維4.9公克。

(3)豆漿：含纖維3.0公克。

(4)花生：含纖維3.0公克。

(5)豆乾絲：含纖維2.6公克。

(6)凍豆腐：含纖維2.2公克。

(7)五香豆乾：含纖維2.2公克。

(8)豆腐皮：含纖維0.6公克。

(9)油豆腐：含纖維0.7公克。

(10)豆腐：含纖維0.6公克。

三、甜味劑

甜味劑可分為天然和人工合成兩種，一般是指人工合成甜味劑、糖醇類甜味劑及非糖天然甜味劑三類；人工合成的甜味劑中，使用最多的是糖精（糖精鈉）。

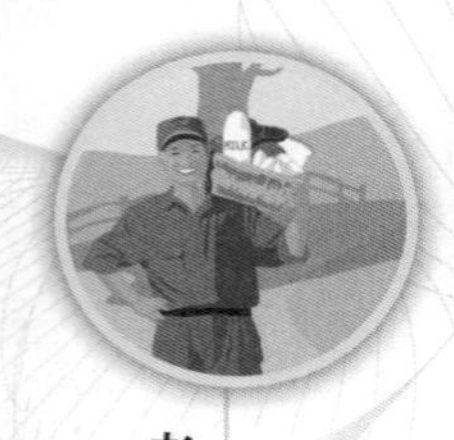
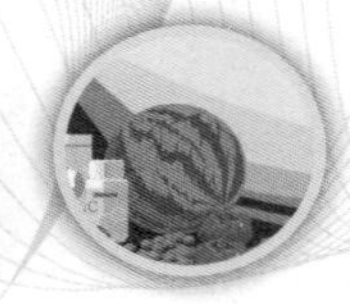

(一)糖精

糖精（saccharin）沒有熱量，甜度爲蔗糖的300至400倍。1973年加拿大研究發現，大劑量糖精會導致老鼠罹患膀胱癌，後來發現，正常劑量下對人體並沒有健康危害，目前建議量爲每公斤體重可攝食2.5毫克，或每天1,000毫克以下。但因爲糖精可穿越胎盤，所以孕婦應該儘量避免食用。

(二)阿斯巴甜

阿斯巴甜屬於胺基酸結合物，熱量與蔗糖相同，但因甜度高，用量較少。由於其甜度等於200倍蔗糖，所以只要添加二百分之一，即可達到與蔗糖相同的甜味，故通常會忽略阿斯巴甜的熱量不計；但須注意的是，阿斯巴甜是由胺基酸的苯丙酸與天門冬胺酸合成，所以苯酮尿症患者不能食用。

苯酮尿症（Phenylketonuria, PKU）爲體染色體隱性遺傳的先天代謝異常疾病，由於患者體內苯丙胺酸（phenylalanine）羥化（hydroxylation）成酪胺酸的代謝途徑發生障礙，因此血中苯丙胺酸易堆積，堆積時將導致腦和中樞神經系統受損，造成認知功能損傷及智力障礙；如能及早診斷，接受飲食控制，則可有效預防；另外，阿斯巴甜加熱後會失去甜味，因此不能加熱或烘烤，適用於冷食中，美國建議老人每日使用量爲50毫克／公斤體重以下。

(三)醋磺內酯鉀

醋磺內酯鉀（Acesulfame, ACE-K）可耐高溫，因此可使用於烘焙食品；鉀含量爲20%，甜度爲蔗糖的200倍，不被人體吸收，也不會累積在體內，是無熱量的代糖；對熱穩定，加熱後甜度不會降低，也沒有苦味，可用於熱食及烹煮。

(四)山梨醇、甘露醇及木糖醇

山梨醇、**甘露醇**及**木糖醇**屬於蔗糖、甘露糖與木糖的醇類衍生物，吸收比蔗糖慢，但因最後仍會被代謝成蔗糖，因此仍須依醣類計算熱量；其甜度較蔗糖低，不易被細菌利用，加上具爽快清涼的甜味，所以常利用於口香糖，以預防蛀牙；由於可耐高溫，常用於糖尿病人食用的年糕與豆沙包上，不過因爲其消化吸收率低，大量食用時可能會引起腸胃不適及腹瀉，故建議每天攝取量應小於50至60公克。

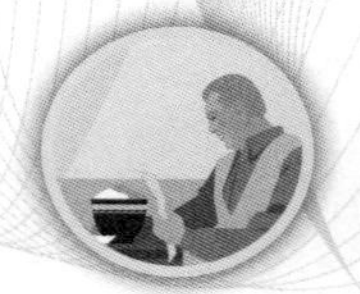
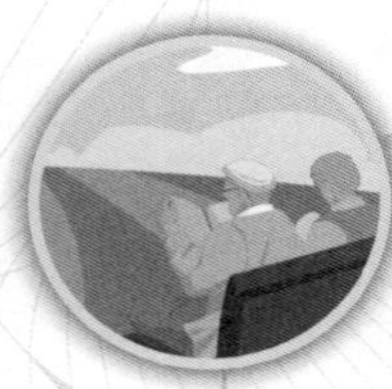

(五)果糖

果糖（fructose）在代謝時不需要胰島素，因此升糖效應較蔗糖爲低，甜度約爲蔗糖的1.7倍；雖然適量的使用，在血糖控制良好的患者身上，並不會惡化血糖代謝和增加體重，但大量使用（20%熱量）時，會升高膽固醇及低密度脂蛋白（LDL），故血脂不正常患者，應避免大量食用，但對含果糖的蔬果，則不需要特別限制。

(六)甜精

甜精（aspartame）於1971年時已被禁止使用。

四、醣類的新陳代謝

大部分醣類在消化後，轉成葡萄糖進入血液，成爲血糖的主要來源，其他來源則有肝臟之肝醣分解及醣質新生作用（如乳酸與胺基酸等，可在肝臟中透過醣質新生作用，轉成葡萄糖）。另外，肌肉的肝醣與肝臟中的肝醣不同，肌肉的肝醣在分解成葡萄糖後，因爲肌肉利用葡萄糖的酵素，直接將葡萄糖氧化產生能量，並不會釋放入血液中，這是二者的差異。

人體降低血糖的機轉有透過細胞氧化葡萄糖產生能量、肝臟合成肝醣、利用過多葡萄糖合成脂肪，或合成其他相關物質（如乳糖、核醣及醣脂類）等方式。另外，當血糖濃度超過180毫克／公合時，由於已超過腎臟回收之極限（閾值），會直接自尿中排出，而產生糖尿病的症狀。人體血糖的升高與降低，係由下列激素（荷爾蒙）所控制，茲分述如下：

1.**胰島素**（insulin）：胰島素由胰臟分泌，胰臟主要功能包括外分泌和內分泌兩部分。外分泌部分，是直接將消化酵素分泌到腸道中，協助消化食物；胰臟的尾部中，有許多由細胞聚集而成的小島，稱爲「蘭氏小島」，主要功能是分泌荷爾蒙到血液中，屬於內分泌系統，也就是與糖尿病有關的部分。在蘭氏小島中有A、B、C、D四種細胞，各分泌不同荷爾蒙，其中之一的β細胞，主要分泌的荷爾蒙是胰島素，是唯一能夠降低血糖的荷爾蒙，由胰臟蘭氏小島的β細胞分泌，胰島素主要增加細胞膜對葡萄糖的通透性，可以促進葡萄糖，進入肌肉及脂肪細胞進行氧化，促進肌肉及肝合成肝醣，促進脂肪細胞與肝細胞使用葡萄糖合成脂

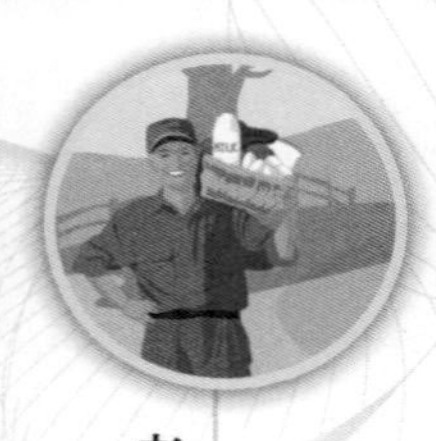
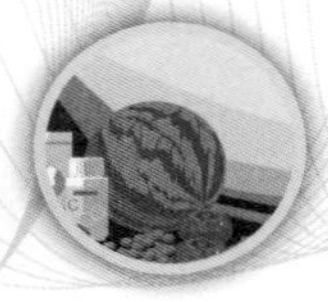

肪等作用方式，達到降低血糖的目的。

2.**腎上腺素**（epinephrine）：腎上腺素由腎上腺髓質（adrenal medulla）分泌，可使肝醣分解釋出葡萄糖，具上升血糖作用。腎上腺素的作用方式，是促使肝臟和肌肉的肝醣分解成葡萄糖，以提高血糖濃度。腎上腺素就是當人面臨壓力時所分泌的「壓力荷爾蒙」之一，在人體面臨緊急狀況時，分泌腎上腺素，協調整合各器官，使身體抵禦外在壓力；也因此狗急會跳牆，腎上腺素快速分泌，人在緊急狀況，如火災時可以把幾百公斤的保險箱抬下樓，火災後，卻怎麼樣也抬不回去，就是腎上腺素的作用。

3.**升糖激素**（glucagon）：升糖激素由胰臟的α細胞分泌，升高血糖之方式與腎上腺作用大致相同，爲促進儲存於肌肉及肝臟中的肝醣分解，與促進胺基酸與乳糖的醣質新生作用。升糖激素可促使肝臟之肝醣，分解成葡萄糖釋入血液，以免血糖過低。

4.**生長激素**（growth hormone）：生長激素由腦下垂體前葉分泌，可使脂肪自脂肪組織釋放出來，促進細胞利用脂肪酸而減少利用葡萄糖，使血糖濃度上升。生長激素可增加細胞吸取胺基酸，促進蛋白質合成（同化代謝），同時降低細胞吸收葡萄糖，並增進細胞氧化脂肪作用，以補能量不足。

5.**促腎上腺皮質素**（adrenocorticotrophic hormone）：促腎上腺皮質素可刺激脂肪細胞釋放出脂肪酸，以減少利用葡萄糖，而使血糖濃度上升；但主要效果需要經由腎上腺皮質所釋出的糖（性）皮質固醇，才得以完成。

6.**糖（性）皮質固醇**（glucocorticoid）：糖（性）皮質固醇屬於固醇類激素，具上升血糖能力，作用方式爲增加蛋白質分解作用，增加肝臟對於胺基酸的吸收，促進誘導醣質新生作用，與降低組織利用葡萄糖。

7.**甲狀腺素**（thyroxine）：血糖非常低時甲狀腺會分泌甲狀腺素，使肝臟進行肝醣分解及醣質新生作用，以提升血糖濃度，並促進小腸增進吸收六碳醣（如葡萄糖）能力。實驗顯示，甲狀腺素與糖尿病間會互相加重病症，即甲狀腺亢進患者如果也有糖尿病，將會互相加重，引起非常嚴重的後果，必須立即治療，以免悲劇發生。

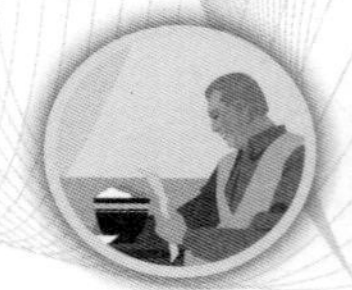
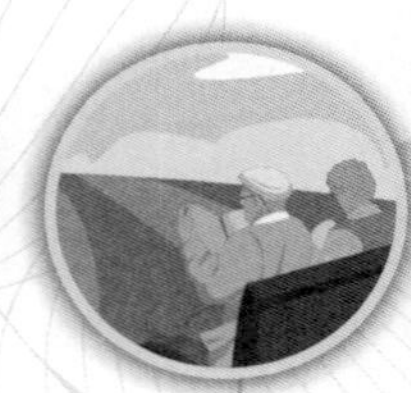

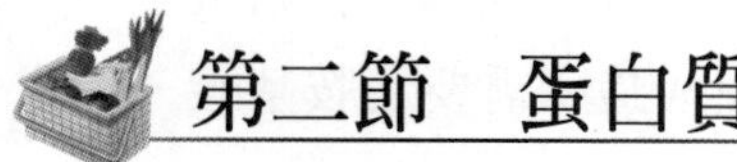

第二節 蛋白質

蛋白質（protein）爲含氮物質，基本的結構是胺基酸，蛋白質的希臘文爲"proteios"，意思是「最爲重要」（of the most importance）。蛋白質是人體最重要的成分，假設將人體水分除去，則剩餘的部分，多半只剩下蛋白質。

蛋白質的來源有奶類、肉類、蛋類、魚類、豆類及豆製品、內臟類與全穀類等。蛋白質的主要功用是維持生長發育，構成及修補細胞與組織之主要材料，不過攝取蛋白質過多時，會增加腎臟負擔，及增加尿液中鈣質排出量；而蛋白質缺乏，體內存量用盡時，將使血中蛋白質量降低，產生**蛋白質熱量營養不良**（Protein Energy Malnutrition, PEM），包括消瘦症與紅孩兒症。**消瘦症**（marasmus）是由熱量及蛋白質攝食量均不足所引起，常見於內科病人；**紅孩兒症**（kwashiorkor）是指熱量攝取足夠，但蛋白質攝食量不足，常見於外科病人。

一、蛋白質的組成

蛋白質的組成除了含有碳、氫、氧等元素外，還有氮及少量的硫及磷等，蛋白質經過消化後成爲胺基酸，人體吸收後再將胺基酸合成身體所需要的各種蛋白質。胺基酸的官能基有兩個：一爲羧基（carboxyl group）；一爲胺基（amino group）。胺基酸與胺基酸之間以胜肽（peptide bond）鍵結；人體有部分胺基酸可以自製，這些胺基酸稱爲**非必需胺基酸**；某些必須從食物攝取，否則會出現缺乏營養素之疾病症狀，這些則稱爲**必需胺基酸**。

1. **必需胺基酸**（essential amino acid）：指身體無法自行合成，必須自食物補充的胺基酸；小孩計有九種，分別爲組胺酸、異白胺酸、白胺酸、離胺酸、甲硫胺酸、苯丙胺酸、色胺酸、羥丁胺酸及纈胺酸；大人則爲八種：異白胺酸、白胺酸、離胺酸、甲硫胺酸、苯丙胺酸、色胺酸、羥丁胺酸及纈胺酸（小孩子多了組胺酸）。酪胺酸可利用胺基酸的苯丙胺酸合成，胱胺酸可由甲硫胺酸合成，所以有時被列爲非必需胺基酸；但因爲身體若缺乏苯丙胺酸及甲硫胺酸，將無法合成酪胺酸及胱胺酸，因此也被列爲必需胺基酸。

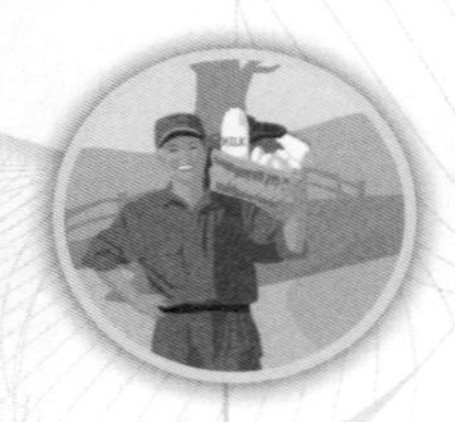
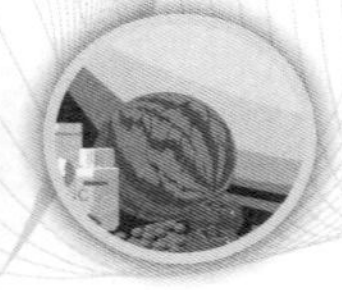

2.**半必需胺基酸**（semi-essential amino acid）：身體可自製，但合成量不夠身體需求，所以必須自食物中獲得，如嬰兒成長所需要之胺基酸——組胺酸與精胺酸。

3.**非必需胺基酸**（non-essential amino acid）：指身體能夠自行合成足夠量的胺基酸；包括甘胺酸、丙胺酸、胱胺酸、天門冬胺酸、麩胺酸、絲胺酸、脯胺酸及瓜胺酸等。

另外，不屬於蛋白質但是在哺乳類具有重要功能的胺酸有：

1.**高半胱胺酸**：係甲硫胺酸的中間代謝物質，與心血管疾病有關。

2.**鳥胺酸**：係羥丁胺酸及甲硫胺酸等新陳代謝中間物質，是非必需胺基酸，身體能夠自己製造，由精胺酸代謝成尿素時產生；同時是瓜胺酸、脯胺酸及麩胺酸的前驅物，能誘使身體釋出生長激素，幫助脂肪代謝。免疫系統的正常運作，肝臟去除氨的毒性及肝臟再生都需要鳥胺酸的參與；在受傷的部位也能找到鳥胺酸。

3.**瓜胺酸**：係尿素（urea）生成的重要物質。肝臟去除氨的毒性時需要瓜胺酸的參與，否則氨在身體積聚將影響健康。

4.多巴（dopa）：係黑色素的前驅物質。

5.**甲狀腺素**（thyroxine）：係甲狀腺激素的前驅物質。

二、蛋白質的品質判定

由於蛋白質爲維持人體生長所必需之營養素，當有所缺乏時，便須經由食物攝取，因此在品質的判定上相當重要，過去在判定植物性黃豆蛋白（soy protein）品質時，因爲黃豆所含之胺基酸甲硫胺酸量少，導致餵食實驗老鼠時，發生生長發育不良的情況，因而判定黃豆蛋白屬於**不完全蛋白質**（incomplete protein）。當初評價蛋白品質的方式，是採用**蛋白質效率**（Protein Efficiency Ratio, PER）的方式，即以攝食每克蛋白質所能增加老鼠的體重量，來作爲判定測試動物（白老鼠）的成長率是否良好，並據以斷定食品蛋白質之品質；然而，由於實驗的白老鼠毛髮多（與人類相比），因此對甲硫胺酸的需求量較高，而黃豆蛋白因爲甲硫胺酸量較少，無法滿足老鼠生長所需，於是被判定爲不完全蛋白質。後來的實驗發現，人體對於甲硫胺酸的需求與白老鼠不同，最簡單的研判是，人的毛髮沒有老鼠那麼多。

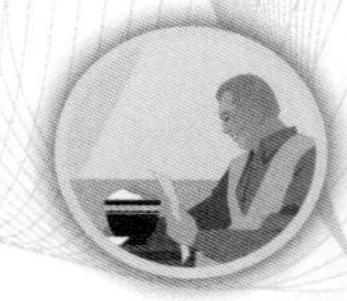

雖然，過去動物實驗結果，確實證明黃豆蛋白不利老鼠生長，但並不能因此推論，黃豆蛋白同樣會對人體生長不利。1991年，美國食品藥物管理局（Food & Drug Administration, FDA）改採新的蛋白質評價法，利用PDCAAS評價（Protein Digestibility Corrected Amino Acid Score, PDCAAS，亦稱胺基酸評價指數）來評價人體所需之必需胺基酸形式、需求量及可消化性，評價結果發現，黃豆蛋白的評價指數為1.0，屬於最高評價，與動物蛋白均相同（如酪蛋白、卵白等，均為1.0）均相同；自此重新認定黃豆是好的蛋白質。

(一)蛋白質效率

老人因為消化吸收功能不好，所以其營養支持，須注重消化吸收率或蛋白質效率。**蛋白質效率（PER）的公式**如下：

PER＝增加體重公克數÷蛋白質消耗公克數

請注意，蛋白質效率愈高者，表示該產品的蛋白質效率越好。衛生署規定所謂的高蛋白食品必須符合PER≧2以上。

(二)生物價

生物價（Biological Value, BV）的公式如下：

$$\text{生物價}=（\text{保留氮量}/\text{吸收氮量}）\times 100$$
$$=\frac{\text{氮攝取量}-（\text{尿氮量}-\text{內因性氮量}）-（\text{糞便氮量}-\text{代謝氮量}）}{\text{氮攝取量}-（\text{糞便氮量}-\text{代謝氮量}）}\times 100$$

食物含有的蛋白質種類不同時，營養價值也不同，一般動物蛋白較植物蛋白好，但是在判斷營養價值時，須同時考慮蛋白質的質與量；若必需胺基酸比例均勻，且數量又足夠者，由於可提供足夠生長或維持氮平衡之所需，被稱為**高品質蛋白質**或**高生物價蛋白質**（high biological value protein）。動物性食品多屬高生物價蛋白質，植物性食品則多屬低生物價蛋白質，不過黃豆蛋白例外，因為穀類蛋白，如米、麵及玉米，普遍缺乏離胺酸，其中以玉米缺乏最多，並且也缺色胺酸及異白胺酸。食品中最易缺乏甲硫胺酸及離胺酸（黃豆蛋白質甲硫胺酸較少），其次是色胺酸、異白胺酸及羥丁胺酸，所以為攝取足夠蛋白質，飲食應選用兩種或多種食品互補；而最好的互補方法，是選用多樣食品，或將動物與植物蛋白混合食用。

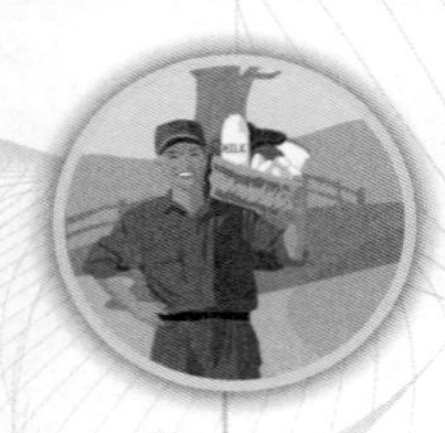
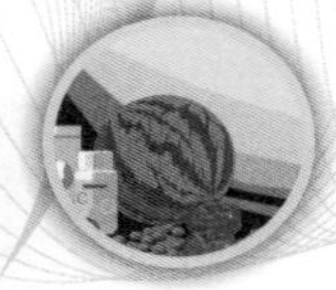

(三)蛋白質淨利用率

蛋白質淨利用率（Net Protein Utilization, NPU）：爲保留氮素及氮總攝取量的比，再乘以100。代表身體保留的蛋白質，加上維持基礎平衡所需的蛋白質量，後者是當飲食中完全沒有蛋白質時，身體內所流失的蛋白質量，代表人體最基本的蛋白質耗損量。其中，保留氮素即爲攝取量扣除代謝量，等於實際保留在身體的量：

1.保留氮量的計算方式爲：

保留氮量＝氮攝取量－（尿氮量－內因性氮量）－（糞便氮量－代謝氮量）

2.蛋白質淨利用率（**NPU**）的公式如下：

$$\text{NPU} = \text{保留氮量} / \text{氮攝取量} \times 100$$
$$= \frac{\text{氮攝取量} - (\text{尿氮量} - \text{內因性氮量}) - (\text{糞便氮量} - \text{代謝氮量})}{\text{氮攝取量}} \times 100$$

3.**NPU**值＝**BV**×吸收率

(四)氮平衡

由於氮是蛋白質所特有的元素，因此透過追蹤氮的攝取和排泄，可以反應出老人身體對攝取蛋白質的利用狀況。由於氮自人體排出的途徑，主要有尿液、皮膚及糞便，因此，對於腎功能正常的非灼傷患者，氮平衡常用以下的公式計算：

氮平衡＝氮攝取－氮排出＝氮攝取－（尿液氮＋皮膚及糞便氮）

氮平衡可以分成下列三種狀態：

1.**正氮平衡**（positive nitrogen balance）：指氮的攝取超過氮的排泄量，亦即指攝取大於排泄，而可以供應生長發育與調養復元之所需；這種情況會出現在組織生長時，如兒童、孕婦、從重病中復元的病人，及肌肉快速增長之運動員。

2.**氮平衡**（nitrogen balance）：健康的成年人應該維持氮平衡，而攝取蛋白

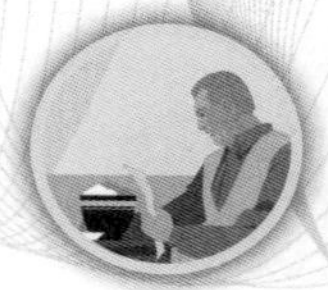
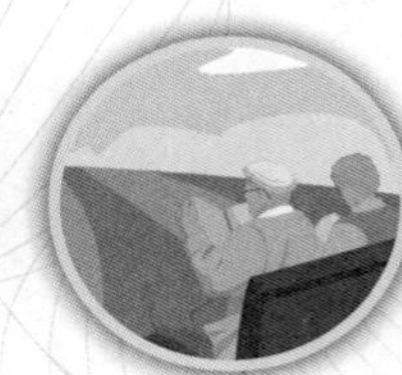

質才能維持氮平衡的攝取量，也就是最低能維持平衡所需的蛋白質量。

3.**負氮平衡**（negative nitrogen balance）：氮的損失超過攝取量，出現於蛋白質攝取不足、缺乏必需胺基酸，以及處於生理性壓力時，如意外傷害、燒傷、患病、手術及過度訓練之運動員；任何情況下，負氮平衡（攝取小於排泄）均有損健康。負氮代表著攝取蛋白質的量小於排泄量，不足部分需要由身體既有的組織分解以為供應，長久的負氮平衡將造成身體耗弱，特別容易發生在老年人或食慾不好者，必須特別注意。

使用氮平衡時須注意，高蛋白飲食和血中尿素含量過高時，可能使結果被誤導。氮的損失不僅是在尿液中，其他如糞便中的氮損失量變異性大，尤其在發生腹瀉時，要特別注意校正；皮膚在排汗量大時的損失一般是無法估計的；腸道中所產生之氣體中含有氮（如氨），排出體外時則無法估計；另外注意可能有腸胃道出血的損失等，可能造成誤判之狀況。

(五)胺基酸評分

胺基酸評分（Amino Acid Score, AA Score）的方式如下：

$$\textbf{AA Score} = \frac{\text{每公克測試蛋白質中含胺基酸毫克數}}{\text{每公克高品質蛋白質所含胺基酸毫克數}} \times 100\%$$

註：每公克高品質蛋白質所含胺基酸毫克數參考蛋白質、蛋或奶所訂出的標準值。

三、蛋白質的功用

黃豆約有四成是蛋白質，而且並不像動物蛋白那樣，攝取過多會有增加血膽固醇之缺點，因此建議老人，應該多使用黃豆蛋白來替代肉類、魚類或蛋類及奶類蛋白。

(一)蛋白質的功用

蛋白質是構成酵素、攜鈣素組織蛋白、膠原、角質素、彈力蛋白、血紅素、脂蛋白、鐵蛋白、肌動蛋白、肌原蛋白、激素、免疫球蛋白、干擾素、血纖維蛋白與白蛋白之成分；而這些物質在人體分別負責：

1.**保衛作用**：抗體由免疫細胞利用蛋白質當原料合成，具有專一辨識作用，可辨識外來物質，並加以破壞清除；如免疫球蛋白、干擾素、血纖

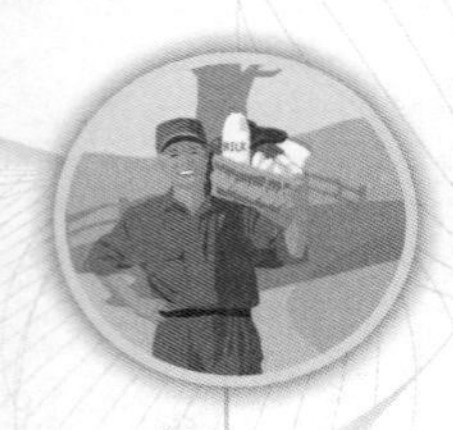
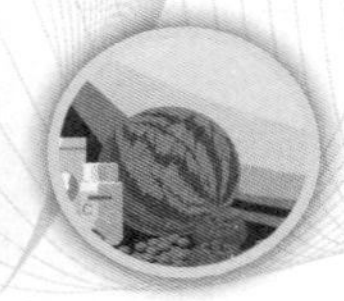

維蛋白：使生物體能夠防衛異種生物侵入體內，或保衛自體免受到體內其他系統的傷害。

2.**水分、電解質與酸鹼平衡**：血漿中的蛋白質（如白蛋白），具有維持血液滲透壓功用，因此當蛋白質不足會使水分滲出血管，流入組織間隙，造成水腫（如腎臟病蛋白尿患者，因爲蛋白質滲漏，導致身體蛋白質不足，無法維持滲透壓，而常發生下肢水腫）；酸鹼平衡，可以緩衝血液酸鹼度的變化，避免酸中毒等病症。

3.**催化作用**：酵素（enzyme）能催化各種合成或分解的生化反應，幾乎所有生物體內的化學反應，皆由酵素進行催化。

4.**結構作用**：如膠原、角質素、彈力蛋白；提供組織支持，賦予硬度、韌性或彈性。

5.**運送作用**：如血紅素運送氧氣與二氧化碳及脂蛋白運送膽固醇及鐵蛋白運送鐵質。

6.**收縮作用**：如肌動蛋白及肌原蛋白，使細胞或生物能夠收縮、改變形狀或移動。

7.**激素作用**：如胰島素、甲狀腺素、副甲狀腺素及生長激素等荷爾蒙（激素）。

8.**調節作用**：如攜鈣素組織蛋白可以調理生理作用或化學反應。

9.**基因調節**：如組織蛋白與基因的表現有關，通常細胞核內的基因組（genome）所含的訊息，只有部分會被表現出來。

(二)黃豆蛋白的功用

■預防心血管疾病

預防心血管疾病的機轉爲：

1.**抑制動脈硬化**（atherosclerosis）：膽固醇中的**低密度脂蛋白**（Low Density Lipoprotein, LDL）俗稱「LDL膽固醇」，又叫**壞的膽固醇**，係將膽固醇輸送到體內各組織之交通工具；當LDL膽固醇較高，則血液因爲含有多量膽固醇，易發生氧化後積存於血管壁上，導致傷害動脈，造成動脈硬化，與增加罹患心血管疾病機率。**高密度脂蛋白**（High Density Lipoprotein, HDL）俗稱「HDL膽固醇」，又叫**好的膽固醇**，係將膽固醇送回肝臟進行分解，並排泄到體外的交通工具，也能去除動脈壁上膽固

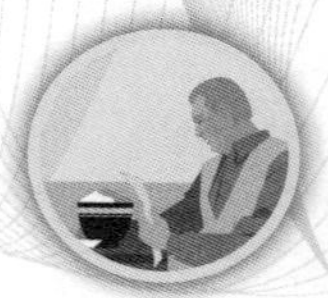
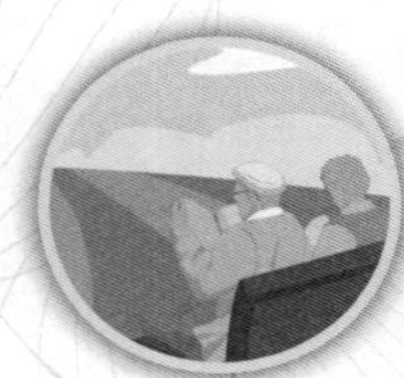

醇，並予以分解；因此人體的LDL膽固醇應該愈少愈好，而HDL膽固醇則應該愈多愈好，以利防止罹患心血管疾病；而攝取黃豆蛋白，既可降低LDL膽固醇，又可提升HDL膽固醇，有利於預防動脈硬化。

2.**降低膽固醇**：黃豆蛋白胺基酸，可改變某些荷爾蒙而降低膽固醇，諸如胰島素及甲狀腺素等；因為黃豆擁有豐富的甘胺酸與精胺酸兩種胺基酸（見**附錄七**），可以降低胰島素。當人體的胰島素量較低時，肝臟比較不會製造膽固醇；通常植物食品，因含有多量甘胺酸及精胺酸，因此素食者比較少罹患心臟病；動物蛋白則相反，甘胺酸及精胺酸量較低，而離胺酸較多，離胺酸易使胰島素上升，致體內易生成較多膽固醇；因此食用黃豆等植物蛋白，較有利於降低膽固醇。

3.**抑制血壓上升**：黃豆蛋白與動物蛋白比較，甲硫胺酸含量較低，當人體排泄甲硫胺酸之副產物時，將導致鈉質殘留；而鈉質殘留愈來愈多時，則易引起高血壓。

■降低血糖值

醣類易消化產生葡萄糖，容易造成血糖值上升，但是若攝取穀類（包括黃豆）、蔬菜及水果（富含纖維）等醣類，則因為比較不容易消化，產生的葡萄糖會比較緩慢，且均勻進入血液，有利於血糖的控制。黃豆含豐富的可溶性纖維（soluble fiber），可以抑制葡萄糖進入血液，維持血糖值穩定，又可改善胰島素敏感性，促進身體利用胰島素；攝食黃豆纖維時，會具有飽食感，有利糖尿病患者體重控制，另外黃豆蛋白還含有異黃酮（isoflavones）等植物化學成分，可抗氧化，對糖尿病患者有益。

■預防骨質疏鬆症

美國黃豆協會認為，**骨質疏鬆症**的產生是，動物蛋白因為甲硫胺酸較多，易產生硫化物（食物之磷、硫及氯會使人體質偏酸，需要適時釋出鹼性鈣離子以為中和），致促使鈣質流失。黃豆蛋白因為甲硫胺酸較少，因此相對可減少鈣質流失，減輕發生骨質疏鬆症的危險，筆者經分析衛生署食品成分資料庫（見**附錄七**），發現黃豆的甲硫胺酸每100克含392毫克，小魚乾為2,016毫克，奶粉1,085毫克，牛肉乾為815毫克；不過值得注意的是，高蛋白質飲食會導致高尿鈣，而黃豆蛋白質量也不低，故老人在攝取蛋白質時，豆類也應該適量。

■減少抗癌藥物副作用

黃豆蛋白含有豐富異黃酮，屬於新發現的強力抗氧化劑，有些美國癌症專

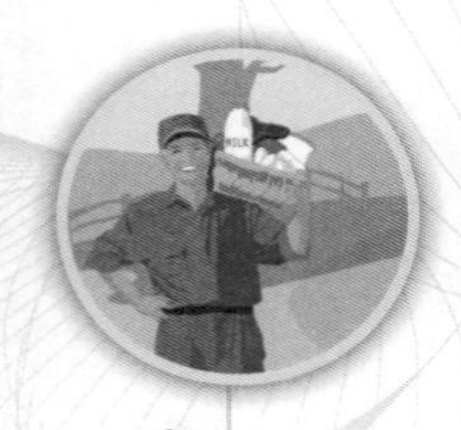
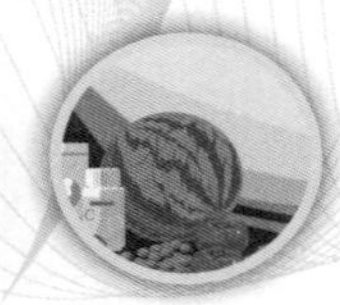

家認為，黃豆是絕佳的天然抗癌劑，甚至建議不必購買抗癌藥劑，而只需攝取黃豆或黃豆食品即可；黃豆另外含有皂素、植酸及胰蛋白酶抑制劑等成分，也具有保健效果；通常乳癌等患者使用抗癌藥劑Tamoxifen雖然有效，但是易有不良之副作用，副作用包括頭痛、異常出血、熱潮紅、潛在性危險的血栓，在積極治療期間，會提高子宮癌的風險，但在停止治療後，相較於安慰劑治療的患者，服用Tamoxifen的患者，反而較不會罹患子宮內膜癌，而如果改採用天然的植物性物質（如黃豆製品）對抗癌症，則相對上較為安全。

■抑制腎結石與膽結石（gall stones）

攝取動物蛋白易增加尿鈣質排泄量，容易形成腎結石（kidney stones），而攝取黃豆蛋白比較不易發生腎結石。

四、蛋白質的需求量與過敏的探討

衛生署建議每公斤體重的蛋白質需求量為0.9至1.0克（見**附錄一**）。美國著名的《克勞斯膳食療養學》（*Krause's Food, Nutrition, & Diet Therapy*）一書建議0.75克。雖說蛋白質很重要，但是實際上人體需要的蛋白質量並不高，而老人因為消化與吸收效率的問題，需要多一點。新的研究顯示，無論是正常人、糖尿病或腎臟病患者，為了健康，蛋白質之攝取量應該降低至0.4至0.6公克／公斤體重；也就是說，如果你體重55公斤，那麼你一天所需的蛋白質量是27.5（55×0.5）至44公克（55×0.8），計約四至六份的肉魚豆蛋奶類；而如果以0.4至0.6公克／公斤體重計算，約只有三至五份肉魚豆蛋奶類；而餐廳點一份8盎斯牛排，就等於六至七份，所以現代人的攝取量遠遠超過建議量甚多，加上喜歡喝可樂等碳酸飲料，內含有許多的磷，於是導致鈣磷比不足（現代人的磷攝取量增加，但是鈣質攝取量卻未相對增加，而鈣質吸收有一定鈣磷比率，約1：1至2：1），高磷食物會將鈣質的吸收率降低，致易發生骨質疏鬆。不過，專家發現現代人要遵守低蛋白質飲食，除非很有決心與毅力，否則並不容易，因此建議可以將紅肉改為白肉或魚，再將魚肉改為黃豆，或者還比較可行。

基於過去的營養調查發現，國人攝取鈣質及維生素B_1確實普遍不足，故衛生署建議國人應多攝取鈣質豐富的食物，每天至少一至二杯牛奶。而對於網路上所說的，「喝牛奶對骨質疏鬆沒有幫助，歐美人士喝這麼多牛奶，還不是骨質疏鬆？」的說法，其實喝牛奶補鈣有訣竅，因為牛奶確實含豐富鈣質，一杯240西西的牛奶約有200毫克鈣質，但並非百分之百能為人體所吸收，而每天吸

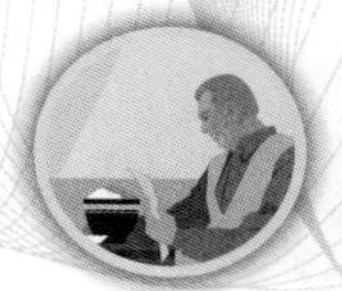
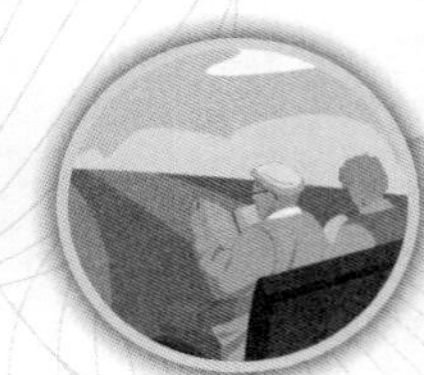

收的鈣質，老人也不可能全部保留，因為成年人骨頭鈣質只能被提出使用，不能再儲存進去，因此如果攝取過多蛋豆魚肉類，反而會因為高蛋白質食物，而促使鈣質流失，所以建議老人：

1. **避免過多蛋白質的攝取**：攝取過多的蛋白質，會增加尿鈣流失，一般人會怪罪牛奶蛋白質含量過高，卻沒想到是因為同時攝取了過多的蛋、豆、魚及肉類，而這些才是造成蛋白質超量及骨質疏鬆的主因。由於牛奶鈣質遠高過肉類，所以建議適當攝取即可，但是數量絕不可太多；一般每天約四至六份肉魚豆蛋奶類就足夠，1兩肉等於一份，一份大小約三指寬大小，所以一餐只要攝取兩塊1兩肉即可。兩份兩餐等於四份；一般的便當約含三至四份肉類；而一餐光8盎斯牛排，就已經超過一天所需攝取的量，如果再攝取其他魚豆蛋奶類時，將會超過更多。
2. **避免同時攝取咖啡或茶**：因為含有單寧酸及草酸會與鈣質結合，而導致鈣質無法吸收，最好與正餐錯開一至二小時。
3. **早晚適度曬曬太陽**：日光之紫外線可以活化維生素D，幫助鈣質在小腸的吸收。中午由於太陽之紫外線太強，並不適合在中午時曬太陽，建議早上（十點以前）及下午（四點以後）適度曬太陽。
4. **適時運動**：運動可增加骨質堆積，增加骨質密度，預防骨質疏鬆。

另外，值得一提的是，對於小孩及幼童則建議補充足夠的鈣質，且建議嬰幼兒必須喝牛奶及攝取乳製品，以為補充足夠的鈣質。由於發育期間特別需要鈣質，當鈣質在生長期間缺乏時，日後孩童之身高將會比其他孩童矮，勢必會影響其身高及心理，因此發育中的孩子（特別是父母身高都不高者）一定得補充，但以選擇脫脂或低脂牛奶為宜，避免肥胖。

第三節　脂肪

脂肪具有儲存與提供熱量，幫助脂溶性維生素吸收，提供必需脂肪酸，增加香味、光澤、保溫、柔軟滑嫩食物、增加體積、鬆酥食品、延緩澱粉老化、防黴及促進醣質褐變反應（油具高溫）等功用；油脂1克，可以提供熱量9大卡，熱量密度比蛋白質及醣類高，適合老人需要增加熱量時使用。唯為了避免血管硬化，宜選擇單元不飽和脂肪酸較高的油脂（如橄欖油），同時需避免使

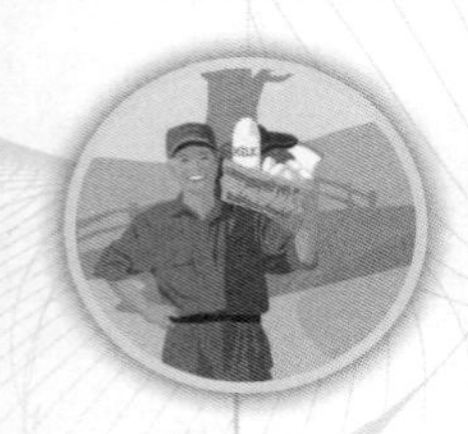
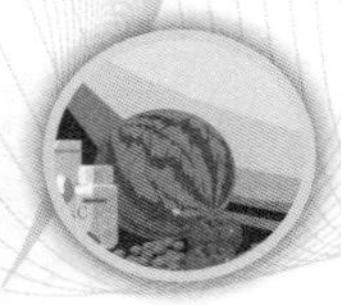

用豬油、硬化椰子油、烤酥油等含有高飽和脂肪酸或反式脂肪酸等，易使血膽固醇上升的油脂。

一、脂肪的來源與功用

脂肪的來源有各式油類及培根、奶油乳酪、堅果類瓜子等等；其他尚有瑪琪琳、酥油、蛋黃醬、沙拉醬（法國式、義大利式）、花生醬、鮮奶油及加州酪梨等。

脂肪主要為三酸甘油酯，由一分子甘油和三分子脂肪酸結合而成，又稱為**中性脂肪**。飲食油脂以三酸甘油酯為主；油脂之特性，由其脂肪酸決定，脂肪酸的構成元素主要是碳、氫及氧；脂肪酸的分子骨架，是由碳原子串連而成，碳元素以C代表，一端為甲基（－CH3），另一端為羧酸（－COOH），碳原子之間以共價鍵串聯；甲基端也稱為n端或ω端（ω是希臘文的字尾，代表是後面開始計算碳原子位置；常聽到的魚油ω－3脂肪酸，係指自甲基端算起的第三個碳原子，有雙鍵的脂肪酸），羧基端又稱為α 端（舊式教科書均以α方式命名）。

脂肪的功用有：

1. **儲備熱量**：脂肪含有極高之能量（1公克脂肪能夠產生9大卡熱量），過剩的脂肪儲存於脂肪組織（adipose tissue）。由於儲存熱量時，脂肪所占的體積和重量最小（80%是脂肪，另外20%是蛋白質和水），所以最適合儲存熱量；如果把熱量改儲存於肌肉之中，因為肌肉的成分中有73%是水，因此需要一併儲存大量的水分，而額外增加許多重量；又假設想改用肝醣儲存，如果要存三天所需的熱量，將會高達6公斤；而脂肪只要不到1公斤，因此脂肪組織是人體最適合儲存熱量的物質。
2. **提供食物風味和質感**：如果吃過松阪牛肉、黑鮪魚及松阪豬肉等食物，就知道高脂食物的美味；因此不管是中式、西式、美式或法式美味佳餚，都需要高脂食材；另外調理印度咖哩時，須先用油煎過後，才會散發出濃郁之香味，如果先把食物調理好，再加入調味料，就沒有辦法獲得特殊香味。
3. **合成激素**：如前列腺素（Prostaglandin）是由脂肪酸花生油酸（Arachidonic Acid, AA）合成。

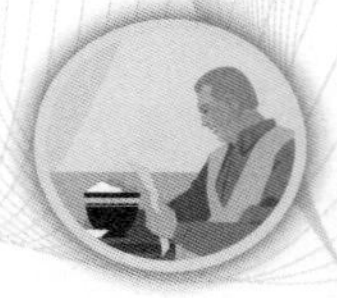
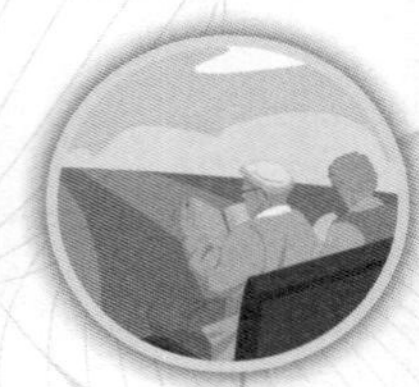

4.**細胞（包括肌肉細胞）架構成分**：必需脂肪酸是細胞膜與脂蛋白的重要組成；脂質與蛋白質合成脂蛋白（lipoprotein），除了是細胞內各種膜，如細胞膜、粒腺體內膜及外膜等之重要成分外，脂蛋白也是體內運輸脂肪的運送工具。

5.**隔絕與保護作用**：脂肪遍布於皮下及器官周圍，具有保護器官作用；例如女性的胸部與臀部脂肪較多，可以保護生殖器官；內臟器官如腎臟外圍有許多脂肪，具防震和減少傷害的功用；而皮下脂肪存在皮膚底下，可隔絕和保護器官避免受傷。

二、脂肪組織的種類及脂質分類

脂肪組織的種類分爲白色脂肪及棕色脂肪。**白色脂肪**主要存在於皮下脂肪與腹腔內，及圍繞在臟器周圍；**棕色脂肪**則含量很少，主要存在於兩肩胛骨間及頸部部位，新生兒較多，年齡越長則越少；棕色脂肪與熱產生有關，人體長期暴露於寒冷環境中，其棕色脂肪較多。

脂質分類分爲：

1.**簡單脂質**（simple lipid）：由脂肪酸及醇類所形成。

2.**中性脂肪**（natural fat）：由一分子甘油及三分子脂肪酸結合而成，又稱三酸甘油酯（triglyceride）；可分爲：

(1)油類：液體狀如花生油、大豆油。

(2)脂肪：固體狀如豬油、牛油。

(3)蠟類：由脂肪酸及高級醇組成，人體不能吸收，如蠟燭（鯨蠟醇及棕櫚酸聚合而成）、蜂巢蠟質（蜜蠟醇及脂酸構成）及油魚的油。油魚屬深海魚，肌肉及全身都含有油脂，其魚肉含有蠟酯（wax ether），攝食後容易導致腹瀉，國外有將油魚的蠟酯使用於工業潤滑油或機械用油；油魚在日本厚生省列爲「有毒魚」，禁止進口；在美國，曾於1990年代禁運該魚，目前已經解禁，不過美國食品藥物管理局仍然反對進口及於州際交易油魚；在澳洲，基於曾多次引起集體腹瀉，故澳洲政府不建議將油魚入饌；臺灣有些廠商，過去將油魚矇混爲鱈魚，以「圓鱈」名義出售，2007年時矇混爲鱈魚之作法，被媒體踢爆後，廠商才逐漸乖乖標示爲油魚；另外，市面上亦曾流傳吃油魚減肥的方

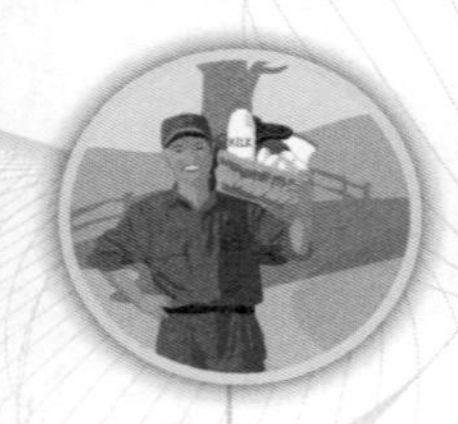
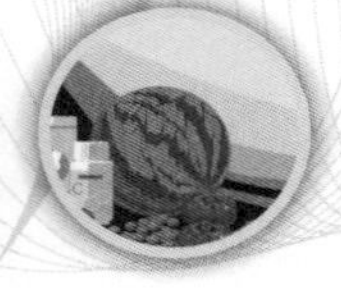

法，過去R2舞群之藝人馬雷蒙，即因使用油魚加生蘋果減肥成功，而風行一時，原理係利用油魚之油脂屬於蠟質，人體無法吸收，而達到減重目的。

3.複脂類（compound lipids）：由中性脂肪與其他（如磷及碳水化合物等）組合而成：

(1)磷脂類（phospho-lipids）：如卵磷脂或腦磷脂，爲脂肪酸、甘油及磷的化合物；卵磷脂是脂肪酸、甘油及膽素的化合物；腦磷脂爲脂肪酸、甘油、磷酸和乙醇胺組成的一種磷脂；二者均爲體內重要器官，如腦、神經組織、肝臟、腎臟、心臟與肌肉等細胞不可缺少的物質。

(2)醣脂類（glyco-lipids）：爲碳水化合物及甘油酯的化合物，存在於腦或神經組織，如半乳糖脂質。

4.衍生脂質（derived lipid）：由上列脂質，經水解後所得的產物，包括脂肪酸、甘油、固醇、類固醇及各種脂溶性維生素等。

三、脂肪酸的分類

脂肪酸（fatty acid）可分爲飽和及不飽和脂肪酸。脂肪中之碳原子間，如果全部爲單鍵（C—C）結合，就稱爲「飽和脂肪酸」，如果含有一個以上的雙鍵（C=C），就稱爲「不飽和脂肪酸」。不飽和脂肪酸，又分爲單元不飽和脂肪酸與多元不飽和脂肪酸；單元不飽和脂肪酸，指脂肪酸中含有一個雙鍵；多元不飽和脂肪酸，則指脂肪酸中含有兩個以上雙鍵者。

(一)飽和脂肪酸

飽和脂肪酸（saturated fatty acid），係指脂肪中沒有雙鍵鍵結者，即全部結構都是單鍵鍵結，如硬脂酸（stearic acid，18：0；指18個碳，0個雙鍵）。

(二)不飽和脂肪酸

不飽和脂肪酸（unsaturated fatty acid），是指結構中含有一個以上雙鍵者，如油酸（oleic acid，18：1）、亞麻油酸（linoleic acid，18：2）、次亞麻油酸（linolenic acid，18：3）、花生油酸（arachidonic acid，20：4）、油酸、亞麻油酸、花生油酸、二十碳五烯酸EPA（Eicosapentaenoic Acid，20：5）及二十二碳六烯酸DHA（Docosahexaenoic Acid，22：6）等。

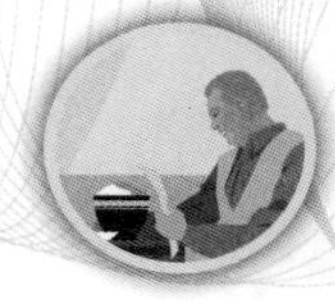
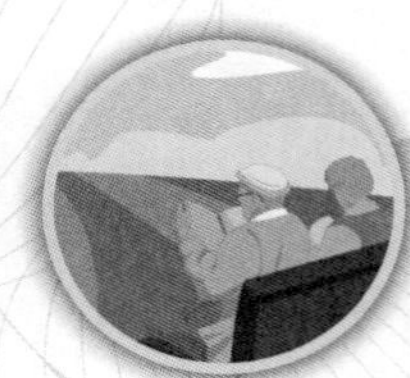

一般植物是油酸與次亞麻油酸主要供應者；動物油脂則含有多量飽和脂肪酸；水產動物油脂則常含有五、六個雙鍵的不飽和脂肪酸，如EPA、DHA；ω（n）-3脂肪酸，主要來源有油魚、鯖魚、鯡魚、鮭魚、鮪魚、鱒魚、大比目魚、蝦、鱈魚等。

攝取魚油是爲了補充EPA（二十碳五烯酸）及DHA（二十二碳六烯酸），學者一般建議每週吃魚二次（目前海洋因發生重金屬污染問題，而由於重金屬多半都積蓄在高脂肪組織中，所以不建議經常食用），以減少血栓形成與降低心臟病機會；而ω（n）-6脂肪酸，主要來源爲玉米、黃豆油等植物油；一天只要一湯匙的量即已足夠；因爲會增加血液凝固機會與增加人體發炎反應，所以需要限制老人的食用量。

(三)必需脂肪酸

必需脂肪酸（Essential Fatty Acid，簡稱爲EFA），指人體無法自行合成，必須自飲食中獲得的脂肪酸；膳食如缺乏亞麻油酸（n6，C18：2）、次亞麻油酸（n3，C18：3）及花生油酸等多元不飽和脂肪酸，不但會停止生長，而且會有皮膚炎，甚至發生脂肪肝、微血管病變等現象，故稱此三種不飽和脂肪酸爲必需脂肪酸，有些書籍則稱之爲維生素F。

必需脂肪酸之功能爲：

1.細胞膜與脂蛋白的重要成分。
2.強化血管及細胞膜的結構，與皮膚滲透性有關，因此缺乏時會發生皮膚濕疹。
3.與膽固醇結合形成膽固醇脂肪酸脂類，是磷脂及脂蛋白的成分。
4.可降低血清膽固醇。
5.可延長血液凝固時間，防止凝固，預防血栓，增進血液纖維蛋白溶解作用，與血小板凝集及血壓、血管收縮有關。

四、脂肪與肥胖

研究顯示，如果想要減肥，採取低脂肪飲食，並不會優於低熱量的均衡飲食；雖然有些證據顯示，低脂肪的飲食可能有利於保持減肥的長期效果；但經研究發現，低脂肪飲食，並不優於其他減肥飲食，衛生署對於體重控制（減

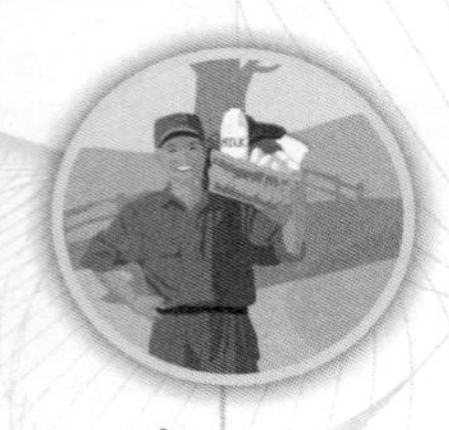
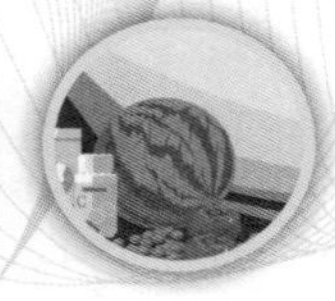

肥），建議採用低熱量均衡飲食爲宜。

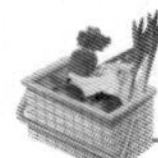 第四節　膽固醇的分類及功能

膽固醇是固醇類的一種，可概分爲八類：

1.固醇（sterils）。
2.膽汁酸（bile acid）。
3.性激素（sexual hormones）。
4.腎上腺皮質醇（cortisol）。
5.維生素**D**〔7-dehydro cholesterol（7-去氫膽固醇）〕。
6.強心配醣體（cardiac glycosides）。
7.部分生物鹼（alkaloid）。
8.麥胚脂醇（sitosterols）。

一、膽固醇的功能

膽固醇是構成細胞膜、膽汁、維生素D及各種荷爾蒙的主要成分，是人體不可缺少的物質；但是，過多的膽固醇，會對身體造成動脈血管硬化等傷害。

膽固醇的功能有：

1.爲性荷爾蒙（男性激素或女性激素）、維生素D（7-去氫膽固醇）及膽酸之重要前驅物（原料）。
2.合成腎上腺素。
3.細胞膜重要物質。

二、麥角固醇的功能

麥角固醇（ergosterol）爲維生素D之植物來源，存在於麥角和酵母等食物之中，係維生素D的原料，可經紫外線照射轉變成維生素D，具抗佝僂病（rachitis）的功能。

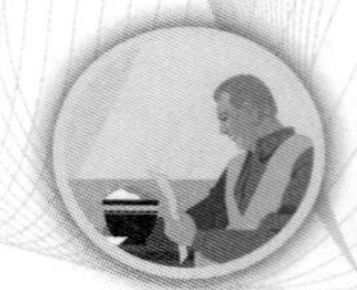
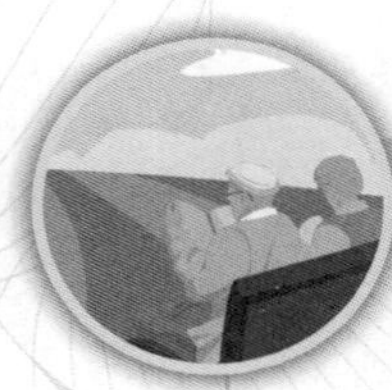

三、糞固醇的功能

糞固醇（coprosterol）是腸道中的膽固醇，爲小腸細菌代謝所產生。

四、膽固醇的製造與排泄

人體膽固醇每天約需1公克（1,000毫克），其中部分由人體自己合成，約550毫克（55%），主要由肝臟合成（約一半），腸合成占15%，剩餘部分由其他組織合成（以皮膜合成較多）；其他45%（450毫克）由食物攝取。

膽固醇之合成，受到身體的各項因子調控，如酵素HMG-CoA Reductase，可增加膽固醇合成；而攝取飽和脂肪及反式脂肪酸時，將會促進此酵素大量合成膽固醇，因此老人必須限制飽和脂肪酸及反式脂肪酸之攝取量。

五、影響膽固醇之飲食因子

1.**飽和脂肪酸**：飽和脂肪酸會增加低密度脂蛋白膽固醇；其主要來源有牛肉、豬肉、羊肉、家禽、牛奶、起司、奶油、椰子油及棕櫚油等。

2.**單元不飽和脂肪酸**：單元不飽和脂肪酸分爲兩類：

(1)Cis（順式）脂肪酸：來源有橄欖油、芥花油、花生油、花生、胡桃、杏仁果及酪梨等。

(2)Trans（反式）脂肪酸：來源包括人工合成的乳瑪琳、牛肉、奶油、牛奶中的脂肪及烘焙的食品；與飽和脂肪酸一樣，會造成血膽固醇值上升，也必須避免攝取。

3.**纖維**：水溶性纖維可減少膽固醇及身體低密度脂蛋白膽固醇。

4.**食物膽固醇**：減少飲食攝取膽固醇及飽和脂肪酸，可減少低密度脂蛋白膽固醇。

5.**鈣**：研究顯示，一天1,200毫克的碳酸鈣，加上採用高血脂第一階段飲食，將可減少膽固醇及增加高密度脂蛋白。

6.**酒**：適量攝取葡萄酒可增加高密度脂蛋白。

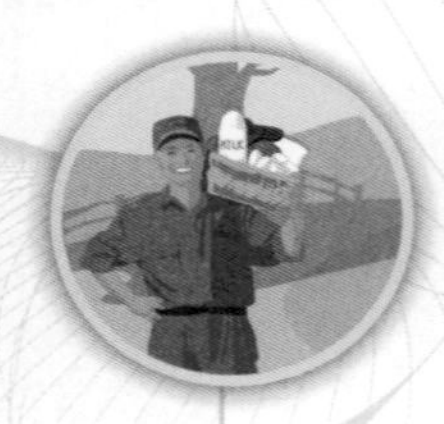
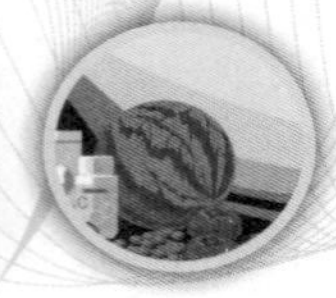

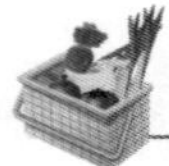

重點回顧

一、碳水化合物的功用：提供能量、節省蛋白質作用、維持正常代謝、增強食品風味及幫助腸內乳酸菌等益生菌的生長。

二、碳水化合物分類：分為單醣、雙醣、寡醣與多醣。單醣有葡萄糖、果糖與半乳糖；雙醣有蔗糖、乳糖與麥芽糖；寡醣有水蘇糖、棉籽糖、果寡糖與乳寡糖；多醣則有澱粉、糊精與纖維。

三、水溶性膳食纖維功能：預防或治療便祕、預防或治療憩室炎、降低血膽固醇、維持血糖穩定、增進腸道益生菌生長、預防癌症。

四、非水溶性纖維：有纖維素、半纖維素與木質素等；具有吸收水分，軟化糞便，促進腸道蠕動，易於排便的功能，因此可改善便祕；另外可減少通過腸道時間，縮短腸道與有毒物質或致癌物與腸黏膜接觸時間，抑制腸道內厭氧菌，吸附人體代謝所產生的毒素，減少有毒物質的危害，進而預防大腸癌。

五、蛋白質的來源：奶類、肉類、蛋類、魚類、豆類及豆製品、內臟類與全穀類等。

六、蛋白質主要功用是維持生長發育、構成及修補細胞與組織之主要材料。缺乏蛋白質時會造成蛋白質熱量營養不良，包括消瘦症與紅孩兒症。

七、評定蛋白質品質之方法：包括生物價、蛋白質效率、胺基酸評分及氮平衡。健康的成年人應該維持氮平衡。

八、脂肪功用：儲存與提供熱量，幫助脂溶性維生素吸收及提供必需脂肪酸；具有增加香味、光澤、保溫、柔軟滑嫩食物、增加體積、鬆酥食品、延緩澱粉老化、防黴、促進醣質褐變反應等功能。

九、膽固醇功能：包括構成細胞膜、膽汁、維生素D及各種荷爾蒙的主要成分，性荷爾蒙、維生素D及膽酸之重要前驅物，合成腎上腺素與細胞膜之重要物質。

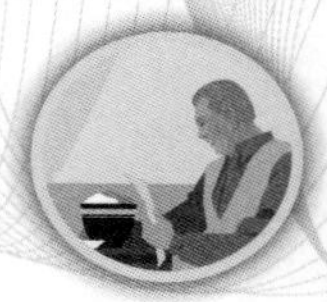
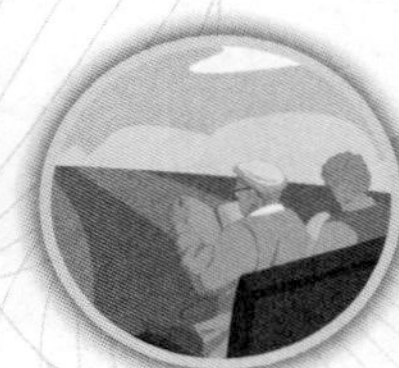

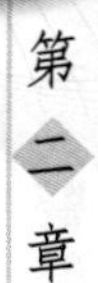

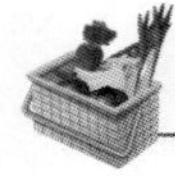

問題與討論

一、何謂水溶性纖維？何謂非水溶性纖維？

二、蛋白質的來源有哪些？低脂蛋白質與高脂蛋白質對人體的影響有什麼差別？

三、請列舉三種蛋白質品質的評定方式？

四、膽固醇的功用為何？

五、何謂飽和脂肪酸？對人體有何影響？

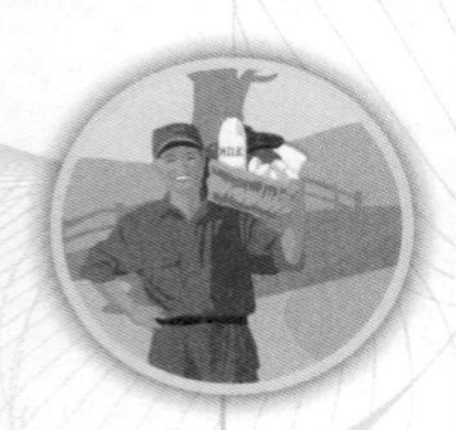
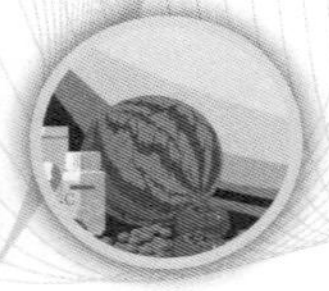

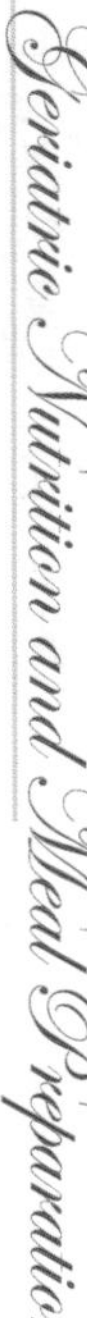

參考書目

一、中文部分

「低血糖症與憂鬱症」。網址：http://www.newtreatments.org/hypo.php與http://www.healthrecovery.com/alcoholism_hypoglycemia.html。線上檢索日期：2007年9月13日。

王果行等（2000）。《普通營養學》。臺北：匯華。

美國黃豆出口協會臺灣辦事處。網址：http://www.asaimtaiwan.org/index.php。線上檢索日期：2007年8月23日。

高美丁等（2004）。《膳食療養學》。臺中：華格那。

張振崗等（2003）。《實用營養學》。臺中：華格那。

陳人豪、嚴崇仁（2003）。〈老年人之生理變化與檢驗數據判讀〉，《臺灣醫學》，第7期，頁356-363。臺北：臺灣醫學會。

陳永銘、蔡敦仁等（2000）。〈酸鹼、電解質平衡異常〉，《臺大內科住院醫師醫療手冊》第二版。臺北：臺大醫學院。

張振崗等（2003）。《營養學概論》。臺中：華格那。

章樂綺等（2000）。《實用膳食療養學》。臺北：匯華。

黃伯超等（1997）。《營養學精要》。臺北：健康。

黃玲珠（2000）。《實用膳食療養學》。臺北：華杏。

楊淑惠等（2000）。《新編營養學》。臺北：匯華。

葉寶華等（2004）。《膳食療養學》。臺北：永大書局。

董式基金會——營養教育資訊網。網址：http://www.jtf.org.tw/educate/fitness/Fitness_007_01.asp。線上檢索日期：2007年8月3日。

端木梁等（1997）。《生物化學》。臺北：藝軒。

「認識維生素B_3之功能」。網址：http://www.dharma.com.tw/X1Chinese/D32Health/H208VitB3.htm。線上檢索日期：2007年9月14日。

謝明哲等（2003）。《實用營養學》。臺北：匯華。

二、外文部分

Brenner BM: Effect of aging on renal function and disease. In: Choudhury D, Raj DSC, Levi M, eds. *Brenner & Rector's the kidney,* 7th ed. Philadelphia:WB Saunders, 2004.

Chaturvedi S, Jones C: Protein restriction for children with chronic renal failure. *Cochrane Database of Systematic Reviews: Reviews 2007,* Issue 4. John Wiley & Sons, Ltd Chichester, UK DOI: 10.1002/14651858.CD006863.

During, MJ. et al: Peroral gene therapy of lactose intolerance using an adeno-associated virus vector. *Nature Medicine,* 1998; 4(10): 1131-1135.

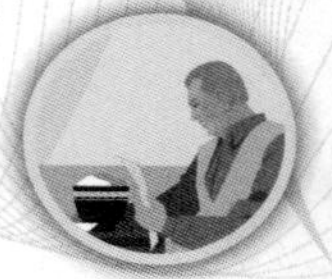
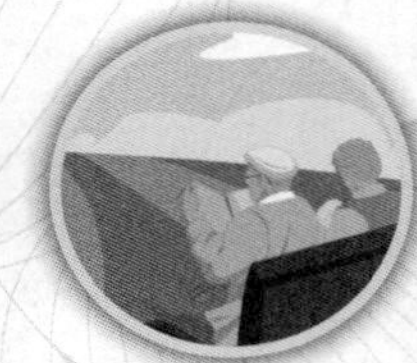

Fouque D, Laville M, Boissel JP: Low protein diets for chronic kidney disease in non diabetic adults. *Cochrane Database of Systematic Reviews: Reviews 2006* Issue 2 John Wiley & Sons, Ltd Chichester, UK DOI: 10.1002/14651858.CD001892.pub2.

Green GB, Harris IS, Lin GA, Moylan KC: Fluid and electrolyte management. In: Giles H, Vijayan A, eds. *The Washington Manual of Medical Therapeutics.* 31st ed. Philadelphia: Lippincott Williams & Wilkins, 2004.

Hirshberg B, Ben-Yehuda A: The syndrome of inappropriate antidiuretic hormone secretion in the elderly. *AJM,* 1997; 103: 270-273.

Hooper L, Summerbell CD, Higgins JPT, Thompson RL, Clements G, Capps N, Davey Smith G, Riemersma RA, Ebrahim S: Reduced or modified dietary fat for preventing cardiovascular disease. *Cochrane Database of Systematic Reviews 2000*, Issue 2. Art. No.: CD002137. DOI: 10.1002/14651858.CD002137.

Kramer MS, Kakuma R: Energy and protein intake in pregnancy. *Cochrane Database of Systematic Reviews 2003*, Issue 4. Art. No.: CD000032. DOI: 10.1002/14651858.CD000032.

Martí-Carvajal A, Salanti G, Cardona AF: Human recombinant activated protein C for severe sepsis. *Cochrane Database of Systematic Reviews 2007*, Issue 3. Art. No.: CD004388. DOI: 10.1002/14651858.CD004388.pub2.

Masters B, Wood F, Tuckerman JL: High carbohydrate, high protein, low fat versus low carbohydrate, high protein, high fat enteral feeds for burns. (Protocol) *Cochrane Database of Systematic Reviews 2006*, Issue 3. Art. No.: CD006122. DOI: 10.1002/14651858.CD006122.

Milne AC, Potter J, Avenell A: Protein and energy supplementation in elderly people at risk from malnutrition. *Cochrane Database of Systematic Reviews 2005*, Issue 1. Art. No.: CD003288. DOI: 10.1002/14651858.CD003288.pub2.

Osborn DA, Sinn J: Formulas containing hydrolysed protein for prevention of allergy and food intolerance in infants. *Cochrane Database of Systematic Reviews 2006*, Issue 4. Art. No.: CD003664. DOI: 10.1002/14651858.CD003664.pub3.

Pirozzo S, Summerbell C, Cameron C, Glasziou P: Advice on low-fat diets for obesity. *Cochrane Database of Systematic Reviews 2002*, Issue 2. Art. No.: CD003640. DOI: 10.1002/14651858.CD003640.

Robertson L, Waugh N, Robertson A: Protein restriction for diabetic renal disease. *Cochrane Database of Systematic Reviews 2007*, Issue 4. Art. No.: CD002181. DOI: 10.1002/14651858.CD002181.pub2.

Rose BD, Post TW: Hypoosmolar states-Hyponatremia. *Clinical physiology of acid-base and electrolyte disorders,* 5th ed. New York: McGraw-Hill, 2001.

Xia Z, Zhang Y, Dong B. Amino acid, fat emulsion and energy supplementation for severe pneumonia in the elderly. (Protocol) *Cochrane Database of Systematic Reviews 2007*, Issue 3. Art. No.: CD006603. DOI: 10.1002/14651858.CD006603.

第三章 老人與非熱量營養素

學習目標

- 了解維生素及礦物質的功用、來源與缺乏的症狀
- 分辨脂溶性與水溶性維生素的種類與差別
- 了解水分的功用、來源與需求

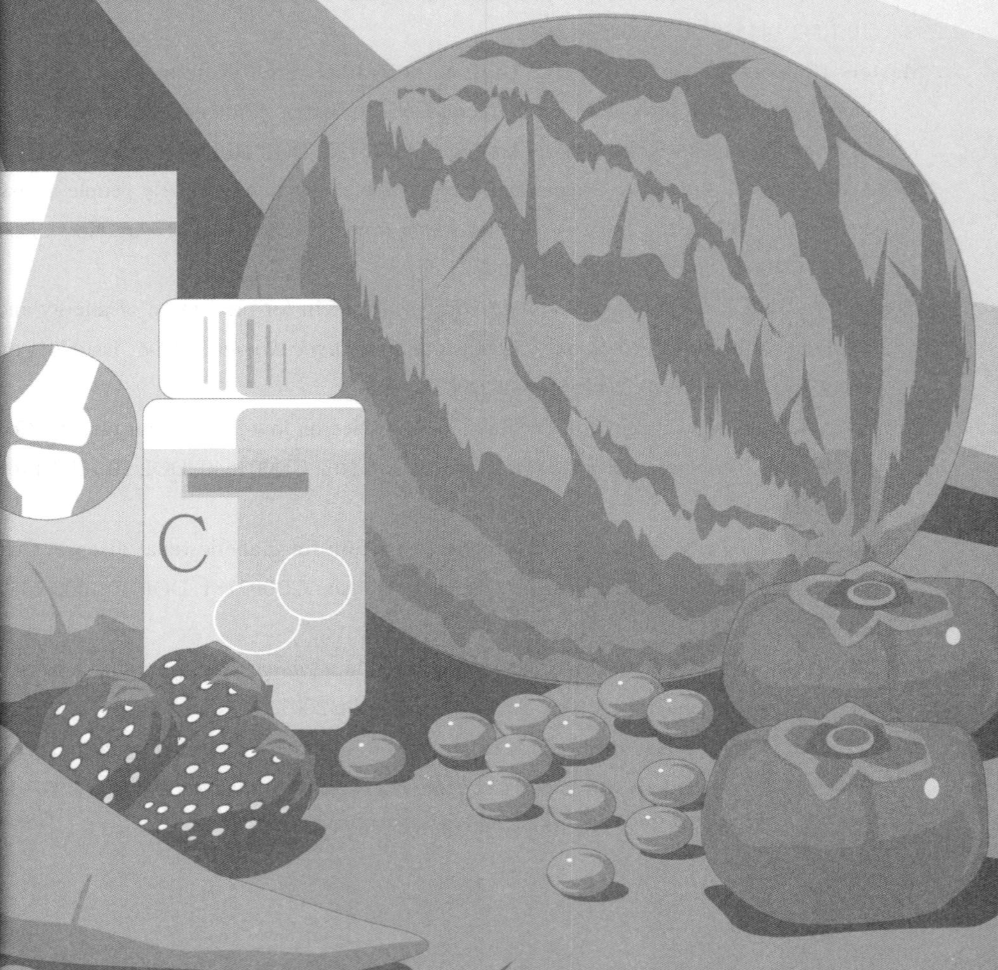

關於老人與非熱量營養素

身體對於維生素與礦物質之需要量，不像醣類、脂肪與蛋白質那麼多，但是維生素及礦物質，對於身體健康卻非常重要。維生素雖然不產生熱量，也非身體結構組織之材料，但因爲屬於營養素代謝時所必需，且人體不能自行合成，必須由食物攝取，因而需要量雖然很少，卻是維持人體健康所絕對需要。維生素的主要功用，是擔任輔酶與調節新陳代謝。

維生素可促進生長，維護正常的生育機能，增進營養素和熱量的利用，維持正常的消化吸收、心智健康和抵抗疾病。維生素從字面上來看，是維持生命所必需的元素。維生素分爲脂溶性與水溶性。**脂溶性維生素**因爲具有蓄積性質，因此補充時不能過量，否則容易因蓄積體內而產生毒性；**水溶性維生素**因爲可以溶於水，攝取過量時，可以經由尿液排出體外，比較不用擔心攝取過量，產生毒性之問題，但是吃多對身體也是無益，有些短期高劑量過量攝取時，還是會發生不良的副作用，所以均衡與適量，還是最重要的補充原則。

身體中的礦物質，以有機化合物形式存在的，如鈣、磷及鎂等骨骼中主要成分；其他如血色素中的鐵、胰島素中的鋅及輔酶A、維生素B及生物素中的硫，均屬於人體重要的組成。**礦物質**除構成骨骼及牙齒外，也參與身體酸鹼平衡、神經及肌肉的感應與收縮、酵素活性的調節與細胞膜的通透性。

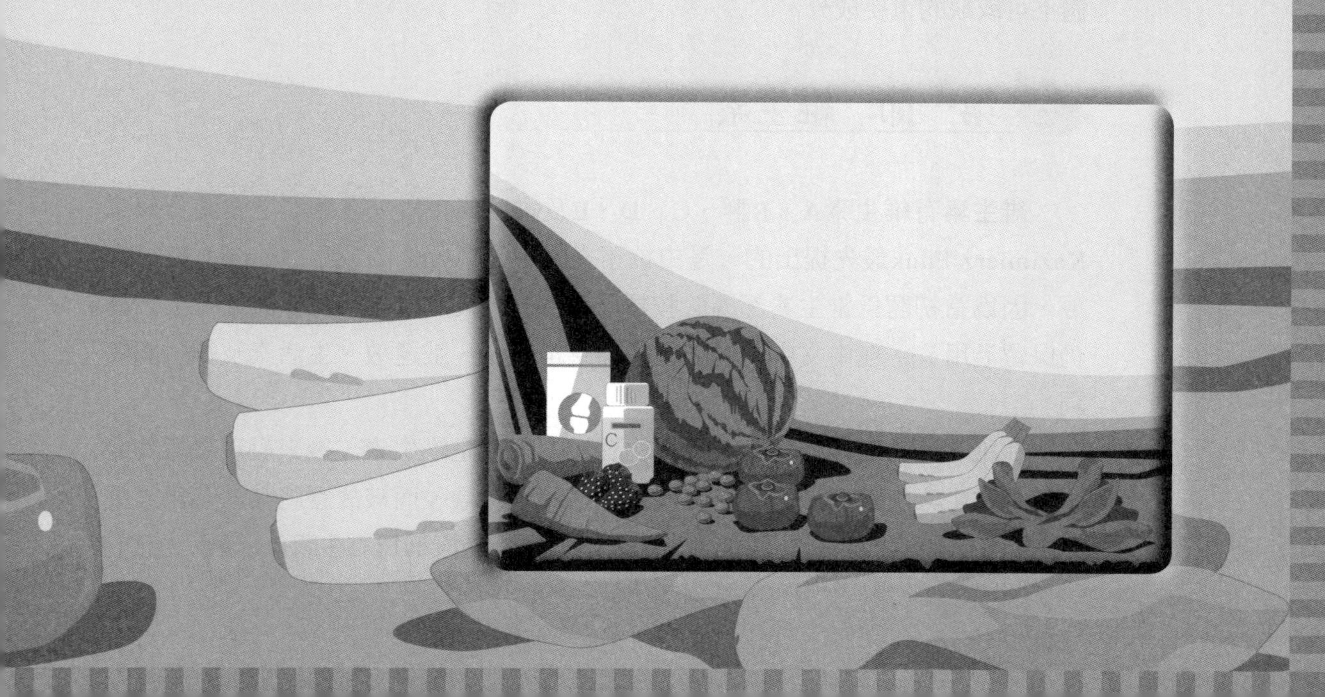

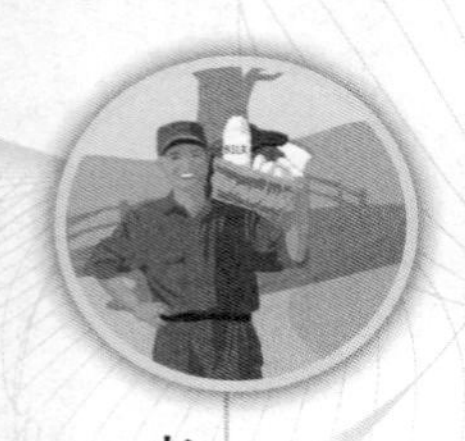
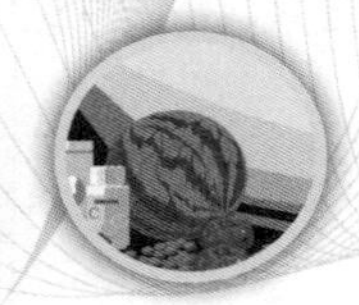

前　言

國人生活水準提高，許多人自中年開始，因為察覺身體功能與機能退化，因此會補充營養品，其中又以維生素及礦物質為最大宗，但是因為普遍缺乏營養觀念，不知道維生素B_1就是thiamine，而維生素B_2就是riboflavin，於是經常有人吃了綜合維生素後，再補充維生素B群，然後再攝取健康食品，結果其中的內容，還是維生素與礦物質，於是在重複食用的狀況下，經常導致食用過量，致累積而產生毒性的問題，不但無益，反而造成身體的負擔與危險。

臺灣比較常見的情況是，家屬給老人購買高蛋白食品、維生素、礦物質（鈣）或人參等高價保健物品。有的老人一天服用五、六種不同的補品，仔細分析檢查結果，內容中的維生素與礦物質，大量重複食用，於是發生食用過量導致中毒的機率極高。

另外，在醫院與長期照護中心，老人體液調節功能出現問題，是臨床上經常碰到的問題。此一現象其實隱藏著許多疾病或病況，不得掉以輕心；正常狀態下，人體有一套複雜系統，維持著體液的恆定。水可以讓身體及肌肉活化，穩定細胞，讓營養成分流向身體的每一寸。所有的身體組織雖然都有水，但其分布量的差異很大，如牙齒約只有5%，而肌肉則高達80%，身體內的大部分化學反應，均需要有水才能進行，也因此水分雖然沒有熱量，也非輔酶，卻是身體不可或缺的重要成分。

第一節　維生素

維生素有維生素A、B群、C、D、E及維生素K等。維生素是波蘭化學家Kazimierz Funk最先提出的，是由拉丁文的生命（vita）和氨（-amin）縮寫而成，因為當初認為維生素都屬於胺類（amines，後來雖證明並非如此，但名稱仍保留沿用）。在中文中，過去曾翻譯為維他命、威達敏、生活素及維生素等詞。

在維生素的發現過程中，有些物質被誤認為是維生素，後來發現實際功能不符合維生素定義而予刪除；有些則因為商業利益，而被故意將其命名為維生素，如過去將腺嘌呤錯認為維生素B_4、將必需脂肪酸稱為維生素F。值得注意的

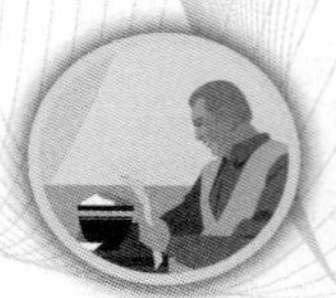
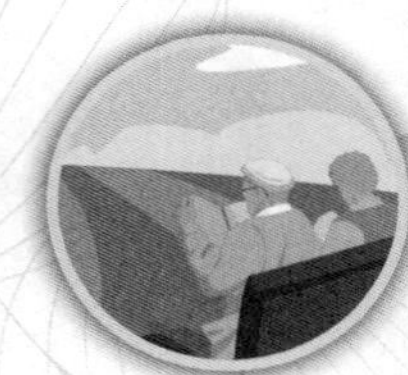

是，氯胺酮本爲鎭靜劑，在毒品界被稱爲維生素K，但其實並非眞正的維生素K，而是一般俗稱的K他命；泛醌（輔酶Q_{10}）被看作維生素Q；水楊酸（鄰羥基苯甲酸）被稱爲維生素S（S是水楊酸salicylic acid的首字母）；自然醫學界則將芝麻萃取物稱爲維生素T，還有睪丸酮（testosterone）也被稱爲維生素T；氯化甲硫胺酸屬於抗潰瘍劑，主要用於治療胃潰瘍和十二指腸潰瘍，並非人體必需的營養素，但也被稱爲維生素U（ulcer）；藥物西地那非〔sildenafil citrate，商品名威而剛（Viagra）〕則被稱爲維生素V……以上這些其實都不符合維生素的定義，但仍被以維生素來稱呼。其他有關老人對於維生素與礦物質等的建議攝取量與上限，請見**附錄一、二、三**。

一、脂溶性維生素

維生素可分爲脂溶性與水溶性維生素。脂溶性維生素如A、D、E、K等；水溶性則爲B群與C。脂溶性維生素不溶於水，吸收時需要脂肪輔助；而水溶性維生素則可溶於水。

(一)維生素A與類胡蘿蔔素

1912到1914年間，由美國人Elmer McCollum和M. Davis發現。當時因爲進行老鼠實驗時，一組以豬油爲唯一油脂來源，其他組飼料則添加奶油或蛋黃，實驗結果發現，餵食豬油組的老鼠有成長遲緩、眼睛乾燥及易感染等現象，並於之後加入奶油或魚肝油後，情況獲得改善，因而從其中發現維生素A。

一般所說**維生素A**，係指A_1，其存在於哺乳動物和鹹水魚肝臟中，因此魚肝油含有很多的維生素A；另外，在淡水魚肝油中有另一種維生素A_2，生理效用僅有A_1的40%。維生素A又以視網醛（retinol）、視網醇（retinol）及視網酸（retinoic acid）三種形式存在。

自動物攝取得到的是維生素A，而由蔬果得到的則是β-胡蘿蔔素。β-胡蘿蔔素可變爲二分子維生素A_1；而α-及γ-胡蘿蔔素，則只產生一分子維生素A_1。但β-胡蘿蔔素因爲吸收率差，生理效果約僅爲同樣重量維生素A_1的六分之一（即1,000毫克的維生素A_1，等於6,000毫克β-胡蘿蔔素的生理效果）。

■維生素A的來源與功用

維生素A的來源有：肝、蛋黃、牛奶、牛油、人造奶油、黃綠色蔬菜及水果（如青江白菜、胡蘿蔔、菠菜、番茄、黃紅心蕃薯、木瓜、芒果等）及魚肝

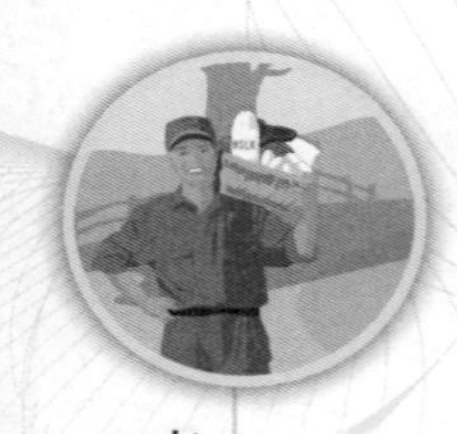
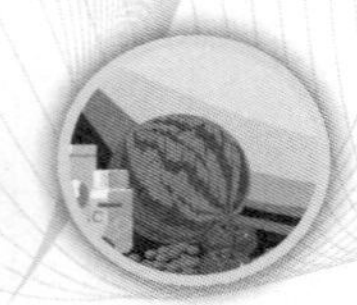

油。維生素A吸收時需要膽汁（脂溶性），主要儲存在動物的眼睛、肝臟與腎臟中。

維生素A存在於綠色及黃色蔬菜水果內，而以**類胡蘿蔔素**（carotenoids）方式存在。胡蘿蔔素吸收前，必須溶入脂肪中，故蔬菜、水果須有脂肪才會吸收，以胡蘿蔔而言，生食胡蘿蔔汁的吸收率僅1%，煮熟的胡蘿蔔素，吸收率可達5%至19%。而當食物含有脂肪時，才能刺激膽汁分泌，才有利於維生素A及胡蘿蔔素的吸收。補充保健食品時，建議限量為1,000微克視網醇當量以下。

維生素A的功用有：

1. **維持正常視覺功能**：維生素A可幫助視紫的形成（視紫分解可刺激神經，傳達到大腦後，眼睛才會對光產生反應），因為維生素A可幫助人體在黑暗中視紫的形成；因此與眼睛之夜間視覺能力有關，若有夜盲的症狀，服用大量維生素A，可在數小時內獲得改善；缺乏維生素A，則會導致夜盲症（nyctalopia），如果老人坐在黑暗中五分鐘以上，仍看不到東西時，很可能就是罹患夜盲症。夜盲者應避免夜間開車，而長時間使用眼睛者，如看書及注視電腦螢幕工作者，需要增加補充維生素A。老人如有糖尿病，因胡蘿蔔素轉成維生素A之路徑受阻，故須直接補充維生素A，不然會造成視網膜剝落，最後導致瞎眼。
2. **維持上皮細胞正常型態及機能**：正常黏膜細胞會合成分泌一種醣蛋白，覆蓋在細胞表面，使細胞水分不致減少，保持濕潤；當缺乏維生素A時，醣蛋白合成減少，導致黏膜表皮乾燥；而當眼睛、胃腸消化道、呼吸道及泌尿生殖道的黏膜上皮細胞分泌液不足時，易導致細菌侵入發生感染。維生素A與體內抗體的產生有關，維生素A或β-胡蘿蔔素均可增生抗癌細胞，又因維生素A對肺臟上皮表面細胞，有特殊功能，故缺乏維生素A，可能增加罹患肺癌機率；但補充時須以自然食物補充為原則，因為研究顯示，補充加工維生素A之製劑，不但不能預防肺癌，還可能誘發肺癌之發生，不可不小心與注意。
3. **維持正常骨骼發育**：維生素A與骨骼發育有關，缺乏維生素A，將造成生長緩慢及骨骼發育不正常。

■維生素A的缺乏與中毒

維生素A缺乏將造成夜盲症、角膜軟化症、毛囊性皮膚角化症、結膜乾燥症（角膜乾燥或退化）、乾眼病（xerophthalmia）、皮膚乾澀、癩皮病、眼睛

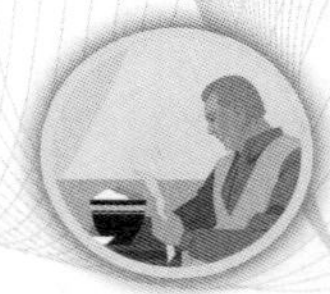
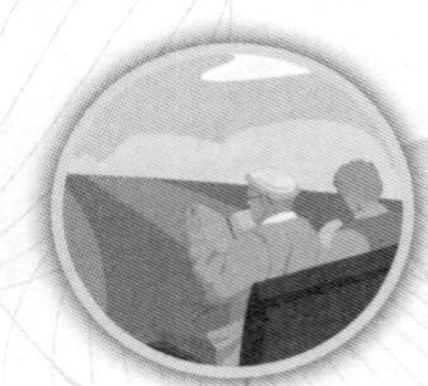

痠澀、常流眼淚、眼睛容易疲勞、容易感冒、咳嗽、骨骼和牙齒發育不良及長不高，好發於嬰兒及小孩。

一般缺乏症狀輕微者，會皮膚乾燥，表皮層脫落，重者造成乾眼病症、角膜軟化症、毛囊性皮膚角化症及皮膚乾燥症等。而維生素A過量會發生中毒，又分為急性及慢性，急性中毒是一次（或少數幾次）食用很大劑量，例如小孩一次食用30萬國際單位（IU）以上；而每日食用7至10萬IU，持續幾個月以上，則會慢性中毒。一般長期食用超過5萬IU，即容易造成中毒，症狀包括食慾不振、頭疼、視力模糊、皮膚發癢、毛髮脫落、嘴唇痛、青瘀、流鼻血、關節及長骨的骨膜肥厚而發痛，與骨質脆弱等，停止攝食數天後，症狀即會消失。胡蘿蔔素攝取過多時，則會造成橘紅色素沉澱，但是對於健康無礙，僅會在皮膚及眼睛呈現出黃顏色。

■單位換算

國際單位（IU）向來被用於評估維生素A與D兩種營養素之計量單位。早期將維生素A 0.3微克視網醇或0.6微克的β-胡蘿蔔素定義為1國際單位，後來在動物實驗中，比較同量的視網醇與β-胡蘿蔔素生理活性，結果後者只有前者的一半。加上發現β-胡蘿蔔素的吸收率偏低（只有視網醇的三分之一），而β-胡蘿蔔素之外的其他維生素A先質，其生理活性還更低。因此，如果使用IU作為維生素A的計量單位，將無法實際反應眞實維生素A之生理價值（例如將會導致植物來源中主要的β-胡蘿蔔素被高估），因此後來為改善此一問題，而改用視網醇當量（RE），作為維生素A的計量單位：

1. 1微克視網醇當量（RE）＝1微克視網醇＝6微克β-胡蘿蔔素＝3.33國際單位視網醇（A1）＝10國際單位β-胡蘿蔔素與其他維生素A先質（1,000微克=1毫克，通常市售β-胡蘿蔔素一顆約15毫克，即25,000 IU維生素A）。
2. 1國際單位= 0.3微克視網醇（維生素A）。
3. 1國際單位= 0.6微克β-胡蘿蔔素。
4. 假設攝取維生素A 1,000國際單位，及β-胡蘿蔔素1,000國際單位時，換算結果為400RE（1,000/3.33加上1,000/10）。

(二)維生素D

1922年，Edward Mellanby發現，**維生素D**可以分成D_2及D_3。維生素D在吸收

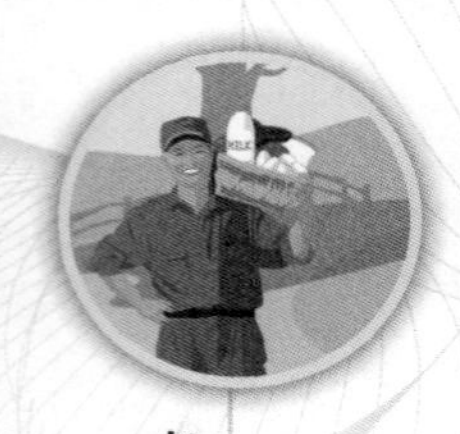
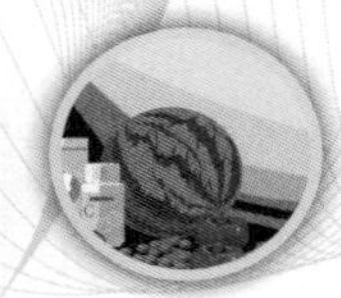

時需要膽汁（脂溶性）的輔助。

■維生素D的來源與功用

維生素D的來源有魚肝油、蛋黃、海魚、牛油、魚類、乳酪、沙丁魚、肝、添加維生素D之鮮奶等。其中以魚肝油含量最多；動物肝臟是維生素D含量最多的器官，如牛肝與豬肝等：

1.**7-脫氫膽固醇**：屬於動物性來源，動物體內的膽固醇先轉變成7-脫氫膽固醇後，再傳送至皮膚，經日光紫外線照射後可轉變成維生素D_3，因此曬太陽也是補充維生素D的良好方法。

2.**麥角固醇**：屬於植物性來源，可經紫外線照射後，轉變成維生素D_2，主要存在於酵母及菇類等植物中。

另外，在補充保健食品維生素D時，建議限量5微克以下。維生素D的功能，爲調節鈣和磷的吸收，幫助骨骼鈣化，與維持血鈣濃度正常。維生素D作用之前，第一步須先經過肝臟進行氫化作用（加一個OH基，變成25-OH-D_3），再由副甲狀腺促進，經由腎臟更進一步氫化（加另一個OH基），成爲活化型維生素D（1,25-$(OH)_2$-D_3），而活化型的維生素D，具有荷爾蒙的能力，可以幫助鈣結合蛋白質的形成，及增加腸道內對於鈣質的吸收，以增加血中鈣質濃度。

■維生素D的缺乏與中毒

缺乏維生素D時，將造成血鈣濃度偏低，骨骼無法順利鈣化，小孩會產生腿部彎曲變形，呈現O型或X型腿，膝蓋關節腫大，肋骨及肋軟骨連接處腫大突起，形成如佝僂型串珠，即俗稱的**佝僂症**，嬰幼兒缺乏維生素D時，易形成佝僂病或軟骨病。

若嬰兒每天食用維生素D 2,000至4,000 IU或成人10,000至300,000 IU以上，且長期服用時，會有中毒現象，大量的維生素D會使血液中的25-OH-D_3濃度上升，濃度太高時，將產生類似1,25-$(OH)_2$-D_3功能，造成骨骼鈣質游離，大量的鈣質會沉積於心臟、肺臟、腎臟及血管等柔軟組織，導致噁心、口渴、疲勞、失重、反胃、嘔吐、下痢、腹部絞痛、頭痛、頭昏、血鈣值上升及血壓上升。建議攝取天然食品，比較不容易發生中毒，因爲食用大量活性維生素D時，容易發生中毒的情況，嚴重時將導致腎臟鈣化，造成尿毒症而有致死危險。過量服用維生素D時，若早期發現，只要立即停止服用維生素D及鈣，即可復元。

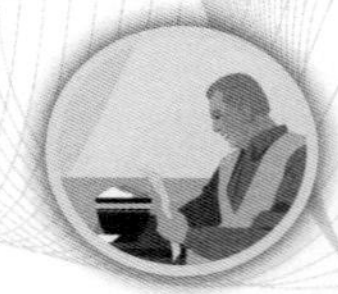
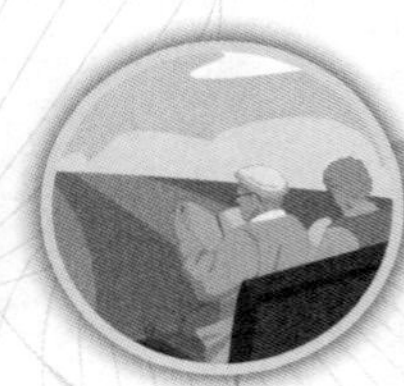

■**單位換算**

1. 1國際單位= 0.025微克維生素D_3。
2. 維生素D係以維生素D_3爲計量標準。1微克＝40 IU的維生素D_3（即1毫克等於40,000 IU）。

(三)維生素E

1920年，實驗老鼠餵食缺乏維生素E之飼料後，發現會使老鼠失去生產健全小老鼠的能力；1922年，由Herbert Evans及Katherine Bishop發現維生素E；**維生素E**英文名稱爲α-Tocopherol，又名**生育醇**或**抗不孕維生素**。

自然界之維生素E，計有八種，分別是α-、β-、γ-、δ-；另外四種則是其異構物，生理活性以α型最爲重要。

■**維生素E的來源與功用**

維生素E的來源有穀類及堅果類等。其中，動物食品以蛋黃、肝臟及肉類爲主，植物來源則爲小麥胚芽油、胚芽油、米糠油、棉籽油等植物油，以及深綠色蔬菜、蛋黃、未製過植物油、大米胚、黃豆及其他豆類。

在補充保健食品維生素E時，建議限量爲300毫克以下。

維生素E在吸收時需有膽汁（脂溶性）存在，主要參與細胞膜抗氧化作用，預防動物不孕的抗不孕效果及防止溶血性貧血，預防動物不孕以α型最好（$\alpha > \beta > \gamma > \delta$），抗氧化之功能，則以$\delta$型最好（$\alpha < \beta < \gamma < \delta$）。細胞在代謝的過程中，因爲會產生「自由基」，自由基會攻擊細胞膜或細胞內各成分膜（如粒腺體膜）上之不飽和脂肪酸，造成細胞膜及細胞功能受損，而維生素E可減少維生素A、胡蘿蔔素、多元不飽和脂肪酸和磷脂之氧化作用。維生素E又與動物生殖、性激素和膽固醇的利用有關，且其抗氧化性很強，尤其是對於多元不飽和脂肪酸及維生素A之抗氧化作用；因此要避免細胞氧化，攝取多種維生素（如維生素A、C、E），會比攝取一種效果要好。

■**維生素E的缺乏與中毒**

維生素E缺乏時易發生溶血、輕微的貧血、神經、肌肉功能損傷、肌肉營養不良、雄性不育、雌性流產、肌酸尿、巨球性貧血及紅血球容易破裂；嬰兒會因爲體內紅血球數目下降、血色素降低，引起黃疸。目前尚無維生素E過多之中毒報告，但曾有41歲男子，因爲每日攝食4,000毫克，連續三個月，造成下

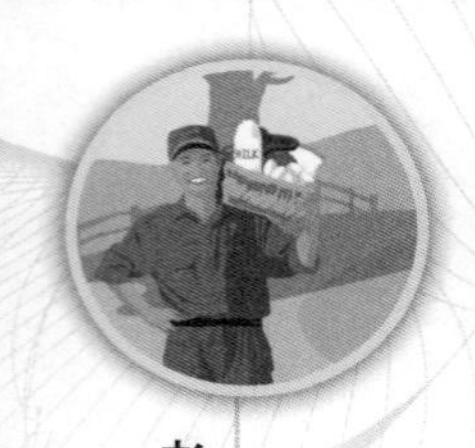
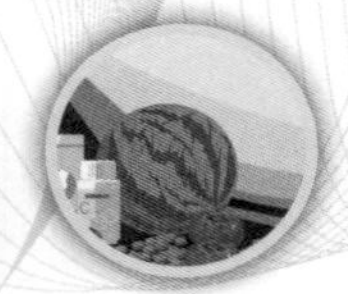

痢，腹部疼痛，嘴、舌頭、嘴唇疼痛。此例應屬精神方面之病態性行爲，因爲以藥品及維生素爲例，一顆500毫克，每天也需吃八顆，如果是小麥胚芽油提煉，則一顆約50毫克，每天則需吃八十顆，才能達到400毫克劑量，因而研判此例應屬精神方面的疾病。

維生素E在動物的中毒症狀爲腎上腺、甲狀腺及性腺的萎縮。

■單位換算

1. 1國際單位＝1毫克dl-α-生育醇醋酸酯。
2. α-T.E.即生育醇當量。1毫克α-T.E.＝1毫克α-生育醇。1毫克dl-α-生育醇醋酸酯，效力只有0.67毫克α-T.E.。1毫克α-生育醇以α-生育醇當量計算＝1毫克α-T.E.＝1.49 IU。
3. 1毫克β-生育醇以α-生育醇當量計算＝0.4 毫克α-T.E.＝0.6 IU。
4. 1毫克γ-生育醇以α-生育醇當量計算＝0.1 毫克α-T.E.＝0.15 IU。
5. 1毫克δ-生育醇以α-生育醇當量計算＝0.01 毫克α-T.E.＝0.02 IU。
6. 1毫克α-生育醇以α-生育醇當量計算＝0.3 毫克α-T.E.＝0.45 IU。研究顯示，抗癌藥劑Tamoxifen與200毫克以上α-生育醇併用，有助於降低乳癌復發率。
7. 1毫克dl-α-生育醇醋酸酯以α-生育醇當量計算＝0.67毫克α-T.E.＝1國際單位。

(四)維生素K

1929年，丹麥科學家Henrik Dam使用低膽固醇飼料養雞，幾星期後發現雞開始出血，之後雖然增加低膽固醇量飼料，也不能使其恢復健康；後來因此而稱此化合物爲**凝血維生素**。之所以會稱之爲**維生素K**，是因爲最初係在德國發表，德文稱維生素爲Koagulations。後來Edward Adelbert Doisy再深入研究，發現維生素K的結構與化學特性。Dam和Doisy也因爲在維生素K上的研究貢獻，同時分享了1943年的諾貝爾醫學獎。維生素K計有K_1、K_2及K_3等形式，主要功用是凝血，身體受傷欲使血液凝固時，需要維生素K。

■維生素K的來源與功用

維生素K在吸收時也需要膽汁（脂溶性）存在，菠菜、萵苣是維生素K最好的來源，蛋黃、肝臟也含有少量，其主要來源有菠菜、萵苣、蛋黃、肝臟及綠

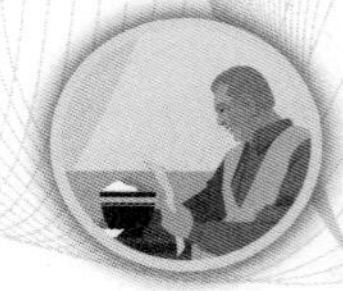
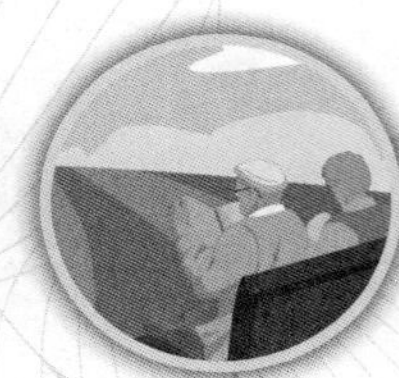

色蔬菜。

磺氨藥劑、大量維生素A和E，以及抗菌素會干擾維生素K的吸收。含維生素K之保健食品方面則不建議補充。

維生素K最重要的功能是**凝血**。血液要凝固時，凝血酶元由肝臟促進合成，經變成凝血活酶與鈣離子結合，變成凝血酶，然後將血球中可溶性纖維蛋白元，變成不可溶性網狀纖維蛋白，使血球凝固封住傷口，讓流血停止。當缺乏維生素K或肝臟有疾病不能合成凝血酶元時，將因爲缺乏凝血酶元（低凝血酶元症），導致凝血時間延長或發生皮下出血，稱爲**紫斑症**。

■維生素K的缺乏與中毒

缺乏維生素K時，血液凝固時間將延長，極易產生皮下出血。由於腸道中之細菌也會製造維生素K，補充人體之需要，因此一般除非服用抗生素及抗凝血藥物（如Warfarin），才會發生缺乏。當老人缺少維生素K時，要注意補充**寡糖**與**乳酸菌**，寡糖是細菌的食物，補充寡糖可以很快培養腸道之益生菌。值得注意的是，嬰兒攝取維生素K過量時（超過5毫克），易造成**溶血性貧血**。

二、水溶性維生素

水溶性維生素如維生素B群與維生素C等。維生素B群有維生素B_1、B_2、B_6、B_{12}、菸鹼酸（又稱維生素B_3，維生素P）、泛酸（又稱B_5）、生物素（又稱維生素H）、葉酸（又稱維生素M）、膽素與肌醇等。

(一)維生素C

維生素C因爲具有抵抗壞血病的效用，所以又稱爲抗壞血酸，爲形成細胞間質膠原所必需。1535年寒冬，法國探險家的船隊因爲被困在北美洲的印第安村落中，船員依靠儲藏乾糧爲生，由於缺乏新鮮蔬菜可以食用，不久即開始出現關節疼痛、皮膚有大紅褐色斑點、牙齦腫脹潰爛及牙齒鬆動脫落等病症。接著，一些健康狀況較差及體質較弱的人相繼過世，此即現在所稱的壞血病，只是當時不知道是因爲缺乏維生素C所導致。後來當地印第安酋長給還未死亡的船員，喝下由當地松樹的松針及樹皮所熬的湯，每天數次，經過一陣子補充松樹皮湯後，船員們後來都康復。船長將整個經過記載在其1545年的著作《加拿大之旅》中。

科學家後來展開研究，發現松針中含有少量的維生素C，而樹皮則含有豐

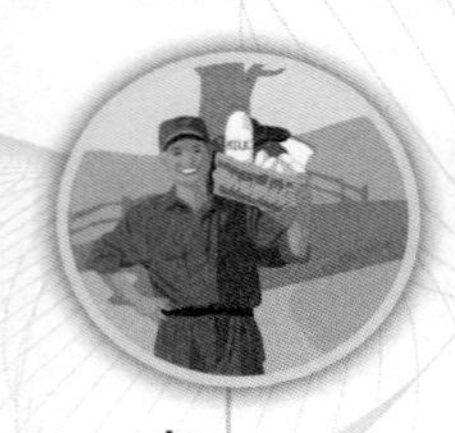
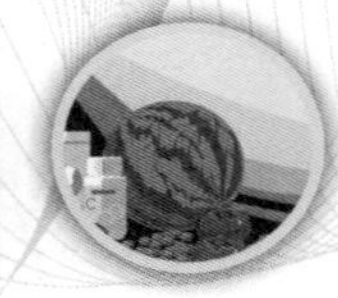

富的生物類黃酮，可以加強維生素C的作用所致。1747年英國海軍軍醫James Lind提出可以使用檸檬預防壞血病，但是當時還不知道眞正抵抗壞血病作用之物質與原因；而找到以後，因爲維生素C具抗壞血病的功用，因此又名**抗壞血酸**（ascorbic acid）；其在酸性環境下（酸鹼值5以下）相當穩定，若酸鹼值升高至7，就會變得不穩定，對熱及鹼敏感，易受光及重金屬破壞。後來則由科學家Albert Szent-Gyorgy博士發現維生素C，並因此獲得諾貝爾獎。

■維生素C的來源與功用

維生素C的來源有柑橘柳丁、深綠及黃紅色蔬菜、青辣椒、番石榴、番茄、油柑、山楂果實、刈菜、綠茶、文旦、芽菜、花椰菜、紅辣椒、芥蘭菜、菠菜、龍眼、包種茶、石榴、紅高麗菜、檸檬、葡萄、捲心菜、白菜、草莓及番薯等。補充保健食品時，建議限量500毫克以下。

維生素C的功用有：

1.**促進膠原的形成**：膠原是一種蛋白質，塡充於細胞間，可使細胞排列更爲緊密。膠原分布在結締組織、骨組織與牙本質間，維生素C可促進膠原形成。正常人的血管壁細胞排列整齊，是因爲有膠原的塡充，確保組織的緻密性，當維生素C缺乏時，細胞的緻密性就會受損，只要外界稍微施加壓力，血液即自組織中滲出（如刷牙出血），即所謂**壞血病**。細胞間組織生長或再造時，維生素C可以協助膠原蛋白的合成；而膠原或膠質蛋白，對人體來說，就像扮演著類似水泥之功能，可鞏固細胞間的拉力，使身體結構緊密。若組織受傷缺乏維生素C時，傷口癒合將遲緩；維生素C又與鐵的吸收與利用密切相關。維生素C也可幫助儲存葉酸；葉酸是蛋白質分解成胺基酸所必需，又是核苷酸形成普林（purines）所必需，若缺乏維生素C，則普林的代謝會失常，痛風形成機會將增加。維生素C是體內血清蛋白運輸鐵離子進入細胞組織成鐵質蛋白（ferritin）所必需，鐵質蛋白可儲存鐵離子於骨髓、脾臟與肝臟中；鐵離子從腸道中吸收時，也須藉由維生素C，將鐵還原成二價鐵，才能順利爲人體所吸收。在網狀內皮系統與抗體產生中，維生素C可促進白血球的吞噬功能，與免疫有關。

2.**參與氧化還原反應**：維生素C可將被氧化的維生素E還原成活性維生素E。

3.**參與酪胺酸新陳代謝**：維生素C與環狀胺基酸代謝有關，如苯丙胺酸及酪

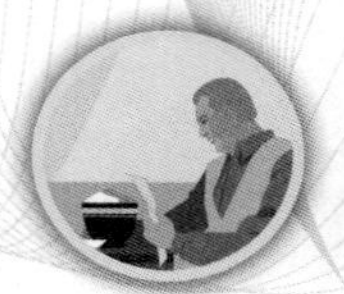
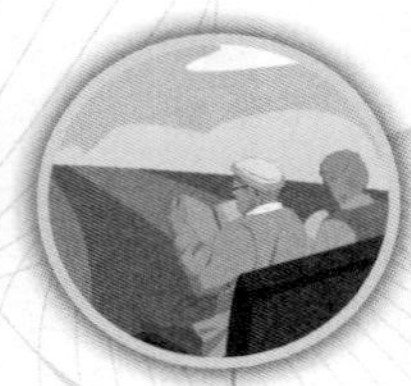

胺酸。

4.**形成腎上腺類固醇激素**：腎上腺含有高濃度的維生素C，若有**促醣皮質類固醇**（Adrenocorticotropic Hormone, ACTH）刺激腎上腺皮質時，會分泌出大量腎上腺皮質激素，同時腎上腺的維生素C也因此損耗不少，當身體在緊張或面臨壓力時，尤其明顯。因此人體在緊張狀況下，對維生素C的需求將會增加。

■維生素C的缺乏與中毒

1.壞血症的產生：缺乏維生素C時，會發生壞血症，這與維生素C與膠原形成有關；維生素C缺乏時，結締組織、骨骼及牙齒均會受影響，當老人骨骼生長受影響時，易發生骨折。維生素C缺乏時會有牙齦發炎、暗紅、水腫易出血、貧血、出血塊、易感冒、流鼻血、消化不良等症狀；而導致嗜酒、過敏、動脈硬化、風濕症、禿頭、高膽固醇、膀胱炎、感冒、血糖過低、心臟病、肝臟病、肥胖超重、蛀牙、易緊迫、鼻竇炎、易長痱子等疾病與症狀。當身體有瘀青現象出現時，即是維生素C缺乏的症候。代表維生素C缺乏，使得微血管發生彈性及張力不足，而容易破裂出血，首先發生在腸道表面細胞、骨髓及關節等處，若破裂出血處靠近皮膚，即造成瘀青。而牙齦出血及齒槽膿溢等現象也是因爲嚴重缺乏維生素C，導致出血，易受細菌感染形成膿包。缺乏維生素C時將使傷口癒合變差，因爲傷口之癒合，是靠膠原蛋白合成結締組織，而膠原的合成，需要維生素C及鈣質。成人罹患壞血病的第一個症狀是牙齦發炎（正常的牙齦呈粉紅色，組織平實）；然後牙齦顏色由粉紅色轉變成暗紅色、水腫，用手指輕輕摩擦即出血，其他症狀如牙齒脫落、疼痛、體重減輕及受傷癒合期變長；其次是皮下出血（點狀皮下出血），與缺乏維生素K時之皮下出血（紫斑症）類似，不同之處是面積較小成點狀。大量攝取維生素C雖然沒有毒性，但是因爲會形成草酸，而有增加草酸鈣結石的風險，不過機率不高，因爲一般的草酸鈣結石，主要是由缺乏維生素B_6或胺基酸之甘胺酸代謝異常所引起。維生素C的缺乏多發生在：

(1)寒帶國家晚冬時期與遠洋漁船船員身上，因較少攝取新鮮的蔬菜及水果所致。

(2)一般五至十一個月的嬰兒，因爲副食品缺乏水果，最易發生維生素C

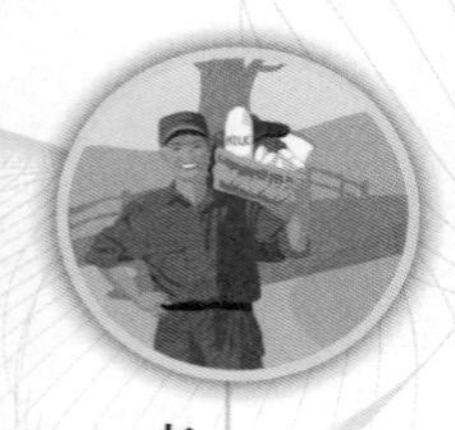
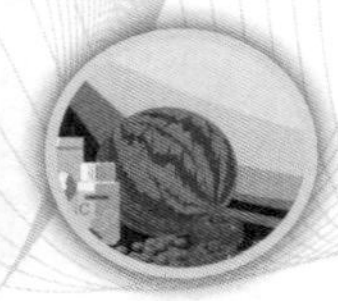

缺乏，2歲以上兒童則比較少。維生素C主要作用在腎上腺、血液、微血管壁、結締組織、牙齒及骨頭等。

2.大劑量的攝取似乎沒有毒性，但是攝食大量，易發生皮膚發疹或下痢。若有上述狀況，應降低劑量或暫停攝食。

3. 1國際單位＝50微克抗壞血酸。

(二)維生素B_1

維生素B_1又稱為硫胺（thiamin）、制神經素或抗神經炎維生素。

1894至1895年，中日發生甲午戰爭，統計之後發現，日本陸軍陣亡者，其中因為腳氣死亡之數目，比戰死者高出4倍以上。反觀日本海軍，卻僅有三十四名士兵罹患腳氣病，且症狀輕微，無人病亡。海軍軍醫高木兼寬經過觀察比較後，懷疑是食用純白米飯所致。於是從1882年起，實施米麥混合，增加奶品和肉類供應，結果成效卓著，全面推廣。1912年，波蘭化學家Kazimierz Funk（Casimir Funk）從米糠中提取出一種能夠治療腳氣病的白色物質（硫胺），他稱之為vitamin，這是第一次對維生素的命名。

維生素B群與蛋白質代謝有關，蛋白質食物在胃中分解成胜肽，不管是否代謝成能量、合成胺或轉成焦葡萄糖（pyruvate）及排泄物質的尿素，均需要維生素B_6、B_{12}及葉酸等參與，而轉化成排泄物質如尿酸時，又需要維生素B_2及泛酸；另外，攝取過多胺基酸要轉成能量進入檸檬酸循環時，也需要菸鹼酸、維生素B_1及維生素B_2，故攝取高蛋白質食物時，一定也要有足夠的維生素B_6、維生素B_{12}、葉酸及維生素B_2等，若此四種維生素B供應不足，很容易形成慢性病，如糖尿病、貧血與頭髮變色等。

維生素B群又與碳水化合物代謝有關。食物中的碳水化合物分解時，需要菸鹼酸及維生素B_1來形成焦葡萄糖，而焦葡萄糖要轉成胺基酸時需要維生素B_6，合成脂肪時需要維生素B_1、維生素B_2及菸鹼酸等維生素B群。進入檸檬酸循環或轉化成乙醯輔酶A，也需要菸鹼酸、維生素B_1及維生素B_2等維生素B群。

缺乏維生素B群時，可能造成的慢性病如消化不良、舌苔增生、精神分裂、貧血、嗜酒、腳氣病、意志不集中、便祕、心臟病、神經炎及血管病變等。維生素B群又與熱量產生有關；乙醯輔酶A進入檸檬酸循環時，主要作用為產生能量、熱量、水與二氧化碳，當涉及電子鏈傳輸時，需要泛酸、菸鹼酸及維生素B_2等B群維生素。若缺乏可能造成的慢性病，如頭髮變色及腎上腺分泌失

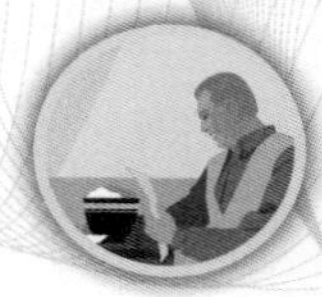
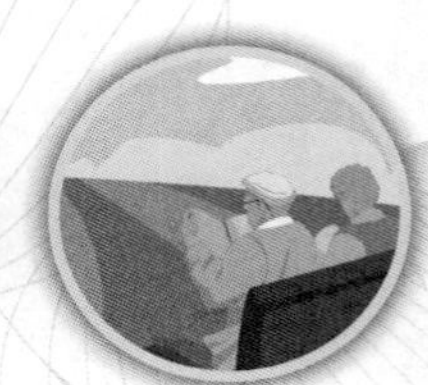

常等。維生素B群也與脂肪合成有關，乙醯輔酶A要合成脂肪酸時，需要維生素B_2、菸鹼酸及生物素等三種B群維生素，若缺乏可能造成慢性病如血管疾病、眼病、貧血及趾甲龜裂等。

■維生素B_1的來源與功用

維生素B_1來源有胚芽米、麥芽、米糠、肝、瘦肉、酵母、豆類、蛋黃、魚卵、蔬菜等，及全麥麵包、穀類、麵粉、動物內臟、家禽、魚、堅果、牛奶及綠色蔬菜等。

維生素B_1廣泛存於動物性及植物類食物中，如未經過精製加工的穀類、瘦肉、牛奶、肝臟、酵母及豆類，都含有豐富的維生素B_1。維生素B_1在酸性條件下，較爲穩定，在酸鹼值5至6的狀態下，較不穩定。補充保健食品時，建議限量5毫克以下。

由於歷次營養調查均顯示國人普遍維生素B群攝取不足，因此建議老人應定期（每週1至3次）額外補充，而維生素B_1的主要功能有：

1.參與α-酮酸的脫羧反應時，擔任輔酶的角色，並以TPP（Thiamin Diphosphate或Thiamin Pyrophosphate，簡稱TDP或TPP）的形式存在。

2.維生素B_1是脫羧和轉酮作用時的輔酶，主要參與碳水化合物及脂肪代謝，如葡萄糖轉成焦葡萄糖及焦葡萄糖轉成乙醯輔酶A等。

3.維生素B_1也參與醣類消化，最後產生能量、肌肉協調及維持神經傳導。當老人生病或有壓力、變故、手術時，需要更多的維生素B_1，另外在檸檬酸循環代謝產生能量時也需要。

4.維生素B_1與葡萄糖轉化成五碳糖有關，而五碳糖是核苷酸合成所需。因此當攝取酒類、咖啡、煙草、過量糖、生蚵、蚌，或身體有發熱，緊迫，甲狀腺機能亢進者，肌肉活動頻繁者，孕婦或哺乳及手術等狀況時，對於維生素B_1需求增加，均需要額外補充維生素B_1。

■維生素B_1缺乏症

1.**腳氣病**（beriberi）：腳氣病又分乾性與濕性兩種。乾性腳氣病，典型症狀爲神經系統退化、全身神經刺痛感、手與腳部協調不良、腿部腓肌（calf muscle）按壓時會疼痛。濕性腳氣病症狀爲心臟擴大、心臟衰竭及嚴重水腫。剛出生嬰兒，會因爲母乳缺乏維生素B_1，而導致嬰兒罹患腳

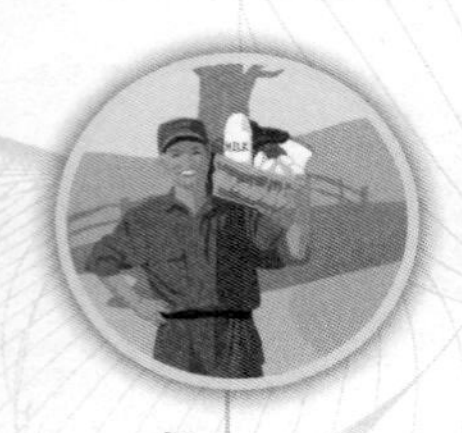
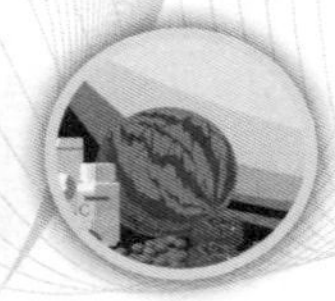

氣病，症狀為嘔吐、厭食、臉色蒼白，嚴重時聲帶水腫及哭泣時沒有聲音；心臟症狀出現後，短期內如果沒有接受適當治療與補充維生素B_1，便會造成死亡；一般是因為過度攝食精緻白米所導致。動物腸道細菌可以合成維生素B_1，哺乳動物則幾乎需要完全仰賴食物攝取補充。某些魚因為含有會破壞維生素B_1的酶，因此生食魚時可能導致缺乏，據報導日本人約有3%因為經常吃生魚片，而有維生素B_1缺乏現象。中毒方面，注射維生素B_1時，偶爾會有過敏反應，但可能是個人體質所致。

2.**神經系統病變**：末梢多發性神經炎及反射不正常。

3.**心血管病變**：心肌失去彈性，收縮力差，易引起腳部水腫。

4.**消化系統病變**：食慾不振或便祕。

(三)維生素B_2

維生素B_2在1926年由D. T. Smith和E. G. Hendrick發現。維生素B_2被稱為維生素G，又稱為核黃素（riboflavin），在乳中則稱為lactoflavin，在蛋黃中則稱為ovalflavin。係核糖與黃素（flavin）合成的化合物，可溶於水，對熱穩定，但對光很敏感，易受光照射破壞，特別是紫外線。

■維生素B_2的來源與功用

維生素B_2的來源有酵母、內臟類、牛奶、蛋類、花生、豆類、綠葉菜、瘦肉等。牛奶是最好的來源，其次是肉類、肝臟、腎臟、心臟、蛋及酵母等食物；植物性食物，含維生素B_2的量較低，因此素食者可能較為缺乏，需要適當補充。補充保健食品時建議限量在5毫克以下。

維生素B_2可合成磷酸酯，形成兩種輔酶：一為單核酸黃素（Flavine Mononucleotide, FMN）；一為雙核酸腺嘌呤黃素（Flavine-Adenine Dinucleotide, FAD）。D-胺基酸的氧化酶為FAD，而L-胺基酸的氧化酶為FMN，但甘胺酸的去氫酶為FAD。FAD及FMN主要涉及氫離子的傳輸，即電子傳遞作用。其反應方程式為：

NAD（Nicotinamide Adenine Dinucleotide）+AH_2→NADH+A 與

NADH+FAD+2H→$FADH_2$

由於與能量產生密切關聯；因此當老人攝取熱量多時，維生素B_2也須相對增加供應量。

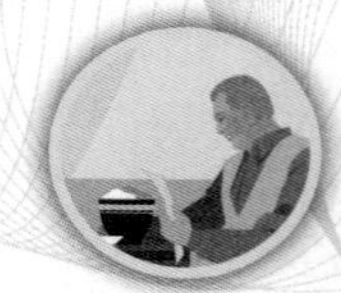
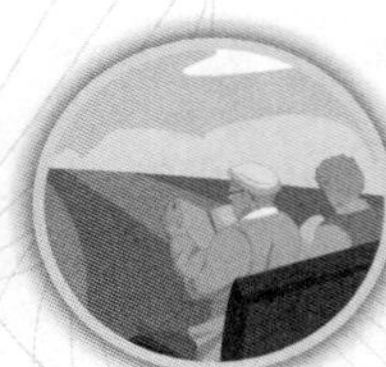

■維生素B_2缺乏症

1.**口角炎**：指口角處皮膚黏膜接觸部分泛白或發生潰爛，經細菌感染後，組織四周發炎、變紅而疼痛；這是很多人都曾經歷過的症狀。

2.**皮膚與黏膜損傷**：缺乏最早的典型症狀，是口或鼻孔黏膜的發炎，嘴唇角落及眼瞼，或者是生殖道等。包括泛紅、鱗屑狀、油性皮疹、**脂漏性皮膚炎**（seborrheic dermatitis）、皮脂腺分泌物堆積於毛囊等，發生於口鼻間、鼻翼、耳、眼瞼、陰囊、大陰唇等部位，傷口不易癒合。

3.**舌炎**：舌頭呈紫紅色，舌部腫大，而且舌頭表面有一顆顆突起。

4.**眼睛症狀**：角膜周圍充血，嚴重時導致眼睛畏光、眼瞼發癢。

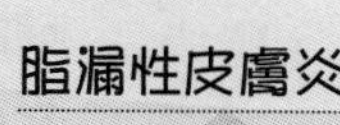

脂漏性皮膚炎

好發於鼻子兩側或陰囊表皮，有白色脂肪性分泌物，尤其以鼻子兩側最易發作。

(四)維生素B_6

維生素B_6於1934年由Paul Gyorgy所發現。19世紀時，發現糙皮病（pellagra）係因缺乏菸鹼酸所引起，1926年又發現另一種維生素，缺乏時也會引起小老鼠誘發糙皮病，此物質在1934年被定名爲維生素B_6。

維生素B_6又分爲比多醇（Pyridoxine，$R=CH_2OH$）、比多醛（Pyridoxal，$R=CHO$）及比多胺（Pyridoxamine，$R=CH_2NH_2$）三種；維生素B_6對熱、強鹼及強酸均很穩定，在體內與磷酸結合後，轉變爲Pyridoxal Phosphate或Pyridoxamine Phosphate，爲胺基酸新陳代謝的主要輔酶。

■維生素B_6的來源與功用

維生素B_6的來源有肉類（特別是肝與腎臟中含量豐富）、魚類、蔬菜類、酵母、麥芽、肝、腎、糙米、蛋、牛奶及豆類。補充保健食品時，建議限量35毫克以下。

維生素B_6的作用有：

1.**轉胺作用**：維生素B_6主要功能爲形成輔酶—Pyridoxal Phosphate（PDP），爲參與胺基酸代謝時胺基轉移所必需，尤其對甲硫胺基、胱胺酸及半胱胺酸等。輔酶PDP爲胺基酸代謝脫羧基（－COOH）作用所必需。轉化含硫胺基酸所需（甲硫胺基、胱胺酸及半胱胺酸等），因此缺乏半胱胺酸的老人，應注意是否缺乏維生素B_6。甲硫胺基酸提供甲基，但若無維

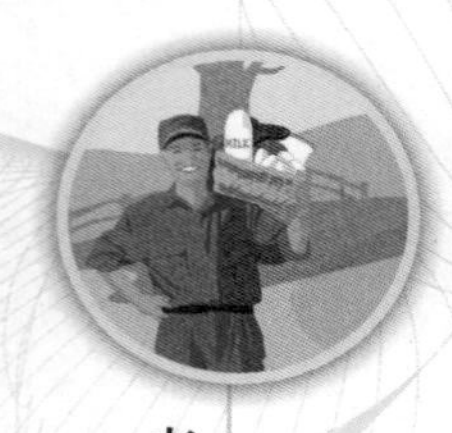
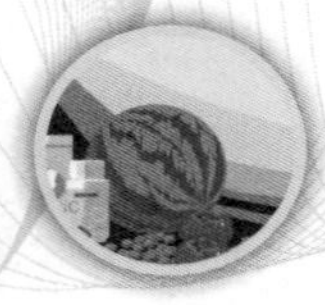

生素B_6時，作用將不能進行。缺乏時很多碳化作用無法進行，如合成脂肪及胺基酸碳架，又與色胺酸轉化成菸鹼酸有關（Tryptophan→Nicotinic Acid），當缺乏維生素B_6時，因爲無法順利轉化，將另外產生其他之中間代謝物——黃尿酸，而黃尿酸會破壞胰臟β細胞，最後導致糖尿病。臨床即以檢驗尿液中黃尿酸量之多寡，來判斷是否發生維生素B_6缺乏，若黃尿酸含量太多，即表示維生素B_6缺乏。維生素B_6也涉及原血紅素合成，所以缺乏時會造成貧血，主要是小紅血球貧血。人體可藉由以維生素B_6作爲輔酶的轉胺酶的轉移胺基作用（轉胺作用）合成非必需胺基酸，如麩胺酸將胺基轉移給草乙酸，使草乙酸轉變成色胺酸；而另外將麩胺酸變成α-Ketoglutarate。轉胺酶GPT（Glutamic Pyruvic Transaminase）及GOT（Glutamic Oxaloacetic Transaminase）是存在於肝臟的參與轉胺作用的酵素，常作爲研判肝臟功能是否異常的判斷指標，當血液GPT及GOT值異常時，即表示可能罹患肝炎。

2.**脫羧作用**：身體內重要的神經傳遞物質，如血清素、新腎上腺素及GABA（Gama-Amino Butyric Acid），都是藉由維生素B_6擔任輔酶進行脫羧作用，才能將色胺酸、酪胺酸與麩胺酸脫羧轉變而成。腦細胞代謝中，pyridoxine輔酶與胺基酸脫羧基作用有關，因此具有穩定腦細胞功能的作用，老人缺乏時，容易發生老年痴呆；另外，腦細胞所需的胺化合物，如腎上腺素、新腎上腺素、多巴胺、酪胺及血胺素，均需要維生素B_6；如多巴胺是新腎上腺素前驅物質；血胺素可合成褪黑激素；pyridoxine不僅是含胺化合物合成之輔酶，也是散播腦細胞抑制物質GABA所需的輔酶，當人睡眠深沉時，GABA含量會升很高，所以維生素B_6供應足夠時，GABA升高，老人比較容易深沉入眠；所以要讓老人之腦細胞休息，除褪黑激素外，還需要攝取足夠的維生素B_6。

3.**參加絲胺酸及羥丁胺酸的脫胺作用**。

4.**其他**：維生素B_6使得glycogen phosphorylase加速肝醣分解成葡萄糖的作用，與將脂肪酸亞麻油酸轉化成花生油酸，所以缺乏時，會造成皮膚皸裂，嚴重會因細胞膜變性而引起身體不適；若缺乏維生素B_6，會阻礙輔酶-CoA之合成。輔酶-CoA成分中有泛酸與腺嘌呤，是能量產生物質，爲Acetyl-CoA還原所需，而Acetyl-CoA在粒腺體可直接合成脂肪，也涉及胺基酸合成及能量產生，更是蛋白質、脂肪與醣類三大營養素代謝之共通

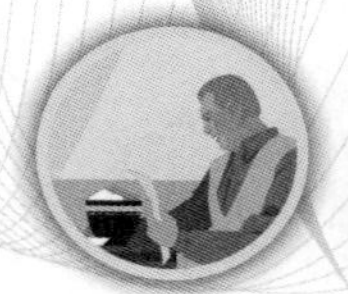
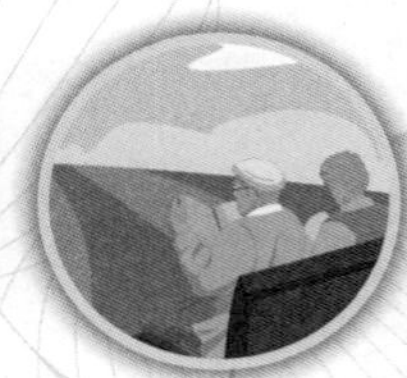

物質，對人體非常重要。

■維生素B_6缺乏症

維生素B_6缺乏時，會食慾不振、食物利用率低、失重、嘔吐及下痢。嚴重缺乏，會長粉刺、貧血、關節炎、小孩痙攣、憂鬱、頭痛、掉髮、易發炎、學習障礙及衰弱。常因長期營養不良，伴隨發生維生素B_6及其他B群營養素欠缺；其他原因則有慢性酗酒及藥物干擾，如肺結核藥物Isoniazid、關節炎藥物Penicillamine會與維生素B_6結合而干擾其利用。

維生素B_6缺乏時的症狀如下：

1.**嬰兒抽筋**：奶粉經高溫消毒後，維生素B_6受破壞，造成嬰兒維生素B_6不足，而易發生抽筋。

2.**貧血**：紅血球的血紅素是由蛋白質、鐵質及紫質組成。紫質的形成需要維生素B_6之輔助，維生素B_6缺乏時，紅血球之血紅素會減少而引起貧血。

3.**腎臟及膀胱結石**：甘胺酸代謝的一部分產物是乙醛酸，乙醛酸會進一步代謝成草酸，在維生素B_6充足時，可藉轉胺作用將乙醛酸再回復成甘胺酸，因此草酸的生成量便會減少；若蛋白質攝取量過多，且維生素B_6缺乏時，過多的草酸會與鈣質結合，形成草酸鈣，草酸鈣沉澱在腎臟或尿道中，將成為結石，而引起血尿等泌尿道問題。

(五)維生素B_{12}

維生素B_{12}於1948年由Karl Folkers和Alexander Todd所發現。1929年有人用豬肝來治療惡性貧血，因此維生素B_{12}又稱為抗惡性貧血因子，因為含有鈷及磷，所以呈現紅色，又稱為含鈷維生素。一般會造成惡性貧血之原因，包括外源性（食物中）及內源性（胃中）兩種，而此兩種原因均與肝臟有關。分離肝臟層析上層液，可獲得紅色結晶化合物，稱為維生素B_{12}，與人體造血功能有關，1955年稱此化合物為氰鈷胺，或稱為動物蛋白因子，可治療惡性貧血；維生素B_{12}含有鈷及磷，又稱為**鈷維生素**，其對熱穩定，但易受酸及鹼破壞。在小腸內，需要有內在因子才能吸收，內在因子屬於正常胃液中之一種黏液蛋白。維生素B_{12}與內在因子結合後，吸附在小腸迴腸部分黏膜細胞的接受體上，經由胞飲作用進入細胞。

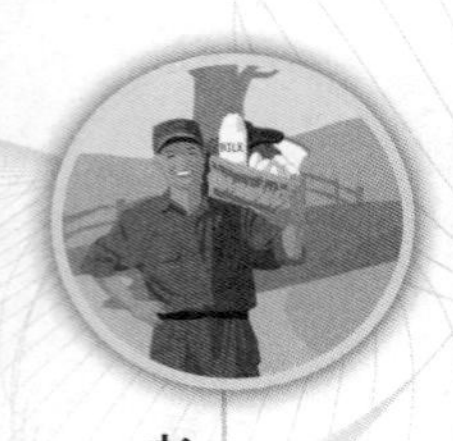
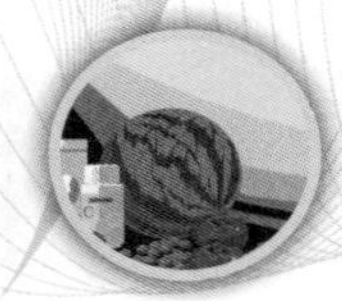

■維生素B_{12}的來源與功用

維生素B_{12}的來源有肝、腎、瘦肉、乳、乳酪、蛋等。維生素B_{12}幾乎存於動物食物（特別是肝、肉類、奶品與腎臟中含量豐富），高等植物根本沒有，因此素食者如果不補充，容易發生維生素B_{12}缺乏症狀。補充保健食品時建議限量5微克以下。

維生素B_{12}的功能如下：

1.與四氫葉酸交互作用及DNA的合成。與四氫葉酸同時生產紅血球，合成甲硫胺酸與膽鹼，將甲基丙二酸轉化成琥珀酸鹽，保持反應酶S-H部分還原狀態，如甘油酯醛-3-磷酸去氫酶的還原。在碳水化合物代謝中需要麩胺基硫當輔酶，當缺乏維生素B_{12}時，此作用即不能進行；維生素B_{12}還影響著脂肪的代謝，當代謝至硫醇階段時，就需要維生素B_{12}。
2.維生素B_{12}生理作用與葉酸有關：維生素B_{12}參與葉酸在DNA合成上之轉甲基作用，所以與人體成長及紅血球之成熟有很大相關性。
3.與腦神經細胞髓鞘形成有關：缺乏時將影響紅血球之形成，導致巨球性貧血或脊髓神經變性。
4.合成氰鈷胺甲基先驅物質，涉及轉甲基作用。

■維生素B_{12}缺乏症

老人因爲年紀增長，胃壁細胞萎縮，胃酸與內在因子分泌減少，導致蛋白質分解減緩，食物中維生素B_{12}無法釋出吸收，因此老年人缺乏率較高。另外，腸道寄生蟲或迴腸病變，也會減少維生素B_{12}的吸收。

維生素B_{12}缺乏時會造成巨球性貧血（紅血球體積增大但數目減少，白血球的細胞數增多，症狀與葉酸缺乏相同）、脊髓神經變性、惡性貧血（pernicious anemia）；貧血會使人疲倦嗜睡、皮膚蒼白、心跳加速、心臟肥大及疼痛。

維生素B_{12}在動物腸道中微生物的合成量相當大，尤其反芻動物，但所合成的維生素B_{12}到底有多少量被腸道吸收，尚不清楚，人體的需要量到底多少，目前也不清楚。維生素B_{12}的吸收要依靠胃液內因子活化，當內在因子結合處移出維生素B_{12}時，一定要有鈣離子，才能使維生素B_{12}通過迴腸細胞黏膜吸收。因此，若缺乏內在因子與鈣質，可能會導致維生素B_{12}缺乏。素食者尤須注意，因其所攝食的食物多爲低維生素B_{12}的食物，尤其是嚴格的素食者，容易發生巨紅細胞性嚴重貧血、無力、精神恍惚及嘴破等。

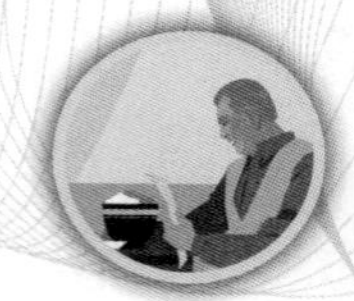
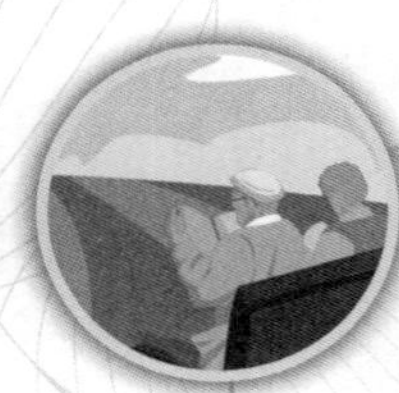

(六)菸鹼酸

菸鹼酸（niacin）於1937年為Conrad Elvehjem發現。也被稱為維生素P、維生素PP、菸鹼酸或尼古丁酸，又名**菸鹼酸醯胺**（niacin amide），對於熱空氣、光及鹼都很穩定。18世紀時，義大利發現一種糙皮病，後在1912年時，Funk研究發現某種維生素，可以治療這種糙皮病。1915年，美國人Goldberger針對十二名罪犯進行實驗，利用以玉米為主食的飲食，經過六個月以後，發現其中有六人罹患皮膚病，再用酵母（每天2兩）治療後，症狀則消失。1926年用人工誘發糙皮病，後再經食用酵母菌，發現即能痊癒，得知菸鹼酸可以治療糙皮病，故在1937年時，稱菸鹼酸為**預防糙皮病因子**（Pellagra Preventive Factor, PP）。

一般腸道細菌可由色胺酸合成菸鹼酸，但量很微小，不足以供應人體所需。且由色胺酸合成菸鹼酸時，還須取決色胺酸攝食量是否足夠，還要其他胺基酸如白胺酸、異白胺酸、纈胺酸、羥丁胺酸及離胺酸等配合，且要有維生素B_1、B_6及生物素的存在，始能順利合成菸鹼酸。

■菸鹼酸的來源與功用

菸鹼酸的來源有肝臟、酵母、糙米、全穀製品、瘦肉、蛋、魚類、乾豆類、綠葉蔬菜、牛奶等。菸鹼酸多半存在於肉、魚、小麥及全麥、腎臟、胚芽、黃豆及花生。牛奶含有大量色胺酸，在體內可經由hydroxy anthranilic acid作用轉變成菸鹼酸。

菸鹼酸在腸道的吸收很有效率，且很快地轉變成輔酶。雖然菸鹼酸在體內分布很廣，但卻不儲存。多餘的菸鹼酸，少部分以菸鹼酸或菸草醯胺排出，大部分以N－甲基菸草醯胺排出。

胺基酸白胺酸的存在會增加菸鹼酸的需求量。栗子因含有很高的白胺酸，吃太多時，容易發生菸鹼酸缺乏；如印度因為盛產栗子，且印度人喜愛吃栗子，因此常因白胺酸攝食太多，而出現菸鹼酸缺乏的症狀。補充保健食品時，建議限量35毫克以下。

菸鹼酸為糖解作用、脂肪合成及呼吸作用的輔酶NAD及NADP成分，也是組織氧化過程及體內合成長鏈脂肪酸所必需。在體內與磷酸核糖及嘌呤結合成輔酶NAD和NADP，參與氧化還原代謝反應，主要作為氫離子轉化所需，是NAD組成的一部分，也是能量產生的第一關卡，若無NAD輔酶，則能量產生將不能順利進行（電子傳遞產生能量之公式：$NAD + 2H^{+} + 2e^{-} \rightarrow NADH + H^{+}$）。

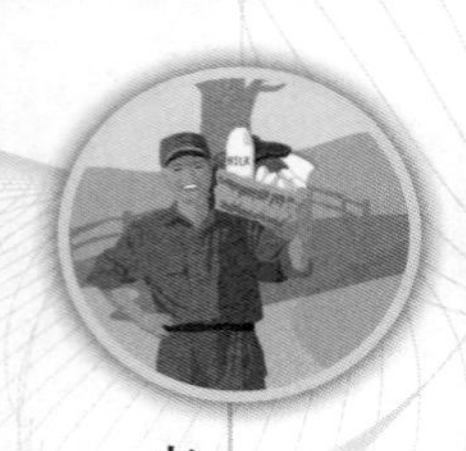
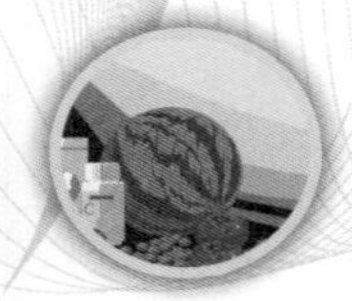

菸鹼酸還具有減少血清膽固醇的特性，因此也被用來作爲治療降血脂之藥物。

■菸鹼酸缺乏症

菸鹼酸缺乏會罹患癩皮病。**癩皮病**曾盛行於西班牙及義大利，症狀有舌炎、噁心、衰弱、易怒、健忘、下痢、食慾減退、生長遲緩、衰弱、消化不良、腸道黏膜發炎、壞死、潰瘍、大腸結腸出血、皮膚表面粗糙、結痂性皮膚炎、小紅血球性貧血、舌頭發炎（glossitis）、口角炎（stomatitis）、厭食症、腹部不舒服、粉刺、禿頭、口臭（halitosis）、高血壓、腳抽筋（leg cramp）、偏頭痛（migraine headaches）、血液循環不好、緊迫、蛀牙及皮膚炎等症狀。只要補充菸鹼酸，缺乏症狀立即消除，因此菸鹼酸又稱爲抗癩皮病因子。缺乏菸鹼酸最明顯的是皮膚的病變及胃腸道的障礙。菸鹼酸主要用來處理舌頭發炎、口角炎、糙皮症等營養不良及症狀，也有使用極高劑量（如每天3至6克）用來降低血液中膽固醇的含量；惟長久大劑量的菸鹼酸，會誘發糖尿病、搔癢、消化性潰瘍及肝臟受損等副作用，故大量補充菸鹼酸，時間不可持續太久。

■菸鹼素單位換算

NE即**菸鹼素當量**。菸鹼素包括菸鹼酸、菸鹼醯胺及其衍生物，以菸鹼素當量表示之爲：

1毫克NE＝1毫克 NE菸鹼素＝60毫克色胺酸

(七)泛酸

泛酸（pantothenic acid）於1933年爲Williams發現。1931年時，Ringrose等人利用營養素不完全的飼料餵雞時，產生像癩皮的皮膚病。1933年，Williams等培養酵母菌時，添加一種促進生長物質，稱爲「泛酸」；泛酸又被稱爲維生素B_5，有時也被稱爲維生素B_3。可溶於水，對熱、酸、鹼極不穩定，易與鈣結合成水溶性泛酸鈣。

■泛酸的來源與功用

顧名思義，泛酸是無所不在的，廣泛存在於自然食物之中，如肝臟、腎臟、胚芽、酵母、麥胚及豆類，泛酸與其他維生素B群一樣，可由腸道細菌製造合成。保健食品並不建議補充。

泛酸是體內合成輔酶A的重要材料，是輔酶A的一部分，泛酸涉及脂肪酸合成類固醇、丙酮酸、α-酮戊二酸和脂肪酸氧化作用。

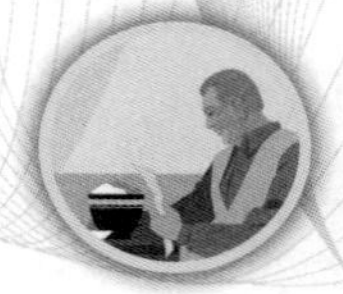

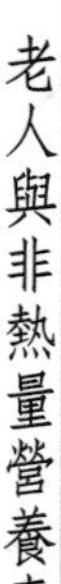

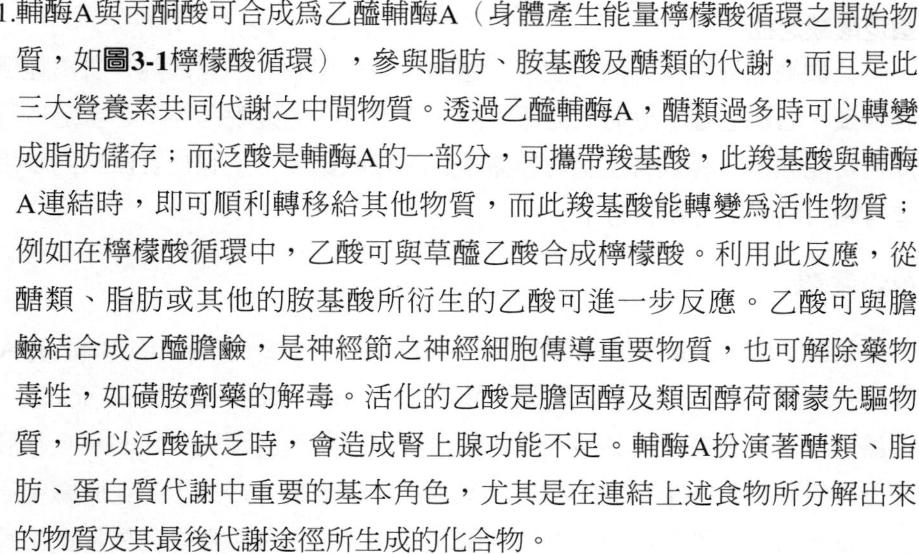

1.輔酶A與丙酮酸可合成爲乙醯輔酶A（身體產生能量檸檬酸循環之開始物質，如**圖3-1**檸檬酸循環），參與脂肪、胺基酸及醣類的代謝，而且是此三大營養素共同代謝之中間物質。透過乙醯輔酶A，醣類過多時可以轉變成脂肪儲存；而泛酸是輔酶A的一部分，可攜帶羧基酸，此羧基酸與輔酶A連結時，即可順利轉移給其他物質，而此羧基酸能轉變爲活性物質；例如在檸檬酸循環中，乙酸可與草醯乙酸合成檸檬酸。利用此反應，從醣類、脂肪或其他的胺基酸所衍生的乙酸可進一步反應。乙酸可與膽鹼結合成乙醯膽鹼，是神經節之神經細胞傳導重要物質，也可解除藥物毒性，如磺胺劑藥的解毒。活化的乙酸是膽固醇及類固醇荷爾蒙先驅物質，所以泛酸缺乏時，會造成腎上腺功能不足。輔酶A扮演著醣類、脂肪、蛋白質代謝中重要的基本角色，尤其是在連結上述食物所分解出來的物質及其最後代謝途徑所生成的化合物。

2.參與脂肪酸的合成與分解，及參與膽固醇的合成：脂肪酸氧化之β-氧化作用時，分解出來的乙酸與輔酶A結合，即可進入檸檬酸循環中，或形成酮體。

3.乙醯作用：消炎藥物如Sulfanylamide，須經過乙醯作用後，才能排出體外，免於中毒，所以泛酸也具有解除藥物毒性之功用。

4.合成琥珀醯輔酶：進行檸檬酸循環，產生熱量所需。

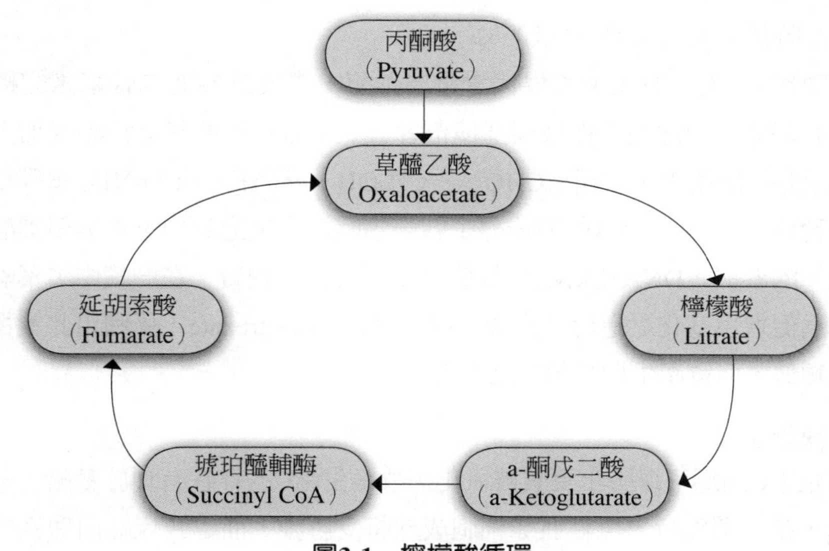

圖3-1　檸檬酸循環

資料來源：李義川（2009）整理製作。

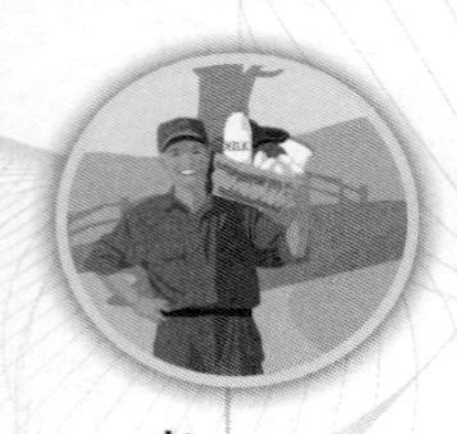
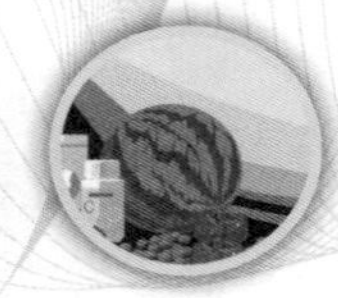

■泛酸缺乏症

泛酸缺乏會導致頭痛、疲倦、運動機能不協調、感覺遲鈍、肌肉痙攣、胃腸障礙、心跳過速、直體式血壓下降、皮膚炎、毛髮脫落等，還會造成腎上腺皮質功能減退，導致腎上腺皮質激素分泌量減低，腎上腺皮質激素的功用是促進腎臟對鈉離子再吸收的作用。

(八)葉酸

葉酸（folic acid）是由麩胺酸、pteridine及PABA（P-Amino Benzoic Acid）等組合而成。實際化學名稱是蝶酸單麩胺酸（pteroylmonoglutamic acid），但是因為過去一直習慣使用葉酸一詞，故沿用至今仍稱為葉酸。1935年，在肝臟及酵母菌發現可抗猴子貧血的物質，又稱為維生素M；1939年，在肝臟中發現可抗小雞貧血的物質，被稱為維生素Bc；1940年，一種可促進乳酸桿菌生長的物質被發現，同年發現該物質也具有促進鏈球菌生長之功用，後來就被命名為葉酸。葉酸在中性或鹼性溶液中對熱穩定；在酸性液體中加熱，會很快分解，對光也不穩定。

■葉酸的來源與功用

葉酸的來源有新鮮的綠色蔬菜、肝、腎、瘦肉等。葉酸存在於所有綠色植物中，牛奶、乳製品、肉類、魚類、肝及腎中也有。存在範圍很廣，菠菜中含量很多，當攝取酒類、煙草、咖啡或發生緊迫等現象，則需要額外補充。補充保健食品時建議限量400微克以下。

葉酸的衍生物四氫葉酸為代謝重要輔酶，主要是參與單碳基團的轉移作用。在胺基酸代謝途徑中作為碳基攜帶者，如甲基和甲醯基之移轉或加入，來作為轉甲基反應所需，主司$-CHO$、$-CH_2OH$、$-CH_3$及HCOOH等單碳糖以外官能基轉移。另外，DNA的組成分子胸腺嘧啶之合成過程中，也需要葉酸（四氫葉酸）的參與，DNA及RNA是細胞生成所必需的物質。在肝臟中，葉酸主要的功能為促進甲基化之進行。治療白血病藥物Methotrexate，係利用此藥物結構與葉酸類似，而會產生抑制葉酸之作用。

■葉酸缺乏症

維生素C因為可以防止葉酸被氧化，故維生素C的存在有利於葉酸正常功能的發揮，缺乏葉酸時，巨紅血球細胞成熟將受影響，而導致巨紅血球性貧血，伴隨著白血球減少症的發生；因此，當化療等造成白血球下降時，欲增加白血

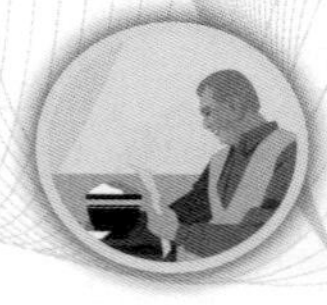
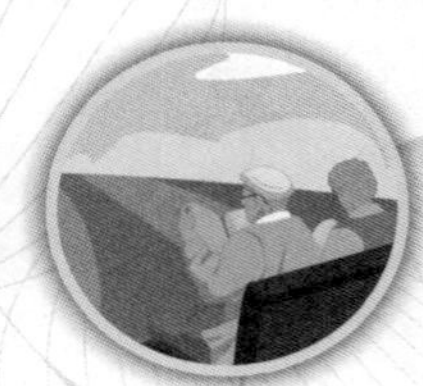

球，除了嚴重時建議施打白血球生成劑外，也建議補充葉酸與「適度」的維生素C。所謂的「適度」，係因爲化療或放射線治療期間，輻射線及化療藥物易產生氧化，因此維生素C、E等抗氧化劑建議不得大量攝取，以免誘發不當的氧化或癌化作用。也有研究指出，缺乏葉酸會發生精神病症候群（如情緒低落）及腸道吸收不正常造成貧血等症狀。葉酸缺乏常見於孕婦及老人，孕婦係因需求量增加，而老人則是因爲腸道吸收力減退所致。

葉酸缺乏時會有如下現象：

1. **巨球性貧血**（macrocytic anemia）：葉酸與DNA、RNA合成有關，因此缺乏時，最先受到影響的是新陳代謝速度最快的紅血球及白血球，紅血球生成數目因此減少，但是血球體積則變大，即巨球性貧血。
2. **生長遲緩**：一般體細胞的生長需要葉酸，缺乏葉酸時，生長會明顯遲緩。
3. **與胎兒腦神經發育有關**：所以目前對於孕婦及懷孕初期之婦女，均建議要補充足夠的葉酸，以降低無腦畸胎及避免脊髓發育不正常。

(九)生物素

1916年，Bateman發現雞蛋蛋白中有一種有毒物質；1927年，Boas發現某種食物可以預防蛋白的毒性，之後研究出生物素。生物素對熱穩定，但在酸或鹼中則不穩定。

■生物素的來源與功用

生物素廣泛存在於動物與植物食品，特別是肝臟、腎臟及酵母中，含量甚多，人體腸道也可合成。保健食品不建議補充。

生物素最主要的功能是固定單碳物質：

1. 促進嘌呤的合成，嘌呤是核酸成分之一，缺乏生物素時，將無法形成核酸，細胞也無法分裂增殖，嚴重影響動物生長。
2. 將丙酸經甲基丙二醯輔酶A轉化成丁二酸鹽，而可進入檸檬酸循環。
3. 促進脂肪酸之合成：在脂肪酸要形成更長的鏈時，能將乙醯輔酶A轉化成丙二醯輔酶A。
4. 與尿素形成有關：尿素循環時，鳥胺酸與二氧化碳來合成尿素時，可形成瓜胺酸，啓動尿素生成循環（**圖3-2**）。

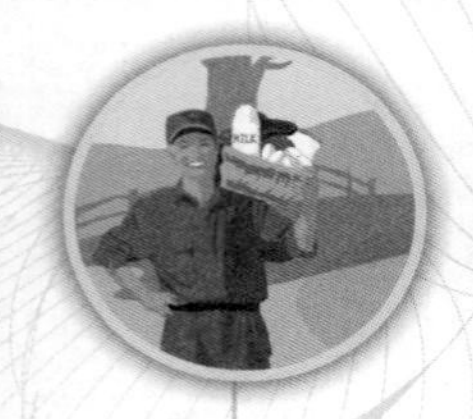
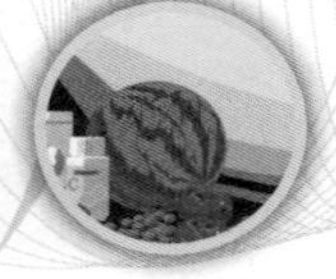

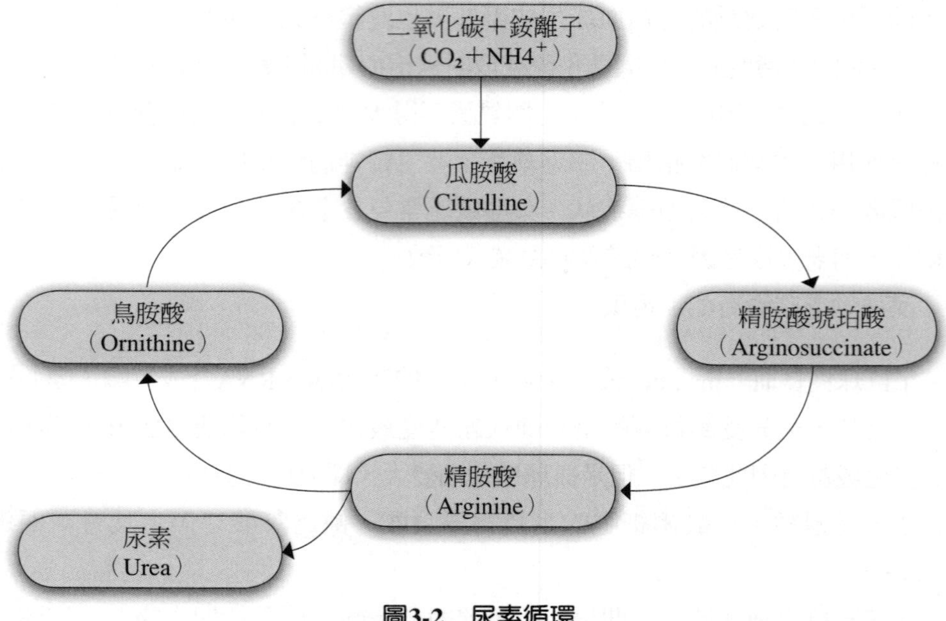

圖3-2　尿素循環

資料來源：李義川（2009）整理製作。

5.某些胺基酸分解時，具有充當轉羧基作用，如白胺酸及異白胺酸。

6.丙酮酸的羧基化：合成草酸乙酸鹽與乙醯輔酶A可形成檸檬酸，啓動檸檬酸循環。

7.為皮膚及指甲等角質化所需，以免發生角質化不全或指甲脫落。

■生物素缺乏症

生物素缺乏時會造成生長遲緩、脫毛及皮膚炎等症狀，但不易發生，除非長期生吃雞蛋蛋白達六週以上，才會發生。由於蛋白中含有抗生物素，因而當其與生物素結合時，會抑制其生理作用，導致無法被腸道吸收。若將雞蛋煮熟即可破壞，所以不宜生吃雞蛋，尤其是蛋白。

(十)膽素

膽素（choline）於1850年時為Maurice Gobley所發現。膽素易吸濕，所以常呈無色黏稠液體，遇熱即行分解。

■膽素的來源與功用

膽素主要存在於蛋黃中，其次是肝臟、腦、心臟、肉類、酵母、黃豆及堅果類等。保健食品不建議補充。

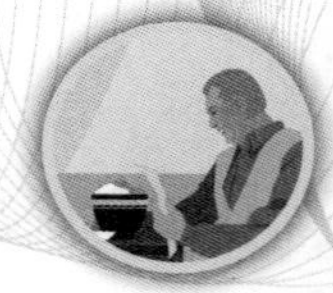
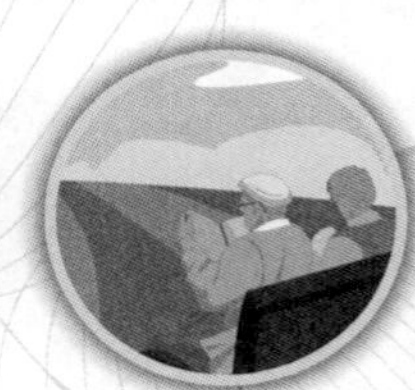

膽素可合成卵磷脂（lecithin）與細胞膜，並與脂肪運輸有關。肝臟合成三酸甘油酯後，必須依靠膽素（卵磷脂）參與，才能順利送出肝外，因此缺乏膽素時，將導致肝臟脂肪無法順利將三酸甘油酯等脂肪運送出去，而易形成脂肪肝。另外，膽素也是乙醯膽鹼（acetylcholine）的原料。

(十一)肌醇

肌醇（inositol）目前的生理功能尚未十分清楚，推測可能與細胞膜上的磷脂類有關，負責細胞外刺激訊息之接受、神經傳導及酵素活性之調整，也可能與脂蛋白運輸有關。

肌醇廣泛存在於肉類、水果、蔬菜、全穀、奶類及酵母等，目前並無肌醇缺乏症的病例報告。

(十二)類脂酸

類脂酸（lipoic acid）與維生素B_1、泛酸、菸鹼酸及維生素B_2共同參與丙酮酸，經氧化脫羧作用，變成乙醯輔酶A過程的輔酶與能量產生有關。

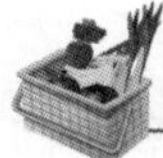

第二節　礦物質

人體體內存在的礦物質種類很多，約有二十二種，而十四種爲人體所必需，中間鈣、磷、鈉、鉀、鎂、硫及氯等七種，因爲在人體中含量很多，需要量也較大，所以被稱爲巨量礦物質；另外七種如鐵、銅、碘、錳、鋅、鈷及氟，因爲身體含量少，需要量也少，所以稱爲微量礦物質。

一、鈣

人體內的礦物質以鈣質最多，分布在骨骼與牙齒內的**鈣**（calcium）約99%，分布於血清、肌肉及神經內的鈣約1%。在補充保健食品時，建議限量在5,000毫克以下。

(一)鈣的來源

牛奶爲鈣質的最主要來源，動物性食物如牛肉及豬肉等均含有鈣質，臺灣本地的小魚或魚乾、蝦類、蛤及牡蠣等，也都是很好的來源。建議連骨頭食

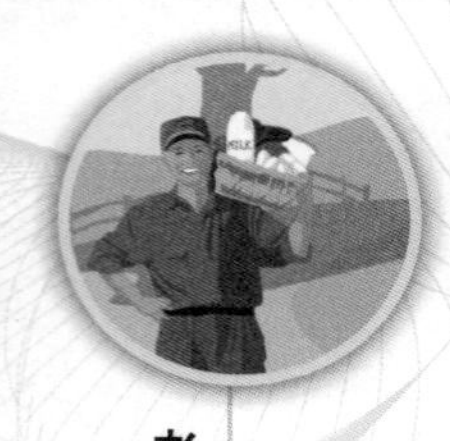
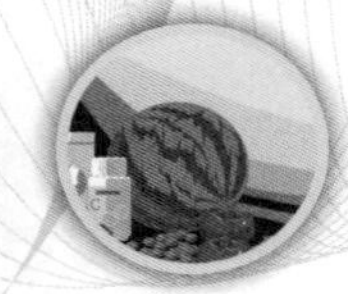

用，但是老人因為牙齒不好，可以使用細碎機或果汁機攪碎後混合食用；植物性食物雖然也含有不少鈣質，但是因為植物性的鈣質，多存在於較粗硬的葉片纖維、穀粒或種子外皮，會因為促進胃腸道蠕動，反而減少了鈣質的吸收。

(二)鈣的特性

■鈣的生理功能

1. **控制神經感應性及肌肉的收縮**：由於末梢神經的感應性與鈣濃度有關，過低的鈣會降低神經感應性閾限，使過度敏感而造成手足痙攣，當提高鈣濃度時，痙攣現象便會消失。
2. **骨骼及牙齒的主要成分**：鈣為構成骨骼及牙齒的主要成分。
3. **維持心臟的正常收縮**：當血鈣濃度過高時，心臟收縮延長，心搏較慢；反之，血鈣過低時，心搏較快。
4. **幫助血液凝固**。
5. **控制細胞膜的通透性**：鈣與鉀負責維持細胞膜的通透性。

■鈣的新陳代謝

鈣質在小腸上段（十二指腸）吸收，進入血液。一般食物鈣的吸收率，約20%至30%，有時也會降至10%或更少，依據身體需求量之狀況而定，即缺乏時吸收率會增加，反之則減少。血液鈣質濃度，由副甲狀腺控制，控制方式是經由血鈣與骨骼之間的互動而得，骨骼是相當穩定的組織，但並非一成不變，骨骼間的鈣質經常與血液中之鈣質互換，所以血清鈣濃度高時，鈣就會沉澱在骨骼上；反之，血液中鈣濃度過低，骨骼中鈣質即游離出來，即骨骼是處於「動態性」的平衡，而身體藉此機制來控制血液鈣的濃度。

1. **增加鈣質的吸收因素**：
   (1)酸鹼值：鈣質在酸性環境下，吸收率較大。另有建議大骨熬湯時，除需小火長時間（四至六小時以上）熬煮外，最後須添加醋酸以增加骨頭鈣質之析出，製造像牛奶（或肥皂）顏色的高鈣大骨湯底。
   (2)維生素D：維生素D可促進小腸上皮細胞中，與鈣質吸收有關的蛋白質的合成。
   (3)乳糖：有適當乳糖存在下，鈣可能與乳糖形成複合分子，有利於鈣的

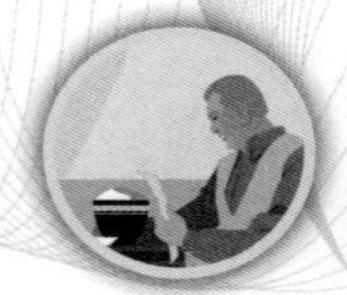
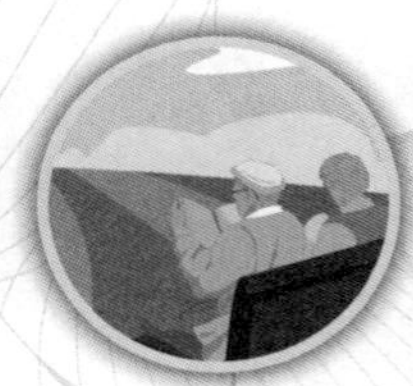

吸收。

(4)身體需求量：倘若身體需要量增加，如生長、懷孕或哺乳時期，鈣的吸收率會增加。

(5)蛋白質：適量的蛋白質可以幫助鈣的吸收，過量則會使鈣質排出於尿中，而造成高尿鈣。

2.減少鈣質吸收的因素：

(1)鈣磷比：磷的攝取量會影響鈣的吸收，過多的磷使鈣的吸收不良，所以飲食中鈣磷的比例最好約是1：1至2：1。現代人因為加工食品含磷量（重合磷酸鹽）高，導致鈣質吸收降低，易造成缺乏症狀。特別是可樂等碳酸飲料，因為含有大量的磷，因此會降低身體的鈣磷比，導致鈣質吸收減少，因此建議最好與三餐間隔兩小時以上。由於可樂是屬於只有熱量的所謂空熱量垃圾食品，能不食用最好，但是因為現實生活不可能一輩子都不喝，因此建議與三餐間隔兩小時以上，來將干擾降至最低。

(2)鎂：鎂可抑制骨骼鈣化。鎂與鈣對於細胞產生互為不同的拮抗作用。

(3)游離脂肪酸：游離脂肪酸過多時，將與鈣結合形成不溶性的肥皂，而阻礙鈣的吸收。

(4)草酸及植酸：草酸（oxalic acid）與植酸均能與鈣結合，形成不溶性鈣鹽。

(5)腸蠕動過快：腹瀉或膳食纖維攝取過多時，腸的蠕動會增加，鈣質停留在腸道的時間會減少，將減低鈣質吸收。

(6)臥床不動：缺乏運動會減少鈣質吸收。

(7)藥物：長期服用利尿劑及含鋁藥物〔如$AL(OH)_3$〕，會減少鈣質吸收。

(8)壓力。

(三)鈣的缺乏

嚴重的鈣質缺乏會引起肌肉痙攣，嬰幼兒嚴重缺乏鈣質會有佝僂病、牙齒損壞或脫落；成人則有骨質軟化及骨質疏鬆等病症。

基於鈣質是國人比較容易缺乏的礦物質，因而國人可以依需要補充適量的鈣質，建議參照美國標準提高老人的攝取量（包括婦女懷孕及哺乳期）至1,200

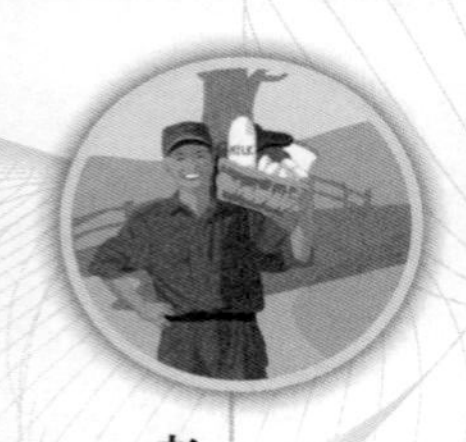
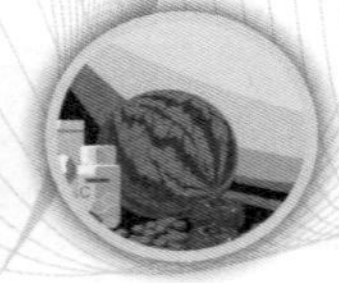

毫克／天（衛生署建議每天1,000毫克）。

二、磷

身體之**磷**（phosphorus）含量，僅次於鈣，或與醣類結合成醣磷酸，再與脂類結合成磷脂，構成高能磷化合物，如ATP、GTP、UTP、核酸及其他含磷化合物。

人體缺乏鈣會造成骨質疏鬆，且容易骨頭斷裂，而磷對骨骼的重要性與鈣同樣重要。人體若長期缺磷，會造成肌肉衰弱，導致骨骼畸形發展。體內鈣和磷的吸收與調節，均受副甲狀腺及維生素D的影響。人體約有80%的磷，存在於骨骼和牙齒，與鈣結合成磷酸鈣，其餘的20%則存在於軟組織與體液內，磷除了是形成骨骼的必備成分之外，還可幫助人體吸收葡萄糖、甘油、運送體內脂肪酸、協助代謝能量及平衡血液的酸鹼度。

(一)磷的來源

磷的來源主要爲牛奶、蛋黃及肉類，植物性食物中，白米及麵粉含量也很高，加工食品常添加品質改良劑「重合磷酸鹽」，所以現代人所攝取的許多加工食品及碳酸飲料（含磷），也是磷的來源之一。

(二)磷的特性

1.**生理功能**：ATP、GTP、UTP及核酸形成磷酸後，可調節身體酸鹼平衡。

2.**影響鈣質吸收**：磷的吸收率高，約可達50%至70%，由於高磷（攝取加工食品時，因爲其中大量添加品質改良劑，如貢丸中添加有重合磷酸鹽以求變脆變Q，因此會導致磷的攝取量增加）會干擾鈣質吸收，所以飲食中鈣、磷比最好維持爲1：1至2：1，其吸收狀況最好。過多的磷會影響鈣的吸收，現在許多兒童及青少年喜歡喝可樂和汽水，而碳酸飲料含有磷，可能會增加日後罹患骨質疏鬆症的危險。

(三)磷的缺乏

磷由於廣泛存在於各種食物中，所以不易缺乏，反而需要注意攝取量多會影響鈣質吸收之問題。因此，不建議自保健食品補充。

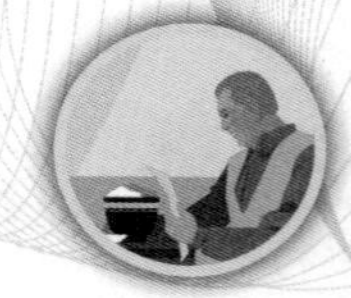
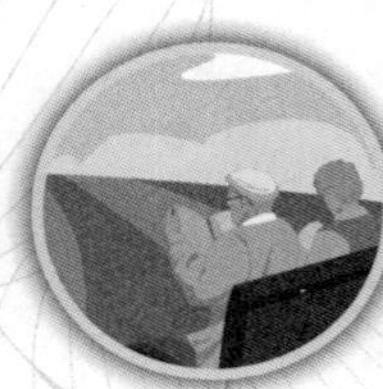

三、鈉

鈉（sodium）是細胞外液的主要陽離子，與氯及重碳酸鹽，共司細胞酸鹼平衡，使體液維持一定滲透壓，維持細胞外液正常體積，主要作用是控制細胞通透性，並控制肌肉感應性。腎臟會根據細胞外液中，鈉缺乏或過多的狀態，調節尿鈉的排出，但是反應時間會變得較慢。

(一)鈉的來源

大多數食物均含有鈉，而大部分的鈉，都是來自加工食品，尤其醃漬、罐頭食品、濃縮的湯料、醬汁及各種零食如洋芋片等，大都添加了多量的鈉，因此，不建議自保健食品補充。食鹽及醬油含鈉量最多，加工過的食品如鹹菜、醃肉、火腿、鹹蛋、乾酪、奶油、熟魚乾、加工食品罐頭、餅乾及海產食物（蚌蛤、牡蠣）等食物，都含有高量的鈉。健康成人一天5克食鹽（等於2克鈉，因爲10克鹽等於4克鈉）就夠了，有高血壓的病人建議以給予5克以下的量爲原則。

依據調查，一般國人每日飲食食鹽攝取量約爲9至18克不等，臺灣地區平均每日爲13克，超過需求量很多，這也是現代人高血壓的主因之一。

(二)鈉的生理功能

食物中的鈉，進入身體後，約95%會被吸收，攝取量越多，吸收量也越多。吸收後的鈉，在體內作用後，由腎臟過濾排出，但大部分的鈉會在腎臟重新再吸收回去。體內平衡的維持，是由腎臟的腎上腺皮質激素來進行調解與控制，當血液中鈉含量升高時，會刺激腦下視丘產生口渴的感覺，飲水後調整體內滲透壓；若血鈉過低時，則由腎上腺皮質激素控制，使鈉再吸收率增加，減少排出量。

(三)鈉的缺乏

嚴重腹瀉、嘔吐、高溫運動、大量流汗，會造成低血鈉症。低血鈉的病人會有噁心、疲倦、腹部與腿部抽筋及體內酸鹼無法維持平衡。

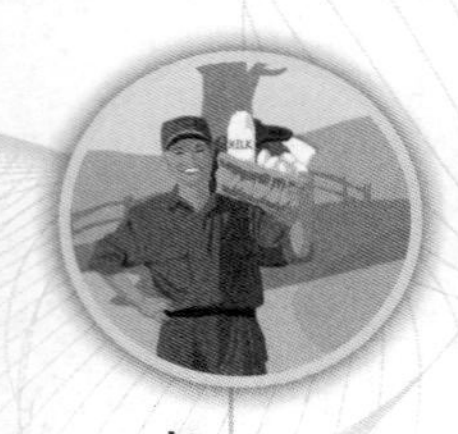
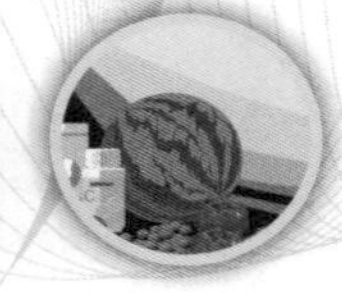

四、氯

身體細胞之酸鹼平衡，是以氯化鈉的形式存在於細胞外液，而以氯化鉀形式存在於細胞內，共同作用於酸鹼平衡、水分平衡及滲透壓。**氯**（chlorine）也是胃酸的主要成分。

(一)氯的來源

食鹽是由氯及鈉所組成，只要鈉的攝取量適當，氯的量也會足夠，只是國人鈉多半過量，因此氯也過量，雖然目前比較缺乏研究氯過量之報告，不過保健食品仍不建議補充。

(二)氯的生理功能

氯的新陳代謝與鈉密不可分，食鹽是由氯及鈉所組成，鈉的新陳代謝不正常，同樣會引起氯的代謝不正常，嘔吐、腹瀉或流汗過多時，鈉的排泄量增加，也同時引起氯的缺乏。

五、氟

氟（fluorine）也是骨骼與牙齒不可缺少的成分。少量的氟可以促進牙齒的琺瑯質抵抗細菌酸性腐蝕，防止蛀牙。水中加氟，以1ppm爲最適宜；不過因爲氟過量有毒性，且目前缺乏定量氟的檢驗試劑，因此過去公共衛生學者，雖然一直想藉水中加氟來預防蛀牙，卻無法有效落實執行。身體中的氟，由汗腺及腎臟排出，缺氟地區可以藉由牙膏加氟，也可以改善蛀牙。保健食品不建議補充。

(一)氟的來源

除了飲水之外，氟的來源還包括海藻類、海產類及添加氟的牙膏。

(二)氟的生理功能

氟可以防止齲齒（蛀牙），並可以構成骨骼的礦物質結構與治療骨質疏鬆症。

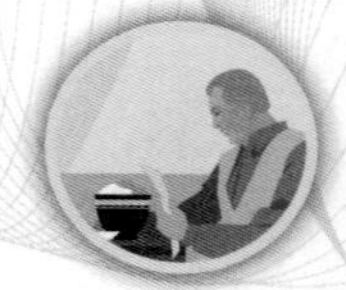
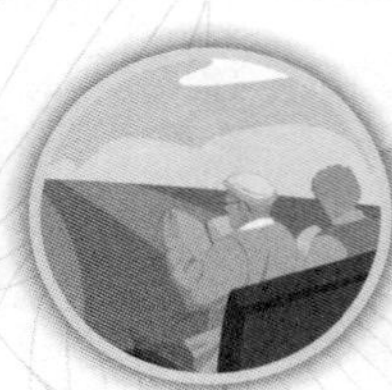

六、鉀

大部分的**鉀**（potassium）存在於細胞內，與細胞外液的鈉共同維持體內酸鹼平衡、正常的滲透壓及體內水分的穩定。

(一)鉀的來源

鉀依據衛生署的資料來源爲瘦肉、內臟與五穀類。但鉀廣泛分布在細胞外液中，因此所有活體細胞均含有鉀。主要食物來源應爲水果和蔬菜，包括香蕉、梨子、桃子、菠菜、馬鈴薯、番茄和各種果汁等，牛奶、全穀類和肉類也是良好的食物來源。補充保健食品時建議限量5,000毫克以下。

(二)鉀的生理功能

腎臟是排泄鉀的主要器官。鉀的排泄受到酸鹼平衡及腎上腺皮質素的影響；腎上腺皮質激素可保留鈉，同時也可促進鉀的排泄。正常的腎臟對於鉀的排泄能力很強，所以正常的人並不會血鉀過高，而腎衰竭與透析（洗腎）患者，則因爲腎功能不足，無法順利排除多餘的鉀，而須特別注意高鉀問題，以免引起心律不整等心臟毛病。

(三)鉀的缺乏

由於鉀廣泛分布在肌肉神經及血球，並存在於細胞外液中，因此鉀含量若不正常，會導致骨骼肌癱瘓、神經傳導及心肌活動不正常（如心律不整）。另外，低血鉀時，因爲肌肉無法收縮或發生痲痺，心臟會因心肌收縮能力微弱而擴大，心搏將加快。

■引起低血鉀的原因

引起低血鉀的常見原因有：

1.**鉀的攝取不足**：食物如穀類、水果、肉類、魚類、蔬菜等富含鉀，在正常飲食條件下，每日所獲得的鉀可滿足生理需要，當病人不能進食或少進食超過兩週以上，在靜脈輸液中又未能完全補充鉀時，容易引起鉀的缺乏。另外，在使用排鉀利尿劑或某些病理情況下，尿中排鉀增多時，攝取不足可能是因素。

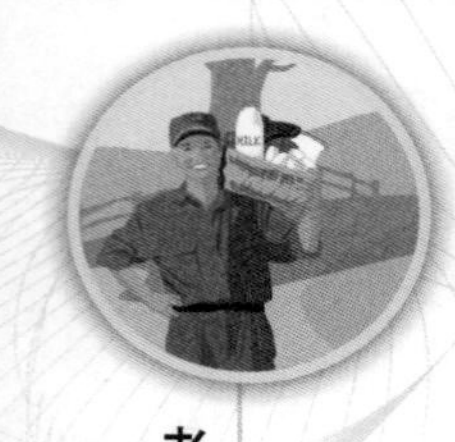
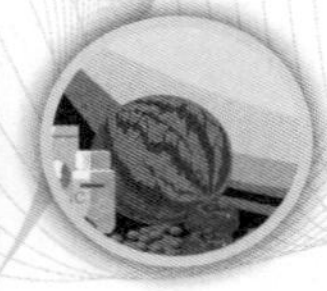

2.**鉀的排出過多**：鉀主要經由胃腸道或腎流失：

(1)胃腸道的流失：由於消化液中的鉀含量較血漿爲高，如胃液含鉀約14 mmol / L、腸液含鉀6-7 mmol / L，因而若長期或大量嘔吐、腹瀉、持續胃腸引流或吸引、腸瘺等，均可因消化液大量流失而致低鉀。

(2)腎失鉀：使用排鉀利尿劑，或有腎臟疾病如急性腎功能衰竭患者，在多尿期、腎小管酸中毒、尿路阻塞解除後的利尿、失鹽性腎病（失鉀性腎病）時，會有大量的鉀從尿中排出；另外服用大量甘草或其製劑，也會導致低血鉀。

(3)其他：如燒傷、腹腔引流、血液及腹膜透析等均會流失。

3.**細胞內轉移**：使用大量胰島素及靜脈點滴注射補充葡萄糖時，將使鉀由血漿向細胞內轉移。

七、硫

(一)硫的來源

含蛋白質豐富的食物都是**硫**（sulfur）的良好來源。

(二)硫的生理功能

硫的主要功能是構成胺基酸、維生素、軟骨與肌腱的成分。硫爲含硫胺基酸，如半胱胺酸及甲硫胺酸的主成分，半胱胺酸爲毛髮及指甲中角質蛋白的主要胺基酸。硫也是麩胱甘肽、輔酶A、維生素B_1、生物素及類脂肪酸等重要物質的成分。

八、鎂

人體的骨骼及牙齒中除了鈣與磷外，尚有大量的**鎂**（magnesium），約有70%存在骨骼中，其他的30%存在於柔軟組織中。

(一)鎂的來源

鎂存在於葉綠素中，因此主要的食物來源是綠色蔬菜。其他爲硬果、莢豆、五穀、海產類、可可及巧克力等食物。補充保健食品時建議限量300毫克以下。

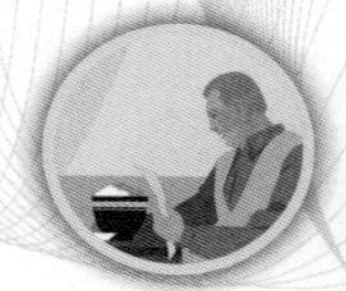
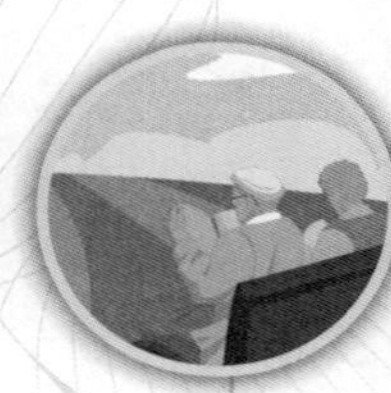

(二)鎂的生理功能

1.抑制骨骼鈣化：鎂與鈣二者互有拮抗作用，因此影響鎂吸收率之因素，也會影響到鈣之吸收，當鈣吸收攝取量多時，鎂的吸收率則相對降低。因此骨質疏鬆的老人，除了要注意鈣質攝取外，許多研究也提醒要注意到鎂的問題。

2.鎂與鈉、鉀、鈣共同維持心臟、肌肉及神經等器官的正常功能。

3.參與碳水化合物的新陳代謝及高能鍵的能量轉移。

4.鎂使肌肉放鬆，但鈣會刺激肌肉收縮。

大部分鎂攝取量多時，吸收率少，攝取量低時吸收率則增加。體內過量的鎂，由腎臟排出體外，腎臟對鎂的保留較強，但受血鈣量影響。

(三)鎂的缺乏

鎂的缺乏症並不常見，大部分好發於吸收不良患者、嚴重嘔吐或注射大量不含鎂輸液製劑，缺乏時患者手腳顫抖、神經過敏，血清鎂濃度降低，但血鈣仍正常。

九、鐵

鐵（iron）存在於血紅素、肌紅蛋白、細胞色素、少數酵素（觸酶內）、網狀內皮細胞、肝臟及骨髓內。

(一)鐵的來源

鐵含量最多的食物是肉類、菠菜、海產類、肝臟和全穀類等，尤其是肉類和肝臟的鐵質吸收率最佳。肉類中紅色越深者，含鐵量越高。一般飲食鐵的吸收率約為6%，若是貧血患者之鐵質吸收率，可高達35%，蛋黃、菠菜及全麥等，因含磷酸、植酸及草酸，會干擾鐵的吸收。有些穀類食品會額外添加鐵，如早餐營養穀片；因此老人如果想增加鐵質攝取，可以參考食用。補充保健食品時建議限量30毫克以下。

(二)鐵的生理功能

1.血紅素及肌紅蛋白的鐵，負責氧及二氧化碳的運輸。

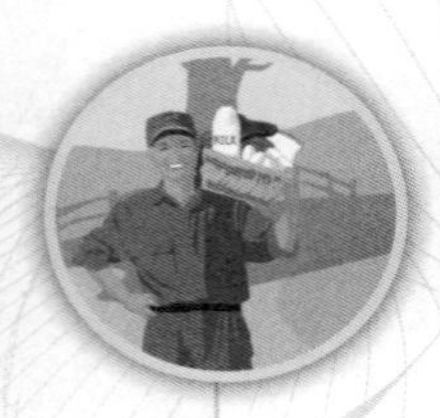
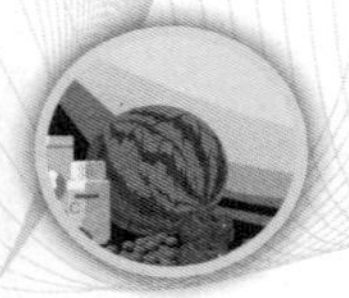
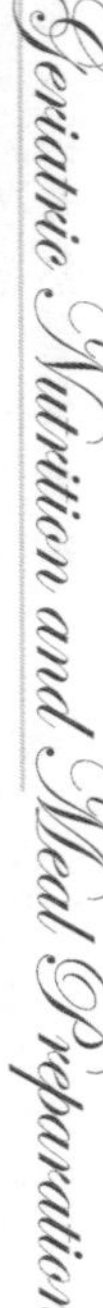

2.細胞色素內的鐵，負責呼吸鏈中的電子傳遞及能量合成。

3.與細胞免疫有關聯。

(三)鐵的代謝與吸收

■鐵的吸收

飲食中的鐵質計分爲兩種：

1.**血基質鐵**：存於血紅素及肌紅蛋白中，如肉類的鐵是由鐵與Porphyrin（血紅素中非蛋白的多環狀結構部分）形成之複合血基質鐵。血基質鐵占總飲食總鐵量的5%至10%，容易吸收（吸收率約25%左右），吸收率不受飲食成分或腸道環境（酸鹼值）之影響。

2.**非血基質鐵**：多存在於非動物性食物中，吸收率較低（約5%左右），且易受磷酸、草酸及植酸的含量影響（合成不溶性化合物，將阻礙鐵的吸收）；另外，吸收狀況會因身體缺鐵狀況之高低而改變，即當老人發生缺鐵狀況時，吸收率會增加。

食物鐵爲三價鐵，多半與氫氧根（－OH）或其他有機物結合，在胃部先經胃酸作用，分解成游離三價鐵離子，再由還原劑（如維生素C）將三價鐵離子還原成二價鐵離子，才能進入小腸，爲身體所吸收；小腸吸收後，再轉變成三價鐵離子，與蛋白質結合成鐵蛋白；因此老人鐵質缺乏時，除補充鐵質以外，還需要增加補充維生素C；血色素偏低時，則另外需要增加攝取維生素C、E、B_{12}及葉酸等與血球形成有關之維生素。

■鐵的運輸

進入小腸的二價鐵，在血漿立刻氧化成三價鐵，送到骨髓的網狀血球內，與原紫質形成血基質，再與球蛋白結合成爲血色素。

■鐵的排泄

在紅血球破裂時會釋放出鐵，大部分再形成運鐵蛋白，或送到骨髓製造成血色素，所以鐵由尿中排出的量很少。銅是促成鐵轉變成運鐵蛋白的礦物質，故在造血時，銅屬於不可或缺之物質，惟其需要量比鐵少，其他如維生素C、E、B_{12}及葉酸等，可以幫助血球形成；也是不可或缺之成分。

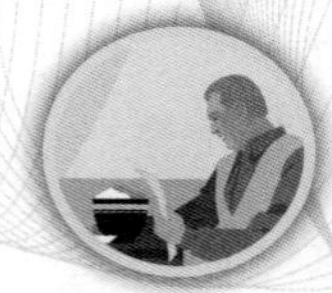
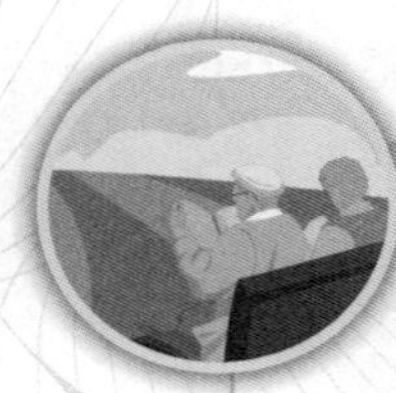

(四)鐵的缺乏與建議攝取量

缺鐵會發生**小球性貧血**（microcytic anemia），多半是飲食不當或發生潰瘍，導致大量流失血液（鐵質）而引起，因爲鐵的排泄量很低，正常應該不致於缺乏，除非過度失血、懷孕、哺乳及不適當飲食（高醣低蛋白質飲食），或胃腸消化吸收功能不良等狀況，才會發生缺鐵性貧血。

缺鐵時的建議攝取量，老人是10毫克／天（美國則建議8毫克／天，主因是美國人牛肉等紅肉攝取量多，故飲食文化不同，建議攝取量也不一樣）。另外，由於日常國人膳食中鐵質攝取量不足以彌補孕婦懷孕分娩失血及分泌損失，建議當懷孕第三期至分娩後兩個月，每日另以鐵鹽供給30毫克之鐵質。

十、銅

銅（copper）同時存在於紅血球內外。紅血球內蛋白質，能與銅結合成血球銅蛋白，在血球外（血漿中）的則稱爲血漿藍銅蛋白，可幫助血漿二價鐵氧化成三價鐵，因此在紅血球形成過程中，提高了三價鐵，轉變成傳遞蛋白的比率，故銅扮演著催化的重要地位。

(一)銅的來源

銅的主要來源爲肝臟、海產類、全穀類、核穀類、動物內臟、海魚、牡蠣、禽肉、乾豆及硬果等。補充保健食品時建議限量1毫克以下。

(二)銅的缺乏

缺銅時，組織鐵將無法進入血漿，因此缺銅也會伴隨缺鐵症狀，產生小球性低血紅素貧血。

十一、碘

碘（iodine）是甲狀腺激素（thyroid hormone）的主要成分，負責調整細胞氧化作用，並影響人體的基礎代謝率、神經肌肉功能、生長及生育能力。甲狀腺是碘的最大儲藏所，甲狀腺可合成甲狀腺激素。保健食品不建議補充。

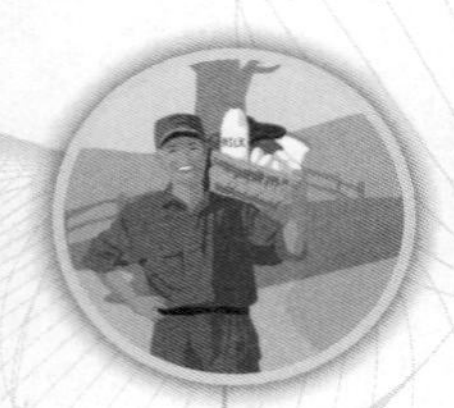
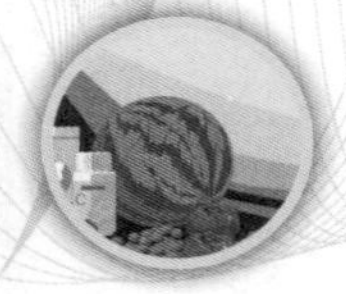
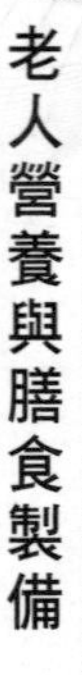

(一)碘的來源

食物的碘含量取決於土壤中碘含量，靠海岸地區的食物含量高，如海產類海帶、紫菜、海魚及貝類，是含碘量較高的食品；而解決地方性缺碘性甲狀腺腫最好的方法，就是在食鹽中加碘。因此碘的食物來源，包含海產類、海藻類、乳製品與食鹽。

(二)碘的吸收與代謝

碘進入血液中，立即被甲狀腺吸收，並與酪胺酸結合成甲狀腺素；組織利用甲狀腺素時，會釋放碘在血液中，血液中的碘與蛋白質結合約99%，稱爲**碘結合蛋白**（protein bound iodine），游離狀態的碘僅占1%。過多的碘則由腎臟排出。

(三)碘的缺乏

碘缺乏症有：

1. **地方性甲狀腺腫**：因爲食物缺碘，甲狀腺以少量碘合成甲狀腺素，導致過度使用甲狀腺而造成腫大，稱爲地方性甲狀腺腫（大脖子），是臺灣三、四十年前普遍的疾病，後來當局在鹽中添加碘之後就較爲少見。而患者除甲狀腺外觀呈現腫大外，並無其他不適，基礎代謝率也正常，一般婦女比男子容易罹患，青春期及懷孕期的女子罹患率較高。
2. 呆小症：孕婦飲食中發生嚴重碘短缺時，導致出生後的嬰兒，因爲嚴重缺碘，基礎代謝率降低、肌肉鬆弛無力、皮膚乾燥、骨骼生長停止及智力發展遲緩；嚴重的呆小症患者，中樞神經系統因爲受到傷害，可能無法治療。

十二、鋅

鋅（zinc）參與很多酵素的活性功用，如鹼性磷酸酯解酶及蛋白質合成酵素活化作用。

(一)鋅的來源

蛋白質含量較高的食物，其鋅的含量也較多，尤其是海產類如牡蠣、蝦、蟹及肉類（如牛肉）。植物食品因含多量纖維及植酸，會與鋅結合而影響吸

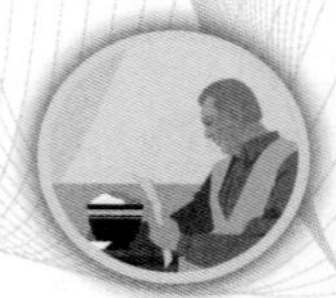
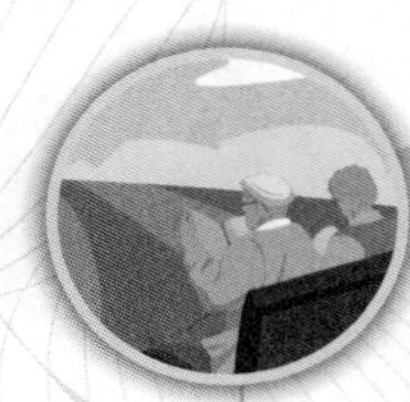

收。補充保健食品時建議限量15毫克以下。

(二)鋅的缺乏

血清中鋅含量偏低，會造成下痢、妄想症、口腔及肛門皮膚炎，長期缺乏鋅會有生長遲緩、個子矮小、傷口癒合不佳、肝脾腫大、性腺機能減退、第二性徵不明顯、血清鹼性磷酸酯解酶含量低及貧血（嚴重小球性低血紅素貧血）。

十三、鉻

鉻（chromium）是人體所必需的微量元素，缺鉻會引起糖尿病等病症。適量的三價鉻可以幫助胰島素促進葡萄糖進入細胞之效率，不過三價鉻只能「協助」胰島素降低血糖，無法完全取代胰島素。因爲第二型糖尿病患者的細胞會對品質有缺陷的胰島素產生「抗拒」（阻抗），但也有少部分品質較佳的胰島素仍能運送血糖進入細胞。因此三價鉻只扮演了輔助運輸，只能幫助病人降低血糖，無法完全取代胰島素，所以三價鉻與葡萄糖的新陳代謝有關。鉻對植物生長有刺激作用，可提高收穫量，但如鉻過多，對人和動植物都是有害的。

(一)鉻的來源

鉻的來源有酵母、牡蠣、連皮的馬鈴薯、肝臟、海產類、全穀、雞肉、豬肉、乾酪及蔬菜水果。補充保健食品時建議限量150微克以下。

(二)鉻的缺乏

鉻缺乏會使葡萄糖的耐受性變差（糖尿病前兆）、生長不佳及周圍神經炎等。

十四、鈷

鈷（cobalt）是維生素B_{12}的成分，是人體必需的微量礦物質，與維生素B_{12}一起促進正常紅血球的形成，防止貧血。

(一)鈷的來源

鈷的來源有肝臟、腎臟、肉類、牡蠣及蛤。植物食品由於不含維生素B_{12}，

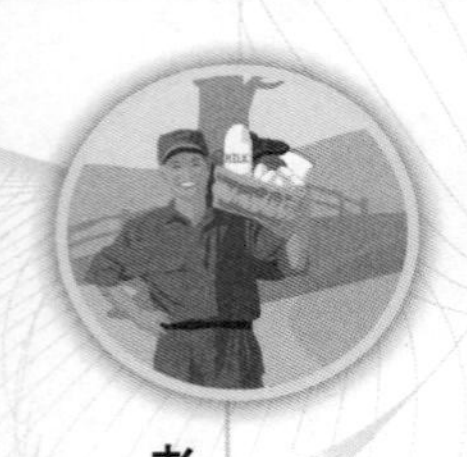
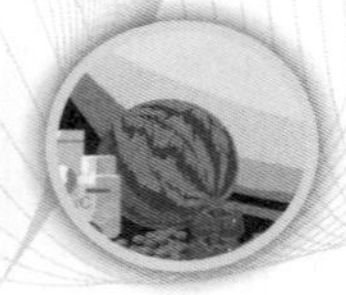

所以純素食者，從食物中幾乎無法攝取到鈷，需要額外補充，否則會產生缺乏症狀。

(二)鈷的缺乏

由於鈷為維生素B_{12}的成分，缺乏時會導致惡性貧血，產生原因多半為遺傳，因不能分泌適當的內在因子所致，較少因為飲食不當而引起。

十五、硒

硒（selenium）為抗氧化酵素（如麩胺基硫過氧化酶）的重要成分，過量會對身體產生毒性。

(一)硒的來源

硒的來源有魚類、肉類、內臟、蛋、奶製品、穀類及種子類。硒含量受到土壤含量影響。存在於許多的蔬菜中，其中以大蒜、洋蔥、小麥胚芽、奶油、全穀類或是海產類為最多。需求量會隨飲食中之不飽和脂肪酸量增多，而增加攝取量。補充保健食品時建議限量80微克以下。

(二)硒的生理功能

硒對某些動物體有毒，但對人相當重要。硒是抗氧化酵素（如麩胺基硫過氧化酶）的重要成分；此類酵素，是用來防止體內過氧化物過度沉積，避免細胞膜及細胞微粒膜受到氧化傷害，可與維生素E（有加成性）及NADH等，共同清除過氧化物，因此老人如果需要補充抗氧化維生素時，綜合製劑（含多種維生素與礦物質者）要比單一製劑理想。

十六、錳

錳（manganese）可能與某些酵素活化、充當輔酶，與含硫之黏多醣類合成有關，細胞在高爾基體及粗內質網合成黏多醣，所以錳缺乏時，易引起高爾基體病變，粒腺體也會發生變化。

(一)錳的來源與生理功能

錳的來源有藍莓、麥糠、乾豆、硬果、萵苣、堅果、豆類、葡萄乾、全麥

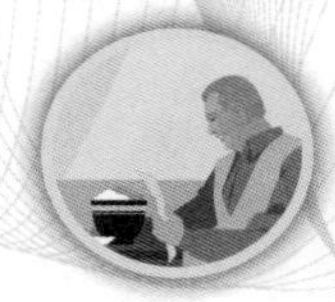
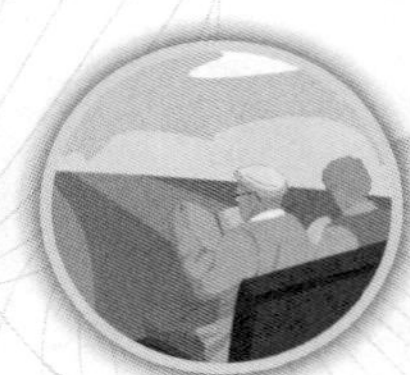

穀類、菠菜、茶及鳳梨，動物性食品中含量甚少。保健食品不建議補充。

錳主要儲存在肝臟、腎臟及血液中。大多數的錳藉膽汁排到小腸，極少量會由尿液排出體外。生理功能可能與某些酵素的活化有關，如骨骼或血液中的磷酸酯解酶等，錳有可能可以作爲一些酵素的輔酶進行生理作用。

(二)錳的缺乏

錳缺乏時，細胞內的高爾基體及粗內質網易發生病變，同時連帶影響粒腺體也發生變化，但很少發現缺乏症。

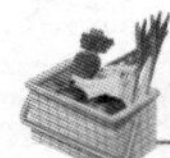

第三節　蔬菜水果的好處

一、多吃蔬菜水果的好處

蔬菜水果含有保護作用的植物化學成分、維生素C與膳食纖維，肝臟要排毒須有各式各樣的氧化酵素參與；而新鮮蔬菜和水果的植物化學成分，能增加酵素形成。動物實驗發現，餵食致癌食物，同時給予含植物化學成分很多的蔬菜，其罹癌機會相對降低，顯示出新鮮蔬菜和水果的保護作用；另外植物化學成分較不受加熱影響，在烹調煮熟後，還會發生作用。

蔬果抑制癌細胞的可能機轉爲：改變細胞內鈉鉀之比值。生機飲食強調細胞內之鉀鈉失衡，是慢性疾病的徵兆，包括癌症；年輕的細胞，鉀的比值較高，鈉較低，容易防止癌化發生，而當年紀超過40歲時，細胞內的鈉開始超過鉀，細胞走向老化，若長期攝取太鹹的食物及魚、肉類，會加速鈉鉀比值的改變，較易發生細胞老化及癌化。因此建議長期多食用植物性食物，可以維持高鉀低鈉，而防止癌化傾向；當鉀缺乏導致鈉帶著水進入細胞內時，將造成細胞水腫和發生許多官能障礙，所以癌症老人的膳食，會建議無鹽或低鹽、大量新鮮蔬菜與水果，就是因爲蔬果中含有豐富的鉀質。

新鮮蔬果含有豐富礦物質、微量元素、酵素和維生素，可以促進身體的代謝，維持血液微鹼性之特質。健康人的血液酸鹼值通常介於7.35至7.45，爲微鹼性，所以需要維持微鹼性的血液，藉由多攝取蔬菜與水果，可維持血液鹼性。聖經記載，巴比倫國王Nebuchadrezzar因苦於病魔折磨，過著像野獸般的生活時，由於得到上帝啓示，改像牛般攝取青草作爲飲食，最後得以痊癒。血液的

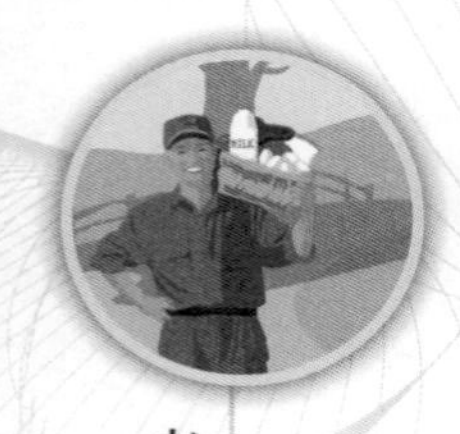
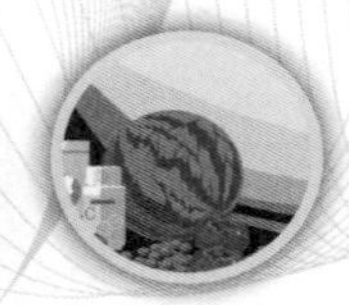

功用，是負責在全身各處運送養分及廢物，血液健康才能圓滿達成運輸任務，而要維持血液健康就是要保持適度的微鹼性。

蛋白質在人體代謝時，會產生硫酸與磷酸，攝取大魚大肉等過多蛋白質食物代謝時，將產生硫酸等酸性物質，人體爲了防止過多酸性物質影響血液之酸鹼值，血液的礦物質如鈣及鉀等鹼性元素，必須釋出以提高酸鹼值；通常鈣或鉀是以碳酸鈣或碳酸鉀的形式存在，當碳酸鈣與蛋白質代謝的硫酸物質相遇時，碳酸鈣中的鈣會立刻分解釋出，與硫酸形成中性的硫酸鈣、二氧化碳及水而排出體外，因此血液必須經常含有鈣及鉀等礦物質，以利保持適當的鹼性，故應多攝食含礦物質的食物，如蔬菜及水果以有益身體健康；同理，奶類雖然可以補充鈣質，但因含有大量蛋白質，一旦過量將導致高蛋白質攝取過多，對於身體也會有損傷。均衡飲食，不要攝取太多也不要太少，維持體內適度的平衡，以下爲多吃蔬菜水果的好處：

1.提高人體免疫力，如各種植物多醣體，可增加自然殺手細胞及T細胞，活化巨噬細胞，分泌腫瘤壞死因子，產生白介素、干擾素、淋巴球，及促進抗體產生等來抑制癌症。
2.誘導癌細胞走向良性分化，使癌細胞不再分裂及成長。
3.抑制癌血管新生，使癌細胞成長時沒有血流營養供應，而停止生長及避免轉移。
4.促進癌細胞走向凋亡，控制其成長。
5.抗氧化（或抗自由基）的作用，使自由基不致損傷正常細胞基因，減少癌細胞形成。
6.抑制細胞訊號傳遞。癌細胞的成長，往往需要生長激素，生長激素透過細胞內的訊號傳遞系統放大，使癌細胞不斷分裂增生，因此如果能抑制訊號傳遞系統，就能延後癌化過程及抑制癌細胞分裂與成長。
7.植物類雌激素之拮抗作用，具有減低雄性或雌性激素對細胞的作用，因而抑制性荷爾蒙相關之癌細胞的成長。

二、蔬果保護成分與預防癌症之關係

1.多攝取綠色及黃色蔬菜，可降低口腔癌及咽喉癌的發生率，證據顯示如在日常飲食中增加攝取蔬菜與水果，的確可減少口腔癌及咽喉癌，每日

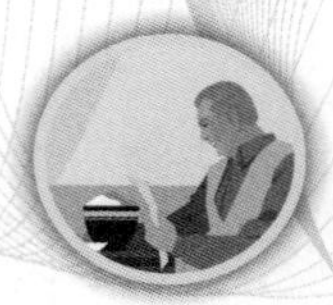
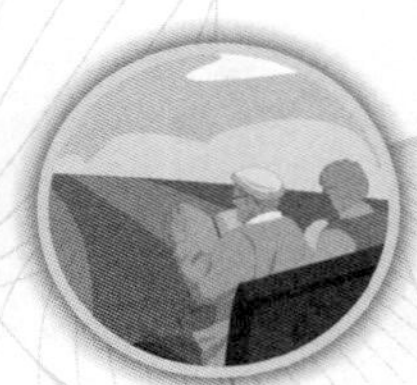

攝取蔬菜水果者與每日不攝取的人相比較，可減低50%的罹癌率，不僅減少咽喉癌，同時還減低上呼吸道癌症。酒及煙是咽喉癌的兩大重要致癌因素，而蔬果則可有效預防。另外還可預防及降低食道癌的風險，對於經常飲酒及吸煙的高危險群，也有預防作用；醃漬蔬菜則會引起食道癌。多量蔬菜水果確實可減低罹患胰臟癌。要減低罹患肝癌，每星期攝取多量的新鮮蔬菜較能抑制肝癌，綠黃葉蔬菜則有預防作用。也可減少腸癌，因此有腸癌遺傳家族史者，建議應該多食蔬菜。

2.每日多次食用蔬菜及水果，可減少罹患卵巢癌。食用生菜、胡蘿蔔、綠色蔬菜或黃色蔬菜或蔬菜中的纖維，都可減少罹患卵巢癌。多攝取某些蔬菜或大量攝取蔬果，可減少子宮內膜癌，如綠花椰菜、花椰菜、菠菜、萵苣、胡蘿蔔及番茄等。多食用胡蘿蔔、新鮮水果及朝鮮薊、梨瓜可有效降低發生率。綠色及黃色蔬菜可預防攝護腺癌。不過水果對攝護腺癌的預防較不明顯，但是蔬菜則確能預防及降低攝護腺癌。

3.多攝取胡蘿蔔、番茄、蜜柑及橘子，統計學上顯示不僅可降低鼻咽癌，並有保護預防作用。天天食用蔬果，或每星期三次，有預防癌化作用，特別是食用水果、草菇或煮熟的蔬菜。蔬果可減少罹患直腸癌。每天至少吃一種以上的蔬菜水果，就具有預防作用，十字花科蔬菜更佳，水果則建議多食漿果，如草莓或楊莓。有報告指出，食用罐頭或煮熟的水果，沒有保護作用；所有水果一定要生食，並且儘量連皮吃；捲心菜、甜菜類、茼蒿菜、菠菜等蔬菜，能有效減少罹患大腸癌。十字花科蔬菜能減少大腸直腸癌，也可減少息肉發生。

4.蔬菜水果可預防乳癌。單單攝取洋蔥，就可預防乳癌。另外，在煮熟或生食蔬菜上，有報告指出生食才有效，但也有報告指出需熟食才有效。早期乳癌病人，如平常多食用蔬菜水果，治療效率將較佳。因此乳癌患者應增加蔬菜及水果的攝取，特別是綠色蔬菜。

5.飲食缺碘，會增加甲狀腺癌發生機率，但如增加蔬菜的攝取，則可減少甲狀腺癌的發生，特別是胡蘿蔔、柑橘、捲心菜都是。但也有指出，捲心菜、花椰菜、綠花椰菜、小包心菜與綠甜菜等，可能會引起甲狀腺腫大。

6.體重過重及嗜食紅肉者，爲腎臟癌高危險群，而多食用蔬菜，則有預防作用。菠菜、捲心菜、豌豆類能降低危機，香蕉、胡蘿蔔具有保護作

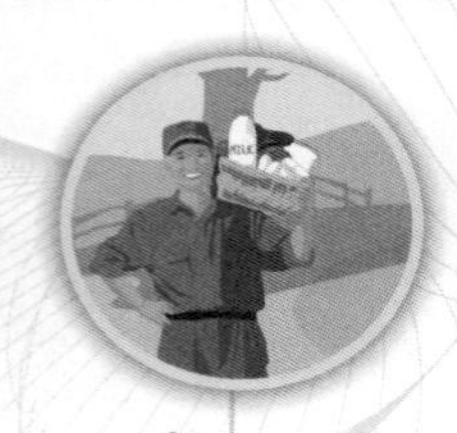
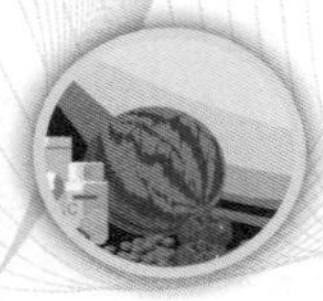

用。所以蔬菜很可能具有減低罹患腎臟癌的機率。

7.蔬菜水果的葉酸（folate）可減少DNA因缺少甲基引起染色體破損而致癌。蔬菜水果中含有大量抗氧化物，可減少自由基，避免自由基在最後DNA致癌突變上的激發作用。蔬菜、水果、穀類、麥等因爲富含大量植物纖維，不但可減少腸子的癌症及疾病，也可以減少糖尿病。攝取大量蔬菜、水果會有飽足感，且熱量低，不會增肥，可減低癌症發生，因爲肥胖本身就是致癌高危險因素。水果除提供維生素、纖維及礦物質外，還有很多植物化學成分，可產生去毒酵素，減低外來致癌物質對於細胞DNA的損傷。蔬果中之類黃酮素能增強細胞排出致癌藥物的功能，故可減少危害；另外，蔬果中的多酚（polyphenols）以茶葉中含量較多，動物實驗發現，可阻止因化學致癌物引起的肺腫瘤，也可阻止因亞硝酸鹽引起的致癌化。

8.葡萄糖類（glucosinolates）：以十字花科的蔬菜含量較多，可防止乳癌動情激素的代謝物，阻止乳癌的演化。

9.吲哚（靛基素）能增強氧化作用，並加強麩胺基硫－硫轉移媒的作用，可加強治癌藥物停留細胞內的作用，動物實驗發現，可減低因化學物引起的大老鼠的腫瘤，如肝癌、乳癌及前胃癌的發生。

10.植物類脂醇（piant steroid）：大老鼠實驗中，如餵食0.2%麥胚脂醇，可減低因化學藥物引起的腫瘤。研究食蔬者的糞便之中，麥胚脂醇量較高；可能是食蔬者較少罹患癌症之原因。

11.植物皂素存在於豆莢內，黃豆中有很多；植物皂素會與膽酸及膽固醇結合，具有抗癌作用。

12.芬芳無色之結晶體（coumarins）產自黍豆、甜苜蓿及其他植物。在小動物身上，能有效阻止化學物引起的腫瘤，特別是前胃癌及乳癌。

13.臨床試驗發現多食用蒜蔥素（allin compound），可預防胃癌。多食用大蒜、洋蔥的地區，胃癌的死亡率偏低，但作用機轉尙不明確。

14.類胡蘿蔔素是維生素A的前驅體，主要是使細胞成熟分化。類胡蘿蔔素在癌症的預防上，已證實對防止再發有效；但是英國引述芬蘭與美國的研究，呼籲藥廠，應在含有β－胡蘿蔔素的維生素丸包裝上，印上警告的字眼，提醒抽煙民衆，服用含有胡蘿蔔素的維生素丸會增加罹患肺癌的機會；顯然要獲得胡蘿蔔素等抗癌成分之好處，仍以由自然食物獲得

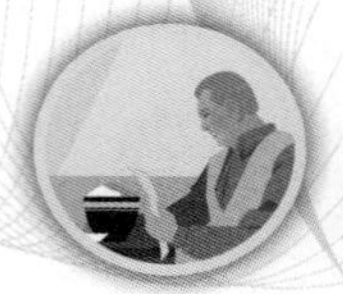
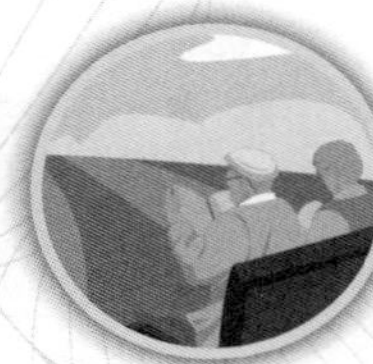

為原則。

15.菇類、豆類之多醣體可提高免疫力，如提升自然殺手細胞量。黃豆富含植物性女性荷爾蒙（phytoestrogen），具有對抗性荷爾蒙作用，多食用可減少乳癌及攝護腺癌。

16.纖維的保護作用，可以減少排泄物在腸內的停留時間。纖維的來源，多存於五穀、麩皮及糙米。

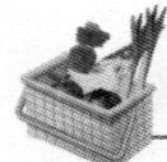

第四節　水分

體內的水可分為細胞內液、細胞外液及細胞間液。細胞內液指細胞內的水分，約占體重40%，細胞外液指血漿、淋巴、脊髓液及身體分泌液，約占體重20%，細胞間液約20%，指存在細胞與細胞間的液體，99%的細胞間液可藉血管上的小孔與血液互相交通，流通情況受血液蛋白質（如白蛋白）所形成之膠體滲透壓控制，細胞間液積聚太多無法排除時，即為水腫。

一、老化調解水分的問題

老化使身體組成改變，年輕人水分約占體重60%，老年人僅為45%，主要是脂肪增加。老化的腎臟，對尿液濃縮及稀釋能力也變差，另外老人在水分缺乏或高滲透壓時，口渴感覺也變差，再加上因為疾病導致活動能力下降，無法適時補充水分、腎臟有效保留鈉能力減少等因素，皆使老人容易發生脫水現象，因此老人每天定期補充水分是很重要的。

二、水分的功能

1.水是細胞間液、分泌液與排出液的成分，如血液、淋巴、消化液、膽汁、汗液及尿液，皆需適當水分。

2.調節體溫。身體產生的熱量，隨體液分散至身體各部位，體溫過高可藉由排汗、呼吸、尿液及糞便的水分排泄至體外來調節體溫。

3.促進正常的排泄作用。尿液、糞便與汗液中之水，可溶解及稀釋體內的廢物，避免傷害體內細胞，使廢物順利排出體外。

4.潤滑作用。唾液可潤滑食道幫助吞嚥；腸道、呼吸道及泌尿道的分泌

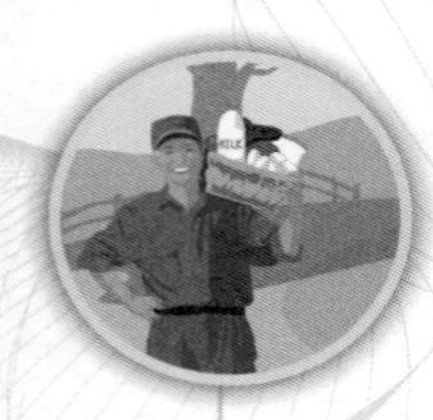
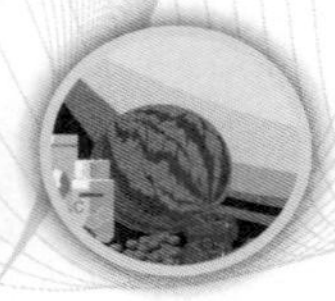

液，有滑潤黏膜的作用；關節間的液體，可防止骨骼間的磨損。

5.構成細胞的成分。細胞內的化學變化皆需要在有水分的情況下進行。

6.作為溶劑。消化後的產物溶於水中，才能被小腸絨毛吸收，送入血液循環。

三、水的來源及需求

體內水分的來源有：

1.營養素代謝氧化所產生的水：100克脂肪氧化後，約可產生107毫升的水分；100克醣類氧化，產生56毫升的水分；100克蛋白質氧化，產生41毫升的水分；因此，2,000卡路里的飲食中，240克醣類、170克蛋白質及40克脂肪氧化後，約可產生247毫升的水分。

2.直接攝取水分，飲用水分、飲料及湯汁：食物所含水分中，牛奶約87%、蛋75%、肉類40%至70%、蔬菜水果70%至95%、五穀類8%至20%、麵包35%，平均每日自食物中，約可獲得1,000毫升的水分。

3.水分的排除：主要經由腎臟、皮膚、肺臟及腸道排出，每日損失的水量約糞便100至200毫升、尿液1,000至1,500毫升、肺臟呼出水分250至400毫升、汗水400至1,600毫升，合計1,750至3,700毫升。

4.建議攝取量：水分的排除量（1,750至3,700毫升）減去直接攝取預估量（營養素代謝氧化所產生的水與直接攝取水分，飲用水分、飲料及湯汁量：247+1,000），每日約需補充水分500至2,500毫升。

5.每日需求量：依據熱量需求計算，成人每卡路里至少需1毫升的水、嬰兒每卡路里需1.5毫升。故建議老人每日水分攝取量1,500（最少）至3,000毫升。評估管灌飲食老人的水分攝取時，一般攝取建議量有兩種：

(1)根據體重計算，每公斤體重的建議量為30至40毫升，例如50公斤之女性，則建議每天飲水1,750毫升（50×35）。

(2)根據熱量需要量，每大卡熱量應給予1至1.5毫升的水分。所以每天需1,250大卡的熱量，其水分建議攝取量為1,250至1,875毫升。如果每天需要1,600大卡的熱量，其水分建議攝取量為1,600至2,400毫升。商業配方的管灌飲食會有營養標示，通常1毫升含熱量為1大卡。1,000毫升提供1,000大卡的熱量，其水分含量780至880毫升不等。如果每日總熱

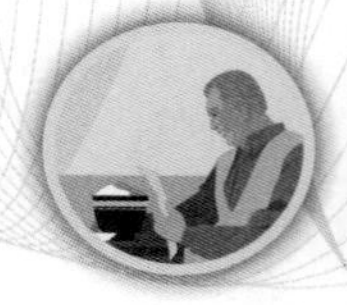
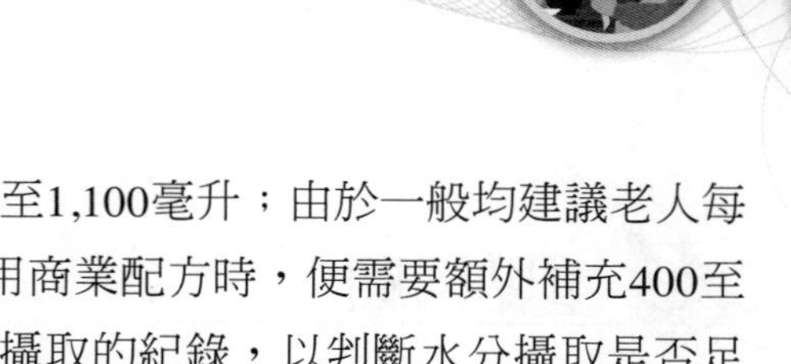

量需求爲1,250大卡，水分約975至1,100毫升；由於一般均建議老人每日至少補充1,500毫升上。當食用商業配方時，便需要額外補充400至600毫升水分。老人最好有水分攝取的紀錄，以判斷水分攝取是否足夠。任何液體的攝取都要包括在內，包括老人攝取的時間、種類及容量。

四、老人脫水症狀

老人體液不足或脫水之症狀包括意識狀態改變、嗜睡、頭昏、昏厥、便祕、皮膚張力變差、黏膜乾燥、腋下無出汗、心搏過速、姿勢性低血壓與大於3%之體重減輕等。輕度脫水爲體液不足僅1至2公升者，經口補充水分即可。

消化道異常或有意識障礙的老人，宜由靜脈補充生理食鹽水，以矯正體液之不足，惟須注意的是，若矯正速度太快，可能會發生腦水腫。

五、預防老人脫水的方法

預防勝於治療，對於高危險群老人，最好能營造容易取得水且願意喝水的環境。每日給予水分的量，可用每公斤體重每日給30毫升估算（中等身材者適用），大致上除了食物以外，每日應提供1,500毫升以上的水分。吞嚥困難的老人，可以在每天定量的水中添加增稠劑，以避免老人喝水時嗆到。

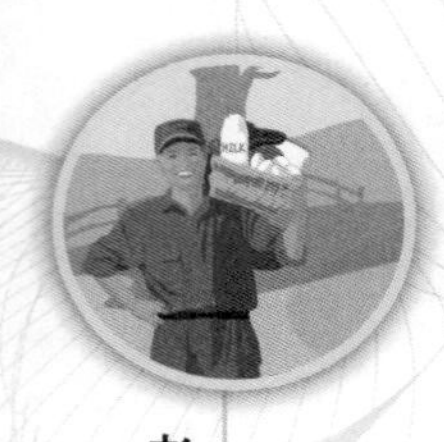
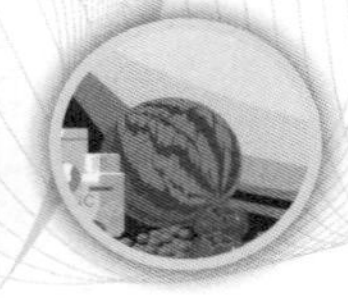

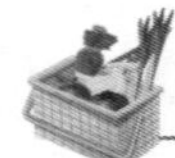

重點回顧

一、維生素可分為脂溶性與水溶性維生素。脂溶性如A、D、E、K等；水溶性為B群與C。脂溶性維生素不溶於水，吸收時需要脂肪輔助；而水溶性維生素則可溶於水。

二、維生素A可維持正常視覺功能、維持上皮細胞正常型態及機能、維持正常骨骼發育。維生素A缺乏時會造成夜盲症等疾病。

三、維生素D可幫助骨骼鈣化與維持血鈣濃度正常。維生素D缺乏時，將造成佝僂症。維生素E主要參與細胞膜抗氧化作用，防止溶血性貧血及具有抗氧化功能；缺乏時易發生溶血及輕微的貧血等疾病。維生素K最重要的功能是凝血，因此缺乏時血液凝固時間會延長及皮下出血。

四、維生素C為細胞間結合之膠原物質形成所必需，也參與氧化還原反應、酪胺酸新陳代謝及形成腎上腺類固醇激素，因此缺乏時會發生壞血症。維生素B_1主要功能是參與α-酮酸的脫羧反應，擔任輔酶的角色，缺乏時將會罹患腳氣病。

五、維生素B_2可合成磷酸酯，形成兩種輔酶與能量產生密切關聯；也因此熱量攝取多時，維生素B_2也需相對增加供應量。缺乏症狀包括有口角炎、皮膚與黏膜損傷、舌炎、眼睛角膜周圍充血及脂漏性皮膚炎。維生素B_6具轉胺作用，主要功能為形成輔酶PDP，與胺基酸的代謝有關，參與胺基酸代謝時胺基轉移所必需，尤其對甲硫胺基、胱胺酸及半胱胺酸之脫羧作用。身體內重要的神經傳遞物質，如血清素、Norepinephrine及GABA等，都是藉由維生素B_6擔任輔酶進行脫梭作用，才能將色胺酸、酪胺酸與麩胺酸脫羧轉變而成。一般缺乏維生素B_6時會食慾不振、食物利用率低、失重、嘔吐及下痢。維生素$_{12}$的生理功能為合成氰鈷胺甲基先驅物質，涉及轉甲基作用，與人體成長及紅血球之成熟有很大相關性，也與腦神經細胞髓鞘形成有關。維生素$_{12}$缺乏時會造成巨球性貧血、脊髓神經變性與惡性貧血。

六、菸鹼酸生理功能為糖解作用、脂肪合成及呼吸作用的輔酶NAD及NADP，也是組織氧化過程及體內合成長鏈脂肪酸所必需，缺乏時會罹患癩皮病。泛酸是體內合成輔酶A的重要材料，是輔酶的一部分，泛酸涉及脂肪酸合成類固醇之所需；泛酸參與丙酮酸、α-酮戊二酸和脂肪酸氧化作用，也

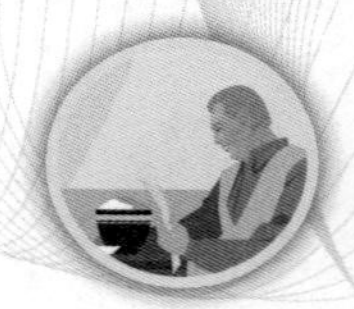

參與脂肪酸及類固醇紫質合成；泛酸缺乏時，導致頭痛、疲倦、運動機能不協調、感覺遲鈍、肌肉痙攣與胃腸障礙。葉酸爲代謝的重要輔酶，主要是參與單碳基團的轉移作用；缺乏時，巨紅血球細胞的成熟會受影響，而導致巨紅血球性貧血，老人通常會因爲腸道吸收力減退而缺乏。生物素最主要的功能是：單碳物質的固定；促進嘌呤的合成；丙酮酸的羧基化；將丙酸經甲基丙二醯輔酶A而轉化成丁二酸鹽；當某些胺基酸分解時，當作轉羧基的作用；促進脂肪酸之合成；與尿素形成有關；鳥胺酸與二氧化碳來合成尿素時，可形成瓜胺酸中間代謝物質；皮膚、指甲、爪等角質化需要。生物素缺乏時會造成生長遲緩、脫毛及皮膚炎，但不易發生缺乏症。膽素可合成卵磷脂與細胞膜，並與脂肪運輸有關。肌醇可能與細胞膜上的磷脂類有關，負責細胞外刺激訊息之接受、神經傳導及酵素活性調整，可能與脂蛋白運輸有關。類脂酸與維生素B_1、泛酸、菸鹼酸及維生素B_2共同參與丙酮酸，經氧化脫羧作用，變成乙醯輔酶A過程之輔酶，與能量產生有關。

七、人體內存在的礦物質種類很多，約二十二種，十四種爲人體所必需，其中七種如鈣、磷、鈉、鉀、鎂、硫及氯，在人體中含量很多，需要量也較大，稱爲巨量礦物質；另外七種，如鐵、銅、碘，錳、鋅、鈷及氟含量少，需要量也少，稱爲微量礦物質。礦物質的功能除構成骨骼及牙齒等主要成分外，主要參與身體酸鹼平衡、神經及肌肉的感應與收縮、酵素活性的調節與細胞膜的通透性。水分構成細胞的成分，水是細胞間液，可調節體溫、促進正常的排泄作用、潤滑作用及充當溶劑。

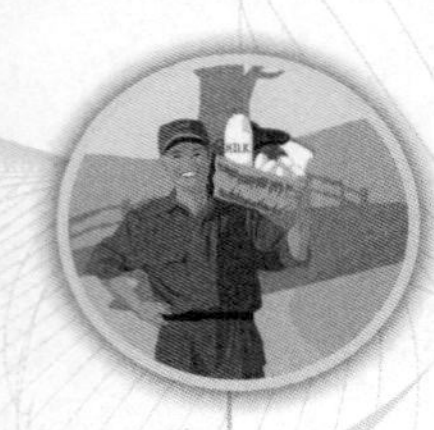
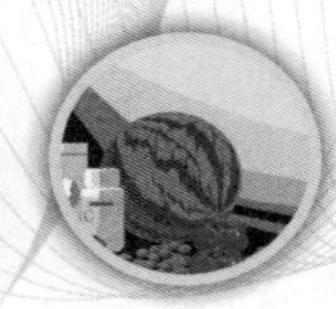

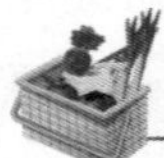

問題與討論

一、何謂水溶性維生素？何謂脂溶性維生素？

二、何謂巨量礦物質？何謂微量礦物質？

三、何謂輔酶？有哪些維生素與礦物質擔任輔酶角色？

四、維生素B群有哪些維生素？

五、維生素C的功用為何？為什麼缺乏會罹患壞血病？

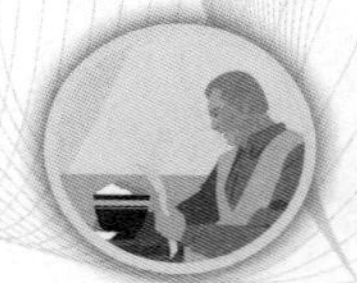
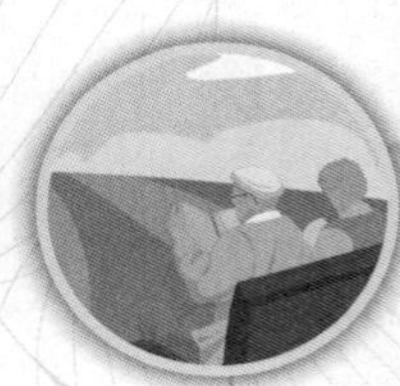

參考書目

一、中文部分

于守洋、崔洪彬（2003）。《保健食品全集》。臺北：九州。

王果行等（2000）。《普通營養學》。臺北：匯華。

江長彬（2006）。《癌症病人飲食調養》。臺北：協合。

李世滄、陳榮洲（2002）。《中國醫藥食補養生大典》。臺北：旺文社。

李冠璋、嚴崇仁、吳寬墩（1996）。〈老年人的水分與電解質代謝異常〉，《腎臟與透析》，第8期，頁6-12。臺北：臺灣腎臟醫學會。

美國黃豆出口協會臺灣辦事處（2007）。「有關黃豆：黃豆蛋白質」。網址：http://72.14.235.104/search?q=cache:K5XqKMS9f5IJ:www.asaim.org.tw/about-16-1.htm+%E8%80%81%E9%BC%A0+%22%E7%94%$_2$%E7%A1%AB%E8%83%BA%E9%85%B8%22&hl=zh-TW&ct=clnk&cd=2&gl=tw。線上檢索日期：2007年8月23日。

張振崗等（2003）。《實用營養學》。臺中：華格那。

莊雅惠（2006）。《排毒大全》。臺北：天下遠見。

陳人豪、嚴崇仁（2003）。〈老年人之生理變化與檢驗數據判讀〉，《臺灣醫學》，第7期，頁356-363。臺北：臺灣醫學會。

陳永銘、蔡敦仁等（2000）。〈酸鹼、電解質平衡異常〉，《臺大內科住院醫師醫療手冊》第二版。臺北：臺大醫學院。

張振崗等（2003）。《營養學概論》。臺中：華格那。

章樂綺等（2000）。《實用膳食療養學》。臺北：匯華。

黃伯超等（1997）。《營養學精要》。臺北：健康。

黃玲珠（2000）。《實用膳食療養學》。臺北：華杏。

楊淑惠等（2000）。《新編營養學》。臺北：匯華。

葉寶華等（2004）。《膳食療養學》。臺北：永大書局。

董式基金會（2007）。「營養教育資訊網」。網址：http://www.jtf.org.tw/educate/fitness/Fitness_007_01.asp。線上檢索日期：2007年8月3日。

端木梁等（1997）。《生物化學》。臺北：藝軒。

營養學常識（2007）。「認識維生素B_3之功能」。網址：http://www.dharma.com.tw/X1Chinese/D32Health/H208VitB3.htm。線上檢索日期：2007年9月14日。

謝明哲等（2003）。《實用營養學》。臺北：匯華。

二、外文部分

Braunwald E, Fauci AS, Kasper DL, Hauser SL, Longo DL, Jameson JL: Fluid and electrolytes disturbance. In: Singer GG, Brenner BM, eds. *Harrison's Principle of Medicine,* 15th ed. New

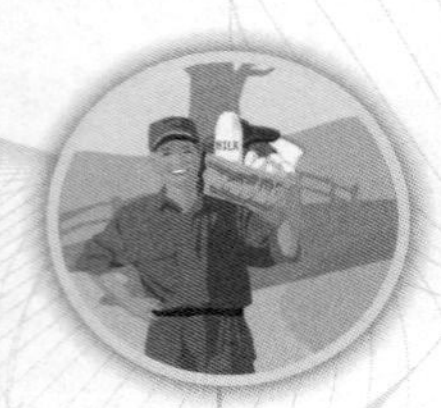
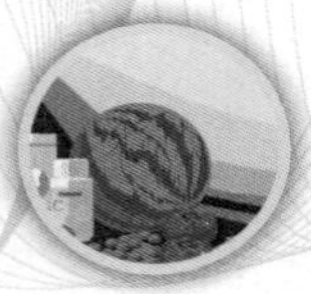

York: McGraw-Hill, 2001.

Cassel CK, Leipzig R, Cohen HJ, Larson EB, Meier DE: Nephrology / Fluid and electrolyte disorders. In: Anderson S, ed. *Geriatric Medicine*, 4th ed. New York: Springer-Verlag, 2003.

Chen H, Wang J, Zhuo Q, Yuan W, Wu T: Vitamin A for preventing acute lower respiratory tract infections in children and adults. *Cochrane Database of Systematic Reviews: Protocols 2006*, Issue 3. John Wiley & Sons, Ltd Chichester, UK DOI: 10.1002/14651858.CD006090.

Dam H: The antihemorrhagic vitamin of the chick. Occurrence and chemical nature. Nature, 1935; 135: 652.

Evans JG, Williams TF, Michel JP: Disorders of fluid and electrolyte balance. In: Knight EL, Minaker KL, eds. *Oxford Textbook of Geriatric Medicine*, 2nd ed. Oxford: Oxford University Press, 2000.

Evans JR: Antioxidant vitamin and mineral supplements for slowing the progression of age-related macular degeneration. *Cochrane Database of Systematic Reviews: Reviews 2006,* Issue 2. John Wiley & Sons, Ltd Chichester, UK DOI: 10.1002/14651858.CD000254. pub2.

Evans JR, Henshaw K: Antioxidant vitamin and mineral supplements for preventing age-related macular degeneration. *Cochrane Database of Systematic Reviews: Reviews 1999,* Issue 4. John Wiley & Sons, Ltd Chichester, UK DOI: 10.1002/14651858.CD000253.

Green GB, Harris IS, Lin GA, Moylan KC: Fluid and electrolyte management. In: Giles H, Vijayan A, eds. *The Washington Manual of Medical Therapeutics*, 31st ed. Philadelphia: Lippincott Williams & Wilkins, 2004.

Hirshberg B, Ben-Yehuda A: The syndrome of inappropriate antidiuretic hormone secretion in the elderly. *AJM*, 1997; 103: 270-273.

Homik J, Suarez-Almazor ME, Shea B, Cranney A, Wells G, Tugwell P: Calcium and vitamin D for corticosteroid-induced osteoporosis. *Cochrane Database of Systematic Reviews: Reviews 1998,* Issue 2. John Wiley & Sons, Ltd Chichester, UK DOI: 10.1002/14651858.CD000952.

Johnson RJ, Feehally J: Aging and the kidney. In: Ferder L, Anderson S, Johnson RJ, eds. *Comprehensive Clinical Nephrology*, 2nd ed. New York: Mosby, 2003.

Malouf R, Grimley Evans J, Areosa Sastre A: Folic acid with or without vitamin B_{12} for cognition and dementia. *Cochrane Database of Systematic Reviews: Reviews 2003,* Issue 4. John Wiley & Sons, Ltd Chichester, UK DOI: 10.1002/14651858.CD004514.

Ni J, Wei J, Wu T: Vitamin A for non-measles pneumonia in children. *Cochrane Database of Systematic Reviews: Reviews 2005,* Issue 3. John Wiley & Sons, Ltd Chichester, UK DOI: 10.1002/14651858.CD003700. pub2.

Nye C, Brice A: Combined vitamin B_6-magnesium treatment in autism spectrum disorder. *Cochrane Database of Systematic Reviews: Reviews 2005,* Issue 4. John Wiley & Sons, Ltd Chichester, UK DOI: 10.1002/14651858.CD003497. pub2.

Preisser L, Teillet L, Aliotti S, et al: Downregulation of aquaporin-2 and -3 in aging kidney is independent of V2 vasopressin rector. *Am J Physiol,* 2000; 279: F144-52.

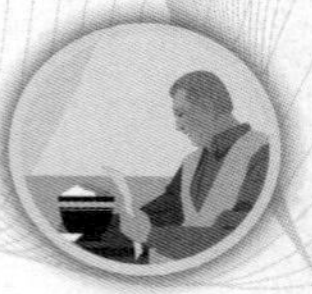
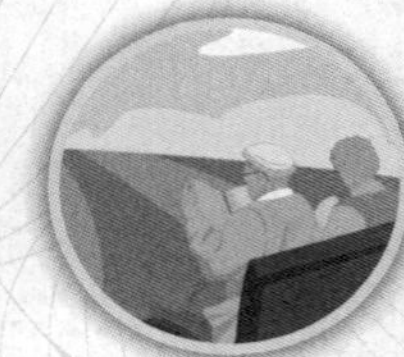

Rose BD, Post TW: Hypoosmolar states-Hyponatremia. *Clinical Physiology of Acid-Base and Electrolyte Disorders,* 5th ed. New York: McGraw-Hill, 2001.

Stenflo J, Fernlund P, Egan W, Roepstorff P: Vitamin K dependent modifications of glutamic acid residues in prothrombin. *Proc Natl Acad Sci USA,* 1974; 71: 2730–3. PMID 4528109.

Thaver D, Saeed MA, Bhutta ZA: Pyridoxine (vitamin B_6) supplementation in pregnancy. *Cochrane Database of Systematic Reviews: Reviews 2006,* Issue 2. John Wiley & Sons, Ltd Chichester, UK DOI: 10.1002/14651858.CD000179. pu_2.

Vidal-Alaball J, Butler CC, Cannings-John R, Goringe A, Hood K, McCaddon A, McDowell I, Papaioannou A: Oral vitamin B_{12} versus intramuscular vitamin B_{12} for vitamin B_{12} deficiency. *Cochrane Database of Systematic Reviews: Reviews 2005,* Issue 3. John Wiley & Sons, Ltd Chichester, UK DOI: 10.1002/14651858.CD004655. pub2.

第四章 老人飲食之食物代換表

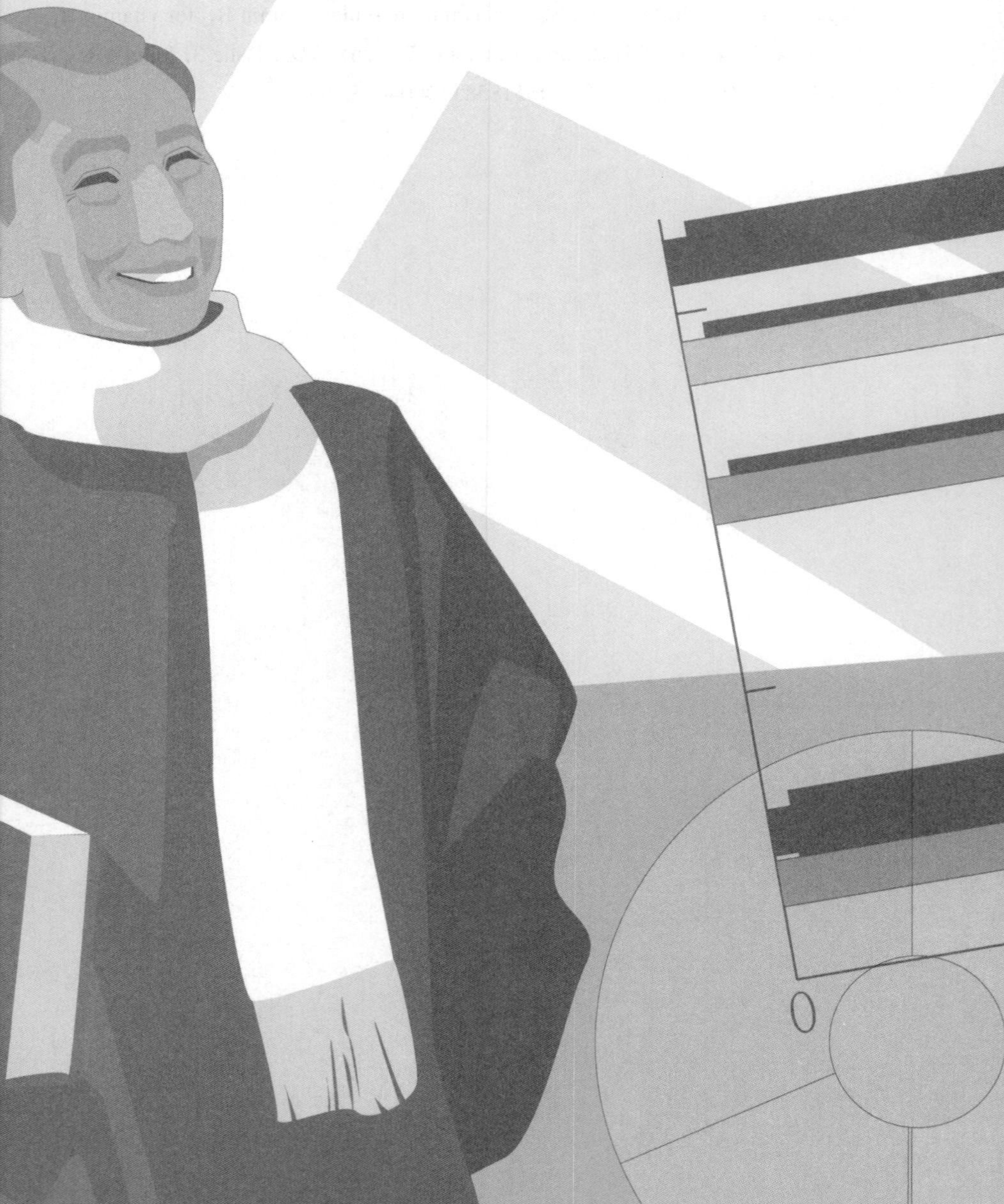

學習目標

- 了解奶類、肉魚豆蛋類、五穀根莖類、蔬菜及水果每份重量，含有之醣類、脂肪、蛋白質與熱量
- 能夠應用食物代換表，自由多樣變換食物種類

關於老人飲食之食物代換表

食物依成分及所含的營養素不同，可以分為六大類，即五穀根莖類、奶類、魚肉蛋豆類、蔬菜類、水果類及油脂類，每天應由**六大類食物**中，分別為老人選擇各種食物及適當的分量，以達到均衡飲食的目的：

1.五穀根莖類三至六碗。

2.奶類一至二杯。

3.蛋、豆、魚、肉類四份。

4.蔬菜類三碟。

5.水果類兩個。

6.油脂類二至三湯匙。

六大類食物中，各類之每份重量，均依照其種類而有不同，如四份五穀根莖類，等於一碗飯、兩碗稀飯、熟麵條兩碗或番薯（小）一個，因此應妥善利用**食物代換表**，來增加老人餐食每餐的內容變化，以達到衛生署所謂的**均衡飲食**之目標。

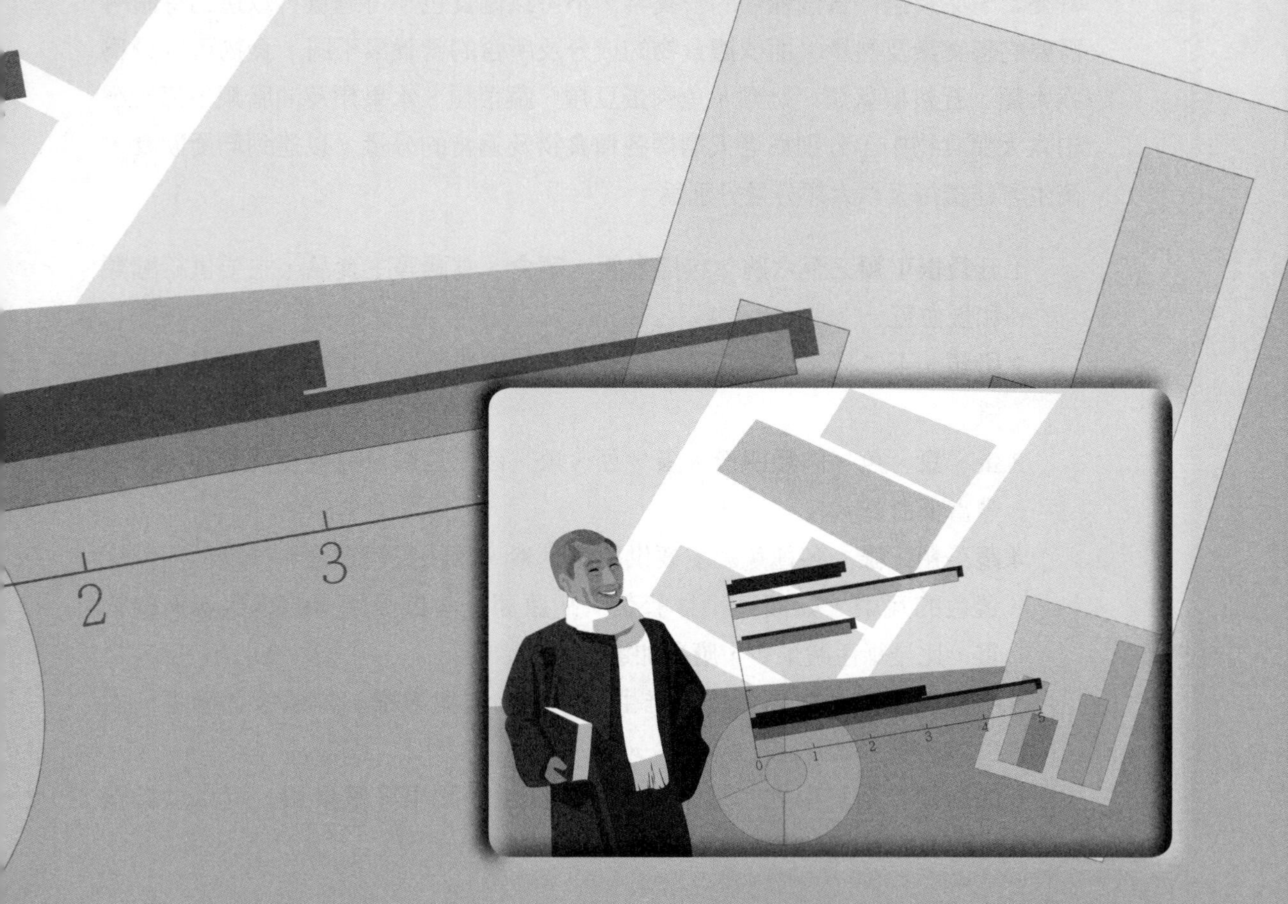

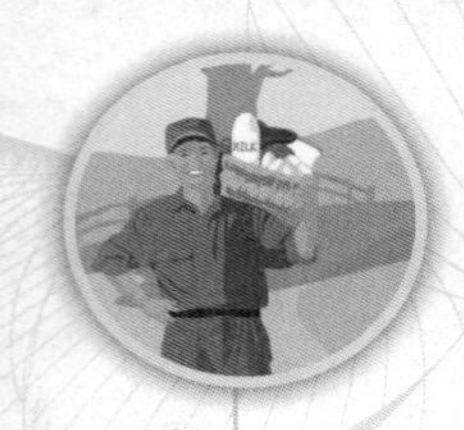
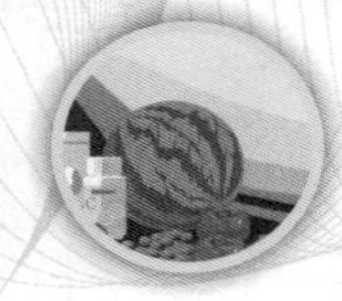

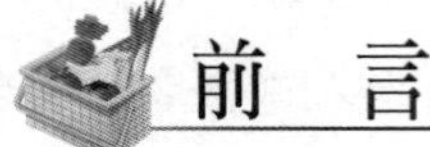

前　言

國內很多婦女，在食物烹調方面，魚固定選擇輪狀魚塊，並且用煎的；青菜一定用炒的；肉類一年之中有三百五十天是豬肉，而且不是紅燒就是用滷的；再加上烹調習慣固定，往往這樣子的模式，一煮就是二、三十年，沒有什麼變化。其實爲了增加飲食變化與樂趣，魚可以改爲魚片、魚丁或魩仔魚，也可以蒸、炒、燴及溜；青菜爲了健康，可以汆燙、水煮、涼拌或打成漿汁拌入魚漿或肉泥；米飯則三不五時，可以改爲麵條、水餃、鹹粥或蕃薯飯；當然如果能妥善利用食物代換表，將可以增加食物的種類與變化性。

飲食中油脂建議量應占熱量的30%以下，理想的油脂建議量爲熱量的25%，而現行國人平均油脂的攝取量，約占熱量34%，高出建議量很多。由於並沒有一種食物可以供應人體需要的所有營養素，因此爲使身體能夠獲得充分的營養素，必須選擇各個種類的營養素，不可以偏食也不可過量，以達到身體所需要的營養素及熱量；而依據食物的成分及所含的營養素不同，食物可以分爲六大類：五穀根莖類、奶類、魚肉蛋豆類、蔬菜類、水果類及油脂類，每天應由六大類食物中，分別爲老人選擇各種食物及適當的分量，以達到均衡飲食，衛生署建議每天六大類分量分別爲：

1. **五穀根莖類三至六碗**：包括米飯、麵食、甘藷等主食品，主要供給醣類和蛋白質。
2. **奶類一至二杯**：如牛奶及發酵乳、乳酪等奶製品，含有豐富鈣質及蛋白質。
3. **蛋、豆、魚、肉類四份**：蛋、豆、魚、肉、豆腐、豆乾及豆漿等，含有豐富蛋白質。
4. **蔬菜類三碟**：各種蔬菜主要供給維生素、礦物質與纖維。深綠色與深紅黃色的蔬菜，如菠菜、甘藍菜、胡蘿蔔及南瓜等所含的維生素與礦物質，比淺綠色蔬菜多，應多加選用。
5. **水果類兩個**：水果可提供維生素、礦物質與纖維。如橘子、柳丁、木瓜、芭樂、鳳梨及香蕉等。
6. **油脂類二至三湯匙**：炒菜用的油及花生、腰果等堅果類，可以供給脂

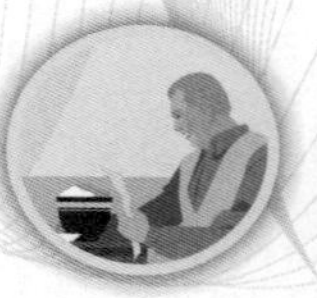
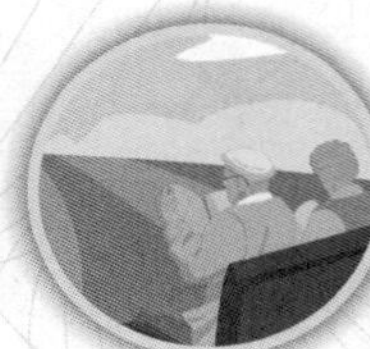

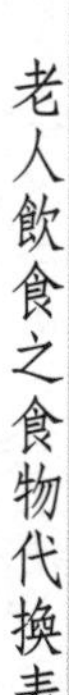

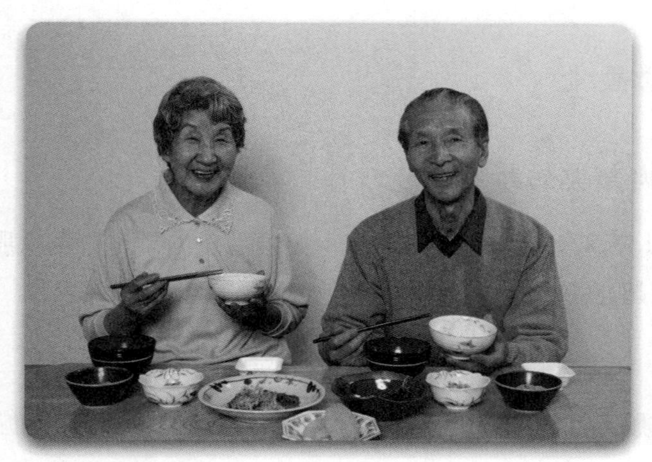

▶爲達衛生署所謂的均衡飲食之目標，可妥善利用食物代換表，讓老人每餐的餐食內容有所變化。

肪。

六大類食物中，各類之每份重量，均依照其種類而有所不同，例如四份五穀根莖類，等於一碗飯、兩碗稀飯、熟麵條兩碗或番薯（小）一個，因此應用於食物代換表，可以增加老人餐食每餐內容之變化（如午餐吃飯，晚餐可以改爲麵條，隔日午餐可以變成稀飯或番薯飯），善加利用，即可達到衛生署所謂的均衡飲食之目標。

第一節　食物代換表

老人所需攝取的食物，共可分爲奶類、蛋豆魚肉類、五穀根莖類、蔬菜類、水果類及油脂類等六大類。分別各供應老人所需的六大類營養素，即碳水化合物、蛋白質、脂肪、維生素、礦物質與水分。

奶類與肉魚豆蛋類，除提供老人蛋白質外，也供應脂肪與碳水化合物；五穀根莖類則除了供應碳水化合物外，也提供少許蛋白質；蔬菜類與水果類是纖維素的主要來源，但也供應了碳水化合物與蛋白質。

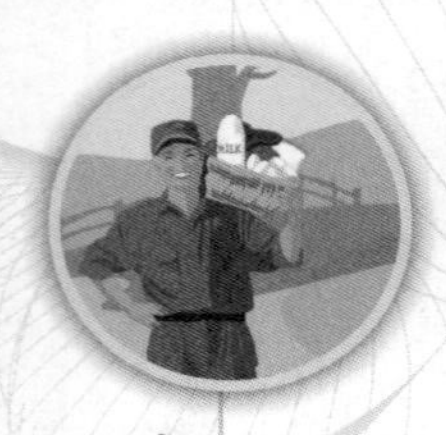
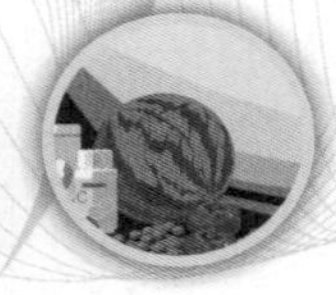

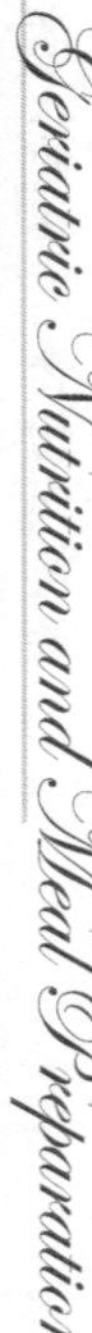

一、六大營養素

(一)蛋豆魚肉類與奶類

奶類可以分為全脂、低脂與脫脂；而蛋豆魚肉類也分為低脂、中脂與高脂，另外還有超高脂，但必須避免食用。

■奶類

1.**全脂奶類**：每份（分量請參考第二節）含蛋白質8克、脂肪8克及醣類12克與熱量150大卡。

2.**低脂奶類**：每份含蛋白質8克、脂肪4克及醣類12克與熱量120大卡。

3.**脫脂奶類**：每份含蛋白質8克、脂肪微量及醣類12克與熱量80大卡。

■蛋豆魚肉類

1.**低脂蛋豆魚肉類**：每份含蛋白質7克、脂肪3克、醣類微量及熱量55大卡。**微量**是指主食類在糖尿病或低蛋白質飲食時，米食蛋白質含量以1.5公克、麵食蛋白質含量以2.5公克計算。

2.**中脂蛋豆魚肉類**：每份含蛋白質7克、脂肪5克、醣類微量（醣類的微量計算同上）及熱量75大卡。

3.**高脂蛋豆魚肉類**：每份含蛋白質7克、脂肪10克、醣類微量（計量方式同上）及熱量120大卡。

4.**超高脂蛋豆魚肉類**：每份含蛋白質7克、脂肪10克、醣類微量（計量方式同上）及熱量大於135大卡。

(二)其他

1.**五穀根莖類**：每份含蛋白質2克、脂肪微量、醣類15克及熱量70大卡。

2.**蔬菜類**：每份含蛋白質1克、醣類5克及熱量25大卡。

3.**水果類**：每份含蛋白質微量、醣類15克及熱量60大卡。

4.**油脂類**：每份含脂肪5克及熱量45大卡。

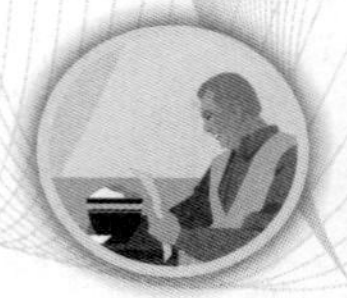
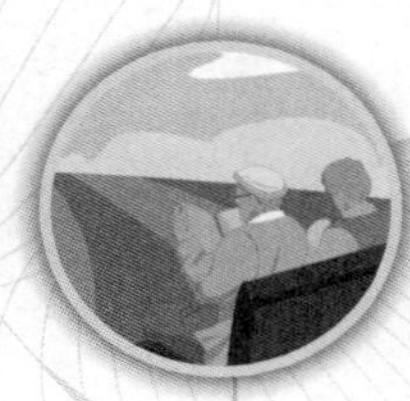

二、稱量換算表

1杯＝16湯匙＝240公克（C.C.）	1湯匙＝3茶匙＝15毫升
1台斤（斤）＝600公克（16兩）	1市斤＝500公克
1公斤＝1,000公克＝2.2磅	1磅＝16盎司＝454公克
1盎司＝30公克	1兩＝37.5公克

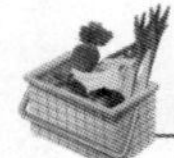

第二節　奶類與其分量代換表

一、牛奶與乳製品

老人挑食、胃口不好、消化功能退化，易發生鈣質缺乏；而乳品是鈣質的良好來源之一，老人如果有乳糖不耐時，建議可以利用優格（酸奶）或乳酪等替代品，將可部分改善；而欲增加熱量時，則可使用冰淇淋及奶油等高熱量密度之食物；惟須注意減少飽和脂肪酸的攝取，否則易導致血膽固醇增加之問題。另外，奶類食用過多時會使總蛋白質攝取量偏高，增加蛋白質代謝後之含氮廢棄物，對於老人的腎臟功能有不好的影響，也容易發生骨質疏鬆及其他疾病。

二、奶類代換表

1.**全脂**：每份可提供蛋白質8公克、脂肪8公克、醣類12公克、熱量150大卡。

(1)全脂牛奶（液狀）：1杯，重量240毫升。

(2)全脂奶粉：4湯匙，重量30公克。

(3)蒸發奶：1/2杯，重量120毫克。

(4)乳酪：2片，重量45公克。

(5)優格：1盒。

2.**低脂**：每份可提供蛋白質8公克、脂肪4公克、醣類12公克、熱量120大卡。

(1)低脂牛奶（液狀）：1杯，重量240毫升。

(2)低脂奶粉：3湯匙，重量25公克。

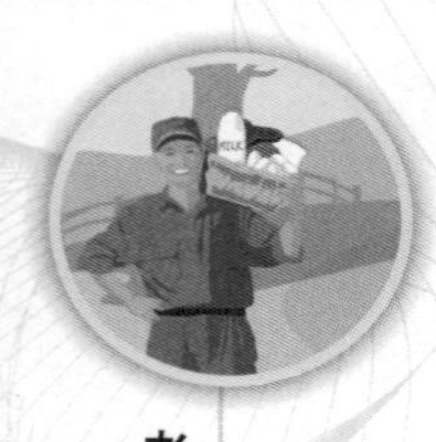
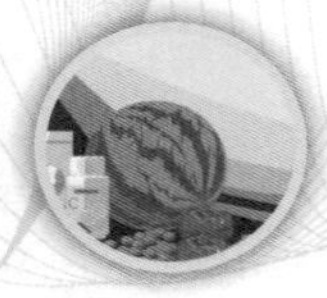

(3)低脂乳酪：1又3/4片，重量35公克。

3.脫脂：每份可提供蛋白質8公克、醣類12公克、熱量80大卡。

(1)脫脂牛奶（液狀）：1杯，重量240毫升。

(2)脫脂奶粉：3湯匙，重量25公克。

需注意的是，脫脂奶一份的熱量是80大卡，而全脂奶同樣的一份熱量則爲150大卡，其中之差異，只是脂肪之差別，而高熱量密度的脂肪，雖然可增加老人熱量之攝取，但是對於要減肥的老人，則必須減少攝取。

第三節　肉魚豆蛋類與其分量代換表

肉魚豆蛋類的動物性食品來源有蛋類、魚水產海鮮類、雞、鴨、鵝、豬、牛、羊等肉類、內臟及血液製品；植物性食品爲黃豆、豆腐、豆乾、豆皮及豆漿等黃豆加工品。

一、低脂肉魚蛋類

以一般魚類爲例，可食用部分（生重）爲35克（約1兩），換算成熟重約30克，可提供蛋白質7公克、脂肪3公克以下及熱量55大卡 。因此，假設今天是食用8兩（半斤）的魚排，那麼將含蛋白質56公克、脂肪24公克以下，及熱量440大卡。下表爲其他低脂肉魚豆蛋類一份之可食部分生重表：

低脂肉魚豆蛋類重量代換表（一份）
水產類（精算油脂時，脂肪量每份以1公克以下進行計算）
蝦米[1]、小魚干：10公克 蝦皮：20公克 牡蠣乾：20公克 魚脯：30公克 草蝦：30公克 小卷[1]（鹹）：35公克 花枝[1]：40公克；可食用部分熟重30公克 章魚[1]：55公克 一般魚類：35公克；可食用部分熟重30公克 不包肉魚丸（加10公克碳水化合物）：55公克 牡蠣：65公克；可食用部分熟重35公克 文蛤：60公克 白海參：100公克

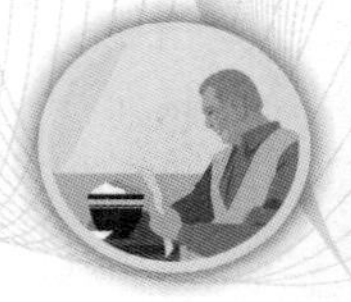
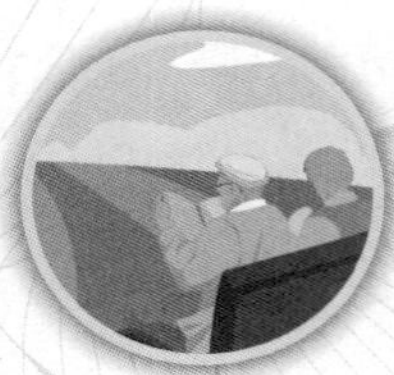

家畜、家禽類
豬大里肌：瘦豬後腿肉、瘦豬前腿肉，35公克；可食用部分熟重30公克
豬心：45公克
膽肝：30公克
豬肝：30公克；可食用部分熟重20公克
豬腎[3]：65公克
豬肉乾[2]（加10公克碳水化合物）：25公克
火腿[2]（加5公克碳水化合物）：45公克
豬血[1]：225公克
雞里肉、雞胸肉：30公克
雞腿：40公克
雞肫：40公克
雞肝[3]：40公克；可食部分熟重30公克
雞蛋白：70公克
牛腱：35公克
牛肉乾[2]（加5公克碳水化合物）：20公克
牛肚：35公克

註1：指每份膽固醇含量50至99毫克。
註2：指含碳水化合物成分，熱量較其他食物爲高。
註3：每份膽固醇含量≧100毫克。

二、中脂肉魚蛋類

以虱目魚爲例，一份虱目魚可食用部分（生重）爲35克（約1兩），換算成熟重約30克，可提供蛋白質7公克、脂肪5公克以下，及熱量75大卡 。因此，假設今天是食用8兩（半斤）的虱目魚，那麼將含有蛋白質56公克、脂肪40公克以下，及熱量600大卡。下表爲其他中脂肉魚豆蛋類一份之可食部分生重表：

中脂肉魚豆蛋類重量代換表（一份）
烏魚、肉鯽、鹹鰛魚、鮭魚：35公克；可食用部分熟重30公克
虱目魚丸[2]、花枝丸（加7公克碳水化合物）：50公克
旗魚丸[2]、魚丸（包肉）（加7公克碳水化合物）：60公克
魚肉鬆[2]（加10公克碳水化合物）：25公克
鱈魚：50公克
豬肉鬆[2]（加5公克碳水化合物）、肉脯：20公克
豬大／小排、豬後／前腿肉、羊肉、豬腳：35公克；可食用部分熟重30公克
雞翅、雞排：40公克
雞爪：30公克
鴨賞：20公克
豬舌：40公克
豬肚：50公克
豬小腸[1]：55公克

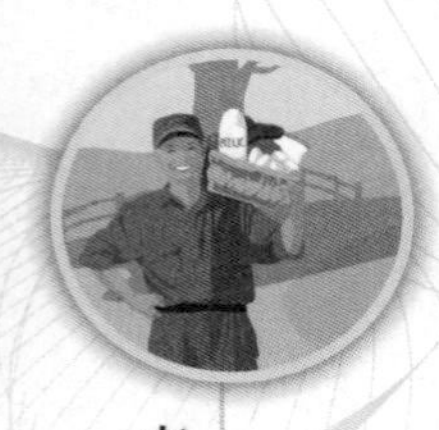
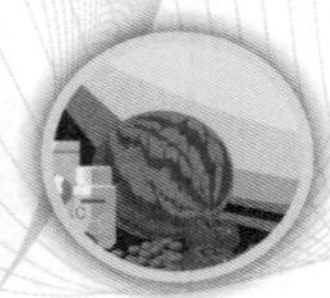

豬腦[3]：60公克
雞蛋[1]：55公克

註1：指每份膽固醇含量50至99毫克。
註2：指含碳水化合物成分，熱量較其他食物爲高。
註3：每份膽固醇含量≧100毫克。

三、高脂肉魚蛋類

以秋刀魚爲例，可食用部分（生重）爲35克（約1兩），可提供蛋白質7公克、脂肪10公克以下，及熱量120大卡。若食用8兩（半斤）秋刀魚，那麼將含有蛋白質56公克、脂肪80公克以下，及熱量960大卡。下表爲其他高脂肉魚豆蛋類一份之重量表：

高脂肉魚豆蛋類重量代換表（一份）		
牛肉條：40公克	雞心[1]：45公克	豬肉酥[2]（加5公克碳水化合物）：20公克

註1：指每份膽固醇含量50至99毫克。
註2：指含碳水化合物成分，熱量較其他食物爲高。

四、超高脂肉魚蛋類

以豬蹄膀爲例，可食用部分（生重）爲40克（約1兩），可提供蛋白質7公克、脂肪10公克以下，及熱量135大卡以上。若食用8兩（半斤）的豬蹄膀時，那麼將含有蛋白質56公克、脂肪80公克以下，及熱量1,080大卡以上（請注意與同樣重量的低脂豬大里肌僅440大卡相比較，熱量足足多出2.45倍，也因此衛生署建議應避免食用）。下表爲其他超高脂肉魚豆蛋類一份之重量表：

超高脂肉魚豆蛋類重量代換表（一份）	
梅花肉、牛腩：45公克	豬大腸[1]：100公克
香腸、蒜味香腸、五花臘肉：40公克	熱狗、五花肉：50公克

註1：指每份膽固醇含量≧100毫克。
須注意的是，低脂一份的熱量55大卡，與超高脂同樣一份卻大於135大卡，這二者間的差異與奶類相同，差別也在脂肪。

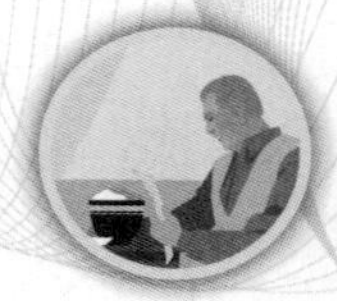
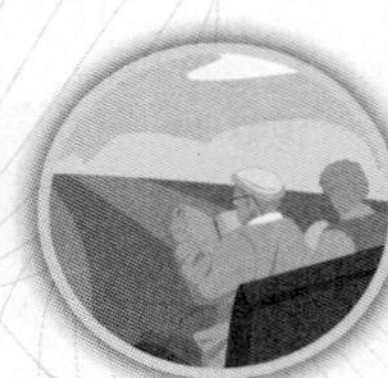
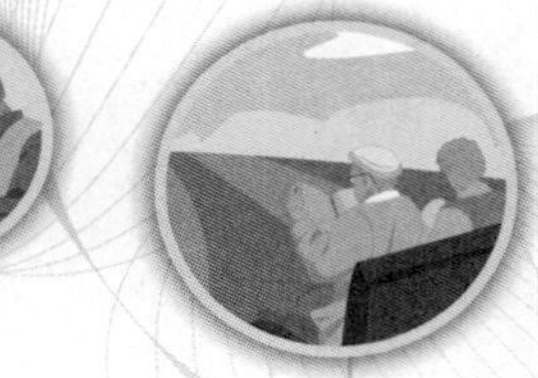

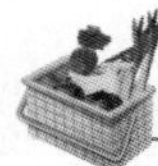

第四節　豆類及豆製品與其分量代換表

一、低脂豆類及其製品

以黃豆為例，可食用部分一份（生重）為20克，可提供蛋白質7公克、脂肪3公克以下，及熱量55大卡。因此，假設今天食用一盤黃豆100公克（蔬菜一盤為100公克），那麼將含有蛋白質35公克、脂肪15公克以下，及熱量275大卡。下表為其他低脂豆類及其製品一份之重量表：

其它低脂豆類及其製品重量代換表（一份）		
毛豆（加5公克碳水化合物）：50公克	豆皮：15公克	豆腐皮（濕）：30公克
豆腐乳：30公克	臭豆腐：50公克	豆漿：260毫升
麵腸：40公克	麵丸：40公克	烤麩[1]：35公克

註1：烤麩的資料來自於中國預防醫學科學院營養與食品衛生研究所編註之食物成分表。

二、中脂豆類及其製品

以五香豆乾為例，可食用部分一份（生重）為35克，可提供蛋白質7公克、脂肪5公克以下，及熱量75大卡。食用一盤105公克時，將含有蛋白質21公克、脂肪15公克以下，及熱量225大卡。下表為其他中脂豆類及其製品一份之重量表：

其它中脂豆類及其製品重量代換表（一份）
豆枝（加5公克油脂及加30公克碳水化合物）：60公克
干絲、百頁、百頁結：35公克
油豆腐：55公克
豆豉：35公克
小方豆乾：40公克
素雞[1]：40公克
黃豆乾：70公克
傳統豆腐：80公克
嫩豆腐：140公克（1/2盒）

註1：素雞的資料來自於中國預防醫學科學院營養與食品衛生研究所編註之食物成分表。

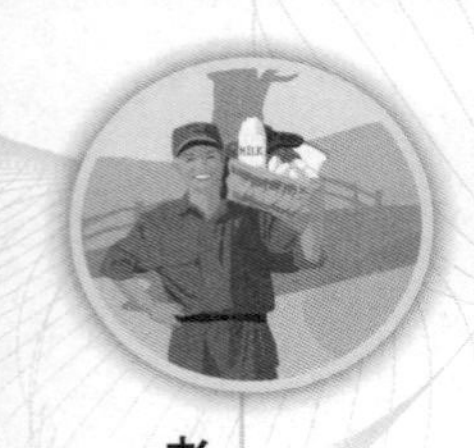
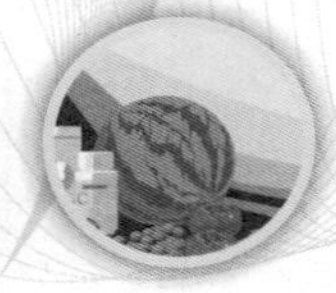

三、高脂豆類及其製品

本類僅有麵筋泡，可食用部分一份（生重）為20克，可提供蛋白質7公克、脂肪10公克以下，及熱量120大卡。因此，假設今天食用一盤100公克，那麼將含有蛋白質35公克、脂肪70公克以下，及熱量840大卡，與同重量的低脂黃豆熱量275大卡相比較，差異高達3.05倍，因此應避免食用。

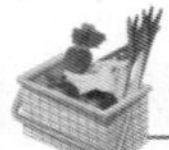

第五節　五穀根莖類與其分量代換表

平時食用的米飯、稀飯、饅頭與麵條等都屬於此類；四分之一碗飯等於一份，可食重量為50克；可提供蛋白質2公克、醣類15公克及熱量70大卡。因此換算時，如果吃一碗飯就等於食用了四份，可食重量等於200克，可提供蛋白質8公克、醣類60公克及熱量280大卡。下表為其他五穀根莖類一份之重量表：

五穀根莖類重量代換表（一份）		
米、小米、糯米等：1/8杯（米杯）；可食重20公克		粥（稠）：1/2碗；可食重125公克
白年糕：可食重30公克	芋頭糕：可食重60公克	豬血糕：可食重35公克
蘿蔔糕（6×8×1.5公分）：1塊；可食重50公克		
小湯圓（無餡）：約10粒；可食重30公克		
麥類：大麥、小麥、蕎麥、燕麥等；可食重20公克		麥粉：4湯匙；可食重20公克
麥片：3湯匙；可食重20公克		麵粉：3湯匙；可食重20公克
麵條（乾）：可食重20公克		麵條（濕）：可食重30公克
麵條（熟）：1/2碗；可食重60公克		拉麵：可食重25公克
油麵：1/2碗；可食重45公克		鍋燒麵（熟）：可食重60公克
通心粉[1]（乾）：1/3杯；可食重20公克		麵線（乾）：可食重25公克
餃子皮：3張；可食重30公克		餛飩皮：3-7張；可食重30公克
春捲皮：1又1/2張；可食重30公克		饅頭：1/3個（中）；可食重30公克
山東饅頭：1/6個；可食重30公克		土司：1/2至1/3片；可食重25公克
餐包：1個（小）；可食重25公克		
菠蘿麵包[2]（無餡）：1/3個（小）；可食重20公克		漢堡麵包：1/2個；可食重25公克
奶酥麵包[2]：1/3個（小）；可食重20公克		蘇打餅乾：3片；可食重20公克
燒餅[2]（加1/2茶匙油）：1/4個；可食重20公克		
油條[2]（加1/2茶匙油）：1/3根；可食重15公克		甜不辣：可食重35公克
根莖類：馬鈴薯（3個／斤）：1/2個（中）；可食重90公克		
蕃薯（4個／斤）：1/2個（小）；可食重55公克		山藥：1塊；可食重100公克
芋頭：滾刀塊3至4塊或1/5個（中）；可食重55公克		荸薺：7粒；可食重85公克
蓮藕：可食重100公克		

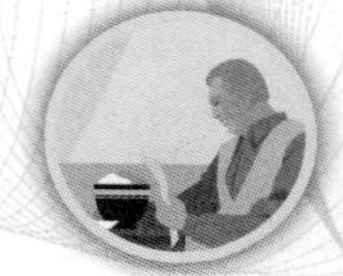
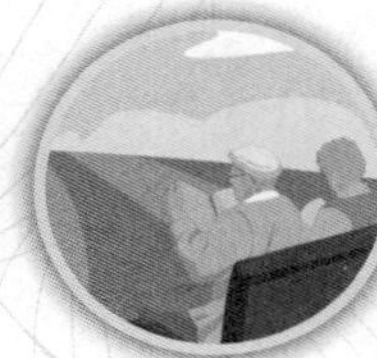

其它	
玉米或玉米粒：1/3根或1/2杯；可食重65公克	
爆米花（不加奶油）：1杯；可食重15公克	
薏仁[1]：1又1/2湯匙；可食重20公克	蓮子[1]（乾）：32粒；可食重20公克
栗子：6粒（大）；可食重40公克	菱角：7粒；可食重50公克
南瓜：可食重110公克	花豆[1]（乾)：可食重20公克
紅豆[1]、綠豆、蠶豆、刀豆：1湯匙（生）可食重20公克	
豌豆仁[1]：可食重45公克	皇帝豆[1]：可食重65公克
冬粉[3]：1/2把；可食重20公克	藕粉[3]：3湯匙；可食重20公克
西谷米（粉圓）：2湯匙；可食重20公克	米苔目[3]（濕）：可食重60公克
米粉[3]（乾）：可食重20公克	
米粉[3]（濕）：1/2碗；可食重30至50公克	

註1：指蛋白質含量較其他主食爲高。每份蛋白質含量（公克）：薏仁2.8、蓮子4.8、花豆4.7、通心粉2.5、紅豆4.5、綠豆4.7、刀豆4.9、豌豆仁5.4、蠶豆2.7。

註2：指菠蘿麵包、奶酥麵包、燒餅、油條等，油脂含量較高。

註3：指蛋白質含量，較其他主食爲低，飲食須限制蛋白質時，可多利用。每份蛋白質含量（公克）：冬粉0.02、藕粉0.02、西谷米0.02、米苔目0.3、米粉0.1。

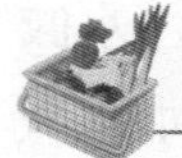

第六節　蔬菜類與其分量代換表

每份爲100公克（可食部分）含有蛋白質1公克、醣類5公克，及熱量25大卡。計有：

蔬菜類重量代換表（一份）				
黃豆芽[1]	胡瓜	葫蘆瓜	蒲瓜（扁蒲）	木耳
茭白筍	綠豆芽[1]	洋蔥	甘藍	高麗菜
山東白菜	包心白菜	翠玉白菜	芥菜、萵苣	冬瓜
玉米筍	小黃瓜	苦瓜	甜椒（青椒）	澎湖絲瓜
芥蘭菜嬰	胡蘿蔔	鮮雪裡紅	蘿蔔	球莖甘藍
麻竹筍	綠蘆筍	小白菜	韭黃	芥蘭
油菜	空心菜	油菜花[1]	美國芹菜	紅鳳菜
皇冠菜[1]	紫甘藍	萵苣葉	龍鬚菜[1]	花椰菜
韭菜花	金針菜	高麗菜芽	茄子	黃秋葵
番茄（大）	香菇[1]	牛蒡	竹筍	半天筍
苜蓿芽[1]	鵝菜心	韭菜	地瓜葉（番薯葉）[1]	芹菜
茼蒿、紅莧菜[1]	荷蘭豆菜心[1]	鵝仔白菜	青江菜[1]	白鳳菜
柳松菇[1]	洋菇[1]	猴頭菇	黑甜菜[1]	芋莖
金針菇	小芹菜[1]	莧菜	野苦瓜	紅梗珍珠菜
川七	角菜	菠菜	草菇[1]	

註1：表示該蔬菜之蛋白質含量較高。

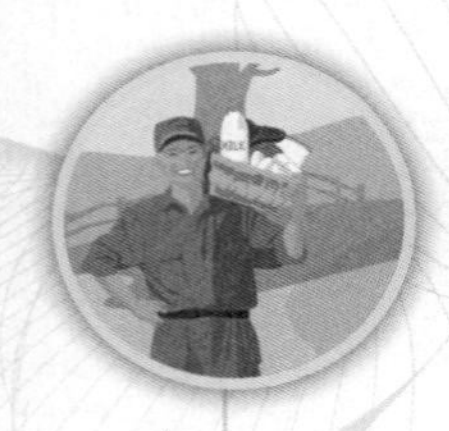
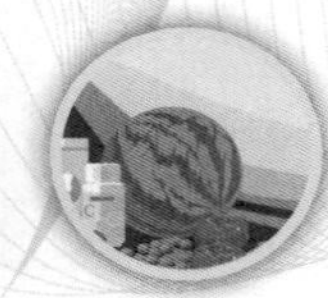

須注意的是，上表中排列越前面的蔬菜，其鉀離子含量越低，越後面鉀離子含量越高，因此腎功能不好、血鉀高的老人，應避免食用芋莖、金針菇、小芹菜、莧菜、野苦瓜、紅梗珍珠菜、川七、角菜、菠菜、草菇等蔬菜。

一、蔬菜殺菁

要保持蔬菜清脆的咬勁與口感，可利用「殺菁」技巧（用水氽燙後泡冷水或冰水）；其他的保色技巧，係於烹調時：

1.**不加鍋蓋**：因為烹調時植物酸蒸發後，酸鹼值較高，比較不會變色（酸鹼值在酸性易變色）。
2.**水煮**：加入大量水煮，因為能稀釋揮發性植物酸。
3.**加鹽再炒**：可先加鹽再炒。另外，一般餐廳會加小蘇打，以維持鹼性，獲得青翠綠色，但是會破壞維生素C。
4.**其他**：鮮豔黃紅色的胡蘿蔔素因為是脂溶性，可先用油脂炒出，再加入其他食品（蛋或麵），以獲得自然的金黃色，也可以製成金黃色水餃皮，增加老人飲食之變化性。同理，花青素因為是水溶性，利用加水煮茄子，可以溶出，而利用油炸可安定顏色。紫色高麗菜加醋，顏色會更豔麗（花青素在酸中會變紅紫色），加鹼則變成藍綠色，加金屬離子變成灰紫色，利用上述原理，可以增加老人膳食的顏色變化。

二、選購蔬果的一般原則

新鮮無農藥殘留的蔬果，對於身體健康的好處是衆所周知，只是國人普遍對於農藥殘留存有疑慮，但利多於弊，不宜因噎廢食，因為害怕農藥，而不攝取蔬果。選購蔬果的一般原則如下：

1.夏秋季蔬菜殘留農藥的情形，較其他季節高，或天然災害、節慶日前後，蔬果價格上揚時，也可能有提早採收的蔬果上市，農藥殘留的可能性相對較高，應避免採購。消費者可以選擇信譽良好的冷凍蔬菜或其他蔬菜加工品取代。
2.不刻意挑選外觀肥美、毫無昆蟲咬傷的蔬果。
3.蔬果的選擇宜多樣化，並應分散向不同攤商購買比較好。

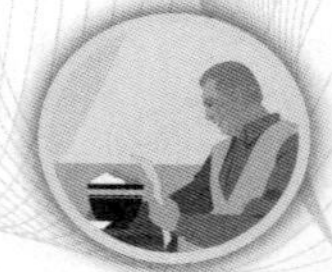
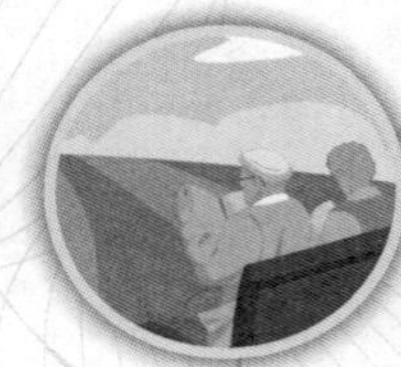

4.長期貯存或進口水果，一般須以藥劑處理延長其貯存時間，消費者選購時應有正確的認知。

5.蔬果外表留有藥斑或有不正常的化學藥品氣味者，避免購買。

6.冬季蔬菜產量多，價格便宜，宜多選購。

7.選擇政府單位推廣，具公信力，有優良標誌（如吉園圃標誌）的產品。

8.儘量購買當令蔬果，不但新鮮、物美價廉，且安全性較高。

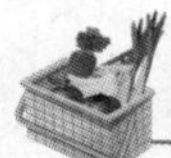

第七節　水果類與其分量代換表

1.水果類包括生鮮水果與純果汁。高胡蘿蔔素水果有木瓜、芒果、哈密瓜、杏。高維生素C水果有柑桔、橘、葡萄柚、芭樂；高茄紅素水果則爲番茄。

2.以荔枝（三十個1斤）爲例，九個算一份，每份含碳水化合物15公克及熱量60大卡。因此，如果今天是食用一串二十七個，那麼將含有碳水化合物45公克及熱量180大卡。

表4-1爲其他水果一份之重量表：

表4-1　水果一份重量表　（公克）

食物名稱	購買量	可食量	分量	食物名稱	購買量	可食量	分量
椪柑（3個／斤）	190	150	1個	桶柑（海梨）（4個／斤）	190	155	1個
柳丁（4個／斤）	170	130	1個	香吉士	135	105	1個
油柑（金棗）（30個／斤）	120	120	6個	白柚[1]	270	165	2片
葡萄柚	250	190	3/4個	五爪蘋果	140	125	小1個
青龍蘋果	130	115	小1個	富士蘋果	145	130	小1個
黃西瓜	320	195	1/3個	木瓜[1]（1個／斤）	190	120	1/3個
紅西瓜[1]	365	250	1片	香瓜[2]（美濃）	245	165	2/3個
太陽瓜[2]	240	215	2/3個	哈密瓜[2]	225	195	1/4個
新疆哈密瓜[2]	290	245	2/5個	金煌芒果	140	105	1片
愛文芒果	225	150	1 1/2片	土芭樂[1]	-	155	1個
泰國芭樂（1個1斤）	-	160	1/3個	葫蘆芭樂[1]	-	155	1個
西洋梨	165	105	1個	水梨	200	150	3/4個
粗梨	140	120	小1個	水蜜桃（4個1斤）	150	145	小1個
桃子	250	220	1個	仙桃	75	50	1個
玫瑰桃[1]	125	120	1個	加州李（4個1斤）	110	100	1個

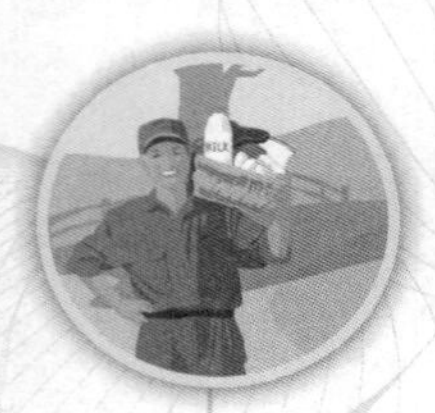
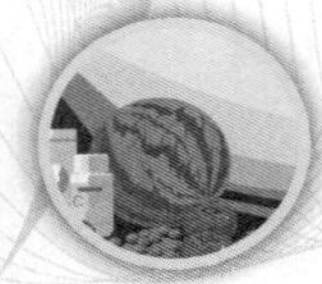

（續）表4-1　水果一份重量表　（公克）

食物名稱	購買量	可食量	分量	食物名稱	購買量	可食量	分量
李子（14個1斤）	155	145	4個	黑棗梅	30	25	3個
紅棗	30	25	10個	黑棗	30	25	9個
綠棗子[1]（8個1斤）	140	130	2個	紅柿（6個1斤）	75	75	3/4個
柿餅	35	33	3/4個	葡萄	130	105	13個
聖女番茄[1]	175	175	23個	龍眼[1]	130	90	13個
草莓[1]	170	160	小16個	櫻桃	85	80	9個
枇杷	190	125	-	香蕉（3根1斤）	95	70	大半根 小1根
蓮霧（6個1斤）	180	170	2個	楊桃（2個1斤）	180	170	3/4個
鳳梨（4斤／個）	205	130	1/10片	奇異果[1]（6個1斤）	125	115	1 1/2個
百香果（6個1斤）	190	95	2個	釋迦[1]（3個1斤）	105	60	1/2個
山竹（7個1斤）	420	84	-	火龍果	-	130	-
紅毛丹	150	80	-	榴槤（去殼）	35	-	1/4瓣
葡萄汁、楊桃汁	-	135	-	鳳梨汁、蘋果汁、芒果汁	-	140	-
柳橙汁	-	120	-	葡萄柚汁	-	160	-
水蜜桃果汁	-	135	-	芭樂汁[1]	-	145	-
番茄汁[2]	-	285	-	芒果乾	-	18	2片
芒果青	-	30	5片	葡萄乾	-	20	33個
龍眼乾[1]	-	22	-	鳳梨蜜餞	-	60	1圓片
醃漬鳳梨	-	57	-	鳳梨罐頭	-	80	2圓片
菠蘿蜜罐頭	-	65	-	水蜜桃罐頭	-	-	1 1/2半 圓片
柑橘罐頭	-	122	-	荔枝罐頭	-	113	-
粗梨罐頭	-	200	-	櫻桃罐頭	-	35	-
番茄罐頭[2]	-	180	-	葡萄果醬	-	23	-
草莓果醬	-	22	-				

註1：指每份水果含鉀量200至399毫克。
註2：指每份水果含鉀量 ≧ 400毫克。

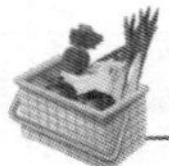 第八節　油脂及堅果類與其分量代換表

1.油脂類：

(1)動物性飽和油脂：奶油、牛油及豬油。

(2)植物性飽和油脂：椰油及棕櫚油。

(3)單元不飽和油脂：橄欖油及高油酸沙拉油。

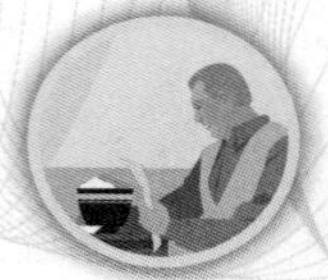
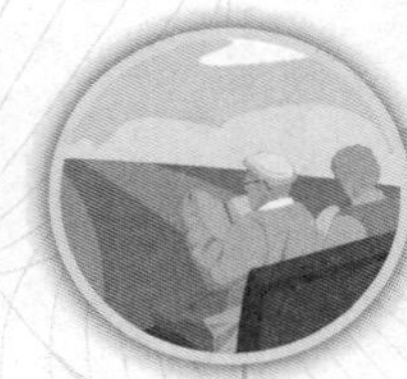

(4)多元不飽和油脂：黃豆油、花生油、芥花油、葵花油等植物油。

2.堅果類：花生、腰果及瓜子等。

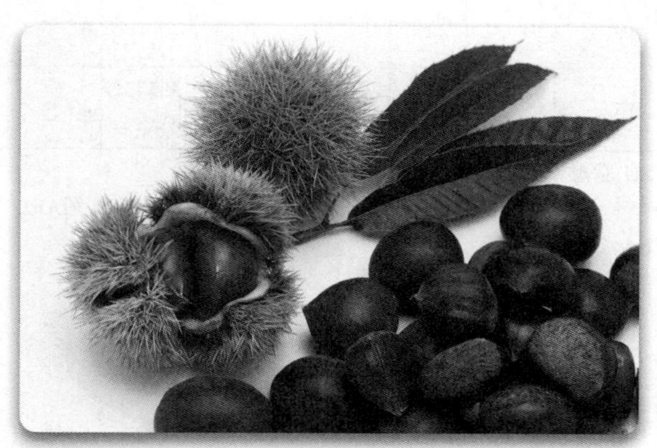

▶堅果類的食物如花生、腰果、瓜子及栗子等，其熱量主要來自於脂肪。

以大豆油爲例，一份爲5克及熱量45大卡。如果午餐食用3湯匙油，因爲油一份爲1茶匙，3湯匙油等於9茶匙，等於九份，即脂肪45公克及熱量405大卡。

表4-2爲其他油脂一份之重量表：

表4-2　油脂一份重量表　（公克）

食物名稱	購買重量	可食部分重量	可食分量	食物名稱	購買重量	可食部分重量	可食分量
玉米油	5	5	1茶匙	花生油	5	5	1茶匙
紅花子油	5	5	1茶匙	葵花子油	5	5	1茶匙
麻油	5	5	1茶匙	椰子油	5	5	1茶匙
棕櫚油	5	5	1茶匙	橄欖油	5	5	1茶匙
芥花油	5	5	1茶匙	動物油：牛油	5	5	1茶匙
動物油：豬油	5	5	1茶匙	動物油：雞油	5	5	1茶匙
培根[1]	10	10	1片	花生油	5	5	1茶匙
奶油乳酪[1]	12	12	2茶匙	堅果類、瓜子[1]	20（約50粒）	7	1湯匙
南瓜子[1]、葵花子[1]	12（約30粒）	8	1湯匙	各式花生仁[1]	8	8	10粒
花生粉	8	8	1湯匙	黑（白）芝麻[1]	8	8	2茶匙
杏仁果[1]	7	7	5粒	腰果[1]	8	8	5粒
開心果[1]	14	7	10粒	核桃仁[1]	7	7	2粒
其他：瑪琪琳、酥油	5	5	1茶匙	蛋黃醬	5	5	1茶匙

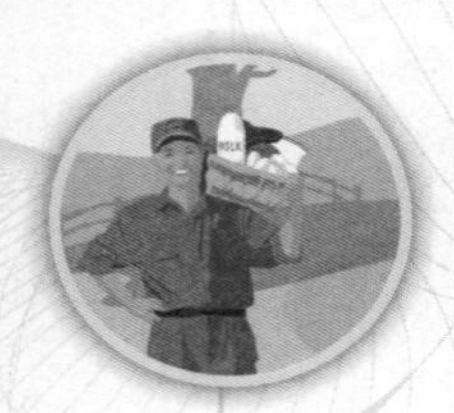
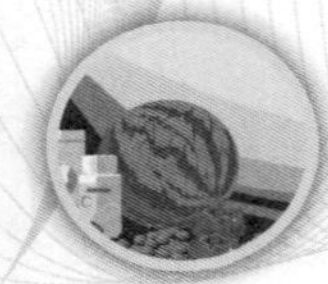

（續）表4-2　油脂一份重量表　（公克）

食物名稱	購買重量	可食部分重量	可食分量	食物名稱	購買重量	可食部分重量	可食分量
沙拉醬（法國式、義大利式）	10	10	2茶匙	花生醬[1]	8	8	1茶匙
鮮奶油	15	15	1湯匙	加州酪梨[2]（1斤2、3個）（另含碳水化合物2公克）	40	30	2湯匙（1/6個）

註1：指熱量主要來自脂肪但亦含有少許蛋白質 ≧ 1公克。

註2：加州酪梨的資料來自於Mahan LK, Escott-Stump S(2000): *Food, Nutrition and Diet Therapy,* 10th ed.

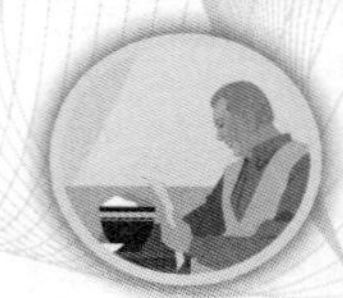
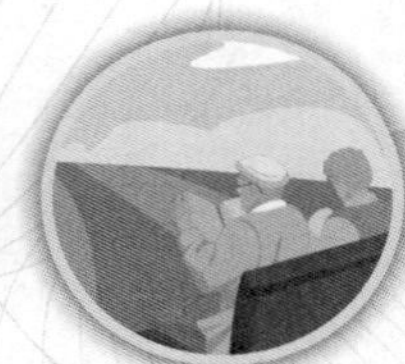

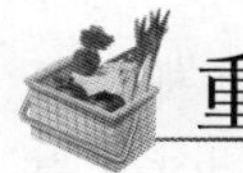

重點回顧

一、老人所需攝取的食物，共可分為奶類、肉魚豆蛋類、五穀根莖類、蔬菜類、水果類及油脂等六大類，分別供應老人所需的六大類營養素（碳水化合物、蛋白質、脂肪、維生素、礦物質與水分）。奶類與肉魚豆蛋類，除提供老人蛋白質，也供應脂肪與碳水化合物；五穀根莖類除碳水化合物外，也提供少許蛋白質；蔬菜與水果類是纖維素的主要來源，但同時也供應碳水化合物與蛋白質。

二、脫脂奶一份的熱量是80大卡，而全脂奶同樣的一份熱量則為150大卡，其中之差異，在於脂肪之差別。

三、低脂肉魚蛋類：以一般魚類為例，可食用部分（生重）為35克（約1兩）；換算成熟重約30克，則可提供蛋白質7公克、脂肪3公克以下，及熱量55大卡；中脂肉魚蛋類：以虱目魚為例，一份虱目魚可食用部分（生重）為35克（約1兩），換算成熟重約30克，可提供蛋白質7公克、脂肪5公克以下，及熱量75卡；高脂肉魚蛋類：以秋刀魚為例，可食用部分（生重）為35克（約1兩），可提供蛋白質7公克、脂肪10公克以下，及熱量120大卡；超高脂肉魚蛋類：以豬蹄膀為例，可食用部分（生重）為40克（約1兩），可提供蛋白質7公克、脂肪10公克以下，及熱量135大卡以上。

四、低脂豆類及其製品：以黃豆為例，可食用部分一份（生重）為20克，可提供蛋白質7公克、脂肪3公克以下，及熱量55大卡；中脂豆類及其製品：以五香豆乾為例，可食用部分一份（生重）為35克，可提供蛋白質7公克、脂肪5公克以下，及熱量75大卡；高脂豆類及其製品：本類僅有麵筋泡，可食用部分一份（生重）為20克，可提供蛋白質7公克、脂肪10公克以下，及熱量120大卡。

五、五穀根莖類與其分量代換表：平時食用的米飯、稀飯、饅頭與麵條等都屬於此類。四分之一碗飯等於一份，可食重量為50克，可提供蛋白質2公克、醣類15公克及熱量70大卡；蔬菜：每份為100公克（可食部分），含蛋白質1公克、醣類5公克，及熱量25大卡；水果類：包括生鮮水果與純果汁；高胡蘿蔔素水果有木瓜、芒果、哈密瓜、杏；高維生素C水果有柑桔、橘、葡萄柚、芭樂；高茄紅素水果則為番茄。以荔枝（三十個1斤）為例，九個算

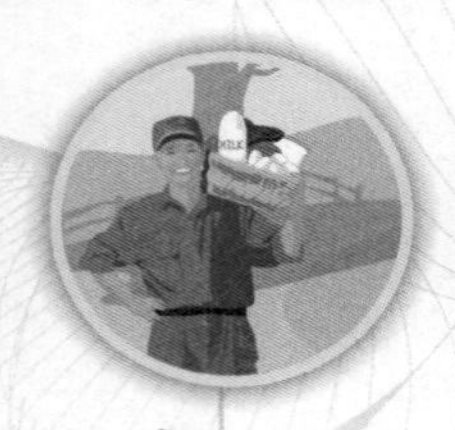
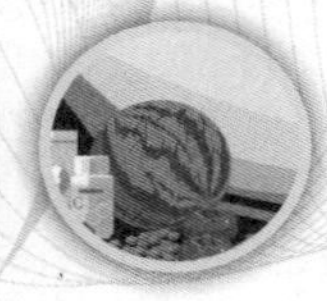

一份，每份含碳水化合物15公克及熱量60大卡。

六、油脂類：動物性飽和油脂：奶油、牛油及豬油；植物性飽和油脂：椰油及棕櫚油；單元不飽和油脂：橄欖油及高油酸沙拉油；多元不飽和油脂：黃豆油、花生油、芥花油、葵花油等植物油；堅果類：花生、腰果以及瓜子等 。以大豆油爲例，5公克算一份，含有熱量45大卡。

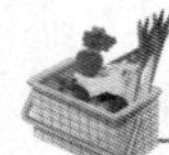

問題與討論

一、全脂奶、蒸發奶、乳酪與優格，如何互相代換？

二、同樣肉魚豆類，如何減少脂肪攝取？

三、什麼食物可以替換米飯？

四、培根在食物代換表中屬於肉類或油脂類；一份的量有多少？

五、同樣一樣全脂奶與脫指奶的熱量爲什麼相差將近1倍？低指肉與超高脂肉同樣一份熱量爲什麼相差2.45倍？

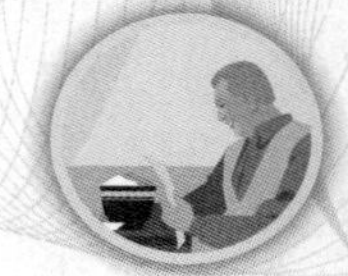
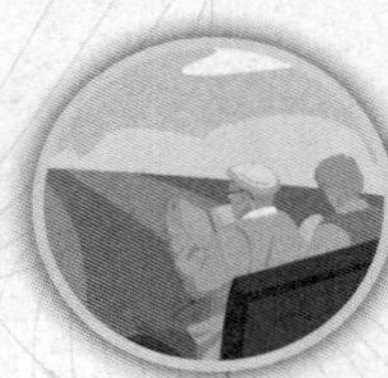

參考書目

王果行等（2000）。《普通營養學》。臺北：匯華。

行政院衛生署（2007）。「行政院衛生署—保健常識—食物膽固醇含量表」。檢索自：http://www.doh.gov.tw/lane/health_edu/j3.html。線上檢索日期：2007年8月6日。

食品衛生處（1998）。《臺灣地區食品營養成分資料庫》。臺北：食品衛生處。

張振崗等（2003）。《實用營養學》。臺中：華格那。

梁嘉南（1999）。〈加拿大安大略省健康照護人員之安全衛生〉，《中華職業醫學雜誌》，第6卷，第1期，頁17-29。臺北：中華民國職業病醫學會。

張振崗等（2003）。《營養學概論》。臺中：華格那。

章樂綺等（2000）。《實用膳食療養學》。臺北：匯華。

黃伯超等（1997）。《營養學精要》。臺北：健康。

黃玲珠（2000）。《實用膳食療養學》。臺北：華杏。

楊淑惠等（2000）。《新編營養學》。臺北：匯華。

葉寶華等（2004）。《膳食療養學》。臺北：永大書局。

劉臺山、許麗雪、陳蕙婷、陳麗敏、吳佳芳、徐士淇（2006）。〈臺北市老人安養護暨長期照護機構評鑑制度修訂對中、小型機構經營者之影響——以人事、設備成本與空間設備成本爲例〉，《臺灣老人保健學刊》，第2卷，第1期，頁48-63。臺北：臺灣老人保健學會。

戰臨茜、高森永、金惠民、李美璇（2002）。〈北臺灣社區與機構中老人的營養狀況及其預測因子〉，《臺灣營養學會雜誌》，第27卷，第3期，頁147-158。臺北：臺灣營養學會。

謝明哲等（2003）。《實用營養學》。臺北：匯華。

第五章　老人膳食設計

學習目標

- 了解老人的飲食種類
- 了解老人建議菜單及其原因
- 認識食物屬性與膳食設計原則
- 老人膳食製備

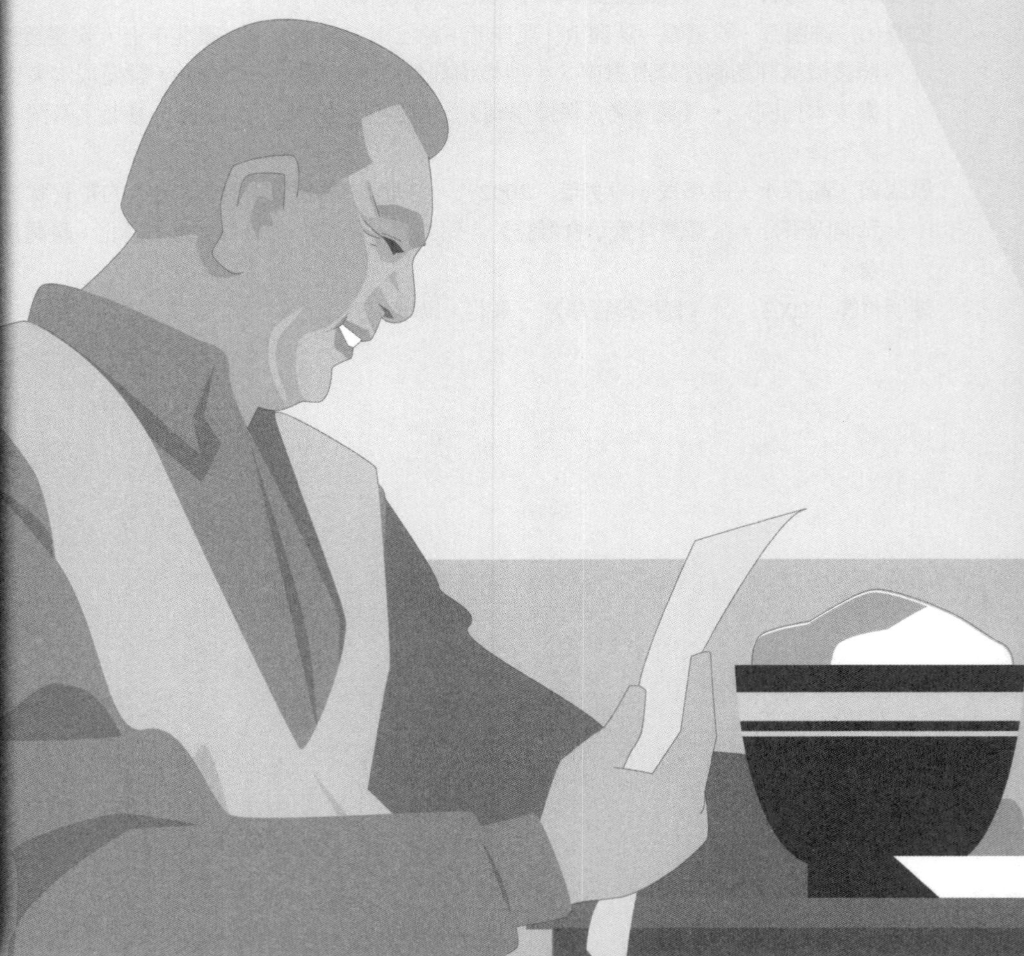

關於老人膳食設計

老人膳食設計須考量成品色香味和營養、供應餐次（四至六餐）、供應種類是否涵蓋六大類食物，及是否具有多樣性與多變化；另外，當老人實際之攝取量無法達到計畫的食物分量時，則應適當的給予額外營養補充品，以提升老人血中蛋白質、膽固醇、血色素及總淋巴球數，避免體重下降，發生營養不良。

想要增加老人營養及進食量，除了選擇營養補充品外，尚可採用補充點心、強化食物營養素、彈性供應食物分量、協助老人用餐、選擇適當餐具及用餐環境等方法。

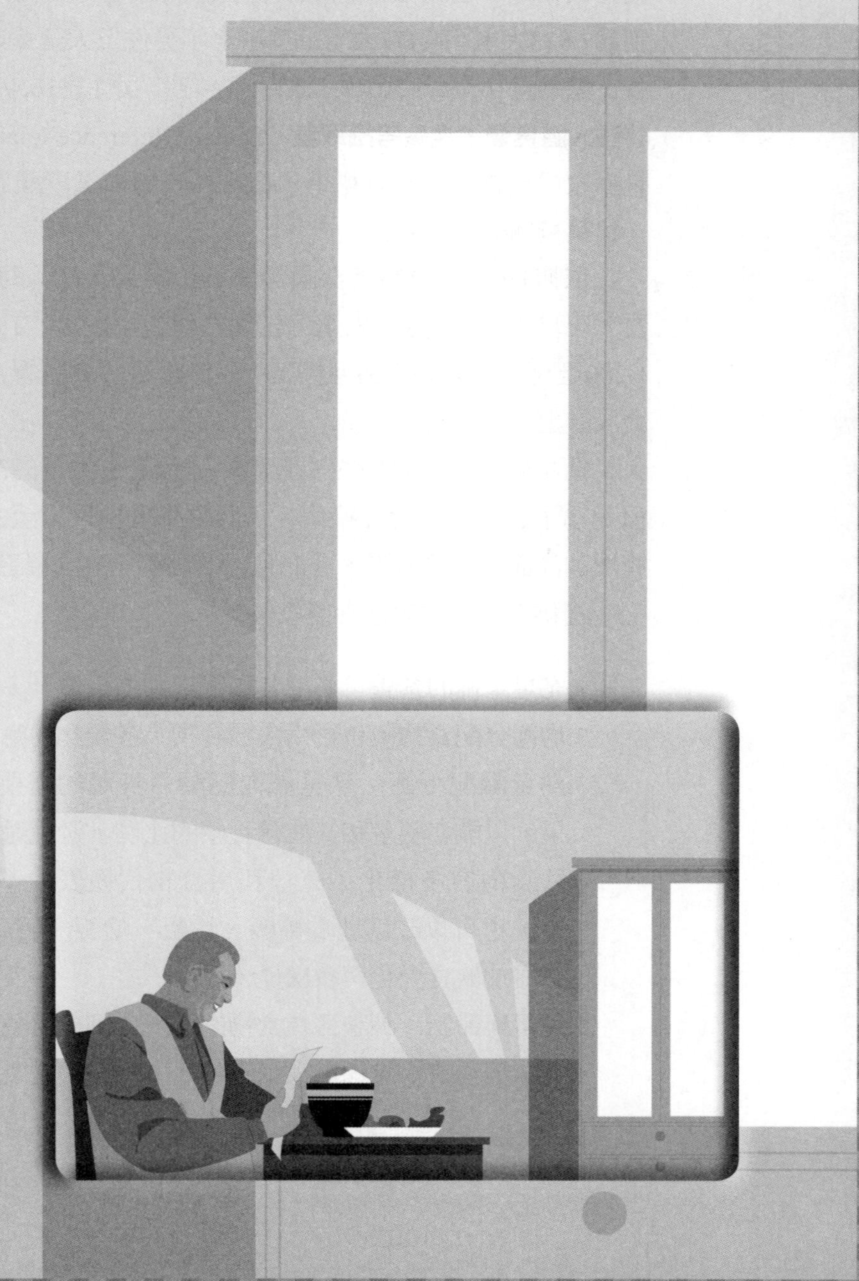

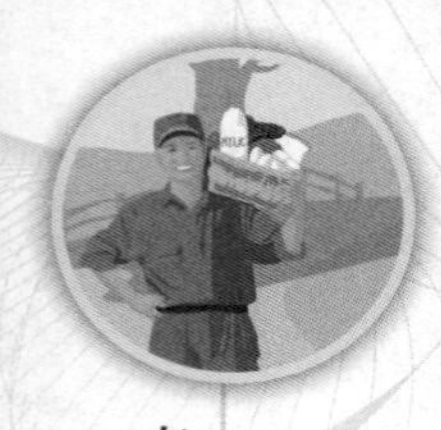
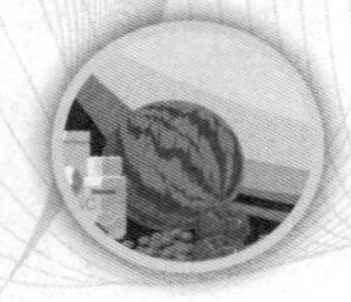

前　言

行政院衛生署於1998至2002年，委託中央研究院，辦理「第二次國民營養健康狀況變遷調查」，針對臺灣地區65歲以上老人之營養調查結果顯示，老年人飲食攝取，在熱量及三大營養素方面，與1993至1996年19至64歲成年人之調查比較結果，已經較接近衛生署建議量。老年男性和女性每日平均總熱量，分別爲1,833大卡和1,477大卡；其中老年男性三大營養素（蛋白質、脂肪及醣類）各占總熱量16.7%、30.4%及52.9%；老年女性爲16.4%、29.1%及54.5%，與衛生署**國人膳食營養素參考攝取量**（Dietary Reference Intakes, DRIs）比較，老人的熱量攝取已相當接近建議標準，但蛋白質攝取量則顯過多，而醣類攝取則還不夠（建議量爲63%）。

依據1993至1996年全國營養調查結果，國人每人每日從飲食中攝取的鈣質，平均爲500毫克，未達每日鈣質建議攝取量的1,000毫克（美國的建議量爲1,200毫克），如果不另外補充，長久下來將會影響身體器官的運作，建議在膳食設計上予以補充。

衛生署對於飲食中的油脂攝取建議應占熱量的30%以下，老人雖已接近，但是爲了避免心血管性疾病，仍應再降低攝取量至25%以下，否則高脂肪飲食將增加高血脂、高血壓、心血管性疾病與癌症之罹患機率，不可不小心。

提供老人的健康飲食應該包括：

1.**充足全備的營養**：必須各營養素的種類齊全，並且分量充足。
2.**均衡分配食物**：包含六大類食物，各類食物應有合宜的分量。
3.**熱量調配平衡**：熱量攝取應配合身體的需要，並且多利用低熱量的蔬果，以調和熱量和其他營養素的比例，避免過重與肥胖。
4.**飲食內容多樣化**：充分利用食物代換表中不同的品項，如主食除米飯外，也可以改爲地瓜稀飯、炒飯、燴飯、饅頭、土司、麵條或水餃等，以增加飲食變化與多樣性。
5.**適量與節制**：調整各類食物的適當比例，避免過量。
6.**美味與愉快**：兼顧老人用餐時之口感與飲食樂趣。

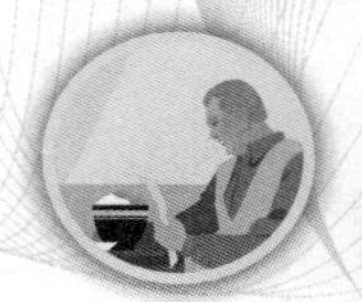
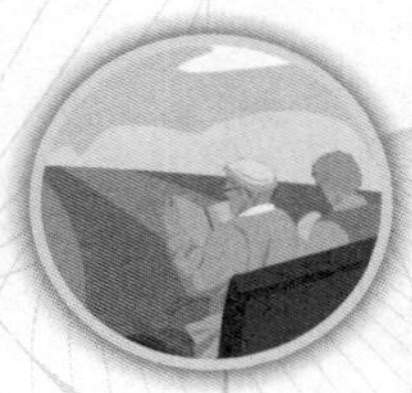

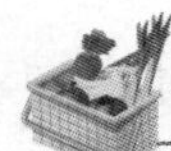

第一節　老人飲食種類

一、普通飲食

普通飲食（normal diet）即正常人均可食用的飲食，是符合一般成年人營養需求的均衡飲食。適用於不需特別調整與限制營養素者。飲食原則爲：

1.由六大類基本食物均衡供應。

2.午、晚餐之主食均可選擇乾飯、稀飯、地瓜稀飯、炒飯、燴飯、饅頭、土司、麵條或水餃等。

二、調整質地飲食

老人在疾病時之飲食，爲配合老人實際生病的身體狀況，提供必需的營養支援，可藉由改變食物的質地與成分，進行飲食的變化，加以改善以配合老人實際需要，如軟質飲食、切（細）碎飲食、半流質飲食及全流質等飲食；亦可調整成分，如各營養素的調整（像是調整脂肪、蛋白質、醣類的飲食或是調整礦物質的飲食等）。例如當老人裝假牙或咀嚼稍有困難時，由於不能順利食用普遍固體飲食，此時建議老人食用「軟質飲食」，老人較易呑嚥食用；無牙老人則建議「切（細）碎飲食」或「半流質飲食」；而高膽固醇血症的老人，就建議控制脂肪含量（即調整食物質地與成分），並降低攝取含有膽固醇的食物，以避免高血脂病情持續嚴重。

(一)軟質飲食

軟質飲食（soft diet）適用於假牙咀嚼稍有困難、消化不良者，爲自流質飲食進展到普通飲食之中間過渡飲食。軟質飲食所供應的食物，皆經機器或果汁機攪碎，因而仍保有食物烹調的色、香、味。係以均衡飲食爲基礎，宜選擇質地軟、不含粗纖維的食物，爲介於普通飲食與流質飲食間的一種飲食。飲食原則爲：

1.以普通飲食爲基礎，食物選擇質地軟者，且含少量或中量纖維者。

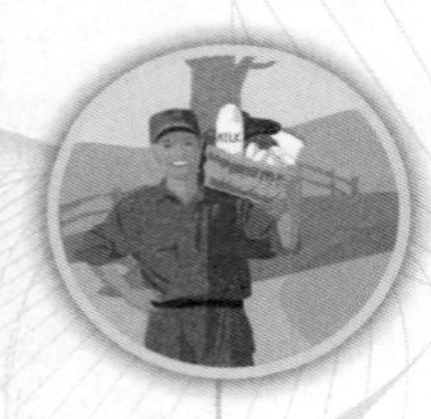
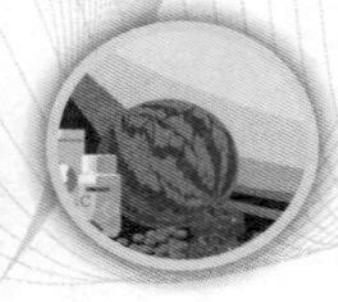

2.烹調方式，應避免油炸或烘烤太硬的食物，宜多選擇蒸及煮的方式。
3.肉類多採用絞肉及不含筋之嫩肉，加上少許太白粉或蛋汁等，可使肉類維持其嫩度。

(二)切（細）碎飲食

切（細）碎飲食（ground diet）適用於無牙、咀嚼困難及下顎破裂、頭頸部癌症或神經疾病、口腔或眼等頭部手術者。將固體食物經由剁碎等機械方式處理後，依各類食物之特性，分別加以烹調供應。飲食原則有：

1.以軟質飲食爲基礎，將肉類、蔬菜等加以剁碎及切細。
2.避免過老或多筋之肉類、粗糙的水果、蔬菜、堅果或豆類等。
3.若有需要可長期使用。

(三)半流質飲食

半流質飲食（semi-liquid diet）爲將固體食物經剁碎、絞細等方式處理，加入飲料、湯汁或稀飯中，調製成稍加咀嚼即可呑嚥之半流體飲食，適用於無牙或消化不良者、無牙或咀嚼、呑嚥稍有困難者，及急性熱病期老人。食物經攪碎後加入稀飯一起調整成鹹粥的樣式，老人不需要或稍加咀嚼即可呑嚥。半流飲食的營養分配均衡，且採少量多餐，如有需要可長期使用。飲食原則爲：

1.少量多餐，以供應足夠之營養素。
2.食物的選擇以質地細、易消化爲原則，避免過老或多筋的肉類，與粗糙的蔬菜、水果、堅果、豆類及油炸食物。
3.注意食物的色、香、味及烹調方式，以避免產生單調與油膩感。

(四)全流質飲食

全流質飲食（full liquid diet）適用於面骨裂損，口腔、面、頸、頭部手術，或有咀嚼、呑嚥困難、急性感染期、長期腸胃不適、食道狹窄及心肌梗塞等疾病。屬於清流質飲食進展至正常飲食之過渡期飲食。是一種在室溫或體溫下液態的食物，含有少量的纖維，如有需要可長期使用。必須注意的是，限水老人不宜長期使用，以免引起營養不良，還有全流飲食因所含纖維質較低有可能引起便祕。飲食原則爲：

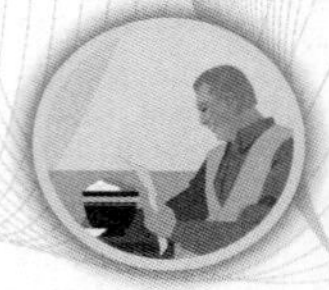
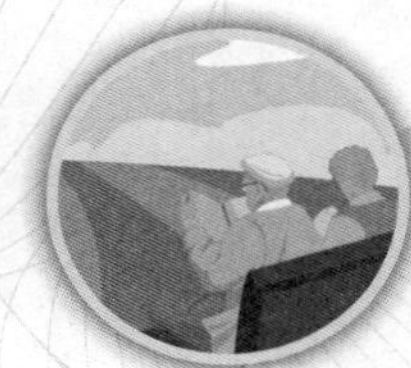

1.少量多餐，營養分配應均衡，食物以質地細、易消化爲原則。

2.全流飲食因由口進食，故接受性差，如須長期使用，可依個別情況，給予較濃縮之高蛋白或高熱量食物。

3.須注意某些維生素及礦物質缺乏的可能性。

4.供應形式以每日供應六餐（三正餐＋三點心）爲原則。

三、六大類食品設計

依據衛生署委託臺灣營養學會修訂每日飲食指南草案，調整老人之六大類食品供應分量爲：

1.**奶類**：一至二杯（至少每日一杯）。以低脂奶或脫脂奶爲宜，每杯量240西西，或脫脂奶粉三湯匙（平湯匙，指湯匙用壓舌棒刮平）。

2.**蛋類**：每日一個。若血中膽固醇高者，每星期以三至四個爲宜，亦可以兩個蛋白取代一個全蛋（因蛋白不含膽固醇）。

3.**魚、肉類**：2至3兩。如魚肉1兩，家禽或家畜肉1兩，須避免攝取含脂肪高的肉類，如大腸、蹄膀或肥肉等。

4.**豆製品**：一份。如豆腐一塊，儘量避免採用高溫油炸過的豆製品。

5.**五穀類**：米飯或麵食二至四碗，或以根莖類（如芋頭、地瓜或玉米等）取代；每天至少一餐吃雜性全麥。

6.**蔬菜類**：三碟以上（每碟約飯碗的八分滿蔬菜量）。至少有一碟須爲深色蔬菜。

7.**水果類**：二份以上。儘量選用維生素C含量豐富的水果，如柳橙、橘子、葡萄柚、芒果、芭樂或奇異果等。

8.**油脂類**：植物油少於1.5湯匙（用於烹調或涼拌）；鼓勵吃堅果。

9.**水、飲料**：六至十杯（一杯240毫升）。包括菜湯、果汁及牛奶。

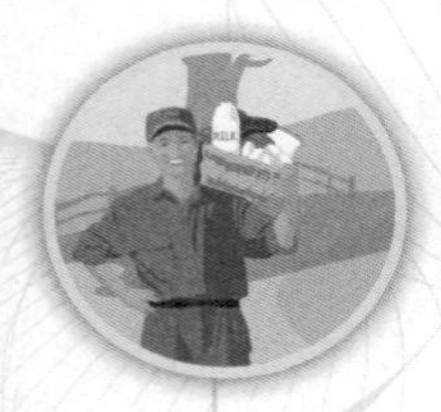
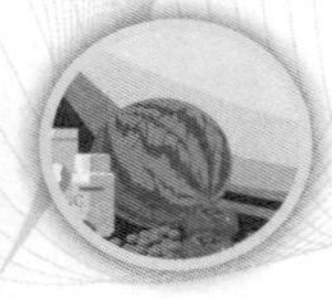

第二節　老人膳食建議

一、老人一日膳食菜單建議

時間	老人一日膳食菜單
5: 00-7: 00	■蔬菜水果餐 每天早上五點至七點氣血運轉於經絡之大腸經，此時攝取高纖維的食物，可以刺激大腸蠕動，預防便祕；因此早上最好攝取一種水果及兩種蔬菜，每種之分量約柳橙大小即可，可預防便祕及大腸癌。 1.依據中醫十二時辰經脈養生（內容詳見本章末之重點整理），卯時（上午五點至七點）爲大腸經，因此此時應該吃蔬果餐，所謂早上吃水果是「金」，中午吃是白銀、晚上吃是破銅爛鐵，指的就是越早吃水果越好的道理。尤其瓜類（如西瓜或哈密瓜），晚上五點過後不吃，因爲瓜果類性較濕寒，所以臺灣俚語說：晚上五點以後吃西瓜，容易半暝「反症」。 2.柳橙：研究顯示，高膽固醇者每天喝三杯柳橙汁，一個月之後，好的膽固醇（HDL）提高，而壞的膽固醇（LDL）的比例下降，罹患心血管疾病機會相對降低。柳橙汁中因含有高量葉酸，能降低體內的高半胱胺酸的量，已知高半胱胺酸是心臟病危險指標，因此多喝柳橙汁對於老人的心臟保健效果顯著。研究人員認爲是柳橙汁中抗氧化劑（生物黃酮）之效果。 3.番茄：義大利料理最常用的原料。依據流行病學與臨床統計顯示，番茄之功效係來自所含之「茄紅素」。研究發現每天給予30毫克的茄紅素，就能使攝護腺腫大病人的病灶縮小，並降低PSA值（PSA是攝護腺癌的獨立血清抗原指標）。 4.柑橘類水果：柑橘因爲富含維生素A，所以呈現橘紅色；橘子、柳橙、檸檬及葡萄柚等，都屬於柑橘類水果，含有豐富的維生素C、胡蘿蔔素及類黃酮等抗氧化自然成分。只吃維生素C藥片或只喝果汁，效果變差。輪流混合吃整個水果最好。生食柑橘有益氣、強身、助消化、健脾胃及降血壓作用，對防治化膿性咽喉炎及病毒性感冒有一定效果，不過多食會上火，上火則會口腔潰瘍、舌炎及咽喉炎，因此攝取水果要多樣化，不可只是固定一種。 5.十字花科蔬菜：包括有高麗菜（甘藍菜）、白菜、花菜及綠花椰菜等。流行病學發現多吃此類蔬菜，可降低胃癌、大腸癌、乳癌及子宮內膜癌的發生。所以此類蔬菜，最好每週至少生食一次或僅水煮一分鐘除蟲即可，不可炒煮太熟或太久，以避免破壞其自然有效的抗癌成分。 6.新鮮蔬菜：其中含大量維生素C，能阻斷亞硝胺形成。新鮮蔬菜中含有酚和醌，醌能沖淡致癌物質，並能把致癌物排出；而酚能阻止癌細胞的代謝與生長，所以老人應要多吃新鮮蔬菜，如胡蘿蔔、白菜、菜花、蘆筍、番

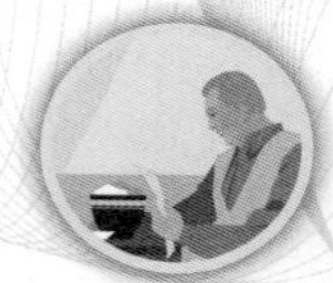
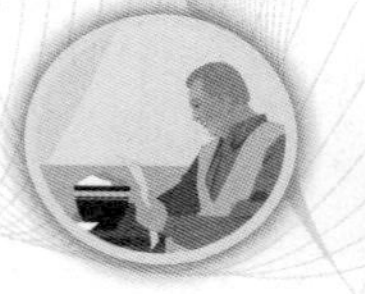

時間	老人一日膳食菜單
5: 00-7: 00	茄、香菇、木耳、豆腐、豆漿、花生、胡桃及芝麻（須購買已經磨成粉者，否則因爲難以消化，整顆芝麻進去，也將會整顆完整的排出）等，及每天吃一些新鮮水果，如桃、蘋果、橘子及奇異果等。 7.青花菠菜汁：材料青花菜、菠菜、鳳梨200克及開水。含高量的吲哚可抗氧化；富含葉酸、鉀和纖維質，有益心血管。加上酸酸甜甜，且沒有蔬菜汁青澀之味道，能增加食慾，對於牙齒不佳的老年人，是補充纖維質的好方法之一。 8.多攝取生菜有利肝臟，因爲是補充天然酵素之最佳來源。生菜中午前吃較佳，一般國人對於早上吃生菜的印象是「太冷」了，其實生菜早上吃屬陽性（食物之陰陽屬性，請詳參第三節），因此可多吃，吃對時間，就沒有太「冷或寒」的問題；另外，再搭配七點至九點胃經時吃熱食，將可以暖胃、去寒及保護胃氣。過去國人流行生機飲食，許多人一大早喝蔬果汁，卻忽略保護胃的溫暖環境，長期將導致胃衰弱；因爲當胃維持溫暖時，身體的循環才會正常，氧氣、營養及廢物等的運送才會順暢。所以早上吃蔬果時，要前一個晚上，將蔬果先取出退冰，吃完蔬果後，應該再吃「熱食」，才能保護「胃氣」。中醫所說的胃氣比較廣泛，並不單純指「胃」而已，其中尙包含脾胃消化吸收、後天免疫力及肌肉功能等。早晨起床之時，夜間陰氣尙未去除，大地尙未回暖。體內的肌肉、神經及血管，也都還在收縮狀態，假如這時候再吃、喝冰冷食物，必定導致體內各系統更加收縮、血流更加不順暢，長期就易傷到胃氣，降低身體之抵抗能力。因此早上吃完蔬菜水果餐後，應該是食用熱地瓜（連皮）、熱稀飯、熱燕麥片、熱羊乳、熱豆花、熱豆漿、芝麻糊或山藥粥等，以爲搭配（注意地瓜要連皮吃，因爲皮的礦物質量較高，有利身體酸鹼平衡，是網路票選抗癌食品第一名，可以利用牙刷，先將表皮刷洗乾淨後，再蒸熟或烤熟後食用）。 9.香蕉豆奶：以香蕉、豆漿、枸杞、開水與檸檬汁爲材料。豆漿不會發生乳糖不耐導致腹瀉，且不含膽固醇，可降低血脂肪，減緩動脈硬化速度。香蕉含易吸收消化的果糖及葡萄糖，芳香甜美，很適合食慾不振、牙齒不佳的老人食用，同時也含有豐富的果膠及纖維質，有助於改善便祕的問題。 10.山藥薏仁羹：材料採用山藥、薏仁及杏仁。山藥與薏仁含有豐富膳食纖維，可降低血脂。因爲山藥和薏仁本身味道淡，因此添加杏仁以增加風味。中醫認爲甜杏仁味辛甘、性溫，具有潤腸止咳補氣之效；而苦杏仁則味辛苦，性溫，具有止咳平喘，去痰潤腸之效。 11.南瓜果汁：以南瓜、木瓜、甜椒及開水製成。南瓜含有很多類胡蘿蔔素、有機鹽和維生素C，是強力抗氧化劑，可降低膽固醇氧化，預防動脈粥狀硬化；中醫認爲南瓜性溫、味甘，有補氣（提高免疫力）功能，還可消炎止痛，解毒殺蟲。另外，南瓜含有豐富的鉻，能改善身體對胰島素的阻抗性；且含大量的纖維，可延緩血糖急遽上升，因此有人說南瓜可改善血糖，但是因爲南瓜也含有豐富的醣類，因此糖尿病老人在食用南瓜時，仍須注意攝取的分量；此外南瓜也須連皮一起吃。

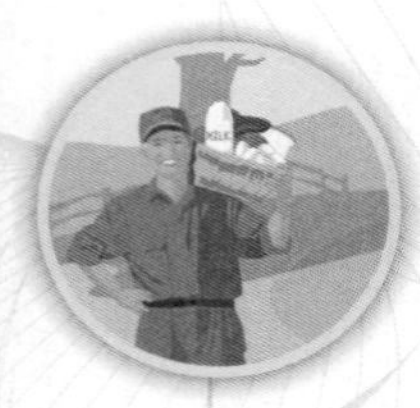
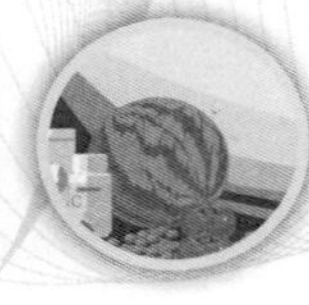

時間	老人一日膳食菜單
	12.番茄蔬菜湯：使用紅番茄、番茄糊、洋蔥、大蒜、芹菜及胡蘿蔔。番茄蔬菜湯中番茄提供茄紅素，洋蔥及大蒜提供有機硫化物及有機硒，及豐富的纖維質。不過茄紅素要經過切碎、加熱，及用油烹調後，吸收量才較多。
7: 00-9: 00（早餐）	七點至九點屬於胃經，所以應該攝取主食。因爲胃主消化，負責一天體力供應，因此建議攝取如南瓜或地瓜（蕃薯）飯；含胡蘿蔔素的前三名蔬菜，分別爲胡蘿蔔、南瓜及紅蕃薯。紅蕃薯除含有類胡蘿蔔素外，也含豐富的纖維素及多酚類，有助降低膽固醇及心臟血管疾病。但是如果只吃類胡蘿蔔素補充藥劑則是無效的（有時還有害！特別是肺癌高危險群，如長期抽煙老人，必須避免攝取高劑量的類胡蘿蔔素），因此需要吃整棵新鮮蔬菜才有用，其飲食原則爲：早餐吃得像國王（飽，但少油少肉）、午餐吃得像王子（好，可加魚又加肉）、晚餐吃得像乞丐（少又清淡）。其他建議食物有： 1.燕麥粥：每天早餐吃一碗燕麥粥，長期實驗結果，可使血中壞膽固醇濃度降低10%，且使好的膽固醇上升。燕麥中因爲含有豐富的可溶性及不可溶性纖維，能在腸胃道中阻止膽固醇及脂肪的吸收，因而達到降低血中脂肪及膽固醇的效果。 2.糙米飯、五穀飯、老玉米飯、南瓜飯、小米飯或山藥飯：糙米較白米多了珍貴纖維素及維生素，糙米與玉米及豆類混合食用，具有預防大腸直腸癌的功效。 3.豆漿、豆腐及豆製品：含有水溶性維生素B_1、B_2、菸鹼酸、葉酸，植物蛋白質比較不易引發骨質疏鬆，黃豆含有植物性雌激素（類似人體雌激素但是沒有雌激素的問題），是異黃酮的來源，異黃酮具類似抗氧化及雌激素的效果。黃豆製成的豆漿，除含有非常豐富的蛋白質外，還能預防乳癌！經常喝豆漿的婦女，體內的女性荷爾蒙雌性素與黃體素都明顯降低，而已知雌性素的濃度過高，與乳癌關聯性很高，因此乳癌患者治療後，如果屬於雌性素濃度過高的婦女，必須服用抗雌性素藥物Tamoxifen。研究讓婦女每天喝下約1,000西西（約4杯）的豆漿，連續達五個月，結果喝豆漿的婦女，體內的雌性素濃度，比不喝豆漿者低了30%至40%，已知黃豆含有天然女性荷爾蒙異黃酮，與人體荷爾蒙很像，不但能夠占據乳癌荷爾蒙受體，讓人體的荷爾蒙無法刺激乳癌細胞，另一方面，也能夠像人體自然的女性荷爾蒙一樣，防止骨質疏鬆症，這種功效和抗癌藥物Tamoxifen極爲相似。另外爲了避免影響女性荷爾蒙，服藥期間必須避免攝取當歸（屬於四物、八珍或十全湯藥材之一）、甘草或紫河車等會刺激分泌女性荷爾蒙之中藥材，否則藥效將被抵銷掉。 4.菇蕈類：蘑菇、香菇及木耳，含有豐富的維生素A、C、E、多醣體、微量元素及人體所必需的胺基酸，能抑制致癌物質的形成，並誘導干擾素、免疫蛋白抗體，增強免疫細胞T細胞、β細胞及自然殺手細胞（NK細胞）吞噬變異細胞的功能，防止癌細胞擴散轉移。 5.靈芝：向臺灣農戶購買，食用時宜先煮（泡）三十分鐘，以萃取其抗癌之

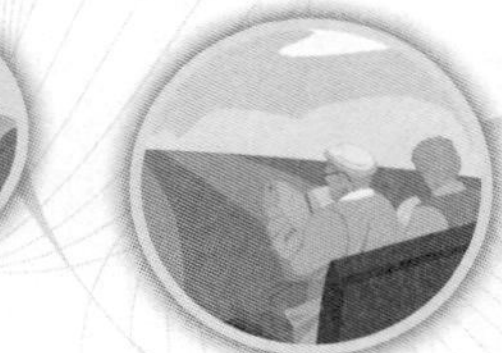

時間	老人一日膳食菜單
7:00-9:00 （早餐）	三菇類成分，之後再用水煮十二小時以上，越久越好，以萃取靈芝多醣體等抗腫瘤，提升免疫力之成分；因爲研究顯示，三菇類在前三十分鐘萃取量最多；而靈芝多醣體必須以小火熬煮十幾個小時，萃取量才增加。 6.早餐忌吃過多的蛋白質、脂肪類或肉類，因爲屬於酸性食物，易導致白天精神不佳。例如：火腿蛋三明治、小籠包、水煎肉包及過甜的麵包，均比較不宜，特別是學童，否則容易早上昏昏欲睡，造成學習能力下降。
9:00-11:00 （早點）	■葡萄優酪乳 以葡萄、果寡糖與低脂優酪乳當材料。葡萄優酪乳是強力抗氧化劑，可清除自由基，因爲乳酸菌可在腸胃道中減少有害細菌合成致癌物質，增強益生菌生長，減少肝臟膽固醇的形成。果寡糖是乳酸菌等益生菌的食物，可增進腸蠕動，以清除累積在腸中的大便。由於奶類的鈣質，可能會干擾老人藥物的吸收，而葡萄依據十二時辰經脈養生原則，爲越早食用越好，因此建議於早點食用。經常食用連皮地瓜、果寡糖與優酪乳，可以確保老人維持腸道健康。 ■喝綠茶（烏龍茶或其他） 茶能抑制亞硝胺致癌，還可阻斷致癌物亞硝胺形成，茶葉中含有兒茶酚等多種保護細胞防止突變之成分。茶葉中的多酚類物質以綠茶含量最多，烏龍茶次之，紅茶最少；飲用時要避免加糖。
11:00-13:00 （午餐）	■豆類 豆類含有降膽固醇的成分，主要分可溶性及不可溶性纖維。豆類便宜、又安全，又可有效降低血脂肪及膽固醇，每天只要吃半碗豆類，長期可有效降低血中壞的膽固醇濃度。其他建議食物有： 1.五穀飯（或糙米飯、燕麥、老玉米飯、南瓜飯、蕃薯飯、小米飯、山藥飯）、豆漿、豆腐及豆製品、菇蕈類。 2.橄欖油：食用油類，建議橄欖油、花生油、茶子油及麻油等油脂，因爲含有高單元不飽和脂肪酸，可降低罹患心臟病的危險。橄欖油經地中海飲食證實有益健康，但應避免過量。橄欖油可讓血中壞膽固醇下降，也會讓好膽固醇上升，能對心血管系統產生最佳的保護作用。建議選擇用冷壓方式萃取出的橄欖油。 3.紅棗黑木耳湯：木耳具抗血小板凝集及高纖，可清除膽固醇、降低血脂，達到減緩動脈硬化及血管栓塞，可刺激腸蠕動，幫助排便。 4.蒜蔥類：常見有洋蔥、大蒜、蒜苗及韭菜等。此類食物由於含有大蒜素及硒等抗氧化成分，可防止正常細胞遭受破壞；建議於食譜中多加採用。 5.蘆筍：營養成分豐富，特別是β－胡蘿蔔素、維生素C與維生素B群及植物化學成分，對於淋巴腺癌、膀胱癌、皮膚癌、鼻咽癌、子宮頸癌、食道癌患者有益，除了傳統炒食外，也可以汆燙後涼拌或煮成粥品。 6.百合：含特殊的秋水仙鹼等多種生物鹼，可以抗腫瘤，百合可潤肺止咳、清心安神，用於癌症輔助食療，特別是放療後身體虛弱乏力、心悸失眠時；可蒸後食用或煮粥，或曬乾磨成粉後食用。

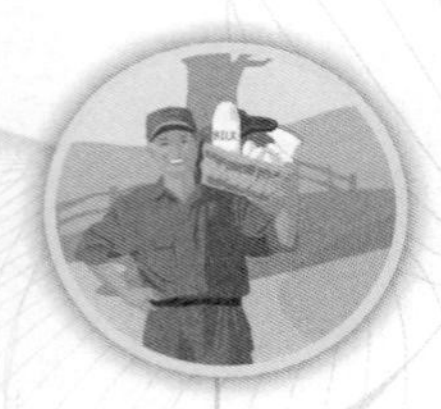
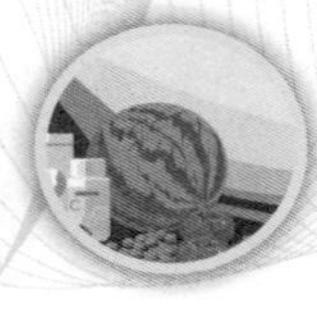

時間	老人一日膳食菜單
17: 30-18: 00 （晚餐）	1.大蒜：先切開讓其形成大蒜素，但是不要太多，否則反而對身體不利，每天晚餐吃三瓣左右，長期下來能使血中壞的膽固醇濃度下降。大蒜素在降膽固醇效果上非常好，大蒜中的含硫化合物，可抑制膽固醇合成，而達到降膽固醇的功效。大蒜與洋蔥，具有降低膽固醇及抗凝血的保護作用，但是只吃大蒜精或大蒜等加工製品則沒有功效；而建議晚餐食用，係因大蒜食用後之口臭問題，也可以喝茶或嚼口香糖改善。 2.五穀飯（或糙米飯、燕麥、老玉米飯、南瓜飯、蕃薯飯、小米飯、山藥飯）、豆漿、豆腐及豆製品、菇蕈類、大骨湯。
22: 00-22: 30 （睡前）	1. 50至100西西紅葡萄酒：可預防血栓發生。 2.喝杯水再睡：睡前喝適量的水有益健康，睡前與洗澡時，水分流失大，睡前不喝水的人，易造成血液水分不足，而引起腦梗塞或心肌梗塞的危險；但是男性老人會有攝護腺肥大問題，如果因爲喝水而導致半夜須經常起床上廁所，會影響睡眠，此時則建議改至清晨起床時喝水；因爲可以通便。
其他	1.早晚兩次用洗滌用生理食鹽水清洗鼻子，減少細菌數目，預防感冒，改善東方人常有的過敏性鼻炎。 2.每天吃半個洋蔥：洋蔥是價廉物美的保健食品，每天只要持續吃半個生洋蔥，就能使血中的好膽固醇濃度增加，並降低血中膽固醇及三酸甘油酯。洋蔥以生食效果較好；有一陣子坊間還流行洋蔥泡葡萄酒。 3.每天吃酪梨或蘋果一個：酪梨脂肪是單元不飽和脂肪酸，因此對人體有益。蘋果則含有豐富的果膠，有降低膽固醇的功效。 4.每週吃二次清蒸魚：鮭魚含高ω-3脂肪酸，但是如果用烤及油炸的方式，容易造成脂肪酸變質，所以清蒸或極小火慢煎最健康。長期食用可讓體內的好膽固醇上升，也可讓血中的三酸甘油酯下降。但是魚的來源則要確保衛生安全（如採購自檢驗過的「魚鋪子」）；另外要注意，如果是臺灣沒有出產的魚最好不要買，例如黃魚等，除因不符合當地、當季之飲食原則外，最主要的原因是容易不新鮮，或會有額外添加防腐劑的情形。魚不要選擇顏色太白者，只要新鮮即可，如魚販將魩仔魚漂白、用一氧化碳將魚肉弄成紅色，反而會影響到魚的正常品質。另外，烹調時絕不可選擇油炸，因爲深海魚雖然可保護心臟，但是油炸反而會有負面影響；也不要使用醃漬或做成魚乾，因爲會使魚肉蛋白質及脂肪酸變質，造成反效果，而失去保護作用。 5.每週至少食用一次優酪乳（菌種選用獲得衛生署健康食品認證者，請詳參本書第十章），併加10毫升果寡糖，清理老人腸胃道。 6.其他建議攝取食材：大骨湯、酸奶、黑木耳、紅蘿蔔、深綠、深黃、深紅色蔬菜、水果（蘋果、番茄、柑橘、奇異果、藍莓、黑醋栗、草莓、葡萄、柳橙、哈密瓜、西瓜、檸檬、葡萄柚、鳳梨）、大蒜、洋蔥、韭菜、蘆筍、青蔥、花椰菜、甘藍菜、芥菜、蘿蔔、核桃、松子、開心果、芝麻、杏仁、胡桃、南瓜子、青豆、豌豆、番茄、馬鈴薯、蕃薯、甜菜、芹菜、胡荽、小黃瓜、南瓜、萵苣、青椒、紅椒及菠菜。

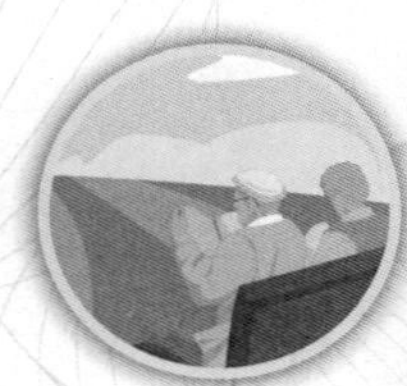

二、其他建議菜單

現代的**樂活**（Life Of Health And Sustainability, LOHAS），即健康與永續的生活；要求飲食要吃得健康有機、穿得輕鬆簡單、熱愛自然生態、關心世界人類、追求身心成長、減少甚至杜絕浪費及污染，讓一切取之於自然，再還之於自然，達到永續循環的平衡狀態，是希望現代人要樂活，也要慢活，放慢生活步調；因此飲食方面，已經將原來的有機飲食有限的食材，稍微調整變化，加上使用有機豬、有機蝦及有機雞肉等食材，讓生機飲食不再只有素食，強調回到三、四十年前臺灣沒有污染純淨時的飲食；選擇低（少）鹽、低油與低糖健康食材，利用不過於繁複的烹調方式，強調粗食，沒有污染。可透過利用各國不同的烹調手法，來進行菜單的變化，將有機餐食變化得很有現代感，現在就連五星級飯店內都有提供，以下茲舉數例菜單進行說明：

(一)高纖菜單

建議每天10至25克，天天蔬果579份，主食中50%至75%建議爲五穀飯，主食纖維素較高者有：

五穀雜糧類（每100克）	薏仁16.9克、紅豆12.3克、燕麥12克、綠豆11.5克、玉米4.6克、黑糯米3.8克、糙米3.3克、芋頭2.4克、地瓜2.3克、稻米0.4克。
高纖蔬菜（每100克大於6克者）	洋菜、髮菜、牛蒡、木耳。
水果（每份）	土芭樂7.8克（1顆）、百香果5克（2顆）、柳丁3.3克（1顆）、奇異果2.8克（1.5顆）、聖女番茄2.5克（23顆）、葡萄柚2.3克（3/4顆）、木瓜2克（1/3顆）、鳳梨1.8克（1/10顆）、青龍蘋果1.8克（1顆）、加州李1.7克（1顆）、哈密瓜1.6克（1/4顆）、荔枝1.3克（9顆）、愛文芒果1.2克（1/3顆）、香蕉1克（小的1根）。
豆類（每100克）	杏仁35.5克、開心果26.1克、黑豆18.2克、黃豆15.8克、松子15.8克、腰果13.4克、毛豆4.9克及豆漿3克。

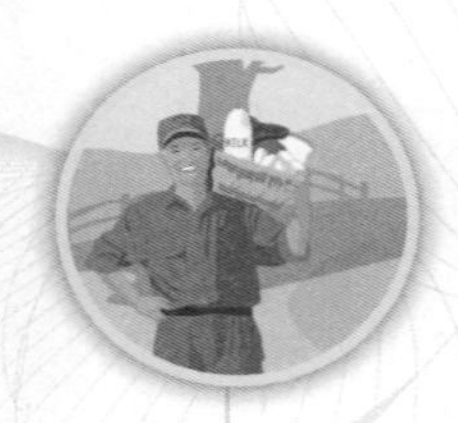
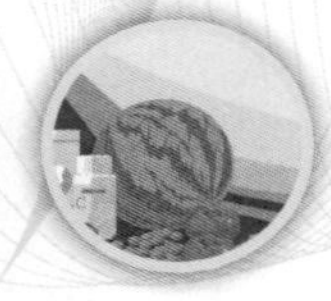

以下為膳食建議菜單表：

高纖膳食		
1.養生芽菜捲（苜蓿芽、蔬果、葡萄乾、三寶粉加沙拉醬）	2.涼拌南瓜松子（黑芝麻、海鹽、橄欖油）	3.樹蝦鬆（苜蓿芽、小黃瓜與美奶滋）
4.百香果漬青木瓜	5.強鹼高纖梅汁蒟蒻	6.泰式酸辣醬汁番茄
7.義式香醋蔬菜沙拉（佐起士、洋蔥）	8.花椰菜、紅棗、枸杞、蓮子沙拉	9.花椰菜、山藥、香菇、紅蘿蔔、蘿蔔嬰拌和風醬
10.鐵板珊瑚菇、青椒、杏鮑菇	11.芥末香草烤杏鮑柳松菇	12.醋拌高麗人參豆芽菜
13.紫蘇藕片	14.蘆筍枸杞炒山藥	15.黃耆干貝牡丹白菜
16.過貓（野蕨）搭襯鮭魚卵、莎莎醬與柴魚片	17.活力精力湯（紅蘿蔔、甜菜頭、棗子、蘋果）	18.紅燒素什錦（素食之食材為川芎、枸杞與菇類）
19.開陽豆芽	20.咖哩青花菜	21.扁魚白菜
22.燴雙菇（草菇、洋菇）	23.白玉捲（高麗菜捲）	24.白果絲瓜
25.豆苗海菜湯	26.山藥火鍋	27.韓風蔬菜湯
28.碧綠（九層塔、泡菜、洋蔥、玉米筍、紅甜椒）拌飯	29.翠玉羹（皇宮菜、金針菇）	30.燕麥蔬菜粥
31.堅果蔬菜湯	32.水果優酪	33.番茄蒟蒻

(二)主食類

主食類膳食		
1.普洱菊花湯麵（利用普洱、菊花與多種蔬菜慢火熬成湯底，清甜不油膩）	2.南瓜麵：南瓜不去皮，不去子，打成汁後，添加蔬菜汁做成麵條	3.五行包餅（全麥餅皮包紅蘿蔔、香菇、木耳、苜蓿與蛋皮）
4.山藥沙拉佐芒果汁	5.蘋果紅燒蕎麥豬腱拉麵	6.法式香草乾煎山藥
7.香草蕈菇拌五穀飯	8.日式紫蘇鮭魚鬆五穀飯糰	9.養生五穀花壽司
10.茄汁羅勒（九層塔）百里香麵	11.鮮蔬乳酪乾堅果全麥潛艇堡	12.鳳梨炒五穀飯（用挖出鳳梨後之鳳梨盛裝）
13.義式青醬燉飯（起士、香菇與洋蔥）	14.焗烤玉米、蘆筍、紅蘿蔔、花枝洋芋	15.脆藻生菜麵（豆苗、堅果與萵苣）
16.德國青醬核桃義大利麵	17.番茄奶醬九層塔義大利麵	18.鑲餡蘑菇麵餃
19.焦糖奶蜜地瓜（地瓜連皮先經鮮奶清蒸後，再利用焦糖蜜漬）	20.蜜蘋果拌飯（先將蜜蘋果連皮用微波爐將水分烤出後再使用）	21.義大利茄汁馬鈴薯麵疙瘩：用馬鈴薯做成麵疙瘩
22.蔬菜餃	23.素食蒸餃	24.雜糧饅頭
25.紅胡椒橄欖油麵		

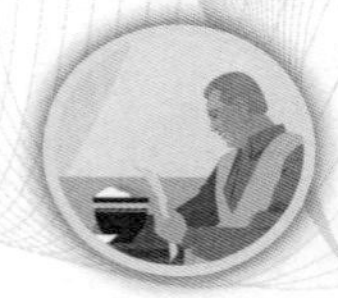
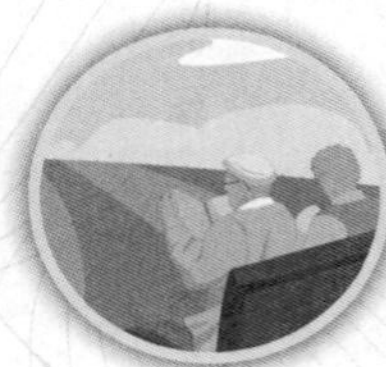

(三)低脂肉類膳食

適量攝取低脂肉類，比不吃肉類容易遵行，也比較符合均衡飲食之原則。其建議食譜如下：

低脂肉類膳食		
1.炭烤黑麥放山雞（佐以桑椹桔醬汁）	2.蘋果泥番茄豬小里肌佐葡萄酒醋	3.酒醋豬里肌
4.竹笙淮山嫩野放山雞	5.豆豉前腿肉塊	6.泡菜牛肉
7.愛爾蘭清蒸羊腿肉	8.韭黃肉絲	9.韭黃拌雞絲
10.枸杞九層塔炒肉絲	11.肉片捲高麗參	12.水果燉肉塊
13.蘆筍牛肉絲	14.洋蔥雞柳	15.羅宋湯
16.義大利燴雞		

(四)湯（火鍋）類膳食

湯（火鍋）類膳食
1.南瓜火鍋（南瓜連皮、連子打成汁後，與香菇蔬菜熬成湯底）
2.地瓜冰淇淋火鍋（冰淇淋係用連皮地瓜泥製成，創造視覺效果）
3.香草牛奶紙火鍋
4.燒烤紅椒火鍋（鮮紅椒打汁當鍋底）
5.綜合菇藥膳（番茄、西洋芹、紅棗、枸杞與黃耆）

(五)點心與茶類膳食

點心與茶類膳食菜單之設計，應以低糖低油爲原則。

點心與茶類膳食		
1.梅子醋凍	2.優酪乳水果茶	3.水果花桔茶
4.有機豆花	5.綜合水果塔	

(六)海鮮類膳食

魚類蛋白質分子量比肉類短、小，易消化，適合老人食用，但是應去掉油脂（刻意攝取ω－3脂肪酸者除外）與魚皮；另外，豆漿海鮮類應多適時攝取。

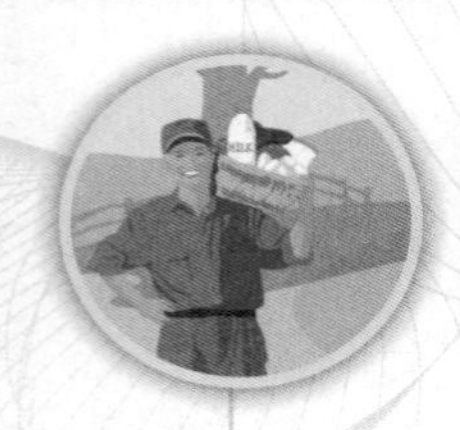
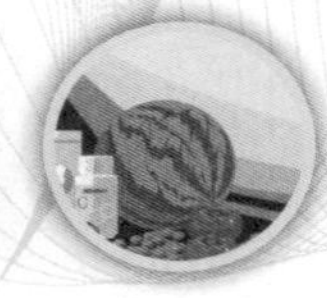

以往東方婦女通常會食用比西方婦女更多的黃豆，但隨著飲食西化，年輕一輩的東方女性，發生乳癌的機會越來越高，或許與黃豆攝取量減少有關，所以建議可多使用豆漿烹調海鮮。

海鮮類膳食		
1.豆漿海鮮	2.阿拉斯加蟹鉗番茄酪梨西柚汁	3.嫩煎干貝佐酪梨塔塔醬
4.陳皮枸杞旗魚	5.烤秋刀魚佐柚汁	6.茄汁蘿蔔小卷
7.檸檬魚	8.九層塔蛤蜊	9.酸辣海鮮湯
10.甜椒鮪魚	11.樹子蒸鱈魚	12.茄汁鯖魚
13.涼拌海蜇皮	14.鮭魚炒麵	15.糖醋燴魚柳

(七)五行膳食

五行菜單宜少量多樣。

五行膳食	
1.紅色：胡蘿蔔、番茄、紅椒、南瓜	2.黃色：蛋、黃番茄、柳橙、番薯
3.白色：牛蒡、蘿蔔、洋蔥、檸檬	4.綠色：青花椰菜、蘆筍、青椒、芥菜、韭菜
5.黑色：香菇、紫菜、木耳、鰻魚	

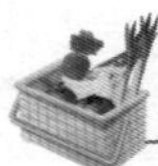

第三節　老人膳食設計考量因素

一、飲食禁忌

飲食之禁忌，多源自民間傳統習俗，其中多半沒有科學根據，但是因為有些人深信不疑，因此如果是供應老人機構或醫院膳食時，建議還是要適度尊重，避免禁忌為宜；或者應經充分溝通與宣導後再行供應；否則老人疾病多，稍一不慎，供應之後很可能會衍生許多不必要之困擾（如醫療糾紛）。

1. **一般感冒**：禁忌食物為香蕉、橘子、蘆筍汁、冰燉羊肉及牛肉。認為誤食後遺症，如食後風寒難除，痰更多，病加劇。
2. **咳嗽**：禁忌食物為冷冰、冰淇淋、鹹魚、橘子及辣。認為誤食後遺症，如食後咳嗽會更厲害。

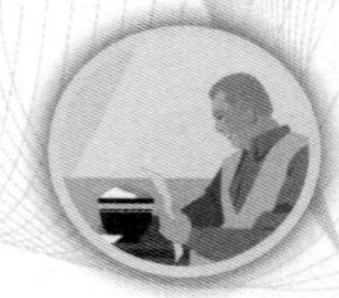
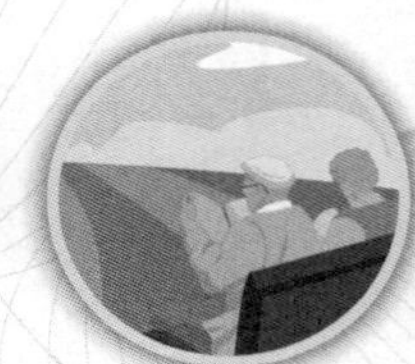

3.**急性胃炎**：禁忌食物爲油炸食物、酒、辣及糯米。認爲誤食後遺症，如誤食後病情加重。

4.**慢性胃炎**：禁忌食物爲冷飯、生冷食物、酸酵食物及甜點。認爲誤食後遺症，如誤食後腹脹悶痛，嘔吐腹瀉。

5.**腸炎**：禁忌食物爲香蕉、番石榴、飲食減量及油脂。認爲誤食後遺症，如病變嚴重不易癒。

6.**胃、十二指腸潰瘍、胃酸過多**：禁忌食物爲雞肉、豆類、竹筍、芹菜、鹹菜、鳳梨、香蕉、酒、辣椒、芥菜、番石榴、濃茶、汽水、咖啡、橘子及甜食。認爲誤食後遺症，如誤食後病症加重，減少藥效，治癒後短期內誤食病情容易復發，並忌過飽過飢。

7.**胃腸脹悶**：禁忌食物爲花生、番薯、豆芽菜、豆類及蛋。認爲誤食後遺症，如更加悶脹。

8.**肺結核**：禁忌食物爲煙及辣椒。認爲誤食後遺症，如誤食後加重。

9.**急性肺膜炎**：禁忌食物爲鯽魚。認爲誤食後遺症，如誤食易起變症。

10.**急慢性肝炎（黃疸）**：禁忌食物爲鵝肉、雞肉、鴨肉、肥豬肉、麻油酒、茄子、香腸及香蕉。認爲誤食後遺症如病中誤食，病情加劇，癒復誤食容易復發，鵝肉或豬肉均含大量脂肪，消化靠膽汁，故多吃脂肪食物會使膽汁分泌增加，加重肝功能之負荷。

11.**腎臟炎、水腫、腳氣**：禁忌食物爲食鹽、牛、狗、雞及鴨肉。認爲誤食後遺症，如誤食增劇病症。

12.**腎虧、白濁、白帶**：禁忌食物爲啤酒、汽水、鹹魚、筍乾及鹹菜。認爲誤食後遺症，如誤食白帶、白濁多，難癒。

13.**糖尿病**：禁忌食物爲甜、鹽、酒、辛辣、蛋及豆類。認爲誤食後遺症，如誤食後病情加重。

14.**風濕病、關節炎**：禁忌食物爲啤酒、香蕉及肉類。認爲誤食後遺症，如誤食後舊症復發。

15.**低血壓**：禁忌食物爲芹菜、洋蔥、洋菇及蘆筍。認爲誤食後遺症，如多食血壓更低，精神容易疲勞。

16.**高血壓**：禁忌食物爲動物油、高脂肪、酒、辛辣及油炸食物。認爲誤食後遺症，如多食脂肪將使血管更容易硬化。

17.**腦神經衰弱、失眠症**：禁忌食物爲辣椒、酒、咖啡、蔥、蒜、芥末及茶

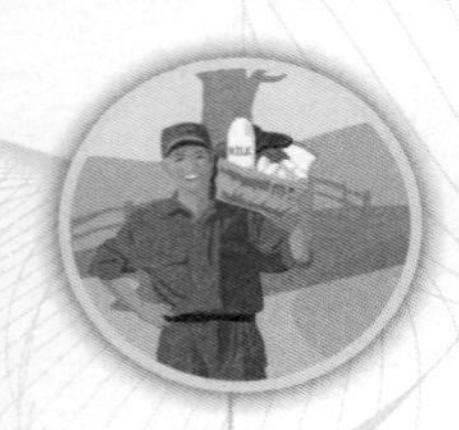
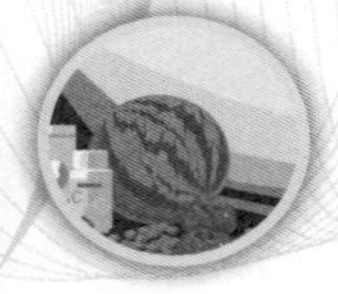

心。認為誤食後遺症，如誤食後失眠益甚，病情加重。

18.**懷孕時**：禁忌食物為煙及酒。認為誤食後遺症，如喝酒有造成胎兒先天性身心異常之虞，抽煙常生下體重較輕、身材較矮的嬰兒。

19.**痔瘡**：禁忌食物為煙、酒、辣椒、牛肉、煎炒及油炸。認為誤食後遺症，如誤食肛門腫痛加劇，便燥益甚。

20.**過敏性皮膚病**、**濕疹**：禁忌食物為魚、蝦、蟹、烏賊、芒果、鴨蛋、冰冷及鮮竹筍。認為誤食後遺症，如誤食可致症狀日益嚴重。

21.**骨折**、**骨膜炎**、**跌打損傷**：禁忌食物為香蕉、酒、竹筍、酸菜、豬頭、骨肉及醋。認為誤食後遺症，如誤食後患部變黑、青、腫，難癒。

22.**腹瀉後不宜停食**：急性期停食，可以避免吸收不良、鹽分與水分流失、減少膽汁流失，及避免黏膜損傷；但是不可以長期停食，急性期後繼續餵食老人，可以改善營養狀況，進一步降低併發症之機會。

23.**攝取動物肝臟或腎臟等內臟不宜過量**：動物性內臟含有毒性物質，含特殊蛋白質易與有毒物質結合，含重金屬也較高，因此老人不宜攝取過多。

24.**避免冰冷食物**：夏季天氣炎熱，可以適量冷食，過量將影響脾胃，使胃黏膜血管收縮，胃酸分泌減少，降低殺菌能力，還會使腸胃易痙攣，導致腹瀉或腹痛，食慾減退，造成營養不良。

25.**眼疾忌食大蒜**：中醫認為大蒜、洋蔥、生薑和辣椒等刺激性食物，久食傷肝損眼。

26.**心血管疾病忌飽食**：飽食會導致消化吸收之需要，讓心血輸出量增加，繞腹腔內的臟器充血，而加重心臟之負擔，膨脹的胃將橫膈向上推移，將導致進一步影響到心臟功能；另外，飽食會造成迷走神經高度興奮，導致冠狀動脈持續性收縮，易發生急性心肌梗塞。

27.**肺病忌飽食**：膨脹的胃，將橫膈向上推移，將壓迫到肺部，致呼吸困難，加劇病情。

28.**冠狀動脈疾病避免攝取糖或可樂**：糖（指單醣或雙醣，而非碳水化合物等多醣）易使血脂肪及三酸甘油酯增加，而易產生高血脂症狀，日子久了體重會增加，血壓升高，加重心肺負擔。可樂含咖啡因，易刺激胃黏膜，引起噁心、嘔吐、眩暈或心悸，大量（超過3,000西西）可能誘發心律混亂，刺激血管引起收縮，導致血管痙攣，造成供血不足而產生心絞

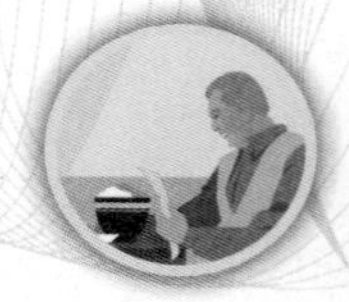
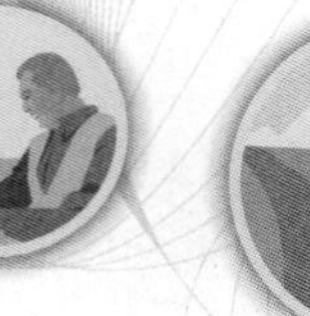

痛或心肌梗塞。

29.**肝炎不宜攝取糖與甲魚**：因肝臟受損時，許多新陳代謝活動受阻，攝取過多醣，易發生糖尿病高血糖症狀；甲魚因含有豐富蛋白質，但是肝炎時難以消化吸收，在腸道易造成腐敗，導致腹脹、噁心嘔吐、消化不良，甚至誘發肝昏迷。

30.**慢性肝病避免小麥與馬鈴薯**：含有少量天然二氮類物質，具有鎮靜效果，肝不好時易造成累積，而導致嗜睡或昏迷。

31.**肝硬化忌食高量ω-3脂肪酸魚類**：如沙丁魚、青花魚、秋刀魚等，ω-3脂肪酸屬於不飽和脂肪酸，能夠抑制血小板凝集，而肝硬化患者，因爲凝血因子產生障礙，血小板本來就少，多食ω-3脂肪酸再抑制血小板凝集，容易引發內出血不止。

32.**癲癇避免鹽與多喝水**：主因是易誘發癲癇發作。因爲大量喝水，會加重腦活動負擔，而高量鈉會導致神經元過度放電造成癲癇發作。

33.**感冒初期避免吃西瓜**：西瓜性甘寒，具清熱解暑、防燥止渴與利小便，感冒初期攝取西瓜，易造成引邪入裡，使感冒加重或延遲治療時間。

34.**發熱服藥時宜避免喝茶**：發熱者服用阿斯匹靈解熱時，應避免喝茶，因爲茶中之茶鹼會增高體溫，並抵消阿斯匹靈之藥性。

35.**癌症患者避免精製糖**：精製糖因不含維生素與礦物質，會消耗礦物質與維生素B群，導致抗癌能力減弱，削弱免疫系統，使白血球吞噬能力降低，因此建議避免。

36.**貧血避免喝茶**：茶含鞣酸，易與鐵質結合成鞣酸鐵，阻礙鐵質吸收，使缺鐵性貧血更爲加重；另外也應避免喝牛奶，因爲牛奶之鈣質、磷酸鹽易與鐵結合成不溶性鹽類，將使鐵質更加不足。

37.**吃藥不可亂加糖**：糖會抑制某些退熱藥的藥效，干擾礦物質與維生素之吸收；另外某些中藥具有苦味時，才能刺激消化腺分泌，加糖將造成無法達到治療的目的，例如糖會解除苦味馬錢子之藥效；另外，糖對脂肪肝或糖尿病患者不利，因此吃藥不可亂加糖。

38.**飯後才補充維生素**：飯前補充時，容易因爲吸收迅速，導致快速代謝而排出，加上脂溶性維生素之吸收，需要脂肪輔助；而食物的鈣質與維生素D具有相輔相成效果；另外維生素C可將三價鐵還原成二價鐵，幫助鐵質之吸收，因此維生素應於飯後補充。

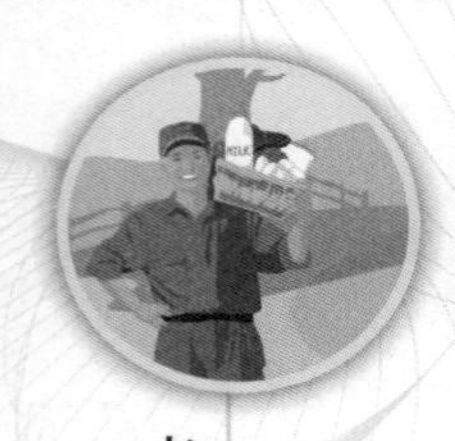
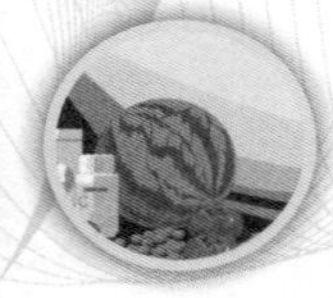

39.**飯前、吃飯時及飯後不要喝太多水**：因為此時喝水會稀釋沖淡唾液與胃液，並使消化酵素（如蛋白酶等）活性降低，將會影響消化吸收功能，日久將造成健康狀況不佳。

40.**劇烈運動後忌飲冰水**：劇烈運動後，身體各器官處於高熱狀況，如果驟然喝下冰水，會導致喉嚨、食道及胃急遽收縮，將會造成胃痙攣或胃絞痛等身體不適，嚴重時或許會引起昏厥，運動後絕不可貪圖一時涼快，種下病因。

41.**吃藥忌與牛奶併服**：牛奶含鈣與鐵，易與藥物（如抗生素之四環素）結合，導致藥物難以吸收，甚至有些藥物會因此被破壞，影響藥效，一般必須相隔一個半小時以上為宜。

42.**雞蛋不可配豆漿或糖**：雞蛋和白糖同煮，會使雞蛋蛋白質中的胺基酸，形成果糖基賴胺酸的結合沉澱物質，不易被人體吸收，對健康會產生不良作用。豆漿含有胰蛋白酶，與蛋清中的蛋白相結合，會造成營養成分的損失，降低二者的營養價值。

43.**不可空腹飲豆漿**：空腹飲豆漿時，豆漿裡的蛋白質，大都會在人體內轉化為熱量而被消耗掉，不能充分起到補益作用。飲豆漿的同時吃些麵包、糕點、饅頭等澱粉類食品，可使豆漿蛋白質等在澱粉的作用下，與胃液較充分地發生酶解，使營養物質被充分吸收。

44.**不要飲用未煮熟的豆漿**：生豆漿裡含有皂素、胰蛋白酶抑制物等有害物質，未煮熟就飲用，會發生噁心、嘔吐、腹瀉等中毒症狀。

45.**食用蜂蜜時，不可用熱水稀釋**：會破壞維生素C及蜂蜜的酶類物質。

46.**胡蘿蔔忌生食**：胡蘿蔔之胡蘿蔔素屬於脂溶性，生食不易吸收。

47.**忌食爛掉的薑**：味道雖然不太改變，但是易生成黃樟素，屬於誘發肝癌之物質。

48.**避免食用大量酸菜**：酸菜含有大量草酸與鈣質，吸收形成不溶性鹽類，易導致尿道結石，另外酸菜在醃製過程中，由於維生素C受到破壞，更易形成結石。

49.**避免多食黑棗與柿餅**：因含鞣酸與果膠，易與胃液等物質形成胃結石，導致易噁心、嘔吐或上腹部疼痛；未成熟柿子之果膠等含量更高，更須避免。

50.**避免生食醬油**：因為屬於發酵食品，生產過程易遭到污染，導致含有雜

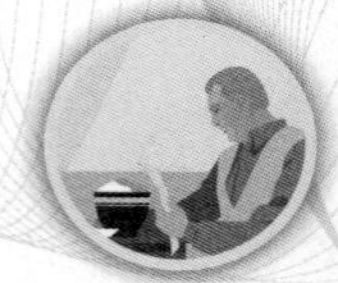
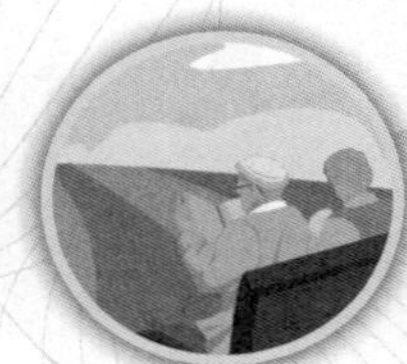

菌或致病菌，最好先經過巴斯德低溫殺菌後再供應老人食用。

51.**避免攝取大量荔枝**：含高果糖，吸收後須經一段時間與轉化酶作用，才能轉化為葡萄糖，加上攝取大量荔枝，將影響其他食物之進食，易造成低血糖症狀，即所謂的荔枝病，症狀為出汗、肢冷、乏力、腹痛、輕瀉等，嚴重會抽搐或昏迷，如果未適時補充糖分，易危及生命，如同糖尿病低血糖。

52.**避免空腹吃番茄**：因含有大量膠質，易與胃酸形成不溶性塊狀物質，導致胃食糜不易進入十二指腸，使胃內壓力升高，將導致胃擴張，造成劇烈疼痛；飯後或與食物一起食用時，胃酸與食物混合，大大降低胃酸濃度，就不易結塊。另外，未成熟的番茄含有番茄鹼，具毒性，攝取後會出現頭暈、噁心、嘔吐、流涎與乏力等中毒症狀。

二、食物酸鹼性

食物酸鹼性也屬民間注重因素之一，如認為初生嬰兒體質多屬弱鹼性，隨著外在環境污染及不當飲食習慣影響，導致體質逐漸轉為酸性，許多理論認為癌症容易發生在酸性體質患者身上；現代人除了因為生活步調失常、壓力、情緒緊張，及過量的攝取肉類等酸性食物，均為導致體質偏酸之原因外，飲食中有許多食物都屬酸性，如肉類、乳酪製品、蛋、牛油及火腿等；各種蔬菜與水果則多屬鹼性，因此為防止體質趨向酸性，或中和酸性，維持身體之酸鹼平衡，建議平日宜多吃蔬果，此與前述健康飲食中蔬果之保護理論及衛生署天天五蔬果之主張相符合。

以下為各類食物的酸鹼性：

1.**強鹼性食品**：胡瓜、柑桔、蘿蔔、菠菜、葡萄、葡萄乾、黑胡麻、昆布、茶葉、芋、無花果、葡萄酒、海帶、海帶芽。

2.**中鹼性食品**：蘿蔔乾、大豆、紅蘿蔔、番茄、香蕉、橘子、南瓜、草莓、黃瓜、梅乾、檸檬、菠菜。

3.**弱鹼性食品**：馬鈴薯、高麗菜、豌豆、蓮藕、豆腐、蘋果、鳳梨、櫻桃、菇類、洋菜、青蔥、梨、桃、紅豆、蘿蔔、甘藍菜、洋蔥。

4.**弱酸性食品**：蛤蜊、鮑魚、茄子、巧克力、奶油、雞蛋、章魚、蔥白、溪魚、油炸物、蝦、白菜、鯛、白米、花生、啤酒、油豆腐、海苔、泥

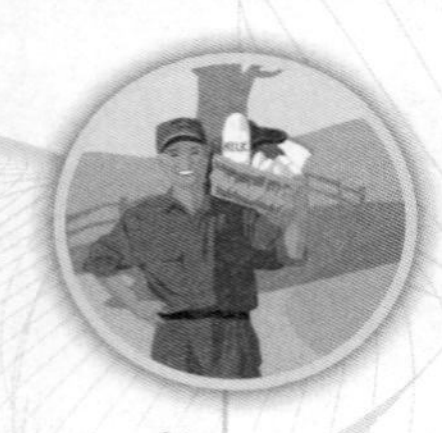
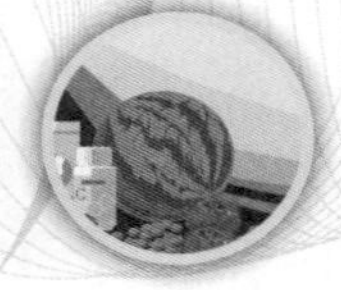

鰍。

5.**中酸性食品**：火腿、培根、雞肉、鮪魚、豬肉、鰻魚、麵包、小麥、奶油、牛肉。

6.**強酸性食品**：香腸、蚵仔、清酒、扁魚、乳酪、砂糖、餅乾、蛋黃、乳酪、白糖做的西點、柿子、烏魚子、柴魚。

三、食物寒熱

一般民間所稱的「冷」、「涼」或「退火」的食物，係指**寒涼性食物**。寒涼食物多具有清熱、瀉火、解毒、鎮靜及清涼消炎的作用，適合熱性體質者吃，可改善失眠、腫脹及炎症。而「燥」或「熱」的食物，指**溫熱性食物**。溫熱食物多具有溫陽和散寒作用，可治寒症和陰症，適合寒性體質老人食用。而一般食物以平性居多，對熱症或寒症都可配用。

熱性體質（常易口乾、滿臉青春痘、大便乾燥、小便赤短等）或熱性疾病，宜多食寒涼性食物，如薏仁、綠豆、梨、西瓜等；而寒性體質（手足冰冷、怕冷、吃冰冷的東西易拉肚子者）或寒病，則宜多食溫熱性飲食，如胡桃、生薑、大蒜及鹿肉等，以爲平衡。

1.**溫熱性食物**：龍眼、荔枝、櫻桃、榴槤、飴糖、扁豆、山楂、胡桃、麵、酒麴、酒醋、生薑、大蒜、大蔥、胡蘿蔔、橄欖、木瓜、栗子、葡萄、雞肉、牛肉、鹿肉、鯽魚、海蝦、鱔魚、鰱魚、辛辣物（辣椒、大蒜、薑、芫荽、沙茶醬）等。

2.**燥熱食物**：任何燻、炸、燒烤物、茴香、韭菜、肉桂、羊肉、狗肉。

3.**寒涼性食物**：薏仁、綠豆、荸薺、菊花、桑椹子、百合、柿霜、梨、西瓜、小米、豆腐、豆漿、莧菜、油菜、白菜、竹筍、茄子、菱角、藕、甘蔗、兔肉、鰻魚、田雞、螃蟹、蛤蜊、牡蠣、任何冰品、柚子、葡萄柚、椰子汁、橘子、柿子、奇異果、山竹、白蘿蔔、大白菜、苦瓜、黃瓜、絲瓜、冬瓜、瓠瓜、空心菜、莧菜、綠豆芽、番茄、香瓜等。

4.**平性食物**：即不偏寒亦不偏熱的食物，如蓮子、芡實、黑芝麻、小麥、山藥、紅棗、糯米、黑豆、黃豆、豌豆、葫蘆、南瓜、枇杷、青梅、花生、豬肉、鯉魚、烏賊、番石榴、蘋果、葡萄、柳橙、木瓜、草莓、百香果、李子、棗子、蓮子、枇杷、桑椹、四季豆、芋頭、紅豆、黑豆、

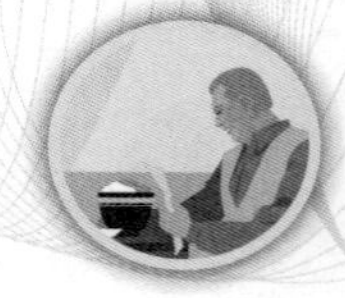

黃豆、木耳、銀耳、山藥、馬鈴薯、青江菜、白菜、高麗菜、菠菜、紅蘿蔔、茼蒿、花椰菜、雞肉、魚肉、豬肉、排骨、豬小腸、雞蛋、豆漿、牛奶、白米飯等。

四、食物類別、屬性與其種類

1.**穀類**：(1)溫性——糯米、高粱；(2)中性——玉米、米、青稞；(3)涼性——小米、大麥、薏仁、蕎麥；(4)寒性——小麥。

2.**豆類**：(1)溫性——刀豆、蠶豆；(2)中性——黃豆、四季豆、毛豆、白扁豆、花豆、豌豆、紅豆、甜豆；(3)寒性——綠豆、淡豆豉、黑大豆、豆腐、豆漿、綠豆芽、黃豆芽。

3.**葉菜花菜**：(1)熱性——大蒜、山葵（芥末）；(2)溫性——韭菜、香菜、芥菜、九層塔、紫蘇；(3)中性——白菜、高麗菜、秋葵、花椰菜；(4)涼性——油菜、菠菜、莧菜、芹菜、紅鳳菜、金針菜、髮菜；(5)寒性——海帶、海藻、空心菜、紫菜、龍鬚菜、地瓜葉。

4.**根菜莖菜**：(1)溫性——洋蔥、生薑、蔥、藕（熱）；(2)中性——葫蘆、胡蘿蔔、芋頭、蕃薯、百合、山藥、馬鈴薯；(3)涼性——絲瓜、黃瓜、菱角；(4)寒性——蓮藕（生）、竹筍、茭白筍、冬瓜、胡瓜、茄子、苦瓜、蘿蔔、西洋菜（豆瓣菜）、甘蔗、蘆筍、馬蹄。

5.**果菜**：(1)熱性——辣椒、胡椒；(2)溫性——冬蟲夏草、松子、蒟蒻、南瓜、檳榔、大茴香；(3)中性——香菇、木耳、金針菇、猴頭菇、玉蜀黍、甜椒、白木耳、八角茴香、小茴香。

6.**乾果**：(1)溫性——炒（油炸）花生、炒芝麻、栗子、乾桑椹；(2)中性——銀杏、杏仁、南瓜子、蓮子、大棗、蒸煮花生、白果、枸杞子、西瓜子；(3)涼性——花生（生用偏涼）；(4)寒性——生用芝麻微寒、無花果性平偏寒。

7.**水果**：(1)溫性——荔枝、龍眼、番石榴、櫻桃、烏梅、核桃、金桔、山楂、杏仁；(2)中性——葡萄、波蘿蜜、鳳梨、蘋果、枇杷、檸檬、木瓜、李、橄欖、楊桃；(3)涼性——枇杷、草莓、橘子、柳丁；(4)寒性——香蕉、奇異果、水梨、柿子、柚子、西瓜、番茄、香瓜。

8.**其他**：(1)熱性——酒；(2)溫性——羊肉、羊乳、鮮魚、蝦、醋、白砂糖

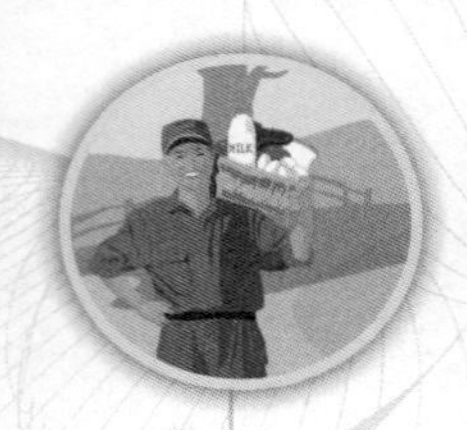
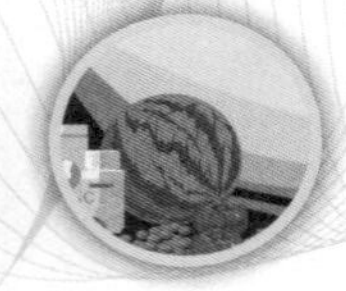

（平）、黑砂糖、人乳無定性；(3)中性——豬肉、牛肉、燕窩、雞肉、鵪鶉肉（蛋）、雞蛋、泥鰍、鰻魚、黃花魚、魚翅、帶魚、鮑魚、青蛙、海參、烏賊、花生油；(4)涼性——兔肉、牛乳、麻油；(5)寒性——鴨、鵝肉、醬油、蛤蚌類、田螺、牡蠣、蟹。

五、食物陰陽

古代中國認爲自然的生命，係以兩種相對力量，維繫著生命的平衡，此即爲陰陽學說，又可再細論爲五行（木火土金水）與相生相剋之說；自然界中蘊含陰陽這兩種力量，相互協調，相互制衡，一收一放，一陰一陽；而運用在健康均衡飲食方面，則建議應該儘量攝取微陰或微陽食物，才可在生理、情緒及精神上，維持均衡健康。

食物除本身有陰陽，不同烹調方法亦有陰陽，如中藥的泡製，酒炒升提，薑製溫散，入鹽走腎而軟堅，用醋注肝而收斂，蜜製甘緩益元。火候則分煆煨炙炒四級，論水製有浸泡洗三種，日常烹調宜選擇平和穩當，並配合陰陽屬性，也須配合季節變化，攝取不同類型食物。臺灣的夏季暖和炎熱，宜攝取微陰食物，藉著適當烹調，協助放鬆身心，增益精神，因此夏天應該使用快蒸、快煮、快燙，增加生食，食物以清涼新鮮爲宜，多吃向上生長、葉多、汁多、嫩軟綠色食物，減少鹽分使用，多利用生薑、嫩薑、檸檬、甘蔗汁、米醋、九層塔等天然新鮮調味料調味，忌用太多冰凍食物，夏季如果貪涼，日後將埋藏陰寒虛衰體質。冬季因屬寒涼的氣候，宜選擇陽性食物，以提供舒適暖和及充足的力量；烹調時宜快炒、快煎，或小火慢慢煮，加壓煮食或燜燒。冬季裡避免食用太多油炸或炭烤食物，以免體質偏於燥熱化成虛火，多吃向地性根莖類或組織較緻密的蔬菜水果，亦可選擇深綠色食物，如牛蒡、南瓜、大頭菜、長年菜、花椰葉及甘藍等，可酌量加入一點海鹽或味噌調味，或添加一些海中蔬菜，如紫菜、海帶、昆布等，並可以老薑、乾薑、肉桂、小茴香（八角）、肉蔻等溫性暖性的天然調味料調味，以增加陽性功效；惟切忌於寒冬大補，因爲秋冬季節易發生腦血管疾病（腦中風）、心臟病及高血壓，可能與冬天攝取過多偏陽之食物有關。

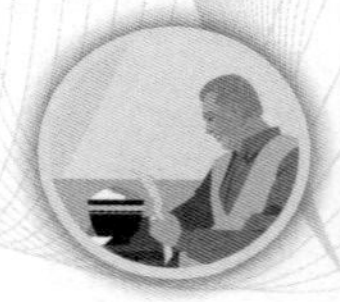
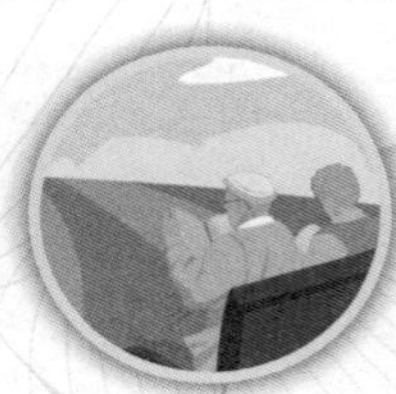

(一)微陽食物

微陽食物有五穀根莖類、溫熱蔬菜與熱帶水果等；食物特性爲緻密、沉重，通常長在地上，或深入地底，易保存，不易腐敗。生長在較寒涼的氣候（屬秋冬作物），則成長緩慢樹型矮小。微陽食物性質堅厚，含高纖維，須煮熟後方能食用。其性溫暖且乾燥，其味辛鹹，多半適合熟食。

微陽食物含鈉離子多，即鹽分偏高，果實似肉或多肉或內容充實。果實外表堅硬，水分少，葉細呈菱型，不易煮熟，愈煮愈硬。微陽的烹調是快速煎、炒，或利用文火慢煮。

(二)過度偏陽食物

當攝取**過度偏陽食物**時，將影響情緒，導致興奮激動，喜與人競爭、手鬥、沒耐心、頑固倔強、高傲自大、憤怒、暴力、易有強迫性人格、易發怒、感覺遲鈍；生理上則會出現緊張、沉重、身體發燒、便祕、口乾舌燥、急躁及挫折感；例如攝取太多的味精、火腿、香腸、紅肉、魚類、海鮮、乳酪、蛋、乳製品、含鹽分高添加味精的醃燻製品、炸薯片、餅乾及罐頭食品等。

過度偏陽食物烹調，多爲鹽浸、醃製、炙烤及鐵板燒。

(三)微陰食物

微陰食物有芽菜、豆類、瓜類、根莖類、豆腐、多汁綠色蔬菜、種子與當地生產水果；特性爲多孔洞、疏鬆、輕巧、可透氣、有滲透性、易腐敗、不易保存。微陰食物爲往地上生長或爬在地面上之農作物，成長快速，樹型高大或如蔓藤般，屬春夏作物；生長於較暖和氣候，其性寒、涼、濕，其味甘、甜、酸、略苦，多半適合生食。

微陰食物含鉀離子多，果實外表柔軟，水分多。葉大而圓，易煮熟，多汁、多葉。離心性強，煮熟後即刻變嫩軟。當攝取過陰食物時易影響情緒，且易消耗能量形成疲憊，手腳末梢常感冰冷，體質偏於陰寒。生命力表現爲沒朝氣，精神渙散，自覺喜怒無常、多夢、迷糊、焦慮、傷感、沒有企圖心，並經常有無助感、擔憂、恐懼、過度敏感。生理上易發生腹瀉、分泌物增多，極易感染或感冒，若有病則纏綿不盡。

微陰的食物烹調是快速煮、汆燙、快速蒸與生食。

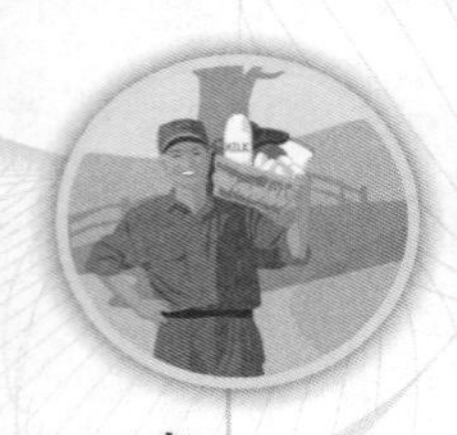
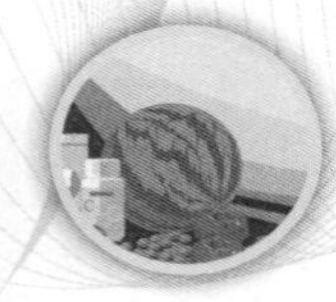

(四)過度偏陰食物

過度偏陰食物，如攝取較多防腐劑、化學品、藥品、楓糖、奶油、甜食、蜂蜜、巧克力、高油脂食物、飲酒、咖啡、汽水、可樂、果汁飲料、攝取太多水果或生菜沙拉、酸乳酪及太偏陰性之蔬菜如芋頭與馬鈴薯等。

過度偏陰食物烹調爲微波爐、冰凍食品。

六、飲食五味

飲食五味爲辛散、酸收、甘緩、苦堅、鹹軟；其中，酸入肝、辛入肺、苦入心、鹹入腎、甘入脾。

1.**辛味**：甘辛食物多具熱性，其中辛味食品具發散、行氣、行血、潤養功能，主入肺經，因此辛味食物有益肺臟，又辛味潤養，對於肺臟具有柔肺滋養之效，有散發風邪及生陽健胃效果，所以風寒感冒或胃寒食慾不振的老人建議可多食。

2.**甘味**：緩急、和中與補益作用，主入脾經與胃經，五穀根莖類等主食多屬甘（甜）味，是熱量主要來源。

3.**酸味**：收斂柔潤，主入肝經與膽經，肝主疏泄，主藏血，肝臟正常功能全賴肝陰（血）的充潤，酸味食物因爲具有柔潤收斂功效，有益肝臟陰（血）充飽和內斂；酸多屬於寒性，酸味爽口開胃，也可刺激唾液分泌、幫助消化，但如果攝取過量會損傷牙齒，應適量爲宜。

4.**苦味**：能泄、能燥、能堅，主入心經，苦味可熱泄，有利心氣不爲火熱所傷，加上能燥能堅，有利心氣內守，因此苦入心，心欲苦，具有清心明目及止渴去煩功效，但苦味食物多屬寒性，虛寒體質老人宜少食。

5.**鹹味**：具軟堅、散結、補腎堅陰作用，主入腎經。腎主藏精，鹹味入腎，可以滋補腎經，堅陰固腎，鹹以寒、涼食品居多，如多吃海帶，可防治甲狀腺腫大，但過量則易血脈凝滯，因此有心血管疾病或高血壓之老人不宜多食。調味之搭配，也須注意遵行寒者熱之、熱者寒之的原則。例如體質偏寒的人，烹煮宜多用薑、椒、蔥及蒜等熱性食物調味；若體質偏熱，則宜多食清淡或寒涼的食物，如水果及瓜類等。

根據上述，**健康的飲食**需要如下：

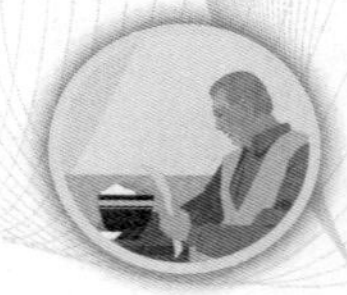
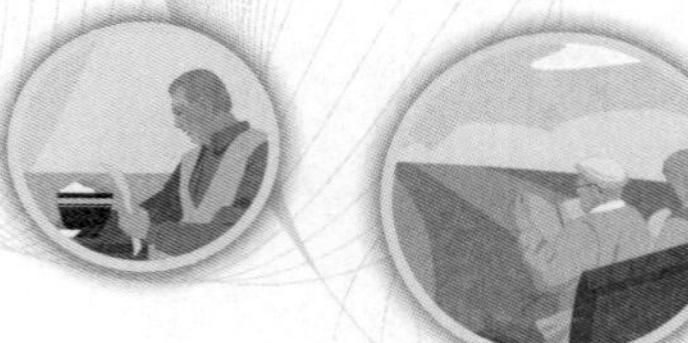

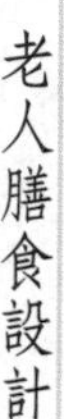

1.**飲食有節**：要節制，有規律。

2.**因人、因時與因地**：

(1)因人：嬰兒有嬰兒期營養，老人有高齡期飲食。

(2)因時：配合四季氣候，寒者熱之，熱者寒之。

(3)因地：地有高下，氣有溫涼，高者氣寒，下者氣熱；中國西北地區，地勢高而寒冷，因此喜好溫熱飲食；東南沿海區域則地勢低而溫熱，濕氣也重，因此需要利濕清熱之食物。

3.**調和五味**：調和辛、甘、酸、苦與鹹味；另外：(1)牛宜稻：牛肉適合與稻米配合食用，因爲牛肉味甘平，稻米苦溫，可以甘苦相輔相成；(2)羊宜黍：羊肉適合配合糯米；(3)豕宜稷：豬肉適合配高粱；(4)魚宜菰：魚適合配菰米。

4.**按時節量**：飲食必須定時適量，且要有規律性。

5.**避免偏食**：偏食容易導致陰陽偏盛或偏衰引起疾病，避免偏食方法：

(1)順時令：春多酸、夏多苦、秋多辛、冬多鹹，調以滑甘。

(2)調五味：辛味食物和甘味食物，合用可以化生陽氣；甘味食物和酸味食物合用，可以化生陰津。

(3)配合食物：新鮮、多樣與均衡飲食。

6.**宜清淡，忌厚味**：以五穀根莖類食物爲主，佐以豆類、蔬菜與水果；宜多穀多麵少肉食。

7.**扶正去邪**：

(1)扶正氣：透過補氣、補血、補陰或補陽來實現。

(2)去邪氣：用汗法去表邪，用清法去熱邪，用溫法去寒邪，用消法去食積。

8.**調整陰陽**：

(1)偏盛用瀉：

①陽熱用清瀉。

②陰寒用溫散。

(2)偏衰用補：

①滋補養陰。

②溫補助陽。

③陰陽雙補。

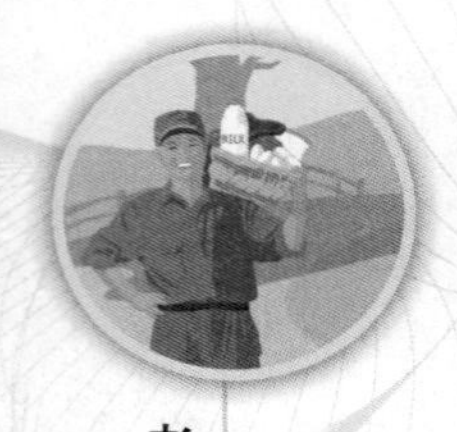
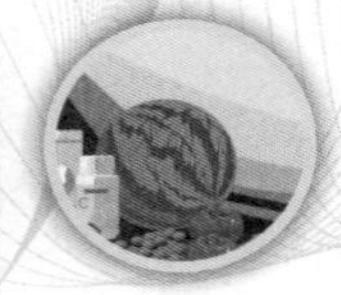

9.**調整臟腑功能**：

(1)調整臟腑自身功能：

①脾：主運化與生清。

②肝：主疏泄。

③胃：主通降。

(2)調整臟腑彼此功能。

10.**條理氣血**：行氣、活血與止血，調暢氣血宜用溫熱食物，止血則用寒涼食物。

11.**注意飲食之清潔與衛生安全**。

七、中醫忌口食品

中醫講求「天人合一」、「形神合一」、「邪正辨正」及「預防」醫學，以下爲其立論看法：

1.**天人合一**：指人與大自然是一個整體，注重四季氣候與地理環境。

2.**形神合一**：形指人體有形之臟腑、組織與器官；神指人體臟腑組織之功能與精神情緒，兩者相輔相成，互相依存。

3.**邪正辨正**：指經由內養正氣以避邪，預防疾病，外慎邪氣以扶正。

4.**預防**：如講求順春氣，夜臥早起，以養生；順夏氣，夜臥早起，以養長；順秋氣，早臥早起，以養收；順冬氣，早臥晚起，以養藏。夏季溫熱，避免燥熱過火，以免損傷陰血；秋冬寒冷，避免寒涼冰冷，以免損傷陽氣。另外，重氣，氣來自先天父母精氣、飲食營養的水穀精氣及大自然的空氣，認爲氣是人的生命力，氣衰停滯則身體衰弱，容易憂鬱；重血（血液），當血液窒礙不通時，稱爲瘀血，易導致月經不正常及不孕；重水（血液以外的體液，如組織液、淋巴液），當水分異常時，易浮腫、暈眩、缺尿或多尿；重精，認爲精主生長發育，主生殖，潤養臟腑組織孔竅，是身體活動物質的基礎；重視神，神包括精神意識、思維情感與知覺運動等，神的生成靠先天之精爲基礎，配合後天之精不斷培育；而當精充、氣足、神全時，身體才會健康、長命高壽。

中醫忌口食品可分爲甜食、辛辣類、酸澀果品、寒涼瓜菜、油膩食品、發

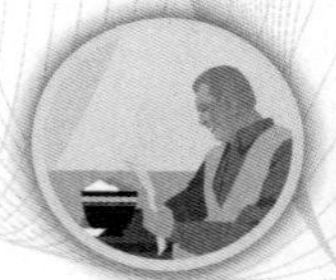
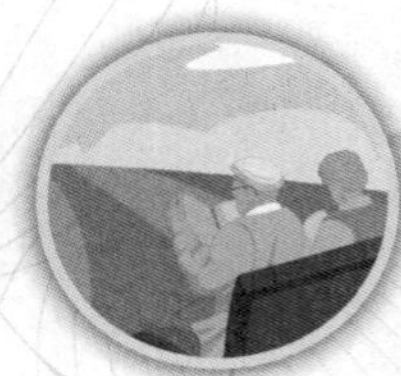

物等六大類：

1.**甜食**：包括飴糖（麥芽糖）、砂糖、甘蔗等糖製品，多食容易使脾胃滯氣而產生悶飽感，進而化熱、蛀齒或生痰，因此除了小孩不宜外，凡是胃部飽脹、噁心、泛酸、嘔吐、黃疸、便祕、水腫、牙痛、痰多及咳喘等老人，皆不宜多食。

2.**辛辣類**：如薑、蒜、蔥、辣椒、花椒及胡椒等。此類食品性溫熱，少食能通腸胃，適於脾胃虛寒的老人，但多食易生痰、動火、生風及傷陰耗氣；除孕婦不宜嗜食以免動胎氣外，凡有出血如鼻血、喀血、吐血、尿血及便血等，及易上火的老人都應節制。有下列疾病之老人更應禁食：

(1)高血壓或眼壓過高等。

(2)紅血球過多症或高脂血症等。

(3)氣喘、痰濃黃或難咳出等。

(4)乾眼症、青光眼、急性結膜炎等。

(5)瘡傷等。

3.**酸澀果品**：此類食品因多食會損齒，且酸會斂津及聚痰，溫性的酸澀果實，則易生內熱，故喘痰老人不宜多食。

4.**寒涼瓜菜**：包括苦瓜、萵苣、茭白、絲瓜、黃瓜、西瓜、冬瓜及香瓜等。食用各種瓜果及生食蔬菜或冷飲等，由於屬性多寒涼，能清熱生津；適用於熱症口渴、咽痛及便祕等老人；但寒症或體質偏寒的人，則宜愼食或避免。

5.**油膩食品**：動物脂肪及煎炸之食物，味厚膩滯，易生痰、生熱而損傷脾胃，所以肝膽疾病、慢性胃腸病及中風老人皆不宜。

6.**發物**：如芒果、筍、豬頭肉、香菇、蘑菇、鵝肉、鴨肉與不新鮮之海產等。所謂「發物」，即指食後易引發老人之舊病或加重病情，甚至引起風疹、抽搐或暈眩的食物，凡是容易過敏、長瘡、出血、目疾及病後之老人，最好少吃或禁食。

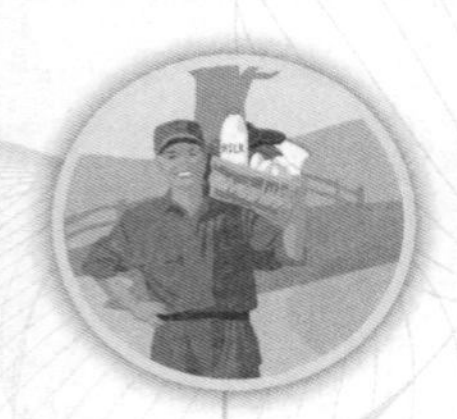
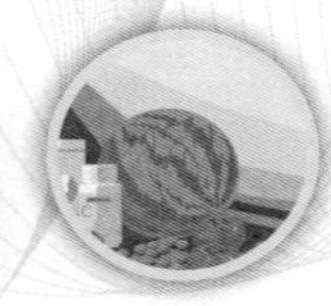

八、膽固醇

(一)膽固醇含量之控制

老人多有高血壓、高血脂與心臟血管疾病，對於高膽固醇之食物，須適量或減少供應次數。**表5-1**為食物膽固醇含量表：

表5-1　食物膽固醇含量表　　（毫克／100公克食物）

食物名稱	膽固醇含量	食物名稱	膽固醇含量	食物名稱	膽固醇含量
豬腦	2074.7	DHA智慧蛋	325	鳳螺	145.1
鵪鶉鐵蛋	1575.5	小卷	315.9	鴨賞	143.5
鴨蛋黃	1220.2	膽肝	314	雞心	143.2
雞蛋黃	1130.8	鴿蛋	303.1	臘肉	142.7
鵝蛋	870.2	紅蟳	296.4	蒲燒鰻	135.9
鐵蛋	741.4	幼滑蝦醬	277	牛肚	133.7
小魚乾	669.4	豬腎	266.5	螳螂蝦（蝦姑）	130.3
蝦米	645.4	豬肝	260.3	豬肉乾	130.1
烏魚子	632.4	蛋餃	246	相模角蝦（小龍蝦）	127
紅面番鴨蛋	605.1	柴魚片	239.7	豬腳	126.9
鵪鶉蛋	599.9	紅斑赤蝦（火燒蝦）	229.7	鰻魚罐頭	123.8
皮蛋	598.9	長角仿對蝦（劍蝦）	222.8	鮪排	120.4
蛋黃酥	576.5	斑節蝦（雷公蝦）	212.2	二節翅（土雞）	119.8
五香滷蛋	522.7	魚脯	208.8	米諾蝦（鐵甲蝦）	119
鵪鶉皮蛋	516.9	烏賊（花枝）	202.9	豬肉絨	116
鹹鴨蛋	513.8	豬小腸	198.6	鯖魚（魚鬆）	115.5
小卷（鹹）	460.2	動物性奶油	196.9	雞爪	114.2
雞蛋	433.3	雞胗	195.7	DHA豆奶	113
蝦皮	426.1	章魚	182.7	干貝	112.4
AE強化蛋	420.8	牛油	182.5	豬大腸	112.3
水煮蛋	408.5	紅中蝦（大頭蝦）	182.1	豬舌肉	111.5
豐力蛋	400	牡蠣乾（蚵乾）	181.7	雞蛋豆腐	110
清血蛋	398	羅氏沼蝦	175	冷凍熟烤雞翅	109.2
醃燻豬肝	390	蝦仁	168.6	肉燥	109
土雞蛋	382.1	草蝦	157.1	星鹹	105
雞肝	358.5	明蝦	156.2	豬舌	104.6
雞蛋皮蛋	350.9	大頭蝦（紅蝦）	154.9	沙梭	103.4
魷魚絲	329.5	蛋捲	146.1	蝦餃	103.3
茶葉蛋	329.4	泡芙（巧克力）	145.9	羊奶粉	103

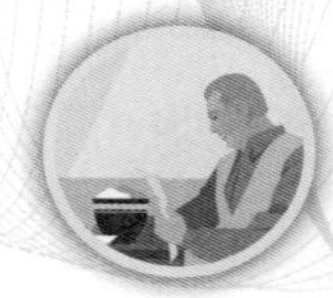
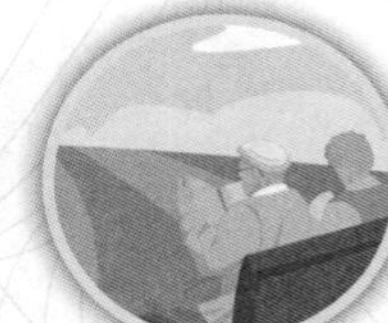

（續）表5-1　食物膽固醇含量表　（毫克／100公克食物）

食物名稱	膽固醇含量	食物名稱	膽固醇含量	食物名稱	膽固醇含量
清腿（土雞）	102.9	紅面正番鴨	79.1	杜氏橄欖粗皮鯛	68.3
豬肉酥	102.8	花枝脆丸	78	豬肚	68
蠑螺	102.8	白鹹	77	花枝丸	67.4
三節翅（土雞）	102.5	鯖魚（烤）150度、10分	77	鯖魚（炒）	67.1
二節翅（肉雞）	101.8	鯖魚（烤）150度、30分	76.7	鯔魚	67
九孔螺（九孔）	101.8	眼眶魚（皮刀）	76.6	牛小排	66.7
豬油	101.5	紅馬頭魚	76.5	泰勃參（紅赤尾）	66.7
魚肉鬆	100.3	黑星銀拱（金鼓）	76.4	海鱸	66.6
蚵仔煎	100	清香油	76.3	黃魚	66.4
牛肉乾	96.6	鱗網帶鰆（異鱗蛇鯖）	76.2	白花鹹（春仔）	66.4
三節翅（肉雞）	96	旗魚塊	76	牛腱	66.3
豬蹄膀	94.3	黑鹹（黑口）	75.7	雙帶參	66.1
鴨肉	93.2	西施舌（紫貝）	75.5	五花肉（豬）	65.9
扁甲參	93.1	鯖魚（蒸）	75.5	褐藍子魚（象魚）	65.9
花身雞魚	92.8	鶴鱵	74.6	白鯧魚	65.6
烏鰨魚（黑鯛）	92.6	梅花肉（豬）	73.7	肉鯽	65.2
薔薇離鰭鯛	92.5	魚餃	73.3	燕餃	65.2
高纖奶粉	91	小排（豬）	73.1	香腸	65
全脂奶粉	90.8	豬腱	73.1	豬後腿肉	65
蛇肉	90.3	鯖魚（煮）	72.2	吳郭魚	65
石斑魚	88.1	雞胸肉（肉雞）	72	牛腩	64.6
清腿（肉雞）	87.5	魟魚	72	貢丸	64.6
龍蝦	86.1	鯖魚（烤）150度、20分	71.7	鯖魚（煎）	64.5
塘虱魚	85.9	鱸魚	71.5	正鰹（鰹魚）	64.4
鵝腿肉（熟）	85.4	鵝肉	71.1	牛肉條	64.3
香螺	85.2	豬前腿瘦肉	70.8	星雞魚	64.3
花尾鷹羽鯛（鷹斑鰈）	85.2	白帶魷口（白口）	70.8	高麗鰆（白北）	64.1
仔魚	83.9	山羊肉	70.5	鯖魚（烤）210度、10分	64.1
烏骨雞	83.4	瓜子鯧（肉鯽）	70.1	金線紅姑魚	63.5
豬頰肉	83	鱧魚（雷魚）	70.1	鹹鰮仔	63.4
乳酪	82.9	黃臘參	69.1	姬鯛	63
花枝塊	82	鯖魚（鹹）	69	正牡蠣（生蠔）	63
茶鵝	81.7	白帶魚	68.7	烏魚	63
豬肝連	81.3	四破魚（銅鏡參）	68.7	黃魚	63
鯖魚（烤）180度、10分	80.4	雞油	68.7	海鯰	63
花枝羹	80.3	鮪魚香腸	68.5	四絲馬拔	62
土犢鰆（土魠）	80.2	四線笛鯛	68.4	豬腳凍	62
棒棒腿（肉雞）	79.7	海鰻	68.3	紫紅甘參（紅鮒）	61.5

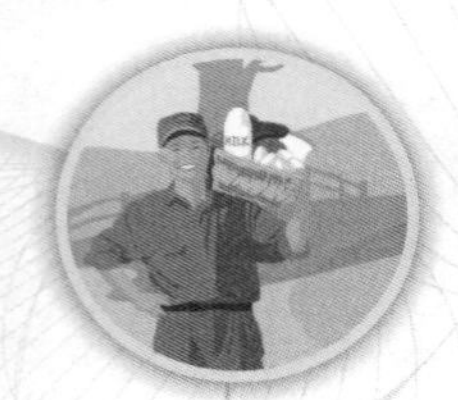
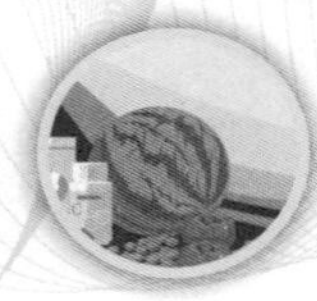

（續）表5-1　食物膽固醇含量表　（毫克／100公克食物）

食物名稱	膽固醇含量	食物名稱	膽固醇含量	食物名稱	膽固醇含量
豬前腿肉	60.9	火雞	54	棺材板	44.4
三層煙肉	60.9	雞排（肉雞）	54	虱目魚丸	44
肉粽	60.7	蒟蒻香腸（蒜味）	54	豬心	43.8
豬後腿瘦肉	60.2	仙女魚	53.9	調味奶粉（果汁）	43.6
紫青乾參	60.2	海鱺	53.8	冬菜蝦仁餛飩	43.5
鯖魚（生）	60.2	斑點簾鯛	53.6	棒棒腿（土雞）	43.1
牛腿肉	60.1	萬巒豬腳	52.8	秋刀魚	43
鮭魚	59.9	大頭鰱（鰱魚）	52.8	單斑笛鯛	42.3
黃鰭鮪	59.7	網紋龍尖魚（龍占）	52.8	白鱸	42.3
松鯛（鐵魚）	59.4	鬼頭刀	52.7	藍點紅鱠	42.3
三棘天狗鯛（黑豬哥）	59.2	牛後腿股肉	52.2	寒鯛（石老）	41.4
魚翅	58.9	黃擬烏尾冬	52.2	斑點九刺鮨	41
蒜味香腸	58.8	大目鰱	52.1	奶酥麵包	40.7
雞胸肉（土雞）	58.8	大口逆鉤	51.9	香魚片	40.3
鮑魚	58.7	田雞	51.8	白馬頭魚	39.7
紅尾參	58.3	大里肌（豬）	51.7	黑斑海鯡鯉	39.5
雙髻鯊	58	里肌肉（土雞）	51.7	DHA火腿	39
雞排（土雞）	57.6	牡蠣（蚵仔）	51.1	香菇餃	39
臺灣馬加	57.4	斑駁櫻唇牛舌魚	51	薄葉單棘魨	38.7
細鱗石鱸	57.2	斑鰭飛魚	51	雞湯塊	38
小巧香腸	57	低脂低乳糖奶粉	51	虱目魚	37.9
珍珠丸	56.7	黑鯧	50.9	什錦炒飯	36.6
摩拉巴笛鯛	56.2	鯖魚（炸）	50.7	韭菜合子	36
雞肉鬆	56	香酥蝦餅	50.2	草魚	35.7
低脂奶粉	55.8	錦鱗蜥魚（鱷蜥魚）	50	鮮肉湯包	35.6
鱷蜥魚（紅狗母）	55.8	里肌肉（肉雞）	49.4	魚丸（包肉）	34.4
文蛤	55.7	虹鱒	48.7	金梭魚（尖蘇）	34
菠蘿麵包	55.4	培根	48.5	沙拉醬	34
熱狗	55.2	三線雞魚	48.1	海鮮堡	34
鯉魚	55	牛肉火腿（黑胡椒）	47	竹輪	33.7
深海角魚	54.8	蝦丸	46.2	線紋鸚哥魚（青衣）	33.7
鶴鱵（學仔）	54.7	醬肘子	46	豬肉水餃	33.6
豬血	54.4	火鍋小香腸	46	旗魚丸	33.2
旭蟹（蝦姑頭）	54.4	金鱗魚	45.8	炸雞塊	33
廣東粥	54.4	蒸蛋（芙蓉豆腐）	45	沙茶醬	33
紅目連（鱸）	54.2	大鱗烏魴（烏鱗鯧）	44.6	雪螺餃	33
黑鯖河魨	54.1	敏魚（老鼠斑）	44.4	西式火腿	32.9
石狗公	54.1	龍鬚簑由（獅仔魚）	44.4	大排（豬）	32.2

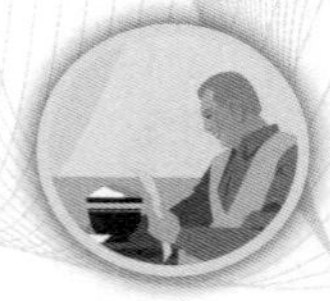
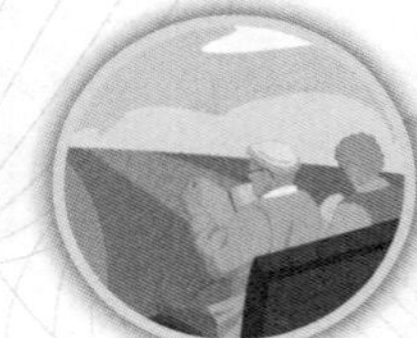

（續）表5-1　食物膽固醇含量表　（毫克／100公克食物）

食物名稱	膽固醇含量	食物名稱	膽固醇含量	食物名稱	膽固醇含量
鮪魚片	31.7	太陽餅	18.5	光泉低脂鮮乳	10.1
豬肉韭菜水餃	31.1	鹹麻薯	18	多穀類牛乳	10
恩典酥	31.1	牛肉水餃	18	乳酸球	10
魚酥	31	巧克力鮮乳糖	18	度小月擔仔麵	9.9
魚翅餃	31	M&M牛奶巧克力	18	香草冰淇淋	9.8
淡煉乳（奶水）	30.8	蝦仁肉丸	17.2	草莓優酪乳	9.7
花腹鯖（花鰱）	30.8	蟹黃水餃	17	統一低脂鮮乳	9.6
沙茶粉	30	熟水餃（鮮肉）	17	牛奶雞蛋布丁	9.5
奶粉（脫脂即溶）	29	筒仔米糕	16.7	鮮肉包	9.5
茄汁蝦仁	29	海蛤	16	豬油栳	9.3
珍珠丸	28	香草冰淇淋粉	15.4	味全E多鮮乳	9
脫脂高鈣奶粉	27.3	披薩（黑胡椒火腿）	15	高鈣調味乳	9
海鮮濃湯	27.2	白巧克力	15	草莓夾心餅乾	9
三明治火腿	26.6	福樂全脂鮮乳	14.8	蔥油派	9
高鐵鈣脫脂奶粉	26	味全全脂鮮乳	14.3	黑巧克力	9
月餅（棗泥）	25	鮮肉湯圓	14.2	芝麻包	8.9
鮮雞精	25	高鈣高蛋白鮮乳	14	草莓優酪乳	8.6
魚香肉絲	25	高品質鮮乳	14	味全低脂鮮乳	8.6
羊肉	24.3	寡醣鮮乳	14	綠豆凸	8.6
鮮肉雲吞	24	牛蒡棒	14	肉圓	8.3
高鈣高纖低脂奶粉	24	煉乳	13.9	芋仔餅	8.3
魚丸	23.1	光泉全脂鮮乳	13.8	DHA牛乳	8
鱈魚排	23.1	原味酸乳酪	13.5	巧克力冰淇淋	7.9
速食粥（海鮮）	22.5	白土司麵包	13.2	低脂保久乳	7.7
花枝餃	22	全脂保久乳	13.1	果汁調味乳	7.5
炸排骨	21.8	燕麥粥（海鮮）	12.8	布丁牛乳	7.3
咕咾肉	21.6	牛肉餡餅	12.8	木瓜調味乳	7.2
羊乳片	21.2	統一全脂鮮乳	12.2	可樂餅（奶汁）	7
鮮乳糖	21	麵筋（乾）	11.9	馬拉糕	7
太妃糖	21	叉燒包	11.9	蓮蓉包	6.6
溫州餛飩	20.7	魚板	11.6	鳳梨酥	6.4
豬血糕	20.6	鮮肉鍋貼	11.4	優酪乳（低脂）	5.7
天婦羅（甜不辣）	20.3	蝦仁炒飯	11	蘿蔔糕（廣式臘肉）	5.6
香筍鮪魚	20	鱈魚丸	11	優酪乳（原味）	5.3
蘿蔔酥	19.1	甜不辣	10.8	蕃薯餅	5
燒賣	19	光泉富維它調味乳	10.7	高鐵鈣脫脂牛乳	5
鮮肉包	19	福樂低脂鮮乳	10.3	炒板條	4.6
貢丸	19	高纖調味乳	10.3	保久優酪乳（脫脂）	4

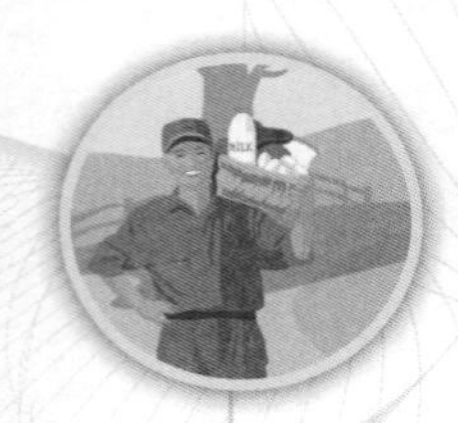
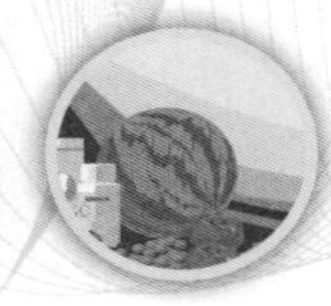

（續）表5-1 食物膽固醇含量表 （毫克／100公克食物）

食物名稱	膽固醇含量	食物名稱	膽固醇含量	食物名稱	膽固醇含量
鹹豆漿	2.3	油豆腐粉絲（阿給）	0.9	香脆薯條	0.5
小籠包	2.1	素菜包	0.7		
咖啡飲料	1.6	寧波年糕	0.6		

資料來源：衛生署「臺灣地區食品營養成分資料庫」。

(二)膽固醇飽和脂肪指數

身體的膽固醇來源有二部分：自行合成與食物的攝取。當攝取動物性食物時，如肉類、蛋、魚類、奶類，由於食物中已經存在有不少的膽固醇，若烹調時再選擇含飽和脂肪之動物油，則飽和脂肪酸將會使身體自行合成的膽固醇量增加，由於攝取量多，加上自行合成也增加，血脂肪將快速升高，而不利於健康，一旦血中膽固醇量過高時，易使血管壁增厚，而造成血管硬化及阻塞；因此，學者將食物的膽固醇與飽和脂肪酸對血膽固醇的影響，用一個公式來加以計算，即：

膽固醇飽和脂肪指數（**CSI**）＝ **0.05**×膽固醇（毫克）＋**1.01**×飽和脂肪酸（公克）

由膽固醇飽和脂肪指數可發現（如**表5-2**），雖然植物性食品沒有膽固醇，但是如果所含飽和脂肪酸高（如椰子油），也會造成血膽固醇升高，因此老人除了要避免高膽固醇的食物，也要避免膽固醇飽和脂肪指數高的食物。

表5-2 食物每100公克之膽固醇飽和脂肪指數（CSI）

類別	食物	飽和脂肪酸（公克）	膽固醇（毫克）	升膽固醇指數
肉類	雞、鴨、鵝（去皮）	1.15-4.37	89-92.5	5.6-9.0
	牛肉	2.81	65.9	6.0
	牛腩	13.30	94	18
	瘦豬肉	9.08	82	13.3
	培根	17.42	85	21.8
內臟	豬腰	1.4	804	41.6
	豬肝	1.43	360	19.5
蛋類	雞蛋（全蛋）	3.35	548	30.8
	雞蛋（蛋黃）	9.89	1602	90.0
奶類	冰淇淋	10.8	59	13
	乳酪	21.40	107.10	26.80
	鮮奶油奶精	7.16	37	9.1

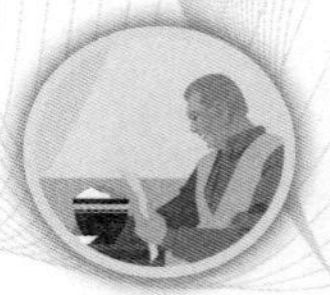
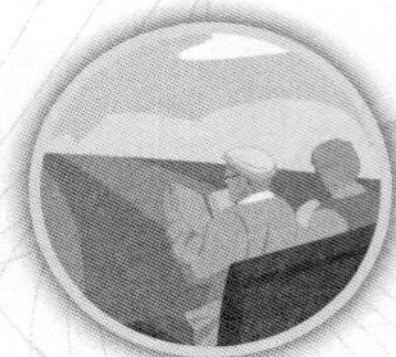

（續）表5-2 食物每100公克之膽固醇飽和脂肪指數（CSI）

類別	食物	飽和脂肪酸（公克）	膽固醇（毫克）	升膽固醇指數
水產	蚵、蛤、干貝	0.31-0.55	45-63	2.8-3.6
	魚	0.16-3.22	60-80	3.2-7.2
	蟹	0.28	100	5.3
	蝦、龍蝦	0.36	150.6	7.9
油脂	葵花油	10.3	0	10.4
	橄欖油	13.5	0	13.6
	大豆沙拉油	14.9	0	15.0
	烤酥油	24.74	0	25
	棕櫚油	49.3	0	49.8
	椰子油	86.5	0	87.4
	椰子肉	29.70	0	30.0
	豬油	39.6	9.5	44.7
	牛油	50.49	219	62

註：一般蔬菜、水果、米及麵等植物性食物，由於均不含膽固醇及飽和脂肪酸，所以其CSI＝0。

資料來源：Connor, et al., *The Lancet*, May 31, 1986, pp.1229-1232.

九、礦物質

老人比較容易缺乏礦物質，應於供膳時加強補充：

1.**鈣**：鈣的主要功能爲構成骨骼與牙齒的主要成分、幫助血液凝固、調節心臟及肌肉的收縮、維持正常神經的感應性、活化酵素。鈣的來源有奶類、魚類（連骨進食）或魚乾、蝦類、牡蠣、紅綠色蔬菜、豆類及其製品等。

2.**鐵**：主要功能大部分存在於血紅素中，負責氧氣、養分的運送、二氧化碳與廢物的運送與排除，及酵素的合成因子。食物來源有全穀類、內臟、瘦肉、蛋黃、貝類、莢豆類、葡萄乾、紅糖及綠色蔬菜。

3.**鎂**：主要功能爲構成骨骼與牙齒的重要成分，並維持心臟、肌肉、神經等的正常功能與醣類代謝及能量轉移的因素。食物來源有五穀類、硬殼果類、莢豆類、肉類及牛奶。

4.**鈷**：爲維生素B_{12}的主要成分，可幫助血球形成。食物來源有綠色蔬菜（變化大，視土壤中鈷含量而定）、肝臟、腎臟、肉類、牡蠣及蛤。

5.**鋅**：是胰島素的主要成分，也是某些酵素的重要成分。食物來源爲蚵、雞肉、鯉類、瘦牛肉、豆類及穀類。

十、蛋白質與熱量

老人對蛋白質與熱量的需求如**表5-3**所示：

表5-3　老人蛋白質與熱量需求

狀況	熱量（大卡／公斤理想體重）	蛋白質（克／公斤理想體重）
普通老人	20-45	0.9-1.0
腎病症狀群	35	0.8（75%高生物價蛋白質）
急性腎臟衰竭	30-40	未透析：0.5-0.8 透析：1.0-2.0 狀況穩定但腎臟功能尚未恢復：0.8-1.0（60%高生物價蛋白質）
慢性腎臟衰竭腎絲球過濾率＞55毫升／分	30-35	0.8（60%高生物價蛋白質）
慢性腎臟衰竭腎絲球過濾率介於25-55毫升／分	30-35	0.6（60%高生物價蛋白質）
慢性腎臟衰竭腎絲球過濾率＜25毫升／分	≧35	0.6（60%高生物價蛋白質）
血液透析	35	1.2
腹膜透析	30-35	1.2-1.3
腎臟移植後4至6週	30-35	1.5-2.0
腎臟移植6週之後	達到或維持理想體重	1.0
慢性肝炎治療期、恢復期及肝硬化穩定期	30-35	1.0-1.2 蛋白質熱量營養不良：≧1.2
急性肝腦病變		0.6-0.8 恢復意識：1.0-1.2／公斤乾體重
慢性阻塞性肺疾病飲食營養損耗期	REE×1.2-1.3 REE×1.4-1.6（須增加體重時）	1.0-1.5／公斤體重
慢性阻塞性肺疾病飲食使用呼叫器	REE×1.2-1.5（重症） REE×1.05（用鎮定劑）	1.6-2.5／公斤體重
慢性阻塞性肺疾病飲食穩定期	REE×1.0-1.5	1.0-1.5／公斤體重
高尿鈣結石患者		0.8-1.0公斤體重
高蛋白質高熱量飲食	≧35	≧1.5／公斤體重

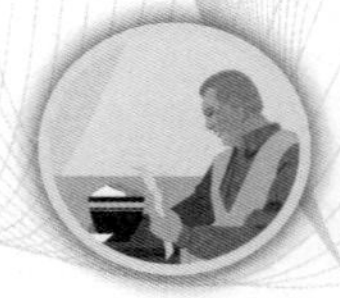
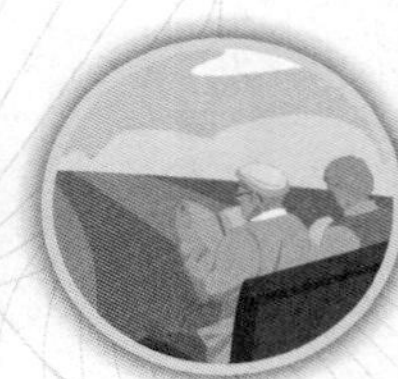

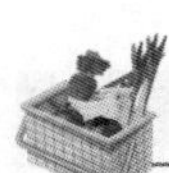

第四節　老人膳食設計

老人均衡飲食之設計過程如下（可參考**附錄一**、**二**、**三**之營養素攝取建議量）：

1.先由身高，算出理想標準體重。
2.決定熱量需求。
3.決定醣類、脂肪以及蛋白質所占熱量百分比。
4.根據熱量算出醣類、脂肪及蛋白質所需公克數。
5.利用代換表求出穀類、肉類、蔬菜、水果及油脂所需份數。
6.分配餐次（將份數分配到設計的三餐、五餐或七餐中）。

一、計算出理想標準體重

老年的體重標準與一般成年人不同，針對成年人，行政院衛生署的建議是（參見**表5-4**）：

表5-4　成年人之理想體重範圍

身高（公分）	理想體重範圍（公斤）	身高（公分）	理想體重範圍（公斤）
145	39.0-50.5	166	51.0-66.0
146	39.0-51.0	167	51.5-67.0
147	40.0-52.0	168	52.0-68.0
148	40.5-52.5	169	53.0-68.5
149	41.0-53.0	170	53.5-69.0
150	41.5-54.0	171	54.0-70.0
151	42.0-55.0	172	54.5-71.0
152	42.5-55.5	173	55.0-72.0
153	43.0-56.0	174	56.0-72.5
154	43.5-57.0	175	56.5-73.5
155	44.5-57.5	176	57.0-74.0
156	45.0-58.0	177	58.5-76.0
157	45.5-59.0	178	58.5-76.0
158	46.0-60.0	179	59.0-77.0
159	46.5-60.5	180	60.0-77.5

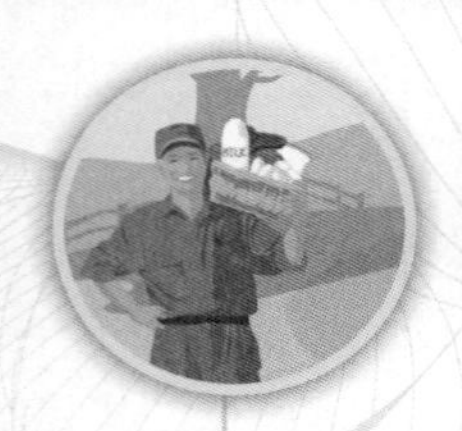
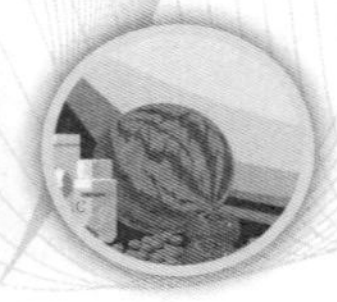

（續）表5-4　成年人之理想體重範圍

身高（公分）	理想體重範圍（公斤）	身高（公分）	理想體重範圍（公斤）
160	47.0-61.5	181	60.5-78.5
161	48.0-62.0	182	61.0-79.5
162	48.5-63.0	183	62.0-80.0
163	49.0-64.0	184	62.5-81.0
164	49.5-64.5	185	63.0-82.0
165	50.0-65.0	186	64.0-83.0

二、老人每日熱量需要量

老人每日所需攝取的熱量約在1,500至2,550大卡，如**表5-5**：（見**附錄一、二、三**）

表5-5　每公斤標準體重所需熱量表（大卡／公斤）

體型 體力勞動	體重過重 BMI≧24	標準體重 18.5≦BMI＜24	體重不足 BMI＜18.5
臥　床	20	20-25	30
輕　度	20-25	30	35
中　度	30	35	40
重　度	35	40	45

表5-5爲參考值，僅供參考用。老人膳食在設計時，可因個人需要量之不同而有所變動，如：

1.**輕閒**：除了因爲通車或購物等約一小時的步行和輕度手工，或家事等站立之外，大部分從事坐著的工作、讀書、談話等狀況。
2.**中等**：除了因爲通車或購物等其他事項約兩小時的步行和從事坐著的工作、辦公、讀書及談話等之外，還從事機械操作、接待或家事等站立較多之活動。
3.**重度**：除了上述靜坐、站立、步行等活動外，另從事農耕、漁業、建築等約一小時的重度肌肉性的工作。

根據上述，若一般年齡大於50歲，中度活動的女性，或久坐輕度活動的男性，每公斤標準體重所需熱量（大卡／公斤）爲：25（其他請參考**表5-5**）。

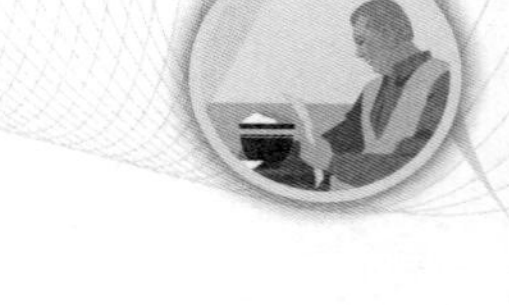
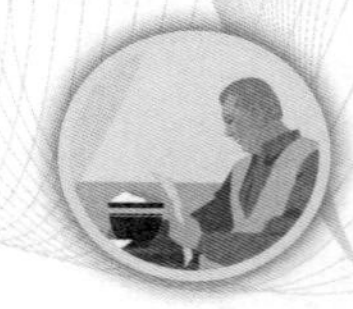

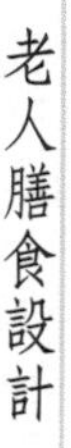

另以標準體重、輕度工作者爲例，每公斤標準體重所需熱量爲30×標準體重，即爲老人每日熱量需要量。假設標準體重爲50公斤、輕閒工作的老人，則其每日所需之熱量爲：

每日熱量需要量＝30×50＝1,500大卡

三、均衡飲食設計原則

均衡的飲食設計，原則上須先訂定三大主要營養素：醣類、脂肪及蛋白質的分配比例，再根據熱量算出醣類、脂肪及蛋白質所需公克數。

先由含有醣類食物類別開始設計（如奶類、蔬菜及水果類），先計算出主食類份數，直至醣類總量與設定量相符；其次，再設計蛋白質量，先將蛋白質設定的總克數，減去醣類食物所可提供的蛋白質公克數，所餘蛋白質量，再由肉類與豆製品供給，直至蛋白質總量與設定量相符；最後，將脂肪總克數，減去醣類食物所含脂肪公克數，剩餘所需之脂肪量，另由烹調用油補足。完成三大營養素分配後，開始轉換成各食物類別份數，然後參考老人平時之飲食習慣，進行餐次分配；各食物類別份數，可利用食物代換表（請詳見第四章），列出穀類、肉類、蔬菜水果及油脂所需份數。

膳食製備設計範例　1,500大卡老人每日膳食計畫

■步驟一　三大營養素之建議量

在1,500大卡的飲食設計中，先將每日熱量分配至三大營養素，衛生署的建議量為：(1)醣類，63%（範圍58%至68%）；(2)脂肪，25%（範圍20%至30%）；(3)蛋白質，12%（範圍10%至14%）；計算如下：

1.醣類：1,500 × 63%÷4大卡＝236克

2.脂肪：1,500 × 25% ÷ 9大卡＝40（41.6）克

3.蛋白質：1,500 × 12% ÷ 4大卡＝45克

求出蛋白質爲45公克（12%）、脂肪40公克（25%）、醣類236公克（63%）。

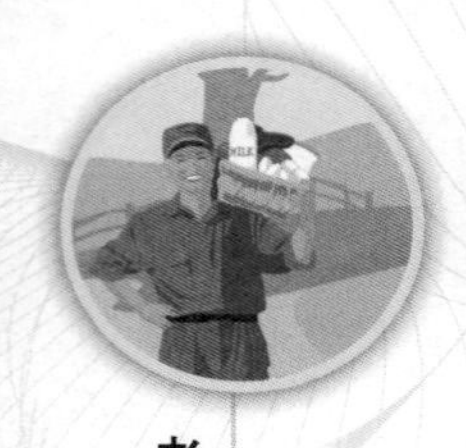
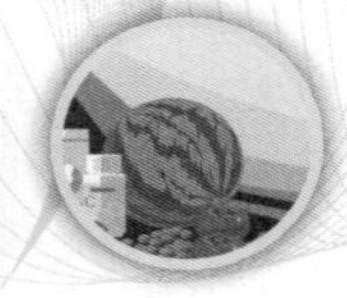

■步驟二　使用食物代換表進行換算

使用食物代換表（請參見第四章第二節）進行換算，各項數據如下：

1.奶類（全脂）：含有蛋白質8克、脂肪8克、醣類12克及熱量150大卡。

2.奶類（低脂）：含有蛋白質8克、脂肪4克、醣類12克及熱量120大卡。

3.奶類（脫脂）：含有蛋白質8克、脂肪微量、醣類12克及熱量80大卡。

4.蛋、豆、魚、肉類（低脂）：含有蛋白質7克、脂肪3克、醣類微量及熱量55大卡。關於主食類微量部分，若採糖尿病、低蛋白質飲食時，米食蛋白質含量以1.5公克、麵食蛋白質含量以2.5公克計。

5.蛋、豆、魚、肉類（中脂）：含有蛋白質7克、脂肪5克、醣類微量及熱量75大卡。關於微量主食類部分，若採糖尿病、低蛋白質飲食時，米食蛋白質含量以1.5公克、麵食蛋白質含量以2.5公克計。。

6.蛋、豆、魚、肉類（高脂）：含有蛋白質7克、脂肪10克、醣類微量及熱量120大卡。關於主食類微量部分，若採糖尿病、低蛋白質飲食時，米食蛋白質含量以1.5公克、麵食蛋白質含量以2.5公克計。

7.蛋、豆、魚、肉類（超高脂）：含有蛋白質7克、脂肪10克、醣類微量及熱量大於135大卡。關於微量主食類部分，若採糖尿病、低蛋白質飲食時，米食蛋白質含量以1.5公克、麵食蛋白質含量以2.5公克計。

8.五穀根莖類：含有蛋白質2克、脂肪微量、醣類15克及熱量70大卡。有關主食類部分，若採糖尿病、低蛋白質飲食時，米食蛋白質含量以1.5公克、麵食蛋白質含量以2.5公克計。

9.蔬菜類：含有蛋白質1克，脂肪、醣類5克及熱量25大卡。

10.水果類：含有蛋白質微量，脂肪、醣類15克及熱量60大卡。

11.油脂：含有脂肪5克及熱量45大卡。

■步驟三　含醣類食物設計

奶類（全脂）一份、水果三份與蔬菜三份；除主食以外，此三類為含有醣類之食物，因此須先確定其分量，之後將剩下來的醣類平均分配至主食，加總後即可驗證醣類數量是否與規劃量相符。

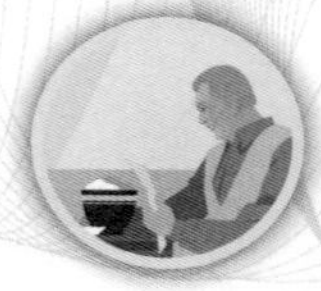

類別	份數	蛋白質（克數）	脂肪（克數）	醣類（克數）
奶類（全脂）	1	8	8	12
水果	3	-	-	45
蔬菜	3	3	-	15
小計	-	11	8	72
醣類計算（使醣類符合規劃量）			236－72 ＝164 164÷15 ＝一份主食	
主食	11	22	-	165
合計	-	33	-	237

■**步驟四　使蛋白質總量符合設定量**

將規劃量之蛋白質減去奶類、水果、蔬菜與主食類之蛋白質量，剩下來之蛋白質量，則分配至肉魚豆蛋等食品中。

類別	份數	蛋白質（克數）	脂肪（克數）	醣類（克數）
奶類（全脂）	1	8	8	12
水果	3	-	-	45
蔬菜	3	3	-	15
主食	11	22	-	165
小計	-	33	8	237
蛋白質計算（使蛋白質符合規劃量）			45－33 ＝12 12÷7 ＝二份蛋白質	
類別	份數	蛋白質（克數）	脂肪（克數）	醣類（克數）
肉類	1	7	5	-
豆製品	1	7	5	-
合計	-	47	26	237

■**步驟五　剩餘油脂由烹調用油補足**

類別	份數	蛋白質（克數）	脂肪（克數）	醣類（克數）
奶類（全脂）	1	8	8	12
水果	3	-	-	45
蔬菜	3	3	-	15
主食	11	22	-	165
肉類（中脂）	1	7	5	-
豆製品（中脂）	1	7	5	-
小計	-	47	26	237
脂肪計算（使脂肪符合規劃量）			40－26 ＝14 14÷5 ＝三份油脂	
油脂	3	-	15	-
合計	-	47	41	237

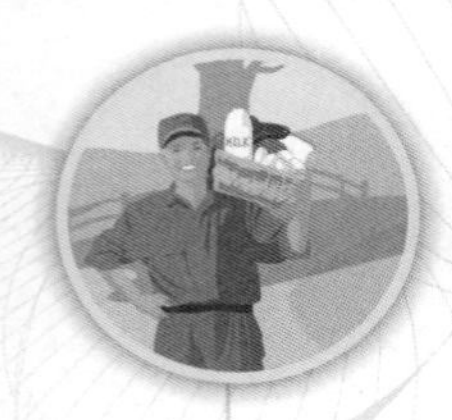
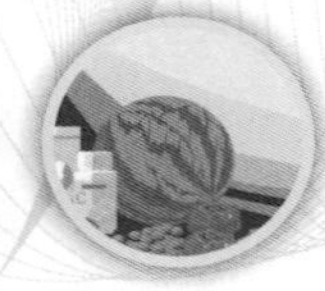

■步驟六　驗證

1.醣類：237克 × 4大卡＝948大卡

2.脂肪：41克 × 9大卡＝369大卡

3.蛋白質：47克 × 4大卡＝188大卡

合計＝1,505大卡

此驗證值比設計值1,500大卡僅多5大卡，約0.33%，驗證結果符合設計規劃。

■步驟七　分配至三至六餐中

接著根據所需之餐次分配來設計菜單，將設計出來的份數依據老人之生活習慣分配至三至六餐中：

類別	份數	蛋白質（克數）	脂肪（克數）	醣類（克數）	早餐	午餐	晚餐
奶類（全脂）	1	8	8	12	1	-	-
水果	3	-	-	45	1	1	1
蔬菜	3	3	-	15	2	1	
主食	11	22	-	165	3	5	3
肉類（中脂）	1	7	5	-	-	0.5	0.5
豆製品（中脂）	1	7	5	-	-	0.5	0.5
油脂	3	-	15	-	-	1	2
合計	-	47	41	237	-	-	-

■步驟八　設計出實際膳食

依據食物代換表，設計出實際菜單：

【早餐】	1.奶類一份＝全脂牛奶一杯。如果考慮油脂，可以改成脫脂，多出之油脂，則可以挪為炒菜等其他用途。也可以改於晚餐或宵夜食用。 2.水果一份＝蘋果一個 3.主食三份：菠蘿麵包一個（60克） 註：也可以將水果一份＝蘋果一個，改成蘋果半個（0.5份）及香蕉半根（大，等於0.5份）；或四種水果各0.25份；其餘類別之設計原則，均可比照此原則類推。
【午餐】	1.水果一份＝西瓜1片（AP 300克；EP 180克） 2.蔬菜二份、油一份＝炒空心菜（100克，油1匙）及薑絲冬瓜湯（50克） 3.主食5份＝飯1又1/4碗（250克）；也可以飯半碗（二份）、粥一碗（二份）加芋頭糕一份（60克） 4.中脂肉類0.5份與中脂豆製品0.5份＝嫩豆腐伴肉脯（嫩豆腐70克、肉脯10克）

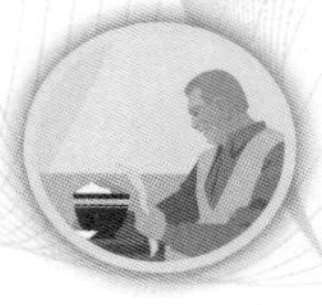
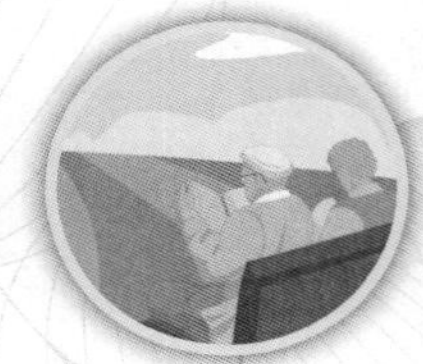

【晚餐】	1.水果一份＝葡萄柚（3/4個） 2.蔬菜一份、油二份＝炒青江菜（青江菜80克，油1匙）及絲瓜（20克）湯 3.主食三份＝飯3/4碗 4.中脂肉類0.5份與中脂豆製品0.5份＝豬腿肉炒豆腐（豬腿肉18克、豆腐40克，油1匙）				
類別	份數	早餐	午餐	晚餐	實際菜單
奶類（全脂）	1	1	-	-	早餐：全脂、低脂或脫脂奶
水果	3	1	1	1	早餐：蘋果一個 午餐：西瓜1片 晚餐：葡萄柚3/4個
蔬菜	3	-	2	1	午餐：空心菜、冬瓜 晚餐：青江菜、絲瓜
主食	11	3	5	3	早餐：菠蘿麵包一個 午餐：飯1又1/4碗（250克），也可以飯半碗（二份）、粥一碗（二份），加芋頭糕一份（60克） 晚餐：飯3/4碗
肉類（中脂）	1	-	0.5	0.5	午餐：嫩豆腐伴肉脯 晚餐：豬腿肉炒豆腐
豆製品（中脂）	1	-	0.5	0.5	
油脂	3	-	1	2	

四、各種膳食設計範例

(一)依質地與成分設計之膳食

■普通伙食、低鹽、低油等膳食設計

餐別 膳食設計	早餐	午餐	晚餐
普通伙食	1.扁蒲肉末：扁蒲70克、肉末35克 2.炒豆乾：木耳30克、豆乾30克、紅蘿蔔10克 3.炒青菜100克 4.滷素香菇丸（2個／人）	1.黑胡椒豬排：帶骨里肌肉片100克 2.羅漢齋：鳥蛋20克、腐竹5克、香菇3克、青江菜20克、袖珍菇20克 3.炒青菜100克 4.黑胡椒毛豆：毛豆莢50克 5.筍絲肉絲湯：筍絲25克、肉絲5克	1.烤棒棒腿：棒棒腿135克、芝麻1克 2.洋芋燒肉：腿肉塊20克、五花肉塊15克、洋芋70克 3.炒青菜100克 4.三色蛋：皮蛋1/5個、鹹蛋1/5個、液體蛋40克 5.三色蛋花湯：液體蛋10克、冷凍三色菜20克

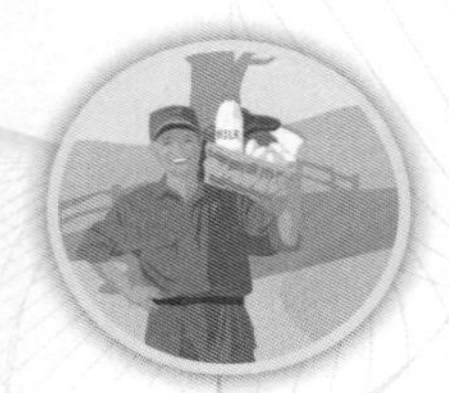
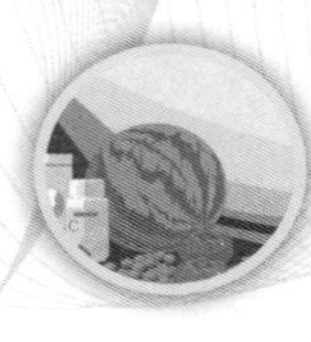

餐別 膳食設計	早餐	午餐	晚餐
軟食	1.扁蒲肉末：扁蒲70克、肉末35克 2.炒豆乾：木耳30克、豆乾30克、紅蘿蔔10克 3.炒青菜100克 4.滷素香菇丸（2個／人）	1.黑胡椒豬排：帶骨里肌肉片100克 2.羅漢齋：鳥蛋20克、腐竹5克、香菇3克、青江菜20克、袖珍菇20克 3.炒青菜100克 4.涼拌三絲：小黃瓜絲50克、木耳絲10克、洋菜5克 5.筍絲肉絲湯：筍絲25克、肉絲5克	1.烤棒棒腿：棒棒腿135克、芝麻1克 2.洋芋燒肉：腿肉塊20克、五花肉塊15克、洋芋70克 3.炒青菜100克 4.三色蛋：皮蛋1/5個、鹹蛋1/5個、液體蛋40克 5.三色蛋花湯：液體蛋10克、冷凍三色菜20克
低鹽（三餐菜皆不加鹽，只加一包6克的醬油包）	1.扁蒲肉末：扁蒲70克、肉末35克 2.炒豆乾：木耳30克、豆乾30克、紅蘿蔔10克 3.炒青菜100克 4.滷素香菇丸（2個／人）	1.黑胡椒豬排：帶骨里肌肉片100克 2.羅漢齋：鳥蛋20克、腐竹5克、香菇3克、青江菜20克、袖珍菇20克 3.炒青菜100克 4.涼拌三絲：小黃瓜絲50克、木耳絲10克、洋菜5克 5.筍絲肉絲湯：筍絲25克、肉絲5克	1.烤棒棒腿：棒棒腿135克、芝麻1克 2.洋芋燒肉：腿肉塊20克、五花肉塊15克、洋芋70克 3.炒青菜100克 4.三色蛋：皮蛋1/5個、鹹蛋1/5個、液體蛋40克 5.三色蛋花湯：液體蛋10克、冷凍三色菜20克
細碎（三餐菜皆絞碎）	1.扁蒲肉末：扁蒲70克、肉末35克 2.炒豆乾：木耳30克、豆乾30克、紅蘿蔔10克 3.炒青菜100克 4.滷素香菇丸（2個／人）	1.黑胡椒豬排：帶骨里肌肉片100克 2.羅漢齋：鳥蛋20克、腐竹5克、香菇3克、青江菜20克、袖珍菇20克 3.炒青菜100克 4.涼拌三絲：小黃瓜絲50克、木耳絲10克、洋菜5克 5.大黃瓜湯：大黃瓜25克	1.烤棒棒腿：棒棒腿135克、芝麻1克 2.洋芋燒肉：腿肉塊20克、五花肉塊15克、洋芋70克 3.炒青菜100克 4.三色蛋：皮蛋1/5個、鹹蛋1/5個、液體蛋40克 5.三色蛋花湯：液體蛋10克、冷凍三色菜20克
低普林	1.扁蒲肉末：扁蒲70克、肉末35克 2.滷當歸麵腸：當歸0.1克、麵腸40克 3.炒青菜100克 4.頭等：炒蛋	1.黑胡椒豬排：帶骨里肌肉片100克 2.燴鳥蛋：鳥蛋20克、青江菜20克 3.炒青菜100克 4.涼拌三絲：小黃瓜絲50克、木耳絲10克、洋菜5克 5.筍絲肉絲湯：筍絲25克、肉絲5克	1.烤棒棒腿：棒棒腿135克、芝麻1克 2.洋芋燒肉：腿肉塊20克、五花肉塊15克、洋芋70克 3.炒青菜100克 4.三色蛋：皮蛋1/5個、鹹蛋1/5個、液體蛋40克 5.三色蛋花湯：液體蛋10克、冷凍三色菜20克

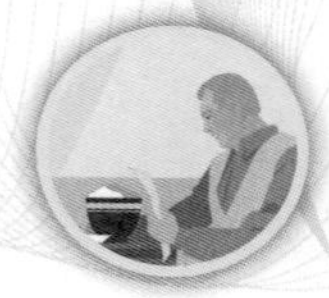
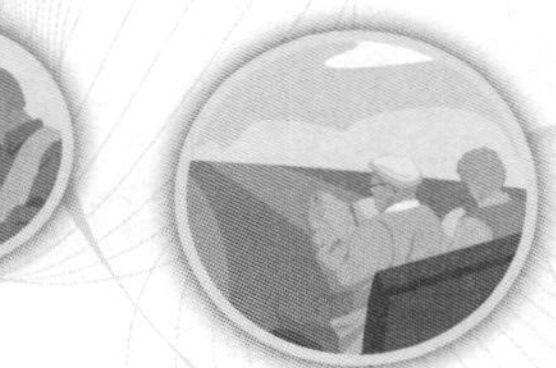

膳食設計＼餐別	早餐	午餐	晚餐
低普林		6.頭等：燻素鴨	6.梅汁排骨：排骨100克、烏梅
限水	1.扁蒲肉末：扁蒲70克、肉末35克 2.炒豆乾：木耳30克、豆乾30克、紅蘿蔔10克 3.炒青菜100克	1.黑胡椒豬排：帶骨里肌肉片100克 2.燴鳥蛋：鳥蛋20克、青江菜20克 3.炒青菜100克 4.黑胡椒毛豆：毛豆莢50克	1.烤棒棒腿：棒棒腿135克、芝麻1克 2.洋芋燒肉：腿肉塊20克、五花肉塊15克、洋芋70克 3.炒青菜100克 4.三色蛋：皮蛋1/5個、鹹蛋1/5個、液體蛋40克
低膽固醇	1.扁蒲肉末：扁蒲70克、肉末35克 2.炒豆乾：木耳30克、豆乾30克、紅蘿蔔10克 3.炒青菜100克	1.烤味噌魚：旗魚肉80克 2.羅漢素齋：白豆包5克、香菇3克、青江菜20克、袖珍菇20克 3.炒青菜100克 4.涼拌三絲：小黃瓜絲50克、木耳絲10克、洋菜5克 5.大黃瓜素丸湯：大黃瓜25克、素香菇丸5克	1.烤棒棒腿：棒棒腿135克、芝麻1克 2.紅燒素肉塊：白蘿蔔塊60克、紅蘿蔔20克、人造肉10克 3.炒青菜100克 4.涼拌金菇：豆芽25克、金菇25克 5.白菜油泡湯：小白菜15克、圓油泡1克
低油	1.扁蒲肉末：扁蒲70克、肉末35克 2.炒豆乾：木耳30克、豆乾30克、紅蘿蔔10克 3.無油青菜100克	1.烤味噌魚：旗魚肉80克 2.羅漢素齋：白豆包5克、香菇3克、青江菜20克、袖珍菇20克 3.無油青菜100克 4.涼拌三絲：小黃瓜絲50克、木耳絲10克、洋菜5克 5.大黃瓜素丸湯：大黃瓜25克、素香菇丸5克	1.烤棒棒腿：棒棒腿135克、芝麻1克 2.紅燒素肉塊：白蘿蔔塊60克、紅蘿蔔20克、人造肉10克 3.無油青菜100克 4.涼拌金菇：豆芽25克、金菇25克 5.白菜湯：小白菜15克
低膽固醇、低油	1.扁蒲肉末：扁蒲70克、肉末35克 2.炒豆乾：木耳30克、豆乾30克、紅蘿蔔10克 3.無油青菜100克	1.烤味噌魚：旗魚肉80克 2.羅漢素齋：白豆包5克、香菇3克、青江菜20克、袖珍菇20克 3.無油青菜100克 4.涼拌三絲：小黃瓜絲50克、木耳絲10克、洋菜5克 5.大黃瓜素丸湯：大黃瓜25克、素香菇丸5克	1.烤棒棒腿：棒棒腿135克、芝麻1克 2.紅燒素肉塊：白蘿蔔塊60克、紅蘿蔔20克、人造肉10克 3.無油青菜100克 4.涼拌金菇：豆芽25克、金菇25克 5.白菜湯：小白菜15克

註：1.晚點心：1杯養生五穀粉。
　　2.普通伙午餐有水果一份；治療與頭等伙午、晚餐皆有水果一份。

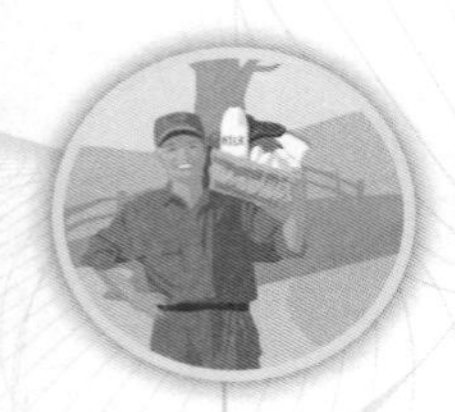
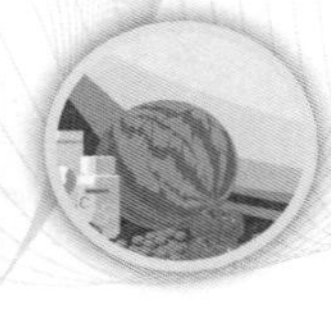

■低渣飲食、低蛋白、限鉀等膳食設計

餐別 膳食設計	早餐	午餐	晚餐
低渣飲食	1.扁蒲肉末：扁蒲70克、肉末35克 2.炒蛋：液體蛋40克 3.炒大黃瓜：大黃瓜60克	1.黑胡椒豬排：帶骨里肌肉片100克 2.烤味噌魚：旗魚肉80克 3.炒冬瓜：冬瓜60克 4.大骨清湯	1.烤棒棒腿：棒棒腿135克 2.三色蛋：皮蛋1/5個、鹹蛋1/5個、液體蛋40克 3.炒小黃瓜：小黃瓜60克 4.大骨清湯
溫和飲食Ⅲ	1.扁蒲肉末：扁蒲70克、肉末35克 2.炒蛋：液體蛋40克 3.炒大黃瓜：大黃瓜60克	1.黑胡椒豬排：帶骨里肌肉片100克 2.烤味噌魚：旗魚肉80克 3.炒冬瓜：冬瓜60克 4.大骨清湯	1.烤棒棒腿：棒棒腿135克 2.三色蛋：皮蛋1/5個、鹹蛋1/5個、液體蛋40克 3.炒小黃瓜：小黃瓜60克 4.大骨清湯
洗腎飲食（依餐卡肉豆量爲主）	1.扁蒲肉末：扁蒲70克、肉末35克 2.炒豆乾：木耳30克、豆乾30克、紅蘿蔔10克 3.炒青菜100克	1.烤味噌魚：旗魚肉60-80克 2.羅漢齋：鳥蛋20克、腐竹5克、香菇3克、青江菜20克、袖珍菇20克 3.炒青菜100克 4.涼拌三絲：小黃瓜絲50克、木耳絲10克、洋菜5克 5.筍絲肉絲湯：筍絲25克、肉絲5克	1.烤棒棒腿：棒棒腿135克、芝麻1克 2.蒟蒻燒肉：腿肉塊20克、蒟蒻35克 3.炒青菜100克 4.涼拌金菇：豆芽25克、金菇25克 5.三色蛋花湯：液體蛋10克、冷凍三色菜20克 晚點：營養粉
低蛋白飲食（依餐卡肉豆量爲主）	1.扁蒲肉末：扁蒲70克、肉末35克 2.滷素香菇丸 3.炒青菜100克 4.頭等：炒大黃瓜	1.烤味噌魚：旗魚肉60-80克 2.炒冬粉：冬粉25克、高麗菜15克、紅蘿蔔5克、 3.炒青菜100克 4.涼拌三絲：小黃瓜絲50克、木耳絲10克、洋菜5克 5.筍絲肉絲湯：筍絲25克、肉絲5克	1.烤棒棒腿：棒棒腿 80-135克、芝麻1克 2.素水晶餃：太白粉20克、高麗菜25克 3.炒青菜100克 4.涼拌金菇：豆芽25克、金菇25克 5.三色蛋花湯：液體蛋10克、冷凍三色菜20克 晚點：LPF營養粉
糖尿病飲食（依餐卡肉豆量爲主）	1.扁蒲肉末：扁蒲70克、肉末35克 2.炒豆乾：木耳30克、豆乾30克、紅蘿蔔10克 3.炒青菜100克	1. 烤味噌魚：旗魚肉80克 2.羅漢素齋：白豆包5克、香菇3克、青江菜20克、袖珍菇20克 3.炒青菜100克 4.涼拌三絲：小黃瓜絲50	1.烤棒棒腿：棒棒腿135克、芝麻1克 2.紅燒素肉塊：白蘿蔔塊60克、紅蘿蔔20克、人造肉10 3.炒青菜100克

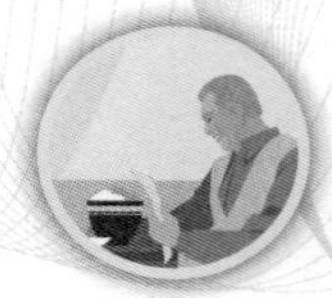
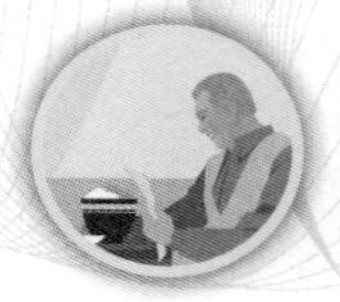

膳食設計＼餐別	早餐	午餐	晚餐
糖尿病飲食（依餐卡肉豆量爲主）		克、木耳絲10克、洋菜5克 5.筍絲肉絲湯：筍絲25克、肉絲5克	4.涼拌金菇：豆芽25克、金菇25克 5.三色蛋花湯：液體蛋10克、冷凍三色菜20克 晚點：低脂奶、蘇打餅
隔離餐飲食（用紙製便當盒）	1.扁蒲肉末：扁蒲70克、肉末35克 2.炒豆乾：木耳30克、豆乾30克、紅蘿蔔10克 3.炒青菜100克 4.滷素香菇丸（2個／人）	1.黑胡椒豬排：帶骨里肌肉片100克 2.羅漢齋：鳥蛋20克、腐竹5克、香菇3克、青江菜20克、袖珍菇20克 3.炒青菜100克 4.黑胡椒毛豆：毛豆莢50克 5.筍絲肉絲湯：筍絲25克、肉絲5克	1.烤棒棒腿：棒棒腿135克、芝麻1克 2.洋芋燒肉：腿肉塊 20克、五花肉塊15克、洋芋70克 3.炒青菜100克 4.三色蛋：皮蛋1/5個、鹹蛋1/5個、液體蛋40克 5.三色蛋花湯：液體蛋10克、冷凍三色菜20克
消毒餐飲食（用消毒錫箔盒）	1.扁蒲肉末：扁蒲70克、肉末35克 2.炒豆乾：木耳30克、豆乾30克、紅蘿蔔10克 3.炒青菜100克 4.滷素香菇丸（2個／人）	1.黑胡椒豬排：帶骨里肌肉片100克 2.羅漢齋：鳥蛋20克、腐竹5克、香菇3克、青江菜20克、袖珍菇20克 3.炒青菜100克 4.黑胡椒毛豆：毛豆莢50克 5.筍絲肉絲湯：筍絲25克、肉絲5克	1.烤棒棒腿：棒棒腿135克、芝麻1克 2.洋芋燒肉：腿肉塊20克、五花肉塊15克、洋芋70克 3.炒青菜100克 4.三色蛋：皮蛋1/5個、鹹蛋1/5個、液體蛋40克 5.三色蛋花湯：液體蛋10克、冷凍三色菜20克
無菌餐飲食（無菌流程）	1.扁蒲肉末：扁蒲70克、肉末35克 2.炒豆乾：木耳30克、豆乾30克、紅蘿蔔10克 3.炒青菜100克 4.滷素香菇丸（2個／人）	1.黑胡椒豬排：帶骨里肌肉片100克 2.羅漢齋：鳥蛋0克、腐竹5克、香菇3克、青江菜20克、袖珍菇20克 3.炒青菜100克 4.黑胡椒毛豆：毛豆莢50克 5.筍絲肉絲湯：筍絲25克、肉絲5克	1.烤棒棒腿：棒棒腿135克、芝麻1克 2.洋芋燒肉：腿肉塊20克、五花肉塊15克、洋芋70克 3.炒青菜100克 4.三色蛋：皮蛋1/5個、鹹蛋1/5個、液體蛋40克 5.三色蛋花湯：液體蛋10克、冷凍三色菜20克

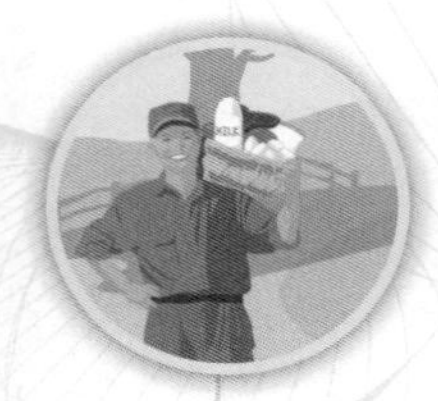
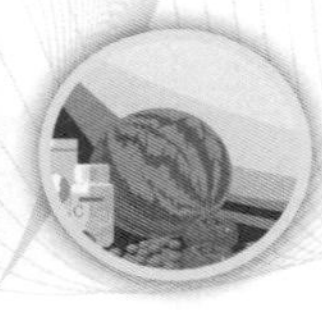

膳食設計＼餐別	早餐	午餐	晚餐
限鉀飲食	1.扁蒲肉末：扁蒲70克、肉末35克 2.炒豆乾：木耳30克、豆乾30克、紅蘿蔔10克 3.燙青菜100克 4.滷素香菇丸（2個／人）	1.黑胡椒豬排：帶骨里肌肉片100克 2.羅漢齋：鳥蛋20克、腐竹5克、香菇3克、青江菜20克、袖珍菇20克 3.燙青菜100克 4.涼拌三絲：小黃瓜絲50克、木耳絲10克、洋菜5克 5.筍絲肉絲湯：筍絲25克、肉絲5克	1.烤棒棒腿：棒棒腿135克、芝麻1克 2.紅燒素肉塊：白蘿蔔塊60克、紅蘿蔔20克、人造肉10克 3.燙青菜100克 4.涼拌金菇：豆芽25克、金菇25克 5.三色蛋花湯：液體蛋10克、冷凍三色菜20克

註：1.晚點心：一杯養生五穀粉。
2.普通伙午餐有水果一份，治療與頭等伙午、晚餐皆有水果一份。

■限碘、低銅、高蛋白、限鉀、限磷等膳食設計

膳食設計＼餐別	早餐	午餐	晚餐
限碘飲食（三餐菜皆不加鹽，加一包6克的醬油包）	1.扁蒲肉末：扁蒲70克、肉末35克 2.炒豆乾：木耳30克、豆乾30克、紅蘿蔔10克 3.炒青菜100克 4.滷素香菇丸（2個／人）	1.黑胡椒豬排：帶骨里肌肉片100克 2.羅漢齋：鳥蛋20克、腐竹5克、香菇3克、青江菜20克、袖珍菇20克 3.炒青菜100克 4.涼拌三絲：小黃瓜絲50克、木耳絲10克、洋菜5克 5.筍絲肉絲湯：筍絲25克、肉絲5克	1.烤棒棒腿：棒棒腿135克、芝麻1克 2.洋芋燒肉：腿肉塊20克、五花肉塊15克、洋芋70克 3.炒青菜100克 4.三色蛋：皮蛋1/5個、鹹蛋1/5個、液體蛋40克 5.三色蛋花湯：液體蛋10克、冷凍三色菜20克
低銅飲食	1.扁蒲肉末：扁蒲70克、肉末35克 2.炒蛋：液體蛋40克 3.炒青菜100克	1.黑胡椒豬排：帶骨里肌肉片100克 2.羅漢齋：鳥蛋20克、香菇3克、青江菜20克、袖珍菇20克 3.炒青菜100克 4.涼拌三絲：小黃瓜絲50克、木耳絲10克、洋菜5克	1.烤棒棒腿：棒棒腿135克、芝麻1克 2.洋芋燒肉：腿肉塊20克、五花肉塊15克、洋芋70克 3.炒青菜100克 4.涼拌金菇：豆芽25克、金菇25克 5.白菜湯：小白菜15克

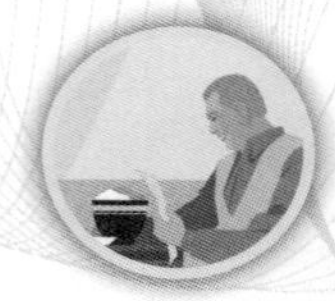
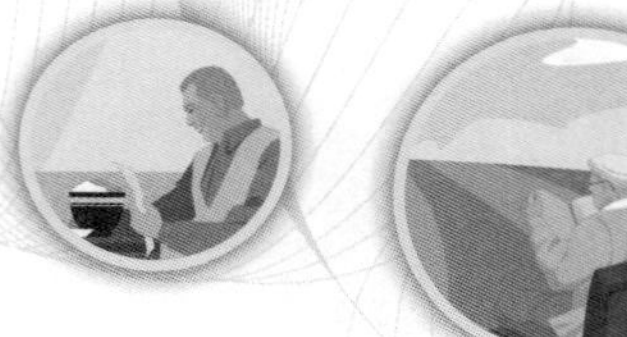

膳食設計＼餐別	早餐	午餐	晚餐
低銅飲食		5.筍絲肉絲湯：筍絲25克、肉絲5克	
菜量加量飲食	1.扁蒲肉末：扁蒲70克、肉末35克 2.炒豆乾：木耳30克、豆乾30克、紅蘿蔔10克 3.炒青菜100克 4.滷素香菇丸（2個／人）	1.黑胡椒豬排：帶骨里肌肉片100克 2.羅漢齋：鳥蛋20克、腐竹5克、香菇3克、青江菜20克、袖珍菇20克 3.炒青菜100克 4.黑胡椒毛豆：毛豆莢50克 5.筍絲肉絲湯：筍絲25克、肉絲5克	1.烤棒棒腿：棒棒腿135克、芝麻1克 2.洋芋燒肉：腿肉塊20克、五花肉塊15克、洋芋70克 3.炒青菜100克 4.三色蛋：皮蛋1/5個、鹹蛋1/5個、液體蛋40克 5.三色蛋花湯：液體蛋10克、冷凍三色菜20克
高蛋白飲食	1.扁蒲肉末：扁蒲70克、肉末35克 2.炒豆乾：木耳30克、豆乾30克、紅蘿蔔10克 3.炒青菜100克 4.滷素香菇丸（2個／人）	1.黑胡椒豬排：帶骨里肌肉片100克 2.羅漢齋：鳥蛋20克、腐竹5克、香菇3克、青江菜20克、袖珍菇20克 3.炒青菜100克 4.黑胡椒毛豆：毛豆莢50克 5.筍絲肉絲湯：筍絲25克、肉絲5克 下午加一份點心	1.烤棒棒腿：棒棒腿135克、芝麻1克 2.洋芋燒肉：腿肉塊20克、五花肉塊15克、洋芋70克 3.炒青菜100克 4.三色蛋：皮蛋1/5個、鹹蛋1/5個、液體蛋40克 5.三色蛋花湯：液體蛋10克、冷凍三色菜20克 晚點心加高蛋白粉、麥粉
高熱量飲食（>2,500大卡）	1.扁蒲肉末：扁蒲70克、肉末35克 2.炒豆乾：木耳30克、豆乾30克、紅蘿蔔10克 3.炒青菜100克 4.滷素香菇丸（2個／人）	1.黑胡椒豬排：帶骨里肌肉片100克 2.羅漢齋：鳥蛋20克、腐竹5克、香菇3克、青江菜20克、袖珍菇20克 3.炒青菜100克 4.黑胡椒毛豆：毛豆莢50克 5.筍絲肉絲湯：筍絲25克、肉絲5克 下午加一份點心	1.烤棒棒腿：棒棒腿135克、芝麻1克 2.洋芋燒肉：腿肉塊20克、五花肉塊15克、洋芋70克 3.炒青菜100克 4.三色蛋：皮蛋1/5個、鹹蛋1/5個、液體蛋40克 5.三色蛋花湯：液體蛋10克、冷凍三色菜20克 晚點心加高蛋白粉、麥粉

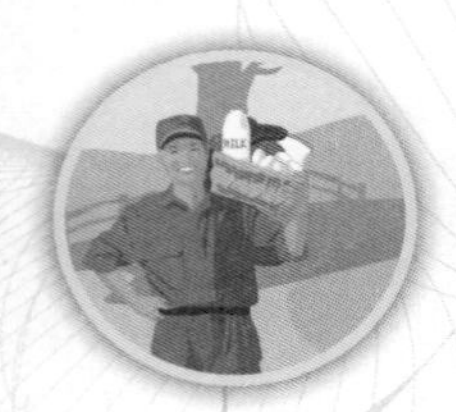
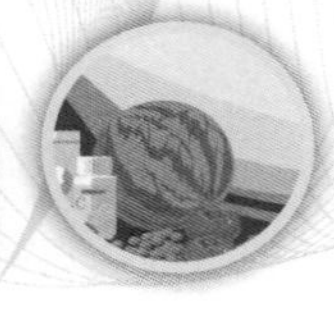

膳食設計＼餐別	早餐	午餐	晚餐
限磷飲食	1.扁蒲肉末：扁蒲70克、肉末35克 2.滷素香菇丸（2個／人） 3.炒青菜100克	1.烤味噌魚：旗魚肉60-80克 2.炒冬粉：冬粉25克、高麗菜15克、紅蘿蔔5克 3.炒青菜100克 4.涼拌三絲：小黃瓜絲50克、木耳絲10克、洋菜5克 5.筍絲肉絲湯：筍絲25克、肉絲5克	1.烤棒棒腿：棒棒腿80-135克、芝麻1克 2.素水晶餃：太白粉20克、高麗菜25克 3.炒青菜100克 4.涼拌金菇：豆芽25克、金菇25克 5.白菜湯：小白菜15克

註：1.晚點心：一杯養生五穀粉。
2.普通伙午餐有水果一份，治療與頭等伙午、晚餐皆有水果一份。

(二)依禁忌設計之膳食

以下爲依各種禁忌所設計之老人膳食設計範例：

膳食設計＼餐別	早餐	午餐	晚餐
普通	1.紅燒鰻：洋蔥15克 2.榨菜絲：炒肉絲20克 3.綠色青菜 4.滷素香菇丸（2個／人） 5.去皮油花生10克、小魚乾5克、蔥花	1.黑胡椒豬排：帶骨里肌肉片100克 2.羅漢齋：鳥蛋 20克、豆包15克、香菇3克、腐竹 5克、青江菜20克玉米筍30克 3.綠色青菜 4.毛豆莢50克 5.當歸魚：魚80克 6.香酥鴨：鴨肉130克 7.筍絲肉絲湯	1.烤棒棒腿：棒棒腿135克、芝麻1克 2.洋芋燒肉：腿肉塊20克、五花肉塊15克、洋芋70克 3.綠色青菜 4.三色蛋：皮蛋1/5個、鹹蛋1/5個、液體蛋40克 5.豆豉蚵：蚵仔60克、蔥、豆腐30克 6.梅汁排骨：排骨100克 7.三色蛋花湯
忌豬牛	1.紅燒鰻：洋蔥15克 2.木耳30克、豆乾30克、紅蘿蔔10克 3.綠色青菜 4.滷素香菇丸（2個／	1.當歸魚：魚80克 2.羅漢齋：鳥蛋20克、豆包15克、香菇3克、腐竹5克、青江菜20克、玉米筍30克	1.烤棒棒腿：棒棒腿135克、芝麻1克、豆豉蚵 2.綠色青菜 3.三色蛋：皮蛋1/5個、鹹蛋1/5個、液體蛋40克

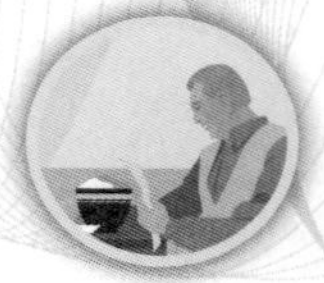

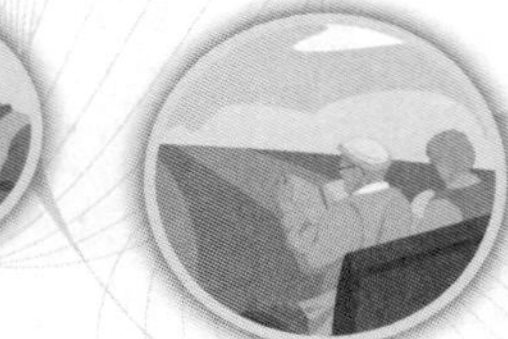

膳食設計＼餐別	早餐	午餐	晚餐
忌豬牛	人） 5.去皮油花生10克、小魚乾5克、蔥花	3.綠色青菜 4.毛豆莢50克 5.當歸魚：魚80克 6.香酥鴨：鴨肉130克 7.素湯	4.豆豉蚵：蚵仔60克、蔥、豆腐30克 5.大黃瓜湯
忌海鮮	1.扁蒲肉末 2.榨菜絲：炒肉絲20克 3.綠色青菜 4.滷素香菇丸（2個／人） 5.滷當歸麵腸	1.黑胡椒豬排：帶骨里肌肉片100克 2.羅漢齋：鳥蛋20克、豆包15克、香菇3克、腐竹5克、青江菜20克、玉米筍30克 3.綠色青菜 4.毛豆莢50克 5.香酥鴨：鴨肉130克 6.筍絲肉絲湯	1.烤棒棒腿：棒棒腿135克、芝麻1克 2.洋芋燒肉：腿肉塊20克、五花肉塊15克、洋芋70克 3.綠色青菜 4.三色蛋：皮蛋1/5個、鹹蛋1/5個、液體蛋40克 5.梅汁排骨：排骨100克 6.三色蛋花湯
忌豆製品	1.紅燒鰻：洋蔥15克 2.榨菜絲：炒肉絲20克 3綠色青菜 4.滷素香菇丸（2個／人） 5.滷當歸麵腸	1.黑胡椒豬排：帶骨里肌肉片100克 2.鳥蛋30克：青江菜10克、玉米筍30克 3.綠色青菜 4.涼拌海帶芽 5.當歸魚：魚80克 6.香酥鴨：鴨肉130克 7.筍絲肉絲湯	1.烤棒棒腿：棒棒腿135克、芝麻1克 2.洋芋燒肉：腿肉塊20克、五花肉塊15克、洋芋70克 3.綠色青菜 4.三色蛋：皮蛋1/5個、鹹蛋1/5個、液體蛋40克 5.梅汁排骨：排骨100克 6.三色蛋花湯
忌雞鴨	1.紅燒鰻：洋蔥15克 2.榨菜絲：炒肉絲20克 3.綠色青菜 4.滷素香菇丸（2個／人） 5.去皮油花生10克、小魚乾5克、蔥花	1.黑胡椒豬排：帶骨里肌肉片100克 2.羅漢齋：鳥蛋20克、豆包15克、香菇3克、腐竹5克、青江菜20克、玉米筍30克 3.綠色青菜 4.毛豆莢50克 5.當歸魚：魚80克	1.梅汁排骨 2.洋芋燒肉：腿肉塊20克、五花肉塊15克、洋芋70克 3.綠色青菜 4.三色蛋：皮蛋1/5個、鹹蛋1/5個、液體蛋40克 5.豆豉蚵：蚵仔60克、蔥豆腐30克 6.三色蛋花湯

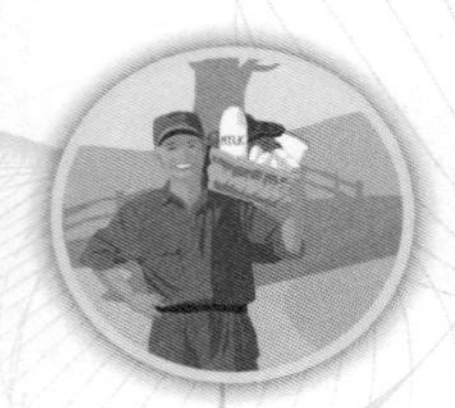
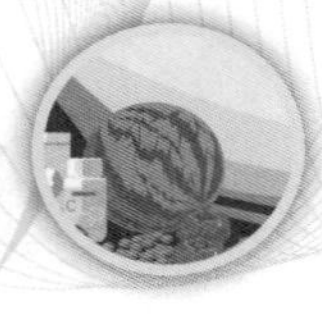

膳食設計＼餐別	早餐	午餐	晚餐
忌辣	1.扁蒲肉末：扁浦70克、肉末35克 2.榨菜絲：炒肉絲20克 3.綠色青菜 4.滷素香菇丸（2個／人） 5.去皮油花生10克、小魚乾5克、蔥花	1.當歸魚 2.羅漢齋：鳥蛋20克、豆包15克、香菇3克、腐竹5克、青江菜20克、玉米筍30克 3.綠色青菜 4.毛豆莢50克 5.當歸魚：魚80克 6.香酥鴨：鴨肉130克 7.筍絲肉絲湯	1.烤棒棒腿：棒棒腿135克、芝麻1克 2.洋芋燒肉：腿肉塊20克、五花肉塊15克、洋芋70克 3.綠色青菜 4.三色蛋：皮蛋1/5個、鹹蛋1/5個、液體蛋40克 5.豆豉蚵：蚵仔60克、蔥豆腐30克 6.梅汁排骨：排骨100克 7.三色蛋花湯
素食	1.滷當歸麵腸：麵腸切丁40克 2.木耳炒豆乾：木耳30克、豆乾30克、紅蘿蔔10克 3.綠色青菜 4.滷素香菇丸（2個／人） 5.素肉醬	1.香菇素燻鴨60克 2.羅漢素齋：豆包15克、香菇3克、青江菜20克、玉米筍40克 3.綠色青菜 4.涼拌三絲：小黃瓜絲50克、木耳絲10克、洋菜5克 5.素湯 低鹽：瓜類不加鹽	1.醃豆包：7人／條、青豆仁、紫菜 2.紅燒素肉塊：白蘿蔔塊60克、紅蘿蔔20克、人造肉10克、香菇片2克 3.綠色青菜 4.芹菜干絲：芹菜50克、紅蘿蔔15克、干絲15克 5.紅燒蒟蒻片：蒟蒻80克、大黃瓜湯

(三)流質膳食之設計

	早餐	早點	午餐	午點	晚餐	晚點
週一	肉鬆鹹粥 牛奶一瓶	葡萄優酪乳	地瓜絞肉粥 柳丁汁	豆花	碎牛肉河粉	桂圓糯米湯
週二	魩仔魚蛋花粥 豆漿一杯	蒸蛋	燕麥絞牛肉粥 番茄汁	南瓜餅	海鮮粥	巧克力牛奶
週三	青菜絞肉粥 牛奶一瓶	水果優格	南瓜雞肉粥 青花菠菜汁	水果凍	豬肉冬粉	水果麥片
週四	香菇瘦肉粥 豆漿一杯	香蕉豆奶	雞蓉玉米粥 蘋果汁	布丁	魚肉米粉	牛奶芝麻糊
週五	雞蛋木耳粥 牛奶一瓶	地瓜泥	虱目魚粥 西瓜汁	橘汁西谷米	豆腐絞肉麵線	綠豆沙牛奶

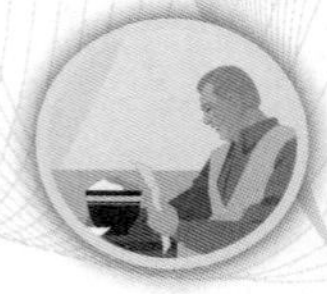

	早餐	早點	午餐	午點	晚餐	晚點
週六	高麗菜旗魚粥 豆漿一杯	山藥薏仁羹	什錦青菜魚肉粥 芭樂汁	米乳	銀魚海帶濃湯粥	花生豆花
週日	銀魚紅蘿蔔粥 牛奶一瓶	番茄蔬菜湯	皮蛋瘦肉粥 果菜汁	八寶粥	濃湯蒸蛋粥	杏仁糊

(四)各種半流質與點心膳食設計範例

	週一	週二	週三	週四	週五	週六	週日
15：00							
頭等半流	薏仁湯：薏仁40克、糖10克	米台目湯：米台目140克、青菜20克	銀耳紅棗茶：銀耳3克、紅棗10克、糖5克	蛋花小米粥：小米10克、米30克蛋	八寶粥：糯米20克、紅豆20克、糖5克、熟花生5克	麥片牛奶粥：麥片40克、糖5克、煉奶20西西	綠豆湯：綠豆40克、糖5克
溫和	薏仁40克	米台目140克、青菜20克	麥40克	小米10克、米30克、蛋	紅豆40克	麥片40克	綠豆40克
低蛋白150西西／杯	西米露：西谷米20克、糖5克、MD15克、奶精15克	米台目湯：米台目140克、青菜20克、香油1茶匙	銀耳紅棗茶：銀耳3克、紅棗5克、糖5克、MD35克	粉角湯：粉角20克、糖5克、MD15克	1.愛玉湯（夏）：愛玉40克、糖5克、MD35克 2.熱奶茶（冬）：紅茶包、西谷米20克、糖5克、MD15克、奶精15克	米粉湯：米粉40克、青菜20克、香油1茶匙	芋泥羹：芋頭30克、糖5克、MD15克、奶精15克、太白粉10克
19：00							
半流溫和	全脂奶粉30克＋麥粉20克						
低蛋白	腎病變：低蛋白配方LPF 50克（1包） 肝病變：豆奶粉10克＋麥芽糊精（MD）30克＋Hi Cal（商品名）10克；忌奶又忌豆：高蛋白（P93）5克＋MD30克＋高熱能膳療粉末油脂（Hi Cal）15克。						

註：一份熟重量為：熟薏仁60克、熟麥片80克、米台目70克、熟紅豆60克、熟綠豆60克、熟小米90克。MD為麥芽糊精。

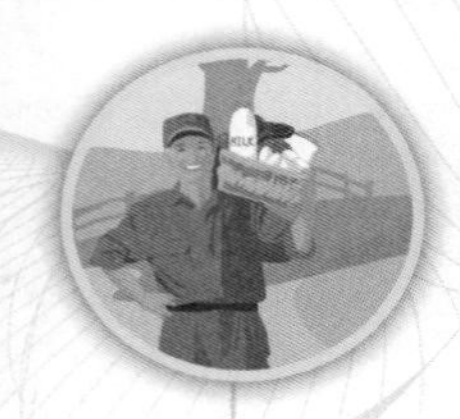
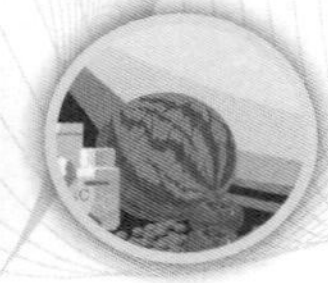

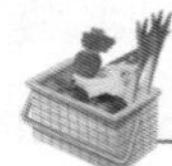

重點回顧

一、中醫十二時辰經脈養生：

十二時辰經脈養生

子時（夜間11點至1點）	膽經	此時血氣流注於膽
丑時（夜間1點至3點）	肝經	此時血氣流注於肝臟
寅時（上午3點至5點）	肺經	此時血氣流注於肺臟
卯時（上午5點至7點）	大腸經	此時血氣流注於大腸
辰時（上午7點至9點）	胃經	此時血氣流注於胃
巳時（上午9點至11點）	脾經	此時血氣流注於脾臟
午時（午間11點至1點）	心經	此時血氣流注於心臟
未時（下午1點至3點）	小腸經	此時血氣流注於小腸
申時（下午3點至5點）	膀胱經	此時血氣流注於膀胱
酉時（下午5點至7點）	腎經	此時血氣流注於腎臟
戌時（下午7點至9點）	心包經	此時血氣流注於心包臟
亥時（夜間9點至11點）	三焦經	此時血氣流注於三焦體膜與淋巴管

依據中醫十二經絡養生哲學，子、丑、寅、卯、辰、巳、午、未、申、酉、戌、亥，各司其不同部位，根據時辰來涵養各部位，將能增長生命的長度；惟經脈名稱與器官的對應並不單純，如脾經指消化道而非脾臟；心包代表心臟的外膜，功能在保護心臟，中醫將其看成是一個不同的器官；三焦不是器官，而是一種功能，涵蓋恥骨到肚臍、從肚臍到橫膈膜、從橫膈膜到頜口之區域，功能在溫熱身體，控制新陳代謝與水分分布，並監督器官內所有的器官整體運作。

當清晨三至四點時，因爲咳嗽而醒來，代表肺氣不足，需要補充；午後一至二點，感覺頭痛，可能因爲小腸無法消化午餐所吃下的食物；而凌晨一至三點因頭痛醒來，則可能是肝氣受到刺激，需要平衡一下。

二、吃的時間：定時、定量是吃得健康的基本條件，「餓了吃」而非時間到了而吃。餓的時候吃是身體需求，而非爲了吃而吃，消夜則是不該吃的時間而吃。

三、吃的順序：吃進來的順序會影響腸胃道的吸收，吃東西是吸收熱量、脂肪或營養，絕不是吃進肚子裡都一樣，吃錯順序易導致腸胃炎、消化系統疾

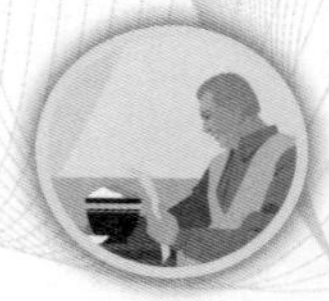
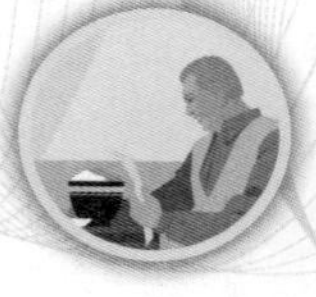

病。順序上儘量以粗糙的食物先吃，如水果、蔬菜、五穀飯，再吃不易消化的魚、肉蛋白類。

四、吃的組合：一天所需的食物，建議吃超過三十五種以上最好，樣式愈多愈好，重質不重量；現代人所攝取的種類顯然低於標準很多，因此建議過去很少吃的食物，現在要開始學習吃，過去常吃的食物，則現在需要儘量吃少些，才能容納其他食物。

五、吃的速度：吃是一種享受而非義務，細嚼慢嚥是對食物的尊重，細嚼可吃出菜根香，幫助食物在腸道的消化，可預防老年痴呆，吃得太快易導致肥胖、消化不良、腸胃炎、胃潰瘍、十二指腸炎、腸胃吸收困難，或只吸收脂肪及熱量。

六、吃的量：早餐要吃得像國王，午餐吃得像王子，晚餐吃得像乞丐。

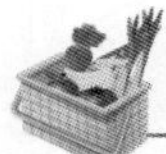

問題與討論

一、請列舉三種調整質地的飲食。

二、民間對於老人感冒時之飲食禁忌食品有哪些？

三、什麼是鹼性食物？

四、什麼是陽性食物與陽性烹調法？

五、請設計80歲、男性、身高170公分、沒有牙齒老人的一日膳食。

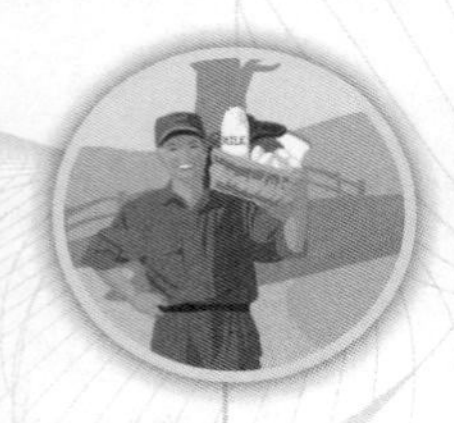
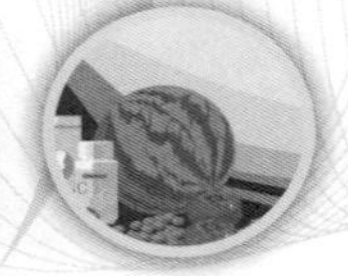

參考書目

一、中文部分

《MY LOHAS生活誌》，2006年，10月號，頁56-145。臺北：大智通。

《Taipei Walker》，2005年，5月號，第101期，頁56-65。臺北：臺灣國際角川。

于守洋、崔洪彬（2003）。《保健食品全集》。臺北：九州圖書。

于美人、歐陽英（2003）。《水果食療大全1》。臺北：天下遠見。

方欣（2000）。《飲食禁忌指南》。臺北：協合文化。

中華民國長期照護專業協會（2003）。〈九十一年度長期照護管理中心輔導與經營計畫〉，《長期照護雜誌》，第7卷，第2期，頁182。臺北：中華民國長期照護專業協會。

中華民國長期照護專業協會（2003）。〈九十一年度臺北市安養護機構評鑑計畫〉，《長期照護雜誌》，第7卷，第2期，頁184。臺北：中華民國長期照護專業協會。

王月映譯（2000）。《體內環保》。臺北：生智文化。

王亭貴、陳思遠、連倚南、黃士峰（2001）。〈臺北某社區老人之吞嚥障礙〉，《臺灣醫學》，第5卷，第5期，頁523-529。臺北：臺灣醫學會。

王瑤芬（1999）。《食物烹調原理與應用》。臺北：偉華書局。

江長彬（2000）。《癌症病人飲食調養》。臺北：協合文化。

行政院衛生署（1998）。「臺灣地區食品營養成分資料庫」。臺北市。

行政院衛生署（2006）。《臨床營養工作手冊》。臺北市。

行政院衛生署（2007）。「行政院衛生署—保健常識—食物膽固醇含量表」。網址：http://www.doh.克ov.tw/lane/health_edu/j3.html。線上檢索日期：2007年8月6日。

吳淑瓊、徐慧娟、莊媖智、張明正（1996）。〈功能評估在估計臺灣社區老人長期照護需要之應用〉，《中華公共衛生雜誌》，第15卷，第6期，頁533-545。臺灣：臺灣公共衛生學會。

李世滄、陳榮洲（2002）。《中國醫藥食補養生大典》。臺北：旺文社。

李寧遠（1997）。《運動營養學》。臺北：華香園。

李德初（2006）。《我的醫生不開藥》。臺北：原水文化。

周儉（2002）。《保健食品》。臺北：九州圖書。

林珮欣、曾旭民、鄭寶釵、黃美涓、鄧復旦（1999）。〈太極拳對老年人感覺運動功能的影響〉，《中華民國物理治療學會雜誌》，第24卷，第4期，頁231-241。臺北：中華民國物理治療學會。

林素貞、陳妍慧、林泰薇、陳淑雅、張永賢（1997），〈中強度運動對體重過重老人之心血管疾病危險因子的影響〉，《中華民國物理治療學會雜誌》，第22卷，第1期，頁13-20。臺北：中華民國物理治療學會。

邱亨嘉、陳怡君、毛莉雯、蕭世槐、劉宏文、黃明賢（1997）。〈中文版多元功能評估問卷

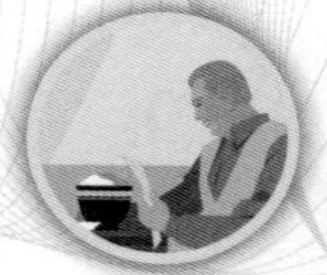
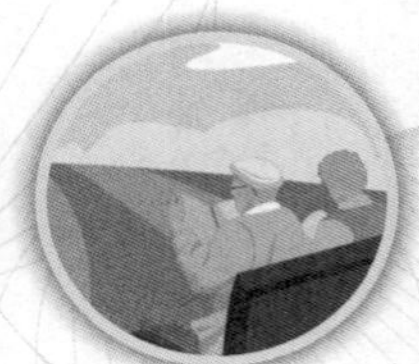

之信度效度考驗〉，《中華公共衛生雜誌》，第16卷，第2期，頁119-132。臺灣：臺灣公共衛生學會。

高美丁等（2004）。《膳食療養學》。臺中：華格那。

國家衛生研究院（1995）。《營養對免疫力的影響》。臺北：國家衛生研究院。

張千黛（2005）。〈長期照護需求評估團在臺灣建置可行性分析——以仁濟療養院新莊分院爲例〉，《臺灣老人保健學刊》，第1卷，第1期，頁88-100。臺北：臺灣老人保健學會。

張金堅等（2001）。《新一生的營養規劃》。臺北：藝軒圖書。

梁嘉南（1999）。〈加拿大安大略省健康照護人員之安全衛生〉，《中華職業醫學雜誌》，第6卷，第1期，頁17-29。臺北：中華民國職業病醫學會。

莊雅惠（2006）。《排毒大全》。臺北：天下遠見。

許恆壹（2006）。〈中老年皮膚搔癢疾患的中醫防治〉，《中醫藥研究論叢》，第9卷，第1期，頁53-58。臺灣：臺北市中醫師公會。

許嘉鴻（2006）。《LOHAS生活書》。臺北：臺灣國際角川。

連潔群、楊又才譯（2000）。《新編實用營養學》。臺北：藝軒圖書。

陳月卿（2005）。《全食物密碼》。臺北：大關資訊。

陳建立、洪純隆（1995）。〈1991-1992年高雄市頭部外傷之發生率與死亡率研究〉，*The Kaohsiung Journal of Medical Sciences*，第11卷，第9期，頁537-545。高雄：高雄醫學大學。

陳淑娟（2000）。《臨床營養學》。臺北：合記圖書。

陳榮洲、李維哲（2000）。〈中西結合治癒老人呼吸衰竭〉，《中西整合醫學雜誌》，第2卷，第1期，頁23-29。彰化：中華民國中西整合醫學會。

游萬來、曾思瑜、林睿琳（1999）。〈臺灣中部地區老人安養機構生活飲食系統調查評估研究〉，《設計學報》，第4卷，第2期，頁41-56。雲林：中華民國設計學會。

詹吟菁、翁玉青、洪麗珍、黃美娜、林姿利、王銘富（2000）。〈臺中縣地區居家老年失能病患之營養現狀〉，《臺灣營養學會雜誌》，第25卷，第2期，頁82-90。臺北：臺灣營養學會。

臺大醫院營養部（1998）。《七大文明病套餐》。臺北：臺視文化。

劉六郎（2005）。《疾病營養學》。臺北：東華書局。

劉璞（2005）。《熱門保健食品全書》。臺北：商周。

劉臺山、許麗雪、陳蕙婷、陳麗敏、吳佳芳、徐士淇（2006）。〈臺北市老人安養護暨長期照護機構評鑑制度修訂對中、小型機構經營者之影響——以人事、設備成本與空間設備成本爲例〉，《臺灣老人保健學刊》，第2卷，第1期，頁48-63。臺灣：臺灣老人保健學會。

歐陽宏霽（2003）。《半飽》。臺北：大塊文化。

歐陽英（2002）。《生機飲食50問》。臺北：天下遠見。

歐陽鍾美（1999）。《小吃美食營養觀》。臺北：健康世界雜誌社。

蔡秀欣、徐亞瑛（2002）。〈SF-36生活品質問卷於髖骨骨折老年患者之適用性探討〉，

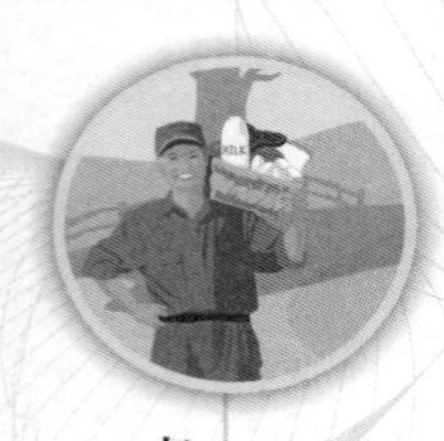

《新臺北護理期刊》，第4卷，第1期，頁53-63。臺北：臺北醫學大學護理學院。

蔡秀玲、郭靜香（2001）。《生命期營養》。臺北：藝軒圖書。

蔡淑芳等（2000）。《應用膳食療養學》。臺北：藝軒圖書。

鄭啓清（2004）。《營養與免疫》。臺北：藝軒圖書。

戰臨茜、高森永、金惠民、李美璇（2002）。〈北臺灣社區與機構中老人的營養狀況及其預測因子〉，《臺灣營養學會雜誌》，第27卷，第3期，頁147-158。臺北：臺灣營養學會。

蕭寧馨（2006）。《透視營養學》。臺北：藝軒圖書。

薛承泰、曾敏傑（2002）。〈中高齡退休生涯規劃與影響因素之研究〉，《勞資關係論叢》，第11期，頁33-67。嘉義：中正大學勞工研究所。

蘇俊仁、薛澤杰、鄭裕南、邱健容（1991）。〈公保老人保健及養護情形之評估研究〉，《中華民國復健醫學會雜誌》，第19期，頁117-128。臺北：臺灣復健醫學會。

二、外文部分

Amorim AR, Linne YM, Lourenco PMC: Diet or exercise, or both, for weight reduction in women after childbirth. *Cochrane Database of Systematic Reviews 2007*, Issue 3. Art. No.: CD005627. DOI: 10.1002/14651858.CD005627.pub2.

Cheng J, Pan Tao, Ye GH, Liu Q: Calorie controlled diet for chronic asthma. *Cochrane Database of Systematic Reviews 2003*, Issue 2. Art. No.: CD004674. DOI: 10.1002/14651858.CD004674.pub2.

Fouque D, Laville M, Boissel JP: Low protein diets for chronic kidney disease in non diabetic adults. *Cochrane Database of Systematic Reviews 2006*, Issue 2. Art. No.: CD001892. DOI: 10.1002/14651858.CD001892.pub2.

Jürgens G, Graudal NA: Effects of low sodium diet versus high sodium diet on blood pressure, renin, aldosterone, catecholamines, cholesterols, and triglyceride. *Cochrane Database of Systematic Reviews 2004*, Issue 1. Art. No.: CD004022. DOI: 10.1002/14651858.CD004022.pub2.

Kelly S, Frost G, Whittaker V, Summerbell C: Low glycaemic index diets for coronary heart disease. *Cochrane Database of Systematic Reviews 2004*, Issue 4. Art. No.: CD004467. DOI: 10.1002/14651858.CD004467.pub2.

Levy R, Cooper P: Ketogenic diet for epilepsy. *Cochrane Database of Systematic Reviews 2003*, Issue 3. Art. No.: CD001903. DOI: 10.1002/14651858.CD001903.

Mank A, Davies M, Langeveld N, van de Wetering M, van der Lelie H: Low bacterial diet to prevent infection in neutropenic patients. (Protocol) *Cochrane Database of Systematic Reviews 2006*, Issue 4. Art. No.: CD006247. DOI: 10.1002/14651858.CD006247.

Orozco LJ, Mauricio D, Gimenez-Perez G, Roque M: Exercise or exercise and diet for preventing type 2 diabetes mellitus. (Protocol) *Cochrane Database of Systematic Reviews 2007*, Issue 2.

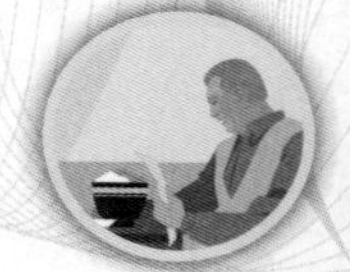
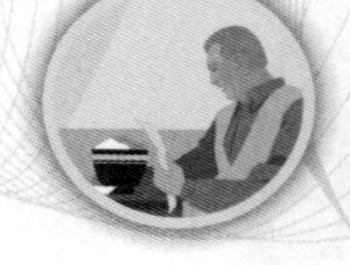

Art. No.: CD003054. DOI: 10.1002/14651858.CD003054.pub2.

Pirozzo S, Summerbell C, Cameron C, Glasziou P: Advice on low-fat diets for obesity. *Cochrane Database of Systematic Reviews 2002*, Issue 2. Art. No.: CD003640. DOI: 10.1002/14651858.CD003640.

Thomas DE, Elliott EJ, Baur L: Low glycaemic index or low glycaemic load diets for overweight and obesity. *Cochrane Database of Systematic Reviews 2007*, Issue 3. Art. No.: CD005105. DOI: 10.1002/14651858.CD005105.pub2.

Thomas DE, Elliott EJ: Low glycaemic index, or low glycaemic load, diets for diabetes mellitus. (Protocol) *Cochrane Database of Systematic Reviews 2006*, Issue 4. Art. No.: CD006296. DOI: 10.1002/14651858.CD006296.

第六章 老人安全

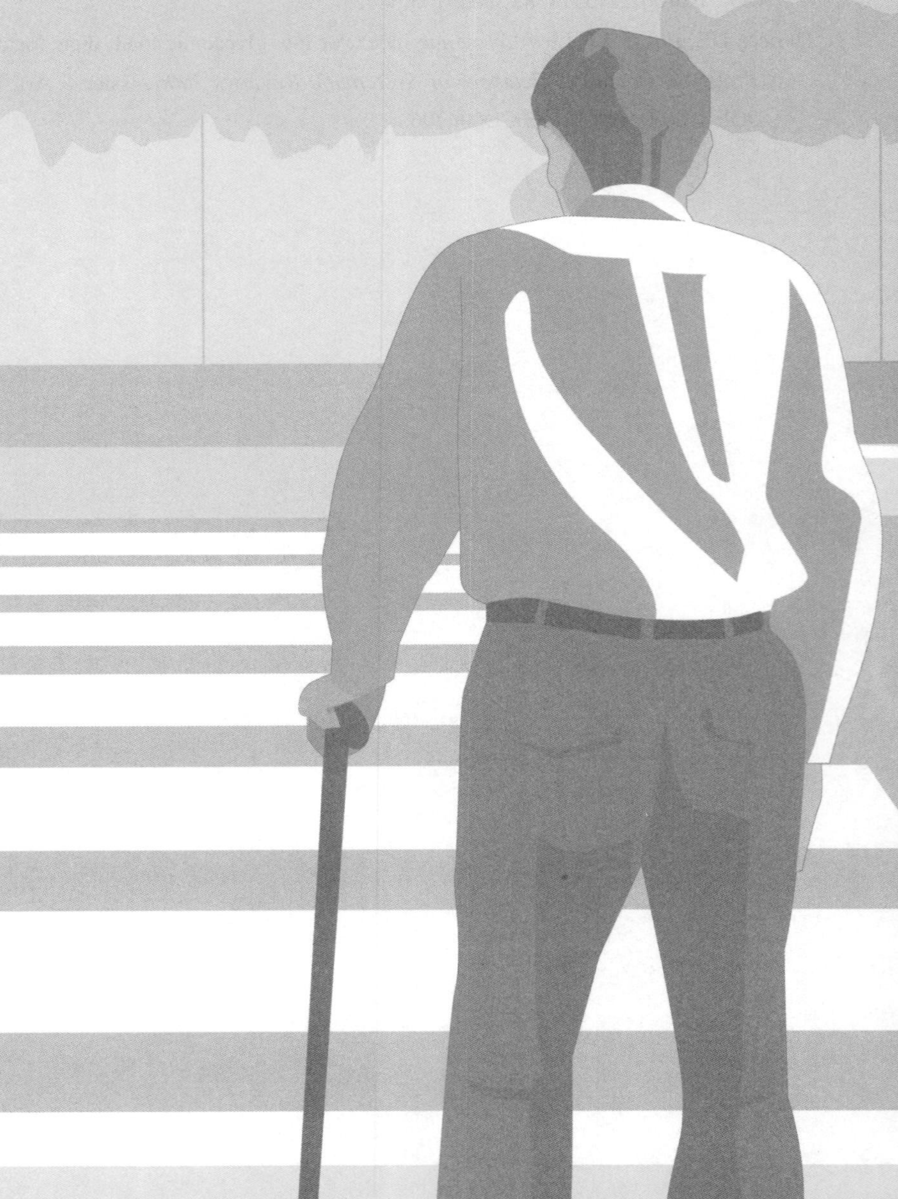

學習目標

- 了解老人營養不良原因及後果
- 認識藥物及其副作用
- 了解老人其他安全問題

關於老人安全

老人安全問題，除了營養不良以外，還有藥物問題、老人遭受虐待及跌倒等問題。老人健康之好壞，將影響其老年生活品質甚鉅：老人惟有擁有良好的健康，才能享受優質的老年生活。根據內政部調查，臺灣56%的老人罹患有慢性疾病（兩個中有一個有慢性疾病）；每十位老人就有一位需要別人照顧，每三位就有一位罹患心臟血管疾病；如此看來，臺灣老人顯然多半疾病纏身，且健康狀況不佳，因此需要相關單位及早重視，並盡快推動老人長期健康照護工作。

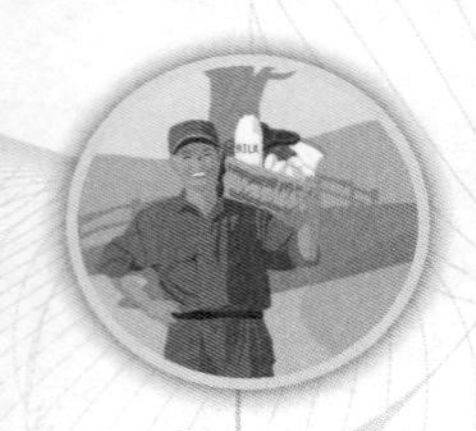
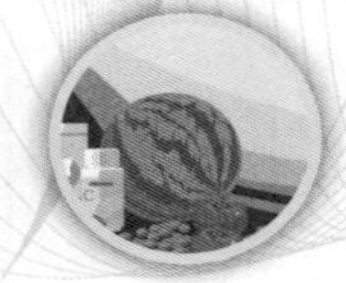

前　言

老人營養不良的情形會發生，醫院、老人及家屬三方面都有責任。過去，醫生在面對重症老人時，首先考慮的是疾病的治療，由於普遍缺乏早期營養支持的觀念，因此往往導致住院老人營養不良；而老人營養不良時，有些醫生和老人家屬，又把昂貴的白蛋白當作營養品盲目補充，不僅浪費，有時還會引起副作用。研究顯示，住院老人常因自己無法進食，致供應的食物連碰都沒碰就被倒掉，而醫院限於經費，沒有多餘的人力幫助住院老人進食，更是導致老人營養不良的原因。老人營養不良的其他原因，還包括慢性疾病，如高血壓、心臟病與糖尿病，當老人的慢性病嚴重時，可能需要動手術，而由於老人的身體器官已經退化，如果再經手術開刀，就會更加不舒服與疼痛，而導致老人食不下嚥；其次老人對於某些食物往往會有忌諱，容易因爲偏食而營養不良。因此，設計老人膳食時，必須要考量身體功能與狀況，有病症的老人更要根據疾病狀況，設計規劃，並針對老人特殊飲食習慣背景（例如北方人習慣吃麵食），進行飲食設計與規劃，切記要避免純理論性的設計，例如只爲北方人設計米飯而無麵食，設計出的飲食再精緻完善，如果老人食不下嚥，理論再好也是枉然。

第一節　老人營養不良

依據臺大醫院營養部2004年6月統計，臨床營養照會有70%爲65歲以上老人。而2007年高雄榮民總醫院的調查，住院患者57.3%爲65歲以上之老人，41至65歲有32.2%，即中老年人就占了九成（89.5%）。另外，研究發現，臺灣居家失能老人有12.2%男性、12.3%女性爲缺鐵性貧血；男女性失能老人之日常活動功能，均與白蛋白及總膽固醇值成正相關（$p<0.05$），即老人的身體白蛋白及總膽固醇值量越高時，日常活動功能越好；所以一般人常認爲血膽固醇太高不好，容易發生心臟血管疾病，但血膽固醇對於老人（特別是老老人）可就有完全不同之意義，這是須特別注意分辨的。

老人住院時以營養不良的問題最爲嚴重，而住院期間老人體重下降則是很普遍的現象。**老人營養不良種類**，包括營養不足及營養不均兩種。臺灣居家失能老人有32.8%男性及31.1%女性，其白蛋白值低於3.5克／公合（dl），顯示居

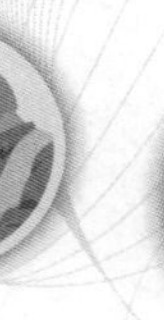
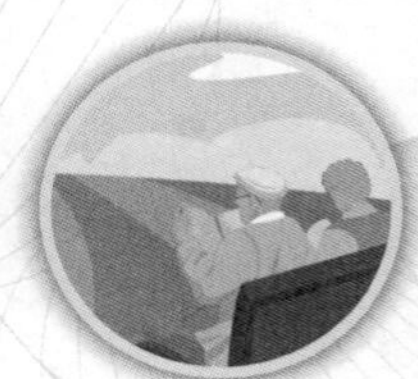

家失能老人常有營養不良的現象，而發生營養不良，將導致老人免疫力下降，甚至生病時也會因爲營養不良而容易惡化；手術之後，如果沒有充足的營養提供，將會導致活動力下降，致使健康無法有效改善，而可能增加死亡之機率；所以，老人發生營養不良的問題時，千萬不可輕忽。

一、住院老人營養不良比率

大陸之研究發現，由於對於住院患者的營養支持嚴重不足，導致發生營養不良的比例高達40%至50%。上海醫院對老年住院患者，進行營養狀況評估顯示，40.8%的人營養狀況良好，15.1%的人營養不良，44.1%的人處於營養不良高危險狀態，合計營養不良及高危險群近60%；而在歐洲住院患者營養不良的比例爲30%，拉丁美洲爲50%，德國則高達70%。2003年，英國調查顯示，近60%的住院患者發生營養不良，英國慈善組織對英國公立醫院做調查，結果發現有90%的護士承認，由於過於繁忙，無法照顧到每位患者的適當進食，導致醫院裡有60%的老人營養不良，甚至有人因此而死亡。英國入院的患者中，60%出現嚴重營養不良，均因爲醫院護士「人手少，工作量大」，無法幫助進食所致。臺灣顯然也將面對這些問題，老人因爲老化而罹患慢性病的現象，幾乎已經是無可避免的現象，臺灣地區老人狀況調查報告指出，老人三個月內自覺健康狀況良好者約37%，因患病無自顧能力者約占4.63%，健康不太好但尚不致影響日常生活者達57.9%，而健康不良的病症中，以患有關節炎及風濕症者爲最多，占48.39%，患高血壓者占39.39%，心臟病占19.62%（行政院主計處，1990年），以上這些資料顯示，臺灣老人因爲罹患慢性疾病，而有許多人需要協助照顧。另外，大陸住院患者營養調查顯示，入院時、住院中、出院時的低體重者患病率分別爲11.1%、12.2%和14.6%；貧血患病率爲40.4%、53.1%和50.7%；低白蛋白血症者患病率爲20%、31.6%和19.8%；這些數據顯示，住院患者營養不良情況很普遍。研究60至75歲的上海市老人，發現60.7%的老人飲食不均，主要是奶製品、水果及水產品攝取不足。上海市老人超重占40.0%、肥胖8.0%、過輕4.4%；女性超重的比例略多於男性。顯示上海市有過半的老人飲食不均，近一半的老人體重超重或肥胖。

住院病患發生營養不良情況約占20%至40%，腸胃外科及腫瘤科的病患更高達50%至60%，約有40%的病患，入院時即有營養不良狀況，而78%的病患於住院期間，營養狀況會更加惡化，而且大部分病患並未受到適當的營養照顧，

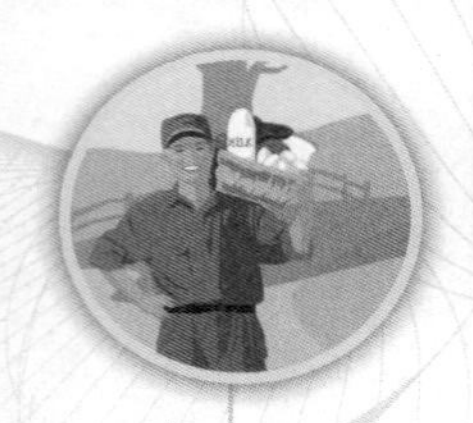
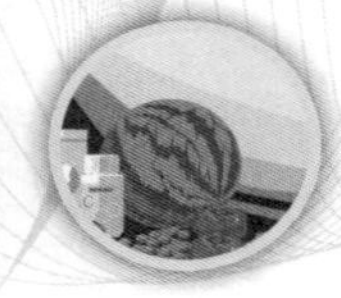

因為疾病初期，由於需要研判病情，經常需要等待檢驗報告，導致長時間的禁食，使得老人營養狀況更加惡化。由於營養狀況的好壞，會影響住院日數及疾病的復元。研究發現，當病患之身體質量指數（Body Mass Index, BMI）小於18.5時，將延長住加護病房的日數，且增加手術後併發症的發生率及提高再住院率。適時的提供營養支持，可減少加護病房的住院日數，改善營養不良病患的手術預後，減少合併症的發生，並且降低感染率、死亡率、縮短住院天數及提高生活品質。專家指出，營養不良本身其實就是一種疾病，如同肥胖也被視為疾病般，老人、兒童、慢性病患者、有嚴重學知障礙的人及患有消化系統疾患的老人，最容易受到營養不良的影響，不但會影響老人恢復健康，同時也會損害老人免疫能力，削弱肌肉力量，導致容易發生呼吸困難，損害體溫調節及減緩傷口癒合。老人營養不良原因，係因不當飲食引起營養不足、過度飲食致營養過剩、特殊營養素缺乏及不正常比例攝食等所造成。

二、老人營養不良原因

蛋白質熱量營養不良（PCM）分為消瘦（marasmus）和瓜西奧科兒症（Kwashiorkor，也稱紅孩兒症）。**瓜西奧科兒症**是因熱量攝取足夠，但蛋白質攝食量不足，常見於外科病人。**消瘦症**則為熱量及蛋白質攝食量均不足所引起的營養不良，常見於內科。

當老人的肌肉質量和脂肪儲存嚴重耗損，但卻仍保有正常的臟器蛋白質和器官功能時，稱為消瘦。消瘦症導因於蛋白質和熱量攝取不足；瓜西奧科兒症則是無法獲得足夠蛋白質，但攝取的熱量尚可，主要是因為飲食中，缺乏蛋白質必需胺基酸所致；常見於熱帶及亞熱帶，飲食中高澱粉但卻缺乏蛋白質，如斷奶後主要以穀物、木薯、番薯或類似的澱粉性食物為主的小孩，比較容易罹患此病；因此瓜西奧科兒症在非洲的方言，代表的意思為「斷奶兒」（因母親新生弟妹而斷奶）。本病在1932年首次被描述，並命名為「瓜西奧科兒症」。

營養不良的消瘦者，如果再加上手術、感染或燒燙傷等狀況，蛋白能量會很快嚴重耗損，而老人比年輕人更容易發生，特別是體重過輕者；體重正常的人，也可能會因為短期的體重下降，發生蛋白能量嚴重耗損。統計約有16%的老人每天攝取能量不到1,000大卡，不足以維持常態營養之需求，因此老人營養不足是相當普遍的問題，尤其是中年時體重過輕的人。老人營養不足的原因有：(1)老人單獨用餐或者因為生病，導致食慾減退；(2)為了烹飪方便，大量使

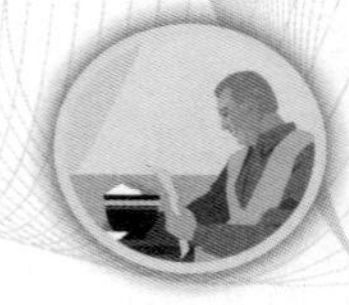

用罐頭製品；(3)老人牙齒功能不佳或假牙配戴不當，造成進食困難；(4)身體障礙影響採買或煮食意願；(5)經濟狀況不佳等原因。以下針對各方面導致老人營養不良的原因加以說明：

(一)藥物方面

老化常伴隨有便祕、失眠、關節炎病症及高血壓等疾病；部分可以透過飲食調整、運動及冥想釋壓等非藥物方式改善，但多數人仍貪圖快速，多半藉由藥物解決；而藥物的副作用，如抗生素、抗癌藥物、抗痙攣藥、抗高血壓藥、降血脂藥、降血糖藥（胰島素）、異化固醇類、維生素及其他營養素製劑等，均會影響到老人的食慾及營養成分的攝取。服用藥物之影響如下：

1.**digoxin、ouinidine、hydralazine、維生素A、fluoxetine和一些精神作用藥物**：引起食慾不振。
2.**抗生素、茶鹼和阿斯匹靈**：引發噁心感。
3.**甲狀腺素和茶鹼**：增加能量代謝。
4.**木密醇（sorbital）成分及cholestyramine**：導致吸收不良。
5.**酒精、抗焦慮劑和一些精神作用藥物的戒斷**：和體重減輕有關。

(二)疾病

有些精神、心理及生理的問題會造成老人的體重減輕，例如憂鬱、酗酒、神經性厭食症、妄想症（paranoia)、躁症（mania)、痴呆症、異食癖（pica）、帕金森氏症、中風、神經疾病、食道疼痛、牙齒問題、口乾症、甲狀腺機能亢進、高血鈣症、慢性感染及吸收不良症候群，均與老人體重減輕有關。精神心理的問題會造成老人的體重減輕，如憂鬱、酗酒和神經性厭食症等，此外妄想症和躁症也可能和體重減輕有關。心理因素之影響如下：

1.精神異常、痴呆、譫妄、自閉、智障。
2.情緒低落（憂鬱）、厭食症。
3.注意力無法集中。
4.其他：如進食的環境與氣氛不適應。

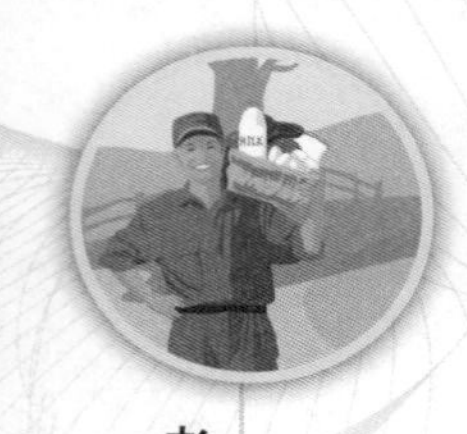
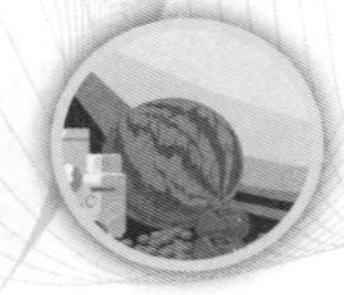

(三)錯誤的營養觀念與食物因素

有些家屬雖然知道應給予營養支持，但卻因爲採取不當之措施，導致熱量攝取不足，例如過分強調低脂，卻沒有相對提供熱量的補充措施，致多數提供老人的飲食，熱量往往一天只有600、700大卡，根本不能滿足老人的基本需要；而有些老人，因爲疾病需要攝取流質飲食，但家屬卻錯誤的將牛奶視爲流質飲食，或爲省錢將原本應該食用特殊營養食品的流質飲食，自行換成牛奶，結果導致老人發生營養不良，造成傷口癒合緩慢及免疫力下降，使得住院時間增加，結果反而花費更多。

此外，導致老人營養不良的食物本身的因素有：

1.食物缺乏變化。
2.偏食。
3.食用治療飲食。

(四)維生素與微量礦物質缺乏

在照護機構很常見老人缺乏維生素B群，當身體缺乏B_2時，會造成口角炎、脂漏性皮膚炎和紅色舌頭；缺乏菸鹼酸，會發生在酗酒、服用異菸鹼醯（isoniazid，治肺病之用藥）和類癌瘤（carcinoid，神經內分泌腫瘤的一種）症候群的老人身上，從而出現癩皮病、老年痴呆、腹瀉或便祕。據統計，大於80歲的老人中，超過5%罹患有維生素B缺乏。

微量礦物質的缺乏，如鋅的缺乏和傷口癒合不良，及與免疫功能、夜盲及性腺功能低下有關，有報告指出高劑量的鋅，可延緩老化引起之眼睛黃斑部退化之進展；硒的缺乏，常發生在管餵（灌）飲食的老人身上，會造成肌肉無力和疼痛；銅的缺乏則和貧血及輕微的葡萄糖耐性不良有關。

(五)素食

素食者易發生攝取蛋白質品質不佳，維生素B_{12}、菸鹼酸、核黃素、維生素D及礦物質攝取不足，特別是素食者鐵質的利用效果不佳，容易發生貧血；鈣質攝取不足，易造成骨質疏鬆症。改善之建議包括：

1.利用互補，提高素食者之蛋白質品質：互補即利用兩種或兩種以上之食

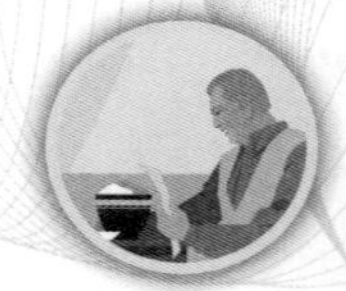
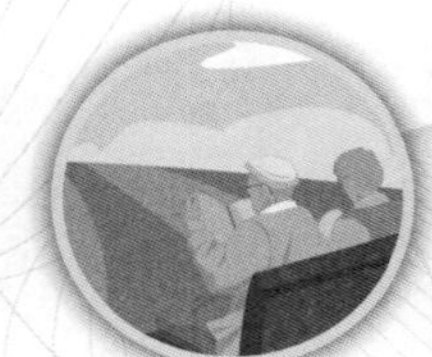

物來彌補相互所缺的營養素。例如：穀類與豆類食品一起食用就可互補所缺少的胺基酸，進而提高營養價值。

2.攝取多種類的食物，即飲食多樣化。

3.維生素B_{12}：考慮以注射或口服補充劑補充。攝取海藻類食物亦可供應部分維生素B_{12}，有益素食者的維生素B_{12}補充。

4.選用全穀類及根莖類食物：儘量食用全穀類食品，如糙米、胚芽米、麩皮、全麥麵包或已添加硫胺（維生素B_1）、核黃素（維生素B_2）及菸鹼酸之食品，以確保這些營養素攝取足夠。

5.維生素D：儘可能多曬太陽。

6.膳食纖維：每日以25至30公克爲宜，攝食富含纖維食物如蔬菜、水果及豆類。

7.注意維生素B_{12}及礦物質鐵、銅、鋅、鈣等的營養狀況。如果素食者無法接受「偶爾食用動物性食品」之建議，則可改以補充劑補充。

8.注意熱量的攝取，食物的總熱量應以達到或維持「健康的」體重爲原則。熱量攝取應與身體基礎代謝率、所需和體能活動量（即運動量）相互配合。

9.注意食用油脂的質與量，油脂攝取總量每日以低於總熱量的30%爲原則，選用低脂肪、低飽和脂肪酸及低膽固醇的食物。

10.儘可能避免只含熱量，而不含其他營養素的「空熱量」食品，如酒類、汽水、可樂及糖果等。

11.補充足夠水分以避免結石或脫水。

(六)肥胖

當老人的體重大於標準體重的120%時，稱爲肥胖。老人肥胖會引起很多併發症，包括高血壓、心血管性疾病、關節疾病與意外等。肥胖也是營養不良的一種，老人發生率不低，但是老老人的發生機率就相對變低；由於脂肪是儲存多餘熱量的組織，可在老人疾病時提供保護作用之需，亦可保護重要器官和維持體溫。就男性而言，肥胖的盛行率在中年時到達顛峰，而在65歲後，又下降到26%；女性肥胖的盛行率則是在65歲時最高，可達36%。

老人肥胖的原因除了生長激素減少，男性的身體活動量減少和女性的女性荷爾蒙減少等也是原因。此外，遺傳因素也扮演某種程度的角色；另外有一些

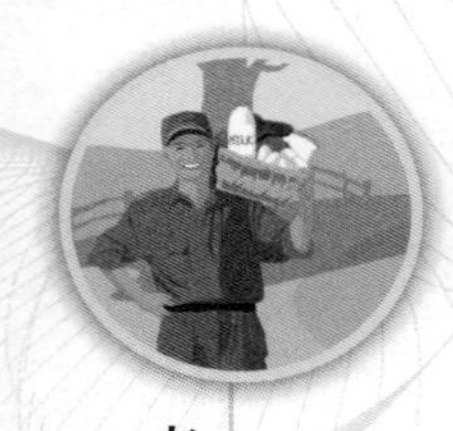
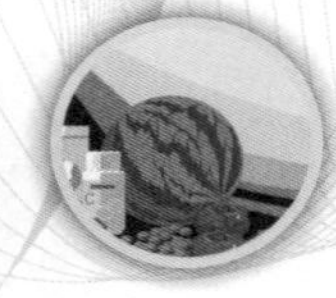

疾病或藥物也會造成假性肥胖。

(七)生理因素

老化會減少腦引發的飲食驅動力，和增加飽足感效應。老化會造成身體一氧化氮的缺乏，降低胃底部對食物刺激所做的調節性放鬆作用，導致產生早期假性飽足感。另外，嗅覺和味覺的消退，會影響老人飲食時的樂趣。味覺的改變，常導因於長期抽煙、疾病及口腔衛生不良所造成。其他生理因素尚有：

1.牙齒咀嚼功能不足，如缺牙或帶假牙影響食物攝取種類。
2.消化液減少，如唾液分泌減少、胃酸分泌減少或消化酵素減少。
3.味覺、嗅覺異常、失明、失聰。
4.行動不便、癱瘓。
5.吞嚥困難。
6.失去知覺。

(八)健康狀況

老人的健康情形也會影響攝食狀況，影響因素有：

1.消化道疾病或潰瘍、肝病、胰臟功能不足。
2.心血管疾病（高脂血症）、高血壓。
3.糖尿病（葡萄糖不耐症）。
4.癌症（放射線治療）。
5.發燒、感染。
6.噁心、嘔吐、腹瀉、便祕。
7.內分泌不平衡。
8.肺部疾病。
9.腎臟病。
10.神經方面異常。
11.最近動大手術或有外傷。
12.酒精中毒。
13.抽煙。

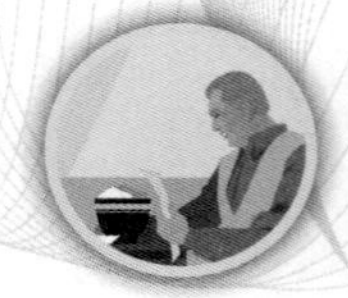
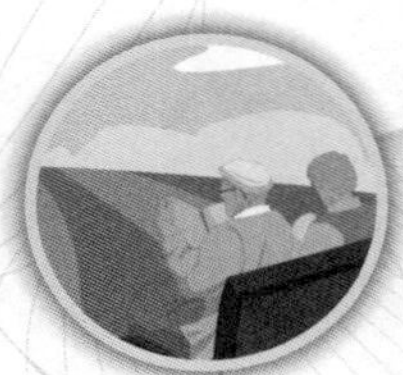

(九)社會、家庭經濟問題

貧窮、獨居或無法自行準備飲食的老人，都可能有飲食攝取的問題，如：

1.獨自吃飯。
2.食物預算不足。
3.食物設備不足。
4.食物製備與貯存知識不足。
5.自我意識不足。
6.教育程度低。

(十)其他

1.失智、用餐時的寂寞造成食量減少。
2.身體疼痛或手腳不聽使喚，導致進食困難。
3.胃腸蠕動與吸收功能不佳。隨著老化，老人在食物攝取方面減少，還有老人對食物的熱量反應亦隨著年事增加而減少。
4.家中人口數少，每餐烹煮之種類及飯菜量不易掌握，致三餐無法攝取均衡之營養，或因隔餐、隔夜飯菜保存問題，而攝入腐敗之食物。
5.喪失社會功能角色、生活依賴、孤獨與罹患慢性病。
6.個性節儉，捨不得丟棄過期食物，或捨不得「吃好一點」。食物回鍋次數過多，導致營養流失。
7.家人疏於照顧或獨居老人缺乏適當烹調技術或器具。食物採買困難、憂鬱或活動量少，致胃口不佳，若再加上家人照顧不足，將使得情況更爲嚴重。

三、營養不良的影響

蛋白質熱量營養不良（Protein-Caloric Malnutrition, PCM)，對老人之呼吸系統方面會造成不正常的肺功能、對氧不足的敏感度下降、對血碳酸過多的反應明顯下降；而對心臟系統，則會造成心臟重量減少，當再恢復餵食時，因爲基礎代謝率上升，反而易造成鬱血性心衰竭；至於腸胃系統，會造成腸胃道的肌

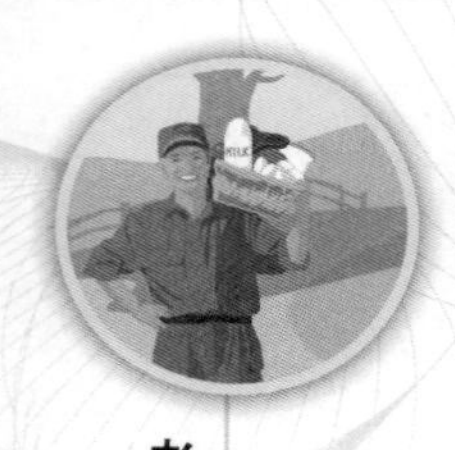
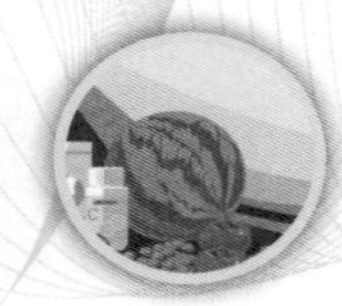

肉和黏膜損失，而使腸道變薄、腸黏膜絨毛變短，使吸收面積和刷狀邊緣酵素活力下降、胃活動力下降。

嚴重蛋白質熱量營養不良，會減低胃內鹽酸的分泌，造成吸收不良，對於肝臟的作用，早期會延長藥物在血液清除速度、降低白蛋白的合成，晚期可能發生肝衰竭；對於腎臟會造成尿液濃縮和利尿能力減低；對於細胞免疫性方面會造成總淋巴球數的降低與延遲皮膚的過敏性反應；體液免疫性方面，將影響組織完整性、傷口癒合、創傷時纖維質母細胞的反應、膿瘍結疤、結締組織的形成，及人體對於入侵的致病生物抵抗力不正常，嚴重影響老人健康。

研究顯示，住院老人若補充足夠的熱量，可降低其死亡率；對於髖骨骨折的老人，當血液中白蛋白小於3克／公合時，不管是口服熱量補充或短期的管餵（灌）飲食，均有助益。另外，全靜脈營養只適合用來針對嚴重營養不良，或短期無法進行腸胃灌食的老人；感染的老人給予高蛋白飲食，或糖尿病老人給予高脂肪（脂肪熱量高，所以對營養不良老人有助益；非營養不良者則不建議）及高纖維飲食，將可改善其臨床症狀。

高纖維飲食雖可減輕臥床老人管餵（灌）飲食所引起之腹瀉，但有可能反而會造成便祕情形，故要小心；若老人需要長期管餵（灌）飲食，多數會較喜歡胃造口灌食，而不是鼻胃管灌食，且老年痴呆者通常較容易發生拔掉鼻胃管的狀況。由於臺灣對於使用造口進行營養支持並不普遍，因此需要特別注意在使用鼻胃管灌食時，會發生吸入性肺炎的危險。

四、老人的營養需求

老人營養需求會因老人基礎代謝率（BMR）與活動力隨年齡增加而降低的現象，即熱量的需求量下降了，但是蛋白質、維生素與礦物質需求量，不但沒有減少反而增加，但老人卻往往因生理問題導致攝取量減少，而需改用營養密度高的食物。成人所需要的礦物質與維生素，雖然專家都建議由自然食物（水果、蔬菜、強化穀類、乳製品、肉及魚）攝取，但對老人則建議可改由補充劑做適當補充；不過，因爲市場價格的差距會有數倍、數十倍，甚至於有離譜到百倍以上（部分直銷公司產品），因此購買時建議要貨比三家，並且最好向大賣場及選擇設有藥劑師駐場說明者爲佳。還有，長期照護機構的老人是維生素與礦物質缺乏的高危險群。

表6-1爲衛生署訂定的**成人與老人期營養素建議攝取量**（DRIs）：

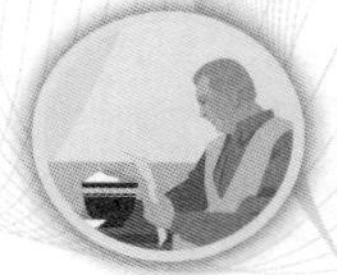
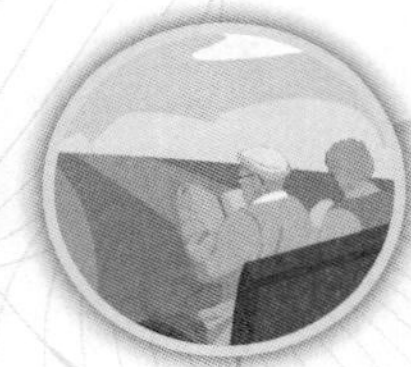

表6-1　成人與老人期營養素建議攝取量（DRIs）

51-70歲，運動量低、身高165-153公分、體重60-52公斤
熱量1,750-1,500大卡（男-女；以下同）、蛋白質54-47公克、鈣1,000毫克、磷800毫克、鎂360-315毫克、碘140微克、鐵10毫克、氟3毫克、硒50微克、維生素A 600-500微克、維生素C 100毫克、維生素D 10微克、維生素E 12毫克、維生素B_1 10.9-0.8毫克、維生素B_2 1-0.8毫克、維生素B_6 1.6毫克、維生素B_{12} 2.4微克、菸鹼酸12-10毫克、葉酸400微克、泛酸5毫克、生物素30微克、膽素450-360毫克。
51-70歲，運動量稍低、身高165-153公分、體重60-52公斤
熱量2,050-1,800大卡（男-女；以下同）、蛋白質54-47公克、鈣1,000毫克、磷800毫克、鎂360-315毫克、碘140微克、鐵10毫克、氟3毫克、硒50微克、維生素A 600-500微克、維生素C 100毫克、維生素D 10微克、維生素E 12毫克、維生素B_1 1-0.9毫克、維生素B_2 1.1-1毫克、維生素B_6 1.6毫克、維生素B_{12} 2.4微克、菸鹼酸13-12毫克、葉酸400微克、泛酸5毫克、生物素30微克、膽素450-360毫克。
51-70歲，運動量適量、身高165-153公分、體重60-52公斤
熱量2,300-2,050大卡（男-女；以下同）、蛋白質54-47公克、鈣1,000毫克、磷800毫克、鎂360-315毫克、碘140微克、鐵10毫克、氟3毫克、硒50微克、維生素A 600-500微克、維生素C 100毫克、維生素D 10微克、維生素E 12毫克、維生素B_1 1.1-1毫克、維生素B_2 1.3-1.1毫克、維生素B_6 1.6毫克、維生素B_{12} 2.4微克、菸鹼酸15-13毫克、葉酸400微克、泛酸5毫克、生物素30微克、膽素450-360毫克。
51-70歲，運動量高、身高165-153公分、體重60-52公斤
熱量2,550-2,300大卡（男-女；以下同）、蛋白質54-47公克、鈣1,000毫克、磷800毫克、鎂360-315毫克、碘140微克、鐵10毫克、氟3毫克、硒50微克、維生素A 600-500微克、維生素C 100毫克、維生素D 10微克、維生素E 12毫克、維生素B_1 1.3-1.1毫克、維生素B_2 1.4-1.3毫克、維生素B_6 1.6毫克、維生素B_{12} 2.4微克、菸鹼酸17-15毫克、葉酸400微克、泛酸5毫克、生物素30微克、膽素450-360毫克。
71歲以後，運動量低、身高163-150公分、體重58-50公斤
熱量1,650-1,450大卡（男-女；以下同）、蛋白質58-50公克、鈣1,000毫克、磷800毫克、鎂360-315毫克、碘140微克、鐵10毫克、氟3毫克、硒50微克、維生素A 600-500微克、維生素C 100毫克、維生素D 10微克、維生素E 12毫克、維生素B_1 0.8-0.7毫克、維生素B_2 0.9-0.8毫克、維生素B_6 1.6毫克、維生素B_{12} 2.4微克、菸鹼酸11-10毫克、葉酸400微克、泛酸5毫克、生物素30微克、膽素450-360毫克。
71歲以後，運動量稍低、身高163-150公分、體重58-50公斤
熱量1,900-1,650大卡（男-女；以下同）、蛋白質58-50公克、鈣1,000毫克、磷800毫克、鎂360-315毫克、碘140微克、鐵10毫克、氟3毫克、硒50微克、維生素A 600-500微克、維生素C 100毫克、維生素D 10微克、維生素E 12毫克、維生素B_1 1-0.8毫克、維生素B_2 1-0.9毫克、維生素B_6 1.6毫克、維生素B_{12} 2.4微克、菸鹼酸12-11毫克、葉酸400微克、泛酸5毫克、生物素30微克、膽素450-360毫克。
71歲以後，運動量適量、身高163-150公分、體重58-50公斤
熱量2,150-1,900大卡（男-女；以下同）、蛋白質58-50公克、鈣1,000毫克、磷800毫克、鎂360-315毫克、碘140微克、鐵10毫克、氟3毫克、硒50微克、維生素A 600-500微克、維生素C 100毫克、維生素D 10微克、維生素E 12毫克、維生素B_1 1.1-1毫克、維生素B_2 1.2-1毫克、維生素B_6 1.6毫克、維生素B_{12} 2.4微克、菸鹼酸14-12毫克、葉酸400微克、泛酸5毫克、生物素30微克、膽素450-360毫克。

資料來源：衛生署，2002年修訂。

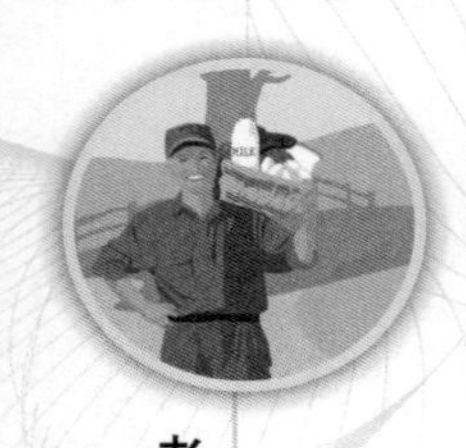
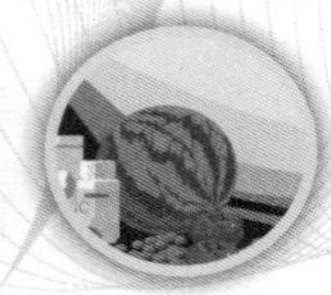

(一)熱量／基礎代謝率

人體基礎代謝率（Basal Metabolic Rate, BMR）從20到70歲會逐漸降低約達20%，因爲能量消耗率降低，老人熱量的需要量也降低；45到70歲之間的人若沒有減少熱量數的攝取，可能發生體重增加（中年發福），而肥胖者則有可能引發慢性疾病；但老人對於其他必要的營養成分，如維生素、蛋，白質及礦物質的攝取，仍應充足不可減少；所以老人對食品的選擇，必須以低熱量，但是營養素充足爲原則。

由於成人隨著年紀的增加，基礎代謝率會逐漸下降，25歲以後每增加10歲，就應將每日需求總熱量減少至前十年的95%。原則上，中老人每日熱量供應以每公斤理想體重25至35大卡（重症老人每公斤體重25至30大卡、正常老人每公斤體重25至30大卡）爲宜；但是體重過重者，則應每日減少300大卡（正常人減重則是建議每天500大卡），至於體重過輕者，則每日可增加300大卡，以維持理想體重的原則，另外過重或肥胖者須適當減重。

老人熱量需要量隨著年齡而下降，所以年齡超過75歲以上的老人，其每天熱量攝取較一般成年人減少10%至25%；但是爲了避免營養素的缺乏，在食物供應方面，應選用營養素密度較高的食物；老人每天熱量計算方式，最簡單的公式是以每公斤體重30大卡來計算（如體重50公斤×30＝1,500大卡，即50公斤體重老人每天需要熱量1,500大卡）；熱量來源主要來自碳水化合物、脂肪與蛋白質等三大營養素。

(二)蛋白質

正常老人（無疾病者）蛋白質應占總熱量15%至20%（成人衛生署的建議量是10%至14%），而每公斤體重約需蛋白質0.6至1.5克，腎臟正常的老人約0.8至1.0克、重症老人1.2至1.5克。

蛋白質需要量並不是隨著年齡而下降，不過因爲近期大型的研究數據，已對蛋白質之需要量有新的研究結果，咸認爲低蛋白質無論對於正常人、腎臟病或糖尿病老人均有利，因此已有部分學者建議，每日每公斤體重爲0.6至1克（必要時可減低至0.4克）。

以老人體重50公斤爲例，每公斤體重約需蛋白質0.6至1.5克，即代表1公斤需要0.6至1.5克蛋白質，故老人每日每公斤體重蛋白質需要量爲：

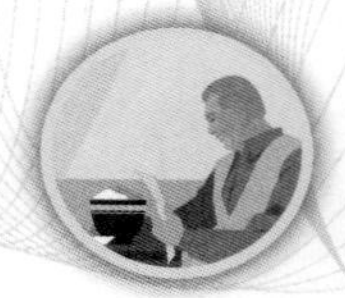

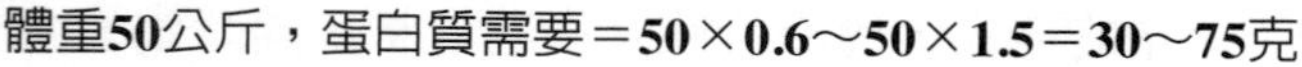

體重50公斤，蛋白質需要＝50×0.6～50×1.5＝30～75克

1.建議蛋白質以肉魚蛋豆類（黃豆、豌豆、豆莢、扁豆）與核果類爲佳；老人常因爲不喝牛奶又很少曬太陽，容易造成鈣質不足，因此建議每日可飲1至2杯脫脂或低脂奶，若對於乳糖敏感者，可選擇低乳糖牛奶或使用優酪乳。

2.動物性蛋白質（如豬、雞、魚等），占每日蛋白質總攝取量的三分之一，其餘的以黃豆來源之蛋白質爲主，注意纖維質供應量要高、飽和脂肪量則要低。動物性蛋白質，應減少內臟類與肉皮部分，因爲這些食材的膽固醇與脂肪量較高。

(三)醣類

醣類攝取量應占總熱量的58%至68%左右，且以多醣類爲主，減少精製醣類（單醣或雙醣等）的攝取，每日必須攝取50克以上的醣類，醣類太少（每天少於100克）時，容易造成酮酸中毒，要特別注意。醣類所占熱量的計算方式如下：

醣類所占熱量＝總熱量－蛋白質所占熱量－脂肪所占熱量

1.由於老人的乳醣糖酵素分泌量減少，攝取奶類時，易出現乳糖不耐症造成腹瀉，雖然如此，仍建議多食用含鈣豐富之乳製品，以免鈣質與蛋白質攝取不足；老人如果發生乳糖不耐症時，建議可改用不含乳糖的乳製品或以發酵乳（優格等）來替代。

2.多選擇多醣類（複合性多醣）、全穀類與維生素B群及纖維質含量豐富者，如糙米、燕麥及薏仁，若老人咀嚼能力較差，可考慮加入部分白米飯，或增加浸泡時間，以增加其柔軟度。

(四)脂肪

脂質攝取量應占總熱量的20%至30%，其中每日膽固醇攝取量應減至300毫克以下，若低密度脂蛋白超過標準量時，則每日最好小於200毫克。體重、血脂肪正常時，脂肪含量應小於30%（飽和脂肪酸小於10%）；當低密度脂蛋白超過標準量時，飽和脂肪酸小於7%。

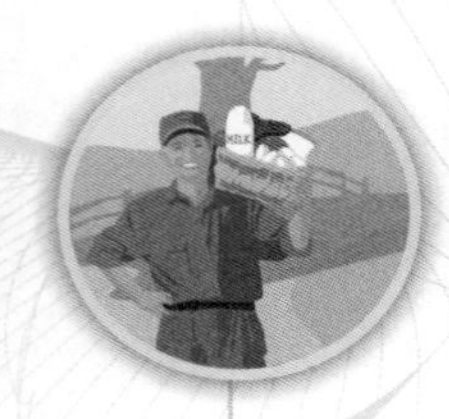
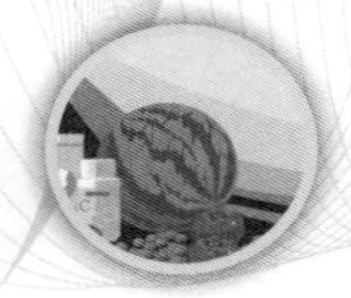

1.需要控制體重的老人，應降低飲食脂肪含量，同時儘量減少動物性飽和脂肪的攝取；研究顯示，膽固醇太低與死亡率有正相關，因此對於老人，特別是老老人，建議飲食適量攝取膽固醇是必需的。

2.老人攝取的油脂應選用植物油，如橄欖油、芥花油與紅花子油等含高單元不飽和脂肪酸的油，其中的植物固醇可與膽固醇競爭吸收，進而降低膽固醇的吸收，但仍須限量。烹調方式則建議多利用清蒸、水煮、清燉、烤、滷、涼拌等低油烹調方式 。

(五)礦物質與維生素

■鈣質

鈣是構成骨骼和牙齒的主要成分，具有調節心跳與肌肉的收縮功能，可促使血液凝結，維持正常神經的感應性，骨鈣的累積，大約在25歲至30歲時就已停止，之後鈣質就會逐漸流失。罹患骨質疏鬆症時，要多攝取鈣質豐富之食物，如鈣質補充劑，並做適度的運動，適度的曬太陽，因此對於更年期後的婦女，鈣質每日建議攝取量應增至1,500毫克，以預防骨質疏鬆症。

老人對鈣的吸收降低，有些國家如美國等已建議應提高每日鈣質攝取量至1,200毫克（臺灣1,000毫克）。對於停經婦女、不服用荷爾蒙補充者，則建議每日攝取量需提高至1,500毫克，若老人攝取狀況不好或消化吸收能力不足時，建議可補充綜合維生素及礦物質，但應遵照醫師與營養師之指示服用，切忌自行購買與食用。

■鈉

鈉的一般建議量為每日1,200至1,300毫克，輕度高血壓者每日應少於1,200毫克，高血壓和腎臟病患者每日應少於1,000毫克。

鈉與高血壓息息相關，中老人每日攝取鹽量應控制在5克以下，而有高血壓的中老人，則更應減少鈉的攝取。

■鐵

鐵是血紅素的主要元素，鐵缺乏時，會發生缺鐵性貧血，因為紅血球體積變小、數目減少，老人會因此而感覺疲倦、缺乏體力、臉色蒼白、抵抗力減弱，此時應多攝取鐵質豐富的食物，如內臟、瘦肉、海藻類、豆類等。如有貧血症狀，除了飲食中要多攝取含鐵質較豐富的食物外，還要補充鐵劑、維生素C與

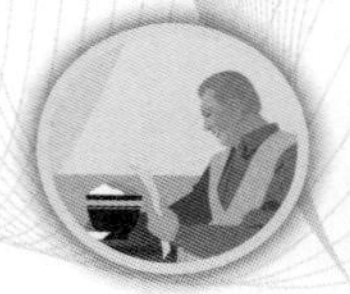
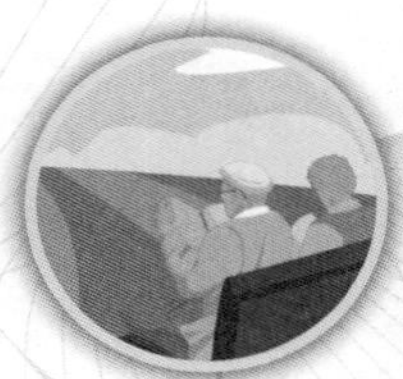

蛋白質。

■**鋅**

鋅與味覺有關，因此許多老人食慾不振，可能因爲飲食缺鋅之故；鋅也與免疫力有關，缺鋅時會造成免疫力下降，建議適當地選擇富含鋅的食物，如海鮮、蚵及瘦肉；口腔有苦味時，進食前可先刷牙或漱口；注意食物的色香味，以增加食慾；可加入部分香料或低鹽調味料，以增加口感，如香菜、蔥、薑、蒜、香 菇、八角、胡椒等調配食物，不過應減少用鹽量，或使用減鹽調味品。

■**維生素**

由於老人熱量需求減少，因此隨著熱量而需要增加的維生素B_1、B_2，只要飲食均衡，就沒有缺乏的顧慮，建議平時要增加β-胡蘿蔔素、維生素C、E等自然抗氧化維生素的攝取量，以減少自由基對人體所造成的傷害。食物中以紅蘿蔔、深色蔬菜等富含β-胡蘿蔔素；水果則以番石榴、柑橘類富含較多的維生素C；而維生素E較多的有植物油和豆類。

(六)纖維素

纖維素攝取量方面，建議量爲每日20至35克，除水果與蔬菜外，豆類、全麥麵包與高纖早餐穀類，也是良好的食物來源；蔬菜、水果因富含纖維質、維生素及礦物質，因此老人應該多食用，每日至少三碟（100克）蔬菜、兩份水果，蔬菜其中一碟爲深綠色蔬菜或紅黃色蔬菜，如果老人咀嚼能力差，無法進食時，可用果汁機攪碎或煮爛，連同果菜渣一併食用。蔬菜與水果中所含之抗氧化劑，有除去自由基的作用，所以建議挑選富含抗氧化劑的蔬菜及水果，如深綠色蔬菜、十字花科蔬菜、茶、紫色的蔬菜與水果、葡萄酒、蔓越莓、紫橄欖、葡萄、茄子，紅色的蔬菜與水果，如西瓜、紅芭樂、蘋果，黃橘色的水果，如橘子、柳丁及葡萄柚與豆腐等黃豆類製品、洋蔥及蒜頭等。

(七)水分

老人因爲便祕與腹瀉問題，因此必須攝取適量的纖維素與水分；水分攝取方面，老人會因爲擔心喝多了水，夜間需要上廁所而影響睡眠品質，因此普遍有水分攝取不足的狀況，唯老人仍應補充應有的水分。以每日每公斤體重30至40毫升計算，建議最低供應量不要低於1,000毫升。

老人容易發生脫水現象，是因爲老人比較沒有口渴的感覺，加上害怕小便

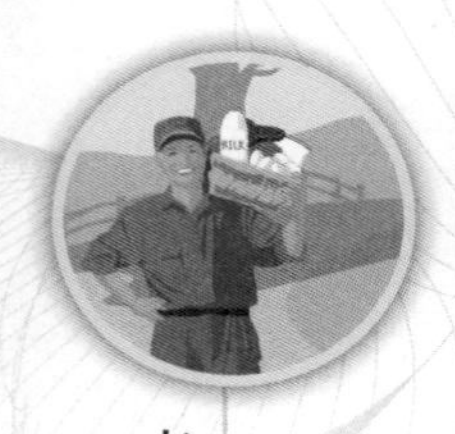
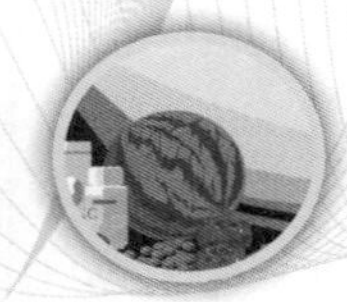

失禁與呑嚥困難；另外如在天氣炎熱及中央空調系統等狀況下，也會增加老人的水分需求，而致使老人容易發生脫水的狀況；另外要注意的是，攝取咖啡有利尿作用、酒精則會引起老人脫水，所以均不適合老人，故喝酒時一天以不超過二個酒精當量爲原則，如大麴酒60毫升、或甜紅葡萄酒180毫升、或啤酒720毫升。

老人如果發生脫水時，會導致暈眩、頭痛、易怒、食慾不振及食量減低之狀況。因爲腎臟功能衰退，老人血液中尿素氮往往比年輕人高，又因有頻尿和尿失禁的問題，擔心會增加照顧者的負擔，往往主動減少水分的攝取，如此一來使得腎臟更加不易排出體內代謝所產生的廢物，增加腎臟毒性。建議老人儘量在白天喝水，以利腎臟的清除作用，又不至影響夜間睡眠，特別應在一起床時即大量補充水分（500至1,200毫升），以有效促進腸蠕動，幫助排除糞便，減少便祕，避免腸憩室症與大腸癌罹患機率提高。

五、老人每日飲食建議

1.五穀根莖類：米飯、麵食、甘藷等主食品九至十五份（一碗飯四份），主要是供給醣類和一些蛋白質，可因個人體型及活動量不同，依個人需要適度增減五穀根莖類的攝取量。每份建議量爲：飯一碗（200公克）、或中型饅頭一個、或土司麵包三片。

2.低脂奶：分量1.5至二杯。如牛奶及發酵乳、乳酪等奶製品都含有豐富的鈣質及蛋白質。每份建議量爲：牛奶一杯（240西西）、發酵乳一杯（240西西）、乳酪一片（約30公克）。

3.豆魚肉蛋類：四至八份。如蛋、魚、肉、豆腐、豆乾、豆漿等都含有豐富的蛋白質。每份建議量爲：肉或家禽、或魚類1兩（約30公克）、或豆腐一塊（80公克）；或豆漿一杯（260西西）、或蛋一顆。

4.蔬菜類：三至五碟。各種蔬菜主要供給維生素、礦物質與纖維質。深綠色與深黃紅色蔬菜，如菠菜、甘藍菜、胡蘿蔔、南瓜等所含的維生素、礦物質比淺色蔬菜多。每份建議量爲：蔬菜3兩（100公克）。

5.水果類：兩至四份。水果可以提供維生素、礦物質與纖維質，如橘子、柳丁、木瓜、芭樂、鳳梨、香蕉等。每份建議量爲：中型橘子一個（100公克）、或土番石榴一個（160公克）。

6.油脂類：五至八份。其中含堅果（核果）種子一份，植物油一份5公克，

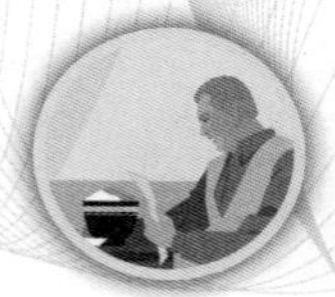
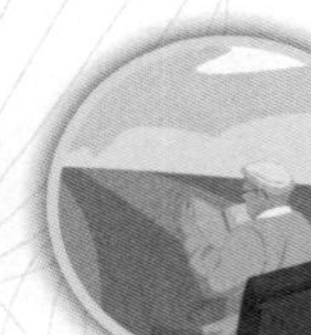

炒菜用的油及花生、腰果等堅果類，可以供給脂肪；不過老人宜儘量減少油脂類的攝取。

7.每類食物的選擇應時常變換，不宜每餐均攝取同一種食物；烹調用油最好採用植物性油，並須注意用量；蔬菜類中至少有一碟爲深綠色或深黃色蔬菜。

8.減少總脂肪量的攝取，最好小於總熱量30%，並應少攝取飽和脂肪（小於10%，小於7%更好）。

9.增加總醣類量（總熱量58%至68%）、纖維質、蔬菜（特別是十字花科蔬菜）、水果（富有β-胡蘿蔔素與維生素D者），特別是多醣類的攝食。

10.蛋白質宜適量補充。

11.維持充分鈣質攝取量。

12.少攝取膽固醇、精製糖、鈉（每天鹽5公克以下）。

13.限制食用鹽醃、煙燻與炭烤食品。

14.適度喝酒或不要喝酒，尤其是過去平常已經有喝酒者。

15.咖啡每天不要喝超過三杯。

16.飲食均衡多樣化（一般建議至少二十種以上，最好三十五種以上）。

第二節　老人用藥安全

研究經醫師診斷有兩年以上慢性病老人的結果顯示：老人罹患慢性疾病服藥超過五年以上者達38.4%；服藥的種類以一至二種占最多，高達47.7%；每天服藥次數一次的，占31.7%；而每次服藥顆數以一至二顆占最多，達46.4%；代表許多老人每天都在吃藥，而且不只一種，因此老人用藥安全，相形重要多了。老人隨著年齡增長，器官逐漸退化，生理功能變差，容易罹患多種疾病，需要服用多種藥物。老人使用藥物的種類、劑量、劑型及時間比一般成年人更複雜多變，需要更加審愼，以避免一時疏失導致終身遺憾。老化造成生理功能退化，加上老人較常使用多種藥物，與服藥之遵從性等問題，使老人成爲不良藥物反應或不適當藥物事件之高危險群。

曾有位阿伯覺得頭痛、全身無力，心想可能罹患感冒，可是當時沒有人在家，怎麼辦呢？他想起上次感冒時，醫生給的藥還沒吃完，於是就拿了吃一包；吃完後，卻覺得頭好昏，症狀不但沒有減輕，反而越來越嚴重了；這時候

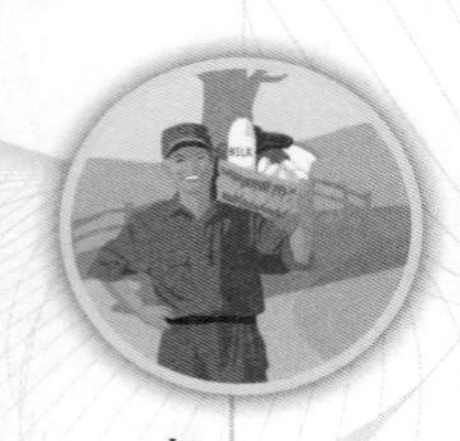
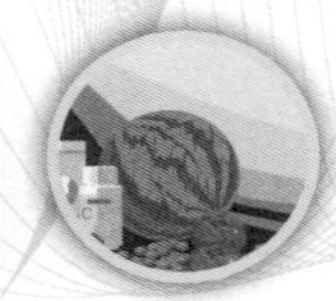

剛好媳婦回來，看到阿伯臉色蒼白，連忙問他怎麼了，一問之下才知道阿伯隨便亂吃藥，嚇得趕緊帶他去看醫生。臺灣人喜歡吃藥，而且喜歡當醫師，自己「配藥」吃，其實是拿自己當「小白鼠」進行人體實驗，危險性很高！因爲藥就是毒，二者是一體兩面，多攝取藥物不一定能補身，反而經常會傷害到腎臟或肝臟，這或許也是臺灣人洗腎與肝病比較高的原因之一。

一、成藥與醫師處方用藥

研究發現，老人用藥是非常普遍且持久的問題，老人使用非處方藥物的比率約30%，即每三個老人有一個自行購買成藥；而使用藥物的主要用途，是因爲眼睛不適、高血壓、腰痠背痛、肌肉痠痛及神經痛。

國內藥物分爲成藥及醫師處方用藥兩大類：

1.**成藥**：指明顯標示其效能、用量、用法、作用緩和、無蓄積性、能耐久貯存，而且不需經醫師指示，即可以販賣的藥物。以藥效來說，成藥的藥效通常比醫師處方藥的藥效來得小，大約只有它一半的成效；換句話說，成藥的先決條件是重視安全性更勝於藥效。日常生活中常見的成藥，包括治療感冒及各種症狀的綜合感冒藥、治療消化不良的胃腸藥、治療疼痛的止痛藥、治療發燒的退燒或解熱藥，及止瀉藥、便祕藥、痔瘡藥、皮膚藥、眼藥、治暈車船藥、補充體力及消除疲勞的綜合維生素等。成藥通常針對症狀治療，當服用一、二次後，若病情沒有好轉，應立即就醫，以免延誤病情；臺灣經常發生自己購買成藥，卻不依照服藥方法，一旦覺得效果不好，就自行加重劑量，因此當覺得有效果時，經常喝下之劑量往往已經是建議量的好幾倍了，最常見的情況就是感冒糖漿的濫用。

2.**醫師處方藥**：須經醫師診斷，查出病因才開處方使用的藥，稱爲醫師處方藥。由於毒性較強、藥效較大，因而必須在醫師的指示下，才能加以服用，以免危及人體健康。

二、藥品之服用

1.**服用方式**：藥品根據其服用方法，可約略分爲口服、注射與外用藥：

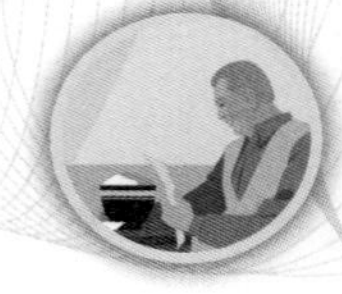
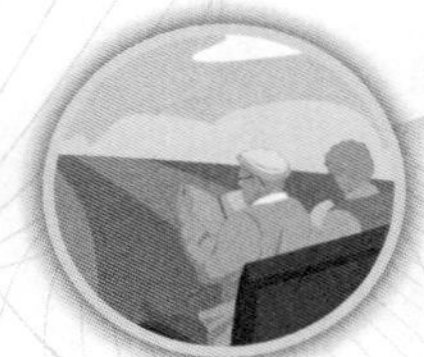

(1)口服藥：錠劑、膠囊或藥水等，如生病時拿的感冒藥。

(2)注射用藥：預防疫苗、葡萄糖及生理食鹽水等打點滴用藥。

(3)外用藥：大都使用在人體表面，如皮膚用藥（藥膏）及眼睛用藥（眼藥水）。

2.服藥時間：

(1)飯前：指進餐前半小時至一小時服用。

(2)飯後：在進餐後半小時至一小時服用。

(3)空腹：在進餐前二小時或進餐後二小時服用。

(4)睡前：在睡覺前半小時至一小時服用。

三、藥物之副作用

副作用是指預期藥物療效以外的作用，是原本不期待的影響。臨床上如威而剛及柔沛，卻因爲其具有增強性慾及長頭髮的副作用，而受到市場的歡迎，最後導致取代它原本藥物的功能。

藥物可治病和減輕症狀，但也可能有不良的副作用，所以必須切實依照醫生吩咐或藥師的指示服藥，不可隨便自行加減服藥的次數或劑量，因過量可能會導致中毒，甚至死亡；而藥量不夠則不能治療病情；另外，不可以將醫生給自己的藥物，介紹給其他人使用（這也是臺灣很普遍的狀況）。切記，病徵相似並不代表是同一種病，加上每一個人的體質也不一定一樣，胡亂使用不僅會延誤病情，更可能因不良副作用而造成危險。

常見之藥物副作用包括噁心、便祕及頭暈等。並非每個人都會發生同樣的副作用，在服食藥物一段時間後，不少副作用亦可能會消失；不同藥物或許會互相干擾及受到飲食的影響，所以會有禁忌，如鎮靜劑不得與含酒精飲料同時服用。所以就診前老人應該要讓醫生知道，自己正在服用之藥物，並注意須依標籤指示，以免發生危險。

(一)如何避免發生藥物副作用

1.對藥物曾發生副作用及有不良副作用或過敏者，須事前提醒醫師，如吃低鹽、低糖的食物或服用其他藥物時，均要告訴醫生。

2.藥物之間的交互作用，有時會造成嚴重的副作用，因此接受治藥物療

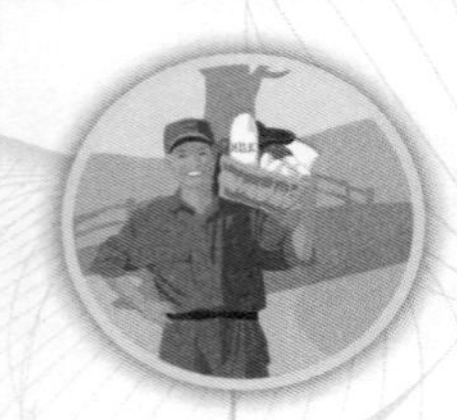
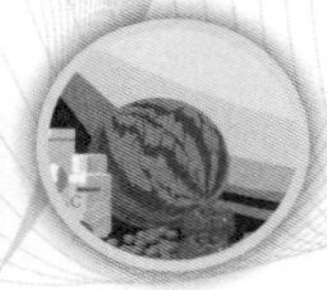

前，要預先告知醫師目前所服用的藥物。

3.未獲醫師或藥師同意前，勿自行服用其他非處方用藥及草藥。

4.有些藥物如果突然停藥，會產生戒斷症候群，可能造成不適，因此使用此類藥物後，未經醫師確定前，切勿自行停藥。

5.喝酒會改變許多藥物的代謝和引起肝毒性，故服藥期間應該避免喝酒。用藥期間更絕對不能喝酒，如果將藥物和酒或是其他飲料同時服用，會增加肝臟的負擔，將產生不可預期之毒性或副作用。

6.藥物過期或變質須馬上丟掉，千萬不可再服用。

(二)發生副作用時應注意事項

一般副作用輕微短暫者，通常在服藥一段時間後，身體會自然適應而消失，如果這些副作用持續存在，且干擾到日常生活，可告知醫師減輕藥物劑量，或請醫師開立其他藥物來減緩反應，如果發生少見且嚴重的副作用時，則應立即停止服用並告知醫師，這些狀況如蕁麻疹、搔癢、呼吸短促或困難、顫抖、無法控制的肌肉運動及心跳異常等。

(三)常見的藥物與食品交互作用

■營養素對藥物的影響

營養素會影響藥物的吸收、代謝、利用及排泄。如過多的維生素K，會影響抗凝血劑的作用（最常用的抗凝血劑爲香豆素衍生物warfarin）。

研究顯示，長期服用低劑量的抗凝血劑，對於預防急性心肌梗塞的再度發生、中風，或缺氧性心臟病極爲有效。但是在服用抗凝血劑的同時，需要限制富含維生素K的食物的攝取，如動物性食物、肝臟，或植物性食物、深綠色蔬菜，如菠菜、綠色花椰菜及芥蘭等，尤其是西洋香菜（parsley）更需要完全禁食，因爲這些食物所含的維生素K，會與抗凝血劑相互拮抗，而影響抗凝血藥效。

又例如服用抗帕金森氏症的藥物，應避免服用含維生素B_6的維生素製劑，因爲維生素B_6會增強神經末梢的L-多巴（L-Dopa）轉化成多巴胺（dopamine）而降低其藥效（L-多巴必須進入腦組織變成多巴胺才具有藥效），而維生素B_6是去羧作用之輔酶，會加速L-多巴轉化成多巴胺的作用，而造成藥效時間縮短。由於國內許多老人，有補充維生素B群之習慣，這點尤其要小心，還有L-多

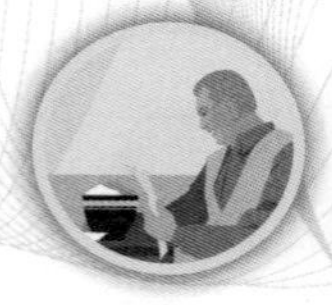
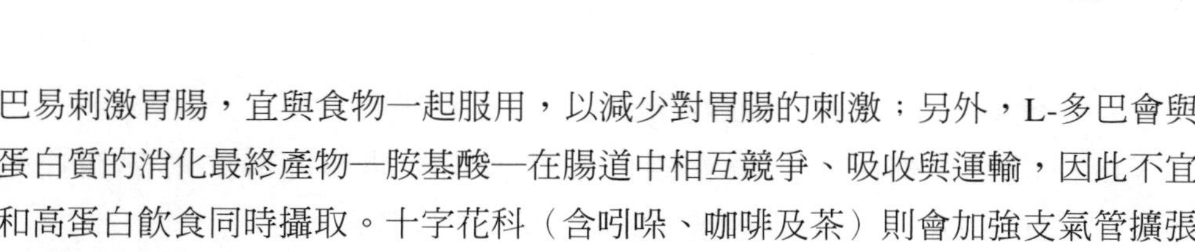

巴易刺激胃腸，宜與食物一起服用，以減少對胃腸的刺激；另外，L-多巴會與蛋白質的消化最終產物—胺基酸—在腸道中相互競爭、吸收與運輸，因此不宜和高蛋白飲食同時攝取。十字花科（含吲哚、咖啡及茶）則會加強支氣管擴張劑茶鹼之代謝。

■藥物改變營養素的吸收

治療痛風的藥物秋水仙素會抑制消化酵素（如蔗糖酶、麥芽糖酶與乳糖酶），而影響到蔗糖、麥芽糖與乳糖的消化與吸收；因此秋水仙素不宜和牛奶，或是含有蔗糖、麥芽糖的甜食一起服用，且至少要間隔兩小時分開服用。至於抗感染的抗生素四環黴素（tetracycline）易與高鈣食物及礦物質結合，影響吸收，因此服用此藥物時，也是不宜飲用牛奶、或食用含礦物質的食物、或與礦物質補充劑共同服用。降血脂藥cholestyramine則會抑制膽鹽的再吸收，減少脂溶性維生素A、D、E、K的吸收，此外會與胃部所分泌的內在因子結合，而減少維生素B_{12}的吸收。

藥物的服用會改變營養素的吸收狀況，如：

1.與營養素結合，使其無法被吸收。
2.減少營養素的被吸收：酒精過重會導致維生素B_1與葉酸吸收上的缺乏；瀉劑則會引起脂肪痢。
3.影響消化酵素的分泌。
4.改變胃腸蠕動速度的快慢。
5.改變胃腸道的酸鹼度。
6.抑制膽鹽的分泌或再吸收，使膽鹽無法發揮其作用。
7.幫助脂肪與脂溶性維生素的吸收與利用。
8.破壞小腸黏膜。
9.阻斷營養素的運輸。
10.直接干擾營養素與細胞受體結合而無法進入細胞內。
11.改變消化道酸性：抗酸劑會影響鐵的吸收，也會與磷結合，造成磷的缺乏。
12.改變消化液量：甲氰咪胺（cimetidine，一種抗胃潰瘍藥物）可改善脂肪吸收。
13.改變腸道移動：輕瀉藥（laxative）會加速腸道蠕動，導致吸收不良。
14.使酵素系統不活化：新黴素（neomycin）會減低脂解酶（lipase）活性，

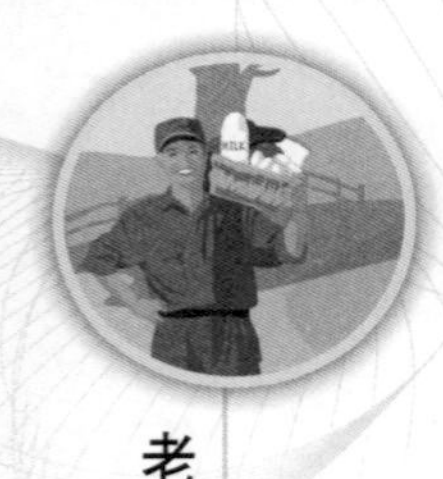
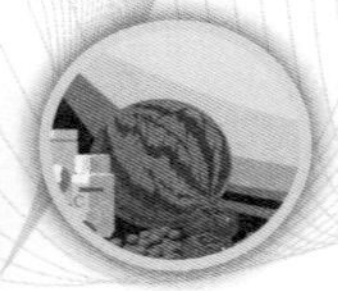

改變腸道絨毛狀況、使膽鹽沉澱，減少膽酸吸收。

15.損傷黏膜細胞：化療會損傷細胞黏膜；非類固醇的解熱鎮痛劑（NSAIDs），如阿斯匹靈會傷害黏膜，導致潰瘍。

16.與營養素結合在一起：部分抗酸劑會與磷結合，導致磷無法被吸收。

17.利尿劑：用於排除過多的鈉與水分，也使得其他電解質如鉀及鎂等產生缺乏。

18.螯合作用：藥物青黴胺（penicillamine）會與金屬離子結合而導致缺乏。高鈣、高鐵食物會與四環黴素（tetracycline）結合，而抑制其吸收。

19.通便劑：使食物快速通過腸道，致使許多維生素因時間太少而不能被吸收。

20.礦物油之通便劑：使脂溶性維生素（如維生素D）因溶於不能被消化吸收之油中，導致脂溶性維生素被排出，鈣質也會因此被排出。

21.四環黴素會與鈣及鐵結合，因此不可與牛奶、含鈣抗酸劑或乳製品同時服用。

22.消化道潰瘍治療藥物甲氰咪胺：會減少內在因子分泌，降低維生素B_{12}吸收。

23.作用類似結構相似物：抗凝固劑與維生素K。

24.彼此競爭酵素系統：如苯巴比妥（phenobarbital，一種鎮靜催眠劑）及葉酸。

25.改變酵素活性及提供藥物活化物質：治療肺結核的藥物異菸鹼異丙醯肼（iproniazid）具有抗憂鬱的作用，其藥效是透過抑制單胺氧化酵素（Monoamine Oxidase, MAO）的活性，這類藥物稱爲單胺氧化酵素抑制劑（MAOIs）。酪胺係由肝臟的單胺氧化酶分解（食品中的酪胺會使血壓上升）；但是如果病人服用單胺氧化酶抑制劑藥物，同時食用含酪胺的食物時，則血壓將易上升得很厲害，可能導致腦出血，產生致死的高血壓危機（hypertensive crisis）；高血壓危機又稱爲起司效應（cheese effect）。

26.改變消化道酸性：抗帕金森藥物L-多巴、抗生素青黴素G（penicillin G）、紅黴素在胃中停留越久，受胃酸破壞越大，吸收越少。糖果會改變酸度，而使慢速作用之氣喘藥物快速溶解。

27.刺激消化液分泌：抗黴菌藥物灰黃黴素（griseofalvin）與高脂食物併用，會刺激膽汁分泌，吸收比較好。灰黃黴素與食物併服時其吸收情況

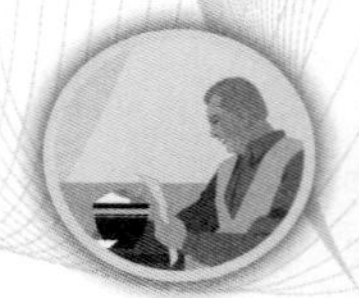
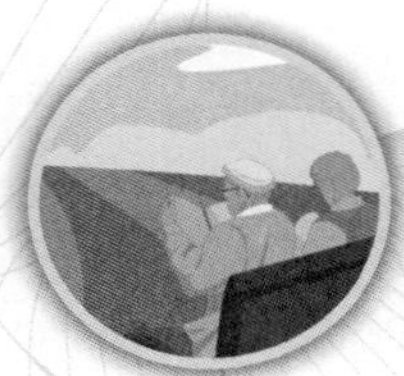

較好。

■藥物改變營養素的排泄

藥物可以經由加速代謝或直接排除營養素，而導致身體營養素的缺乏。如有些藥物會增加參與維生素代謝之酵素的活性，而加速這些維生素的代謝，這些藥物由於化學結構和維生素非常類似，因此當維生素要被吸收時，會發生競爭作用，使維生素無法（或減少）被吸收而排除，如治療癌症的甲氨喋呤（methotrexate），因爲與葉酸結構類似，爲葉酸類似物，會抑制四氫葉酸還原酶的活性，容易導致葉酸缺乏症；又如抗血壓劑hydralazine會增加維生素B_6的尿中含量，即增加排除量；抗肺結核劑異菸鹼醯（isoniazid，一種治肺病用藥）會耗損體內的維生素B_6，故服用異菸鹼醯藥物者，需要另外補充維生素B_6；又如利尿劑，會增加鈉及鉀之排泄，並改變腎臟之再吸收。

■食物改變藥物的排泄與代謝

維生素C會酸化尿液，增加弱鹼性藥物的排出；而阿斯匹靈若與食物併服時，吸收會較慢。一般藥物不宜與炭烤食物一起食用，包括茶鹼（theophylline）之支氣管擴張劑，因爲炭烤食物會增加肝臟細胞色素P_{450}酵素系統的活性，而加速藥物代謝速率，降低血液的濃度，影響藥效；炭烤食物含有的多環芳烴（polycyclic aromatic hydrocarbons）芳香烴會促進茶鹼之代謝。除了炭烤食物，食物中的蛋白質（高蛋白飲食）、吲哚和黃酮素（flavonoids）亦有加速藥物代謝的作用。大量或長期飲酒，會抑制藥物的代謝，加速藥物的作用，故須禁止。蛋白質、纖維素等營養素會改變腸道菌叢，而有些藥物則需要微生物的活化，如：

1. **藥物和葡萄柚汁的交互作用**：葡萄柚汁因爲會抑制肝臟酵素作用，延緩某些藥物代謝，使藥效因此大幅增加，並進而提升副作用之發生機率。
2. **藥物和茶的交互作用**：茶中所含之單寧酸及茶鹼會與多種藥物產生沉澱，而影響吸收。
3. **藥物和咖啡因的交互作用**：富含咖啡因的飲料因具有中樞神經興奮作用，經常用來提神；因此服用具中樞神經興奮作用的藥物時，應避免攝取含咖啡因之飲品。香煙會增加某些藥物的代謝速率，使作用時效變短，降低治療效果。
4. **藥物和牛奶的交互作用**：牛奶因富含鈣和蛋白質，並呈鹼性，會降低抗

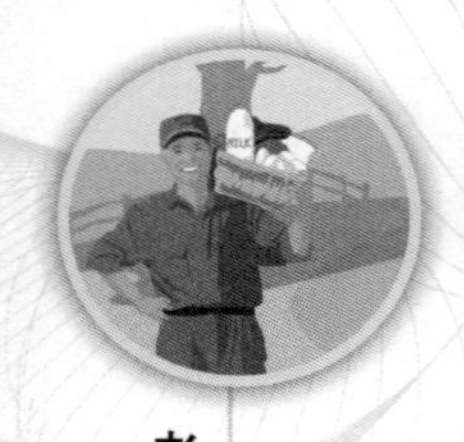
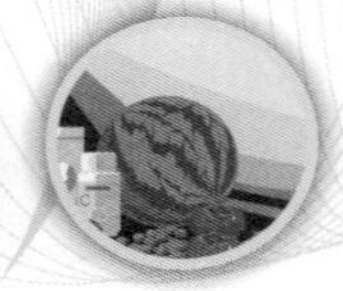

生素的藥效；可能使腸衣錠提前溶解，導致藥物失效或對胃產生直接的刺激性。

■藥物改變食物的攝取與食慾

藥物會影響味覺，如氯化鉀液、鎮定劑或維生素B群水溶液；有些藥物則會引起噁心、嘔吐或厭食，如毛地黃、止痛藥、降血脂藥等；又有些藥物會刺激胃腸，導致胃不舒服或抑制食慾，如治療癌症的化療藥物，會使食慾大受影響。因此會同時開立一些促進食慾的藥物，如胃藥或鎮定劑（如氯丙嗪chlorpromagine），經常服用此藥物時，體重將會增加。

影響食慾的藥物有：

1.**安非他命**：抑制食慾、改變味覺感受並造成口乾、噁心。
2.**astemizole（hismanal）**：刺激食慾，使體重增加。

其它引起食慾改變的藥物還有：(1)抗高血壓藥物captopril、抗黴菌劑metronidazole與強心劑毛地黃；(2)增加食慾：如抗組織胺cyproheptadine、抗焦慮藥dizepam及類固醇（可體松與prednisione）等等。這些藥物引起食慾改變的機轉有：

1.**干擾味覺或嗅覺**：如化療藥物甲氨喋呤與小紅莓doxorubicin，改變了味覺的靈敏度。
2.**誘發噁心、嘔吐反應**：毛地黃、治療痛風的秋水仙素、化療藥物等經常會引起這些反應。
3.**改變嘴巴環境**：苯巴比妥會引起口乾，其他藥物如抗膽鹼刺激性藥物阿托品、抗組織胺、抗憂鬱劑及帕金森治療藥等，也會改變嘴巴的環境。
4.**刺激腸胃道**：cyclophosphate會誘發黏膜潰瘍。
5.**造成嘴巴疼痛或發炎**：甲氨喋呤會造成嘴巴潰瘍、疼痛。

■食物改變藥物的吸收

食物對藥物有促進或加速吸收的作用，如攝取降膽固醇藥物lovastatin時，最好和食物同時攝取，可以增加其吸收率。不過要注意的是，如果每天攝取的飲食含有15公克以上的果膠，則反而會降低降膽固醇藥lovastatin的吸收。藥物如果是脂溶性，會溶解於食物脂肪中，而加速其吸收，如茶鹼是一種黃嘌呤衍生物，也是支氣管擴張劑，不宜與高脂肪飲食一起攝食，因爲脂肪會加速此藥

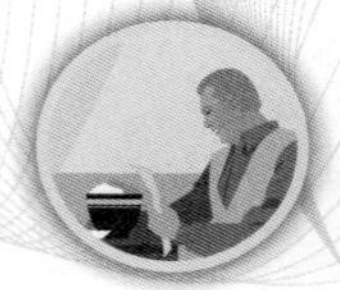
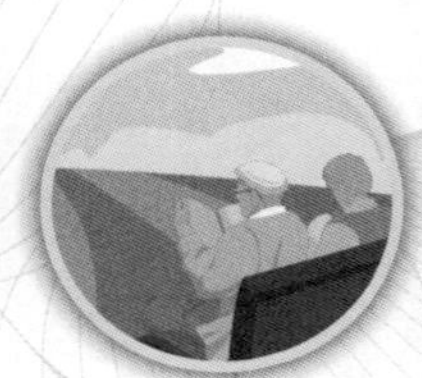

物的吸收，造成中毒的情形。

四、老人用藥安全預防措施

老人隨著年齡的增長，器官退化、生理功能變差，容易罹患多種疾病而需要服用多種藥物，在用藥的種類、劑量、劑型及時間上，比一般人更複雜，也更須注意用藥的安全性。

(一)藥物服用的錯誤因素

老人藥物服用的錯誤因素大約可歸納出下列幾項：

1.**藥物不良反應**：指藥物在老人身上產生一種不舒服、有害性或未預期的反應。通常指在正常劑量下，藥物使用於預防性給藥、診斷、疾病治療，或改變生理功能時所發生的反應。有時會威脅生命，造成永久傷害，需要住院治療，也可能造成死亡、天生畸形、癌症或中毒。如2008年5月16日，衛生署再次呼籲醫師使用抗血栓溶解藥物aprotinin時，應小心可能發生大出血之不良反應；因為依據加拿大渥太華健康研究協會（Ottawa Health Research Institute）於2007年進行一項抗血栓溶解藥物aprotinin之臨床試驗（BART），初步結果發現，aprotinin可能較其他抗血栓溶解藥品epsilon-aminocaproic acid和tranexamic acid有較高的出血機率而導致死亡，因此自2007年11月5日，aprotinin藥品於全球（包括臺灣）暫停供應，直到BART臨床試驗有最終分析結果，各國才再進一步評估其風險效益。

2.**藥物劑量過量或不足**。

3.**錯誤服藥**：

(1)老人故意與非故意不遵從醫囑用藥，此點與臺灣特有的老人用藥文化有關。

(2)醫護人員給藥疏失：醫護人員未依照醫院訂定的標準作業程序執行。

(3)系統管理的疏漏。

(二)老人用藥安全之注意事項

老人由於器官退化、生理功能變差等因素所致，在用藥安全上也備受考

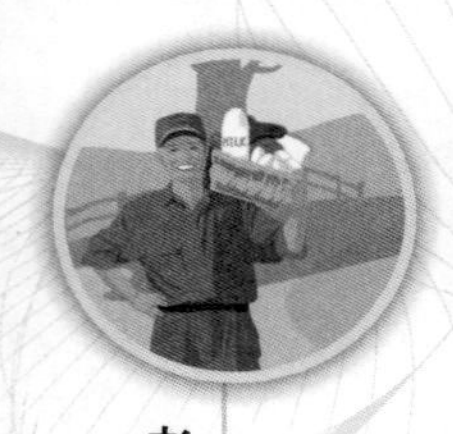
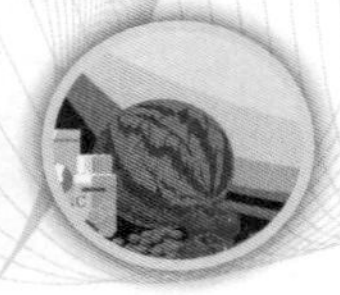

驗，建議不妨試著教育老人認識藥物，包括認識藥物的基本分類方式、常見名詞、常見的副作用、交互作用、認識家中常備藥物，及培養老人能獨立判斷藥物的危險性有哪些。

■老人服藥注意事項

老人服藥的注意事項如下：

1.老人常患多種病，服用的藥物較爲繁雜，副作用也必然較多。故須將病史與目前服用的藥物，包括中藥、維生素、減肥藥、健康食品、酒類及特殊食品等，詳細告知醫生。

2.看醫生時，須告知藥物的不良副作用及過敏項目。

3.遵照醫師指示服藥，無論是療程、服藥時間、每次用藥的間隔，以及藥量都要正確。

4.覺得吃的藥沒有作用時，應當回去就診，而不是放棄治療、擅自更改劑量或自行停藥。

5.爲避免吃錯藥，服藥前應再讀一次標示，並且不要在暗處吃藥。

6.若家中同時有兩個人正在服用藥品，最好分開存放，以免混淆。

7.留意藥品的保存期限。可用螢光筆或色筆把藥品失效日期標示出來，一旦過期應立即丟掉。

8.不同的藥品，最好不要放在同一個容器或紙袋內，以免污染或拿錯藥。

9.藥沒吃完前，不要將容器或紙袋上的標示撕掉或污損，以免辨識困難。

10.藥物存放以避光、避濕及避熱爲原則。

11.指示上需要冷藏的藥品，存放地點爲冰箱下層，標準的冷藏溫度爲攝氏2至8度。

12.應定期檢視藥物，最好停止不必要的藥物，以減低副作用。

13.老人家視力或聽覺有問題時，須特別小心。可用市售的藥盒將早、午、晚的藥分好，且標示清楚，有助減低出錯的機會。

■藥物保存及過期藥物的處理

1.散裝藥丸，最好能放在不透明的玻璃瓶內，標示清楚，而且要和食物分開存放。

2.不同的藥品，最好不要使用同一容器，以免相互污染或拿錯藥。

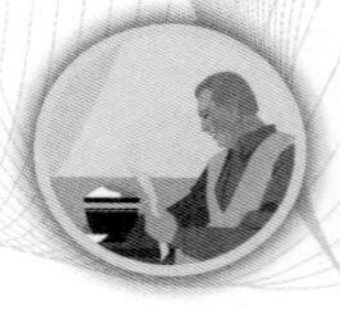
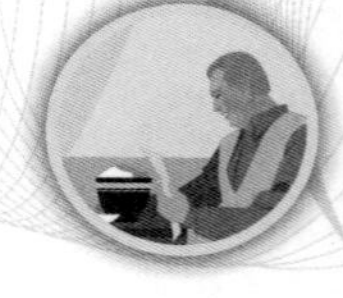

3.藥物吃完以前，最好不要除去有效日期與用法的標示，避免日後忘記。

4.放置較久的藥物，每次取用時，應再讀一次效期。接近效期時可以用螢光筆或色筆把日期標示出來。

5.過期的藥品應立即丟棄。

6.藥物一定要放置在小孩拿不到的地方，以免小孩將藥物誤當糖果吞服。

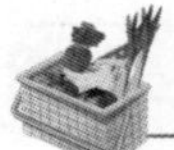

第三節　老人其他安全問題

一、老人財務問題

「什麼都漲！就是薪水沒漲！」物價上漲的幅度，總讓小老百姓大感受不了，使得痛苦指數持續增加，退休後的老人，如果沒錢，日子將更難過。研究發現，中高齡老人退休後仍規劃繼續全職工作者，僅占5%，但25%選擇兼職工作，而40%選擇義務工作。老人退休後因爲所得減少，經濟資源將會愈來愈匱乏。

目前由於臺灣地區對於老人的經濟安全保障制度並不完備，多數老人均依賴子女供養。據主計處調查，老人生活費用，主要依賴子女提供者占52.3%，依賴自身積蓄與變賣財物者占17.25%，兩者合計達69.55%。老人隨著年歲日增，不但經濟資源逐漸耗損、經濟自主性日益降低、對子女供養等移轉收入仰賴日深；同時，伴隨著醫療科技進步與壽命延長的結果，是醫療與長期照護成本高漲。因此所得漸減、健康日頹之老化過程，對於老人（尤其是老老人）形成雙重之經濟風險壓力。

臺灣人愈來越長壽、老人人口日益增多，隨著少子化，奉養的人口卻越來越少，勞動人口逐漸萎縮，預期十年後，當戰後嬰兒潮進入老年期，臺灣社會將面對高負擔及高風險的問題，高負擔來自老人人口龐大，高風險則因爲經濟勞動力萎縮及少子化。臺灣老人受少子化及人口老化影響下，過去透過個別家庭，以子女奉養供輸爲主的「私人移轉」，勢必愈難以承擔起老人經濟保障的責任，未來臺灣老人的經濟安全，委實堪虞。因此老人退休前，應及早規劃財務，以備退休時擁有充裕的資金，安享餘年（**表6-2**）。

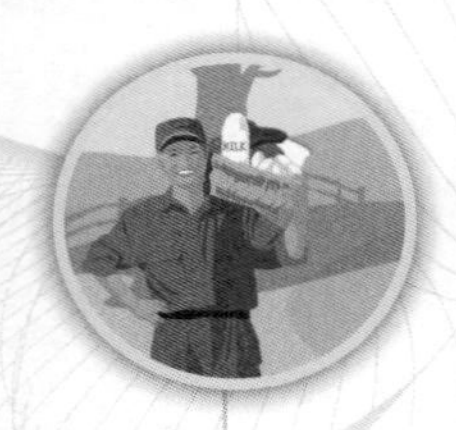
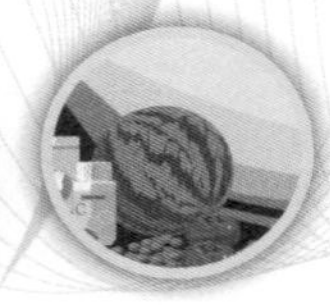

表6-2　臺灣地區老年人口數及老年依賴比

年別	65歲以上人口（千人）	占總人口%	老年人口扶養比（%）
1951	193	2.5	4.4
1971	454	3.0	5.2
1993	1,491	7.1	10.5
1995	1,626	7.6	11.1
2000	1,921	8.6	12.3
2011	2,395	10.0	14.3
2036	5,606	21.7	35.4

資料來源：行政院經建會（1996）。「中華民國臺灣地區民國84年至125年人口推計」。

二、老人虐待

老人受虐事件發生率逐年攀升。但在臺灣，往往因為法律界定困難、老人或家屬不願承認，及其他種種社會文化因素，造成問題被低估與忽略，需要有關單位運用知識與技巧協助老人，使其免於受到不應有的虐待與暴力，進而保障老人擁有安全、品質與快樂的老年生活。

三、老人跌倒

臺大公共衛生研究所發現，13.7%的老人自述過去一年曾跌倒，分析結果顯示，跌倒對身體功能有顯著的直接影響。跌倒影響身體功能，再經由身體功能影響憂鬱與自評健康。由此顯示，跌倒至少對健康生活品質當中的身體功能、憂鬱、自評健康有著直接與間接影響，因此應加強老人跌倒的防治工作。

跌倒經常造成老人身體狀況改變、慢性病發生及功能衰退。跌倒是我國老人事故傷害的第二大死因，也是導致老人身體功能與獨立活動能力喪失、心理傷害與社會功能損失等的主因之一，因而跌倒會產生巨大的社會成本。每年，年滿65歲以上的老人有三分之一以上會發生跌倒，跌倒除易發生骨折及意外傷害的危險外，也會造成老人功能障礙與行動不便，需要長期照護與看護。此外，更造成很多老人因為害怕跌倒，心生畏懼，減少了正常的活動。研究顯示約有25%至40%的老人，因為內心存有害怕跌倒的恐懼，影響其日常生活，使年齡所造成的功能性衰退更加明顯及快速，進而造成老人感到沮喪及社交隔離。若能讓老人在安全的環境下從事正常活動，免除老人發生跌倒的恐懼，不僅可維持其功能及活動，提高老人的生活品質，也可防止老化提早發生。

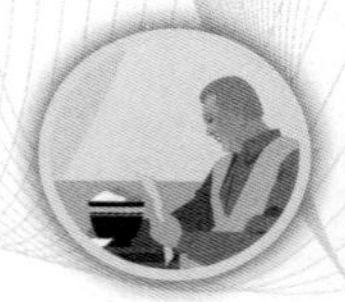
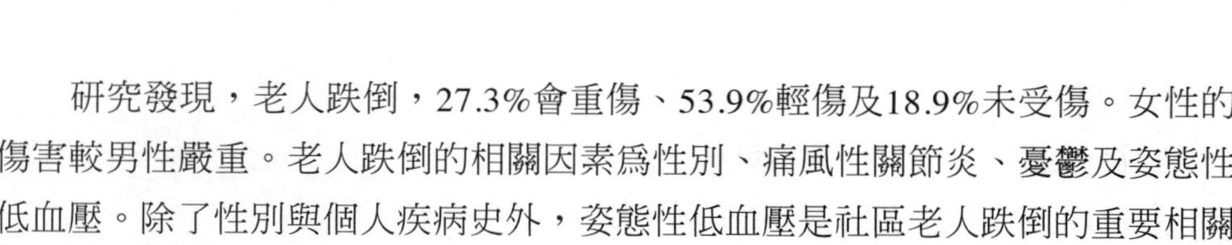

研究發現，老人跌倒，27.3%會重傷、53.9%輕傷及18.9%未受傷。女性的傷害較男性嚴重。老人跌倒的相關因素為性別、痛風性關節炎、憂鬱及姿態性低血壓。除了性別與個人疾病史外，姿態性低血壓是社區老人跌倒的重要相關因素。影響因素有：

(一)運動

運動能增進感覺功能，對老人平衡能力及穩定度有益，也是預防跌倒的方法之一，如太極拳的實驗結果顯示，定期操練太極拳者，其平衡能力明顯優於同年齡但無操練太極拳者。太極拳除可增進心肺功能外，對平衡能力亦有助益，在老人跌倒的預防工作上，值得推廣。

運動可以增進老人感覺方面之功能，對平衡能力及穩定度有益，太極拳乃中國人國粹，很適合老人；實驗結果顯示定期打太極拳者，其平衡能力明顯優於同年齡但不打太極拳者；練習太極拳的好處，除可增進心肺功能外，對平衡能力亦有益；所以太極拳是臺灣值得推廣的老年人保健運動。研究太極拳的結果是：實驗組的老人年齡較高，女性較少，且罹患輕微慢性病較多，在練太極拳後，於平衡能力（包含感覺整合及重心位移能力）、張眼、閉眼單腳站、功能性前伸及6公尺走路速度、柔軟度、上下肢肌力及踝關節活動度等，皆明顯優於控制組；同時其過去一年跌倒發生的人數，也顯著少於控制組，顯然練太極拳對老人確實有保健功效，很值得推廣。

老人常會跌倒，女性老人因跌倒而引發的傷害，比男性更嚴重，運動訓練，可顯著降低女性老人因跌倒造成傷害的人數；此外，運動可改善平衡能力及下肢肌力。一般性且以居家運動為主的運動計畫，似乎無法顯著降低跌倒及再次跌倒發生率，但是這種訓練，是可以有效的減少因為跌倒所造成的傷害；同時運動可有效增進老年女性平衡能力及下肢肌力，進而減少因跌倒所造成的傷害。

(二)環境

老人常出現的環境安全問題，前三名分別是：**房門入口有門檻**、**階梯高度大於15公分**，及**燈光太暗或刺眼**。研究發現，跌倒發生率為32%，平均年齡73.9歲，跌倒的地點以門或入口處發生跌倒比例最高，達45%。老人因為神經肌肉系統退化，容易發生意外性跌倒，導致老人害怕再跌倒，不敢單獨行動，逐漸變得封閉、依賴他人。因此設計老人安全住宅環境時要注意：

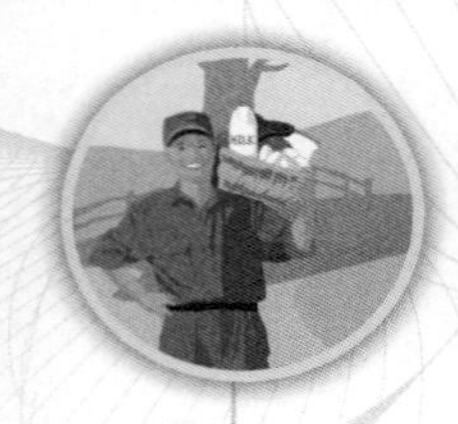
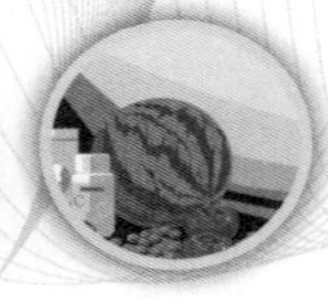

1.浴室：

(1)在浴缸及馬桶周圍安裝扶手。

(2)在浴缸內安裝防滑條或防滑板以避免滑倒。

(3)在浴缸外地面安裝防滑條墊，或使用小型地毯避免滑倒，並可協助弄乾腳。

(4)浴室燈光要充足，不要昏暗。

(5)換上簡易開關之水龍頭，並明顯標明冷熱水。

(6)浴缸如太低或不易進出，可在浴缸內裝上浴椅。

(7)在浴缸內或淋浴時不要使用家電器具。

(8)馬桶如太低或不易轉位，可以裝馬桶升高墊。

(9)裝置活動蓮蓬頭。

(10)移去浴室廁所門前之門檻，如一定要有門檻，則門檻以低於2公分爲宜。

2.廚房：

(1)不可用微波爐來烘乾任何非食物之物品，以免引起火災。

(2)瓦斯容器與爐具不要緊靠置放，最好用不燃材料，建造隔牆隔離。

(3)移去小地毯以免絆倒。

(4)容器內之瓦斯用完之後，仍應緊閉開關閥，不可隨意轉動或傾倒。

(5)瓦斯如因漏氣著火，應立即關閉瓦斯開關，一面通報消防局（119），一面用濕布覆蓋，將火熄滅，並打開門窗吹散室內聚積之氣體。

(6)流理臺桌面高度約75公分。

(7)在水槽、爐臺及切菜的流理臺下，不要裝櫃子，空出高約60至62公分、深約45公分的空間。

(8)廚房排列設計：U型—物品家具較集中放置易取得；L型—活動空間較大。

(9)在爐上安裝反射鏡，便於坐輪椅者，可以看到鍋中烹煮情況。

3.臥室：

(1)移去小塊地毯以免絆倒。

(2)安裝晚上照明燈。

(3)將床的一邊貼牆，增加床的穩定性。

(4)床邊加裝電話，預備手電筒放置床邊，預防緊急停電時使用。

(5)床椅以硬質的較好，高低也要恰好。

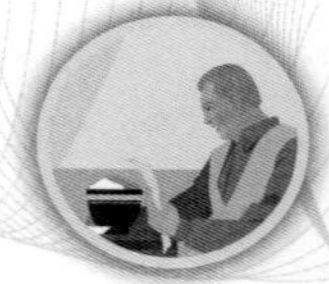
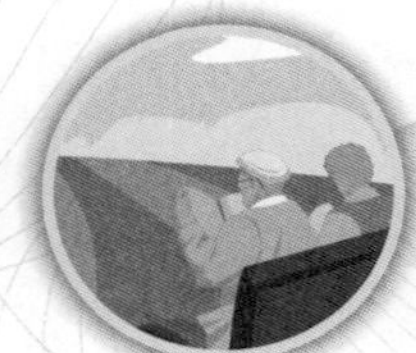

(6)若行動不便可將不必要的家具搬離臥室，以增加活動空間。

(7)床的周圍要有方便輪椅迴轉的空間，最好有150公分以上的寬度。

(8)床高最好與輪椅同高，約45公分，便於轉位。

(9)購置床邊馬桶，方便夜晚使用。

4.**客廳**：

(1)避免購置軟而低的沙發（沙發不宜軟、椅子不要轉）。

(2)任何電線或電話線，必須不經過交通要道，以免絆倒。

(3)牆壁四周可安裝扶手，離地約80公分，將家具儘量往牆壁靠，以增加活動空間。

(4)電話裝置在易於拿到的位置，或購置無線電話。

(5)移去小塊地毯以免絆倒。

(6)要選擇堅固、沒有尖銳的地方或玻璃的家具。

(7)如從沙發爬起有困難，可購買自動升高舒適沙發椅。

5.**其他**：

(1)避免多組家電器具同時插接同一插座或使用多孔插座。

(2)上下樓梯要抓好扶手，樓梯間勿堆積雜物。

(3)住宅四周巷道如被違章建築或攤販雜物所阻塞，應隨時向有關機關檢舉。

(4)冬天使用電熱器時，勿接近易燃物。

(5)緊急電話應抄於電話旁（110、119、醫院、子女及親戚）。

(6)整修門口及走道不穩的臺階或地面，以避免跌倒。

(7)移去不必要的家具，增加輪椅的活動空間。

(8)貯物櫃、架子及抽屜之設置，要考慮到在伸手可及的範圍，而以能分開個別使用之形式為理想。

(9)門寬約80公分以上，便於輪椅進出。

(10)至少要有一個或若干個座位、椅子及工作檯可以供自己使用，且工作檯桌面高度為70至80公分。

四、臺灣老人運動與健康

研究顯示，老人適度運動可減少肌肉組織的流失，以及慢性疾病的危機；而激烈運動可以增加活性氧的產量、擾亂細胞內部抗氧化物的穩定狀態、消耗

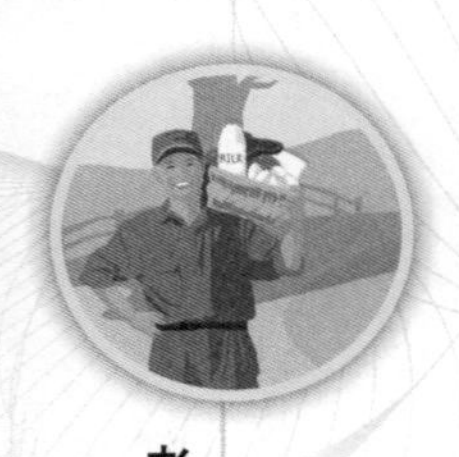
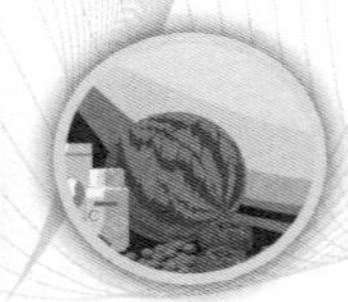

身體內部之抗氧化物；老人運動養生原則，要考慮到規律性、均衡性、安全性與有效性，有慢性疾病之社區老人運動策略，建議考量個人健康狀況，擬定特殊運動處方。

儘管研究顯示，運動對老人健康和疾病預防具有重要性，但是在臺灣仍有一半以上的老人是不運動的，就算參加運動，也有40%到60%的老人會在運動課程中途（約三至六個月時）退出。其實，老人運動行爲的增加可使老人維持身心社會功能，提升個人健康及生活品質。

研究高雄市三民區老人發現，當中有19.2%的老人從來都沒有運動過（每五人中就有一人），有15.9%的老人是以前有但現在沒有運動者（每六人中就有一人），有20.4%的老人是間斷運動，有1%的老人只有在星期假日才會運動，而散步爲他們的主要運動方式；綜上所述，臺灣的老人明顯地缺乏運動。

研究發現，中強度至重強度的走路訓練對老年人有降低血壓的效果。根據國內外的老年相關研究指出，休閒活動有益老年人身心健康，可延緩老化、增強心肺功能、促進機能運行、減少焦慮和降低壓力；然而，臺灣老年人參與休閒活動的頻率偏低，建議爲老年人設計休閒活動，包括運動活動、體適能活動、混齡活動、露營和戶外活動，透過這些休閒活動參與，增進運動技巧，維持身體適能，了解自我潛能，提升社交能力，並帶動各社區的老年休閒運動風氣。

老年休閒運動的推廣有利於老人改善疾病的癥狀，如骨質疏鬆病人可藉由走路或肌力訓練等方法，獲得改善；退化性關節炎病人的運動，可包含拉筋運動、肌力訓練及有氧運動；痛風病人，急性期不適合運動，慢性期可做肌力訓練，應避免關節受壓而引發疼痛；糖尿病患者建議由散步開始，再逐漸增加運動強度，如伸展操、慢跑及騎車等；高血壓病人的運動，如步行、慢跑及體操等，運動強度應維持脈搏不超過每分鐘一百二十次爲宜；無論是運動或飲食療法，最重要是持之以恆。

傳統觀念認爲，人愈老是愈不適合運動，但近年許多文獻對老年人運動都給予相當的肯定與支持。適度的運動可以促進血液循環、增進身體機能、預防疾病發生，使老年人能應付日常生活中的事務，而不覺得自己逐漸衰老，進而達到健康與快活的人生。

根據統計，65至80歲之間的健康老人，平均每年肌力下降1%至2%、爆發力下降3%至4%，肌力減弱的結果，對從事日常活動有很大的影響，而肌力減退最大的原因就是缺少活動。肌力的可塑性是終身存在的，只要有運動，即使因長久臥床而變得無力的肌肉，都可回復或改善。

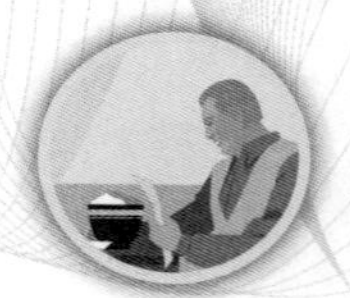
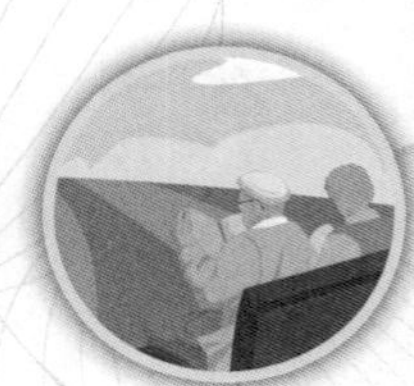

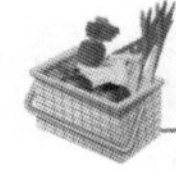

重點回顧

一、老人住院時之營養問題，以營養不良最爲嚴重：住院期間體重下降是很普遍的現象。住院病患發生營養不良者約20%至40%，尤其是腸胃外科及腫瘤科的病患更高達50%至60%。約40%的病患入院時即營養不良，而78%的病患於住院期間營養狀況會更加惡化，而且大部分病患並未受到適當的營養照顧，因爲疾病初期，經常需要等待檢驗報告，導致長時間的禁食，使老人營養狀況更加惡化。

二、蛋白質熱量的營養不良分爲消瘦和瓜西奧科兒症（也稱紅孩兒症）：瓜西奧科兒症是指熱量攝取足夠，但蛋白質攝食量不足，常見於外科病人；消瘦症是指熱量及蛋白質攝食量均不足，常見於內科。當老人的肌肉質量和脂肪儲存嚴重耗損，但仍保有正常的臟器蛋白質和器官功能時稱爲消瘦。消瘦病是因蛋白質和熱量兩者攝取不足而引起；瓜西奧科兒症的老人則是無法獲得足夠蛋白質，但熱量尚可，主要是因爲飲食中缺乏含有必需胺基酸的蛋白質而引起。

三、蛋白質熱量營養不良之後果：

1.對呼吸系統會造成不正常的肺功能、對氧不足的敏感度下降、對血碳酸過多的反應明顯的下降。

2.對心臟系統會造成心臟重量減少，再恢復餵食時，因爲基礎代謝率的上升造成鬱血性心衰竭。

3.對腸胃系統會造成腸胃道的肌肉和黏膜損失，而使腸道變薄、腸黏膜絨毛變短，使吸收面積和刷狀邊緣酵素活力下降、胃活動力下降，嚴重蛋白質熱量營養不良會減低胃內鹽酸的分泌，使吸收不良。

4.對肝臟則會造成早期的蛋白質熱量營養不良，延長藥物在血液中的清除速度，降低白蛋白的合成，晚期有可能發生肝衰竭。

5.對腎臟會造成尿液濃縮和利尿能力減低，排泄可滴定酸（titratable acid，可滴定酸與檸檬酸或蘋果酸均屬有機酸）能力減低（腎功能）。

6.對免疫系統方面，在細胞免疫性方面會造成總淋巴球數降低、延遲皮膚的過敏性反應。體液免疫性方面，則是組織的完整性、傷口的癒合、創傷時纖維質母細胞的反應、膿瘍結疤、結締組織的形成及人體對入侵的

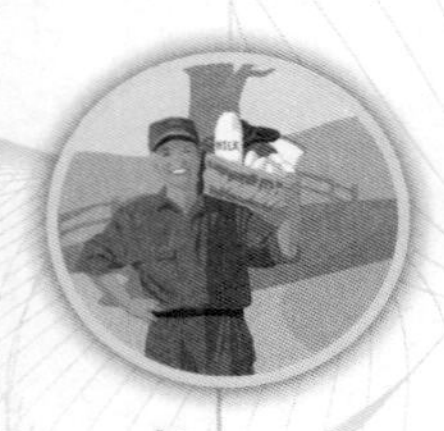
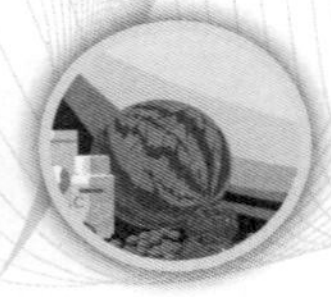

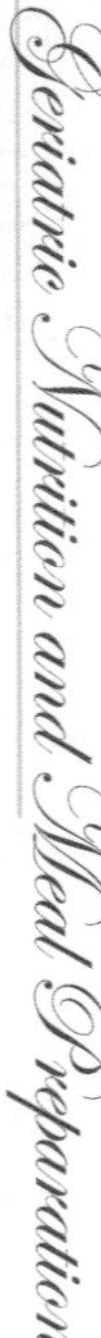

微生物抵抗力，都會不正常；而導致老人免疫功能的傷害。

四、老人營養需求：老人因為基礎代謝率（BMR）與活動力均隨年齡增加而降低，即熱量之相對需求量下降，但是蛋白質、維生素與礦物質需求量，不但沒有減少，反而增加，不過老人卻因生理問題導致攝取量減少，因此需要改用營養密度高的食物：

1.蛋白質：正常老人（無疾病者）蛋白質應占總熱量的15%至20%（成人衛生署的建議量是10%至14%），而每公斤體重約需蛋白質0.6至1.5克。需要量並非隨著年齡而下降。由於近期大型研究結果均認為低蛋白質無論對正常人、腎臟病或糖尿病老人均有利，因此建議每日每公斤體重的蛋白質需要量為0.6至1克（必要時可減低至0.4克）。

2.醣類：醣類應占總熱量約58%至68%，以多醣類為主，減少精製醣類（單醣或雙醣）的攝取，每日必須攝取50克以上的醣類，當醣類太少（每天少於100克）容易造成酮酸中毒。

3.脂質攝取量應占總熱量的20%至30%，其中每日膽固醇攝取量應減至300毫克以下，若血中低密度膽固醇值升高時，則最好每天少於200毫克。

4.纖維素：建議量為每天20至35克。老人因為便祕與腹瀉問題，因此必須攝取適量的纖維素與水分。

5.水分：以每天每公斤體重30至35毫升計算，建議最低供應量不要低於1,000毫升。

五、臺灣老人每日飲食建議：

1.五穀根莖類：分量四至五碗。

2.奶類：分量一至二杯。

3.肉魚豆蛋：四份。

4.蔬菜類：三碟。每碟：蔬菜3兩（100公克）。

5.水果類：兩個。中型橘子一個（100公克）；或番石榴一個。

6.油脂類：少於1.5湯匙。

六、成藥與醫師處方藥：

1.成藥：指明顯標示其效能、用量、用法、作用緩和、無蓄積性、能耐久貯存，而且不須經醫師指示即可以販賣供治療疾病的藥物製劑。

2.醫師處方藥：須經醫師診斷，查出病因才開處方使用的藥稱之。

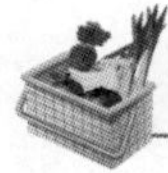

問題與討論

一、老人發生營養不良會有什麼後果？

二、老人用藥，可能發生哪些副作用？

三、請列舉三種藥物與營養素之交互作用。

四、老人發生跌倒會有什麼影響？

五、如何預防老人在浴室跌倒？

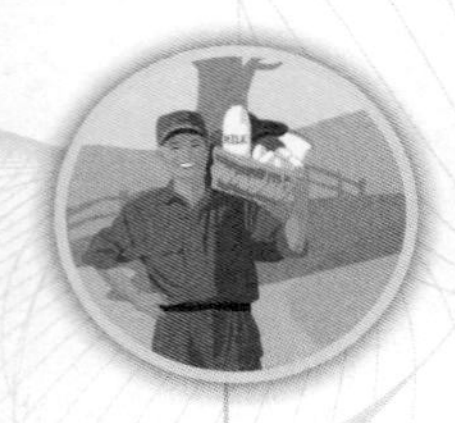
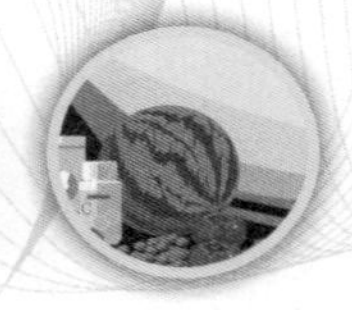

參考書目

一、中文部分

于漱、余幸宜、李蘭（2002）。〈老人受虐與暴力問題——法律政策面與實務面之探討〉，《護理雜誌》，第49卷，第6期，頁26-33。臺北：臺灣護理學會。

古允文（2001）。《建構社會安全體系照顧弱勢團體》。國家政策研究基金會主辦，突破當前經濟困境研討會論文。

古允文、楊瑩、詹宜璋（1997）。《臺灣地區老人經濟狀況及年金保險需求之研究》。臺北：內政部委託研究計畫結案報告。

古允文、詹宜璋（1998）。〈臺灣地區老人經濟安全與年金政策：社會排除觀點初探〉，《人文及社會科學集刊》，第10卷，第2期，頁191-225。臺北：中央研究院中山人文社會科學研究中心。

吳文傑（2002）。〈澳洲退休金制度之改革：對臺灣國民年金制度之啓示〉，《澳洲研究》，第3期，頁185-209。臺北：政治大學外交研究所。

林美娜、邱啓潤（1995）。〈居家中風老人之家庭照護品質〉，《護理雜誌》，第3卷，第2期，頁138-148。臺北：臺灣護理學會。

林茂榮、王夷暐（2004）。〈社區老人跌倒的危險因子與預防〉，《臺灣公共衛生雜誌》，第23卷，第4期，頁259-271。臺北：臺灣公共衛生學會。

林慧芬（2001）。〈老人福利津貼政策評議〉，《國家政策論壇季刊》。臺北：國家政策研究基金會，第1卷，第2期，頁222-223。

洪如慧、李佩樺、張育菘、張偉洲（2005）。〈住院病患跌倒事件探討分析〉，《福爾摩莎醫務管理雜誌》，第1卷，第1期，頁87-96。高雄：福爾摩莎醫務管理學會。

孫健忠（2000）。〈臺灣社會津貼實施經驗的初步分析〉，《社會政策與社會工作學刊》，第4卷，第2期，頁5-41。南投：中華民國社會政策學會。

張鳳琴、蔡益堅、吳聖良（2003）。〈臺灣地區非致命事故傷害狀況〉，《臺灣公共衛生雜誌》，第22卷，第6期，頁492-500。臺北：臺灣公共衛生學會。

陳寬政（1995）。〈臺灣地區的人口變遷與社會安全〉，《社區發展季刊》，第70期，頁98-115。臺北：內政部社區發展雜誌社。

程金瀛、劉淑娟（2004）。〈預防老人用藥錯誤——護理的角色與功能〉，《長期照護雜誌》，第8卷，第4期，頁408-414。臺北：中華民國長期照護專業協會。

黃子庭（2005）。〈長期照護老年住民常見的安全問題：虐待、跌倒及及營養不良〉，《長期照護雜誌》，第9卷，第3期，頁205-212。臺北：中華民國長期照護專業協會。

詹火生（2002）。《意識型態社會政策：以國民年金政策爲例》。東吳大學文學院主辦，第十七屆系際學術研討「臺灣公共政策的挑戰與因應研討會」發表論文。

詹宜璋（1997）。〈由風險觀點探討老年經濟安全與保障〉，《社會政策與社會工作學

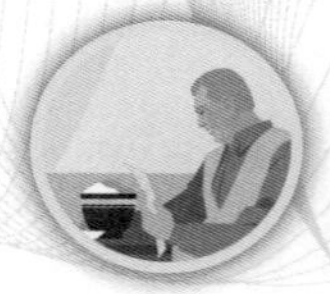
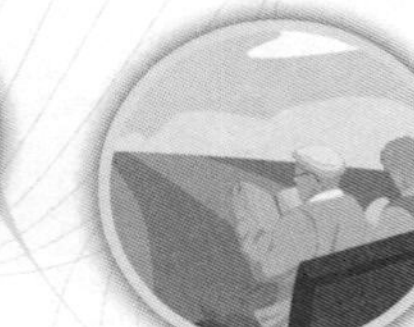

刊》，第1卷，第2期，頁3-38。南投：中華民國社會政策學會。

趙明玲、方郁文、高淑芬（2005）。〈社區老人跌倒之預防及護理措施〉，《領導護理》，第6卷，第1期，頁31-35。桃園：聯新文教基金會。

劉淑娟（1999）。〈罹患慢性病老人服藥遵從行爲及其相關因素之探討〉，《護理雜誌》，第7卷，第6期，頁581-593。臺北：臺灣護理學會。

薛承泰（2003）。〈臺灣地區人口特質與趨勢：對社會福利政策的幾個啓示〉，《國家政策季刊》，第2卷，第4期，頁1-22。臺北：行政院研究發展考核委員會。

薛承泰、古允文、孫建忠（2002）。〈建華廈於流沙之上——老人福利津貼的幻影與現實〉，《國家政策論壇季刊》，第2卷，第1期，頁210-215。臺北：國家政策研究基金會。

薛承泰、曾敏傑（2002）。〈中高齡退休生涯規劃與影響因素之研究〉，《勞資關係論叢》，第11期，頁33-67。嘉義：中正大學勞工研究所。

蘭寶珍、楊美賞、陳彰惠（2005）。〈提升長期照護機構的給藥安全〉，《長期照護雜誌》，第9卷，第2期，頁193-203。臺北：中華民國長期照護專業協會。

二、外文部分

Andersen HK, Lewis SJ, Thomas S: Early enteral nutrition within 24h of colorectal surgery versus later commencement of feeding for postoperative complications. *Cochrane Database of Systematic Reviews 2006*, Issue 4. Art. No.: CD004080. DOI: 10.1002/14651858.CD004080.pub2.

Avenell A, Handoll HHG: Nutritional supplementation for hip fracture aftercare in older people. *Cochrane Database of Systematic Reviews 2006*, Issue 4. Art. No.: CD001880. DOI: 10.1002/14651858.CD001880.pub4.

Baldwin C, Parsons T, Logan S: Dietary advice for illness-related malnutrition in adults. *Cochrane Database of Systematic Reviews 2007*, Issue 1. Art. No.: CD002008. DOI: 10.1002/14651858.CD002008.pub2.

Brady M, Kinn S, Stuart P: Preoperative fasting for adults to prevent perioperative complications. *Cochrane Database of Systematic Reviews 2003*, Issue 4. Art. No.: CD004423. DOI: 10.1002/14651858.CD004423.

Cameron I, Murray GR, Gillespie LD, Cumming RG, Robertson MC, Hill K, Kerse N: Interventions for preventing falls in older people in residential care facilities and hospitals. (Protocol) *Cochrane Database of Systematic Reviews 2005*, Issue 3. Art. No.: CD005465. DOI: 10.1002/14651858.CD005465.

Charoenkwan K, Phillipson G, Vutyavanich T: Early versus delayed (traditional) oral fluids and food for reducing complications after major abdominal gynaecologic surgery. *Cochrane Database of Systematic Reviews 2007*, Issue 4. Art. No.: CD004508. DOI: 10.1002/14651858.CD004508.pub3.

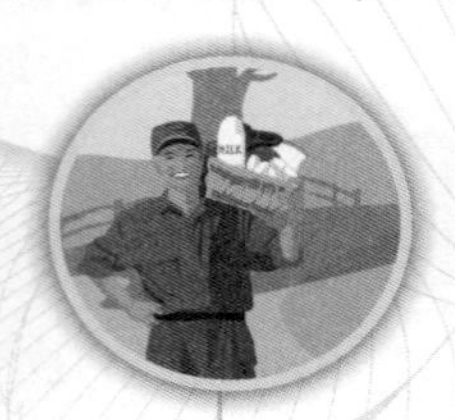
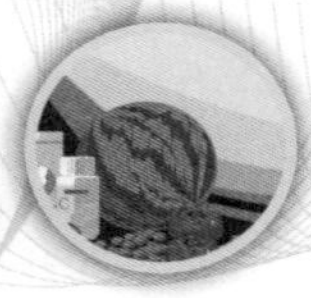
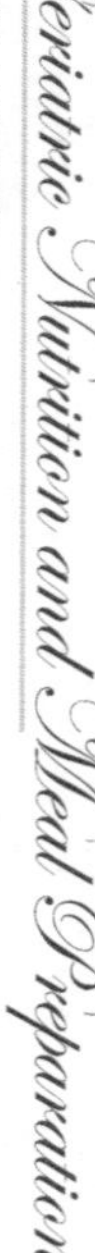

de Morton NA, Keating JL, Jeffs K: Exercise for acutely hospitalised older medical patients. *Cochrane Database of Systematic Reviews 2007*, Issue 1. Art. No.: CD005955. DOI: 10.1002/14651858.CD005955.pub2.

Howe TE, Rochester L, Jackson A, Banks PMH, Blair VA: Exercise for improving balance in older people. *Cochrane Database of Systematic Reviews 2007*, Issue 4. Art. No.: CD004963. DOI: 10.1002/14651858.CD004963.pub2.

Latham N, Anderson C, Bennett D, Stretton C: Progressive resistance strength training for physical disability in older people. *Cochrane Database of Systematic Reviews 2003*, Issue 2. Art. No.: CD002759. DOI: 10.1002/14651858.CD002759.

Lyons RA, John A, Brophy S, Jones SJ, Johansen A, Kemp A, Lannon S, Patterson J, Rolfe B, Sander LV, Weightman A: Modification of the home environment for the reduction of injuries. *Cochrane Database of Systematic Reviews 2006*, Issue 4. Art. No.: CD003600. DOI: 10.1002/14651858.CD003600.pub2.

Manning PJ, Mann J, Kalter-Leibovici O, Williams S, Darling V: Pharmacologic lipid-modifying interventions for preventing cardiovascular complications in people with diabetes mellitus. (Protocol) *Cochrane Database of Systematic Reviews 2000*, Issue 3. Art. No.: CD003207. DOI: 10.1002/14651858.CD003207.

Martin M, Clare L, Altgassen M, Cameron M: Cognition-based interventions for older people and people with mild cognitive impairment. (Protocol) *Cochrane Database of Systematic Reviews 2006*, Issue 4. Art. No.: CD006220. DOI: 10.1002/14651858.CD006220.

Meher S, Duley L: Exercise or other physical activity for preventing pre-eclampsia and its complications. *Cochrane Database of Systematic Reviews 2006*, Issue 2. Art. No.: CD005942. DOI: 10.1002/14651858.CD005942.

Milne AC, Potter J, Avenell A: Protein and energy supplementation in elderly people at risk from malnutrition. *Cochrane Database of Systematic Reviews 2005*, Issue 1. Art. No.: CD003288. DOI: 10.1002/14651858.CD003288.pub2.

Mottram P, Pitkala K, Lees C. Institutional versus at-home long term care for functionally dependent older people. *Cochrane Database of Systematic Reviews 2007*, Issue 4. Art. No.: CD003542. DOI: 10.1002/14651858.CD003542.pub2.

Mottram P, Wilson K, Strobl J: Antidepressants for depressed elderly. *Cochrane Database of Systematic Reviews 2006*, Issue 1. Art. No.: CD003491. DOI: 10.1002/14651858.CD003491.pub2.

Parker MJ, Gillespie WJ, Gillespie LD: Hip protectors for preventing hip fractures in older people. *Cochrane Database of Systematic Reviews 2005*, Issue 3. Art. No.: CD001255. DOI: 10.1002/14651858.CD001255.pub3.

Smeeth L, Iliffe S: Community screening for visual impairment in the elderly. *Cochrane Database of Systematic Reviews 2006*, Issue 3. Art. No.: CD001054. DOI: 10.1002/14651858.CD001054.pub2.

Wilkinson P, Izmeth Z: Continuation and maintenance treatments for depressive disorder in older adults. (Protocol) *Cochrane Database of Systematic Reviews 2007*, Issue 3. Art. No.: CD006727. DOI: 10.1002/14651858.CD006727.

Wilson KCM, Mottram PG: Long-term treatments for older depressed people. (Protocol) *Cochrane Database of Systematic Reviews 2006*, Issue 1. Art. No.: CD004051. DOI: 10.1002/14651858.CD004051.pub2.

第七章　老人營養評估

學習目標

- 了解老人營養狀況
- 認識營養篩選工具
- 了解各種營養評估方式
- 能夠評估出老人是否營養不良

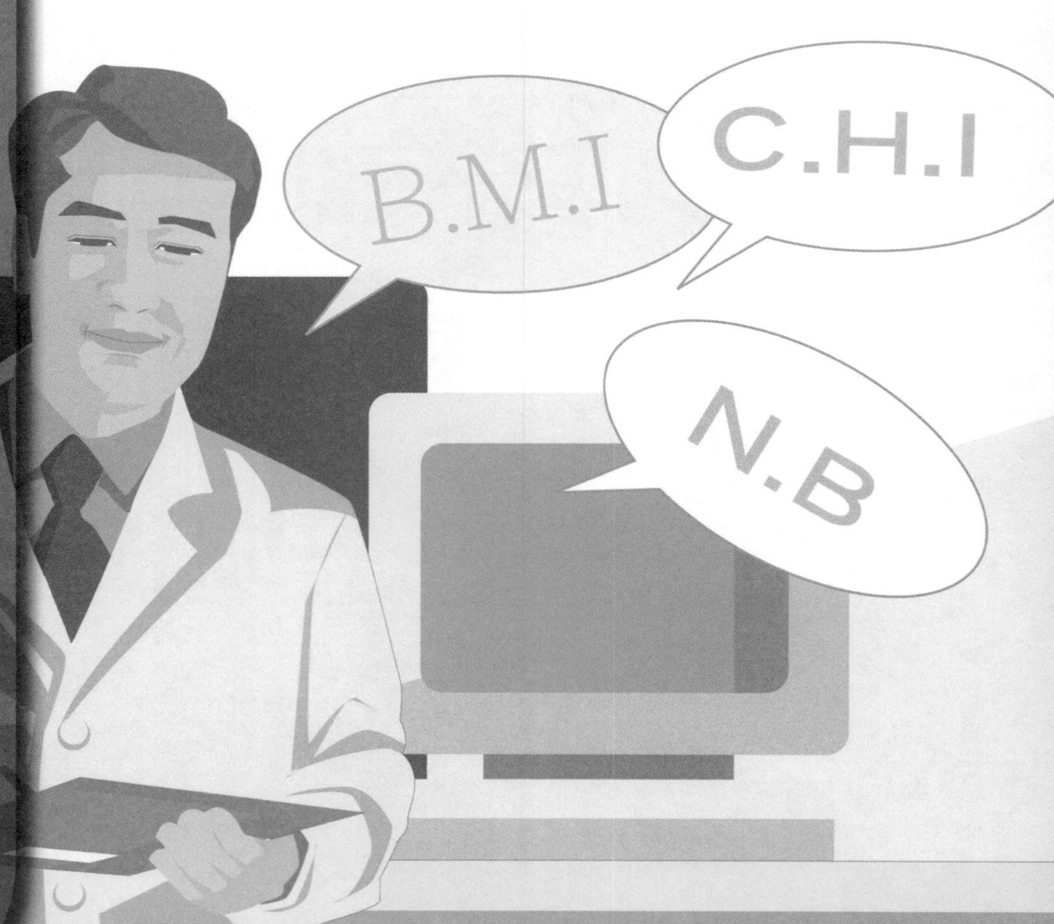

關於老人營養評估

營養篩選是營養支持的第一步，目的在了解老人目前的營養狀況，希望能早期發現老人營養不良的問題，或辨識出營養不良的危險性，以利早期營養支持之介入。**老人營養評估**與其日後之存活率及罹病率間，有著很大的相關性，因此高危險群的老人，必須經常進行評估，並依據評估結果，做適當之處理。

根據目前國內外的研究報告，評估老人是否生活健康，包括老人的日常生活功能、自我照顧能力、個人心智、營養及憂鬱程度等項目，而老人營養在其中占有很重要的比重。

首先，老人因爲老化，常合併有身體、心理及社會面等複雜化健康問題，加上疾病也多半隱晦而不易探求與診斷。再者，老人的健康問題，不僅在於疾病的診斷與治療，老人健康功能狀態的變化，也會深深影響其生活功能，臺灣爲此已發展出**老人周全性評估**等營養評估工具。廣泛地應用在**急性病房**、**長期照護**、**社區照護**及**居家訪視**等不同的場合，同時也可以利用此套工具，作爲研究的素材與政策的制定依據。

最後，老人如果出現體重下降及營養狀態改變時，代表老人健康狀況有變化，便必須透過營養評估，才能確實了解與掌握老人目前的進食與營養情形，然後於評估後再進行設計營養支持計畫的介入，讓老人的身體獲得必要的營養補充，才能預防進一步的體重下降，減少相關營養不良的合併症，以確保老人之健康。

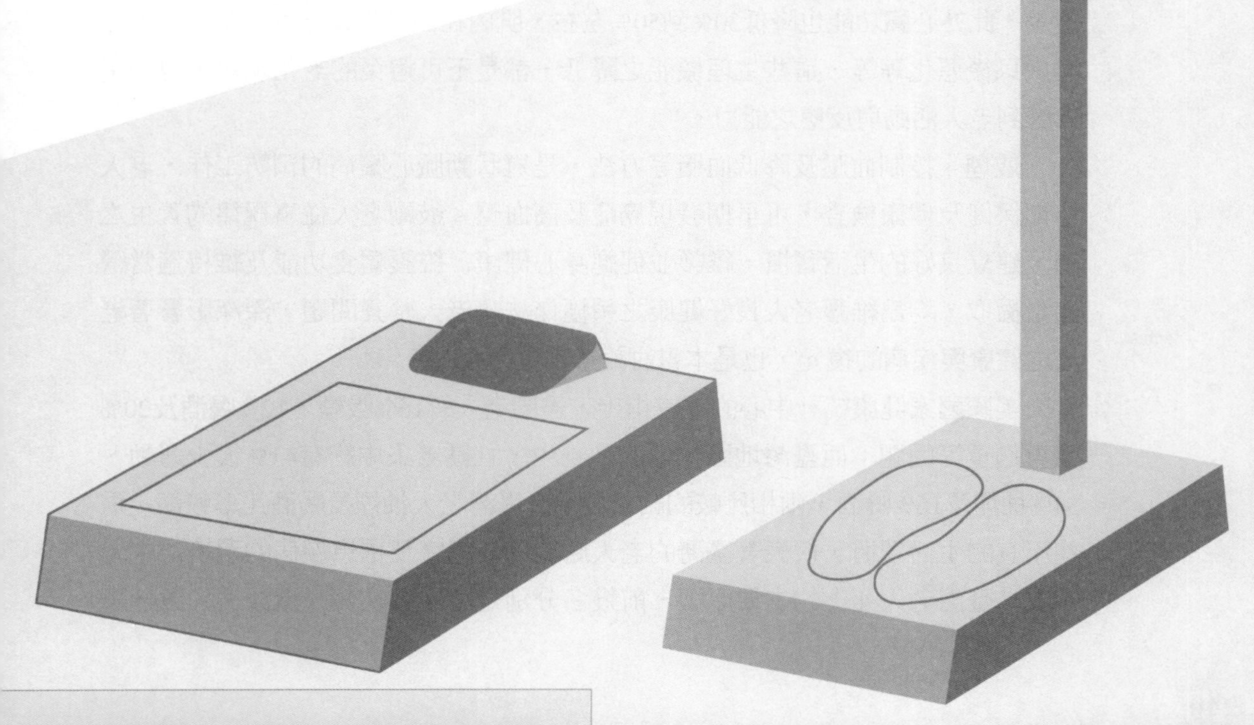

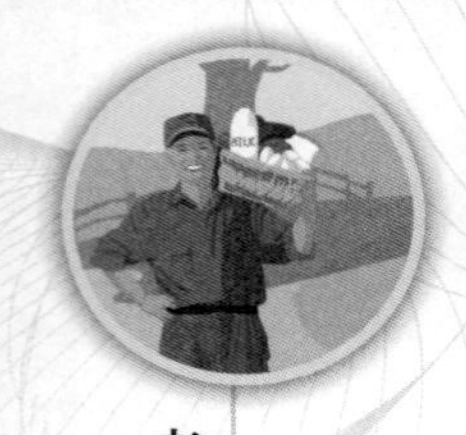
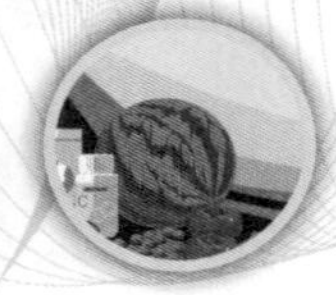

前　言

臺灣老人數目預估於2031年將占20%，即每五個人中，就有一位老人。因此未來老人的健康問題，將成為醫藥及保險的重心。自1980年公布實施老人福利法之後，政府即逐年增編預算，加強實施；內政部的老人福利專列項目，由1984年的一千五百萬元，增加至1995年度的二十五億五百萬元，如果再加上社會救助，老人預算合計約達二百七十億元。可見人口高齡化，已在短短的時間內，衝擊臺灣的社會與預算。而如何維持老人健康，應加強社會福利措施，減低老人的心理及經濟負擔，教育老人營養觀念，維持良好的營養狀況等，才能確保老人健康及減少龐大的老人醫療費用之支出。

老人身體及生理功能的自然衰退，因人而異，與遺傳或環境可能有直接相關，但因為身體老化的進行是不可避免的自然法則，因而老人的許多功能，會隨著時間逐漸減弱或消失，例如新生兒具有一百四十億個神經元，然後每年約消失四千萬個，當到達75歲時，已經減少約22%（三十億個），因此神經反應，老人相對會變得遲緩；其次，嘴巴中的舌頭味蕾，約減少64%，肺活量減少44%，腦部血液流量降低20%，神經衝動傳遞速率也減低10%，腎臟的代謝功能，在老年期則降低約一半，肝臟也一樣，因此老人對於酒精及藥物的代謝率變差，此外心臟功能也降低30%到50%左右，肌肉在25歲以後逐漸鬆弛，視力在40歲以後惡化等等，這些生理機能之降低，都是不可避免的老化現象，也嚴重影響到老人活動與反應之能力。

戒煙、控制血壓及降低血脂等方法，是冠狀動脈心臟病的預防工作，老人定期保健及健康檢查，可早期發現癌症及高血壓。鼓勵老人從事規律的養生之道，建立良好的生活習慣，維護並促進身心健康，維護嚼食功能及維持適當營養之攝取，均為維護老人良好健康之積極作法。老人營養問題，深深影響著老人之健康與疾病的復元，也是本書討論重點之所在。

美國國家健康統計中心的調查指出，美國老人有16%吸煙、12%喝酒及20%體重過重等問題；而臺灣地區類似的調查中，社區老人中約有41%很少運動、34%抽煙及16%喝酒，兩相比較的結果發現，臺灣老人抽煙及喝酒比率較高，這些不良的生活習慣，代表著臺灣的老人處於易受傷害及罹患疾病的環境之中；其次，臺灣老人死亡的主要原因，前幾名分別是腦血管疾病、糖尿病、意外事

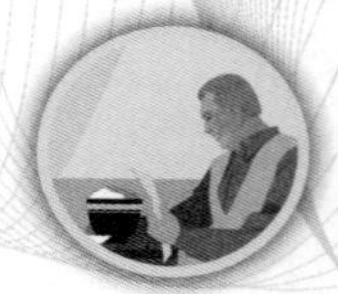
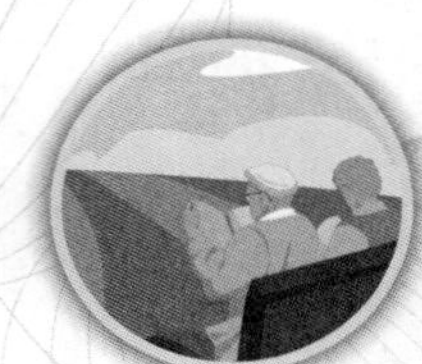

故及其不良影響，結果顯示與美國相似，如冠狀動脈心臟病、腦血管疾病、阻塞性肺病、肺癌、大腸直腸癌、意外及跌倒等；另有報告指出，6%的保險給付是因爲抽煙、高血壓及高膽固醇等危險因子；另一項報告則顯示，常規性的提供預防照護，可使醫療成本降低；顯然，老人執行預防醫學，是有成本效益的，而透過營養評估，可了解老人營養狀況，並早期發現老人營養不良之問題，或辨識出營養不良的危險性，以利早期營養支持之介入。

根據國內外的研究發現，老人（65歲）平均約可再活十六年半，但在日常生活行爲上，其中已有三分之一的時間需要他人的幫助（約占33.3%），而在老老人更高達60%的比率，比老人增加1倍之多。

一般造成老人發生殘障的最普遍原因，是導因於跌倒、慢性疾病不完全康復、食物攝取不足、鈣質流失及水分缺乏等因素所造成。而鈣質攝取不足，容易發生骨質疏鬆症及骨折，若老人久病臥床，其褥瘡之癒合，亦因此而受到影響，故營養狀況爲老人健康之重要指標，直接影響老人之體適能與疾病預後。研究發現，營養狀況良好者，沒有發生殘障的比例較高；反之，營養不良的老人，會發生殘障度較重的比例，相對上亦將較高；故注意老人營養的改善狀況，將有助其日常生活功能的增進，和減少殘疾的發生。

綜上所述，老人出現體重下降及營養狀態改變時，便必須透過營養評估，確實了解老人目前的進食與營養情形，然後藉由評估後設計之營養支持計畫的介入，讓老人身體獲得必要的營養補充，才能預防進一步的體重下降，減少相關營養不良的合併症。

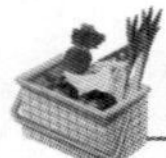

第一節　老人營養照護

一、營養篩選

老人進行**營養篩選**（nutrition screen）的目的，在於了解老人實際營養狀況，希望早期篩選出老人營養不良問題，或辨識出潛在營養不良的危險性，以利早期營養支持之介入；也就是以快速且有效的方式，確認已經發生營養問題的老人。

營養篩選可以找出營養不良的高危險群老人，提早給予適當的營養支持。對於營養不良的高危險群老人，進行營養介入，已證實對於老人之預後，有正

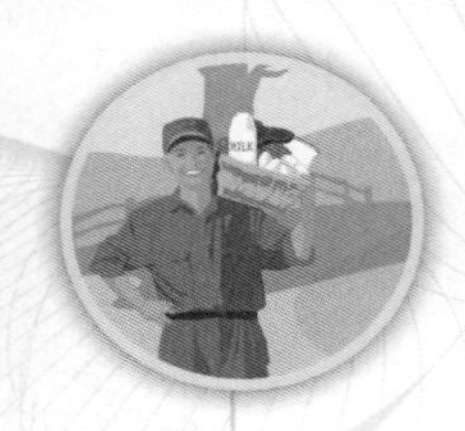
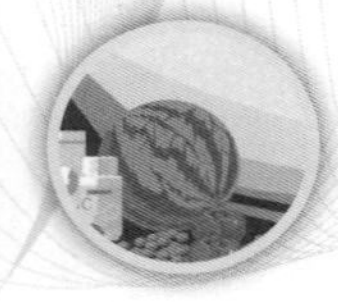

面的影響與好處；在國外，有些研究建議在門診就可以爲老人進行全面性的營養評估，當一發現老人有體弱等問題時，應立即辦理入院接受治療，這種方式屬於比較主動積極之作法，較現行一般等到老人發生急性疾病，再進行營養評估的方式，更具有預防性之效果。因此，爲了解老人的營養狀況，醫院、老人養護與安養機構，須制定照顧老人營養之政策及流程（參見**圖7-1**），透過營養篩選，定期檢查老人營養狀況，且在不同的過程中，適時提供改善老人營養狀況之建議與對策。

二、老人營養篩選作業流程

營養篩選的內容，包括了解老人營養狀況、找出營養不良老人、營養狀況是否持續惡化及疾病與營養不良之關聯等。

(一)目前的營養狀況

老人的營養狀況，可以由**身體質量指數**（Body Mass Index, BMI）的範圍，進行初步的評估。身體質量指數的正常範圍爲18.5至24；大於30者爲肥胖，大於24者爲過重，小於19則爲營養不良。

(二)營養不良的判別

老人體重發生下列狀況時，即爲營養不良的高危險群：

1.六個月內體重減輕10%。
2.三個月內體重減輕7.5%。
3.一個月內體重減輕5%。
4.二至三週內體減輕3%。
5.一週內體重減輕2%。
6.目前的理想體重與標準體重差距20%以上者。

另外，罹患厭食症、營養不良（如短腸症、潰瘍性大腸炎）、多重創傷（如多重骨折、靠近頭部受傷）、腸胃道手術、惡病質（如癌症、短期虛弱、肌肉耗損）、昏迷、糖尿病、肝癌疾病末期、腎臟疾病末期及傷口無法癒合者等，亦屬於高危險群；還有，需要調整飲食、需要管灌或靜脈支持者；營養或食物攝取不足（即少於正常一半的飲食量）大於五天；腹瀉情況兩天大於500西

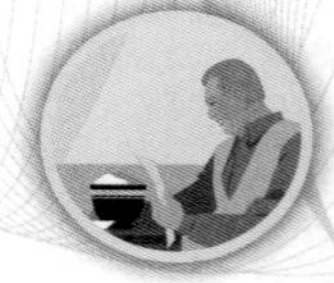
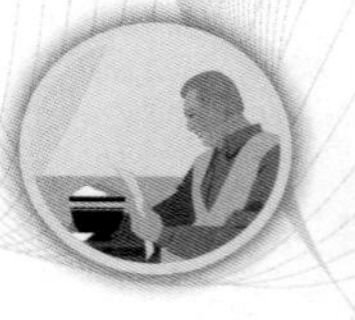
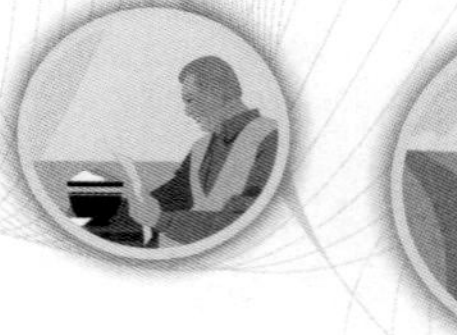

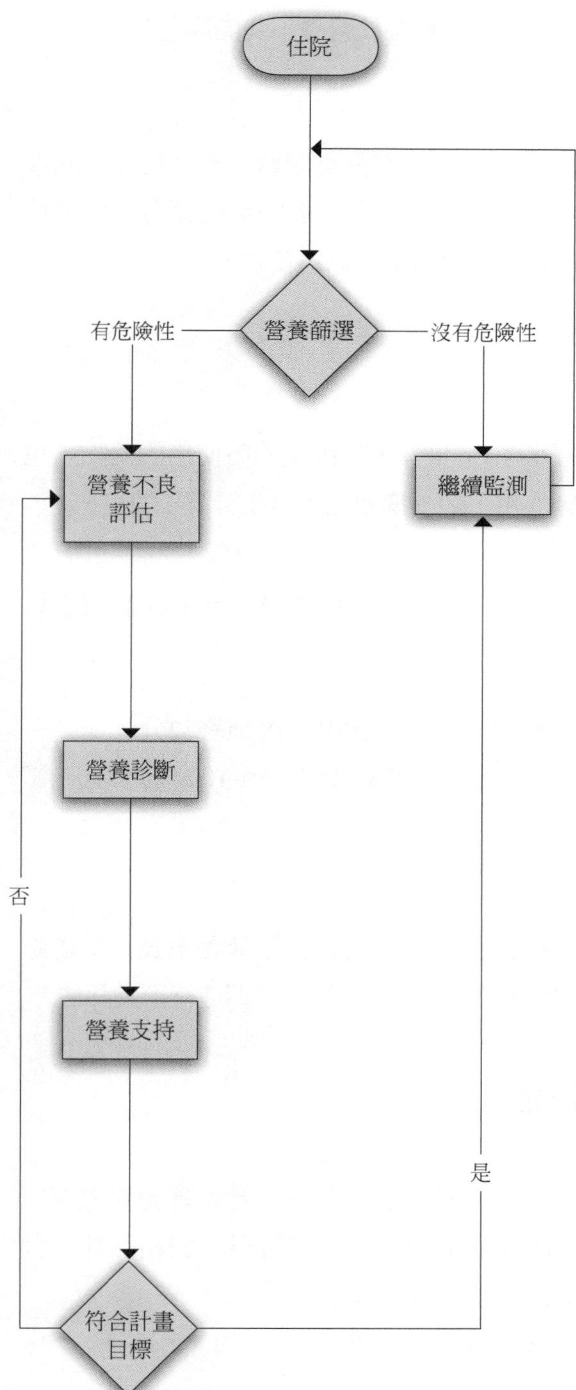

流程說明：

1.營養篩選：住院兩天內宜完成營養篩選，機構宜一個月內完成。

2.營養不良評估：經篩選後發現老人有營養不良之危險時，應進行營養評估。營養不良之認定方式爲：

(1)六個月內體重減輕10%。

(2)三個月內體重減輕7.5%。

(3)一個月內體重減輕5%。

(4)二至三個月內體重減輕3%。

(5)一週內體重減輕2%。

(6)目前理想體重與標準體重差距20%以上。

(7)厭食症、營養不良（短腸症、潰瘍性大腸炎）、多重創傷（多重骨折、靠近頭部受傷）、腸胃道手術、惡病質（癌症、短期虛弱、肌肉耗損）、昏迷、糖尿病、肝癌疾病末期、腎臟疾病末期及傷口無法癒合。

(8)需要調整飲食、需要管灌或靜脈支持者。

(9)營養或食物攝取不足（少於正常一半飲食量）大於五天。腹瀉兩天大於500西西。嘔吐超過五天。

3.營養診斷：依據評估資料（營養評估方式爲ABCDEF等），診斷老人已經發生之營養問題，或潛在之營養不良問題。

4.營養支持：採取適當的營養支持方式（腸道營養或非腸道營養），以改善老人營養狀況。

5.符合計畫目標時繼續監測，否則需要重新營養評估。

圖7-1　老人營養照護流程

資料來源：李義川（2009）依據作業文字資料繪製成圖。

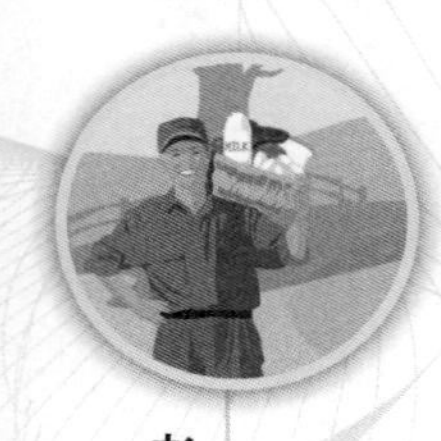
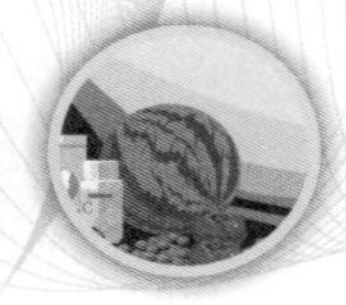

西者，以及嘔吐情形超過五天者；以上這些，均屬於營養不良的高危險群。

(三)營養狀況是否持續惡化

老人的營養狀況是否持續惡化，可以藉由觀察飲食紀錄，來了解老人的進食情況，若進食量少於身體所需，則體重就可能下降，營養狀況便有可能會持續惡化；而產生惡化時，便需要採取積極的營養支持以爲預防。

(四)疾病與營養不良之關聯

■疾病與營養狀況

疾病會降低食慾增加身體組織的耗損；另外，治療疾病所使用的藥物，也可能產生食慾不振、噁心或嘔吐等副作用，而易導致老人發生營養不良。

■MUST篩選

MUST篩選係一種執行速度較快、且可信度高的篩選方式，篩選內容包括：

1. BMI＞20時爲0分；BMI＝18.5至20時爲1分；BMI＜18.5時爲2分。
2. 三至六個月內：體重減輕＜5%時爲0分；體重減輕＝5至10%時爲1分；體重減輕≧10%時爲2分。
3. 重症患者且禁食（未進食）超過五天時2分。

將以上三項加以加總，當老人總分爲0分時，代表屬於營養不良之低危險群，1分爲中危險群，而2分以上時，則屬於高危險群；建議立即進行營養評估。

第二節　老人營養評估

營養評估係透過各機構自訂之標準作業程序，來判定老人營養問題與原因。老人的營養評估與其日後之存活率及罹病率間，有著很大的相關性；因此，營養不良的高危險群老人，必須經常進行營養評估。

老人常用的營養評估方式，可用ABCDEF來代表：

1. A爲**體位測量**（Anthropometric Measurement）。
2. B爲**生化檢驗**（Biochemical Study）。

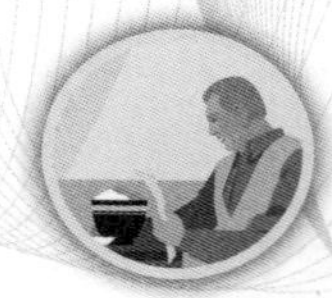
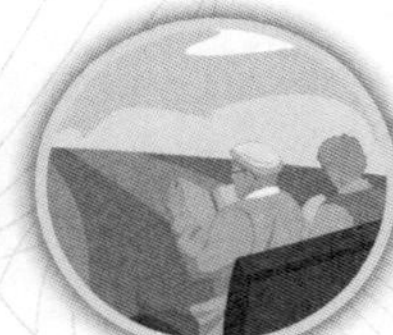

3.C爲**臨床檢測**（Clinical Examination）。

4.D爲**膳食評估**（Dietary Evaluation）。

5.E爲**心理或情緒評估**（Emotional Status）。

6.F則指**功能狀況評估**（Functional Assessment）。

由於截至目前爲止，並沒有單一的營養評估指標，可以反應出老人在不同時期的各種營養狀況，因此究竟要選擇那一種營養評估指標，仍須依據個別之老人狀況而定。亦即老人之營養狀況評估，應該以各種可信且互補的方式進行，而非僅採單一方式；因爲實務上還沒有一種單一的測量方式，可以完整評估出老人之營養狀態，而需要透過老人熱量和蛋白質攝取量、臟器蛋白質、肌肉質量、其他身體組成質量，及身體功能狀況等各種測量方式，才可確切了解老人現行的營養狀況。

飲食攝取量、體位測量與血液生化值，爲臨床上最常採用的營養評估方式。由於資源有限，醫院與各機構並無法執行各種營養評估，所以一般是各自挑選其中適合自己環境的項目執行，例如醫院之抽血等生化檢驗資料充足，但卻沒有時間執行飲食紀錄；又如長期照護機構比較缺乏抽血等生化檢驗資料，而改採用飲食紀錄方式進行營養評估；因此，擔任老人之營養照護者，必須熟知各種營養評估方法，日後再依據自己可以掌握的資源，選擇合適之項目使用。

根據美國的研究顯示，48%的住院患者，會有蛋白質熱量缺乏症。而住院患者的營養狀況，與合併症發生率及死亡率息息相關。臺灣馬偕紀念醫院的院內統計發現，當住院患者之**白蛋白値**（serum albumin）小於2.5克／公合，**總淋巴球數**（total lymphocyte count）小於1,000者的死亡率，爲88.8%，這代表白蛋白値及總淋巴球數値，低於標準値時，其復元機會變小，僅只11.2%。因此如果能針對住院老人，加強注重其營養狀況，將可以幫助老人得到恢復健康的良好機會。

老人營養不良之判定，必須使用多種指標，研究顯示老人發生營養不良時，會增加感染機率及罹患心肺疾病、

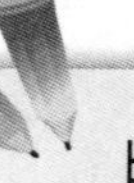

白蛋白值

白蛋白的正常值約在3.5-5.2克／公合間，當其值為2.8-3.5克／公合時（實際數值會依據各醫院之檢驗儀器不同而有稍許差異，因此一般各醫院會在檢驗結果上標示其標準值），代表處於輕度營養耗損，通常會增加住院老人的死亡率；當其值為2.1-2.7克／公合時為中度耗損；當其值＜2.1克／公合時為重度耗損。

總淋巴球數

總淋巴球數之正常值為≧1,500個／mm³。當其值在1,200-＜1,500個／mm³時，屬於輕度耗損；當其值在800-＜1,200個／mm³時為中度耗損；當其值＜800個／mm³時為重度耗損。

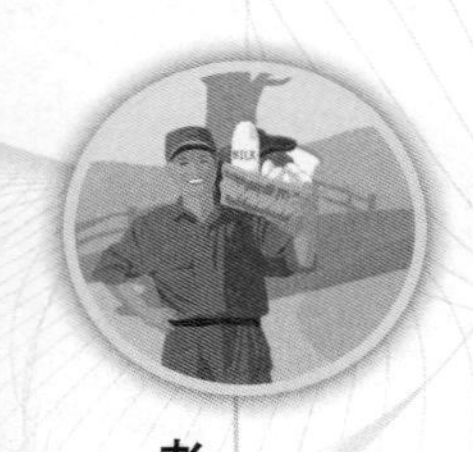
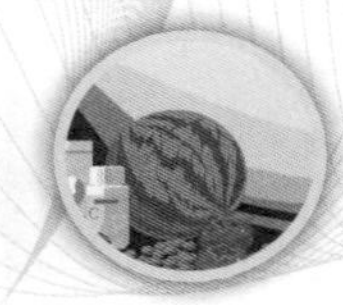

靜脈栓塞、壓瘡及多重器官衰竭等危險，另外也容易導致手術失敗，且與罹病率及死亡率均有密切關聯。

在美國，社區營養不良老人比率約爲1%至15%，而機構（如安養院等）或住院老人，則高達25%至85%；臺大醫院的營養研究報告指出，住院患者中，檢驗出有營養不良者約30%左右，另外經體位測量方式，判定爲營養不良者有35%至68%，也就是說，僅靠測量身高、體重及外觀等體位測量方式，平均約兩個住院患者中有一個可能營養不良，如果此時再加上因爲老化造成各層面的身體功能退化，而直接或間接的限制老人進食的質與量，將使老人營養不良狀況更爲惡化。因此，臨床上對於老人的營養評估，應盡早定期執行，能越早篩選出營養不良的老人，越能提高警覺，進而及早介入，改善老人營養狀況，增加其存活率、降低罹病率，提升及改善老人整體照護品質，及減少浪費社會醫療資源。

一、體位測量

體位測量是一種利用測量老人身高及體重等，所使用的老人營養評估方法之一；即使用簡單的儀器測出老人體位，並與相關統計族群對照，以了解老人體位之數值高低。體位測量最主要的目的，是要了解老人目前的體重及體脂肪，是否維持在適當的範圍內。

(一)身高

■身高與營養不良之評估

身高與營養不良之評估：一般採用百分位；**百分位**是一個數字，代表100個老人中老人的排名。例如老人體重爲3百分位，代表在100個老人中，老人的體重排名，爲倒數第3（其他97個老人都比他重）；當百分位介於25至75間，表示老人的體重爲理想正常狀態。許多人以平均數觀念進行判斷，以爲低於第50百分位，就是營養不良，這是絕對錯誤的。正常人的體重在97%以上或3%以下，才必須注意有肥胖（指97百分位）和營養不良（3百分位）的問題；但是，一般當老人低於10百分位（即10%），就要注意是否有營養不良之問題。另有認爲：老人小於3百分位數，已經屬於中重度消瘦，超過第85百分位則爲肥胖，超過第95百分位則屬高度肥胖。但是使用時，老人營養評估方面，另外有一點需要注意的是，如果老人本來體重就維持在第75百分位，卻突然下降到第25百分

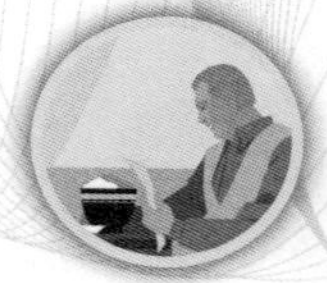
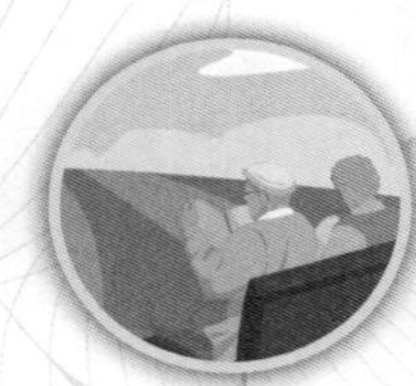

位，雖然仍在安全範圍，但是這種改變也是重大警訊，必須立即檢討老人是否生病，或須查明是否有其他可能原因，導致體重突然下降。

1.**男性老人**：3百分位爲154.5公分、5百分位爲155.4公分、10百分位爲156.7公分、25百分位爲159.6公分、50百分位爲163.4公分、75百分位爲167.7公分、90百分位爲170.4公分、95百分位爲172.4公分、97百分位爲175.2公分。

2.**女性老人**：3百分位爲136.6公分、5百分位爲139.1公分、10百分位爲141.8公分、25百分位爲146.3公分、50百分位爲151.4公分、75百分位爲155.3公分、90百分位爲158.2公分、95百分位爲160.7公分、97百分位爲162.2公分。

(二)體重

老人體重分爲平常體重及計算出之理想體重，在評估與計算時經常因爲環境與工具之不同，而採用不同的體重，茲列舉說明如後。

■平常體重百分比

首先，可先測量出老人的**平常體重百分比**，並加以記錄下來。其公式及所得結果範圍如下：

平常體重百分比＝〔目前體重（公斤）÷過去平常體重（公斤）〕×**100%**

1.當平常體重百分比所得結果≧90%時，屬於正常範圍。
2.當平常體重百分比所得結果介於85%至89%時，屬於輕度營養不良。
3.當平常體重百分比所得結果介於75%至84%時，屬於中度營養不良。
4.當平常體重百分比所得結果＜75%時，屬於重度營養不良。

■理想體重

理想體重意指希望老人保持的最佳體重；其計算公式如下：

理想體重＝**22**×身高^2（公尺）

此公式爲最標準的成人體重計算法，不分性別及年齡，其體重範圍標準如下：

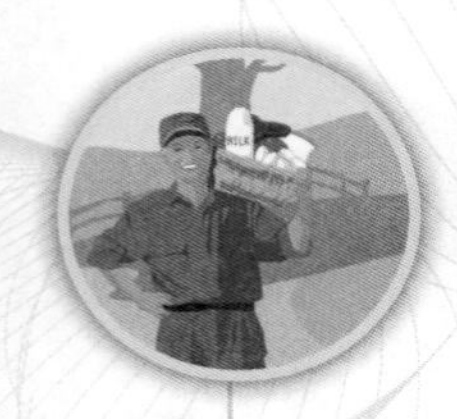
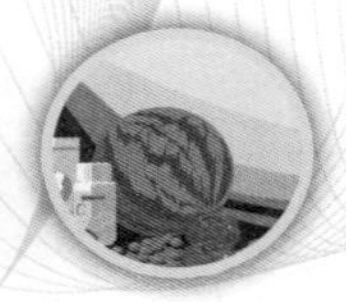

1.**理想體重範圍**：介於90%至110%之間。假設老人的標準體重爲50公斤時，即50±5公斤（45至55公斤之間），均屬於理想體重範圍。

2.**過重**：大於110%但小於120%。假設標準體重爲50公斤時，即50＋5公斤（55至60公斤之間）。

3.**肥胖**：大於120%；大於120%即50＋10公斤（60公斤以上）。

4.**過輕**：小於90%但大於80%。假設標準體重爲50公斤時，即50－5公斤（約40至45公斤之間）。

5.**營養不足（消瘦）**：小於80%。假設標準體重爲50公斤時，即50－10公斤（40公斤以下）。

■理想體重百分比

理想體重百分比的計算方式如下：

$$\text{理想體重百分比}=〔\text{目前體重}\div(22\times\text{身高}^2)〕\times 100\%$$
$$=\frac{\text{目前體重}}{22\times\text{身高}^2}\times 100\%$$

理想體重百分比所得標準範圍如下：

1.當理想體重百分比所得結果爲90至＜110%時，爲理想體重範圍。

2.當理想體重百分比所得結果介於80%至89%時，屬於輕度營養不良。

3.當理想體重百分比所得結果介於70%至79%時，屬於中度營養不良。

4.當理想體重百分比所得結果＜70%時，屬於重度營養不良。

5.當理想體重百分比所得結果介於110%至119%時，爲過重。

6.當理想體重百分比所得結果介於120%至149%時，屬於肥胖。

7.當理想體重百分比所得結果＞150%時，爲病態性肥胖。

■體重變化

體重變化的公式如下：

$$\text{體重變化}=〔(\text{過去體重}-\text{目前體重})\div\text{過去體重（公斤）}〕\times 100\%$$

如果老人的體重在一週內減少約大於2%、或二至三週內減少約大於3%、或一個月內減少約大於5%、或三個月減少約大於7.5%、或六個月減少約大於

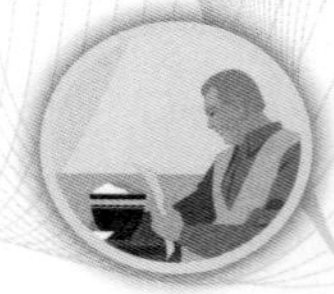
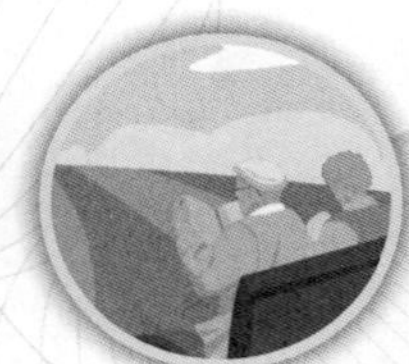

10%時，就可以判定老人發生嚴重體重減輕，此時應該採取積極性處理措施，以爲改善。

老人明顯體重減輕的營養不良警訊，可自如下的**體重減輕現象**進行判斷：

1.一週內體重減輕1%至2%。
2.一個月內減輕5%。
3.三個月內減輕7.5%。
4.六個月內減輕10%。
5.目前的理想體重與標準體重差距在20%以上者。
6.營養或食物攝取不足（少於正常飲食量的一半）或禁食大於五天者。

如有以上現象時，可執行增重計畫，執行後須評估是否符合以下速度：(1)每天增加0.1至0.2公斤；(2)每週增加0.5至1公斤。此外，若增重過多，則須留意有無水分積留之問題。

(三)身體質量指數

身體質量指數（BMI）公式爲：

$$\text{BMI}=\text{體重（公斤）}\div\text{身高}^2\text{（公尺）}$$

BMI因爲對於老人之身高與體重兩個因素都有考量到，因此比單一僅參考體重之方式，更能反應老人實際之營養狀況：

1.正常人的BMI爲18.5至24。
2.老人的BMI＜19時，爲過輕。在理論上，BMI應該小於18.5才算體重過輕，但是老人爲了提早避免營養損耗，因而建議當小於19時，就應列爲體重過輕者。
3. BMI爲24至27時，爲過重。
4. BMI爲27至30時，爲輕度肥胖。
5. BMI爲30至35時，爲中度肥胖。
6. BMI爲≧35時，爲重度肥胖。

値得注意的是，各國之BMI標準範圍值均不同，但一般臺灣老人的BMI≦19時，即爲營養不良的警訊。也就是說，當身體質量指數（BMI）小於

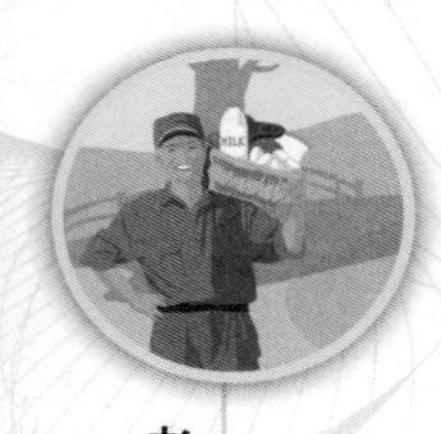
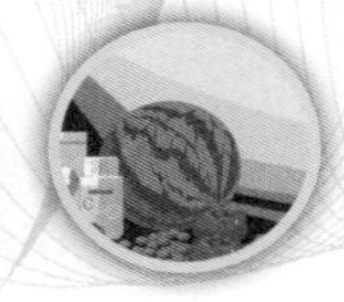

19時就應該小心，衛生署的減肥口號是挑戰1824，代表標準體重之範圍是18至24，而老人一旦低於19時，就必須特別注意。

二、生化檢驗

生化檢驗係透過抽血、驗尿、驗糞便及其他檢查人體檢體等方式來檢驗老人代謝狀況，可分爲血液常規檢查、血清膽固醇檢查、尿液常規檢查及糞便檢查等。

(一)血液蛋白質與營養評估

血液蛋白質與營養評估有白蛋白、前白蛋白、運鐵蛋白、甲狀腺素前白蛋白、視網醇結合蛋白、C反應蛋白、纖維結合蛋白及胰島素生長因子等。

■白蛋白

白蛋白可預測住院老人及一般人的死亡率，統計發現每下降約0.25克／公合時，死亡的可能性約增加24%至56%；因此，白蛋白與老人健康息息相關。**白蛋白**（albumin）正常應於3.5至5.0克／公合，而當其在2.8至3.5克／公合時，屬於輕度耗損，通常代表會增加住院老人的死亡率，2.1至2.7克／公合爲中度耗損、小於2.1克／公合時爲重度耗損；許多醫院當白蛋白小於3克／公合時，即要求採取積極營養介入措施。

■運鐵蛋白

運鐵蛋白（transferrin）係在肝臟合成，由身體鐵的貯存量來調節，主要的作用是結合並運送三價鐵至細胞膜。運鐵蛋白儲存在身體的數量比白蛋白少，且半生期只有白蛋白的一半（八至十天），因此可以比白蛋白提早發現老人營養不良，只是費用較高：

運鐵蛋白的特性有：

1.運鐵蛋白值≧200毫克／公合時，表示營養狀況良好；150至200毫克／公合時爲輕度耗損、100至150毫克／公合爲中度耗損、＜100毫克／公合時爲重度耗損。運鐵蛋白會隨年齡下降，100歲時達到最低。

2.運鐵蛋白常被醫院及護理之家（nursing-home）使用來作爲罹病率和死亡率的指標。

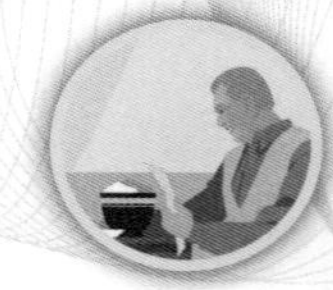
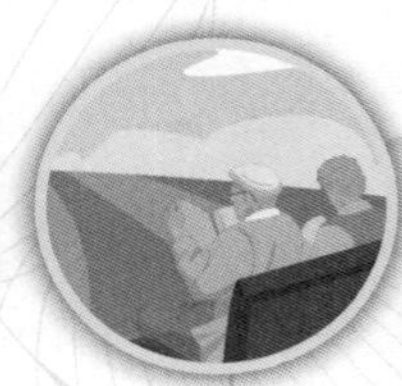

■**甲狀腺素前白蛋白**

甲狀腺素前白蛋白（TBPA，即運轉甲狀腺素血漿蛋白質）是運送甲狀腺素的蛋白質。TBPA的特性有：

1.TBPA的正常值≧15毫克／公合，當其為10至<14毫克／公合時，屬於輕度耗損；5至<9毫克／公合為中度耗損；<5毫克／公合時為重度耗損。

2.當蛋白質耗損時，前白蛋白值會比白蛋白及運鐵蛋白下降得更早，而在執行營養支持與補充後，會比白蛋白及運鐵蛋白更快恢復正常值。

3.研究發現護理之家的老人，如果出現嚴重的低前白蛋白血症，代表其住院天數將延長；而接受中央靜脈營養支持的癌症老人，如果前白蛋白值迅速上升，則代表老人大都可以存活；然而如果是迅速下降者，則將相反。

4.因為前白蛋白的獨特性及貯存量少，所以不管對於年輕人或老人，前白蛋白都是較好及較正確的營養狀況指標。

■**視網醇結合蛋白**

視網醇結合蛋白（Retinol-Binding Protein, RBP）主要的生理角色，是將視網醇分子從肝臟中運送出來，並且保護其免受氧化傷害。其特性有：

1.RBP的正常範圍為2.1至6.4毫克／公合。

2.RBP與前白蛋白相同，視網醇結合蛋白在肝病、發炎及壓力下，其值會下降；而腎衰竭則會導致血清視網醇結合蛋白值上升（導因於腎臟中代謝減少之故），但因視網醇結合蛋白主要由腎臟代謝，所以相對的它會比前白蛋白上升得更多。

■**C反應蛋白**

C反應蛋白（C-Reactive Protein, CRP）的正常值為0.8毫克／公合，半生期約十九小時。在所有急性狀態的反應物中，C反應蛋白是最快升高的；急性發炎期時，CRP的值可大於500毫克／公合，即短期上升約600倍。

■**纖維結合蛋白**

纖維結合蛋白（fibronectin）是一種醣蛋白物質，由內皮細胞、纖維母細胞、巨噬細胞及肝臟所合成。纖維結合蛋白在傷口癒合、調理作用及吞噬作用

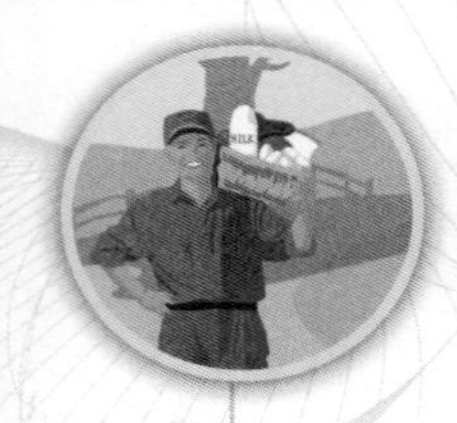
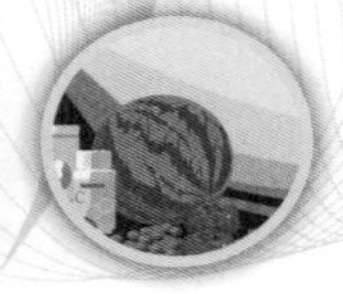

上扮演了重要角色。其特性有：

1.纖維結合蛋白的半生期短（約四小時），由肝臟合成，可作為營養不良的急性指標。

2.許多研究顯示，纖維結合蛋白濃度會在飢餓兩天後下降，然後在餵食五天後顯著回升，不過此時的白蛋白及運鐵蛋白值並未有明顯的增加。

■胰島素生長因子

胰島素生長因子（Insulin Growth Factor-I, IGF-I）的特性有：

1.IGF-I在與蛋白質結合的形式下，其半生期只有二至四小時，因此IGF-I可用來當作營養不良的正確指標。

2.針對40至67歲的健康受試者的研究顯示，人體內的IGF-I平均值為148.6奈克（ng，10^{-9}公克）／毫升（54至328.5）。有報告指出，由於生長激素的釋放，老人的IGF-I值會隨著年齡增加而減少，如IGF-I的血漿濃度在40至90歲之間，會下降35%至60%。

3.研究發現，住院老人與護理之家的老人，其IGF-I均偏低。在年輕一點的患者身上比較其IGF-I、白蛋白、運鐵蛋白及總淋巴球數時發現，當患者回復健康時，唯一上升的營養參數是IGF-I，代表其使用於老人之敏感度，優於白蛋白、運鐵蛋白及總淋巴球數。

(二)身體蛋白質與營養評估

身體蛋白質與營養評估方式有：尿液肌酸酐、肌酸酐／身高指數與氮平衡等。

■尿液肌酸酐

經計算出的二十四小時**尿液肌酸酐**（urine creatinine）量，為一常用於評估肌肉質量的指標：

1.尿液肌酸酐男性的正常值為0.8至1.4毫克／公合；女性為0.6至1.2毫克／公合。高於正常值代表可能罹患腎臟病，低於正常值則可能為蛋白質熱量營養不良（BUN/Cr＞15：1）。

2.由於肌酸酐不易受到腎臟以外的臟器影響，因此是腎臟功能的重要指

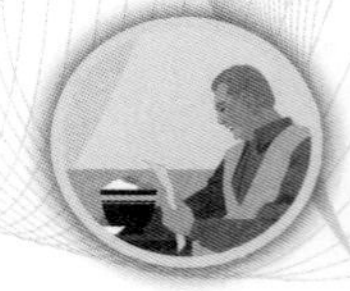
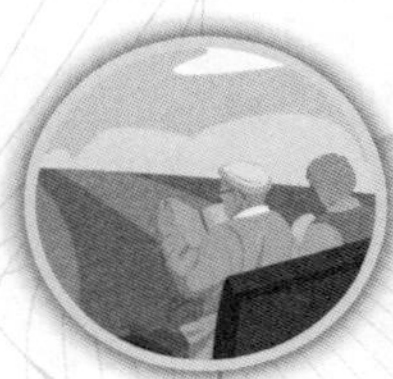

標。

■**肌酸酐／身高指數**

肌肉中之蛋白質，使用作爲能源後，產生的肌酸分解代謝產物，稱爲肌酸酐。當老人血清肌酐值過低，代表蛋白質熱量營養不良及骨骼肌消耗。肌酸酐指數過低，血清肌酸酐濃度過低，顯示**飲食蛋白質攝取**（Dietary Protein Intake, DPI）偏低及（或）骨骼肌質量減少，並可能提高致死率。

肌酸酐／身高指數（Creatinine-to-Height Index, CHI）的百分比計算方式爲：

$$\textbf{CHI}（\%）=（\frac{\text{受測者24小時尿液中肌酸酐毫克含量}}{\text{同性別、同身高24小時尿液中肌酸酐毫克含量}}）\times \textbf{100}$$

其特性有：

1.當CHI值下降，反映老人肌肉質量減少；正常值爲90%以上、輕度損耗爲81%至90%、中度損耗爲71%至80%、嚴重損耗爲小於70%。
2.研究發現，肌酸酐身高指數比**重量身高指數**（Weight-for-Height Index, WHI）更能正確地辨識營養不良，特別是肥胖或水腫患者。
3.老人腎功能正常及攝取水分正常時，其肌酸酐的產量與肌肉質量成正比，且以固定速度產生。

■**氮平衡**

氮平衡（Nitrogen Balance, NB）爲測量老人的蛋白質分解量和攝取量；營養不良時呈現負數。其公式如下：

氮平衡＝（氮攝取－氮排泄）
＝（飲食總蛋白質量÷**6.25**）－（尿液尿素氮）－**4**

(三)血清膽固醇檢查

■**血清膽固醇**

血清膽固醇（serum cholesterol）的正常值爲150至200毫克／公合。總膽固醇的檢查爲診斷動脈硬化和惡化不可或缺的檢查，因爲血清膽固醇濃度過低或減少，與死亡危險性升高有關。低膽固醇血症與慢性蛋白質熱量缺乏，及

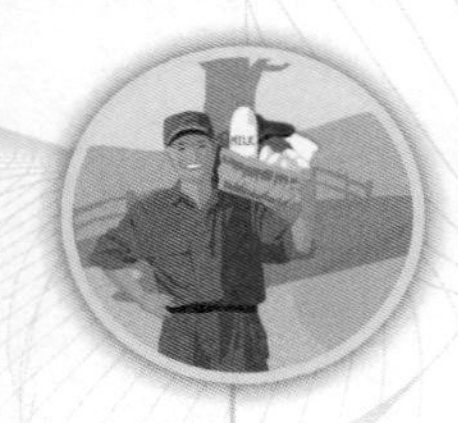
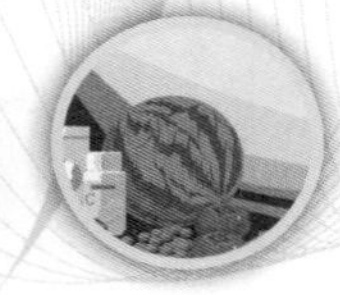

（或）合併疾病（如炎症）有關。老人有低於正常（少於約150至180毫克／公合）或血清膽固醇下降者，應考慮為營養不良。

血清膽固醇的特性有：

1.健康人的總膽固醇值會隨著年齡增加而升高，通常在60至90歲達到最高，之後就逐年下降，且男性上升的速度比女性快，下降的速度則相反。

2.血清膽固醇檢驗數值過高時，代表易引起動脈硬化、糖尿病和腎病症候群；數值偏低時，則易有肝臟疾病、腦血栓、肺結核或甲狀腺機能亢進症。

3.對身處長期照護機構的老人來說，當其膽固醇小於160毫克／公合時，代表有營養不良的狀況，而死亡率也會相對增加。

■貧血

貧血原因很多，首先是紅血球細胞生成減少，原因是原料缺乏，如：

1.**鐵的缺乏**：如**缺鐵性貧血**，原因包括飲食攝取之鐵質不足、鐵質吸收不良，如胃炎、消化性潰瘍或慢性出血等。

2.**葉酸或維生素B_{12}的缺乏**：當葉酸或維生素B_{12}缺乏時就會引起**巨母球性貧血**，原因包括吸收不良、感染、飲食攝取不足、營養不良者（如酗酒）、需求量增加（如孕婦）。

3.**骨髓造血功能障礙**：指因造血不正常所導致之貧血，如：(1)骨髓再生不良：骨髓造血幹細胞受到破壞，以致產生血液細胞不足；(2)骨髓被異常的細胞侵占：如白血病轉移癌；(3)骨髓纖維化等。

4.**紅血球遭受過多破壞**：此即**溶血性貧血**，有先天也有後天，先天為遺傳性質。

5.**失血**：可分為急性和慢性失血性貧血。**急性失血性貧血**指的是短時間內失去大量血容量，如肝硬化導致食道靜脈曲張，當血管破了時吐血，病人易出現失血性休克；**慢性失血性貧血**如女性月經量過多、鉤蟲病或腫瘤等。

6.其他：如因藥物影響吸收等。

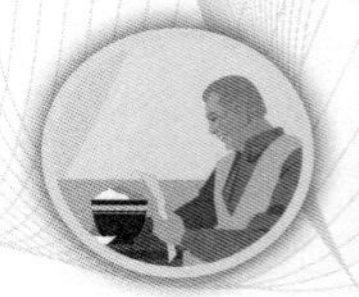
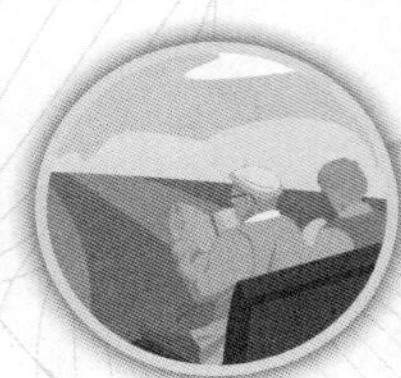

三、臨床檢測

所謂的**臨床檢測**，指利用外觀檢查老人之五官、皮膚、外形、指甲與頭髮等項目，找尋老人異於正常的現象，以進而發掘出老人可能之營養素缺乏或不均勻問題。由老人之外觀檢查，可了解老人可能缺乏之營養素，例如老人嘴角旁出現口角炎時，即代表可能缺乏維生素B_2；骨頭疼痛時，可能缺乏維生素D或鈣；水腫或腹水時，則代表蛋白質與熱量缺乏。以下茲針對各項外觀檢查項目進行敘述。

(一)頭髮

頭髮的黑色素（melanin）係由酪胺酸及苯丙胺酸變成的；正常現象為具自然光澤、顏色均勻、不易脫落；異常現象為乾燥、粗糙、無光澤、細、稀疏、髮色改變、易脫落、不易拔掉、不易斷、毛囊突起、頭皮屑多、禿頭。異常時代表可能缺乏蛋白質或熱量。如蛋白質缺乏時，會使頭髮失去光澤而且變色（如黑色變成棕色）。

(二)臉部

■膚色

臉的膚色其正常現象為膚色一致、顏面紅潤無腫脹、無粉刺或色素沉積；異常現象為膚色不均、顏面蒼白、脫皮、腫脹（水腫）、臉頰及眼下膚色變深。異常時代表可能缺乏鐵質、維生素B_6、維生素B_{12}、葉酸、核黃素或菸鹼酸。維生素B_2缺乏時，在鼻翼兩側極易發現脂溢性皮膚炎。

■眼睛

眼睛的正常現象為明亮、清晰、有神、無感染、無充血現象；異常現象為蒼白、怕光、發癢、眼白有血絲、眼角乾燥脫皮、乾眼症、角膜軟化、畢托氏斑點、夜盲症、眼睛乾燥、流目油。異常時代表可能缺乏鐵質、核黃素、維生素B_6或維生素A。一些較為明顯的外觀評估有：

1. 人體長期營養不良，有時會引起色素沉積，使眼睛周圍發黑。
2. 瞼結膜（conjunctiva）在沒有結膜炎的情況下，下瞼結膜的血色可作為決定是否貧血的指標，若紅色較淡表示可能有貧血的情況。

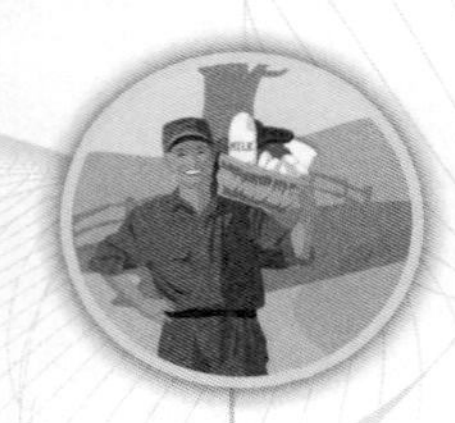
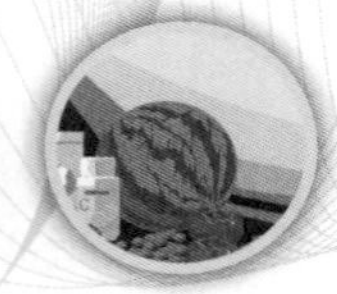

3.眼睛周圍有黃色瘤，則要留意是否有血脂或高膽固醇的情形。

4.眼睛周圍有肉瘤，爲內分泌影響所致。

5.角膜周圍充血：角膜周圍的球結膜，有許多毛細血管呈放射狀進入角膜邊緣，可能是缺乏維生素B_2所引起。

6.乾眼症（xerophthalmia）：屬於維生素A缺乏症的主要症狀；由球結膜開始乾燥，透明度降低，再延伸到角膜，若未及時治療，當角膜受細菌感染，軟化或再進一步潰瘍，最終可能瞎眼。

7.畢托氏斑點（Bitot's spot）：發生在球結膜側，部分變成灰色且特別乾燥，或成泡沫狀，因爲缺乏維生素A所引起。

■嘴唇

嘴唇正常時應爲光滑紅潤、無破裂或腫脹；異常現象爲嘴唇病變、口角炎、嘴角潰爛變白。異常時代表可能缺乏鐵質、核黃素、菸鹼酸或維生素B_6。較常見的症狀有：

1.**嘴唇病變**：因缺乏維生素B群所引起，特別是維生素B_2，症狀包括嘴唇發紅、腫大且乾燥、上唇多皺褶、上唇會收縮、呈放射狀及唇邊紅腫。

2.口角炎：因缺乏維生素B群所引起，尤其是維生素B_2。最初嘴角潰瘍、變白，當細菌感染即轉爲變紅，治癒後常會留下疤痕。

■舌

舌頭正常爲粉紅色、舌面不光滑、無腫脹；異常則呈現蒼白、猩紅色或紫紅色，腫脹、味蕾萎縮平滑或味蕾過多、充血。異常時代表可能缺乏鐵質、維生素B_{12}、葉酸或菸鹼酸，其症狀如下：

1.**缺乏維生素B群**：引起舌頭發紅。

2.**缺乏維生素B_{12}或葉酸**：引起舌炎，舌乳頭萎縮（filiform papillary atrophy），舌面光滑，呈紅色且痛。

3.**缺乏菸鹼酸**：引起舌乳頭腫大、發腫、產生裂溝、舌面呈紅色、地圖狀舌（geographic tongue，部分舌乳頭腫大，呈局部性的斑狀舌炎）。

4.**缺乏維生素B_2**：舌炎，舌的顏色呈紫紅色。

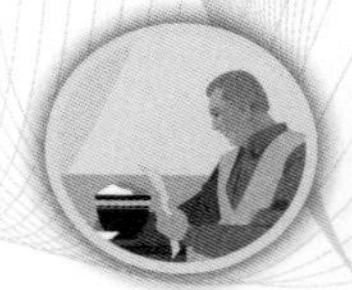
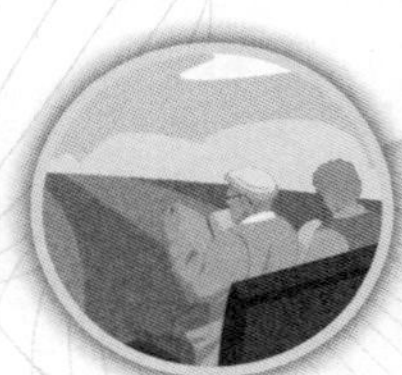

■牙齒

牙齒的正常現象爲無缺齒、無蛀牙、無疼痛、潔白光亮；異常現象爲缺齒、蛀牙、齒斑症、異齒突發。異常時代表可能有糖分攝取過多或氟過量等情況。氟與牙齒有著直接關係，若飲水中的氟超過2ppm，牙齒琺瑯質上易引起黃或褐色的斑，稱爲斑齒，是氟過多的一種症狀。牙齒呈鋸齒狀或牙齒黃是缺乏維生素E；邊緣透明、齒垢多者是缺少維生素A。

■牙齦

牙齦的正常現象爲健康而呈紅色、堅實不出血、不腫脹、不萎縮；異常現象爲顏色較淺、疏鬆腫脹、易出血、萎縮。異常時代表可能缺乏維生素C，一些較爲明顯的外觀評估有：

1. **壞血病性牙齦炎**（scorbutic gingivitis）：缺乏維生素C所引起，症狀爲牙齦腫大、發紅、牙床組織有水腫、易流血。
2. **邊緣性牙齦炎**（marginal gingivitis）：不是維生素C缺乏引起，係因齒石沉積太多。最易發紅、發腫及流血。
3. **牙齦肥厚**（hypertrophic gingival）：因齒石或口腔衛生不好，引起牙齦腫大，顏色並不很紅。

(三)腺體

腺體的正常現象爲無腫大疼痛現象；異常現象爲甲狀腺腫大（如大脖子）、腮腺腫大（如臉頰腫大）。壓力大、長期飲食不良容易造成腺體的異常。異常時代表可能缺乏碘，如山區頗多因碘質缺乏所引起的地方性甲狀腺腫；另外，碘過多時也會導致異常。

(四)皮膚

皮膚的正常現象爲具彈性、皮脂分泌適度、不乾燥、不油膩、無淺或黑色斑點、無發炎或腫脹、無瘀血；異常現象爲無彈性、缺皮脂、乾燥、粗糙、易脫皮、角質化、皮膚顏色改變（如過白或過黑）、腫脹、瘀血、紫斑、褥瘡、傷口癒合慢、皮膚炎、粉刺、潮紅、面皰發炎（抵抗力不好時）。異常時代表可能缺乏維生素A、必需脂肪酸、維生素C、維生素K、鋅、菸鹼酸或蛋白質。較常見的症狀有：

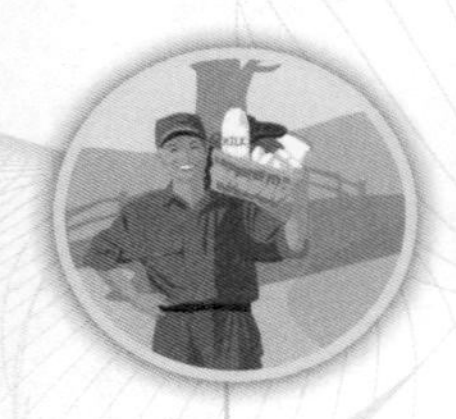
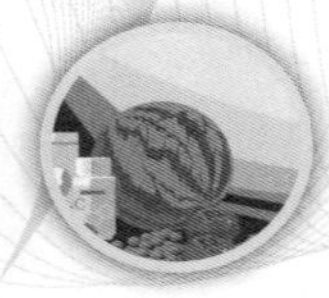

1.**鱗片狀皮膚乾燥症**（dry scaly skin）：因維生素A缺乏所引起的皮膚乾燥症，皮膚呈鱗片狀，上半身較嚴重，但臉部較不會發生。

2.**毛囊性皮膚角化症**（follicular hyperkeratosis）：維生素A缺乏所引起，皮膚像起雞皮疙瘩，經搓熱即消失，與鱗片狀皮膚乾燥症狀態不同。

3.**青春期的毛囊皮膚症**（adolescent folliculosis）：青春期的毛囊皮膚症是由於內分泌不均衡而引起，毛囊周圍的皮膚並沒有乾燥症狀。

4.**毛囊周圍症**（perifolliculosis）：因爲維生素C缺乏所引起，症狀與毛囊性皮膚角化症很像，但周圍會有充血現象。

5.**皮膚充實狀態**（skin turgor）：皮膚結實而有彈性，但如果營養不良，皮膚會失去彈性。

6.**魚鱗症**（ichthyosis）：表皮產生顯著的角質化、乾燥，症狀很像維生素A缺乏所引起的皮膚乾燥症，但魚鱗症屬於先天性的。夏天症狀並不明顯，冬天則因爲濕度低病症就很厲害，就算服用魚肝油，情況仍不會改善或消失。

7.**皮膚炎**（dermatitis）：種類很多，缺乏不同的營養素所引起的皮膚炎，症狀不太一樣。缺乏菸鹼酸引起癩皮病皮膚炎（pellagra dermatitis），在容易曬到太陽的地方發生皮膚炎（如頸子、手背及手肘等）皮膚會發紅，時間一久會變成棕色；且患處經常對稱。而因缺乏蛋白質所引起的瓜西奧科兒症皮膚炎，症狀雖與癩皮病相似；但無對稱性，會脫屑，表皮皮屑會一層層剝落。

8.**紫斑症**（purpura）及**點狀皮下出血症**（petechia）：因缺乏維生素C或K引起的皮下出血。當皮下出血面積較大時，即稱爲紫斑症；而出血面積小即爲點狀皮下出血症。另外血小板缺少時，也會有皮下出血症出現。

(五)指甲

指甲的正常現象爲粉紅色、堅實不易脆；異常現象爲顏色較淡、部分突起、易脆、凹形成匙狀、指甲床變白。異常時代表可能缺乏鐵。

(六)腹部

腹部較爲明顯的外觀評估有：

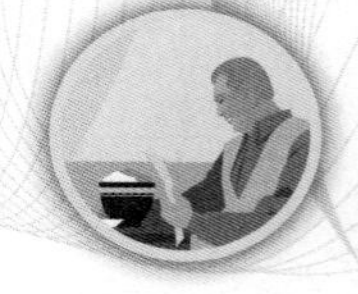

1.**缺乏蛋白質和熱量的兒童**：發育不良、身體瘦弱、胸部窄小，因爲腹部肌肉及腸管鬆弛而缺乏彈力，肚子會顯得大大的。

2.**腹部腫大**：由慢性肝炎進而引起肝硬化，或罹患肝癌時，肚子會腫大，此時除肝臟腫大以外，常伴隨腹腔積水。

3.**容易脹氣或腹部硬硬的**；缺乏維生素A和蛋白質等。

(七)下肢

下肢浮腫可判斷爲水腫。下肢浮腫因營養素缺乏而發生的情況有兩種：

1.**缺乏蛋白質**：使血清蛋白降低，引起水腫。

2.**缺乏維生素B_1**：身體的白蛋白並未降低，而是因爲心臟擴大，血液循環減慢，水分滲出而造成水腫。

另外，維生素B_1缺乏者可能會有下列現象：

1.**末梢神經炎**：膝反射及踝反射均不正常。

2.**小腿腓腸肌**（calf muscle）：一壓就痛。

3.**喪失振動感**：把振動的音叉（128次／分）放在腳踝處，亦感覺不出振動，如患腳氣病者。

4.**足垂症**：腳趾因無力而下垂。

(八)肌肉

肌肉的正常現象爲皮下具適量脂肪、伸張自如；異常現象爲虛脫軟弱、有傷口、疼痛。異常時代表可能缺乏蛋白質、熱量、維生素C、鉀或鎂。

(九)骨骼

骨骼的正常現象爲正長發育、無畸形、活動自如；異常現象爲姿勢不當、囟門閉合較遲、O形或弓形腿、肋骨連接處鼓大。異常時代表可能缺乏維生素D、鈣、維生素A或氟。較常見的症狀有：

1.**缺乏維生素D的佝僂患者**：腿骨彎曲成O形或X形腿。膝蓋部分因爲軟骨質不能鈣化，但量增加，而相對顯得特別腫大。

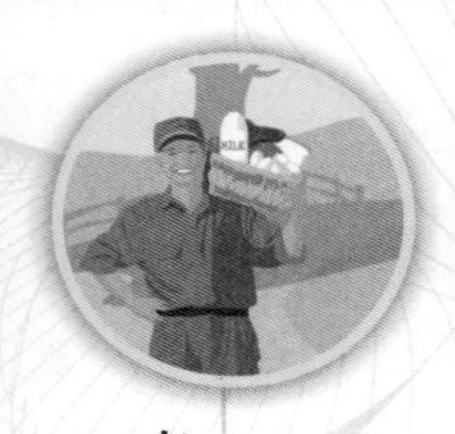
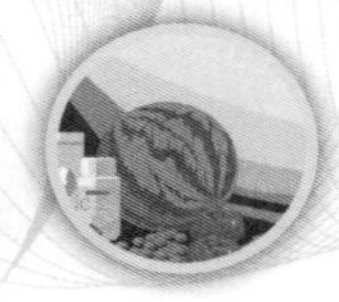

2.雞胸（chicken breast or pigeon breast）：缺乏維生素D。

3.缺乏維生素D或C的嬰孩：骨與肋軟骨連接部分，腫大有如念珠，稱為**佝僂病型串珠**或**壞血病型串珠**。

四、飲食評估

飲食評估（dietary evaluation），係指使用徵詢、記錄、觀察、食物秤重等方法，來了解老人攝取營養素之質與量。

飲食評估可了解老人之進食狀況（蛋白質與熱量攝取情形），老人常有蛋白質及熱量攝取過低的情形，證據顯示老人在增加蛋白質及熱量攝取後，可明顯改善其營養狀況，因此追蹤老人蛋白質及熱量攝取情形是非常重要的。

老人飲食評估方法很多，列舉如下：

1.**二十四小時飲食回憶法**：指將老人前二十四小時、或前一天、或限定時間所有攝取的食物及飲料予以記錄。主要是要找出老人攝取不足之原因，並針對其進行改善。**二十四小時飲食回憶法**，是取得飲食史的簡易方法，可據此了解老人的飲食狀況，並給予修正建議。筆者指導過的高雄市鹽埕區減肥班，曾有一男一女，單單藉著做二十四小時飲食記錄，然後學習控制心理（非必要飲食，如點心與消夜），而非控制生理方式（早餐、午餐與晚餐），在2007年4至6月短短兩個月之間，即減掉近4公斤的體重。

2.**典型飲食形式**：指由老人（或其照護者）填寫平日飲食的大致內容、食物喜好、厭惡、禁忌、進食時間及習慣等，期間由一週至數年不等。

3.**食物頻率調查**：指將已列出之食物項目及攝取頻率之表格，加上或不加入分量單位，由老人（或其照護者）依據順序填寫之。這個方式可以輔助二十四小時回憶之不足，以針對季節差異性較大的某些特殊食品為主，了解其消耗頻率的情形及飲食特性。

4.**食物日誌**：用來記錄老人三至七天進食之全部食物及飲料之種類與用量。

5.**進食觀察法**：指由專人觀察老人，並記錄其攝取情況，將供應量減去剩餘量，即為其實際進食量。

6.**食物進出稱重法**：食物進出稱重法又稱**食物盤存法**，係將老人買入食物

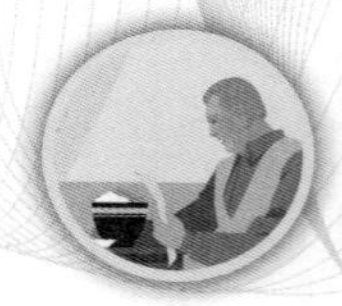
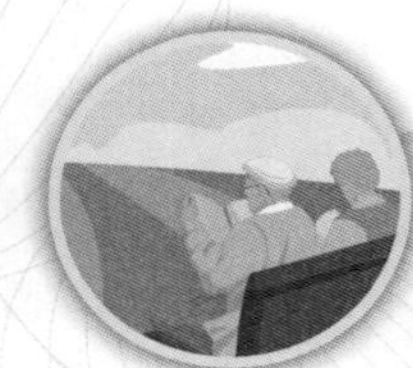

稱重，一段時間後將剩餘食物稱重，以計算其飲食量。

7.**備份食物分析法**：指老人於測量期間，將每日飲食均準備兩份，一份食用，另一份則送去分析成分。

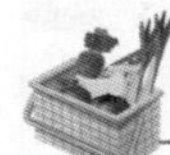

第三節　其他老人營養不良的評估方式

一、迷你營養評估量表

由於採用前述白蛋白等檢驗方式，費時費力，費用也不便宜，對於以預防爲主的老人照護工作，並不實際，於是專家爲了兼顧測量精確性、經濟便利等因素，發展出非侵入性的測量工具，其中，**迷你營養評估量表**（Mini Nutritional Assessment, MNA）是目前較常被採用的方式之一。

研究顯示，MNA對偵測營養不良的正確度與特定度分別爲96%與98%，遠超過其他量表，而且可以適用於各種場所（社區、長期醫療機構或住院）之老人族群，均可偵測、診斷與追蹤老人營養不良狀況，更重要的是，其測量時間大概只需十分鐘左右，在臨床上屬於經濟、便利與有效的老人營養評估工具。依據**表7-1**等1至18項分別評分，分數爲0至30分，大於或等於24分代表營養良好，而當MNA分數小於17分時，即爲營養不良。目前各縣市的營養師公會，在辦理老人長期照護時，也是使用MNA作爲評估之工具。

瑞士一項針對MNA與住院天數及醫療花費等關聯的研究，發現MNA得分總分小於17分者，其住院天數較長且醫療花費較高，因此使用MNA，可以篩選出營養不良的高危險群，早期給予老人營養支持，使其快速恢復健康。

MNA是由照顧者或醫護人員塡寫，共有十八項，計分體位測量（身高、體重、體重變化情形）、一般性評估（生活型態、藥物使用、行動能力）、飲食評估（進食餐次、食物與液體攝取量）與自我評量；適合於評估非常脆弱到活動自如、不同文化背景的社區，或在長期照護機構中的老人之營養狀況。

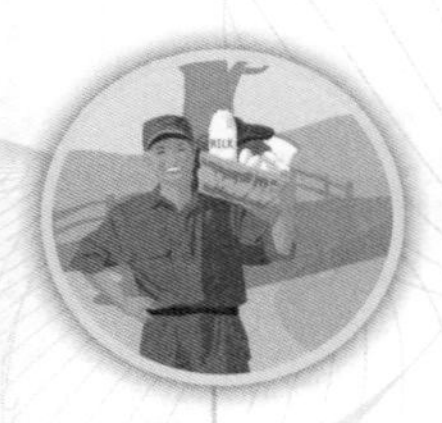
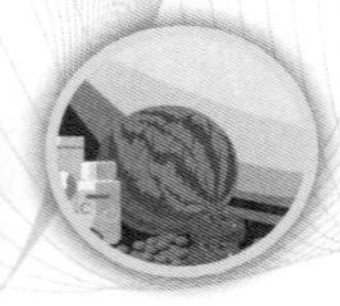

(一)迷你營養評估量表項目與作答分數

表7-1　迷你營養評估量表（營養篩選初步評估與一般性評估量表）

營養篩選初步評估
1.過去三個月中，是否有因為食慾不佳等消化問題，發生咀嚼或吞嚥困難以致進食量越來越少？ □嚴重食慾不佳＝0分　□中度食慾不佳＝1分　□食慾無變化＝2分
2.近三個月體重變化？ □體重減輕＞3公斤＝0分　□不知道＝1分　□體重減輕1-3公斤＝2分 □體重無改變＝3分
3.行動狀況如何？ □臥床或輪椅＝0分　□可以下床活動或離開輪椅，但無法自由走動＝1分 □可以自由走動＝2分
4.過去三個月內是否曾有精神性壓力或急性疾病發作？ □有＝0分　□無＝2分
5.有無神經精神問題？ □有，嚴重痴呆或抑鬱＝0分　□有，輕度痴呆＝1分　□無精神問題＝2分
6.體重：________公斤；身高：________公分；身體質量指數（BMI）如何？ □BMI＜19＝0分　□19≦BMI＜21＝1分　□21≦BMI＜23＝2分 □BMI≧23＝3分
小計：篩選分數滿分為14 □大於或等於12分＝表示正常（無營養不良危險性），不須完成完整性評估 □小於或等於11分＝表示可能有營養不良的情形，須繼續完成進一步的評估表
營養篩選一般性評估
7.可獨立生活，且並非住在護理之家或醫院者： □不是＝0分　□是＝1分
8.每天需服用三種以上的處方藥物者： □是＝0分　□否＝1分
9.有無褥瘡或皮膚潰瘍？ □是＝0分　□否＝1分
10.一天可以吃幾餐完整的餐食？ □1餐＝0分　□2餐＝1分　□3餐＝2分
11.蛋白質攝取量： (1)每天至少攝取一份乳製品（牛奶、乳酪、優酪乳） □是，0或1個＝0分　□是，2個＝0.5分　□是，3個＝1分　□否＝0分 (2)每週攝取兩份以上的豆類或蛋類 □是，0或1個＝0分　□是，2個＝0.5分　□是，3個＝1分　□否＝0分 (3)每天均吃些肉、魚、雞鴨類 □是，0或1個＝0分　□是，2個＝0.5分　□是，3個＝1分　□否＝0分
12.每天至少攝取二份或二份以上的蔬菜或水果？ □否＝0分　□是＝1分

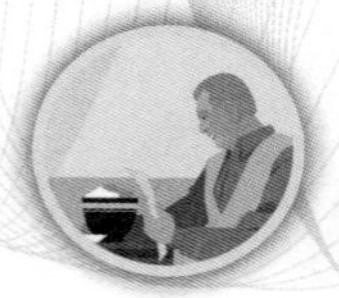
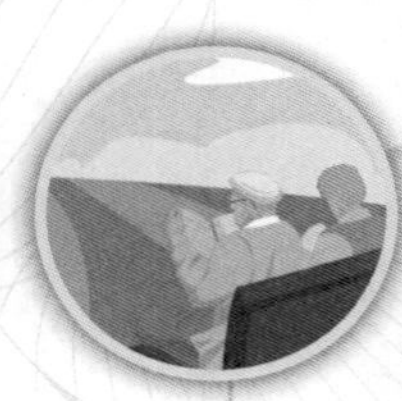

（續）表7-1 迷你營養評估量表（營養篩選初步評估與一般性評估量表）

項目
13.每天攝取多少液體，包括開水、果汁、咖啡、茶、牛奶等（一杯＝240西西）？ □少於3杯＝0分 □3至5杯＝0.5分 □大於5杯＝1分
14.進食的形式？ □無人協助則無法進食＝0分 □可以自己進食但較吃力＝1分 □可以自己進食＝2分
15.自覺自己營養方面有沒有問題？ □覺得自己營養非常不好＝0分 □不清楚或營養不太好＝1分 □覺得自己沒有營養方面的問題＝2分
16.與其他同年齡的人相比較，自覺自己的健康狀況如何？ □不如同年齡的人＝0分 □不知道＝0.5分 □和同年齡的人差不多＝1分 □比同年齡的人好＝2分
17.臂中圍（MAC）多少公分？ □MAC＜21＝0分 □MAC介於21至21.9＝0.5分 □MAC≧22＝1分
18.小腿圍（Calf Circumference, CC）多少公分？ □＜31＝0分 □≧31＝1分
總計：□總分＜17者＝營養不良 □總分介於17至23.5者＝潛在性營養不良 □總分＞23.5＝營養良好

(二)迷你營養評估量表使用時應注意事項

使用迷你營養評估量表時，應該特別注意下列問題：

1.中風導致昏迷的老人，由於並非屬於精神疾病問題，因此精神部分應給2分（2分爲無精神問題者），切勿因老人昏迷就視爲精神問題而給予0分。

2.針對一天中可以吃幾餐完整的餐食部分，如果是灌食的老人，應該用「一天中可以完整灌完配方幾餐」，當超過四分之三時，即可算是完整一餐；但如果灌食內容並非爲均衡配方（例如只灌一般奶粉沖泡的牛奶），則不算一餐。灌食後要觀察胃部吸收狀況，因此會反抽觀察，反抽觀察後之磨碎液體，必須打回老人胃部。過去經常發生護理人員覺得噁心，而予以丟棄，但是那些所謂護理人員覺得噁心的液體，是老人胃部好不容易才磨碎之液體，是即將可以進入小腸直接吸收磨碎之液體，如果予以丟棄，日子一久將導致老人營養不良。

3.蛋白質攝取量的部分，灌食商業配方均有標示其蛋白質含量，應予計算並納入。

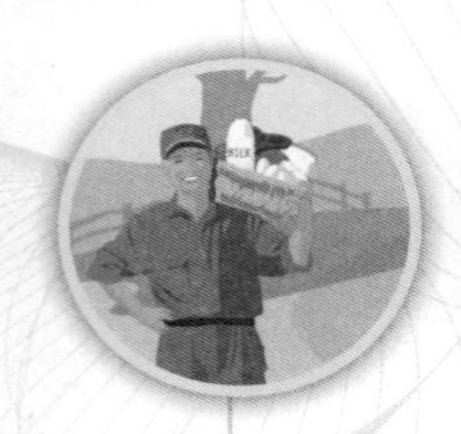
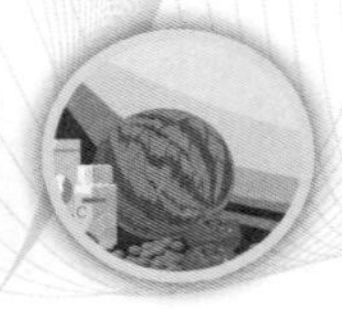

4.針對「每天攝取多少液體」的部分，對於灌食的沖管與灌食含水量須一併計入；一般灌食含水量係以90%至95%估算。

5.身高、膝長或手臂長，主要是要算出理想標準體重，因此不必每一個都算。而測量手臂圍時，應該站在老人後方（躺臥老人斜躺測手臂後方）測量，許多醫院或照護機構採用站在前方測量的方式並不正確。

6.營養篩選部分，滿分14分，當此部分大於或等於12分時，表示正常，代表沒有營養不良的危險性，就不用繼續做後續完整評估；小於或等於11分時，表示有可能發生營養不良，則須繼續完成後續評估。

二、主觀整體營養評估

主觀整體營養評估（Subjective Global Nutritional Assessment, SGA），是以臨床經驗判斷老人罹病率和死亡率與營養狀況間之關係的方法；是依據病史及生理檢查所得的資料，主觀研判老人的營養狀況。

主觀性整體評估表在判定患者營養狀況與觀察所得的資料上缺乏直接關聯，因而須依賴訓練良好的評估者的主觀判斷。此量表只須花費約一分鐘，即可完成；不過既稱爲「主觀」整體營養評估，評估者之主觀評估，往往就決定了評估結果，因而需要訓練良好的評估者，否則容易失之毫釐，差之千里。

(一)主觀整體營養評估說明

主觀整體營養評估，只需要評估病人健康史及理學檢查中的幾個項目，便可直接進行評估老人的營養狀態，係一種以評估者的主觀觀點，來評估病患營養的方法，一般係由專業醫護人員及營養師來執行，評估項目內容包括：

1.**體重改變**：如六個月前的一般體重爲何，可檢查前六個月內體重流失百分比，注意體重流失的趨勢：小於5%者爲輕微流失；中度流失者介於5%至10%之間；大於10%者爲嚴重流失。如即使已流失了近10%，但卻有回升的趨勢，便不屬於嚴重流失。並注意一下過去一年是否有體重減輕的情形？

2.**飲食攝取的改變**：如飲食狀態爲何，是否爲不足量的固體飲食、全流質、低熱量流質飲食或處於飢餓狀態等；另外，是否有食慾不振的情形，及是否使用輔助性食品。

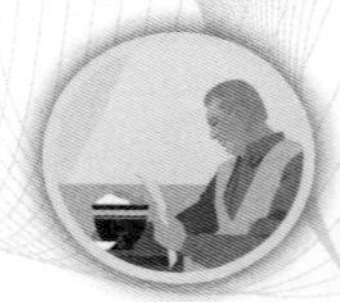
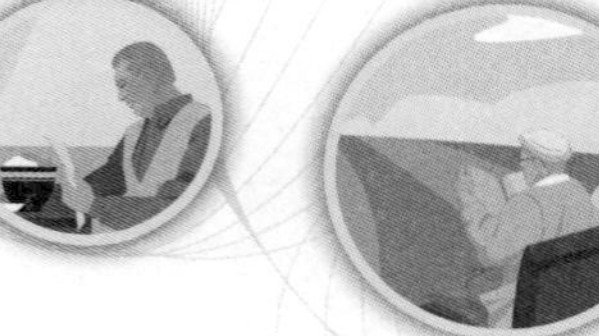

3.**腸道症狀如何**：以兩個星期以下的時間，評估並記錄下腸道的症狀，如噁心、嘔吐、腹瀉、厭食、站起來時會頭暈、腳部腫脹、腹部腫脹、活動力降低等症候。

4.**其他功能評估**：

(1)是否有皮下脂肪喪失的狀況？脂肪組織是身體熱能儲存場所，因此皮下脂肪厚度測量是廣泛用來評估身體總脂肪的一種間接測量方法。

(2)疾病狀況：如發燒、敗血症、腹水、脫水、肌肉虛耗及水腫等，均會影響老人的營養需求。若有疾病狀況，便可評估腹水的嚴重程度，脫水的嚴重程度，肌肉虛耗的程度，水腫的嚴重程度，校正腹水、水腫、脫水影響後的體重等項目。

(3)壓力（stress）評估：若出現有發燒、敗血症或使用類固醇藥物等均會增加身體代謝壓力，需要提高營養供應量。

(4)運動量評估：如是否有活動功能方面的障礙。

(二)主觀整體營養評估評分說明

1.**A級**：營養狀況良好、最近體重上升非導因於體液之增加、最近較過去在體重改變徵狀上與攝食上有明顯的改善。體重流失小於5%，或大於5%，但最近已回升且食慾狀況好。

2.**B級**：輕度（或已察覺）的營養不良。體重不平穩或升高，飲食攝取確定下降，輕微的皮下組織流失。體重流失5至10%，最近無回升且食慾不好。

3.**C級**：嚴重營養不良。有明顯的營養不良表徵，如嚴重的皮下組織流失、有水腫的現象，及有清楚而明確的體重下降。包括體重變化、飲食行為改變、腸胃道症狀的改變，如皮下脂肪組織減少、肌肉萎縮、水腫及腹水等。

三、巴氏量表（巴氏日常生活功能量表）

「巴氏量表」（**表7-2**），即**巴氏日常生活功能量表**，又稱**巴式指數**（Barthel index），為臺灣長期照護上最常用來評估老人身體功能的量表。巴氏量表共評量十項，每一項依完全獨立、需求協助和完全依賴，分成2至4級，各項在同一級有不同的加權計分，給分是依據該項活動障礙需要多少人力、時間協助而定。如移位／輪椅與床上之間轉位功能及步行／平地上行走功能，完全獨立者

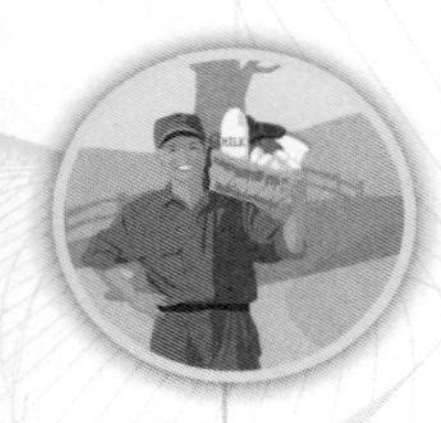
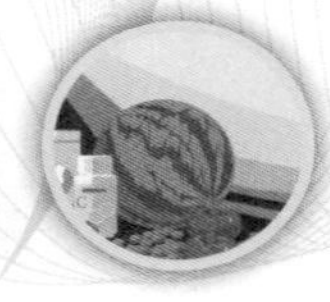

各給15分，但洗澡功能、修飾／個人衛生功能的完全獨立者各給5分，其餘項目的功能完全獨立者為10分，總分可以由0至100分不等。

巴氏量表評估內容與項目

■日常生活功能量表（ADL）

表7-2　日常生活（活動）功能量表（ADL）

項目	內容
1.進食	□10分：可以由自己在合理時間內（約十秒鐘吃一口）使用筷子食用眼前食物。若須使用進食器具時，也會自行穿脫。 □5分：需要別人穿脫輔具，或只會用湯匙進食。 □0分：無法自行進食，或餵食時間過長。
2.輪椅與床位間的移位	□15分：可自行坐起，由床移位至椅子或輪椅而不需協助，包括輪椅煞車及移開腳踏板等，且並無安全上之顧慮。 □10分：在上述的移位過程中需要別人些微的協助或提醒，如予以輕扶以保持平衡或需要口頭上的指導，或有安全上的顧慮。 □5分：可自行從床坐起來，但移位時仍需別人幫忙。 □0分：需要別人幫忙方可坐起來，或需由兩個人幫忙方可移位。
3.個人衛生	□5分：可自行刷牙、洗臉、洗手及梳頭髮。 □0分：需要別人幫忙。
4.上廁所	□10分：可自行上下馬桶，不會弄髒衣褲並能穿好衣服；使用便盆者，可自行清理便盆。 □5分：需要幫忙保持姿勢的平衡、整理衣物或使用衛生紙。使用便盆者，可自行拿取便盆，但需仰賴他人清理。 □0分：需要別人幫忙。
5.洗澡	□5分：可自行完成盆浴或淋浴。 □0分：需要別人幫忙。
6.行走於平地	□15分：使用或不使用輔具皆可獨立行走50公尺以上。 □10分：需要稍微扶持或口頭指導方向，方可行進50公尺以上。 □5分：雖然無法行走，但可獨立操縱輪椅，包括轉彎、進門及接近桌子、床沿等，並可自行推行輪椅50公尺以上。 □0分：需要別人幫忙。
7.上下樓梯	□10分：可自行上下樓梯（允許抓扶手、用枴杖）。 □5分：需稍微幫忙或口頭指導。 □0分：需要別人幫忙。
8.穿脫衣服	□10分：可自行穿脫衣褲鞋襪，必要時使用輔具。 □5分：在別人幫忙下，可自行完成一半以上的動作。 □0分：需要別人幫忙。
9.大便控制	□10分：不會失禁，並可自行使用塞（栓）劑。 □5分：偶爾會失禁（每週不超過一次）或使用塞（栓）劑時需人幫忙。 □0分：需別人協助處理大便事宜。

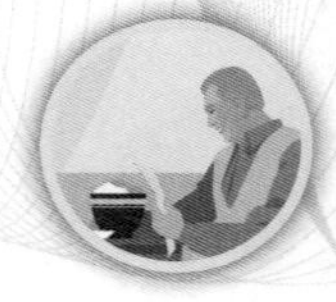
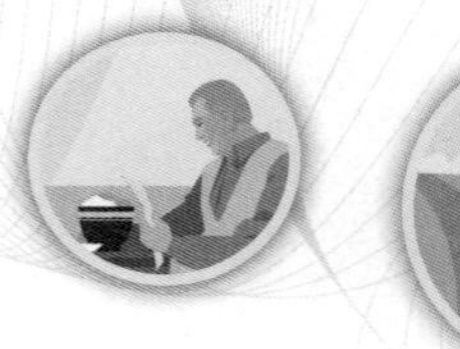

10.小便控制	□10分：日夜皆不會尿失禁，或可自行使用並清理尿布或尿套。 □5分：偶爾會失禁（每週不超過一次）或尿急（無法等待便盆或無法及時趕到廁所），或使用尿布、尿套時需要別人協助。 □0分：需別人協助處理小便事宜。
總分	

■一般失能老人及身心障礙者評估標準

一般失能老人及身心障礙者標準為：

1.**輕度失能**：經巴氏量表（日常生活活動功能量表，ADL）評估為61分至80分者；或81分以上，且經**工具性日常生活量表**（IADL，見**表7-3**）評估上街購物及外出、食物烹調、家務維持、洗衣服等四項中有兩項以上需要協助者。

2.**中重度失能**：經巴氏量表評估為31分至60分者。

3.**極重度失能**：經巴氏量表評估為30分以下者。

表7-3　工具性日常生活量表（IADL）

項　目	情況描述
1.使用電話的能力	□3分：能獨立使用電話，含查電話簿、撥號等。 □2分：僅可撥熟悉的電話號碼。 □1分：僅會接電話，不會撥電話。 □0分：完全不會使用電話或不適合使用電話。
2.上街購物	□3分：可獨立完成所有購物需求。 □2分：可獨立購買日常生活用品。 □1分：每一次上街購物都需要有人陪。 □0分：完全不會上街購物。
3.食物烹調	□3分：能獨立計畫、烹煮和擺設一頓適當的飯菜。 □2分：如果準備好一切佐料，會做一頓適當的飯菜。 □1分：會將已做好的飯菜加熱。 □0分：需要別人幫忙把飯菜煮好、擺好。
4.家務維持	□4分：能做較為繁重的家事，或偶爾需要家事上的協助，如搬動沙發、擦地板、洗窗戶等。 □3分：能做較簡單的家事，如洗碗、鋪床、疊被。 □2分：能做家事，但不能達到可被接受的整潔程度。 □1分：所有的家事都需要別人的協助。 □0分：完全不會做家事。
5.洗衣服	□2分：可自己清洗所有衣物。 □1分：只可清洗小件衣物。 □0分：須完全依賴他人洗衣服。

註：男性：5至19分；女性：8至31分；總分越高，代表老人之依賴性越高。

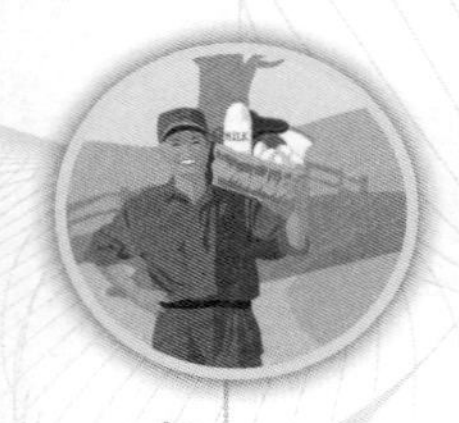

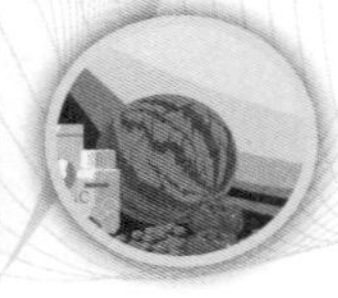

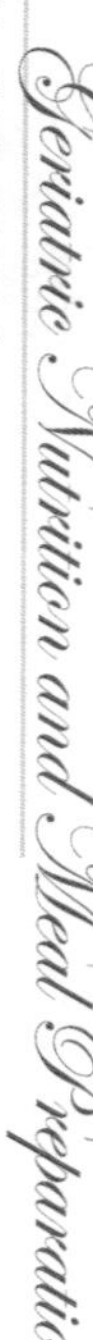

四、老人SOAP簡易營養評估

由於使用上述之老人營養評估工具，均需要相當的技術及時間，並不適合調查醫院或社區大量老人時評估使用，爲此如果只是基本性的評估老人營養狀況，如普遍性調查醫院、長期照護機構或社區老人營養狀況等，則需要更精簡的工具；而老人**SOAP簡易營養評估**（Subject, Object, Assessment, Plan, SOAP），即屬於修正性的工具：

S：**Subject**（主觀）
O：**Object**（客觀）
A：**Assessment**（評估）
P：**Plan**（計畫）

SOAP簡易營養評估表（**表7-4**）的優點爲快速方便，加上係使用SOAP進行評估，由於SOAP本來就是各醫療機構之病歷書寫方式之一，因此每位醫療人員很容易上手使用；缺點則因過於簡略，並不適合評估已經發生疾病之老人。

表7-4　SOAP簡易營養評估表

1.主觀（Subject）項目：	
(1)年齡：________。	(2)性別：□男　□女
(3)飲食狀況：□a.禁食（NPO）。　□b.NPO＋PPN。　□c.攝取熱量≦1,000大卡TPN。 □d.飲食良好。　□e.灌食良好。	
(4)排便情形：□a.腹瀉。　□b.便祕。　□c.正常。	
2.客觀（Object）：	
(1)身高：________。	(4)腹水狀況：□有　□無
(2)目前體重：________。	(5)生化檢驗結果：________。
(3)貧血狀況：□有　□無	(6)主診斷：______________。
3.評估（Assessment）：	
(1)BMI：________。	
(2)營養需求量：熱量（________大卡）、蛋白質（________克）。	
(3)營養狀況：□a.嚴重營養不良。　□b.中度營養不良。　□c.尚可，但有營養不良危險。 □d.良好。	
4.計畫（Plan）：	
□(1)給予飲食自備衛教。　□(2)調整飲食處方。　□(3)給予灌食。 □(4)建議會診。　□(5)其他：________。	

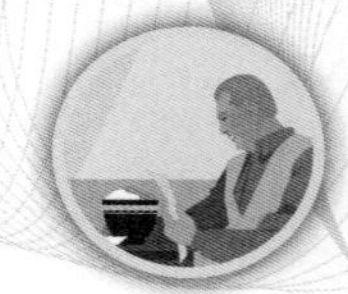
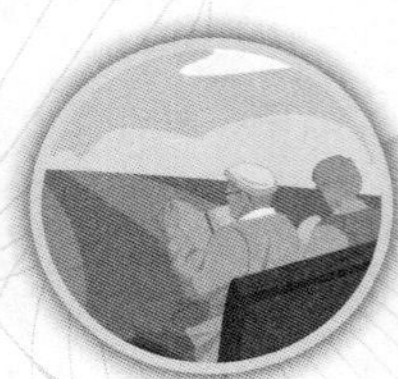

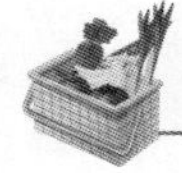

重點回顧

一、營養篩選是營養支持的第一步，目的在了解老人營養狀況、早期發現老人營養不良問題，或辨識營養不良的危險性，以利早期營養支持介入。營養篩選的目的，是為找出營養不良的高危險群老人，以提早給予適當的營養支持。

二、常用的老人營養評估方式，可用ABCDEF來代表。其中，A為體位測量（Anthropometric Measurement）；B為生化檢驗（Biochemical Study）；C為臨床檢測（Clinical Examination）；D為膳食評估（Dietary Evaluation）；E為心理或情緒評估（Emotional Status）；F則指機能評估（Functional Aassessment）。

三、體位測量最主要的目的，是要了解老人目前體重及體脂肪，是否維持在適當的範圍。

四、飲食評估（Dietary Evaluation）可以了解老人之進食狀況（蛋白質與熱量攝取情形），老人常有蛋白質及熱量攝取過低的情形，證據顯示老人在增加蛋白質及熱量攝取後，可明顯改善其營養狀況。

五、迷你營養評估量表（MNA），測量時間大概只需十分鐘左右，是臨床上屬於經濟、便利與有效的老人營養評估工具。依據體位測量等1至18項分別評分，分數0至30分，大於或等於24分代表營養良好，當分數小於17分時，即為營養不良。主觀整體營養評估（SGA）是依據病史及生理檢查所得的資料，主觀研判老人的營養狀況。

六、巴氏日常生活功能量表（ADL）。研究指出中風老人，可以以巴氏量表預測患者出院的狀況和住院日數。當總分低於40分者（嚴重依賴）患者會再度入院，高於40分者比較可能出院回家。輕度失能為61分至80分者；中重度失能評估為31分至60分者；極重度失能評估為30分以下者。

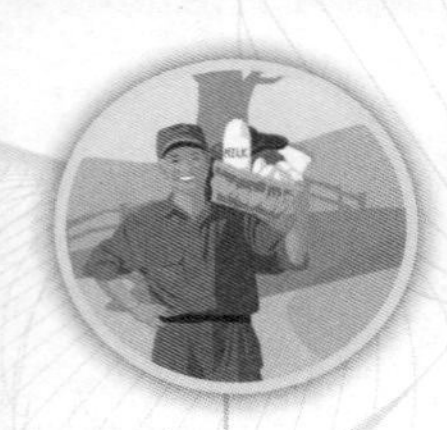

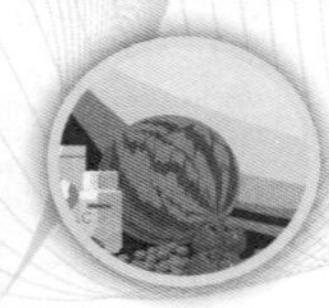

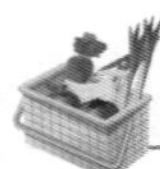

問題與討論

一、爲什麼要進行老人營養評估？

二、體位測量的方式有哪些？

三、臨床檢驗數據如何判定老人營養不良，請舉一例說明。

四、膳食紀錄如何判定老人營養不良？

五、何謂巴氏量表？如何使用？

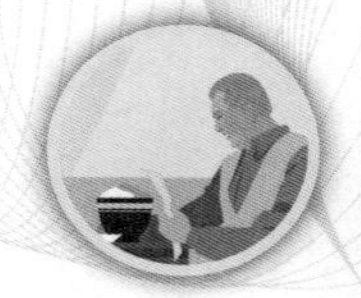
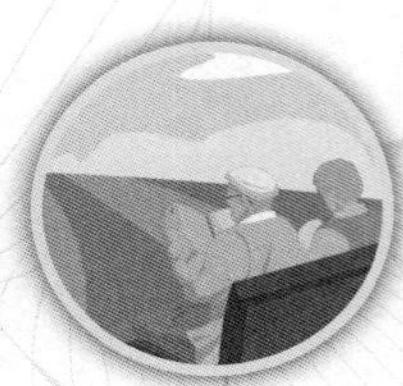

參考書目

一、中文部分

王果行等（2000）。《普通營養學》。臺北：匯華。

行政院衛生署（2007）。「行政院衛生署—保健常識—食物膽固醇含量表」，各類食物的膽固醇含量。網址：http://www.doh.gov.tw/lane/health_edu/j3.html。線上檢索日期：2007年8月6日。

吳淑瓊、徐慧娟、莊媖智、張明正（1996）。〈功能評估在估計臺灣社區老人長期照護需要之應用〉，《中華公共衛生雜誌》，第15卷，第6期，頁533-545。臺灣：臺灣公共衛生學會。

李文宏、顏啓華、李孟智（2005）。〈老人周全性評估〉，《基層醫學》，第20卷，第9期，頁212-218。臺北：臺灣家庭醫學醫學會。

李欣慈、詹惠雅、周桂如（2004）。〈老人腫瘤學：老年腫瘤病患的臨床評估〉，《腫瘤護理雜誌》，第3卷，第2期，頁29-37。臺北：中華民國腫瘤護理學會。

李奕慧、尤瑞鴻、項秋梅（2001）。〈偏遠地區社區醫療照護計畫之評估——花蓮縣秀林鄉之實證研究〉，《臺灣公共衛生雜誌》，第20卷，第3期，頁216-227。臺北：臺灣公共衛生學會。

周以和、江金培、黃俊雄、楊朝欽、許主培（1991）。〈單腎患者之腎功能評估〉，《中華民國泌尿科醫學會雜誌》，第2卷，第1期，頁382-386。臺北：臺灣泌尿科醫學會。

林玉祥、胡勝川、陳立光（2005）。〈老人急性腹痛的評估與處置〉，《慈濟醫學雜誌》，第17卷，第5期，頁21-25。花蓮：財團法人中華民國佛教慈濟慈善事業基金會。

高美丁等（2004）。《膳食療養學》。臺中：華格那。

張千黛（2005）。〈長期照護需求評估團在臺灣建置可行性分析——以仁濟療養院新莊分院爲例〉，《臺灣老人保健學刊》，第1卷，第1期，頁88-100。臺灣：臺灣老人保健學會。

張振崗等（2003）。《營養學概論》。臺中：華格那。

張振崗等（2003）。《實用營養學》。臺中：華格那。

梁鍵燊、黃妍華（2005）。〈護理之家中風老人的需求評估〉，《臺灣職能治療研究與實務雜誌》，第2卷，第2期，頁99-106。桃園：社團法人中華民國職能治療師公會全國聯合會。

莊翠娥、羅鈞令、黃沁儀（2003）。〈高齡者身心機能活化運動成效評估〉，《長期照護雜誌》，第7卷，第3期，頁217-233。臺北：中華民國長期照護專業協會。

陳國昭、陳信穎、郭秀註、吳容（1991）。〈高堆地區私立慢性病療養機構之評估〉，《中華民國復健醫學會雜誌》，第19期，頁129-133。臺北：臺灣復健醫學會。

陳清惠（2004）。〈老人營養狀況之評估〉，《護理雜誌》，第51卷，第5期，頁10-14。臺

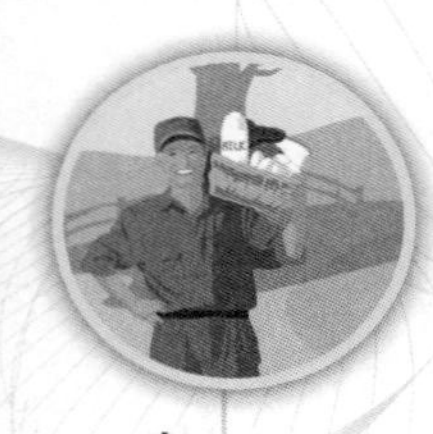
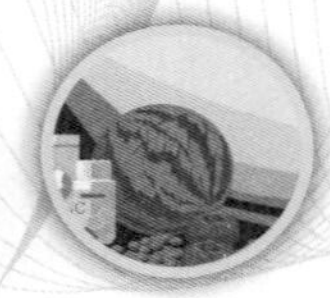

北：臺灣護理學會。

章樂綺等（2000）。《實用膳食療養學》。臺北：匯華。

傅麗蘭、楊政峰（1999）。〈獨居老人跌倒情形、步態、居家環境及身體功能評估〉，《中華民國物理治療學會雜誌》，第24卷，第2期，頁53-62。臺北：中華民國物理治療學會。

曾明發（2001）。〈國民年金實施策略之比較與評估〉，《藝術學報》，第68期，頁195-208。板橋：臺灣藝術大學。

曾韻如、邱泰源、胡文郁、程劭儀、姚建安、陳慶餘（2005）。〈老年癌末患者善終之評估〉，《安寧療護》，第10卷，第1期，頁13-23。臺北：臺灣安寧照顧協會。

游萬來、曾思瑜、林睿琳（1999）。〈臺灣中部地區老人安養機構生活飲食系統調查評估研究〉，《設計學報》，第4卷，第2期，頁41-56。雲林：中華民國設計學會。

黃柏青、邱建勳（2004）。〈老人吞嚥困難的評估〉，《基層醫學》，第19卷，第5期，頁108-111。臺北：臺灣家庭醫學醫學會。

黃玲珠（2000）。《實用膳食療養學》。臺北：華杏。

黃源協（9991）。〈福利社區化實驗計畫之評估分析——以彰化縣鹿港鎮老人及身心障礙者服務方案爲例〉，《社會政策與社會工作學刊》，第3卷，第1期，頁9-65。南投：臺灣社會政策學會。

黃慧莉、林惠賢（2002）。〈老人知覺自主性量表中文修訂版的信效度評估〉，《測驗年刊》，第49卷，第2期，頁183-197。臺北：中國測驗學會。

楊淑惠等（2000）。《新編營養學》。臺北：匯華。

楊愼絢（2004）。〈腦中風之健康人日損失評估〉，《北市醫學雜誌》，第1卷，第4期，頁444-450。臺北：臺北市立聯合醫院。

楊愼絢、黃芬芬、莊美幸、李志清（2006）。〈老人之健康相關生活品質評估〉，《北市醫學雜誌》，第3卷，第7期，頁693-701。臺北：臺北市立聯合醫院。

葉寶華等（2004）。《膳食療養學》。臺北：永大書局。

劉潔心、劉貴雲、郭鐘隆、賴妙芬、陳合如、楊智琳（2002）。〈社區糖尿病防治之需求評估——以石牌地區爲例〉，《健康促進暨衛生教育雜誌》，第22期，頁29-42。臺北：臺灣健康促進暨衛生教育學會。

蔡淑芳等（2000）。《應用膳食療養學》。臺北：藝軒圖書出版社。

鄭文輝、鄭清霞（2005）。〈我國實施長期照護保險之可行性評估〉，《國家政策季刊》，第4卷，第4期，頁69-92。臺北：行政院研究發展考核委員會。

黎家銘、陳晶瑩（2005）。〈老人跌倒因素的評估與預防〉，《臺灣醫學》，第9卷，第2期，頁277-284。臺北：臺灣醫學會。

蕭仔伶、陳靜敏（2004）。〈原住民部落長期照護資源使用障礙評估——以花東新村爲例〉，《新臺北護理期刊》，第6卷，第2期，頁73-85。臺北：臺北醫學大學。

謝明哲等（2003）。《實用營養學》。臺北：匯華。

謝美娥（2005）。〈失智症日間照顧服務使用狀況與其評估——以嘉義聖馬爾定與三鶯地區

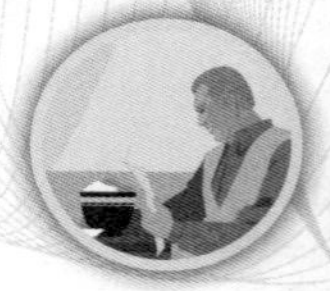
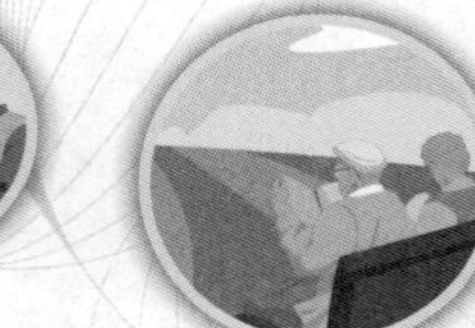

健順失智症日間照顧中心爲例〉，《中華心理衛生學刊》，第18卷，第3期，頁39-69。臺北：中華心理衛生協會。

蘇俊仁、薛澤杰、鄭裕南、邱健容（1991）。〈公保老人保健及養護情形之評估研究〉，《中華民國復健醫學會雜誌》，第19期，頁117-128。臺北：臺灣復健醫學會。

二、外文部分

Baldwin C, Parsons T, Logan S: Dietary advice for illness-related malnutrition in adults. *Cochrane Database of Systematic Reviews 2007*, Issue 1. Art. No.: CD002008. DOI: 10.1002/14651858.CD002008.pub2.

Ellis G, Whitehead M, Robinson D, O'Neill D, Langhorne P: Comprehensive geriatric assessment for older adults admitted to hospital: A systematic review. *Cochrane Database of Systematic Reviews: Protocols 2006*, Issue 4. John Wiley & Sons, Ltd Chichester, UK DOI: 10.1002/14651858.CD006211

Forster A, Smith J, Young J, Knapp P, House A, Wright J: Information provision for stroke patients and their caregivers. *Cochrane Database of Systematic Reviews 2001*, Issue 3. Art. No.: CD001919. DOI: 10.1002/14651858.CD001919.

Mahan LK, Escott-Stump S: *Food, Nutrition and Diet Therapy,* 11th ed.

Milne AC, Potter J, Avenell A: Protein and energy supplementation in elderly people at risk from malnutrition. *Cochrane Database of Systematic Reviews 2005*, Issue 1. Art. No.: CD003288. DOI: 10.1002/14651858.CD003288.pub2.

Wasiak J, Cleland H, Jeffery R: Early versus delayed enteral nutrition support for burn injuries. *Cochrane Database of Systematic Reviews 2006*, Issue 3. Art. No.: CD005489. DOI: 10.1002/14651858.CD005489.pub2.

第八章 老人營養支持

學習目標

- 了解老人營養支持的方式
- 認識各種膳食之適用對象
- 了解特殊營養食品
- 具備採購特殊營養食品能力

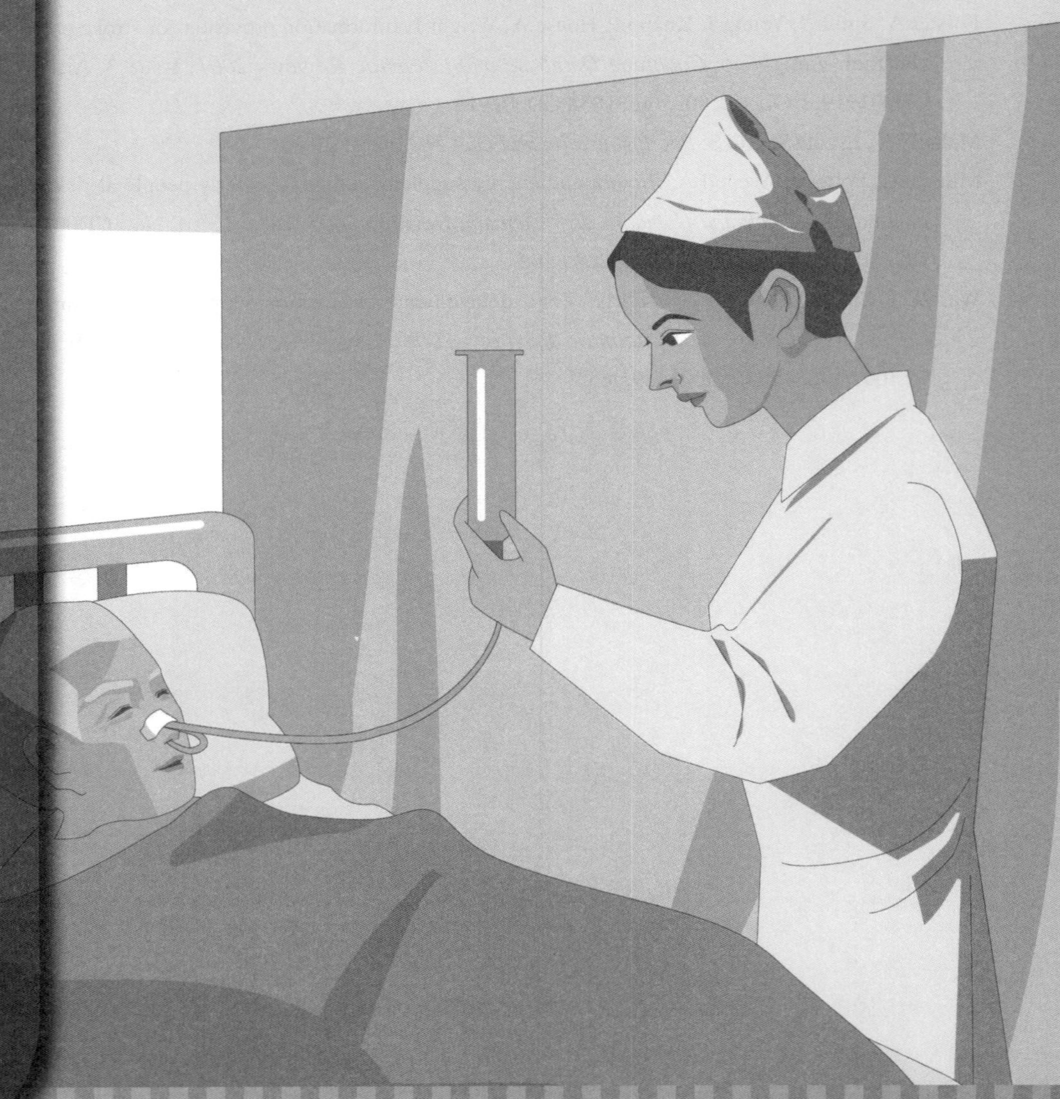

關於老人營養支持

所謂**營養支持**，就是提供老人營養，以支持其身體所需之方法，包括經腸道營養的管灌飲食，及經靜脈之周邊靜脈與全靜脈營養；通常打點滴是由小靜脈，而全靜脈是使用比較大的靜脈，因流速大而可輸入比較高營養濃度的灌食。

老人營養支持評估係由醫師依老人的情況，決定採用上述何種方法，或者兼用兩種方法，以確實讓老人獲得足夠的營養。一般原則是，只要老人仍具有消化及吸收的功能，醫師會優先考慮經由**腸道營養**補給，因爲比較符合正常的生理功能；而**全靜脈營養液**，則是以最簡單的營養成分所構成，例如葡萄糖、胺基酸、脂肪酸、電解質、維生素及水分，按身體所需之分量，無菌調製而成，由於滲透壓高且直接輸入靜脈中，注射時須小心謹慎。

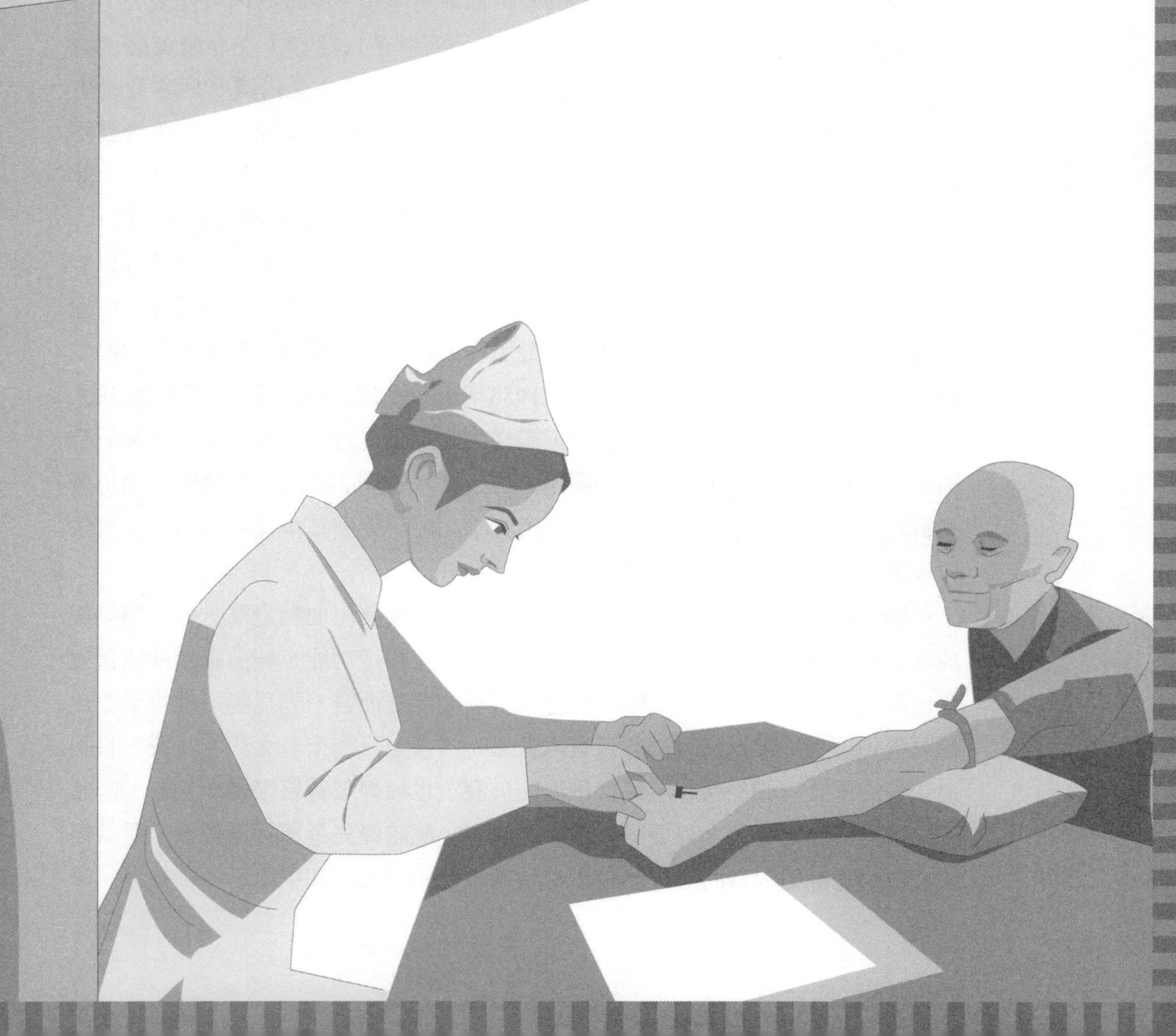

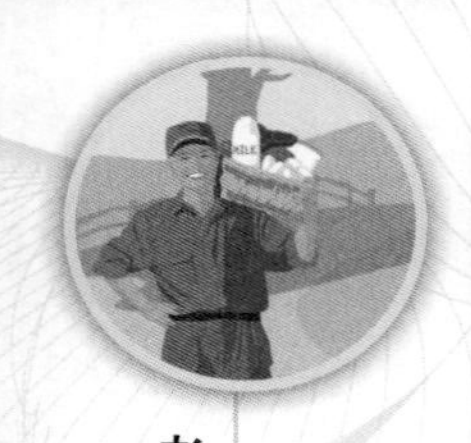
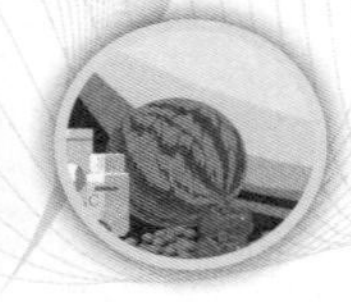

前　言

美國進行老年人營養狀況調查，發現老人在蛋白質、維生素B_{12}、葉酸、維生素B_6、維生素C、維生素B_2、鋅及胡蘿蔔素等營養素攝取不足。臺灣的學者則指出，臺灣社區與長期照護機構內之老人，在熱量攝取方面，有三分之一的老人，低於每日飲食建議量；維生素與礦物質，有二分之一的老人，低於建議量；血液生化值方面，維生素與礦物質的含量，有10%至30%的老人是不正常的。

國內老人營養狀況，根據衛生署第三次國民營養健康狀況變遷調查之結果顯示，老年缺鐵率男性爲13%、女性爲9.8%，女性因爲有月經生理期的緣故，屬於缺鐵的高危險群，不過老年的婦女，都早已停經，所以國內男性老人，可能因爲比較不注意飲食，反而缺鐵率較高，而需予以注意；在血漿葉酸值方面，65歲以上老人，亦屬瀕臨缺乏的高危險群；熱量、蛋白質、鈣質及維生素B_2，也是國內老人容易缺乏的營養素。另外，老人住院期間容易發生營養不良，特別是長期消耗性疾病，如長期發燒、血液疾病及消化系統等疾病；此外，癌症、甲狀腺亢進、婦科疾病及貧血老人，住院期間也易發生營養不良。

遠自古埃及與希臘時代，就有人開始用直腸灌食方式，補充營養素，以維持生命。之後有人研究胃腸道灌食方式，直到19世紀，才開始自靜脈輸入生理食鹽水；約在19世紀末期，因爲使用靜脈輸血技術成功開發，靜脈營養開始受到重視，相關技術也因此蓬勃發展；1953年全靜脈營養技術成功，靜脈營養大量被採用，甚至可以說，最後已到氾濫成災的地步。1980年代後期，相關研究顯示，靜脈營養有感染等方面的問題，加上許多近期的臨床研究證明，腸道營養實際上反而優於靜脈營養，因此腸道營養相關研究與技術又突飛猛進，大量取代過去的靜脈營養。

腸道餵食優於全靜脈營養的好處，在於不容易發生血糖過高、較少感染與成本上較爲便宜等。所有老人，只要有完整的胃腸道功能，經由腸道補給營養會比靜脈營養方式爲佳，原因一般是就同樣的能量而言，因爲腸道營養至少比靜脈營養便宜一半以上，一般只有六分之一，甚至只有十分之一的花費，且腸道營養的餵食管的不適狀況或合併症的併發，也較靜脈營養來得少且輕；因此不能自行進食的老人，只要腸胃道功能尚可，應該優先選擇腸道營養。最常需要經由腸道補給營養的老人，包括有吞嚥困難的老人，如中風、神經外傷、鼻

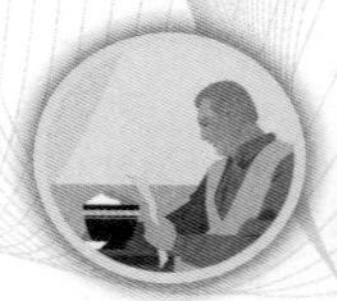
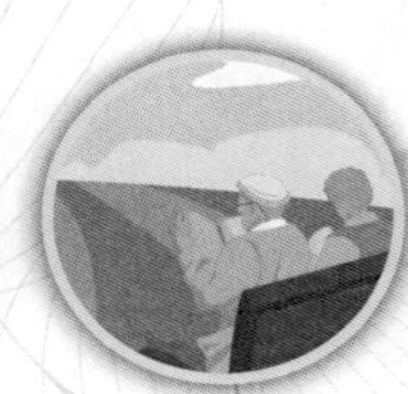

咽癌，其他如帕金森式症或失智症老人。

許多人看過插鼻胃管的老人，因此對鼻胃管餵食方式多少有點熟悉；但鼻胃管也有其潛在性問題，如美觀、傷及老人自我形象、發音障礙及使老人溝通有困難等問題，此外尚有逆流性食道炎與吸入性肺炎等合併症，以及鼻胃管會意外脫落，或插入時發生困難，造成許多老人餵食不順利與增加看護員的困難度。因此，短期的營養支持，如只需一個月以內時，鼻胃管的營養補給是最經濟有效的選擇；但如果屬於長期的營養支持需求，就必須考慮到合併症的問題，其中最熟悉的鼻胃管合併症，以吸入性肺炎爲主，老人灌食時經常發生吸入性肺炎，且會一再發生，逆流性食道炎是吸入性肺炎的前奏，此時可改用鼻腸管，這是另外建議的替代方案。

當老人確定需要長期營養時，則建議除胃造口外，可使用內視鏡術、腹腔鏡術或外科，建立其他的灌食路徑，如改將營養品送入幽門以下的腸道，就是一個很理想的方式；另外，在胃造口的基礎上改爲放置餵食腸管（Percutaneous Endoscopic Jejunostomy, PEJ）也是一個好方法。PEJ採取與胃造口完全一樣的方法，直接進行空腸造口術。改採腸管灌食方式，理論上可以減少吸入性肺炎，臺灣目前很少施行造口，但由於人口的老化及意外事故的增加，預期後來將會有許多老人必須仰賴管灌飲食，因此其重要性預期也將與日俱增。

第一節　老人營養支持方式與選擇

對於需要採用特殊治療飲食的老人，如糖尿病等，需要由營養師參與會診，進行營養評估，然後依評估結果，設計營養支持計畫，再據以執行，但是因爲國內許多中、小型醫院，聘用營養師的人力不足，所以無法落實執行，也因此臺灣過去的許多老人，其實是被「餓死」的！特別是許多癌症老人更是如此。目前國內學校團膳，已經因爲許多專家團體的支持與宣導，加上對於下一代學童營養的重視，因此高雄市、臺北市及其他都會城市，均已編制學校午餐營養師，或陸續編製預算聘用中；但現在老人營養的不良比例仍居高不下，老人的營養支持問題，還欠缺相關單位予以重視。

很多人以爲所謂的老人營養支持，就只是讓老人吃得下飯即可。可事實卻不光如此，因爲老人營養支持方式分爲經口攝食、腸道營養與靜脈營養（非腸道營養），也就是說，不但是要吃飯，還要吃得營養，吃不下或咀嚼吞嚥有困

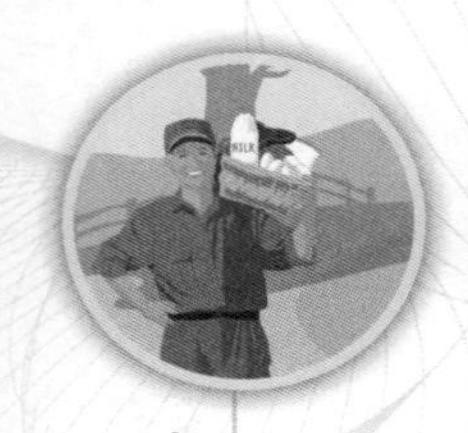
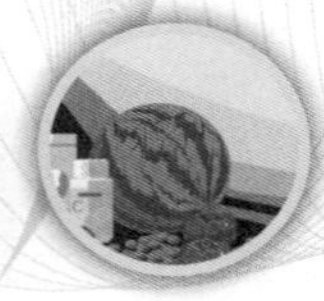

難時，還須改用鼻胃管等腸道營養或靜脈營養等方式供應（如**圖8-1**），才能確保老人獲得足夠的營養素。

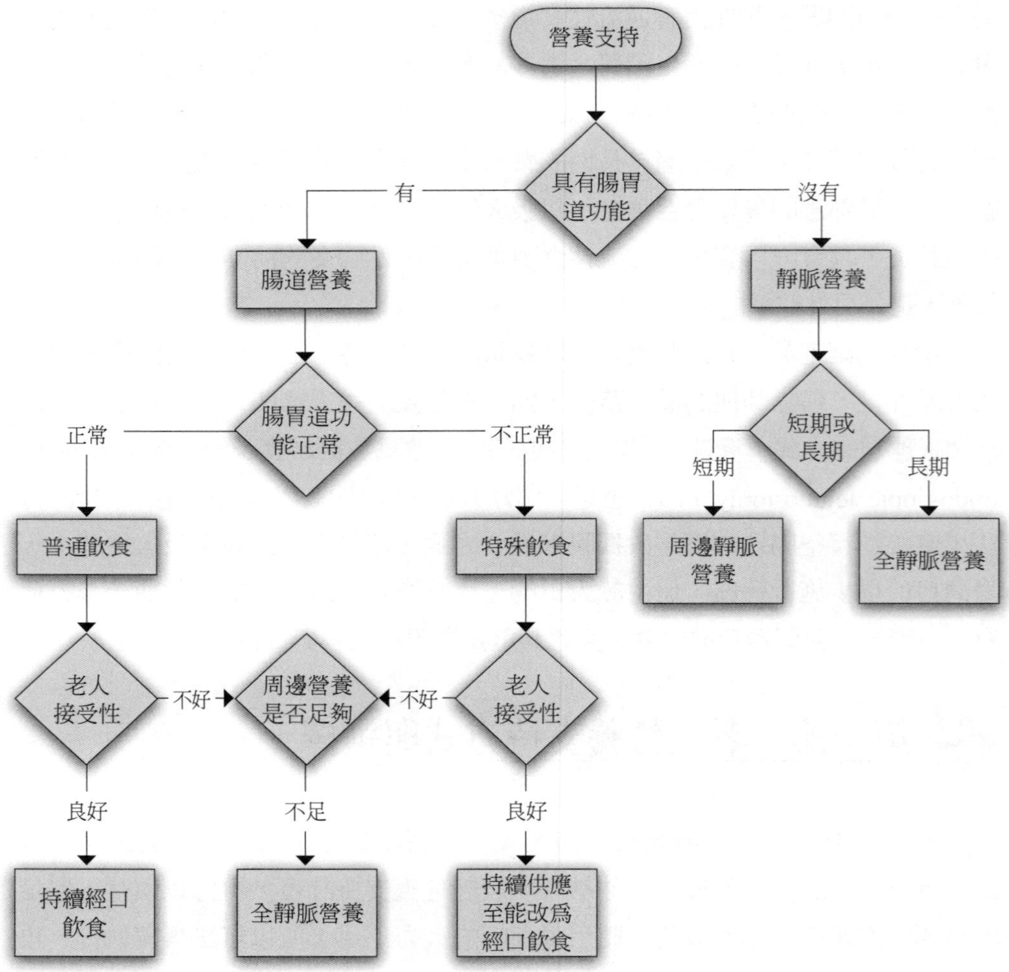

營養支持
具有腸胃道功能
有
沒有
腸道營養
靜脈營養
腸胃道功能正常
正常
不正常
短期或長期
短期
長期
普通飲食
特殊飲食
周邊靜脈營養
全靜脈營養
老人接受性
不好
周邊營養是否足夠
不好
老人接受性
良好
不足
良好
持續經口飲食
全靜脈營養
持續供應至能改為經口飲食

作業說明：
1.腸胃道：如果沒有功能，則需要採用周邊營養或全靜脈營養。
2.腸胃道：功能不正常時，則必須採用特殊飲食，以補充可能缺乏的營養素。
3.長期周邊營養支持必須採用全靜脈營養。
4.採用周邊營養時，如果腸胃恢復功能，則應該立即改用腸道營養。
5.腸道營養如果不能供應足夠營養素時，仍應採用或補充周邊營養。

圖8-1　老人營養支持流程

資料來源：李義川（2009）依據作業文字資料繪製成圖。

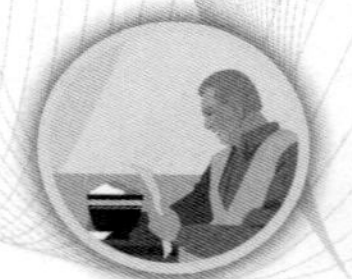
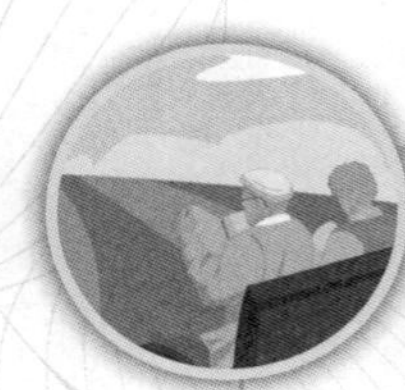

一、老人生理問題與建議之營養供應方式

當老人因病處於昏迷狀態或食道發炎、胰臟炎或膽道疾病、進行放射線治療或罹患有腸炎疾病、手術前準備、外型／外科手術，或有燒傷、持續發燒等情形時，因無法正常咀嚼、吞嚥或消化食物，因此需要特別的營養供應方式，才能幫助老人獲得足夠之營養，否則老人因病嘴巴不能咀嚼，如果要等到開口再餵食，將有餓死之可能；同理老人因病腸道不能消化，如果僅供應一般食物，雖吃了一般食物卻不能消化，豈不是等於沒有吃，到頭來不也等於餓死，所以老人因病有不同的上述狀況時，必須採取以下不同的供應途徑與因應對策，才能適時供應老人足夠之營養（**圖8-2**）。

1.**無法消化食物時**：如老人處於昏迷狀態或食道有發炎情形時，其供應方式與途徑如下：
   (1)供應內容：採商業配方或自然攪碎灌食。
   (2)供應途徑：使用鼻胃管之管灌；使用胃造口術之管灌；使用空腸造口術之管灌；由口進食（非昏迷時）。

2.**無力消化食物時**：如老人有胰臟炎或膽道疾病等，其供應方式與途徑如下：
   (1)供應內容：採取特殊商業配方（無脂肪或使用MCT油脂）。
   (2)供應途徑：使用鼻胃管之管灌；使用胃造口術之管灌；使用空腸造口術之管灌；由口進食。

3.**減少或無法吸收食物時**：如老人在進行放射線治療或罹患有腸炎疾病時，其供應方式與途徑如下：
   (1)供應內容：採特殊商業配方。
   (2)供應途徑：使用鼻胃管之管灌；使用胃造口術之管灌；使用空腸造口術之管灌；由口進食；周邊靜脈營養；全靜脈營養。

4.**無法處理大腸殘餘物質時**：手術前準備或有腸炎時，其供應方式與途徑如下：
   (1)供應內容：採特殊商業配方。
   (2)供應途徑：使用鼻胃管之管灌；使用胃造口術之管灌；使用空腸造口術之管灌；由口進食；周邊靜脈營養；全靜脈營養。

老人營養配方選擇
腸道是否有功能
是
否
靜脈營養
是否能經口進食
否
是
經口飲食
消化吸收有無問題
有
無
灌食
1.糖尿病配方
2.腎臟病配方
3.肝臟疾病配方
4.肺部疾病配方
胃消化吸收
有問題
正常
聚合配方
十二指腸消化吸收
有問題
正常
元素飲食
聚合配方

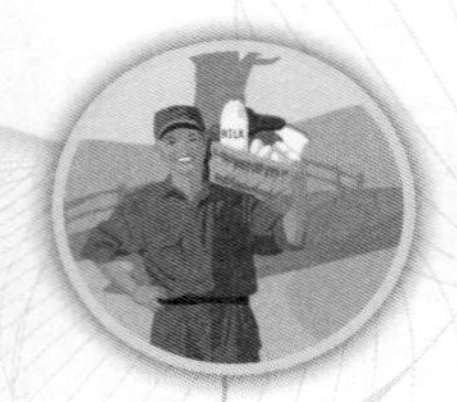

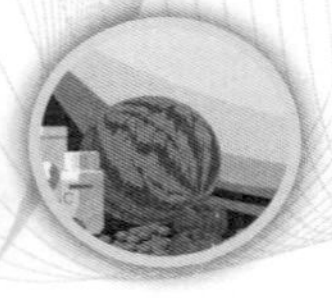

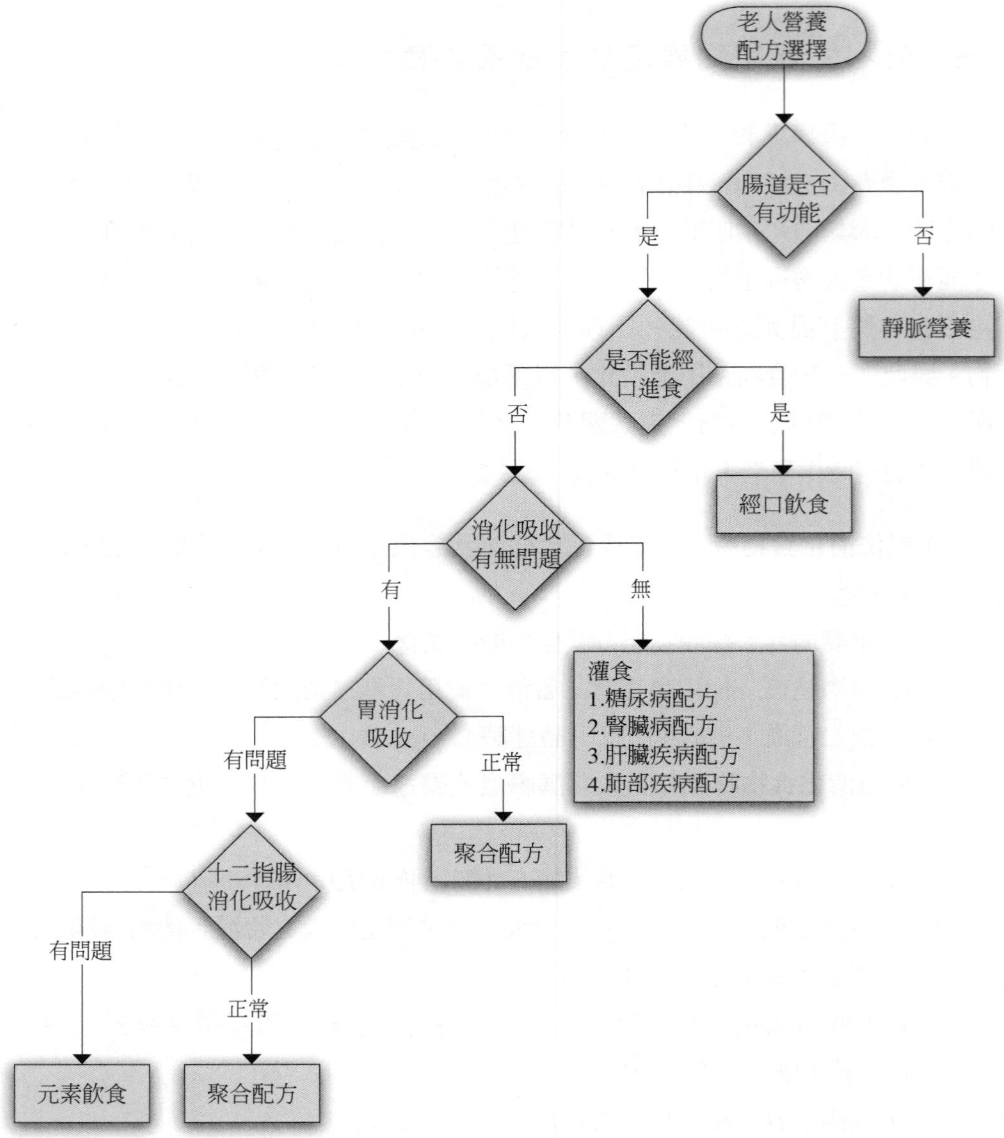

作業說明：

1.靜脈營養：老人腸道沒有功能時，必須改用靜脈營養。

2.經口飲食：老人腸道功能正常，也能經口進食時使用。

3.灌食：老人腸道消化吸收有問題時使用。

4.聚合配方：老人腸道功能正常，不能經口進食，胃及十二指腸消化吸收正常時使用。

5.元素配方：老人腸道功能正常，不能經口進食，胃及十二指腸消化吸收有問題時使用。

圖8-2　老人營養配方選擇途徑

資料來源：李義川（2009）依據作業文字資料繪製成圖。

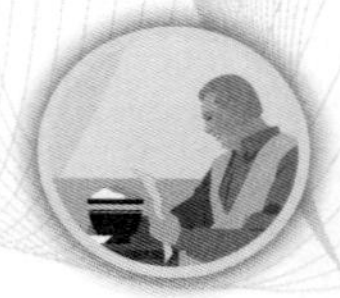
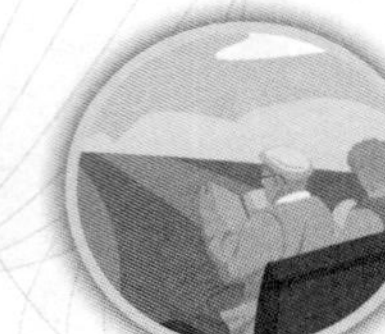

5.**無法由普通飲食符合其營養需求時**：如老人進行外型／外科手術，或有燒傷、持續發燒的情形時，其供應方式與途徑如下：

(1)供應內容：供應流質飲食。

(2)供應途徑：使用鼻胃管之管灌；使用胃造口術之管灌；使用空腸造口術之管灌；由口進食；周邊靜脈營養；全靜脈營養。

二、靜脈營養

靜脈營養（Parenteral Nutrition, PN）爲非腸道營養供應法，可分爲周邊靜脈營養及全靜脈營養兩種。

(一)周邊靜脈營養

周邊靜脈營養（Peripheral Parenteral Nutrition, PPN）係利用周邊靜脈注射的方式，進行營養素輸送，即俗稱的「打點滴」。僅能使用低濃度、等張的營養製劑，如胺基酸、脂質或醣類（小於10%葡萄糖）。可注射葡萄糖、胺基酸液及脂質乳劑等，但是必須是等張溶液，即等張滲透壓爲接近300 mOsm/L（毫滲量／升）。

一般灌食希望在等張滲透壓500以下，周邊靜脈營養則最好不要超過600，以免因爲滲透壓太高，造成周邊靜脈硬化。滲透壓計算方式爲：

1. 1,000西西葡萄糖溶液克數×5。
2. 1,000西西蛋白質克數×10。

例如：1,000西西含葡萄糖40克、蛋白質15克與油脂5克之滲透壓爲（注意油脂並不會影響滲透壓）：

$$40\times5+15\times10=350 \text{ mOsm/L}$$

■供應內容與方式

1.**低熱量葡萄糖溶液**：一般在手術後禁食期間，普遍會以給予5%葡萄糖液周邊注射的方式供應。很多人住院有打點滴的經驗，只是需要注意的是，如果只注射5%的葡萄糖，假設一瓶須注射約四至六小時，一天最多可供應四至六瓶，而一瓶的熱量94大卡，則累計只供應380至570大卡，

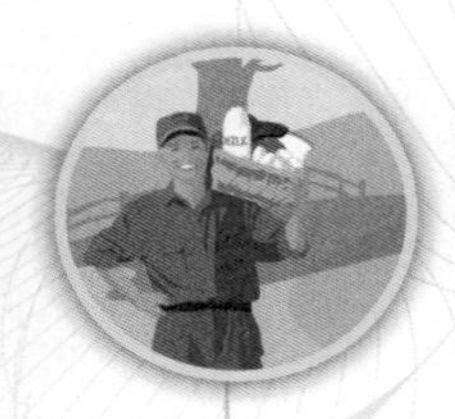
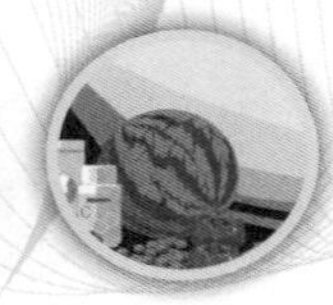

以正常人一天約需要1,500大卡的熱量來估算，就知道住院老人被餓死，不是隨便說說的！

2.**無葡萄糖的胺基酸溶液**：注射胺基酸溶液將可產生保留蛋白質效應，比單獨使用低熱量葡萄糖溶液，更能有效減低負氮平衡，無葡萄糖的胺基酸溶液可以維持老人低胰島素濃度，使體內脂肪有效釋出，成為能量來源，獲得維持糖質新生與蛋白質合成平衡。如果採用靜脈注射3%的胺基酸溶液，明顯會比5%的葡萄糖溶液，獲得更好的氮平衡改善。

3.**胺基酸併用葡萄糖溶液**：多數研究顯示，胺基酸併用少量葡萄糖，雖然會引起胰島素的上升，但對於氮平衡則仍有其改善作用。

4.**胺基酸3%、甘油3%與電解質注射液**：甘油已被美國靜脈暨腸道營養醫學會認同，是除了葡萄糖以外的另一有效能量來源，若配合胺基酸的使用，則具有蛋白質保留效果。甘油燃燒後產生的能量爲4.32大卡／克。因爲甘油爲醇類，不像葡萄糖或其他還原糖含有醛基，因此不會產生所謂的褐化反應，可解決藥局調配污染問題；另外，甘油代謝時因爲不受胰島素影響，對小靜脈的刺激性較葡萄糖爲低，代謝方式與碳水化合物相同，但是細胞在利用甘油時，並不需要胰島素，因此雖然熱量相同，甘油產生的血糖值與三酸甘油酯值卻較低、且獲得較佳的蛋白質保留效應與降低能源的代謝，這些效果特別對胰島素抗性或嚴重創傷老人相當重要。

5.**配方種類**：

(1)5%葡萄糖與電解質（指生理食鹽水0.9%，沒有熱量）：

熱量（大卡／3升）：每3公升510大卡（即5%×3,000西西×3.4大卡=510大卡，葡萄糖1克3.4大卡）。假設3升爲一天用量，即四小時供應一瓶，一天二十四小時計六瓶，容量爲3,000西西，即如果一天供應3升的5%葡萄糖與電解質，則供應熱量一天爲510大卡；以下數據皆以大卡／3升爲計算基準。

滲透壓（mOsm/L）：400。

(2)3%胺基酸與電解質：

蛋白質供應量（克／3升）：90。

滲透壓（mOsm/L）：405。

熱量：每3公升360大卡（即3%×3,000西西×4大卡=360大卡，蛋白質1

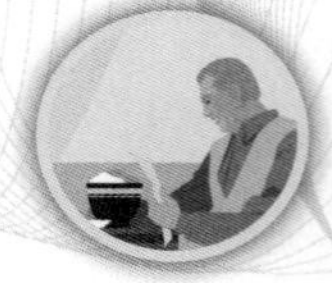
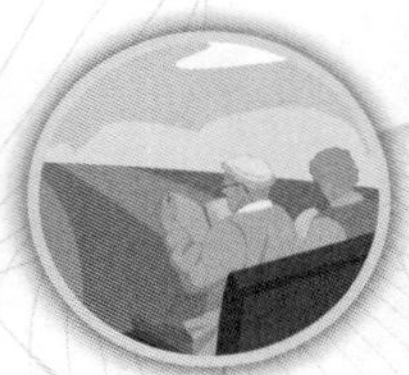

克4大卡）。

(3)4.25%胺基酸與電解質：

蛋白質供應量（克／3升）：128。

滲透壓（mOsm/L）：555。

熱量：每3公升510大卡（即4.25%×3,000西西×4大卡=510大卡，蛋白質1克4大卡）。

(4)3%胺基酸、5%葡萄糖與電解質：

蛋白質供應量（克／3升）：87。

熱量：每3公升870大卡（510＋360）。

滲透壓（mOsm/L）：655。

(5)4.25%胺基酸、5%葡萄糖與電解質：

蛋白質供應量（克／3升）：128。

滲透壓（mOsm/L）：805。

熱量：每3公升1,020大卡（510＋510）。

(6)3%胺基酸、3%甘油（1克4.32大卡）與電解質：

蛋白質供應量（克／3升）：90。

熱量：每3公升750大卡（360＋390）。

滲透壓（mOsm/L）：735。

■適應症

周邊靜脈營養適用於老人需要營養支持，卻無法或尚不需要使用上腔頸靜脈（口徑比較大的靜脈）插管時使用。也適用於營養不良邊緣的老人，或無法預期的禁食時期，及手術後恢復期間所提供的短期（五至八天）營養，直至老人確保能口服或改用全靜脈營養（TPN）爲止。

因爲周邊靜脈營養並不能夠長期提供完整而足夠的營養，可用於剛開始使用鼻胃管，或小腸植入管的配方飲食期，使老人於餵食適應期間恢復腸道功能，同時獲得所需的熱量與蛋白質。假如一個老人須以周邊靜脈營養供應全部的營養素時，則必須併用脂肪乳（每毫升1.1或2.0大卡的10%或20%脂肪乳）及胺基酸（3%或4.25%），假設每八小時給予10% 500毫升脂肪乳、500毫升 5%葡萄糖與4.25%胺基酸溶液，二十四小時將可獲得熱量約1,900大卡及64克蛋白質。

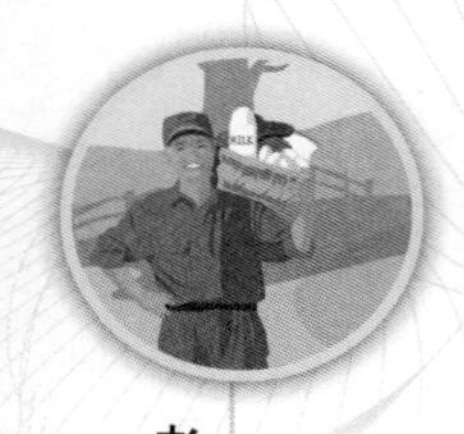
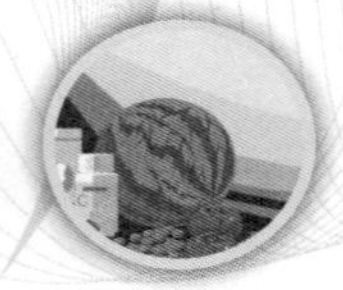

(二)全靜脈營養

全靜脈營養（Total Parenteral Nutrition, TPN）或稱**中央靜脈營養**（Central Parenteral Nutrition, CPN），係利用大的全靜脈，進行輸送身體所需的營養素，通常位置爲上腔靜脈，指的是從較粗的中央大靜脈進行輸送補給。全靜脈營養一樣是打點滴，但是血管則是選擇鎖骨下方、或上腔靜脈之鎖骨下靜脈、或頸靜脈等血管，又稱「中央靜脈」，因爲這些血管的管徑較粗大，血液流速較快，血管壁對於高濃度及高滲透壓的營養輸液，耐受性較好，可使用高濃度營養製劑，如醣類（大於10%葡萄糖）、脂質等。

由於全靜脈營養屬於高濃度輸液，須加強全靜脈導管及人工血管之消毒工作，以避免細菌感染；若老人情況較穩定，或營養狀況改善，應立即改爲腸道營養（灌食、流質飲食、軟質飲食或普通飲食等）。依據健保局的規定，要向健保局申請全靜脈營養注射及管灌飲食費用前，醫院必須成立營養支持小組始可申請。全靜脈營養輸液，歷經二十幾年發展，對於一些無法由腸道獲得足夠營養的老人，經由靜脈營養，可以獲得其所需之熱量及所有營養素，以延續老人生命。

■全靜脈營養支持之營養需要量

1. **熱量**：計算時係以基礎代謝率爲基本需要量，再加上活動量，或因爲營養不良等所需要增加的熱量總合。一般簡易之算法，是以每天每公斤體重需要25至30大卡來計算（例如50公斤體重者，其熱量需求爲50×25－30≒1,250至1,500大卡），老人每天約需要1,500至2,000大卡，如果併有營養不良，則熱量需要甚至要提高到3,000至4,000大卡。
2. **醣類**：一般爲每天每公斤體重1.2克。
3. **蛋白質**：熱量對氮之比率建議在100至200：1。熱量對氮的比例越小，蛋白質供應量越大。癌症老人之蛋白質提供，在全靜脈營養注射下是以胺基酸型態輸入，並應考慮與熱量之比值。適當之非蛋白質熱量與氮素之比質爲150至180：1，隨癌症不同而不同，若是高代謝期，則以80至100：1爲恰當。
4. **脂肪**：一般爲每天每公斤體重1克。可提供的熱量必須含有必需脂肪酸，否則易出現皮膚炎、落髮等缺乏必需脂肪酸的症狀。對於癌症高代謝期的老人，脂肪應占總熱量的30%，且最高劑量不要超過每天每公斤體重1

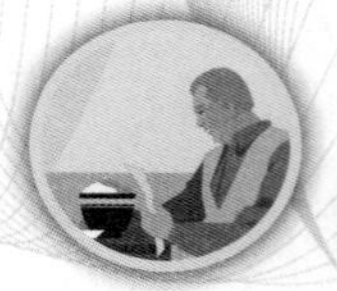
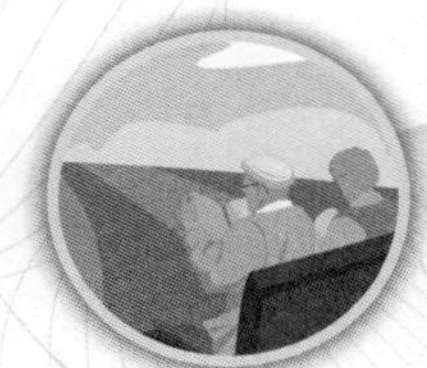

公克以上。並應追蹤血中脂肪含量，如血清三酸甘油酯大於400毫克／公合時，則應減量或暫時停用。

5.**電解質之需要量**：營養素中之礦物質，如鈉、鉀、鈣、鎂、磷等，在全靜脈營養輸液是配置成電解質型態，其需要量約略如下：

(1)鈉：每天每公斤體重1至2meq（毫當量）。

(2)鉀：每天每公斤體重1meq。

(3)鈣：磷15mmol/L時，最多4.6 meq/L；磷10mmol/L時，最多9.2 meq/L。

(4)鎂：每天8 meq。

(5)磷：每天20至40mmol（毫莫耳）或7至9mmol/1,000大卡。

6.**其他稀有元素之每日需要量**：

(1)鋅：2.5至5微克。

(2)銅：0.3至0.5毫克。

(3)鉻：10至15微克。

(4)錳：0.15至0.8毫克。

(5)硒：26至60微克。

(6)鉬：100至200微克。

(7)碘：114至357微克。

(8)鐵：0.5至5毫克或每天每公斤體重20微克。

7.**維生素**：人體必須提供足夠的維生素，以促進身體之正常代謝。例如：維生素B群是代謝熱量營養素所需的輔酶，維生素C則是主要抗氧化物質之一，與癌症之免疫力有關。其需要量如下：

(1)維生素A：3,300國際單位。

(2)維生素B_1：6毫克。

(3)維生素B_2：3.6毫克。

(4)維生素B_3：40毫克。

(5)維生素B_5：15毫克。

(6)維生素B_6：6毫克。

(7)維生素B_{12}：5微克。

(8)維生素C：200毫克。

(9)維生素D：200國際單位。

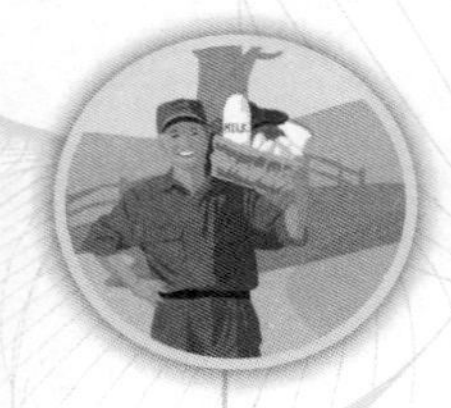
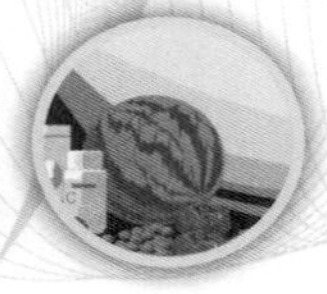

(10)維生素E：10國際單位。

(11)維生素K：150微克。

(12)生物素：60微克。

(13)葉酸：600微克。

(14)泛酸：15毫克。

(15)菸鹼酸：40毫克。

■全靜脈營養輸液使用時注意事項

由於全靜脈營養輸液之滲透壓，高達1,500 mOsm/L，爲血液濃度的5倍，當輸入的速度爲每分鐘2至3西西時，可以馬上稀釋，但仍須注意：

1.應慢慢開始，讓老人慢慢接受高滲透壓濃度的溶液輸入體內。
2.第一天先以連續點滴方式給予。
3.隨時監測血中葡萄糖濃度，並定期測量血脂肪。
4.慢慢增加劑量，第一天以後，每天的增加量以不超過1公升爲宜。
5.任何劑量的改變均需小心，否則易引起高血糖或低血糖。
6.維持穩定速度。
7.若要停止時，則應逐日慢慢減量，以每天小於1公升爲宜，切記不可以驟然中止。

■老人使用全靜脈營養的對象

1.嚴重營養不良的老人：
 (1)白蛋白＜2.5至3.0克／公合。
 (2)前白蛋白＜10毫克／公合。
 (3)體重減輕：六個月內體重減輕≧20%，或一個月內體重減輕≧10%。
 (4)總淋巴球數＜1,200立方毫米。
2.新陳代謝需求增高的老人：
 (1)手術後、外傷（尤其是胃腸道手術或燒傷）或有創傷菌血症者。
 (2)惡性腫瘤：接受放射治療或化學治療的老人。
 (3)異化代謝亢進：預期老人之新陳代謝異化將持續超過四至五日，不能由腸道給予營養時。
3.嚴重內科系患者又腸胃吸收不好的老人：上消化道出血、嚴重肝硬化併

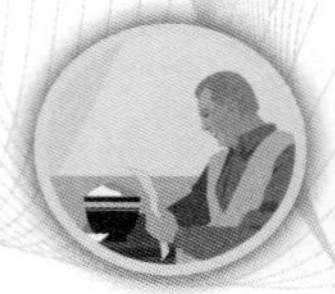
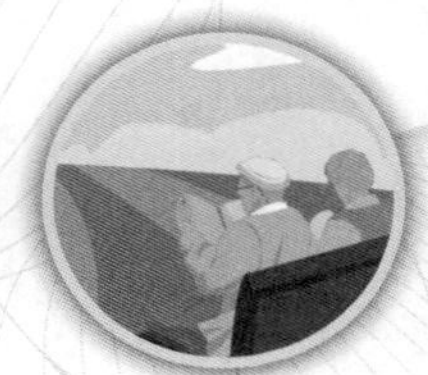

腹水、肺炎併敗血症、接受化療老人及癌症末期者。這些老人由於腸胃吸收功能差，而大多數為營養不良之老人。

4.**短腸症**（Short Bowel Syndrome, SBS）**老人**：指小腸切除超過75%至80%者，在使用全靜脈營養後，老人幾乎可以如正常人一般地生活。

5.**腸道疾病的老人**：

(1)腸胃手術後的滲漏：胃穿孔、胃癌切除、小腸切除手術及大腸癌手術者。

(2)穿孔性腸炎：老人於恢復期或手術後，常需較長時間的禁食，且通常需要禁食一週以上之時間者。

(3)克隆氏病（Crohn's Disease）或潰瘍性結腸炎（Ulcerative Colitis）：一般需要使用藥物及禁食治療。

(4)急性胰臟炎及嚴重胰臟炎：禁食加全靜脈營養的治療可減少胰臟負擔，並補充足夠的能量和營養。

6.**肝機能不全、肝衰竭、敗血症與大創傷的老人**：大量肝切除或有肝腦性昏迷危機之老人適用支鏈胺基酸（Branched-Chain Amino Acid, BCAA，如Ile、Leu、Val）增量配方。給予適當之全靜脈營養，可維持老人熱量之攝取。

7.**嚴重燒燙傷的老人**：嚴重燒傷老人，需大量體液、大量能量及充足的蛋白質補充。

8.**癌症老人**：若預期之化療藥物對於老人胃腸道會產生副作用，且妨礙老人之經口攝食將超過一週者。

9.有長期精神憂鬱、心理問題，造成之神經性厭食症的老人。

10.嚴重嘔吐、腹瀉致液體流失量增加者。

11.營養耗虛的消瘦老人所做的手術前營養補充。

12.腎衰竭的老人。

13.因呼吸衰竭而須依賴呼吸器的老人。

14.因放射線治療，引起腸胃道合併症的老人。

■全靜脈營養併發症

1.**感染**：與導管相關的感染發生率，約在兩成以下。感染原因為注射部位的皮膚菌落（約50%，可能是經由皮膚沿著導管腔進入感染）、輸液或輸

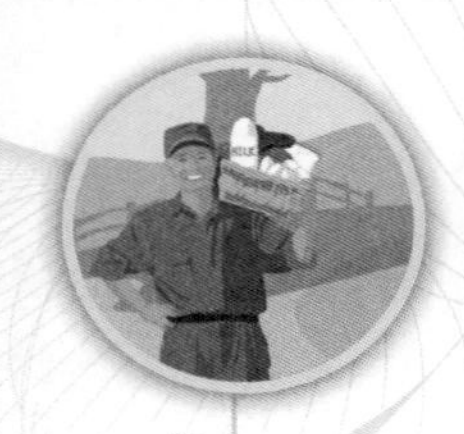
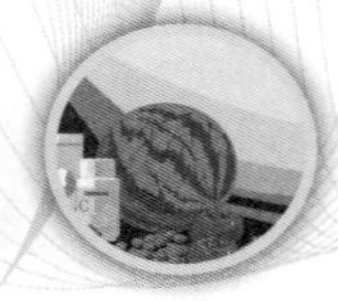

注管路（約40%）受污染或遠端感染（<10%）等因素所造成。

2.**預防與處理**：若發生感染，將可能危及老人生命。因此預防與儘早偵測感染，是全靜脈營養照護中相當重要的一環：

(1)加強無菌操作技術，建立早期偵測及確認感染與治療的標準作業程序或準則。

(2)嚴重感染、肺部栓塞、化膿性血栓靜脈炎，或給予適當的抗生素，血液培養仍呈陽性反應時，則需要移除導管。

三、腸道營養

腸道營養（enteral nutrition），指將營養素由口直接送到胃、十二指腸或空腸的營養補充。當胃腸等器官之消化及吸收功能仍正常時使用，一般是指管灌食。管灌食之方式，可分爲鼻胃管（NG，鼻子接管至胃部）、口胃管、鼻十二指腸管（ND）、鼻空腸管、食道造口（灌食開始位置非由鼻子開始，而是自食道進入）、胃造口（GT，由胃開始灌食）及空腸造口（JT，由空腸開始灌食）等造口（瘻）灌食。而因爲使用鼻胃管時，經常會有一些不適的併發症，如造成鼻咽部的不適感，易產生鼻竇炎、壓瘡、導致發音障礙；定期更換管子引起老人的不舒服（抽管與置管）；影響外觀；長期置入鼻胃管，使胃與食道交接處不易緊閉，胃酸容易逆流而易引起食道發炎或出血等；因此老人如需長期腸道營養，會建議採取造口方式替代。

新式的胃造口計有PEG與PEJ。PEG是使用胃內視鏡，直接穿透局部腹腔置放灌食管，因可直接將灌食注入胃或空腸，因此若灌食時間預期將超過一個月，建議使用PEG；因爲花費時間少、麻醉少，而且傷口的併發症也小，日後放置成功，傷口癒合後，老人可自己灌食、自己行動，方便淋浴或更衣等日常生活，對於老人之後的生活品質之提高，很有幫助。PEJ則是經皮內視鏡之空腸造廔術，施行之危險性較高，不過如果有需要自空腸開始灌食時，也可改用鼻空腸管（NJ）方式替代，進入位置約在十二指腸與空腸間，確切位置在trietz之下（trietz爲上、下腸胃道之分界點），鼻空腸管比較容易滑脫，但是對於罹患胰臟炎等疾病之老人很有幫助，因爲胰臟炎老人如果太早供應口服飲食，會刺激胰臟分泌胰液，增加胰臟負擔，研究結果顯示，如此一來反而會增加住院天數；然而如果不供應腸道營養，將影響腸道功能之完整性，加上65%的免疫組

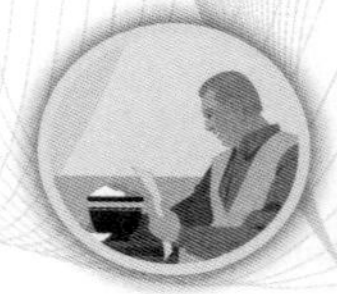
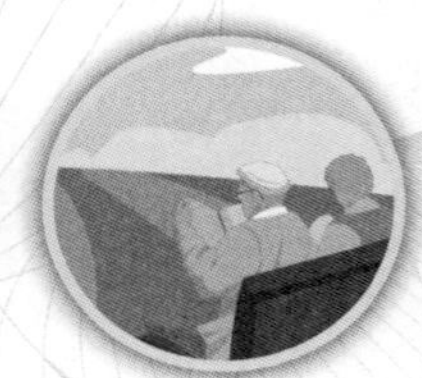

織與80%的免疫製造組織都在腸道，因此使用鼻空腸管方式，既可避免刺激胰液分泌（如果經口、經胃及經十二指腸等方式，研究發現均會刺激胰液分泌，而鼻空腸管不會），且具有維持腸道營養的好處，確實有利老人恢復健康；不過要注意的是，灌食熱量至少要達到50%以上才有效，研究顯示，只供應20%熱量時與禁食的效果差不多。

(一)腸道營養的重要性

老人如果腸道功能正常，就應該以正常飲食的方式供應，如果發生營養不良，需要營養支持時，也應該優先選擇腸道營養供應。研究發現，在重症老人身上僅使用靜脈營養，而讓腸道休息時，會造成腸道黏膜表面之障壁崩解，增加腸道細菌與毒素，而容易引起敗血症與多重器官衰竭；另外，腸道黏膜或淋巴組織也會因腸道休息及使用靜脈營養而受到危害；這與一般人覺得營養狀況不好，只要去打打點滴就可以改善之看法，是完全不同的，須特別注意。

老人發生營養不良，會增加術後合併症的發生及提高死亡率。早期腸道營養，可保護黏膜和提升免疫功能、避免營養素缺乏、減少感染及其他合併症、縮短住院天數，以及較早由管灌食可早點進展到經口進食等好處。而餵食的成功與否關係到適當的配方、適當的速率、適合的灌食途徑及掌握有利的時間。

另外，無法早期進行餵食的原因通常在於疾病及手術安全的考量。如手術後腸子是否恢復蠕動；腸吻合口處是否會再裂開；餵食內容物是否會發生滲漏造成感染；以及是否有合適的餵食管道等等。通常開刀後的初期由於麻醉效果，腸子屬於休克的狀態，但事實上恢復相當迅速，動物實驗及臨床顯示，除了大手術以外，直接在腸手術吻合處，進行連續性灌食，其實並沒有增加合併症的危險。相反，早日灌食，將可改善營養狀況與提升免疫力；因此最好儘早供應腸道營養。

臺灣有一些奇怪的就醫習慣，尤其是中南部的人特別喜歡打針、喜歡打點滴。很多鄉下的歐里桑、歐巴桑堅信「若嘸注射就嘸效」。在以前還沒有健保的時代，很多老年人看病必須自費，一旦前來就醫，如果不幫他打針，就被認爲無效或比較貴。在中南部的鄉下，針打得越勤，點滴打得越多的診所，老人越多，而越鄉下這種情形就越普遍；其實在大多數的情形下，打針及打點滴，眞的是不必要的醫療行爲，但是許多人卻迷信打點滴可以使病情好得比較快，因此即使是感冒的小毛病，也認爲必須吊大筒才會快點好。

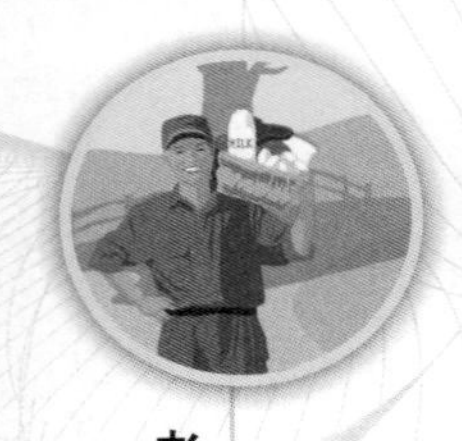
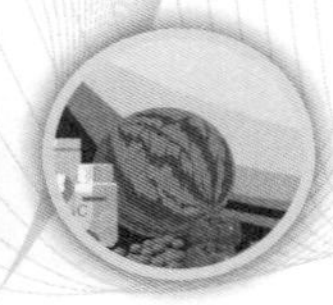

點滴的主要成分是水、葡萄糖及電解質，或者額外加上蛋白質及維生素，這其中並沒有使病情好轉的成分，可是爲什麼有那麼多的老人，會在打完點滴之後，覺得比較舒服呢？其實主要是心理作用；因爲在打點滴的過程中，可以得到較多家人及醫療人員的照顧及關心，心理上的安撫，可以減輕主觀生理的病痛；加上打完一瓶點滴，大約需花上一至二個小時以上的時間，這期間的完全臥床，獲得了足夠之休息，因而易覺得精神較好，人較舒服。另外，醫師有可能會在點滴中，添加治療的藥物，如解熱鎮痛劑等，所以在打完點滴時，也可獲得暫時的症狀緩解。不過上述這些藥也可經由口服或肌肉注射，而不必一定要藉由大量點滴的方式來達成。另外，有時老人因爲病痛而影響食慾，導致熱量及水分上的攝取不足，所以人會覺得疲累，而經由點滴適時予以補充熱量及水分，會使老人覺得較爲舒服且比較有精神，這些都是讓老人誤認爲打點滴對病情大有助益的原因。

其實除非無法經口進食，或是腸胃的吸收功能有障礙，否則用點滴來補充熱量及水分是非常不經濟的行爲。以一瓶500西西的5%葡萄糖點滴液來說，僅含25公克葡萄糖的滴液，算一算它的熱量僅85大卡（3.4大卡×25），而一碗白飯就有280大卡的熱量，可見就熱量的補充來說，打一瓶點滴，還比不上吃半碗飯。對大部分的疾病來說，點滴不但是沒有必要的，甚至可能帶來一些危害；因爲打點滴須經由皮膚穿刺血管，並把針留置在血管內一至二個小時，會增加感染的機會；另外有些老人實在不適合打點滴，如腎功能不好、肝衰竭或心臟衰竭的老人，打點滴增加水分可能反而使病情惡化。如糖尿病的老人若施打葡萄糖液，可能會使血糖的控制惡化；還有經血管給藥，會比口服給藥增加發生藥物過敏的機會，也可能強化藥物過敏的反應。所以與其迷信點滴的作用，倒不如注意老人的飲食、水分的攝取及充足的休息，才是改善老人健康或營養不良的好方法。

(二)老人營養支持應以腸道營養爲主

老人的營養支持應該以腸道營養爲主，換句話說，能經口攝取就不要用灌食，能經腸道吸收就不要使用靜脈營養；而當非使用靜脈營養不可時，如果使用天數比預期三至七天要長，建議使用全靜脈營養，而非周邊靜脈營養。

一般人有個觀念，就是手術後要等排氣（放屁）完才可以進食，因爲人體排氣或有腸音時，表示大腸開始蠕動，功能始正常（理論是大腸如果不蠕動，

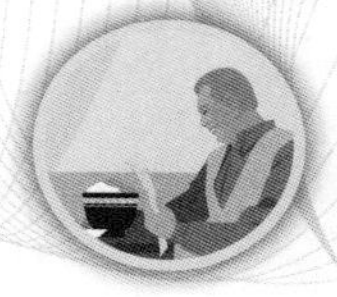
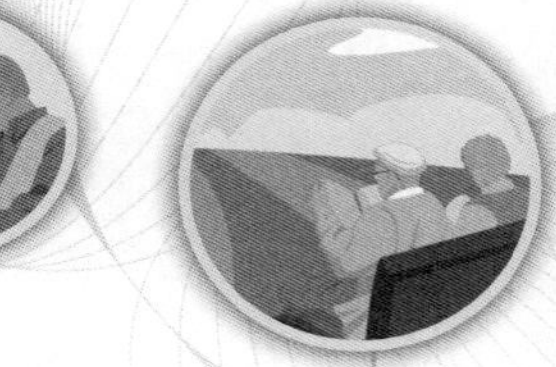

食物進入腸道，將如同放在攝氏38.5度的密閉櫃子內，會腐敗發酵，而引發更大的問題）；不過研究顯示，小腸才是吸收營養素的主要地點，而小腸比大腸更早蠕動，約在手術後數小時內就開始蠕動，因此如果老人營養狀況不好，可以建議先用小腸灌食，取代過去常用的靜脈營養，因爲腸道營養的危險性比靜脈營養小，而且越早使用腸道營養，能越早刺激腸道蠕動，腸道微生物也能儘快生長，將能提供許多靜脈營養沒有的好處。當然靜脈營養也並非沒有好處，它可短期有效地代替腸道營養，並且快速補充營養，但是只要腸道功能恢復，或預期即將恢復，就應該優先考慮腸道營養、經口進食，或採取併用方式，供應與支持老人營養。

(三)須由專業營養師設計

老人一般都有慢性疾病，如高血壓、心臟病及糖尿病等，長期嚴重慢性病會有可能發生併發症，導致必須動手術的危險性；老人原本器官已經退化，如果再加上手術，更是會讓老人疼痛、食不下嚥，易發生營養不良，而需要營養支持。另外，老人會因爲生病而對於食物有禁忌，於是因爲飲食不均，導致營養欠缺，而發生營養不良。

供應老人營養食物時，必須要針對其身體功能狀況做好評估，有病在身的老人，更是要根據疾病的進展情形，搭配設計規劃；不過，由於老人都有其特殊的飲食習慣，所以在設計飲食計畫時，往往要因人而異，絕不可一招走天下，想用一套食譜適用所有的老人，這是民衆之共同想法，卻也是個錯誤觀念。因爲營養不良會導致老人免疫力產生變化，不愼者其疾病也會因爲營養不良而有所惡化，動手術後如果沒有充足的營養提供，都會導致活動力下降，均有可能增加死亡機率，所以對於老人營養提供，千萬不能輕忽。

如上所述，腸道的營養支持須由專業營養師設計規劃，而如果要進行非腸道營養支持，則需要醫生、營養師和藥劑師共同組成全靜脈營養小組參與配合。

一般體重質量指數（BMI）低於19，或在三至六個月內體重降低10%以上者，就應視爲營養不良；另外，五天內進食很少、甚至沒有進食，或無法正常進食的老人，都是營養不良的高危險群。國內健保對於管灌飲食及非腸道營養（全靜脈營養）均有支付，但是治療飲食，如糖尿病飲食或腎臟病飲食，則視爲與一般普通飲食無異，須由老人及家屬自行負擔費用，因此產生有人爲節省

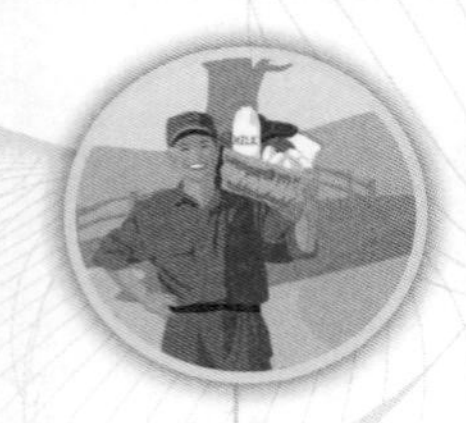
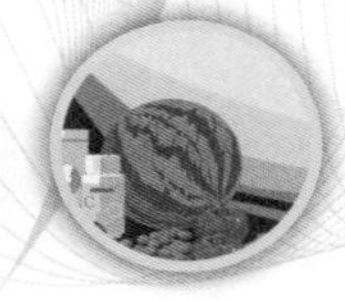

費用而不願在醫院搭伙，但卻因爲營養觀念不足或不對，最後反而因爲營養不足致預後住院天數增加，而損失更多金錢；更糟糕的是，有些老人會因爲營養不良，導致併發症與感染，嚴重時，省錢的結果是造成無法彌補的遺憾。

第二節　老人腸道營養支持方式與選擇

一、經管供應腸道營養的適用對象

老人腸道營養支持方式分爲兩種（**圖8-3**）：其一爲經口供應的腸道營養，通稱爲普通飲食、治療飲食，詳細內容將於第九章老人飲食製備中加以說明；

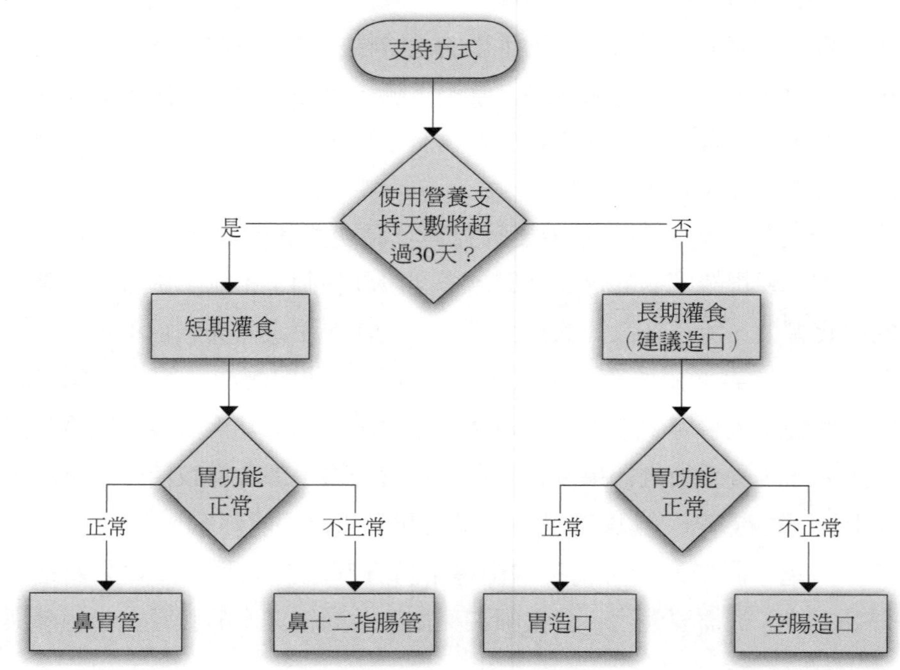

作業說明：

1.支持天數：如果超過三十天，屬於長期灌食，建議改爲造口。

2.短期灌食：胃正常時，使用普通的鼻胃管即可，否則需要鼻十二指腸管，甚至於需要鼻空腸灌食。

3.長期灌食：胃正常時，使用胃造口，否則需要空腸造口。

圖8-3　腸道營養支持方式與選擇

資料來源：李義川（2009）依據作業文字資料繪製成圖。

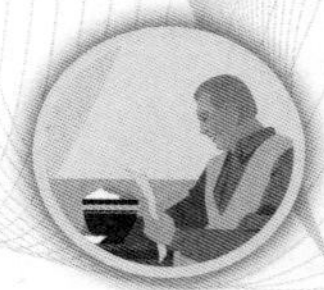
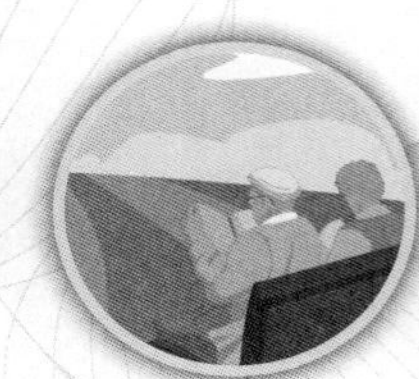

其二爲經管供應的腸道營養，一般稱爲特殊飲食、管灌飲食，其適用的對象如下：

1.因口腔或頭頸部方面的疾病，造成不能咀嚼與吞嚥的老人，如口腔癌、下顎骨折、食道癌、食道狹窄及食道切除等。
2.嚴重外傷或灼傷以致無法經口攝食，或經口攝食不足的老人。
3.中風昏迷不醒或意識不清老人。
4.神經性厭食者。
5.癌病末期老人。
6.消化道外科手術老人，腹部尙存引流管，須藉胃造口或空腸造口灌食，以作爲進入正常飲食前的過渡飲食。

二、餵食管的選擇

餵食管的選擇原則是以能維持灌食順暢下，選擇最細的餵食管餵食：

1.**材質**：常用的材質有聚氯乙烯（PVC）、矽膠與聚胺基甲酸酯（PU）。PVC的材質太硬較不舒適，但較易抽吸胃內液體；矽膠則太軟而不易放置，但老人感覺較爲舒適。PU材質軟硬適中，且其較堅固耐用，管徑較小，可以減少下食道括約肌鬆弛，避免逆流造成吸入性肺炎，老人也較爲舒適；但小管徑容易阻塞灌食，也較不方便。
2.**長度**：一般鼻胃管的長度爲36吋、鼻腸管爲43吋。不過，因爲PVC管易被胃酸腐蝕，硬拔時容易斷裂，故目前多半使用矽膠管，但因爲口徑最小，容易發生塞管狀況。
3.**價格**：以PVC最便宜，矽膠適中，PU最高，但是因爲PU可以使用三至六個月，與矽膠（約一個月）與PVC（僅一至二週）相比較，其實PU反而最便宜。據報導德國便曾有PU管十年未換的紀錄，會如此長久未更換，是因爲換管過程對於老人也是一種壓力，即使老人意識不清，換管對其也是一種極不舒服的經驗。

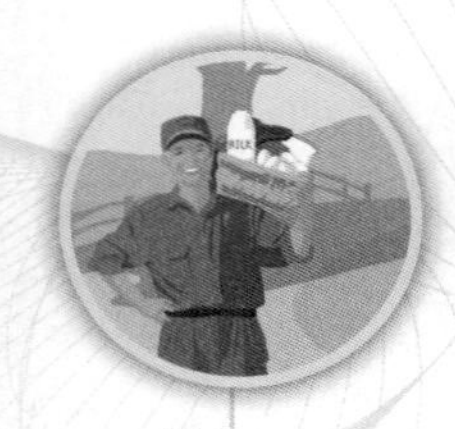
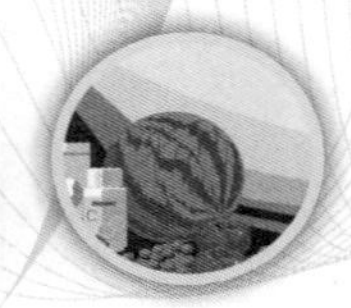

三、管灌飲食的原則與途徑

由口進食爲老人營養支持的第一選擇，因爲腸胃道功能正常者，可預防腸道黏膜萎縮，保存腸道正常菌落及維持免疫狀態。而無法由口進食，但腸胃道功能尙可消化吸收的老人，或厭食症者、或腸胃道癌症的老人等，始可採用灌食飲食。

(一)管灌飲食的一般性原則

管灌飲食的一般原則如下：

1.依老人的營養狀況、消化和吸收的能力及灌食途徑，決定灌食方法與灌食配方，以合乎老人需求。

2.應注意水分的平衡，以免發生脫水現象，尤其是使用高滲透壓配方或無法表達口渴的老人。

3.配方的濃度以1大卡／毫升爲宜，但是當老人嚴重營養不良或須嚴格控制水分時，最高可至2大卡／毫升。

4.氮與總熱量的比例要適當（理想比值是1公克／150至300大卡）。

5.製備過程及灌食時，應確保製作者的衛生習慣及飲食器具的清潔，以避免遭受污染。

6.由多種食品混合調配成的管灌飲食，容易滋生細菌，在室溫下放置不宜超過三十分鐘。若一次做好整天的分量，應分裝加蓋並冷藏；每次灌食前取出時須隔水加熱，並立即使用，且應於二十四小時內使用完畢。

7.商業配方若置冰箱存放，應於灌食前提早取出，回溫至室溫，再行灌食。

8.灌食食物的溫度，以接近體溫最爲適當，不宜過冷或過熱。

9.勿將新鮮的配方添加於仍存有上次殘留配方之灌食容器中。

10.灌食速度、配方濃度不宜同時改變，以防老人有不適的反應。

11.除非有醫囑，否則切忌將藥物倒入食物中，以避免食物與藥物發生交互作用。

12.老人若可自行活動，應鼓勵其於灌食後做輕度的活動以助消化。

13.定期追蹤老人的病情、營養指標及相關的生化檢驗值，如水分的攝入及

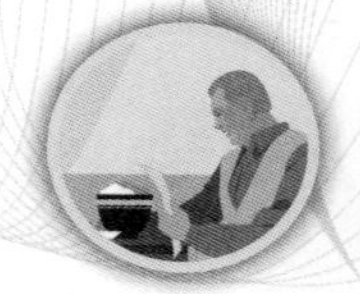
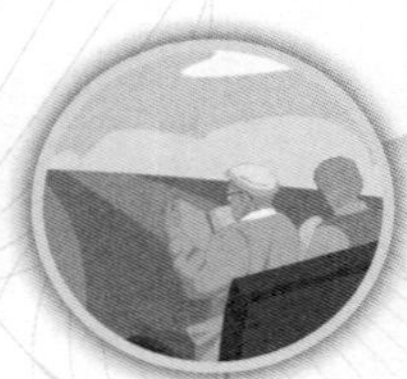

排出量，做適當的飲食調整。

(二)管灌飲食的途徑

臺灣與東南亞地區國家人民，由於傳統觀念認為，在肚子上造口（開個洞）是極其「嚴重」的事，因此即使造口對於需要長期腸道營養老人，確實比較好照顧，外觀也比較好；但是實際上，採用造口的比率仍屬偏低。管灌飲食選擇途徑之考慮因素如下。

■營養支持天數小於三十天

一般灌食三十天以下時，屬於短期灌食，建議採用鼻胃管或鼻十二指腸管等方式來供應腸道營養。

◎鼻胃管供應方式

適合具有正常腸胃道功能及反射老人。**鼻胃管供應方式**（Nasogastric, NG）經由鼻子進入胃管進行灌食，好處是鼻胃管的放置容易。食物灌食到胃，也符合正常的生理。

其注意事項如下：

1.**口鼻之護理**：須保持鼻孔的清潔，清潔管壁周圍鼻腔分泌物，且須注意應經常進行口腔護理。

2.**鼻胃管附近的清理**：每日須清潔鼻胃管附近的皮膚，固定的膠布如有鬆落或弄髒，則應更換，且每次灌食前，須檢查鼻胃管是否在正確位置。

3.**注意老人的反應**：允許老人表達他的感覺，若出現不適感覺時，須評估管子是否有扭曲變形或有摺疊處。

4.**間歇性灌食的老人**：對於間歇性灌食之老人，灌食前須先檢查胃內剩餘物；如果剩餘物超過100毫升時，便應暫停灌食，進一步了解可能原因及持續評估胃內剩餘物的量後，再決定何時予以灌食。

5.**持續性灌食的老人**：對於使用持續性灌食之老人則必須每四至六個小時檢查胃內剩餘物，胃剩餘物不可超過一小時所灌入之容量。

6.**老人狀況評估**：須評估老人是否出現脫水、腹瀉、腸絞痛、噁心、嘔吐、低血糖、吸入性肺炎等合併症。

7.**灌食後的反抽檢查與處置（圖8-4）**：要確定灌進去的食物消化得好不好時，可於灌食前先用灌食空針反抽胃管，可抽到胃中殘餘的食物；若抽

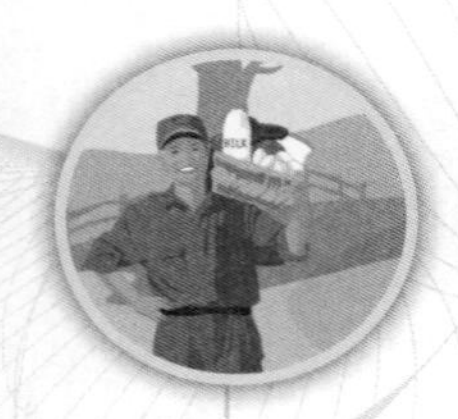
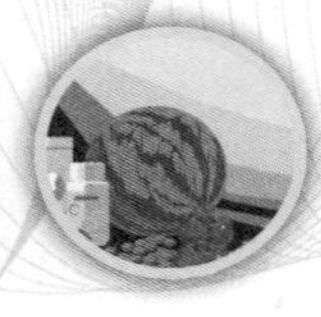

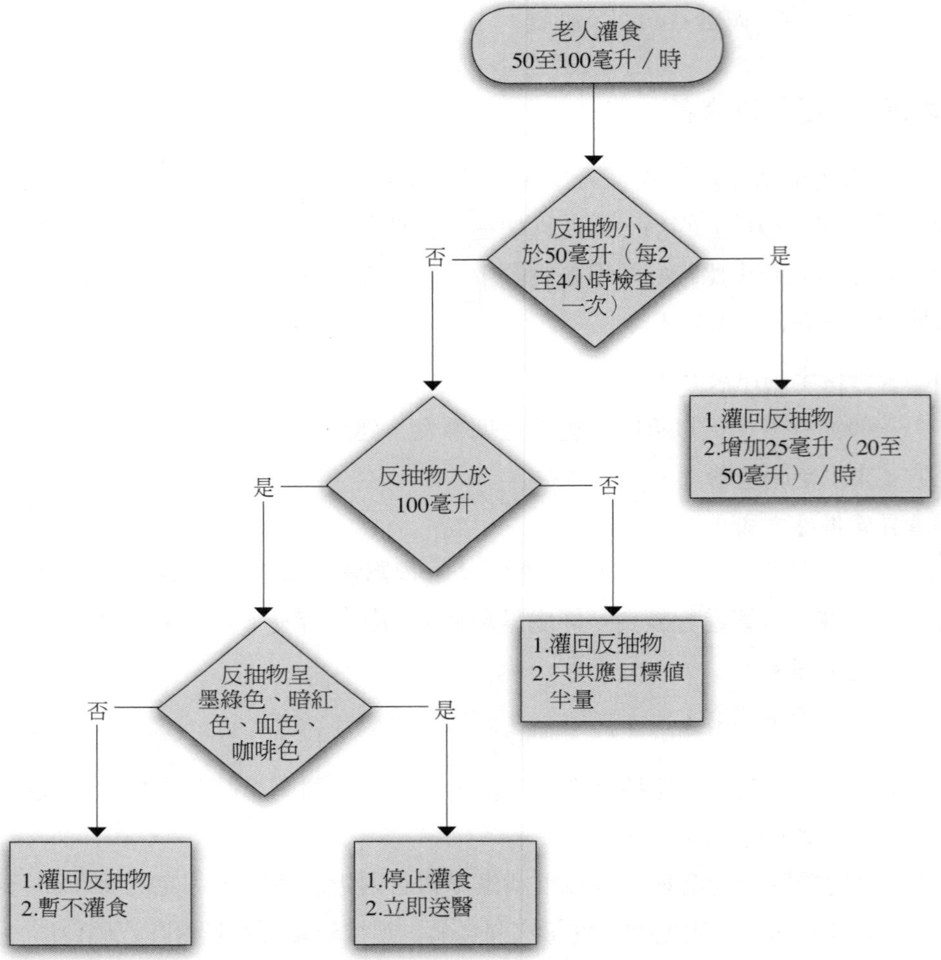

老人灌食
50至100毫升／時

反抽物小於50毫升（每2至4小時檢查一次）

是 → 1.灌回反抽物
2.增加25毫升（20至50毫升）／時

否 → 反抽物大於100毫升

否 → 1.灌回反抽物
2.只供應目標值半量

是 → 反抽物呈墨綠色、暗紅色、血色、咖啡色

否 → 1.灌回反抽物
2.暫不灌食

是 → 1.停止灌食
2.立即送醫

圖8-4　老人灌食後反抽檢查與處置

資料來源：李義川（2009）依據作業文字資料繪製成圖。

不到食物時，須確定不是胃管滑脫（因爲胃管滑脫會抽不出食物）：

(1)如果反抽物小於50西西，表示消化正常；若數量爲50至100西西，就表示老人的消化情況不是很好，可先將抽出的食物灌回去，此餐只要灌一半的食物即可。須記住一定要灌回去，很多照護者會覺得反抽物噁心，而予以丟棄，但是其實這些回抽之物質，可是老人好不容易消化的食物，如果長期經常丟棄，會造成老人營養不良。

(2)若反抽物超過100西西，則暫不灌食，但反抽物須再灌回胃內，不需丟棄。

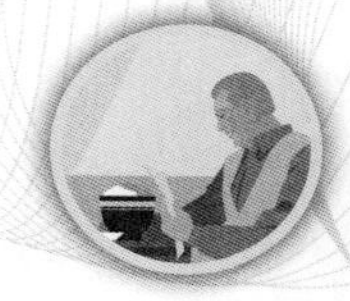
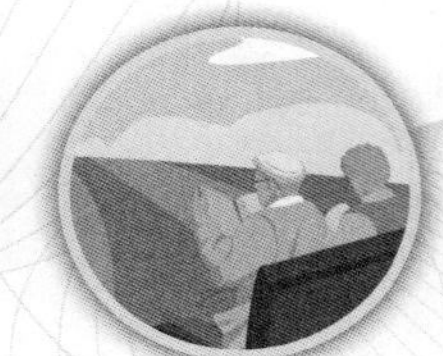

(3)若反抽多次，皆超過100西西，或反抽物呈墨綠色、暗紅色、血色或咖啡色時，就表示老人消化出問題，應立即停止灌食並就醫。

◎鼻十二指腸管

鼻十二指腸管（Nasoduodenal, ND）用於有吸入性肺炎、胃食道逆流及胃輕癱老人。

使用鼻十二指腸灌食法可給予較高的能量，並可減少「逆流」及吸入性肺炎。鼻腸管多用於燒傷的老人，或者有逆流性食道炎或吸入性肺炎的老人。由於管徑較細小，容易阻塞，因此建議使用商業配方，較無渣滓，可避免塞管。

◎鼻空腸

鼻空腸（Nasojejunonal, NJ）用於有吸入性肺炎、胃食道逆流及胃輕癱老人。並建議用於手術後早期，或者創傷後，可以減少發生吸入性肺炎。

■**營養支持天數大於三十天**

大於三十天時，屬於長期灌食，建議以造口方式，供應腸道營養。不過臺灣與東南亞地區國家人民，由於傳統觀念認為，在肚子上造口（開個洞）是極其「嚴重」的事，因此即使造口確實對於需要長期腸道營養老人比較好照顧，外觀也比較好，但是實際上，採用造口的比率仍屬偏低。

◎胃造口術

胃造口術（Gastrostomy, GT）用於需要長期灌食的老人；惟需要有正常的胃功能及反射。胃造口有許多方式，傳統上以外科手術的胃造口術較為熟知，也較堅固，不易發生餵食管脫落造成的腹膜炎，因此當老人可能需要長期依賴管灌飲食時，建議多採用。胃液由於可以稀釋高滲透壓溶液，比空腸造口（瘻）較不易產生腹瀉。

◎空腸造口術

空腸造口術（Jejunostomy, JT）用於需要長期灌食的老人，但胃部發生功能障礙、或老人有吸入性肺炎的危險、或空腸以上部位遭到手術時，可使用內視鏡，經胃造口處置入一長條、細徑且頭端加重重量的管子，經由幽門後抵達十二指腸遠端或空腸。另適用於有腸胃道阻塞，或瘻管問題之老人。空腸造口術較少產生皮膚潰爛穿孔、噁心嘔吐、脹氣等問題，惟易產生腹瀉問題。

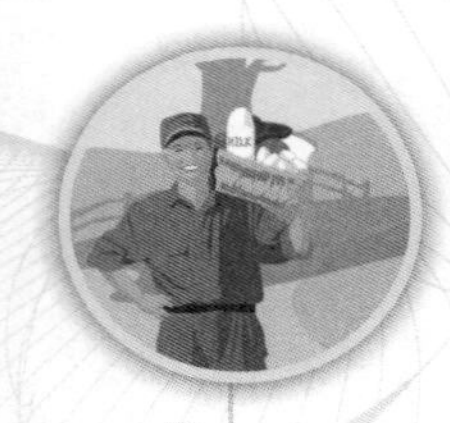
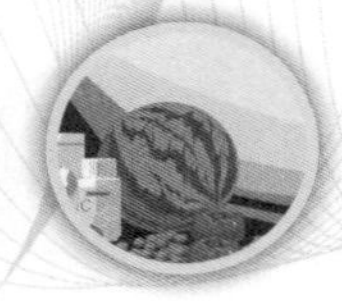

四、管灌飲食的灌食方式與注意事項

(一)灌食方式的選擇

■間歇灌食

間歇灌食適用於每次250至400西西，每天灌食五至八次者，灌食速度每分鐘5至10西西（即每小時60至600西西）。灌食方式是將管灌飲食裝入餵食袋，利用重心引力與控制栓的控制，持續地以較慢的速度將食物流入胃腸道。適用對象爲對注射筒餵食接受度較差的老人、或長期未經過胃腸道消化吸收以致胃腸功能萎縮的老人、或需要高熱量濃縮配方的老人。

■注射筒餵食

注射筒餵食，又稱**批式餵食**。灌食方式是將管灌飲食裝入較粗的注射筒，再推擠注射筒，將食物在短時間內送入消化道。適用於消化功能，包括胃排空正常的老人，如鼻胃管或胃造口老人。

每隔一段時間（約二至四小時）利用灌食器或注射筒將灌食配方輸入灌食管內，這種方式常用於使用鼻胃管或胃造口老人。一般以商業均衡配方作爲灌食之主要內容，但灌食後需一次以200至400毫升清水沖洗餵食管。必須注意的是，在胃造口手術初期不能灌食太多，否則一旦食物漏出胃外，將導致腹膜炎發生的危險性，這是特別須記得與小心的；其他應注意事項尚有：

1. **灌食速度**：灌入的速度，初次以少量開始，約每小時灌入50至100毫升，灌食速度不宜過快，每次灌食前須先檢查胃餘容積；若胃內存留小於100毫升，則可繼續增加50毫升量累進至最大量（500毫升／次）；若反抽超過200毫升時，則暫停灌食直到老人的胃排空狀況改善。後可依適應情況調整餵食時間與食量。
2. **灌食器的洗淨**：每次灌食前後均須洗淨灌食器。每次灌食後以溫開水30至50毫升左右沖洗管子，使管子通暢及防止食物殘留管內。
3. **儘量採坐姿灌食**：遵照醫生或營養師指示補充適量的維生素、礦物質。灌食時及灌食後一小時內，須將老人頭頸部抬高30至45度，以防管灌食倒吸入呼吸道，造成吸入性肺炎，清醒者儘量採坐姿灌食。
4. **餵食間隔與餐／量**：剛開始第一天使用此方式餵食時，先少量多餐，濃

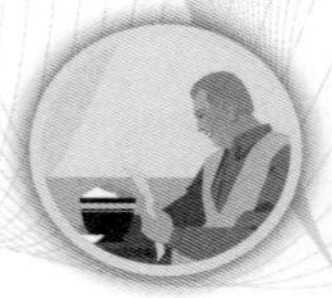
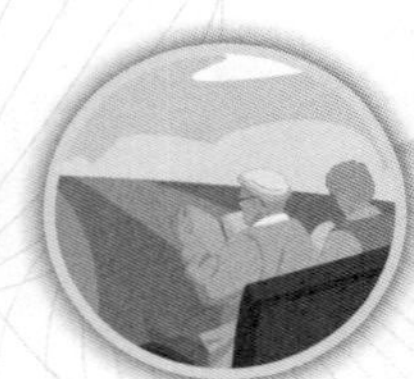

度較稀，如每次餵食50至100毫升，時間間隔爲二至四小時，餵食六至八次；待慢慢適應後，第二天可稍做調整，濃度可增加，量多一些，餐次減少，如每次餵食150至250毫升，時間間隔三至四小時，餵食四至五次。第三天濃度可增加到全濃度，量亦可再增加。每次餵食300至450毫升，時間間隔爲三至四小時，餵食三至四次。灌食後如無不良反應如噁心、嘔吐、腹部脹氣、腹絞痛、腹瀉或便祕，則表示一切正常，老人適應良好。

■重力滴灌法

重力灌食最好每小時餵食流速不低於120毫升（即不少於每分鐘2西西）。

■連續灌食

連續灌食是將管灌飲食裝入餵食袋，利用機器以恆定速度，將食物流入胃腸道，當老人無法接受間歇灌食方式時，可採用此種方式餵食。其灌食方式有兩種：一是採重力式滴注；另一是使用定量灌食機，以維持固定的灌食速度。通常連續餵食之餵食管較細，亦較柔軟，管灌飲食之滲透壓較低，流速亦較緩慢，老人較能適應。但國內此種餵食方式較不普及。常用於腸造口老人，以及對一般灌食和間歇灌食不能適應或無法得到足夠營養素的老人。

連續灌食在初灌食時，可由每小時10至20毫升開始，之後逐漸增加至每小時25至300西西（請注意一小時300西西，其實只等於一分鐘5西西），時間爲十二至十八小時。另外，可將濃度稀釋三分之一或二分之一，不過也有建議不用稀釋者。理由是每小時灌食20至50西西，與批注筒每次50至100西西相比較，供應量已經減少許多，加上是慢慢的連續灌食，因此不用稀釋。

連續灌食法的注意事項有：

1. 灌食至胃者可依老人情況，每二至四小時檢查胃餘容積。若反抽胃存留量，小於100毫升、一小時半的量或總量的50%，則可以依老人情況每四至八小時增加20至50毫升量累進，再慢慢調整至所需要的濃度與需要量。對於直接灌食至小腸的老人，則可依老人臨床表徵，如腹脹、腹瀉及噁心等來判定是否調整濃度及速度。
2. 滲透壓較高的配方可以慢速度開始，並視老人耐受性增加，須注意要避免同時改變速度和濃度；一般是先達到濃度，再增加速度。例如採胃灌食時先調整濃度；而採腸灌食時先調整容積（即灌食速度）。

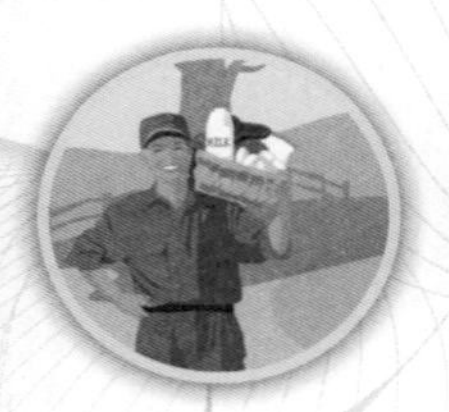
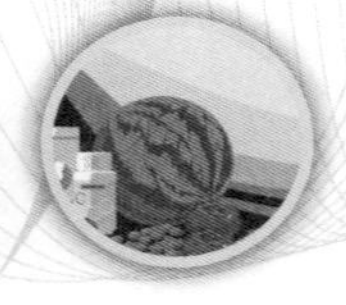

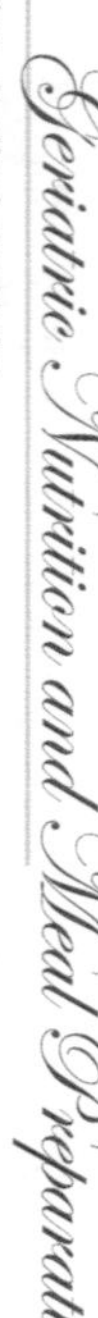

3.連續灌食袋以附有冰袋裝置者爲佳，可使灌食溶液保持足夠低溫；若無冰袋裝置，灌食容量一次不宜超過四至六小時。

4.老人灌食姿勢，要一直維持頭部及頸部抬高30至45度。對意識不清的老人，每四小時以注射筒抽取胃容物。若胃容物大於100毫升，應先停灌，並待一至二小時後，再反抽一次；若殘留量減少，則可以繼續灌食，否則須再觀察後，依據殘留量再決定因應方針。

5.若使用點滴瓶作爲裝灌食溶液的容器時，注意開口處須以膠帶貼好，以防污染，且瓶子須每四小時更換一個。此法適用於重症老人或腸部灌食的老人。

6.連續灌食一般採用商業管灌食配方作爲食材，若爲自調配方，須注意適當的濃稠度、滲透壓及衛生安全問題。

7.連續灌食的灌食機速度：一般調整方式爲25西西→50西西→75西西→100西西→150西西。

■循環灌食

循環灌食係指允許老人白天經口進食，晚上再經由管灌補足營養所需之餵食方式。一般用於健康狀態不十分嚴重的老人，健康的老人也可以；好處是不須完全依賴餵食管，是過渡期間可以做的一種選擇。

(二)灌食注意事項

1.灌食配方應該是容易被消化，而且滲透壓在300至500 mOsm/L（毫滲量／升）之內是比較容易被接受；濃縮配方建議滲透壓在400至700 mOsm/L；元素配方則多在900 mOsm/L以上。

2.如病人已禁食一段時間，剛開始灌食時，應稀釋及少量供應，然後依個人情況逐漸調整濃度及供應量，以達到全量濃度及病人所需的營養量。

3.應依循醫護人員指示使用配方飲食，避免自行改變濃度，使用前應詳細閱讀罐上標示。

4.連續管灌時，每隔二至四小時或每次間歇管灌前應反抽檢查胃部殘餘量，不可超過100毫升。

5.對管灌食的老人應觀察是否有腹瀉、腸胃漲氣……等不適應症狀。

6.灌食時，最好將老人頭部及頸部抬高30至45度，灌完後一小時左右，才

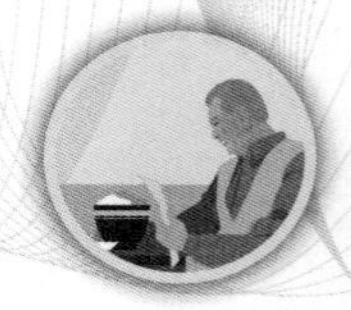
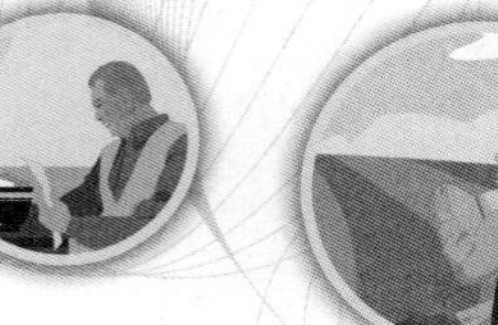

能平放，以免吸氣時，將灌入的食物倒吸入肺部造成窒息。

7.自行製作的灌食配方，在室溫下勿放置超過兩小時。假如是未開罐的商業配方，有其保存期限，不必放在冰箱冷藏；如果是已開罐的，應註明時間，放在冰箱中冷藏。並在二十四至四十八小時內用完，否則須丟棄不用。經冷藏的灌食配方，可在使用前半小時拿出回溫，並搖晃均勻以利滴灌。

8.對於昏迷狀態的老人或有發燒、腹瀉者，須持別注意水分的平衡。

9.對於採用間歇灌食的老人，於每次灌食後均需用20至50毫升溫水沖洗管子，避免食物殘渣沾黏管子造成阻塞。如已阻塞，可以空針反抽的方式來處理，若仍不見效，可置入攝氏70度以上的熱水來試著溶解管內阻塞物質，再不見效，宜洽詢醫護人員來處理。

五、管灌合併症之預防與處理

管灌合併症常見的問題包括吸入性危險、機械性合併症、代謝性合併症、腸道合併症、腹瀉、噁心與嘔吐等。

(一)吸入性危險

發生吸入性危險會導致肺炎與老人缺氧窒息。虛弱、神經／肌肉障礙、昏迷及意識不清的老人，是吸入性危險的高危險群，此時建議改用鼻十二指腸管、鼻空腸管或空腸造口。其處遇方式如下：

1.**預防吸入性危險**：

(1)將鼻胃管改為鼻十二指腸管、鼻空腸管或空腸造口，即可確實預防。

(2)灌食前，將頭抬高至少30至45度。

(3)灌食後，至少維持此姿勢三十至六十分鐘。

(4)每次灌食前，檢查餵食管位置。

(5)注意插管位置。

(6)避免夜間灌食。

2.**降低吸入性危險**：

(1)每次灌食前，檢查胃殘留量。

(2)連續灌食每二至四小時後，檢查胃殘留量。

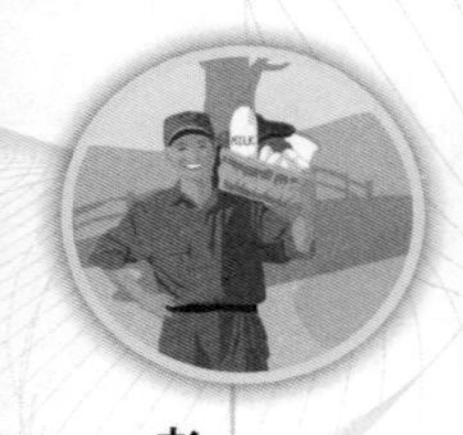
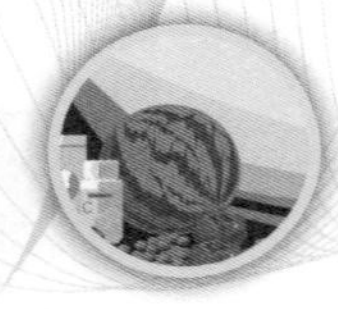

3.**回抽**：胃殘留量大於100西西時，應改變灌食速度與灌食路徑。

(二)機械性合併症

1.**鼻部壓瘡**：改善方式爲使用較細、較軟的管子，固定時避免太大的角度。

2.**急性中耳炎**：發生原因與管徑大小、管子的質料、插管技術及插管時期過長有關。建議選用小管徑聚氨基甲酸酯（PU）質料之鼻胃管。

3.**管子的滑脫**：鼻胃管的滑脫極爲常見，愈小和愈軟的管子愈容易滑脫，因此灌食前每次須先確定固定位置無誤。胃造口（瘻）則較少滑脫，但如在瘻管尙未成熟時發生滑脫，則有較多的併發症（腹膜炎）。

4.**管子的阻塞**：連續灌食較間歇灌食，多出3倍的管子阻塞機率，應定時用清水沖洗以減少阻塞；另外藥物sulcrofate及制酸劑，易與某些配方沉積而造成阻塞。阻塞時，可用清水逐步抽吸，或加入蘇打水（carbonated water）或胰臟酵素沖洗。管子阻塞原因有藥物阻塞、飲食泡製不均勻、灌食完畢未沖洗等，因而應將藥物完全磨碎及配方要攪拌混合均勻，且應注意配製濃度及每次餵食完畢後，以30毫升左右的開水沖洗方式預防。

5.**食物反吸入氣管**：原因包括胃排空改變、頭部未抬高、插管位置錯誤及昏迷等。宜採連續餵食方式餵食、灌食時頭部抬高30至45度、注意插管位置、改採鼻十二指腸管及夜間停止灌食。

6.**咳嗽或嘔吐**：原因爲插管錯誤。可以X光確定插管位置，或打入10至25毫升之空氣並以聽診器確定預防。

(三)代謝性合併症原因與治療對策

1.**水分過多**：指嚴重營養不良老人，開始復餐時給予了過多的水分及鈉，此時宜先降低液體供應速度，再慢慢增加量，小心監測攝入量、排出量及觀察臨床表徵。

2.**高張性脫水**：指水分供應不足。供應高張溶液及高蛋白質配方時，須留意不易反應口渴的老人（如昏迷、氣切老人及嬰兒）易發生。宜以飲食

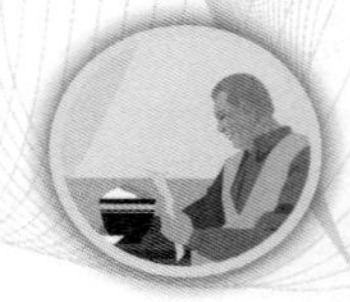
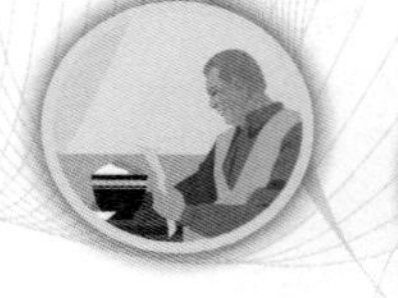

及靜脈注射補充水分，並小心監測攝入量、排出量及臨床表徵。

3.**高血糖症**：多爲糖尿病配方致單醣量過高，此時宜給予降血糖藥，或注射胰島素，控制血糖，開始以較低的速度供應飲食，再配合降血糖藥物，慢慢增加流速，隨時注意血糖變化。

4.**高鉀血症**：配方含鉀量太高，或老人腎功能不足所導致。宜改採用含鉀量低的配方，適度的使用降血鉀藥物。

5.**低鉀血症**：因腹瀉導致。宜在飲食或靜脈注射中補充鉀質。

6.**低磷酸血症**：嚴重的營養不良。宜在飲食或靜脈注射中補充磷酸。

7.**高磷酸血症**：腎功能不足。宜改用低磷酸配方。

8.**低鈉血症**：鈉供應不足，或長期腸道輸入過多水分。宜限制水分及適量補充鈉。

(四)腸胃道合併症

1.**食物逆流與吸入性肺炎**：宜抬高頭部，小量或連續灌食，並於餵食前確認胃中食物殘留量。

2.**腹瀉**：可能的原因相當多；一般建議處理方式爲：

(1)調整灌食配方的濃度，調慢灌食的速度，改爲連續灌食；調整藥物種類或改變投藥方式，使用元素配方飲食；調整脂肪比率，選擇MCT配方，使用不含乳糖配方，控制配方製作的衛生條件，保持灌食器具的清潔。

(2)若最近有使用抗生素，則須考慮做糞便檢驗，看看有無細菌感染。使用抗生素治療時，一般使用三至四天，就會發生拉肚子的情況，使用益菌生可以改善；須注意的是，當使用益菌生時，須停掉軟便劑，否則會有加乘效果，將容易發生腹瀉，且日後有可能持續反覆發生腹瀉與便祕。當老人發生腹瀉，在造成的原因尚未確認前，不要輕易停止灌食。

(3)須區分出爲滲透性腹瀉（osmotic diarrhea）或分泌性腹瀉（secretory diarrhea）。若糞便的滲透壓差度（osmotic gap）增高，或給予禁食四十八到七十二小時後腹瀉若停止，則可能屬於滲透性腹瀉。不論是滲透性腹瀉或分泌性腹瀉，若狀況無法改善，則應考慮給予全靜脈飲

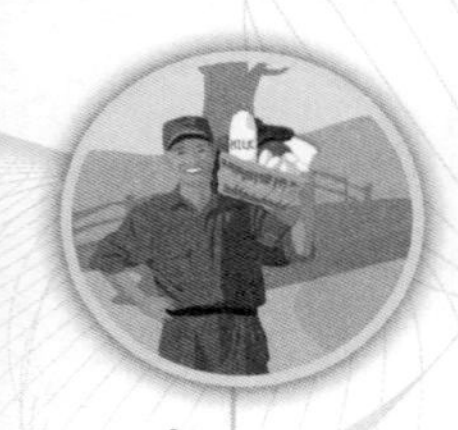
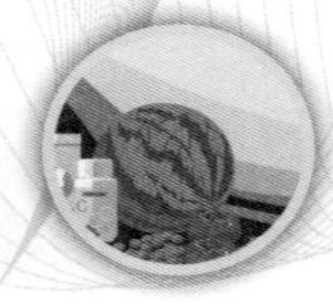

食，以免電解質與水分失調。由於造成腹瀉的原因可能有：灌食的食物在室溫下放置超過六小時；灌食的速度太快而引起消化不良；因使用輕瀉劑或其他藥物所引起的；因此應通知醫護人員並了解問題所在，進而改善，這樣才能眞正解決腹瀉的問題。

(4)乳糖不耐症脂肪吸收不良、灌食技巧不當，如灌食速度太快，滲透壓太高，最初之灌食速度不能適應；配方或器具污染致吸收不良，如短腸症、胰臟功能不良、放射治療合併症；低白蛋白血症藥物影響，如抗生素……等；對策爲使用不含乳糖之配方調整脂肪的比例或種類，調整餵食濃度與速度，改成以連續餵食方式來維持配方製作之衛生條件，並保持灌食設備清潔；或使用元素配方飲食稀釋配方，再逐漸增加濃度使用元素配方飲食，或全靜脈營養，直到小腸吸收恢復，再改用其他不會引起腹瀉藥物。

(5)給予不含牛奶（及乳製品），或較低滲透壓的配方。

(6)給予藥物kaopectin（屬於吸附性之果膠混合劑，用來吸附腸道物質，如引起腹瀉之細菌或毒素等），或抗蠕動的藥物治療。

(7)若是因消化吸收不良引起之腹瀉，可改爲半元素飲食或元素飲食之配方。

3.**便祕**：老人有可能因長時間臥床，導致活動量變少，而造成腸道蠕動緩慢，或因水分、食物纖維攝取不足等因素造成便祕。建議可增加活動量或調整配方，補充適當的水分、高纖維的食物或使用軟便劑來改善。

4.**噁心、嘔吐及腹脹**：如果不是因爲便祕所引起，則有可能是以下的因素所造成：

(1)灌食速度太快。

(2)灌食次數太頻繁（宜以三小時爲限）。

(3)每次灌食的量太多，或食物的溫度過高或過低。

(4)灌食完畢後，老人立刻平躺。改善方法爲：

①改用合適的配方成分，使用不含乳糖配方，適時調整灌食速度，配方灌食前回熱至室溫，選用適當滲透壓配方或調整濃度，調整藥物。

②出現嘔吐時，先讓老人側躺，頭側一邊，然後打開胃管讓胃內容物流出，以防止老人嗆到阻塞呼吸道。若症狀無法改善，應立即通知醫護人員。

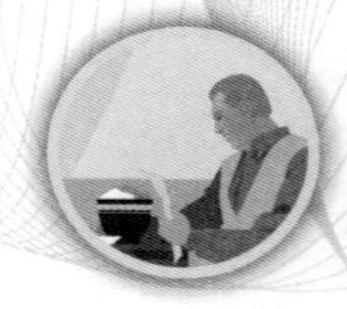
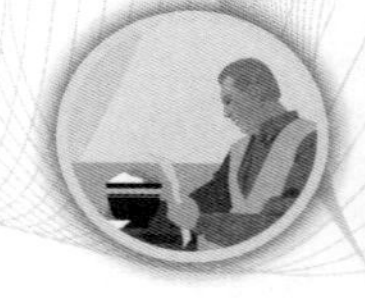

③嘔吐後給予口腔清潔，降低口腔不好的氣味，以增進老人的舒適。

5.**絞痛腹脹**：配方的組成及味道不適、乳糖不耐症、灌食速度太快、配方溫度太低、配方滲透壓過高及藥物影響等，宜選用適合之配方成分、使用不含乳糖之配方、適時調整灌食速度、配方灌食前回熱至室溫、調整配方之適當滲透壓及改用其他藥物。

(五)其他

如高張性非酮性昏迷亦常發生於老年老人或血糖不穩的老人身上。

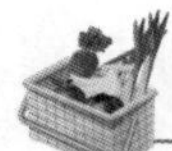

第三節　重症老人之營養支持

對於重症及外傷老人，除了必要的醫療處置之外，需要特別給予營養支持，以減少身體內蛋白質的消耗，增加其免疫抵抗力，減低併發感染的機會，進而加強組織的修補及傷口癒合。衆所皆知，外傷、麻醉、大手術及罹患惡性腫瘤的老人，均會造成淋巴球數目及免疫功能明顯降低，給予適當營養補充，老人的免疫功能將可漸趨正常。不過，對於重症外傷、敗血症，或接受大手術後，尤其是惡性腫瘤的老人，如果冀望能在短時間內，加速身體免疫力的恢復及提高，須有賴更積極營養支持措施。

一、老人重症期間的代謝變化

老人重症期間須維持血壓、血量及熱量，並注意：

1.**荷爾蒙的改變**：如兒茶酚胺（catecholamine）、腎上腺皮質素（如礦物質皮質激素與糖皮質激素）、胰島素與升糖素等。

2.**焦慮的產生**：焦慮會刺激交感神經系統的活動，增加血中腎上腺素之分泌。

3.**體溫的改變**：體溫上升1%，基礎代謝率約會上升14%。

4.**疼痛的產生**：疼痛產生，會使肌肉張力增加，連帶讓代謝率上升。

5.**生理儲能能力**：年幼或老年老人，因為皮下脂肪組織較薄弱，能量的保存能力較差，所以其代謝率會增加。

6.**疾病嚴重度**：疾病愈嚴重，身體為修補組織、抵抗感染，基礎代謝率相

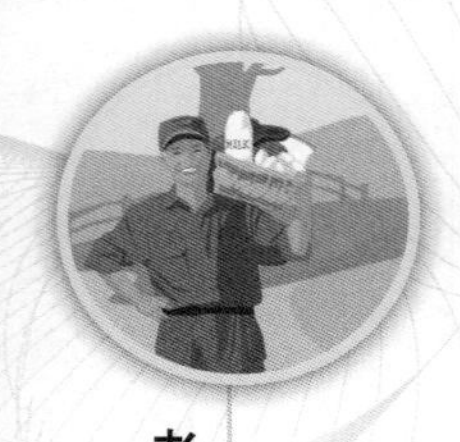
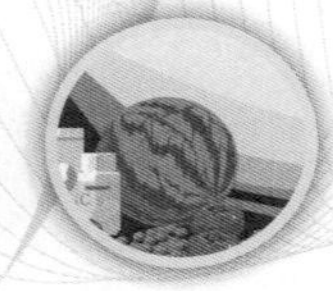

對會增加。

上列各項因素，會使老人代謝率上升，進而影響：

1.**心臟**：循環旺盛，增加血流，心臟壓縮負荷大。
2.**呼吸**：代謝廢物二氧化碳增加，肺臟通氣量增加，呼吸次數增加，以將二氧化碳排出。
3.**腎臟**：體內蛋白大量崩解，代謝廢物增加，造成腎臟負擔增加。
4.**肝臟**：決定急性期蛋白合成優先順序、體脂肪之運用和血糖的調節，所以肝臟負荷增加。在創傷期及敗血症期間，老人身體異化，使身體不含脂肪的肌肉塊加速分解，在急性期可由肝臟代償；若持續發生，將使罹病率、死亡率提高。
5.**免疫系統**：若功能不健全，容易發生器官衰竭。

二、重症老人與特殊營養素之供應

重症期某些單一營養素應適時給予補充，如麩醯胺酸（或稱麩胺醯胺、麩醯胺）、精胺酸等胺基酸；及核苷酸、ω-3脂肪酸等，均已被證明在動物或人體，可促進或提升免疫功能；不過也有學者認為沒有效果。

(一)麩醯胺酸

麩醯胺酸（glutamine）屬於人體最豐富的胺基酸，約占胺基酸總量的四分之一，負責周邊組織至內臟器官的氮元素運輸。此胺基酸被證實是T-淋巴球及巨噬細胞等增殖時所必需之營養素。由於重症老人體內麩醯胺酸濃度低，因而導致T-淋巴球的數目及其功能受到抑制，故老人的免疫能力因而低下。將牛膽胺基酸併加麩醯胺酸加於全靜脈營養輸液中，發現可以有意義地提高實驗動物抗菌的免疫力。

實驗顯示，在飲食或全靜脈營養輸液內添加麩醯胺，可使老人T-淋巴球功能加強而降低感染率。臨床研究麩醯胺酸和精胺酸的合併添加營養配方（高蛋白營養配方），確可較一般的高蛋白飲食更增加老人體內的T-淋巴球比率，增強白血球的噬菌能力；由於麩醯胺酸是神經傳導物質的主體，可維持與改善神經元的興奮性，因此臨床上也建議作為老人及弱智兒童之健腦劑（**表8-1**）。

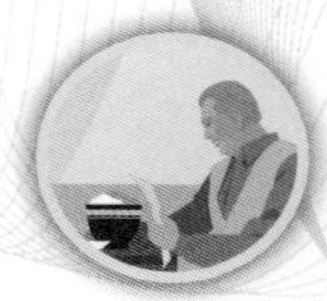
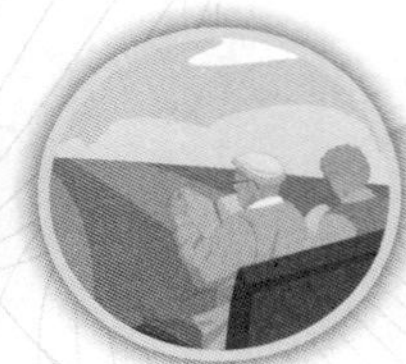

表8-1　高麩醯胺酸食物表

食品名稱	麩醯胺酸量（毫克／100克食物）	食品名稱	麩醯胺酸量（毫克／100克食物）
雞湯塊	14,632.94	花生（生）	6,615.19
香魚片	10,357	鴨賞	6,311
柴魚片	10,198	黑豆	6,301
鮮雞精	9,639.01	西瓜子（玉桂）	6,206
奶粉（脫脂即溶）	8,800	雞肉鬆	5,958.29
高鐵鈣脫脂奶粉	8,597.26	油炸花生	5,917
蠔油	8,563.13	杏仁果（蔥蒜）	5,880
小魚乾	8,501	花生	5,869
魚肉鬆	8,360	海鮮濃湯	5,724
高鈣高纖低脂奶粉	8,336.57	全脂奶粉	5,647
脫脂高鈣奶粉	8,310	牛肉乾	5,592
干貝	8,281	豬肉酥	5,579
低脂低乳糖奶粉	7,888.76	高纖奶粉	5,579
蝦米	7,376	豆腐皮	5,563.65
炸排粉	7,313.33	烏魚子	5,358
豆漿粉	7,280.55	花生醬	5,326.21
素肉鬆	7,249.55	羊奶粉	5,228
魷魚絲	7,126	南瓜子（白瓜子）	5,222
低脂奶粉	7,086	高筋麵粉	5,155
黃豆粉	7,083	羊乳片	5,060
黃豆	6,713	大骨汁	5,026.1
葵瓜子	6,651		

註：此表爲高麩醯胺酸量＞5,000（毫克／100克食物）的食物表。

(二)精胺酸

精胺酸（arginine）可在精胺酸酶作用下，加上水分子變成尿素，以排出代謝產物氨。精胺酸與生長發育有關；動物實驗有助於創傷恢復及減少熱休克時體內蛋白質的過度分解；可調解腫瘤老人治療期間的身體機能，降低治療副作用及感染，並促進蛋白質合成，幫助傷口癒合，增加血中胰島素的濃度及抑制蛋白質的代謝，可刺激身體的免疫系統，增加T-淋巴球的增殖及其殺菌能力。一般認爲，精胺酸是經由氧化氮的途徑達到上述效果。實驗顯示，對有腫瘤的動物給予添加精胺酸的飲食，將可抑制其身體內腫瘤的生長，及延長動物的存活時間。故精胺酸被認定爲可加速傷口的癒合，及降低細菌感染的死亡率（**表8-2**）。

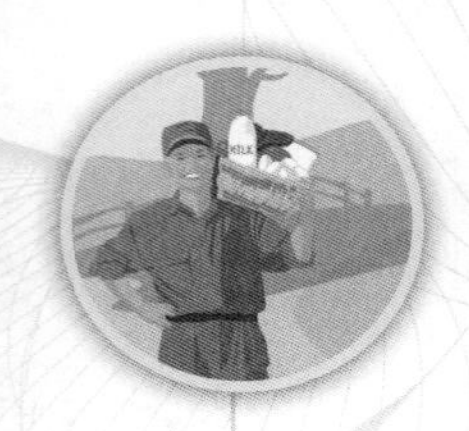
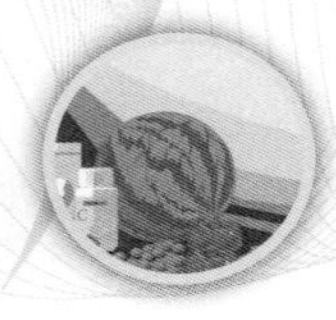

表8-2　高精胺酸食物表

食品名稱	精胺酸量（毫克／100克食物）	食品名稱	精胺酸量（毫克／100克食物）
干貝	5,888	龍蝦	2,622
西瓜子（玉桂）	5,312	黑芝麻粉	2,586
柴魚片	5,095	杏仁果（蒽蒜）	2,514
南瓜子（白瓜子）	4,553	牡蠣乾（蚵乾）	2,461
蝦米	4,499	香魚片	2,411
小魚乾	4,248	大頭蝦（紅蝦）	2,303
魚翅	4,157	核桃粒（生）	2,297
油炸花生	3,833	豬肉酥	2,289
魷魚絲	3,507	牛肉乾	2,282
花生	3,505	魚肉鬆	2,271
花生醬	3,374.65	明蝦	2,244
黃豆粉	3,147	蝦皮	2,243
豆漿粉	3,064.33	腰果（生）	2,221
葵瓜子	2,885	臘肉	2,212
烏魚子	2,858	鴨賞	2,168
黑豆	2,785	豬肉絨	2,102
白芝麻	2,778	松子（蜜汁）	2,090
松子（生）	2,772	萬巒豬腳	2,062
黃豆	2,743	開心果	2,033
黑芝麻	2,732	鯖魚（魚鬆）	2,011
小麥胚芽	2,708	紅中蝦（大頭蝦）	2,007

註：此表爲高精胺酸量＞2,000（毫克／100克食物）的食物表。

(三)ω-3脂肪酸

ω-3脂肪酸可減緩異化程度，降低肌肉與脂肪組織的分解，爲魚油之主要成分，可產生攝護腺素，強化細胞膜的結構及功能，並藉著改變細胞膜磷脂含量及前列腺E_2，加強單核白血球的細胞功能。另外，ω-3脂肪酸可抵銷ω-6脂肪酸的發炎及免疫抑制作用，而提高、加強免疫功能。

(四)牛磺酸（牛磺胺基酸）

牛磺酸（taurine）於1827年從牛的膽汁中發現，所以又叫牛膽鹼或牛膽素，對細胞膜的穩定性相當重要；可促進大腦發育，增加智力，改善學習記憶能力，抗過氧化，有益視網膜發育、降血脂及保護心肌。

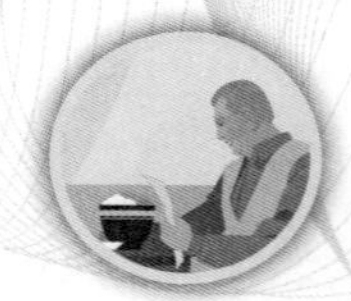
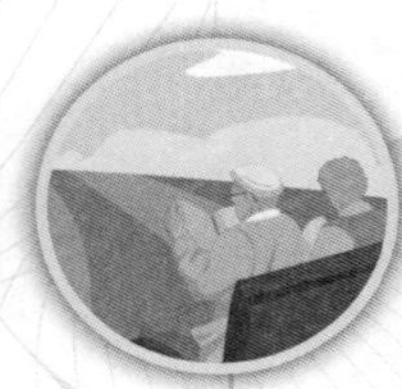

(五)抗氧化劑

抗氧化劑中之維生素C及E，可使不穩定的過氧化脂質變得穩定，也可促使細胞趨穩定。這些營養素在重症老人的免疫營養中將漸被重視。

(六)核酸

核酸（nucleic acid）分成DNA（去氧核醣核酸）及RNA（核醣核酸），由核苷酸所組成。康乃爾大學將精胺酸、核苷酸及ω-3脂肪酸混合製成加強的營養品，經臨床試驗，證實的確可較一般的營養配方降低術後老人的感染率，因此商業配方或多或少都有添加。

核酸是DNA及RNA的原料，與免疫、老化、內分泌、細胞增殖、癌症、痴呆、循環系統及糖尿病等息息相關。肉類、魚、穀物及豆類等食物，均富含核苷酸，經由小腸吸收後，進入血液中利用。食物中添加核苷酸，證實可加強T-淋巴球的成熟及功能，並增加人體對細菌或黴菌的抵抗力。

(七)白胺酸

白胺酸（leucine）能促進肌肉蛋白質的合成，提升體重（**表8-3**）。

表8-3　高白胺酸食物表

食品名稱	白胺酸量（毫克／100克食物）	食品名稱	白胺酸量（毫克／100克食物）
柴魚片	5,834	全脂奶粉	2,579
小魚乾	4,758	高纖奶粉	2,527
干貝	4,136	羊奶粉	2,490
奶粉（脫脂即溶）	4,096	豬肉絨	2,462
低脂低乳糖奶粉	3,734.53	牡蠣乾（蚵乾）	2,430
蝦米	3,681	黑豆	2,421
脫脂高鈣奶粉	3,654	臘肉	2,395
烏魚子	3,417	鐵蛋	2,389
魷魚絲	3,301	鵪鶉鐵蛋	2,344
低脂奶粉	3,225	羊乳片	2,287
豆漿粉	3,014.55	鴨賞	2,253
黃豆粉	2,902	高鈣高纖低脂奶粉	2,201.47
魚肉鬆	2,854	蝦皮	2,137
豬肉酥	2,821	豬肉乾	2,132
膽肝	2,755	高鐵鈣脫脂奶粉	2,123.24

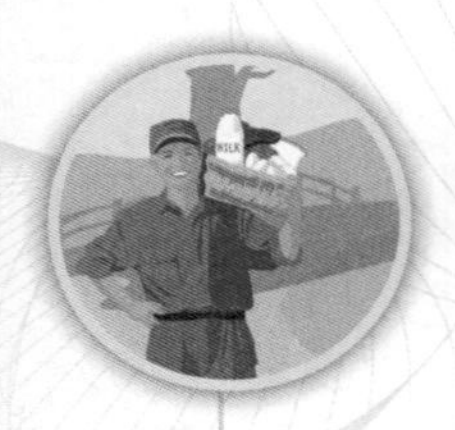
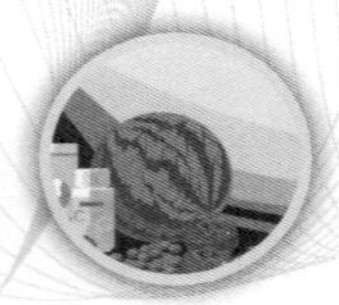

（續）表8-3　高白胺酸食物表

食品名稱	白胺酸量（毫克／100克食物）	食品名稱	白胺酸量（毫克／100克食物）
牛肉乾	2,733	南瓜子（白瓜子）	2,104
黃豆	2,699	西瓜子（玉桂）	2,103
香魚片	2,685	海鰻	2,025
麵筋（乾）	2,591	乳酪	2,007
鰹魚（魚鬆）	2,582		

註：此表爲高白胺酸量＞2,000（毫克／100克食物）的食物表。

三、重症期間營養代謝

老人重症期間因爲熱量與營養素缺乏，身體會消耗結構性蛋白質，以提供代謝之所需，長期將造成腦、心、肝、腎、肺、肌肉、腸胃與淋巴組織等受到影響。因此營養不良在許多住院老人身上，不論是逐漸發生或持續存在，如果未予適當治療，會消耗掉身體的細胞、組織及器官，引起功能障礙，通常會產生身體虛弱、免疫功能障礙、傷口癒合欠佳，及肌肉萎縮等合併症。

四、重症老人營養不良情形

重症老人營養不良，如消瘦症、瓜西奧科兒症與低白蛋白血症等。

老人重症期間身體的代謝活動發生改變，必須經由營養篩選與評估，提供適切營養補充，才能促進疾病的預後。營養評估的主要目的，是確定老人的營養狀況、確定老人與臨床相關營養不良狀況，及營養支持時監測之營養狀況是否改變。

重症老人的營養支持方法分爲：(1)腸道灌食（enteral feeding）：如手推式（針筒）灌注、間歇重力滴注方式灌注與持續滴住；及(2)非腸道營養：如周邊靜脈營養（PPN），常用於因腸胃道功能損傷，但於短期內需要營養支持的營養補充。

重症老人營養狀況，往往決定老人復元期限的長短，疾病致使老人代謝紊亂、營養素代謝異常，再加上治療的限制，導致營養素之攝取量往往不足，使得多數重症老人普遍呈現營養不良的情形，致器官衰竭與感染等機率增加；因此營養的支持是照顧重症老人的重要措施。

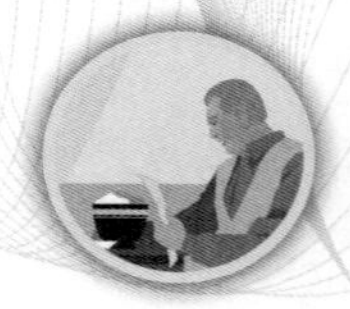

越早的營養介入，越能減少重症老人住院天數，其中管灌飲食經常是重症老人最經濟及最有效率的方法。過去對於老人早期的灌食，常因擔心腸道耐受不良，而於初期採用稀釋濃度配方，目前則建議採用全濃度，但以低速開始；此種方式可以避免灌食的再稀釋所導致的細菌污染問題，並可早期達到營養需求量。臨床顯示，採用全濃度配方灌食機連續性的灌食方式，老人腸道耐受情形良好。初期灌食成功後，可再依據老人狀況及需要做調整。

重症老人的營養支持方法：

1.**空針重力式灌食（非腸道營養）**：適用於胃灌食（gastric feeding）且腸道耐受性佳的老人。當使用高滲透壓的元素級營養配方時，仍建議採用全濃度，不需稀釋，並額外補充足夠水分，密切觀察腸道耐受情形。

2.**連續性灌食（腸道營養）**：適用於腸灌食（small-bowel feeding）及病情嚴重、腸道耐受不良的老人。當使用高滲透壓的元素級或高熱量密度（如2大卡／西西）的營養配方時，仍建議採用全濃度，惟初始灌食速率建議每小時灌食10至20毫升（每分鐘僅0.16至0.33毫升）。重症老人的開始灌食量，第一天應控制在1,000大卡內、第二天1,200大卡內、第三天1,500大卡內，直至所需要量爲止。

五、重症老人其他營養素之供應

(一)脂肪

研究顯示，以脂肪取代部分葡萄糖，作爲全靜脈營養熱量的主要來源，可減少合併症的發生，如高血糖、過多的二氧化碳及肝臟脂肪浸潤。

重症老人易發生敗血症，主要特徵是：肌肉分解，造成蛋白質水解；醣質新生及高血糖。當發生類似狀況時，將很快發展成營養不良，必須適時給予營養支持；當葡萄糖氧化速率降低時，脂肪氧化速率相對會上升，因此使脂肪成爲重症老人熱量的重要來源。

傳統人體使用脂肪來源是長鏈脂肪酸，由十六至二十個碳組成，生病時則以中鏈脂肪酸爲佳。原因是中鏈脂肪酸具有代謝速率，較長鏈脂肪酸快，無需肉鹼作爲媒介（長鏈脂肪酸要進入粒腺體氧化時，需要有肉鹼輔佐）；另外，中鏈脂肪酸不易在人體蓄積，而長鏈脂肪酸只有30%會被代謝，剩餘部分會被

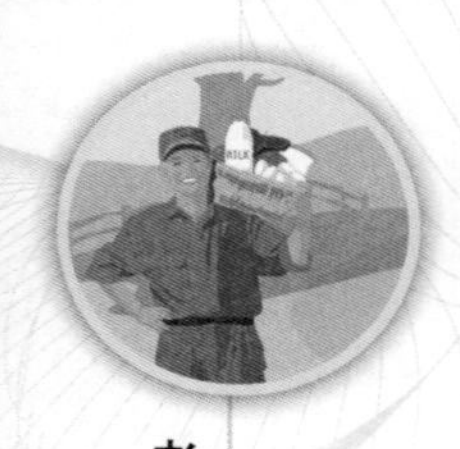
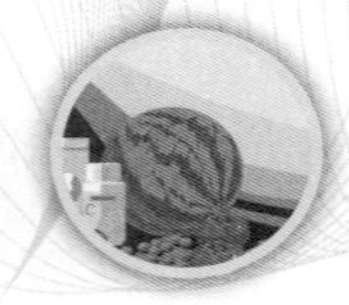

組織儲存；由於中鏈脂肪酸具有上述優點，因此常使用於配方中，取代長鏈脂肪酸。

(二)蛋白質

支鏈胺基酸（BCAA）在壓力的狀態下，供骨骼肌使用時，有報告顯示可改善敗血症老人氮素保留與蛋白質的合成，研究發現供應高支鏈胺基酸飲食，不但可以改善蛋白質代謝，同時也可改善敗血症老人治療結果。

重症老人的營養支持治療目標，是達到正氮平衡；含MCT（中鏈脂肪酸）的脂肪乳劑，顯示對重症老人有良好的耐受性，對於老人的營養狀態恢復顯現較好的影響，同時不會影響肝功能，不會影響住院老人的死亡率和加護病房住院天數。

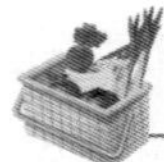

第四節　市售管灌商業配方與自製管灌飲食

一、管灌商業飲食

當癌症老人食慾不佳，攝取量減少，無法達到每日建議量時，建議改用完全均衡商業配方（即管灌飲食）。管灌飲食屬於特殊營養食品，經常被護士稱為「牛奶」，但內容其實不是牛奶的食品；種類除了一般配方外，還有元素配方及部分水解配方飲食；一般可以經口飲食方式補充，惟當經口補充有困難時，則可改採管灌飲食。

管灌飲食是將食物以均質或液體的形式注入餵食管，經由鼻至胃、鼻至十二指腸或食道造口、胃造口、空腸造口等途徑，進入腸胃道的飲食。目的是幫助一些不能由口正常進食或食量太少的老人，供給他們一種營養完整均衡，又易於消化吸收的流質飲食，老人在管灌食之外，可視身體情況及進食意願，經口攝取一些食物。當老人可以經口攝取足夠的一般食物時，就可以停止管灌飲食。

管灌商業配方之選擇應考量：

1.安全性：合格的營養品，必須通過衛生署的審核，才能獲得使用安全的

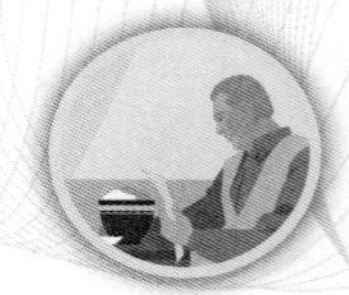
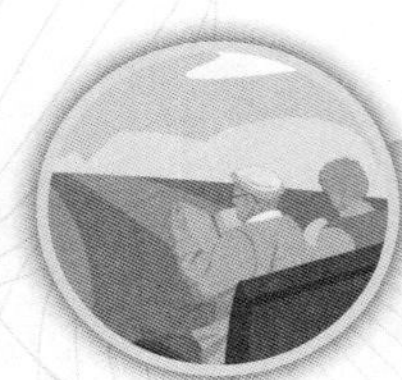

保障。

2.**完備性**：理想的管灌配方，必須能提供五大類營養素（醣類、蛋白質、脂肪、維生素、礦物質及水分），而且供應量要能符合每日飲食中所建議的各營養素攝取量及比例。

3.**適口性**：老人雖爲管灌，但也可以聞到或感受到配方的氣味，所以配方除了儘可能要細緻好灌外，需同時兼具美味。

4.**經濟性**：價格必須是老人負擔得起的。

5.**方便性**：最好是即開即用，因可避免沖調時的不便及失誤，又可減少污染的可能性。若顧及老人有回復經口進食的可能性，最好選擇有不同口味或方便變化口味的營養配方，以便日後繼續營養支持工作。

6.**廣用性**：理想的配方，在市場上必定廣泛地被採用。所以選擇配方時，最好挑選信譽良好的廠商製造，原廠供應，在醫護人員中口碑良好，廣泛被使用，並能提供售後諮詢服務的產品，以保障老人權益。

(一)特殊營養品之補充

不是每個癌症老人都需要所謂的特殊營養品，當營養攝取不足時，才需要補充，否則只是增加代謝負擔而已。對於癌症老人的營養補充，要補其所需，不需要的營養素則不用補，更不可以亂補。市售特殊營養品，其種類及特性皆有所不同，有些屬於均衡營養食品，含人體所需的各種營養素，可長期使用；有些則屬於補充品，只強調某些營養素，可作爲補充營養之用，但不能長期作爲唯一的營養來源。如何正確選用適合老人所需的，是相當值得注意的。以下特別將這些食品的分類與用途加以介紹，期對老人有所幫助。

■一般均衡營養配方

一般均衡營養配方可提供人體所需的所有營養素。有些是罐裝，目前一般市售的小罐包裝是236西西，大罐裝爲1,000西西；有些則是粉末。一般的熱量，約爲1大卡／1西西，可視老人的接受性及需要性，調整沖泡水量。若食慾不好則可以用等量粉末、半量水分，沖調成2倍濃度，那麼喝下120西西時，就有240大卡的熱量（2大卡／1西西）；相反的，若是發生腹瀉，則應以半量粉末沖等量水分，以半濃度（0.大5卡／1西西）進食，減輕腹瀉情形。

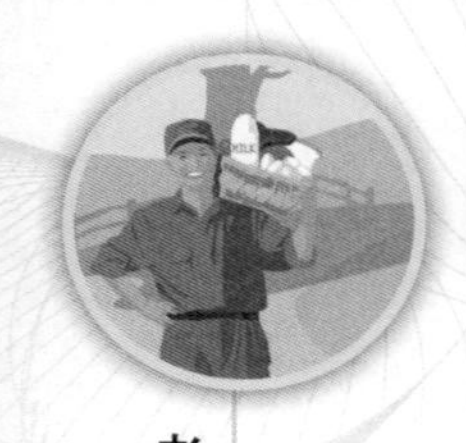
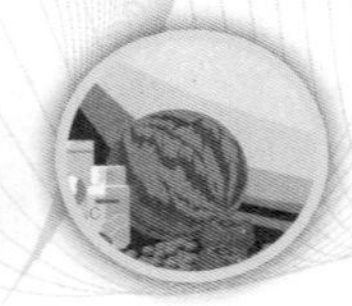

■**高熱量、高蛋白濃縮配方**

高熱量、高蛋白濃縮配方的產品強調熱量及較高含量蛋白質，每西西含有2大卡熱量，蛋白質約占總熱量的15%至18%，對於進食情況不佳，達不到日常需要量的一半者，可以每日補充不足的營養素量。適用於手術前後，或代謝量增高者；另外，一般飲食無法提供足夠營養時，也可以考慮使用。

■**元素飲食**

元素飲食（elemental diet）又稱**預解飲食**，此類產品是由胺基酸、葡萄糖、脂肪酸、礦物質、維生素等最簡單的營養素分子所組成，進入腸道後，由於已經事先分解，因此不必經太多的消化分解，即可直接吸收。適用於腸道系統癌症老人手術前後、恢復期或長期禁食後；另外，要恢復進食的前期或放射線治療照射導致腹瀉老人，都可考慮使用。元素飲食並不是任何時期皆需要，往往只是過渡期之輔助品，只要腸道功能恢復，消化、吸收沒問題時，可不需要食用此類產品。

曾有位老人經手術已恢復正常，也能正常吃三餐，因爲已經吃了快一個月的元素配方，實在覺得不好吃、又貴，詢問有沒有代替品，其實老人在手術前的一段時間經常發生腹瀉，由於營養吸收狀況非常不好，營養師才建議食用元素飲食，由於病人或家屬不查，被當成是特殊營養品，在可正常飲食後卻仍繼續服用，不僅浪費且沒必要。過去也曾有研究，有些人不知道自己爲什麼要吃元素飲食，雖然貴又難吃，卻還是吃了一年多的這種「健康食品」，這些都導因於對營養補充品的不了解。因此補充特殊營養品，要因人也要因病情，絕不可當作是健康食品來食用，最好是請教營養師，提供正確的諮詢，以免造成精神及身體的浪費與負擔。

(二)市售商業營養均衡配方管灌飲食

市面管灌飲食之商業配方，廠牌很多，大都自國外進口，也有進口原料在國內調配而成者。各廠牌價格不一。一般商業配方中，400公克之罐裝粉末狀者，約可提供1,600至1,900大卡（每克約4大卡）的熱量，其價格爲二百五十至三百二十元不等。若臥床老人之體重爲50公斤，每天需要1,250大卡的熱量，則一個月所需採購之商業配方的花費約爲四千八百至七千五百元。商業配方內容如下：

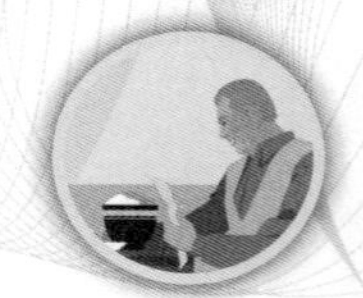
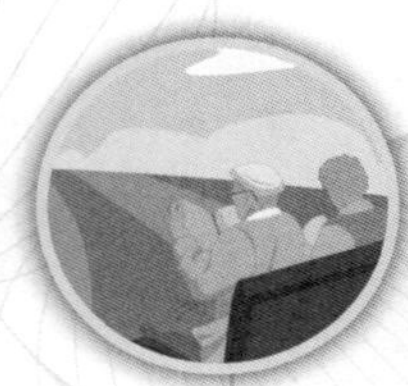

■熱量與滲透壓

普通灌食熱量是1.0至1.2大卡／西西，也有高達2大卡／西西，不過熱量密度越高，因爲越濃稠，滲透壓也越大，腸道會因爲高滲透壓，導致水分滲至腸道中而容易發生腹瀉。因此老人剛使用灌食時，爲避免腸道不適應，注射筒灌食時一般均會自三分之一濃度或半濃度開始（即0.5大卡／西西，與嬰兒配方濃度差不多），當腸道適應之後，再逐漸調整至目標1大卡／西西（或更高），一般鼻胃管需要兩天時間適應，而空腸或十二指腸則需要四至五天適應。

一般嬰兒的食用嬰兒配方，若以一湯匙奶粉泡30西西水時，其奶水的熱量約爲0.67大卡／西西，而灌食的普通熱量是1.0至1.2大卡／西西，如果熱量一天需要2,000大卡，代表一天要攝取2,000西西灌食（假設1大卡／西西時）；另外，一罐灌食如果是250西西，則需要至少八罐；但是很多老人卻只每餐攝取一罐，一天三餐加消夜頂多四罐，實際攝取之營養，只有規定的一半，所以在灌食的攝取後還是營養不良，原因是食用量根本不夠；還有營養師到長期照護老人之家查看時，竟然有些機構提供給老人的三餐是「克寧奶粉」；上述這些情況的產生，都是營養觀念不足所導致。

奶粉主要的內容是蛋白質，其他醣類與熱量等的供應嚴重不足，還有老人普遍來說腎功能多半不好，光僅進食奶粉等於供應高蛋白飲食，老人的腎臟不搞壞才怪。臺灣人有許多奇怪的特異飲食習慣，加上愛亂吃藥，難怪洗腎老人居全球首位；諸如1歲以下嬰兒是吃嬰兒配方，顧名思義是依據嬰兒之需求，製造調配之「配方」，所以它不是「牛奶」；另外，灌食是「均衡商業配方」，所以也不是牛奶；但是臺灣許多醫護人員，特別是照顧老人的護士們，經常搞不清楚，而習慣以「牛奶」稱呼嬰兒配方與灌食，這讓許多家屬誤會，以爲出院後購買奶粉沖泡即可替代食用，特別是中南部的民眾，便經常發生這種烏龍，因此在使用商業配方時，還是以「正名」稱呼爲宜，不過追根究柢，仍是營養觀念不足所導致。

滲透壓在正常腸道約爲300 mOsm／公斤，而當灌食滲透壓在500 mOsm／公斤以下時，腸道適應應該沒有問題，高熱量密度的灌食，滲透壓約在400至700 mOsm／公斤，如果是水解配方（如蛋白質水解成胜肽或胺基酸、脂肪水解成脂肪酸、醣類水解成單醣或雙醣）時，則會高到900 mOsm／公斤。一般營養素分子大小與數目，均會影響滲透壓，而水解程度越高或熱量密度越高的灌食，其滲透壓也會越高，此時須特別注意高滲透壓導致的腹瀉問題。

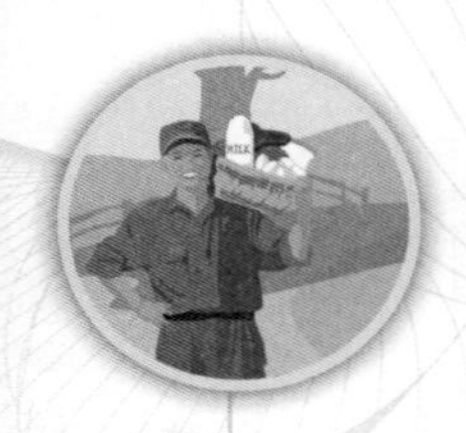
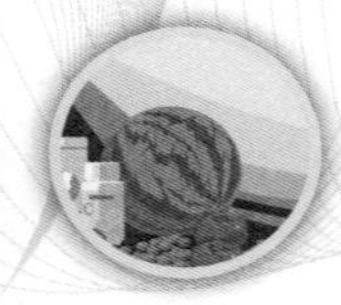

■蛋白質

一般灌食約含4%至32%的蛋白質量（指蛋白質占總熱量的百分比，含量差異大是因為腎臟病人需要低蛋白質，而外傷燒傷病人則需要高蛋白質），衛生署均衡飲食則建議占熱量比率為10%至14%。灌食蛋白質主要是供應高生理價的完全蛋白質，來源包括有酪（牛奶）蛋白、雞蛋蛋白、脫脂奶粉、牛肉、分離黃豆蛋白、氫化酪蛋白或胺基酸等，型態則有全蛋白質、胜肽或游離胺基酸。

當老人消化吸收能力不好時，建議食用已將蛋白質水解的配方，不過此種配方之滲透壓較高，需要注意，另外尚須注意不能過量，以免對腎臟功能發生損害。

水解配方或元素配方，一般是提供給消化吸收能力不好的人使用，正常能消化與吸收的人並不需要；如嚴重肝硬化或有胰臟疾病的老人者，由於肝臟功能不好，或者因為缺乏消化酵素，無法順利消化與吸收正常飲食，此時方才需要供應水解配方；而研究顯示，臺灣人除了喜歡吃藥外，對於健康食品也是來者不拒，而樂當白老鼠，曾有報告說，在醫院裡有些消化吸收能力正常的人，會花大錢買水解配方照三餐食用，由於水解配方早將原有食物裡的三大營養素分解，因此不具原來食物風味，剩下藥味，口感更是別提；也就是說，花大錢買難吃的食物，竟然有人還可以一吃就是兩年。這些消化吸收能力正常的人，其實吃正常食物（有香味與正常口感）也能夠消化吸收，花大錢又受罪其實不必要，但是在眞實生活中，卻是有人如此做（在臺灣這種人比例其實還不少）；所謂「知識經濟」還眞是有其道理存在。

高蛋白配方會增加腎臟負擔，因為高蛋白質飲食代謝後會產生大量的氨，而氨必須透過肝臟轉化成尿素，再由腎臟排出，而排出含氮廢棄物時需要大量水分，老人一般腎臟功能已經不好，如果水分攝取不足（臺灣老人怕晚上頻尿影響睡眠，大都不敢喝太多水），很容易影響腎臟功能。蛋白質中的麩醯胺酸對於腸道在壓力狀況下，有助於腸道黏膜，增加細胞質量與高度，因此建議添加。

■脂肪

灌食含量中脂肪約占1%至43%，衛生署之均衡飲食建議占熱量比率為20%至30%。來源有玉米油、黃豆油、葵花子油及紅花子油。另外，亞麻油酸雖是必需脂肪酸，但是研究顯示高亞麻油酸，可能反而會抑制免疫功能。

脂肪具有不會增加滲透壓、飽足感、熱量密度又高（脂肪1克提供9大卡，

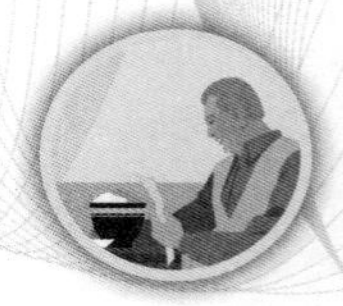
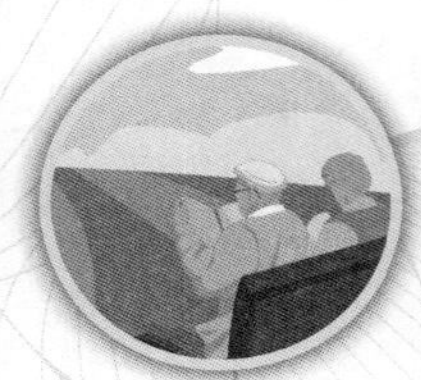

而醣類與蛋白質爲4大卡），加上代謝後產生的二氧化碳量爲三大營養素中最少，因此適合有呼吸疾病患者食用，如慢性肺部疾病（COPD）的老人〔RQ值－呼吸商（即氧化成爲熱量後所產生的二氣化碳ee質）＝脂肪0.7最低、蛋白質0.8；而醣類最高1.0〕食用。

■醣類與纖維

衛生署之均衡飲食建議，醣類應占熱量比率爲58%至68%。來源有固態玉米糖漿、麥芽糊精、寡糖（水解玉米澱粉或麥糊精）及單雙醣。

醣類的含量，會直接影響到成品口感與滲透壓，大部分老人因爲缺乏乳糖酶，因此廠商大都去除乳糖，以免發生乳糖不耐症，導致腹瀉。纖維則大都使用大豆多醣類抽取之纖維，以防止老人腹瀉（水溶性纖維可以吸附水分）或便祕（水溶性纖維可以刺激腸道蠕動），研究發現短鏈脂肪酸加上纖維，對於維持老人結腸黏膜有利，建議選用。

■維生素與礦物質

灌食之維生素與礦物質方面，廠商多半依據飲食建議需要量（RDA）調配，當食用足量灌食時，可以達到每日飲食建議量（DRIs），但是老人在壓力狀況下，究竟需要多少維生素與礦物質，目前國內、外均缺乏相關資料，所以目前是採用「頭痛醫頭、腳痛醫腳」方式，例如發生腹瀉時，就補充電解質（礦物質），而當發生肝、腎、心、肺臟疾病時，則限制電解質；不過對於維生素攝取須特別加以注意，特別是脂溶性維生素，因具有積蓄性，必須避免一次攝取高劑量，以免發生中毒。

■水分

成人對於水分需要量約1西西／大卡或30至35西西／公斤體重。臺灣老人因怕晚上喝水，半夜起來尿尿會影響睡眠，故應在早上或中午補足需要的水分，才有利於清除身體含氮廢棄物與毒素。老人由於不太流汗，如果想要增加排汗量，除了運動以外，可以嘗試喝攝氏80度的水，就是儘量不燙口的水，喝完再適當的進行伸展運動，即可滿頭大汗，有助於老人排泄。

(三)灌食配方的種類

■種類及成分

下列爲**灌食配方**（feeding formula）的種類及配方成分的介紹：

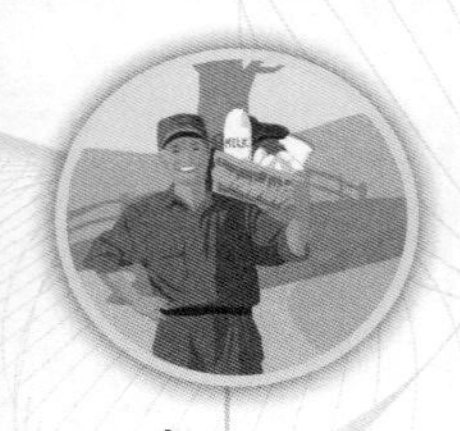
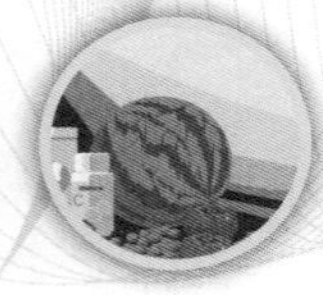

1.**聚合配方**：以提供老人完整營養素為基礎，內容物之組成為未被消化分解的營養素；其蛋白質來源為酪蛋白鈣或鈉、大豆蛋白、乳清蛋白等；脂肪來源為大豆油、玉米油等植物油及中鏈脂肪酸（MCT）；配方醣類來源為水解玉米澱粉、蔗糖或葡萄糖聚合物；纖維來源為大豆纖維。產品如愛速康（Isocal）、管灌安素（Osmolite）、安素（Ensure）、健力體（Jevity）及奧特康（Ultracal）等。

2.**元素配方**：蛋白質來源為水解蛋白質、胜肽與游離胺基酸；脂肪來源為葵花籽油等植物油及中鏈脂肪酸；醣類來源有葡萄糖與葡萄糖聚合物。產品如非凡寧適（Vivonex-Plux）、偉它（Vital HN）及佳易得（Peptamen）等，適用於吸收不良的老人。

3.**特殊配方**：為適應特殊生理代謝所需要的配方。如益肺佳（Pulmocare）、飲沛（Impact）及腎補納（Suplena）。

4.**單體成分**：大部分只有單一醣類、脂肪或蛋白質的成分，因此不適宜單獨使用，否則易發生營養不均的狀況；混合使用時應注意各類營養素是否達到建議需求量。可分為醣類、脂肪、蛋白質、維生素與礦物質。產品有中鏈三酸甘油酯油（MCT oil）、益富糖飴與三多高蛋白（Sentosa-P93）。

■常見的市售商業營養配方

下列商品為臺灣目前較為常見與使用的市售商業營養配方，不過常因廠商成本上的考量而停止進口：

1.**普通配方**：愛速康、管灌安素、益力康（Nutri-Aid）。

2.**普通纖維配方**：益力康-高纖（Nutri-Aid HF）、愛攝適（FiberSource）。

3.**高蛋白配方**：愛速康高氮（Isocal HN）、愛美力（Osmolite HN）、能適壯（Nutrison）。

4.**高蛋白高纖維配方**：健力體、奧特康、佳膳（Nutren 1.0）。

5.**糖尿病配方**：葡勝納（Glucerna）、利醣（Choice dm）、糖尿立攝適（DM-Resource）。

6.**腎臟病配方**：普寧腎（Nepro）、腎補納、腎臟病配方（NovaSource-Renal）。

7.**肺部疾病（呼吸衰竭）配方**：益肺佳、保肺壯（Pulmo-Aid）、利康

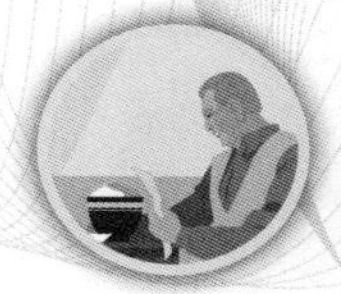
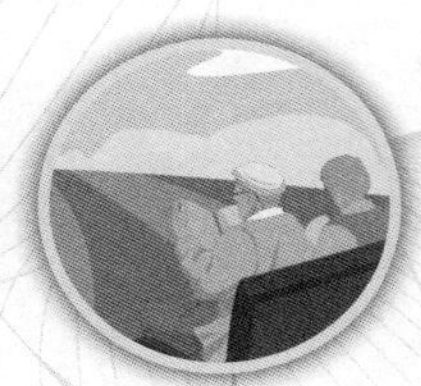

（Deliver 2.0）。

8.**高蛋白濃縮配方**：利康、愛攝適1.5（IsoSource 1.5Cal）、雙卡（TwoCal）、佳膳（Nutren 1.5）。

9.**免疫配方**：飲沛、免疫增（Nu-Immu）、沛力體（Perative）、抗滋（Advera）。

10.**重症老人配方**：促多康、免疫增。

11.**水腫**：雙卡、利康、佳膳1.5、愛攝適1.5。

12.**元素或半元素配方**：創快復、偉它、沛力體、佳易得、飲沛麩醯胺、新普派（Nu-Pep HN）、非凡寧適。

13.**清流質配方**：清流立攝適（Resource-Fruit Beverage）。

14.**口服配方**：安素、立攝適（Resource）。

15.**小兒配方**：小安素（PediaSure）、小滿力（Resource-Just for kids）。

16.**小兒元素配方**：小兒非凡寧適（Vivonex-Pediatric）。

(四)均衡商業配方使用營養素的特性

1.**蛋白質**：常用的來源有酪蛋白、乳清蛋白、黃豆蛋白。由於屬於自然食物，需要完整的消化功能，因此適用於一般消化功能完整的老人，在配方中並不會增加滲透壓。

2.**水解蛋白質**：大分子蛋白質經一些酵素作用，局部被分解成小分子的胜肽，再成爲配方的蛋白質來源，較易爲人體所消化吸收，但因滲透壓大，須注意老人的腸胃適應力，及控制其餵食濃度與速度。適用於腸道功能差、吸收面積小的老人，如放射治療後的老人。

3.**結晶胺基酸**：屬於人工合成品，完全不需消化即可吸收，滲透壓高，味道不好，臨床接受性也欠佳。適用於肝臟或腎臟病的腸道配方使用者，以及消化吸收發生障礙的老人。

4.**油脂**：如奶油、玉米油、黃豆油、紅花子油、葵花子油等屬於自然存在的油，能夠提供熱能及必需脂肪酸。適用於一般消化功能完整的老人。

5.**中鏈三酸甘油酯**：是椰子油所分餾出的一種油脂，因爲鏈短，不需要透過淋巴系統及肉鹼就可以吸收與利用，但不含人體所必需的脂肪酸。較一般自然油脂容易消化、吸收及被人體所利用；但是使用過量時，部分

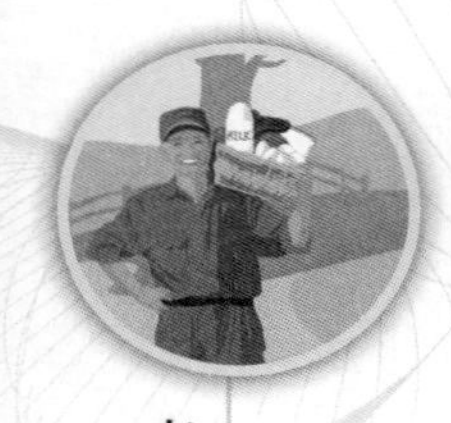
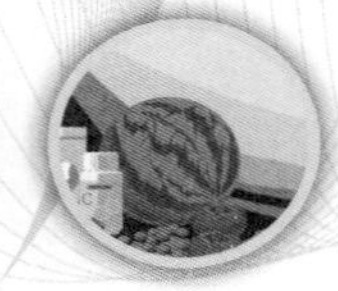

老人偶有噁心、嘔吐、腹脹，甚至腹瀉狀況發生。適用於脂肪消化不良的人，但肝功能不良的人，如肝硬化老人，使用要小心。

6.**醣類替代品**：指葡萄糖聚合物、糊精澱粉、玉米糖漿及水解玉米澱粉，具有分子大、滲透壓小、甜度低、溶解度快等特性，一般老人均可使用，糖尿老人則要注意使用量。

7.**蔗糖**、**果糖**：分子大、滲透壓大、甜度高；血糖控制不好的人要謹慎使用。

8.**乳糖**：是配方中很少使用的糖。因為是最容易引起老人腹瀉的成分，故僅適用於可耐受乳糖的老人。

9.**纖維**：如黃豆多醣類，提供纖維質來源。無甜味，不影響滲透壓，可預防便祕或改善腹瀉的問題。適用於有便祕及需要低渣飲食老人。

二、自製管灌飲食

為符合所謂的均衡飲食，**自製管灌飲食**（blenderized diet）需含有六大類營養素：

1.**蛋白質**：來自各種肉類，以瘦肉為佳；或採用奶粉、酪蛋白、大豆蛋白分離物，及必需胺基酸與非必需胺基酸混合物。

2.**醣類**：可採用麵包、糖飴、玉米糖漿固體物、修飾澱粉、蔗糖、葡萄糖、乳糖。

3.**脂肪**：可以自黃豆油、玉米油、芥花油、橄欖油、紅花子油、葵花油或中鏈脂肪酸（MCT）中取得。

4.**維生素**：可來自於酵母、各種果汁、水果泥、麥芽或是維生素混合劑。

5.**礦物質**：可來自於各種果汁、水果泥或礦物質混合劑。

6.**纖維**：可自蔬菜與水果等中取得；可供人體所需之一般營養素。

依老人實際情況按照各大類營養素的需要量，由以上原料合成的管灌飲食又稱半合成飲食。家庭自製的管灌飲食除了按照前述方式調配外，理論上還可按衛生署的每日飲食指南，先將食物分成六大類：(1)五穀根莖類；(2)魚肉蛋豆類；(3)奶類；(4)油脂類；(5)蔬菜類；(6)水果類；其中蔬菜類應選用較嫩的，再依各人所需每類分量，分別煮熟（水果類除外）。最好先將煮熟的蔬菜類，單

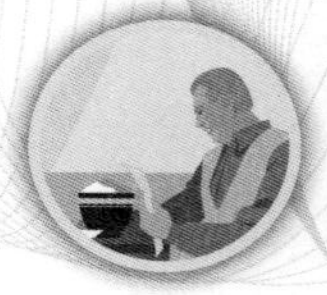
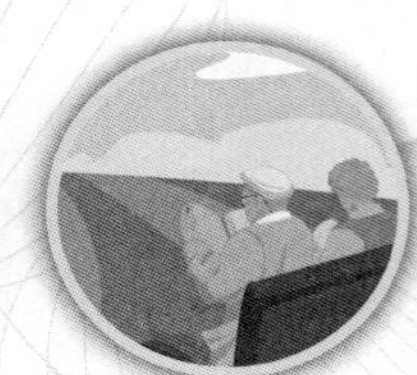

獨加適量的水，用果汁機打碎、過濾。再依次將各食物放入果汁機中，再添加適量的開水打碎。然後全部過濾，使流質食物較爲均勻，容易在餵食管流通。使用範例如：

(一)飲食使用的材料與禁忌

飲食使用的材料與禁忌包括：

1.**奶類及其製品**：鮮奶、全脂奶粉、脫脂奶粉（一天量以不超過兩杯爲宜）、奶蛋白等。禁忌：若有乳糖不耐症，則須採用不含乳糖之食材。
2.**蛋類**：煮熟之各種蛋類。禁忌：生蛋、皮蛋或鹹蛋。
3.**肉類及其製品**：豬、牛、雞、魚等新鮮肉品、嫩而無筋的瘦肉、內臟類、嬰兒食品肉類罐頭等。禁忌：多筋的肉、肥肉及皮等。
4.**豆類及其製品**：豆奶粉、豆漿、豆花、豆腐等。禁忌：各種堅硬豆類。
5.**五穀根莖類**：精細的五穀類，如麥粉、糙米粉、麥精片、奶米粉、粥、洋芋、蕃薯、糊精等。禁忌：粗糙、纖維含量高的五穀類，如糙米及玉米等。
6.**蔬菜類**：各種過濾的菜汁、菜湯及菜泥等，如胡蘿蔔、嬰兒食品、蔬菜、罐頭等。禁忌：含纖維高，而未經過濾的蔬菜類等。
7.**水果類**：各種過濾果汁。禁忌：未經過濾的果汁及水果。
8.**油脂類**：各種植物油，如大豆油、玉米油、花生油及中鏈油脂等。禁忌：動物性油脂及瑪琪琳（因溫度較低時，易凝集）。
9.**其他**：去油的魚湯、肉湯，酵母粉、糖、鹽、糖飴等。禁忌：有刺激性的調味品。

(二)自製管灌飲食之注意事項

自製之管灌飲食的注意事項有：

1.通常蔬菜比較不適合，因爲渣滓多會影響餵食管的流速；此外，蔬菜容易有特殊味道，如果家屬已知老人平時不吃的蔬菜，就應該避免使用。
2.藥物不可與管灌飲食一起混合食用，避免藥物與食物成分（營養素或非營養素）的不良交互作用產生，而影響藥效，或沉澱阻塞餵食管。
3.所用食物材料要新鮮，特別是魚類海鮮類，若不新鮮有腥味時，則不宜

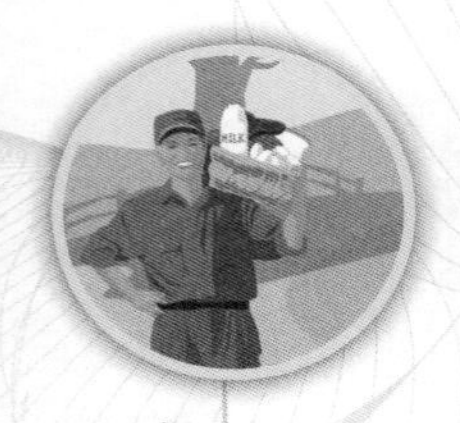
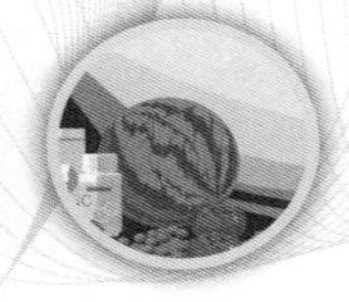

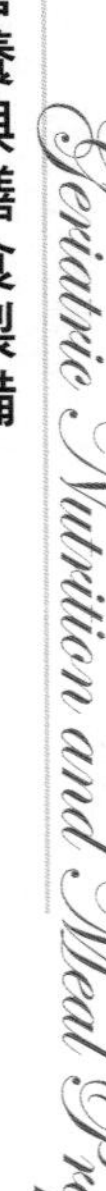

使用。

4.不能用生蛋，因爲容易受細菌污染。如果用蛋，可先加水蒸熟。
5.注意衛生，避免污染。
6.食物組織要均勻，黏稠度及滲透壓要適當。
7.注意管灌流速。
8.注意老人在接受管灌後，是否有不良的反應。
9.所有老人應注意是否需要補充水分。

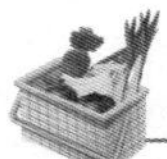

第五節　管灌配方之採購

採購管灌配方（特殊營養食品）之分類與規格如下：

一、管灌配方之分類

特殊營養食品（管灌配方）一般建議分爲：普通、高蛋白、高脂低醣、低蛋白、適量蛋白、免疫、預解、低油預解、兒童元素、成人元素、清流配方、兒童流質、成人流質、糖尿病流質、高蛋白單體、醣類單體、油脂單體及普通限水等類。其他的分類尚有：

1.**形狀**：分爲液態或粉末。
2.**纖維量**：低、普通或高纖維。
3.**包裝**：罐裝或鋁箔包裝。

二、管灌配方之採購規格

管灌配方在採購上須注意比價原則。爲降低成本，原則上需要將比較者訂爲兩家以上，可以共同競爭比價之項目，例如市場上之灌食「愛速康」與「管灌安素」同屬於普通、液態及低渣品項，兩者可以競爭比價，因此規格可訂爲：

1.符合食品衛生管理法施行細則第十八條特殊營養食品中所稱之病人用特殊營養食品。

2.不含乳糖及蔗糖。

3.蛋白質含量13%至14%、脂肪29%至37%、碳水化合物50%至57%，濃度1.0至1.1大卡／毫升，滲透壓≦300 mOsm/kg H_2O（血漿滲量／升）。

4.素食者可食。

5.須附贈含杯蓋之環保350毫升紙製供應杯（杯子可微波加熱，杯高8公分）。

6.每罐8盎司。

將規格訂爲符合兩家都適用，可排除其他不適用之品牌，以免採購到不適用之產品。其他規格之建議爲：

(一)高蛋白質、液態及低渣類

如愛美力HN及愛速康高氮：

1.符合食品衛生管理法施行細則第十八條特殊營養食品中所稱之病人用特殊營養食品。

2.不含乳糖及蔗糖。

3.蛋白質含量16%至18%、脂肪29%至37%、碳水化合物46%至55%、濃度1.0至1.1大卡／毫升、滲透壓≦300 mOsm/kg H_2O。

4.素食者可食。

5.須附贈含杯蓋之環保350毫升紙製供應杯（杯子可微波加熱，杯高8公分）。

6.每罐8盎司。

(二)高蛋白質、液態及含纖維（或高纖維）類

如健力體及奧特康：

1.符合食品衛生管理法施行細則第十八條特殊營養食品中所稱之病人用特殊營養食品。

2.不含乳糖及蔗糖。

3.纖維質每1,000大卡含13至18公克、蛋白質含量16%至18%、脂肪29%至33%、碳水化合物50%至55%、濃度1.0至1.1大卡／毫升、滲透壓≦360

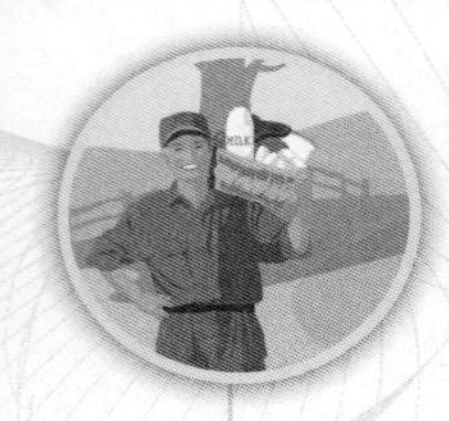
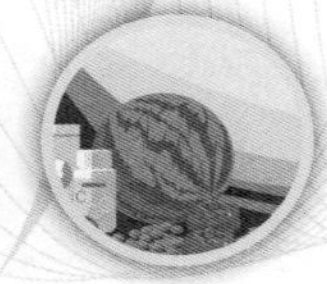

mOsm/kg H_2O。

4.素食者可食。

5.須附贈含杯蓋之環保350毫升紙製供應杯（杯子可微波加熱，杯高8公分）。

6.每罐8盎司。

(三)高蛋白質、粉末及含纖維（或高纖維）類

如立攝適均康含纖及補體素優纖：

1.符合食品衛生管理法施行細則第十八條特殊營養食品中所稱之病人用特殊營養食品。

2.不含乳糖且適合糖尿老人使用。

3.纖維質每1,000大卡含13至18公克、蛋白質含量16%至18%、脂肪33%至35%、碳水化合物49%至51%、濃度1.0至1.1大卡／毫升、滲透壓≦375 mOsm/kg H_2O。

4.素食者可食。

5.須附贈含杯蓋之環保350毫升紙製供應杯（杯子可微波加熱，杯高8公分）。

6.每罐390公克以上。

(四)高脂低醣、液態及低渣類

如雙卡HN、利康、佳膳1.5：

1.符合食品衛生管理法施行細則第十八條特殊營養食品中所稱之病人用特殊營養食品。

2.不含乳糖。

3.蛋白質含量15%至17%、脂肪39%至45%、碳水化合物40%至45%、濃度1.5至2.0大卡／毫升、滲透壓≦700 mOsm/kg H_2O。

4.素食者可食。

5.須附贈含杯蓋之環保350毫升紙製供應杯（杯子可微波加熱，杯高8公分）。

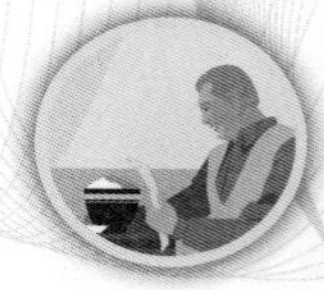
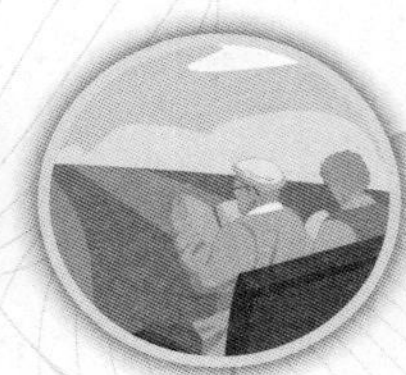

6.每罐8盎司。

(五)適量蛋白、液態及低渣類

如立攝適腎臟病配方、普寧腎及大來康：

1.符合食品衛生管理法施行細則第十八條特殊營養食品中所稱之病人用特殊營養食品。
2.不含乳糖。
3.蛋白質含量14%至15%、脂肪40%至45%、碳水化合物40%至45%、濃度2.0大卡／毫升、滲透壓≦700 mOsm/kg H_2O。
4.素食者可食。
5.須附贈含杯蓋之環保350毫升紙製供應杯（杯子可微波加熱，杯高8公分）。
6.每罐8盎司。

(六)免疫、粉末及低渣類

如免疫增及創快復：

1.符合食品衛生管理法施行細則第十八條特殊營養食品中所稱之病人用特殊營養食品。
2.不含乳糖且適合糖尿老人使用。
3.蛋白質含量21%至22%、脂肪13%至25%、碳水化合物53%至66%、濃度1.0至1.1大卡／毫升時滲透壓≦ 575 mOsm/kg H_2O。
4.素食者可食。
5.需附贈含杯蓋之環保350毫升紙製供應杯（杯子可微波加熱，杯高8公分）。

(七)預解、粉末及低渣類

如佳易得、新普派：

1.符合食品衛生管理法施行細則第十八條特殊營養食品中所稱之病人用特

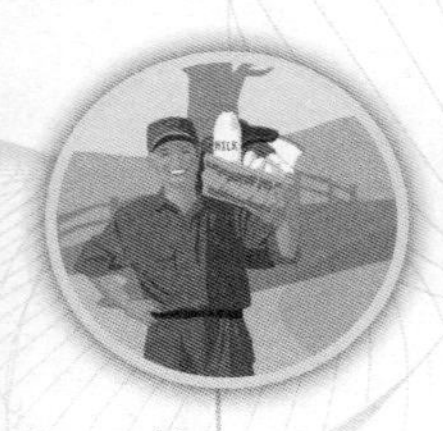
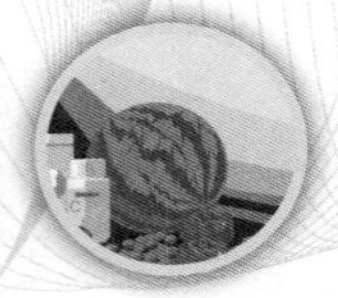

殊營養食品。

2.不含乳糖且適合糖尿老人使用。

3.蛋白質含量16-20%、脂肪15-33%、碳水化合物51%至65%、濃度1.0至1.1大卡／毫升、滲透壓≦ 395 mOsm/kg H_2O。

4.素食者可食。

5.須附贈含杯蓋之環保350毫升紙製供應杯（杯子可微波加熱，杯高8公分）。

6.每罐390公克以上。

(八)兒童流質、液態及低渣類

如小滿力、小安素：

1.符合食品衛生管理法施行細則第十八條特殊營養食品中所稱之病人用特殊營養食品。

2.不含乳糖。

3.蛋白質含量12%、脂肪44%至45%、碳水化合物43%至44%、濃度1.0至1.1大卡／毫升、滲透壓≦ 390 mOsm/kg H_2O。

4.素食者可食。

5.須附贈含杯蓋之環保350毫升紙製供應杯（杯子可微波加熱，杯高8公分）。

6.每罐8盎司。

(九)成人流質、液態及低渣類

如立攝適完整均衡配方、安素：

1.符合食品衛生管理法施行細則第十八條特殊營養食品中所稱之病人用特殊營養食品。

2.不含乳糖。

3.蛋白質含量14%至14.1%、脂肪22%至32%、碳水化合物54%至64%、濃度1.0至1.1大卡／毫升、滲透壓≦ 590 mOsm/kg H_2O。

4.素食者可食。

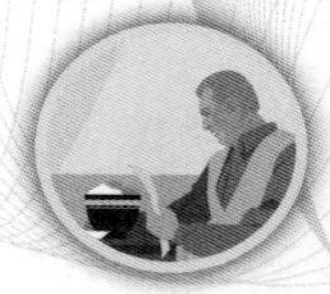

5.須附贈含杯蓋之環保350毫升紙製供應杯（杯子可微波加熱，杯高8公分）。

6.每罐237至250毫升。

(十)高蛋白單體、粉末及低渣類

如三多奶蛋白 SP93、補體素90：

1.符合食品衛生管理法施行細則第十八條特殊營養食品中所稱之病人用特殊營養食品。

2.乳糖≦1.1%，不含蔗糖。

3.蛋白質含量95%以上、脂肪＜4%、碳水化合物＜4%。

4.素食者可食。

5.須附贈含杯蓋之環保350毫升紙製供應杯（杯子可微波加熱，杯高8公分）。

6.每罐≧225公克。

(十一)醣類單體、粉末及低渣類

如三多粉飴、多卡：

1.符合食品衛生管理法施行細則第十八條特殊營養食品中所稱之病人用特殊營養食品（若無添加其他物質者，純爲麥芽糊精者，得免）。

2.不含乳糖及蔗糖。

3.麥芽糊精或葡萄糖聚合物＞99.6%。

4.素食者可食。

5.須附贈含杯蓋之環保350毫升紙製供應杯（杯子可微波加熱，杯高8公分）。

6.每包≧1公斤。

(十二)油脂單體、粉末及低渣類

如三多高熱能、麥格拉：

1.符合食品衛生管理法施行細則第十八條特殊營養食品中所稱之病人用特

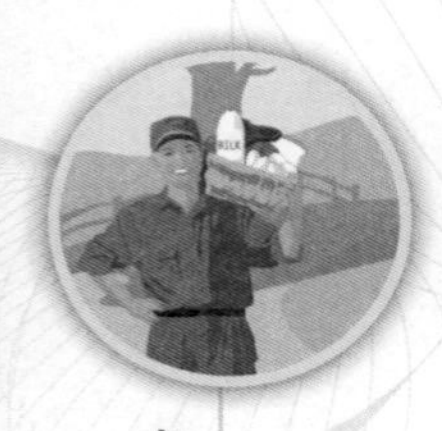
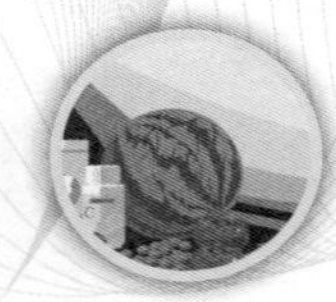

殊營養食品。

2.不含乳糖及蔗糖。

3.蛋白質微量、脂肪66%至72%、碳水化合物14%至34%、MCT（中鏈指肪酸）占脂肪含量80%以上。

4.素食者可食。

5.須附贈含杯蓋之環保350毫升紙製供應杯（杯子可微波加熱，杯高8公分）。

6.每罐≧300公克。

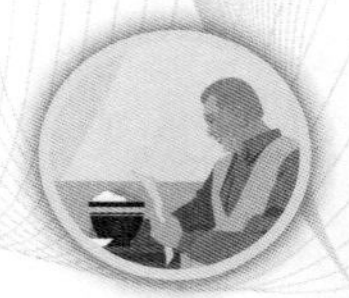
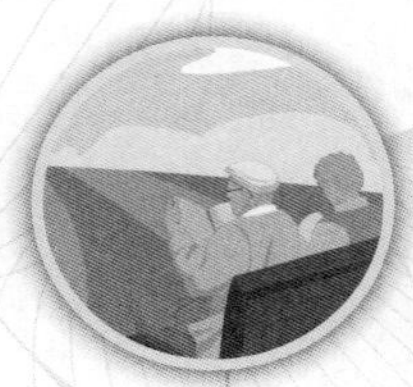

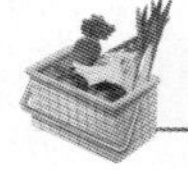

重點回顧

一、腸道營養分為：經口供應（普通飲食、治療飲食）及經管供應營養（管灌飲食）兩種。腸道營養一般是指經管灌食，管灌食方式又分為：鼻胃管（鼻子接管至胃部）、口胃管、鼻十二指腸管、鼻空腸管、食道造口（灌食開始位置不是由鼻子開始，而是自食道進入）、胃造口（由胃開始灌食）及空腸造口（由空腸開始灌食）等造口（瘻）灌食。

二、住院老人之營養支持方面，使用腸道營養支持者，須由專業營養師設計；如果要進行非腸道營養支持，則需要醫生、營養師和藥劑師共同組成全靜脈營養小組參與配合。

三、老人如果腸道正常有功能，就應該以正常飲食方式供應，如果發生營養不良，需要營養支持時，也應該優先選擇腸道營養供應，因為研究發現，在重症老人身上，當使用靜脈營養，而讓腸道休息時，會造成腸道黏膜表面之障壁崩解，增加腸道細菌與毒素，而容易引起敗血症與多重器官衰竭；另外，腸道黏膜或淋巴組織也會因為腸道休息，及使用靜脈營養而受到危害。

四、重症期某些單一的營養素，如麩胺酸、精胺酸等胺基酸，及核苷酸、ω-3脂肪酸、白胺酸、牛磺胺基酸及抗氧化劑等，均已被證明在動物或人體，可促進或提升免疫功能。

五、管灌配方依種類有聚合配方、元素配方、特殊配方及單體成分。依配方內容分為普通配方、普通纖維配方、高蛋白配方、高蛋白高纖維配方、糖尿病配方、腎臟病配方、呼吸衰竭配方、高蛋白濃縮配方、免疫配方、元素配方、預解配方、清流質配方、口服配方、小兒配方及小兒元素配方。

六、採購管灌配方時，可分為普通、高蛋白、高脂低糖、低蛋白、適量蛋白、免疫、預解、低油預解、兒童元素、成人元素、清流配方、兒童流質、成人流質、糖尿病流質、高蛋白單體、醣類單體、油脂單體及普通限水等類別。

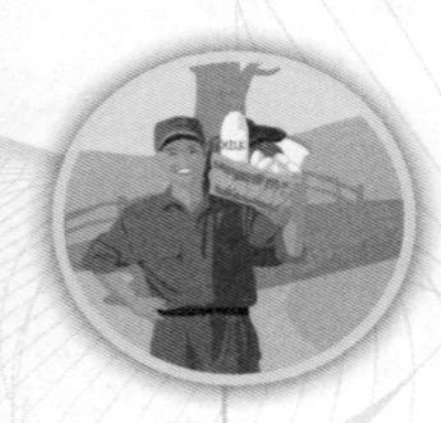
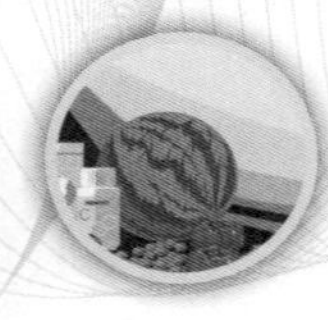

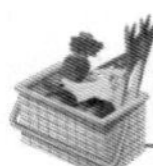

問題與討論

一、老人營養支持方式有哪些？

二、何謂元素飲食？什麼時機應建議老人食用？

三、腸道營養與靜脈營養之異同？

四、老人什麼時機建議使用鼻胃管及胃造口？

五、灌食方式有哪些？

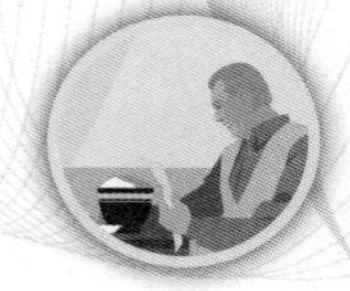
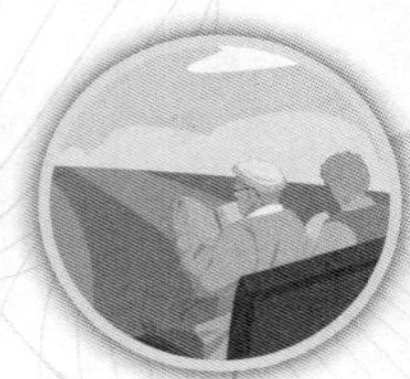

參考書目

一、中文部分

于守洋、崔洪彬（2003）。《保健食品全集》。臺北：九州。

王果行等（2000）。《普通營養學》。臺北：匯華。

江長彬（2000）。《癌症病人飲食調養》。臺北：協合。

行政院國家科學發展委員會、國立臺灣大學、中華民國營養學會、中華民國老人病醫學會（1983）。〈營養與老化現象國際研討會〉，《臺灣營養學會雜誌》，第8卷，第1、2期，頁79。臺北：臺灣營養學會。

李世代、廖英茵（2004）。〈老人常見的營養問題——以長期照護機構老年住民之經驗爲例〉，《護理雜誌》，第51卷，第5期，頁21-26。臺北：臺灣護理學會。

金惠民、田玫、廖英茵（2002）。〈老人居家照護老人營養專業介入之成效探討〉，《臺灣營養學會雜誌》，第27卷，第4期，頁232-238。臺北：臺灣營養學會。

高美丁等（2004）。《膳食療養學》。臺中：華格那。

張振崗等（2003）。《營養學概論》。臺中：華格那。

梁文薔（2003）。〈老人的營養〉，《健康世界》，第206期，頁69-79。臺北：健康文化事業。

莊雅惠（2006）。《排毒大全》。臺北：天下遠見。

許安倫（2005）。〈老年人常見疾病的運動與營養——物理治療師的觀點〉，《長期照護雜誌》，第9卷，第1期，頁39-46。臺北：中華民國長期照護專業協會。

陳冠如、蕭寧馨、潘文涵、駱菲莉、林璧鳳（2006）。〈素食飲食型態對臺灣老人維生素B營養狀況與血漿同半胱胺酸濃度的影響〉，《臺灣營養學會雜誌》，第31卷，第4期，頁117-126。臺北：臺灣營養學會。

陳清惠（2004）。〈老人營養狀況之評估〉，《護理雜誌》，第51卷，第5期，頁10-14。臺北：臺灣護理學會。

章樂綺等（2000）。《實用膳食療養學》。臺北：匯華。

黃子庭（2005）。〈長期照護老年住民常見的安全問題：虐待、跌倒及及營養不良〉，《長期照護雜誌》，第9卷，第3期，頁205-212。臺北：中華民國長期照護專業協會。

黃伯超等（1997）。《營養學精要》。臺北：健康。

黃玲珠（2000）。《實用膳食療養學》。臺北：華杏。

楊淑惠（1993）。〈從營養學觀點談論阿耳滋海默氏病〉，《臺灣營養學會雜誌》，第18卷，第3、4期，頁243-252。臺北：臺灣營養學會。

楊淑惠等（2000）。《新編營養學》。臺北：匯華。

葉寶華等（2004）。《膳食療養學》。臺北：永大書局。

詹吟菁、翁玉青、洪麗珍、黃美娜、林姿利、王銘富（2000）。〈臺中縣地區居家老年失能

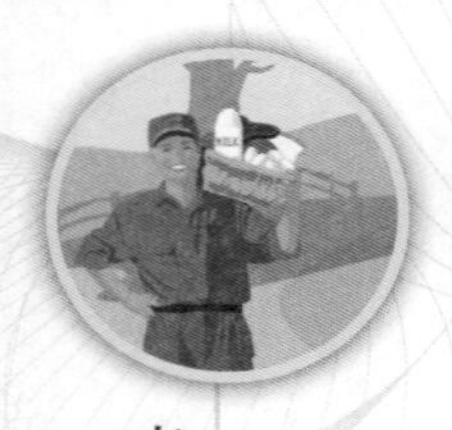
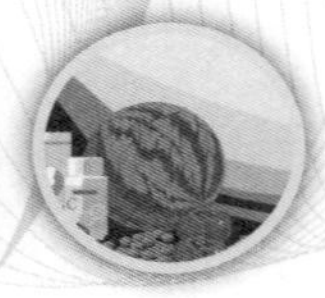
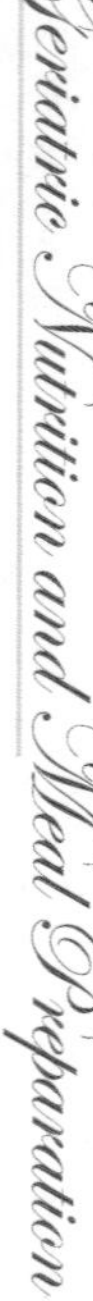

老人之營養現狀〉，《臺灣營養學會雜誌》，第25卷，第2期，頁82-90。臺北：臺灣營養學會。

蔡淑芳等（2000）。《應用膳食療養學》。臺北：藝軒。

衛生署（2007）。網址：http://www.doh.gov.tw/lane/health_edu/j3.html。線上檢索日期：2007年8月6日。

鄭金寶（2004）。〈住院老年老人常見之營養問題及處理〉，《護理雜誌》，第51卷，第5期，頁15-20。臺北：臺灣護理學會。

戰臨茜、高森永、金惠民、李美璇（2002）。〈北臺灣社區與機構中老人的營養狀況及其預測因子〉，《臺灣營養學會雜誌》。第27卷，第3期，頁147-158。臺北：臺灣營養學會。

賴愛姬（1996）。〈鰻骨粉與碳酸鈣爲鈣源對老鼠鈣利用效果之比較〉，《臺灣營養學會雜誌》，第21卷，第2期，頁121-131。臺北：臺灣營養學會。

謝明哲等（2003）。《實用營養學》。臺北：匯華。

二、外文部分

Avenell A, Noble DW, Barr J, Engelhardt T: Selenium supplementation for critically ill adults. *Cochrane Database of Systematic Reviews 2004*, Issue 4. Art. No.: CD003703. DOI: 10.1002/14651858.CD003703.puB2.

Avrahami R, Cohen JD, Haddad M, et al: Gastric emptying after elective abdominal aortic aneurysm surgery: The case for early postoperative enteral feeding. *European Journal of Vascular & Endovascular Surgery*, 1999 Mar; 17(3): 241-244.

Behrns KE, Sarr MG, Hanson RB, et al: Canine small bowel motor patterns and contraction are not neurally regulated during enteric nutrient infusion. *American Journal of Physiology*, 1998 May; 274(5 pt 1): G912-922.

Bengmark S, Gianotti L: Nutritional support to prevent and treat multiple organ failure. *World Journal of Surgery*, 1996 May; 20(4): 474-481.

Bosscha K, Nieuwenhuijs VB, Vos A, et al: Gastrointestinal motility and gastric tube feeding in mechanically ventilation patients. *Critical Care Medicine*, 1998 Sep; 26(9): 1510-1517.

Brogden RN, Carmine AA, Heel RC, et al: Domperidone: A review of its pharmacology activity, pharmacokinetics and therapeutic efficacy in the symptomatic treatment of chronic dyspepsia and as an antiemetic. *Drugs*, 1982; 24: 360-400.

Ephgrave KS, Brasel KJ, Cullen JJ, et al: Gastric mucosal protection from enteral nutrients: Role of motility. *Journal of the American College of Surgeons*, 1998 Apr; 186(4): 434-440.

Janessens J, Peeters TL, Vantrappen G, et al: Improvement of Gastric emptying in diabetic gastroparesis by erythromycin: Preliminary studies. *New England Journal Medicine*, 1990; 322: 1028-1031.

Ledeboer M, Masclee AA, Biemond I, et al: Effect of intragastric or intraduodenal administration

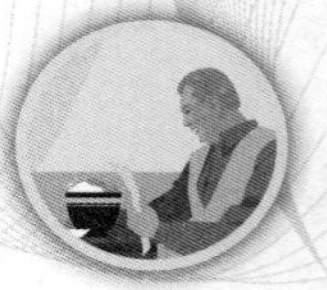
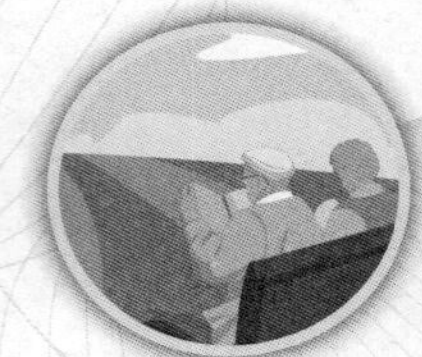

of a polymeric diet on gallbladder motility, small bowel transit time and hormone release. *American Journal of Gastroenterology*, 1998 Nov; 93(11): 2089-2096.

Lin HC, Van Citters GW: Stopping enteral feeding for arbitrary gastric residual volume may not be physiologically sound: Result of a computer simulation model. *Journal of Parenteral & Enteral Nutrition*, 1997 Sep-Oct; 21(5):286-289.

Martí-Carvajal A, Salanti G, Cardona AF: Human recombinant activated protein C for severe sepsis. *Cochrane Database of Systematic Reviews: Reviews 2007*, Issue 3. John Wiley & Sons, Ltd. Chichester, UK DOI: 10.1002/14651858.CD004388.pub.

McClure RJ, Newell SJ: Randomised controlled trial of trophic feeding and gut motility. *Archives of Disease in Childhood Fetal & Neonatal Edition*, 1999 Jan; 80(1): F54-58.

Milne AC, Potter J, Avenell A: Protein and energy supplementation in elderly people at risk from malnutrition. *Cochrane Database of Systematic Reviews: Reviews 2005*, Issue 1. John Wiley & Sons, Ltd. Chichester, UK DOI: 10.1002/14651858.CD003288.pub2.

Ryan JA Jr, Page CP, Babcock L: Early postoperative jejunal feeding of elemental diet in gastrointestinal surgery. *American Surgeon*, 1981 Sep; 47(9): 393-403.

Taunton, MA: Rand McNally, United States Pharmacopeial Convention Inc. Erythromycin. In: USP Drug Information for the Health Care Professional; I: 1244-1245, 1995.

Xia Z, Zhang Y, Dong B: Amino acid, fat emulsion and energy supplementation for severe pneumonia in the elderly. (Protocol) *Cochrane Database of Systematic Reviews 2007*, Issue 3. Art. No.: CD006603. DOI: 10.1002/14651858.CD006603.

第九章　老人飲食製備

學習目標

- 認識老人飲食製備之種類
- 了解各式各樣飲食適用對象
- 認識老人吞嚥困難

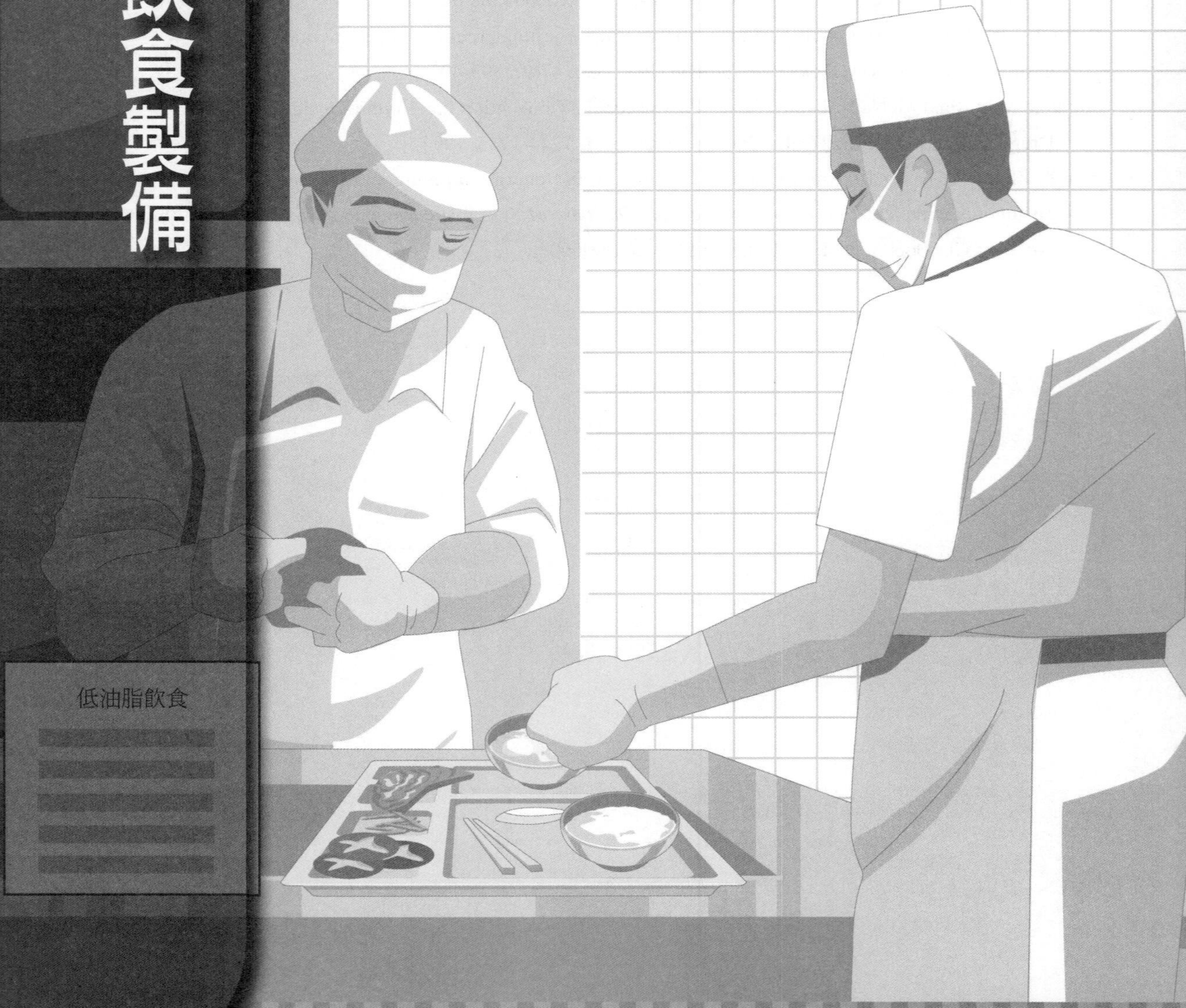

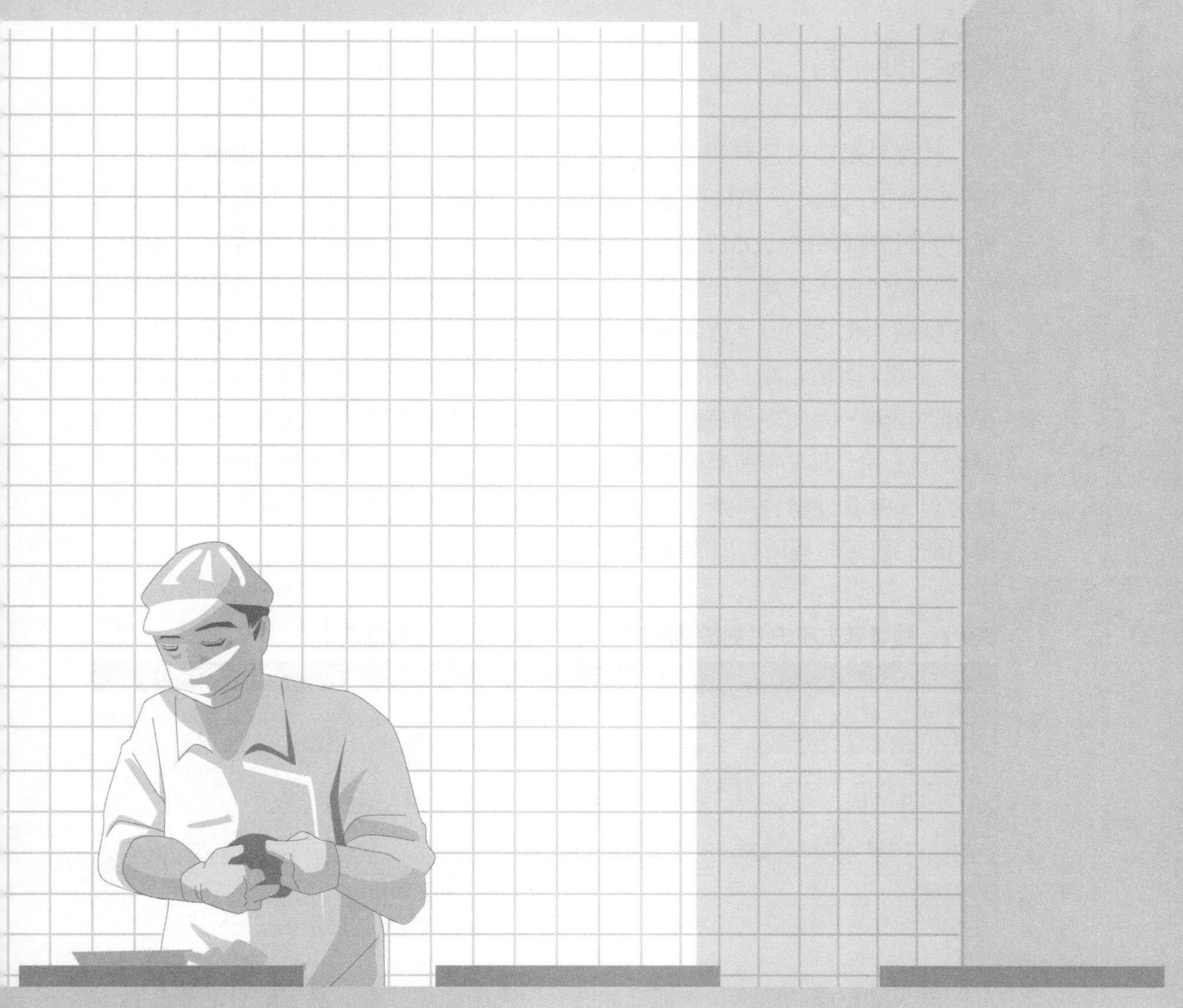

關於老人飲食製備

老人調整脂肪飲食，包括低油飲食、高脂血症飲食與高三酸甘油酯飲食；在製備老人飲食時，對於有三高（高血糖、高血脂與高血壓）之老人，需要調整其飲食中營養素的內容。如**高血糖**症狀者，需要調整醣類攝取；**高血脂**者需要調整飲食脂肪量；而**高血壓**老人則除了脂肪外，對於鈉的攝取量也必須限制；其他疾病則分別針對礦物質等營養成分進行限制。

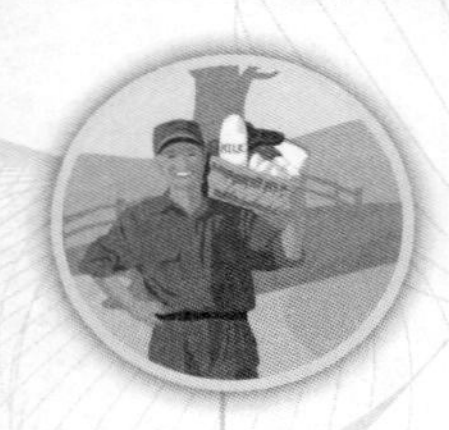
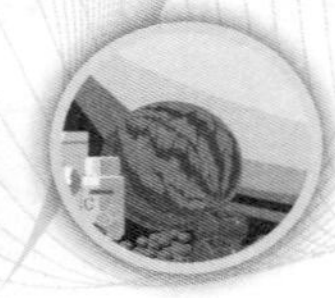

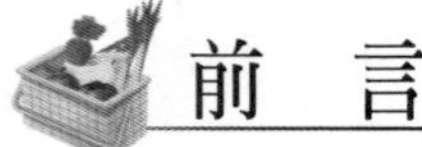

前　言

什麼是最理想且有利老人健康的飲食，很多人一直希望有一套食譜，可以適合所有的人攝取，維持健康、遠離疾病；但是很不幸的是，由**表9-1**觀看過去歷史上對於糖尿病（DM）飲食建議與方式，卻發現這是不可能的事，如1920年前建議糖尿病人禁食（飢餓飲食），1921年卻建議生酮飲食（高蛋白質、高脂肪、低碳水化合物），直到1971年才逐漸建議恢復高碳水化合物的正常飲食。上述這些「南轅北轍」的飲食建議，都是當時所謂的「專業醫療人士」研究後提出之建議。因此從過去歷史上，觀察糖尿病飲食建議與方式的過程中，可以發現一件事，即沒有所謂絕對完美的飲食原則，隨著時間與新的研究證據之陸續發現，飲食建議會不斷予以修正，現在的建議只是暫時的、相對性的，是依據目前的研究證據所提出的建議。

表9-1　觀看過去歷史上對於糖尿病（DM）飲食的建議與方式

年份	碳水化合物量（%）	蛋白質量（%）	脂肪量（%）
1921前	飢餓飲食		
1921	20	10	70
1950	40	20	40
1971	45	20	35
1986	≦60	12-20	＜30
1994	依照營養評估與治療設定之目標	10-20	飽和脂肪酸＜10%熱量
2002	＜60	15-20	≦30
2004～	50-60	10-20	＜30

老人調整脂肪飲食，包括低油飲食、高脂血症飲食與高三酸甘油酯飲食。當老人罹患胰臟炎等疾病時，由於不能分泌足量酵素以分解攝取之脂肪，因此需要透過低油飲食，減輕身體代謝消化之負擔，讓生病的胰臟早日恢復功能。高脂血症飲食則可以提供低油、低飽和脂肪酸及低膽固醇飲食，以降低老人血中脂肪量。高三酸甘油酯則提供低熱量與低糖，避免導致三酸甘油酯合成增加。調整營養成分的飲食如下：

1. **調整蛋白質飲食**：包括腎臟病飲食、低普林飲食（高尿酸症／痛風飲食）、高蛋白質高熱量飲食與慢性肝病飲食。腎臟病飲食，針對腎臟疾

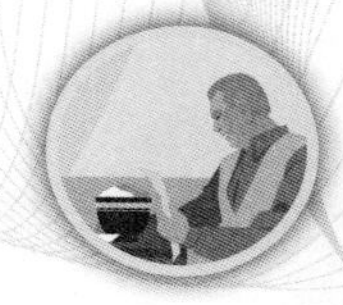
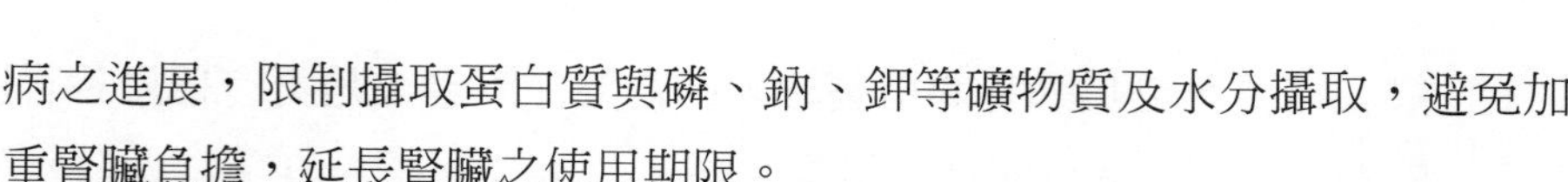

病之進展，限制攝取蛋白質與磷、鈉、鉀等礦物質及水分攝取，避免加重腎臟負擔，延長腎臟之使用期限。

2.**調整醣類飲食**：分為限制醣類飲食（傾食症候群飲食）及限制乳糖飲食。當胃切除手術後，老人容易發生進食後十至十五分鐘，上腹滿脹、虛弱、頭昏眼花、面色蒼白、出冷汗、疲乏無力、心悸亢進、噁心等傾食症候群的現象，限制醣類的攝取可以加以改善；如要避免乳糖不耐症，則可以限制乳糖攝取。

3.**調整脂肪飲食**：慢性阻塞性肺疾病患者，因為不能順利排除二氧化碳，導致老人產生像衝刺跑完百米賽後缺氧喘氣狀況，需要藉由飲食，減少蛋白質及醣類等產生二氧化碳較多的食物之攝取；而脂肪因為代謝後RQ值（即**呼吸商**，是指呼吸作用所釋放的二氧化碳和吸收的氧的分子比。脂肪0.7、蛋白質0.8、醣類1.0，即同樣的食物以脂肪產生的二氧化碳量最低）最低，產生的二氧化碳量最少，因此適合呼吸疾病老人，如慢性阻塞性肺疾病患者（COPD）。

4.**調整礦物質飲食**：有高鉀飲食、腎結石飲食及限鈉飲食。結石及高血壓等疾病，透過礦物質攝取的控制，可以避免加重病情。

5.**吞嚥困難**：吞嚥困難是許多現代人還搞不清楚的疾病，老人因為生病，導致吃飯速度緩慢，不自覺的會流口水，而容易嗆到，但卻往往被誤認為是寂寞，想爭取孩子的注意及照顧，這種情況也常常被看護當作不配合而予以歧視；讓生病的老人不但沒有獲得適當的醫療與飲食，反而承受了不應該的對待，亟需加強宣導與重視。許多老人存在著吞嚥困難的問題，因無法順利吞嚥食物，導致吃飯時間延長，因為國人目前仍不明瞭此疾病（包括看護）於是老人有吞嚥困難的疾病，卻被誤以為吃飯不配合，背了大黑鍋！所以當老人有以下行為時，可能代表著老人已經有吞嚥困難的問題，如進食時間長、每團食物吞了好幾次、一直用手處理食物團、討厭某些種類的食物、進食時用一些特定的姿勢，如下巴下縮、頭轉向患側或頸部過度伸展等，這些動作看起來好像在「玩」食物，但卻吃得很少。除了這些進食或吞嚥的行為外，吞嚥困難的老人，多數會因為自尊的問題，想避免尷尬（如流口水、食物逆流、咳嗽、打嗝等）而有提前用完餐離席、或拒絕飲食、喜歡獨自吃飯或與他人隔開的情形，這種情況非常容易發生營養不良，影響健康；因此當老人比一

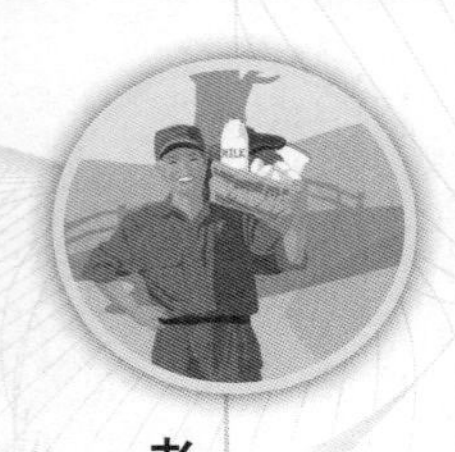
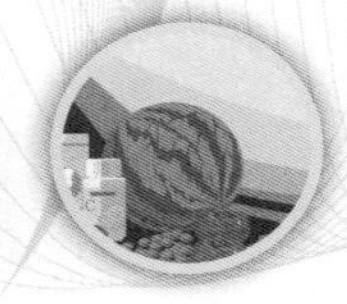

般人需要花更長的時間用餐時，即需要注意老人是否有罹患呑嚥困難的問題，並需要進行飲食的調整。

2008年美國發生次貸風暴，加上投資公司雷曼兄弟因為金融投資失利，巨額虧損宣布破產後，引發全球各國金融機構連鎖反應，由於雷曼兄弟在2008年8月尙擁有三百三十億美元商用不動產及一百三十億美元住宅房貸，而全世界各國，因爲都有投資美國市場，於是當雷曼兄弟破產清算，被迫低價出售資產時，也重挫各國之投資；許多人因此財富大量縮水，於是由通貨膨脹變成通貨緊縮，科技新貴休無薪假，接著科學園區大量裁員，98年1月德國億萬富翁因受金融危機和投資失手雙重打擊，不堪重負，自殺身亡。過去人人羨慕的國內科技新貴，變成科技新「跪」，社會產生大量非自願性失業，許多人連工作都沒有，因此緊縮預算，不看電影、不唱KTV、不去餐廳吃飯，但是仍然抵擋不住後續之經濟風暴，為此臺灣政府2009年還破天荒的發行「消費券」，每人三千六百元，連外籍新娘都有，以鼓勵民眾消費，避免經濟緊縮；而臺灣老人普遍屬於弱勢族群，收入無法獨立自主，因此其健康維護，與家庭經濟因素息息相關，當缺乏經費時，食衣住行樣樣都會受到影響；在當前痛苦指數持續增加的狀況下，如何以有限的經費，爲老人製備最衛生安全、營養與經濟的餐食，將考驗相關主事者的功力與智慧。

第一節　老人飲食製備

一、老人每日飲食原則

1.**維持理想體重**：健康的理想體重，可以延長老人之壽命，使身體強健，減少疾病與避免衰弱；體重過重，會增加罹患慢性疾病機會，如高血壓、高血膽固醇、心臟疾病、中風、糖尿病、關節炎及某些癌症。

2.**均衡攝食各類食物**：當日常飲食涵蓋有六大類食物時，所攝取的營養素種類才能全備，且滿足人體的需求。食物攝取類別減少時，有些營養素如維生素與礦物質的攝取量將會不足，此時易增加營養缺乏的危險。

3.**三餐以五穀根莖類爲主食**：五穀根莖類食物，可以提供澱粉與膳食纖維，可幫助維持血糖穩定、節省蛋白質；同時，營養素的種類豐富沒有

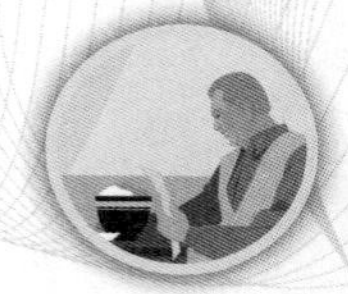
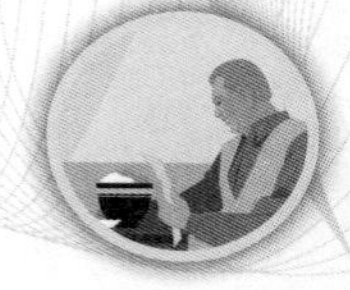

膽固醇，油脂含量也低，適合作爲老人每日飲食的基礎。現代人怕胖，很多人因此不吃飯，然而當減少五穀根莖類食物時，其他食物可提供的飽足感不夠，油脂與膽固醇量反而偏高，使得熱量與血脂更難以控制。

4.**儘量選用高纖維食物**：膳食纖維可以促進腸道的生理健康，預防與治療便祕，減少罹患大腸癌的危險，還可幫助血糖與血脂的控制。

5.**少油、少鹽及少糖**：大多數的油脂與糖，都不是必需品且都有熱量，特別是1克的脂肪含有9大卡熱量，是醣類與蛋白質的2.25倍，過量將會增加肥胖的危險，特別是飽和脂肪酸與反式脂肪酸、血脂異常及心血管疾病等有密切相關；食鹽中的鈉如攝取過量，將增加罹患高血壓的危險。飲食中的鹽（鈉）是罹患高血壓的主要原因，惟可藉下列方式改善：

(1)儘量選擇新鮮食物。

(2)烹調少用味精、鹽及含鈉的調味品。

(3)可利用清高湯增加鮮味。

(4)醃、燻、罐頭製品及臘味含鈉量高，應適量或避免攝取。

(5)可改用蔥、薑及醋等無鈉食品調味。

6.**多攝食鈣質豐富的食物**：鈣是骨骼的主成分，充足的鈣質，可減少老人發生骨質疏鬆症，增進老人健康；鈣質攝取不足，將增加骨質疏鬆症及罹患高血壓等疾病的危險。

7.**控制「垃圾食物」的食用量**：所謂的垃圾食物含有很高的熱量，但是卻只有極少的營養素。例如蛋糕、糖果和甜點等，最好應減量或避免食用；但是當老人體重不足，需要補充時，這類食物則可逆向操作，提供大量熱量之補充。

8.**蔬菜烹調勿過度**：由於許多水溶性維生素，對於熱、酸和鹼，均極爲敏感易受破壞。例如綠花椰菜，烹煮十分鐘後，大部分的維生素C將破壞殆盡，因此最好水煮一分鐘即可。

9.**多喝水**：水參與體溫調節、消化吸收、營養素運送與代謝，及代謝廢物排除等重要生理功能。須注意的是，各種飲料對健康未必有益，不宜經常飲用。

10.**飲酒要節制**：酒精會提供熱量，增加高血壓、中風、乳癌、肝臟與胰臟發炎、心臟與腦部傷害等危險。

11.**飲食攝取以植物性食品爲主**：每日飲食內容，應以植物性食品爲主，大

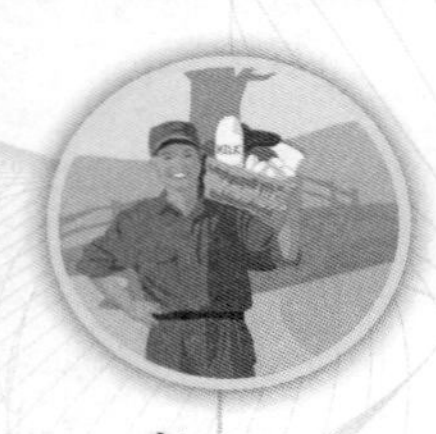
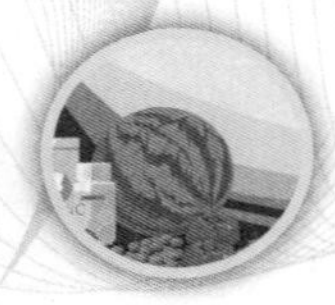

約占三分之二，包括五穀根莖類、蔬菜類與水果類。每日飲食中，動物性食品約占三分之一，包括奶類與蛋、豆、魚及肉類。各類食物之間，不宜互相取代（即米飯不宜由肉類或奶類取代，不可以以吃牛排的方式取代吃飯），但是同類食物之間，應該變換利用不同種食物（如五穀根莖類的米飯，可以改為同類的稀飯、饅頭、麵條或土司，以增加變化）。

12.**均衡的飲食攝取以日為單位做計畫**：以一日為單位，不是每一餐都需要均衡，乃是各餐間截長補短，可配合生活步調來選擇；速食或外食也都可利用。適用於數日間的均衡（即不用拘泥於一餐或一日，而以數日符合均衡飲食即可），因此喜宴節慶大吃大喝的前後，可以搭配清淡飲食作為調和。每日食用的主食類食品，應選用油脂含量低的形式，例如：飯與油飯應選擇飯；饅頭、法式麵包或有餡麵包，則應選擇饅頭。

二、老人飲食建議

1.**營養素全備充足**：供應的必需營養素種類須齊全且分量充足，要定時定量。食物的分配要均衡，包含六大類食物，各類食物也應有合宜的分量。熱量應均衡來自六大類食物，每天都要吃到六大類食物，在各類食物中也要多加變化，少量多餐，以促進食慾及增加吸收。以點心來補充營養；午餐的供應可多些、質好些；晚餐則建議量要少，以免影響老人睡眠。

2.**飲食內容多樣化**：充分利用每類食物中不同的品項，增加飲食內容的變化。例如主食有米飯、稀飯、饅頭、土司及麵條等多種食物，因此不必三餐都固定吃飯，老人可以早餐吃饅頭稀飯，午餐吃米飯麵條，晚上改吃水餃來增加變化。

3.**以豆製品取代動物性蛋白質**：可以黃豆、豆腐、豆漿及豆製品（但避免加工食品）來取代部分的動物蛋白質。

4.**飲料供應時間**：飲料供應時間宜在上午及中午，以免老人夜間需要起床上廁所，影響睡眠。老人若容易失眠，夜間前可喝牛奶或點心，有助睡眠；咖啡、茶及可樂等刺激性飲料睡前應避免飲用；白天多補充水分（至少六杯）。

5.**增加水分與蔬菜的攝取量**：老人因胃收縮及腸的蠕動能力降低，容易飽

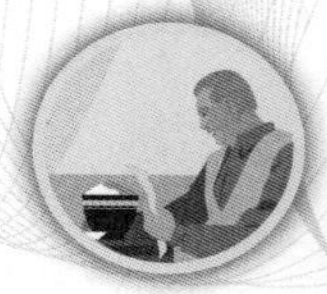
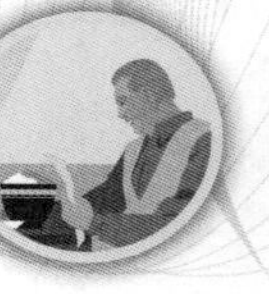

脹與便祕，可將蔬菜加入主食中一起烹調，以增加攝取的蔬菜量；另外，平常應多喝水或多吃蔬果類，每天可吃兩份水果及三份以上之蔬菜。

6.**甜食或油膩食品不宜攝食**：少供應甜食或油膩之食品，不但容易發胖，且與動脈硬化、心臟病、高血壓、腦血管有關；由於老人的膽汁分泌及胰脂肪酵素減少，無法分解大量脂肪。

7.**飲食宜清淡**：吃淡些，少加鹽、味精及醬油，以免引起高血壓等不良併發症，故調味時可善用其他不需要鹽及鈉的方法。每份食品不宜太多，排列精緻，冷熱適宜。太冷或太酸之食品，老人不喜歡，且應少吃辛辣食物。辛辣食物吃多了，容易造成老人體內水分與電解質的不平衡，出現口乾舌燥、火氣大及睡不好等症狀，故少吃為宜。

8.**均勻調配熱量**：飲食的攝取須配合老人身體的需要，並限制油脂攝取量，以避免過量與肥胖。油脂類食物，一般由烹調用油中即可獲得，故不需另外補充。

9.**補充維生素B群**：維生素B群和老人易罹患的心血管疾病、腎臟病、白內障、腦部功能退化（認知、記憶力）及精神健康等都有相當密切的關聯。老老人建議每天服用一顆綜合維生素礦物質。

10.**注意飲食的環境**：供應飲食環境力求衛生、整潔、美觀與安全，且除了衛生、安全與營養外，更須兼顧適口性與飲食樂趣。

三、老人飲食製備種類

老人飲食製備的種類，可依據飲食質地與飲食成分的限制，來加以區分：

(一)依飲食質地區分

老人的飲食質地製備與一般人有所不同，依其質地約可區分如下：

1.普通飲食（normal diet）。
2.軟質飲食（soft diet）。
3.細碎飲食（ground diet）。
4.米湯（rice soup diet）。
5.清流（clear liquid diet）。
6.半流質飲食（semiliquid diet）。

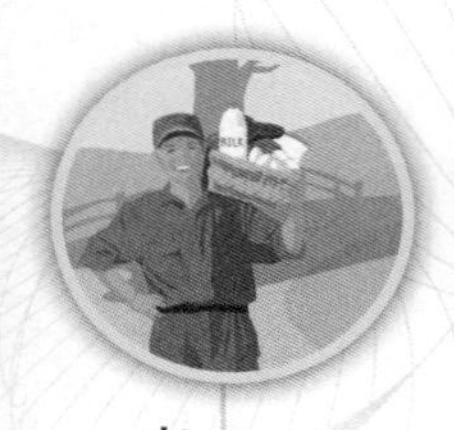
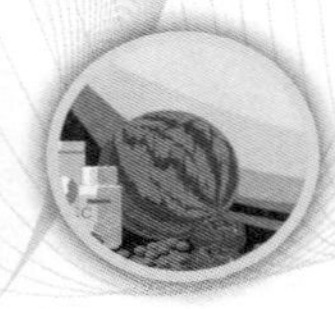

7.全流質飲食（full liquid diet）。
8.冷流質飲食（cold liquid diet）。
9.溫和飲食（bland diet）。
10.管灌食飲食（tube feeding diet）。

(二)依飲食成分限制區分

依據飲食成分之限制可區分為：

1.低膽固醇飲食（low cholesterol diet）。
2.低油飲食（low fat diet）。
3.低普林飲食（low purine diet）。
4.糖尿病飲食（diabetic diet）。
5.控制熱量飲食（calorie control diet）。
6.脂肪限制飲食（fat restricted diet）。
7.高蛋白質飲食（high protein diet）。
8.低蛋白質飲食（low protein diet）。
9.限鈉飲食（sodium restricted diet）。
10.限鈣飲食（calcium modification diet）。
11.限鉀飲食（potassium modification diet）。
12.低磷飲食（phosphorous restricted diet）。
13.限碘飲食（iodine modification diet）。
14.低渣飲食（low residue diet）。
15.高纖維飲食（high fiber diet）。
16.限水飲食（tray fluid restriction diet）。

第二節　老人調整脂肪飲食

當老人罹患胰臟炎等疾病時，由於不能分泌足量酵素以分解攝取之脂肪，因此需要透過低油飲食來減輕身體代謝消化之負擔，讓生病的胰臟早日恢復功能。高脂血症飲食則可以提供低油、低飽和脂肪酸及低膽固醇飲食，以降低老人血中脂肪量。高三酸甘油酯則提供低熱量與低糖，避免導致三酸甘油酯合成增加。

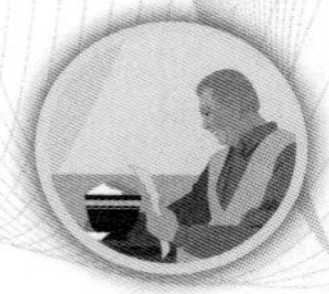
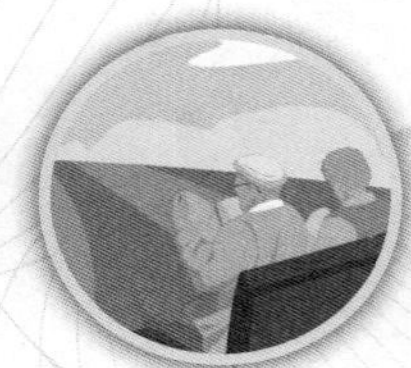

老人調整脂肪飲食，計有低油飲食、高脂血症飲食及高三酸甘油酯飲食。

一、老人低油飲食

老人低油飲食爲每日飲食中的肪脂量小於50公克，其餘的營養素如醣類、蛋白質、維生素、礦物質等均足以達到人體健康需要量的一種飲食。老人於飲食中限制脂肪的攝取量，目的是爲降低胰臟及腸道的負荷，減少對膽囊的刺激及降低血中脂質的濃度。老人低油飲食適用於：胰臟炎、膽囊炎、膽結石、膽管阻塞等膽囊疾病；高脂蛋白血症第I、V型；乳糜胸；腹瀉及其他造成脂肪消化、吸收、運送及代謝異常之疾病。

(一)低油飲食之食物選擇

1.**乳類及其製品**：如脫脂奶、低脂奶及其製品。禁食全脂奶及其製品、奶水、煉乳、全脂奶粉、冰淇淋、乳酪、鮮奶油等。

2.**肉、魚、蛋類**：

(1)水產：馬加、旗魚、吳郭魚、鰱魚、虱目魚、鯉魚、紅目鰱、鮭魚、烏魚、白鯧、白帶魚、烏賊、鎖管、河螃蟹（毛蟹）、蟳、蝦、干貝、蛤蜊、牡蠣、海參、脆丸等。

(2)家畜：牛肉（瘦）、羊肉（瘦）、豬大里肌、後腿瘦豬肉、前腿瘦豬肉、豬大排等。

(3)家禽：去皮家禽，如雞胸肉、雞腿、鵝肉、鴨肉等。

(4)蛋類：蛋白、雞蛋、鴨蛋等（如食用蛋黃會有不適者，儘量少用）。

(5)禁忌：

①水產：魚卵、魚丸（有餡）、鱈魚、河鰻、蟹黃、蝦卵、魚餃（有餡）、蝦球，或罐頭食品等。

②家畜：肥肉、五花肉、蹄膀、豬皮、豬腳、仔排、牛腩等。

③家禽：鴨皮、雞皮、雞鴨翅膀等。

④加工食品：肉燥、肉醬、豬肉乾、肉鬆、肉脯、中西火腿、香腸、培根、熱狗、肉丸、魚醬等。

3.**豆類及麵筋製品**：

(1)豆類，如紅豆、綠豆等。

(2)豆製品，如豆腐、豆乾、豆皮、乾絲、素雞、豆簽、豆醬等。

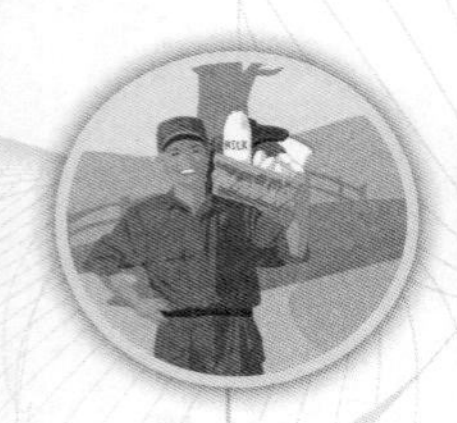
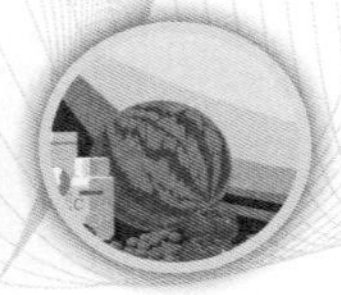

(3)麵筋製品，如烤麩、麵腸等。

(4)禁忌：油豆腐、油麵筋泡、油炸豆包等。

4.**五穀根莖類**：

(1)米、麵、饅頭、土司、麵包、米粉、冬粉、餃子皮、餛飩皮、春捲皮、甘薯、馬鈴薯、芋頭等。

(2)禁忌：炒飯、炒麵、炒米粉、速食麵等。各種加油製作的麵食，如燒餅、油條、水煎包、鍋貼、甜鹹麵包等。

5.**蔬菜水果類**：新鮮蔬菜；水果方面除少數含油者，其餘均可。禁忌：酪梨、橄欖、椰子肉。

6.**點心類**：

(1)蘇打餅乾、登山口糧、紅豆湯、綠豆湯、桂圓湯、銀耳羹、糯米圓子、白年糕、甜年糕及雪泥等。

(2)禁忌：蛋捲、餅乾（除蘇打餅乾、登山口糧外）、蛋糕、派、各式中西點，如千層糕、桃酥、綠豆糕、豬油年糕、炸春捲、蘿蔔絲餅、蔥油餅、豆沙餅、喜餅等各種糕餅類，八寶飯、巧果、麻花、雙胞胎、沙其瑪、肉圓、油粿、花生湯、芝麻糊等。

7.**調味品**：

(1)鹽、味精、糖、醋、醬油、蠔油醬、蝦醬、番茄醬等。

(2)禁忌：蛋黃醬、沙拉醬、芝麻醬、花生醬、辣椒醬、沙茶醬、豆瓣醬、甜麵醬。

8.**其他**：

(1)蜜餞、水果糖、麥芽糖、軟糖、果凍、果醬、茶、蜂蜜、栗子、去油肉湯等。

(2)禁忌：奶精、油炸粉、炸蠶豆、芝麻、爆玉米花、洋芋片、椰子粉、甜不辣、花生粉、杏仁霜、牛奶糖、巧克力等。堅果類，如瓜子、花生、腰果、核桃、松子、杏仁等。

(二)市售油脂之分類

1.**植物性油脂類**：如黃豆油、花生油、紅花子油、玉米油、麻油等。椰子油、棕櫚油、棕櫚仁油、瑪琪琳及烤酥油，雖然屬於植物性油脂類，但因其含有較高之飽和脂肪酸，如患有心血管性疾病老人，應減少攝取。

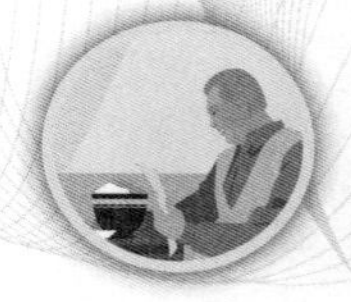
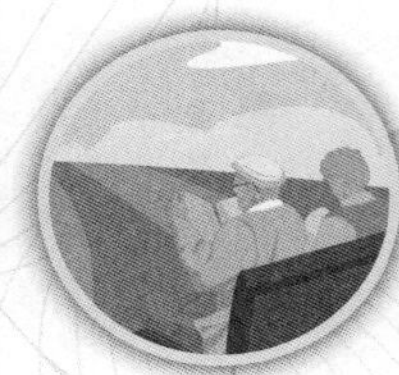

2.**動物性油脂類**：如豬油、牛油、雞油、乳酪及鮮奶油等，由於飽和脂肪酸含量高，不利老人心血管疾病之控制，應該避免攝取。

3.**中鏈三酸甘油酯類**：含有以六至十二個碳（但以八至十個碳多）為主的脂肪酸，由於不須經過膽鹽乳糜化及胰脂解酶的消化，容易吸收，一天飲食所需脂肪卡數的50%至70%可由其取代，但一天最多的建議使用量，為三至四湯匙。需要注意的是，中鏈三酸甘油酯因為發煙點低，所以不宜用高溫大火烹煮。烹調時建議：

(1)可以加到菜湯或流質食品中。

(2)可以調入調味汁或直接拌入食物中。

(3)一茶匙的中鏈三酸甘油酯為4.6公克重，每1公克，可以產生8.3大卡熱量。

(4)中鏈三酸油甘酯會軟化或破壞一些塑膠製品，所以盛裝中鏈三酸甘油酯製備之食物，建議用玻璃或陶瓷器製品。

(三)低油飲食之供應型態

低油飲食的供應型態，須注意下列原則（見**表9-2**）：

1.一天供應三正餐（必要時可增加早點、午點及消夜等三點心），但以符合少量多餐為原則。

2.午、晚餐的青菜以水煮青菜供應之，半葷菜則以豆製品取代肉類。

3.以低脂奶取代鮮奶。

4.選用瘦肉：瘦肉旁附著之油脂及皮層應全部切除。瘦肉中亦含有一些肉眼看不見的油脂，選擇瘦肉時應按脂肪含量多寡依次選用：去皮雞肉、

表9-2　低油飲食一日食譜建議表

餐別	早餐	午餐	晚餐
低油脂飲食	1.扁蒲肉末：扁蒲70克、肉末35克 2.炒豆乾：木耳30克、豆乾30克、紅蘿蔔10克 3.無油青菜100克	1.烤味噌魚：旗魚肉80克 2.羅漢素齋：白豆包5克、香菇3克、青江菜20克、袖珍菇20克 3.無油青菜100克 4.涼拌三絲：小黃瓜絲50克、木耳絲10克、洋菜5克 5.大黃瓜素丸湯：大黃瓜25克、素香菇丸5克	1.烤棒棒腿：棒棒腿135克、芝麻1克 2.紅燒素肉塊：白蘿蔔塊60克、紅蘿蔔20克、人造肉10克 3.無油青菜100克 4.涼拌金菇：豆芽25克、金菇25克 5.白菜湯：小白菜15克

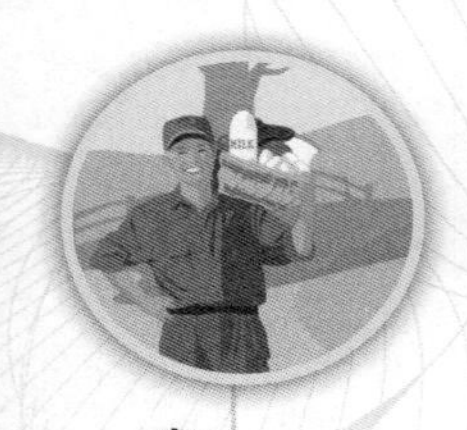
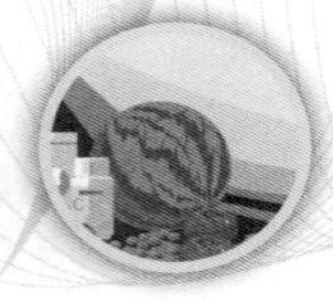

魚肉（不含魚腹肉）、去皮鴨肉、牛肉、羊肉、豬肉。

5.烹調時應多利用清蒸、水煮、清燉、烤、滷、涼拌等不必加油的烹調方法，並可多利用刺激性較低的調味品（如糖、醋、花椒、八角、五香、番茄醬、蔥、蒜）或勾芡，以補充低油烹調的缺點及促進食慾。禁用油炸方式烹調食物。如用煎、炒方式製作時，以選用少量的植物油爲宜。肉類滷、燉湯時，應於冷藏後將上層油脂去除，再加熱食用。烤雞或烤肉的汁及紅燒肉的濃湯，均含高量的脂肪，應禁用。

6.腸胃不適者宜少食易產氣的食物，如洋蔥、蒜頭、韭菜、辣椒、高麗菜、花椰菜、青椒、地瓜等。

7.如在外用餐，應儘量選擇清燉、涼拌的食品；肉類可選擇雞、魚類；調味用油類（如麻油、奶油、沙拉醬等）應儘量避免。食物的選擇要均衡，以充分供給各類的營養素，可增加五穀類、水果類、脫脂奶粉等食物，以補充因脂肪受限制而減少的熱量。

8.少量多餐。

9.若長期使用低油飲食者，應遵照醫師、營養師指示，補充脂溶性維生素A、D、E、K。必要時採用中鏈三酸甘油酯（MCT）取代部分油脂，或者是另外添加。

(四)除去脂肪由日常生活做起

脂肪是萬惡之首，現在女孩子平均發育的年齡是國小四年級，而過去都是國中以後，約13、14歲後才開始發育，爲什麼會提早？這並非自然，而是導因於飲食攝取過多高脂食物所造成。統計發現，油脂消耗量與癌症死亡人數成正比；油脂消耗量越大，則乳癌死亡人數也越多，臺灣乳癌的機率已經直逼歐美，尤其以習慣西式高脂肪飲食的人機率越高；因此如果國人不減少脂肪的攝取，健康的情況將越來越糟。

以下爲飲食減脂之祕笈，除了低脂飲食適用外，也適合減重或高血脂症患者之參考：

1.**除去可見的脂肪**：可見的脂肪泛指用肉眼就可以看到的脂肪部分，如牛肉中分布的白色條紋即爲脂肪。肉類：肥肉、培根、雞鴨皮、豬皮、魚皮等；脂肪類：奶油、牛油、豬油、沙拉油、麻油、瑪琪琳、烤酥油等。

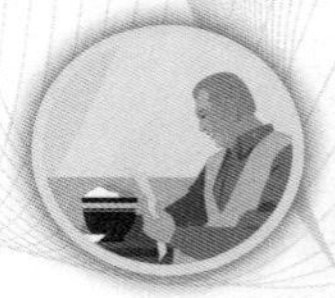

2.**避免不可見的脂肪**：不可見的脂肪爲肉眼不能看到的脂肪部分，主要是因爲這些食物中含有磷脂類，而磷脂類由於對水及油都有很強的親和力，可以把脂肪很均勻的分布在食物中，所以看不到脂肪。如：(1)五穀根莖類：酥皮點心、甜甜圈、燒餅、蛋糕、沙其瑪、綠豆糕；(2)奶類：全脂牛奶、冰淇淋、乳酪、鮮奶油；(3)魚、肉、蛋類：香腸、火腿、熱狗、蛋黃、家禽家畜肉、肉酥、魚卵；(4)豆類：麵麴、麵筋泡、油豆腐、豆腐泡；(5)水果類：酪梨、橄欖、椰子肉；(6)油脂類：蛋黃醬、奶精、花生醬、芝麻醬；(7)堅果類：瓜子；(8)其他：油炸食品、油條、炸雞、薯條。

■低脂肪攝食小妙招

降低脂肪攝取的進食小妙招如下：

1.**以米飯等五穀類爲主食**：吃飯配菜，而不是吃菜配飯。

2.**牛奶的脂肪可減少**：喝牛奶時，選用脫脂奶，如覺得脫脂奶無味，無法一下子改變，可以先改成低脂奶，或以半杯或三分之一全脂奶混合脫脂奶一起喝，再慢慢增加脫脂奶的量。

3.**可見的脂肪不要吃**：吃肉或裹粉油炸的食物時，有皮去皮，吃瘦不吃肥。吃蛋糕時去掉外層及夾層中的奶油或鮮奶油裝飾。

4.**額外油脂不要加**：吃麵包時不要塗奶油、花生醬或改用含脂量低的果醬；吃麵時不要加過多的香油、麻油或沙茶醬。

5.**糕餅點心要節制**：通常點心類的食品都是高油、高糖、高熱量，所以一定要節制食用。例如：粽子、月餅、喜餅、綠豆糕、蛋黃酥等。

6.**多選用植物性蛋白質食物**：以毛豆、黃豆及一些豆製品取代部分的肉，這些植物性蛋白質來源的食物含不飽和脂肪酸，不含膽固醇，而且纖維含量比較高。

7.**多吃蔬菜**：每日最好能吃三至五碟蔬菜，不但含有膳食纖維可以增加飽足感，而且可提供維生素及礦物質等營養素。

8.**食用新鮮水果**：新鮮水果含豐富維生素C及膳食纖維，若打成果汁，因需要水果量多， 通常一杯果汁是由三個新鮮水果打成的（如柳丁汁），會提高熱量，且在過濾時會把部分膳食纖維過濾掉，所以果汁不宜代替水果。

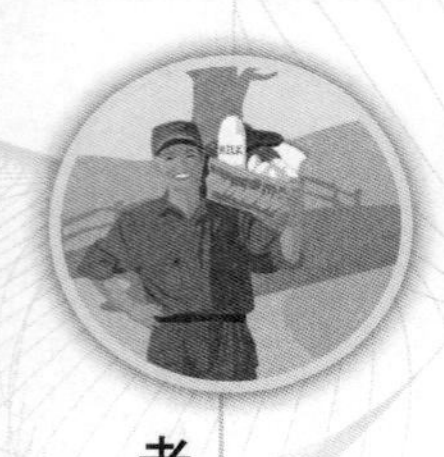
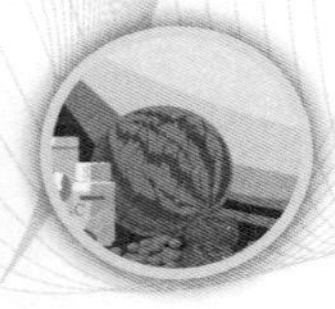

9.**先吃菜再吃肉**：把進餐順序改成先吃菜再吃肉，不但可以增加蔬菜攝食量，還可以減少肉的食用量。

10.**喝湯時撈掉浮油**：在排骨湯、雞湯中最容易出現浮油，食用前最好先將浮油撈掉，以減少脂肪攝取。

11.**吃湯麵時不要把湯喝完**：麵攤的湯麵通常都有加肉燥、香油增加滋味，所以最好先將浮油撈掉或不要將湯全部喝完，以免攝取過多的油脂。

12.**減少油包的使用**：吃市售調理食品或速食麵時，所附的油包可斟酌使用，不需全部用完。

■低脂肪飲食烹調製備原則與技巧

降低脂肪攝取量的烹調製備原則與技巧有：

1.**選擇脂肪量較少的肉類**：雞肉的脂肪量較豬肉、牛肉少，故可多選擇雞肉；另外，豬肉、牛肉等畜肉，其部位不同，脂肪含量也會有差異，如豬前後腿肉、里肌肉所含脂肪量較五花肉、梅花肉低；牛腿肉、牛腱所含脂肪量也較牛小排低。因此，在烹煮肉類時，可選擇脂肪含量較少的部位。

2.**選用低脂產品**：市面上的食品有些有低脂產品，如低脂或脫脂牛奶、低脂冰淇淋、低脂沙拉醬、水漬鮪魚罐頭等，其脂肪量較原有全脂牛奶、冰淇淋、沙拉醬、油漬鮪魚罐頭等要低，烹調時風味變化並不大，是很好的替代品。

3.**避免使用半成品**：市售半成品如魚餃、蝦餃、蛋餃等餃類、丸子、油炸食物等脂肪量較高，儘量少使用；若自己製作食物可調整作法，使脂肪量減少，如自製丸子，可採用低脂絞肉加入蔬菜、豆腐等，降低脂肪量。

4.**多增加蔬菜量**：多使用高纖維材料，如蔬菜、水果、豆類、蒟蒻……等來增加分量，減少用肉量，除可減少脂肪，也可提供飽足感。

5.**選好油**：少使用奶油或豬油等飽和脂肪酸高的油脂烹調；另外當炒菜或菜餚中須添加油脂時，則可用橄欖油、高油酸紅花子油、芥花油等飽和脂肪酸較低的油脂。

6.**烹調前去掉外皮、肥肉**：家禽的外皮通常含有較高的脂肪量，若在烹煮前去掉外皮，可減少脂肪的攝取。在烹調肉類時，若先將可見之肥肉去

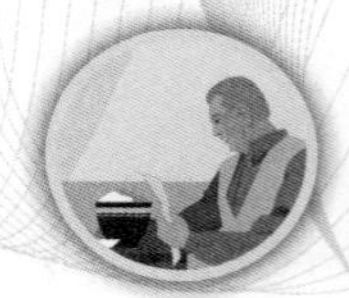
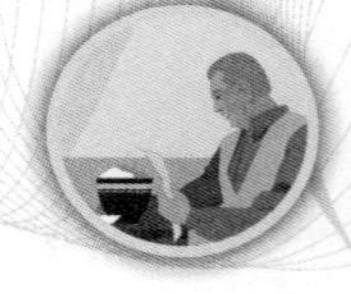

除，亦可減少脂肪。

7.**將肉類切成細條、丁或片狀**：少吃大塊肉，如牛排、豬排、焢肉、雞塊等，可將肉類切成細條、丁或片狀，與蔬菜一起烹調成半葷素的菜，可減少肉的使用量，也可增加分量感，因此食入的脂肪量會比用大塊肉少。另外，在切肉的時候也可一併去除肥肉，使脂肪量降低。

8.**減少裹粉用量**：市面上的香酥油炸食品，通常都經過多層裹粉再油炸，裹粉再炸的食物，其吸油量很高，所含的熱量常比未裹粉油炸的同樣食物高出2倍，因此自己製作豬排、魚排、雞排時，可改成沾薄薄一層太白粉或蛋液，再以較少油量煎熟。

9.**使用可減少用油量的烹調用具**：如不沾鍋、烤箱、微波爐。

10.**多蒸煮、少油炸**：儘量採用低油烹調法，可減少脂肪的攝取。如蒸、煮、烤、滷、凍、涼拌、燙、燉、涮、燒、燜。儘量避免油炸食物，因為會增加額外的脂肪量。在烤肉類、魚或其他禽肉時，可把架子墊高，使流出的脂肪不會再流回食物中。

11.**減少高脂材料的分量**：如果可不用脂肪，就儘量不要用；若一定要加脂肪含量高的食物，可將用料分量減少一半。如一道菜的食譜中列出50克五花肉，則只加25克就好。

12.**清湯好，選好湯**：選用清湯代替濃湯，且多採用清水煮湯，因為高湯大都使用肉類或骨頭熬製而成，會額外增加脂肪量（建議冷藏後除去凝固油脂後再使用），且湯中儘量少放排骨及其他肉類。若煮西式濃湯時，可加入玉米澱粉或麵粉增加其濃稠度，少用奶油。

13.**湯汁去油才使用**：紅燒肉、粉蒸小排或以肉類或骨頭所熬出的高湯，均會有脂肪溶出；若在烹煮後先將湯放在冰箱冷藏一夜，待脂肪浮出凝固後去除上層浮油，再食用或使用，可降低脂肪量。燉、滷肉類亦可用同樣的方法去油。

14.**使用替代的醬汁**：製作生菜或水果沙拉時，以凝態的優格或檸檬汁、醋替代美乃滋或沙拉醬。當烤肉得塗調味醬或菜餚有淋汁時，可使用如酒、番茄醬等無脂調味料，或使用無脂牛肉或雞肉清湯取代原有的淋汁。

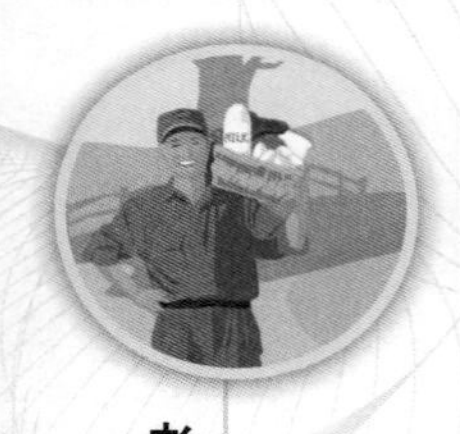
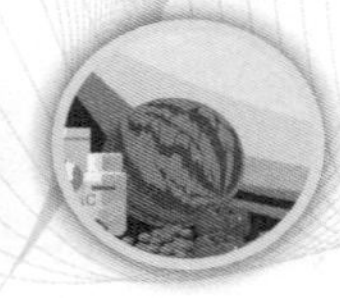

■中式外食低脂肪飲食攝食技巧

外食中式餐會中，降低脂肪攝取的飲食原則與技巧如下：

1.**瓜子花生類少吃**：未上菜前的瓜子及花生儘量不吃。

2.**多吃蔬菜**：出門前先吃些含高纖維的蔬菜增加飽足感，以減少宴會中的飲食量。用餐時並多吃每道菜的「配角」，如盤飾之青江菜、油菜、生菜等；但蔬菜如有勾芡湯汁，應先將湯汁滴乾，以減少脂肪的攝取。

3.**勾芡食物少吃**：勾芡食物，如魚翅羹、鮑魚羹等，含有大量的太白粉及油，應儘量少吃，否則應先將湯汁瀝乾後再食用。切勿將湯汁泡飯，因爲湯汁中多含大量的脂肪。

4.**高油烹調或脂肪含量高的食物少吃**：佛跳牆、五更腸旺等高油烹調食物，碎肉丸、獅子頭、蝦丸、火腿等動物性脂肪含量高的食品，應當少吃，可多選擇蒸魚、冷盤或清燉的菜餚食用。若湯或菜餚中含大量浮油，應撈去浮油再食用。中式餐會中多油炸食品或油酥類點心，應儘量避免。

5.**不必每道菜都吃**：可每兩道菜選擇一種自己較喜歡吃的菜吃就好，不必每道菜都吃，因爲每道菜都吃的話，肉類的攝取量一定會超過。而雞肉、鴨肉可選擇骨頭較多的部分食用，因爲剁去骨頭後實際上吃到的分量並不多，如此會有較多的滿足感。

■西式外食低脂肪飲食攝食技巧

外食西式宴會中，降低脂肪攝取的飲食原則與技巧如下：

1.**主食類**：可以小餐包或法國麵包作爲主食來源，不要抹奶油。儘量少食用大蒜麵包，因其含油脂量較高。可選擇烤馬鈴薯或米飯、通心麵，不要選炸薯條，且吃烤馬鈴薯時儘量少加奶油、酸奶油或培根。

2.**主菜類**：肉類方面以海鮮和雞肉爲較佳的選擇，因其含油量較少，分量也較小。牛排因脂肪含量較海鮮或雞肉多，其分量也大，每週以不超過一次爲原則。肉類的烹調方式，可以烤的爲主，不要選擇油炸或焗的，亦可選擇有豆類、米、雞或魚爲主材料的主菜（沒有添加乳酪），如雞肉墨西哥烤餅、西班牙海鮮飯、烤魚、檸檬汁煮魚等。另外，從菜名也可判斷其中的材料，如「白汁」代表奶油汁、「焗」則表示加入奶油或

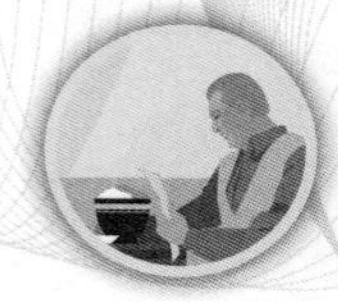
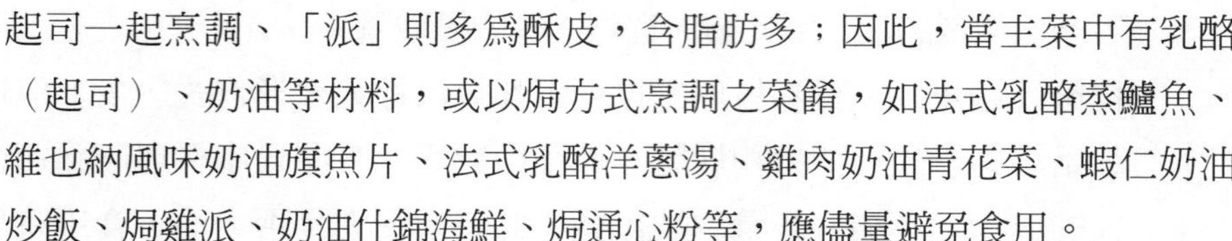

起司一起烹調、「派」則多爲酥皮，含脂肪多；因此，當主菜中有乳酪（起司）、奶油等材料，或以焗方式烹調之菜餚，如法式乳酪蒸鱸魚、維也納風味奶油旗魚片、法式乳酪洋蔥湯、雞肉奶油青花菜、蝦仁奶油炒飯、焗雞派、奶油什錦海鮮、焗通心粉等，應儘量避免食用。

3.**湯汁類**：西餐的湯大致可分爲濃湯和清湯兩大類，濃湯製作時添加大量麵粉及牛油（或奶油），脂肪含量極高，所以應儘量選擇清湯爲宜。喝濃湯僅喝一、兩口即可；酥皮湯上之酥皮，因爲脂肪含量極高，宜避免食用。

4.**沙拉類**：生菜可多吃，但不要使用沙拉醬。調味用的沙拉醬多爲油、糖、蛋等調製而成的，所以最好少選已調味的生菜沙拉；沙拉醬可改用醋、檸檬汁或水果（如橘子汁、百香果汁）製的醬汁代替，或選用少許義大利式沙拉醬（少量油、醋、鹽及胡椒調和而成的）。也可請侍者交代廚房少放沙拉醬，或沙拉醬不要直接淋在沙拉上，放置一旁即可。

5.**飲料類**：不要點已加入奶精或鮮奶油的飲料（如冰咖啡或卡布其諾咖啡），自己在飲茶或咖啡時也儘量避免奶精或鮮奶油，可改用鮮奶、低脂鮮奶替代或喝黑咖啡。

■日式外食低脂肪飲食攝食技巧

外食日式料理中，降低脂肪攝取的飲食原則與技巧如下：

1.**生鮮類**：通常生魚片、手捲及壽司的製備不需要再多添加脂肪，但是要注意其中所用的食材可能是高脂肪的材料，如鮭魚、鯖魚、鮪魚等，而蝦卵及魚卵由於膽固醇含量也非常高，應該儘量避免食用。

2.**燒物（燒烤食物）**：燒物通常也不需要另外添加脂肪，有時更可以使食物中的脂肪流出，但是秋刀魚、鰻魚等日本料理中常烤的魚類，因爲脂肪含量較高，應少選用。另外要注意烹調時避免不要烤焦，因爲烤焦的食物含有致癌性成分。

3.**揚物（油炸食物）**：日本料理的炸物通常是以裹粉再油炸，如炸明蝦、炸茄子、炸豬排等，因此所含脂肪量也很高，也應少食用，或剝了裹粉再吃。同樣的材料可改選涼拌、烤或燙等方式的菜餚，如海鮮沙拉、大和沙拉、豬肉串燒等。

4.**蒸物（碗蒸食物）**：茶碗蒸的主要材料爲雞蛋，吃下一碗茶碗蒸等於吃

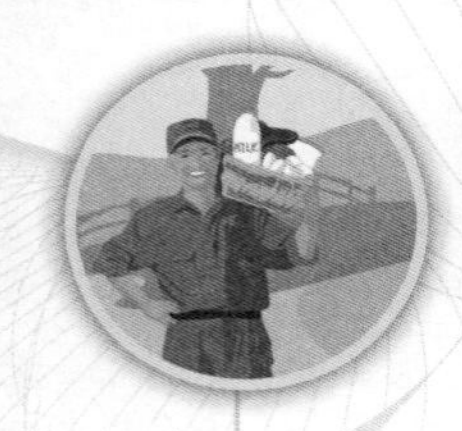
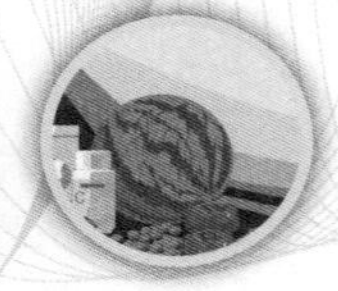

下一個雞蛋的量，因此須注意膽固醇的攝取量。

5.**拉麵（麵類）**：日本料理的拉麵大都以涼拌或水煮方式居多，但仍有少數是炒的形式，如大和炒麵、炒烏龍麵等。有些日本料理店為適合中國人的口味，會加入多量油炒拉麵，此時須注意是否太油，食用時也須先將湯汁瀝乾再食用。

6.**湯**：傳統的日本湯類大都清淡無油，是不錯的選擇，但是味噌等調味料其中的鈉含含量較高，要多加注意。

■火鍋外食低脂肪飲食攝食技巧

外食火鍋料理中，降低脂肪攝取的飲食原則與技巧如下：

1.**湯頭**：可用白菜、白蘿蔔、高麗菜等蔬菜或用蝦米代替骨頭熬湯。若用骨頭熬湯時，則需去除浮在湯上的油脂再食用。在飲用火鍋湯時，也要先將上面的浮油撈掉再喝。

2.**火鍋料**：多選擇魚、雞肉或海鮮等脂肪含量較低的肉類，或芋頭、玉米、冬粉等主食為主材料，豬肉、牛肉、羊肉淺嚐即可；海鮮食物由於通常含較多的膽固醇，仍不可食用過量。

3.**加工火鍋料**：加工火鍋料（如魚餃、蛋餃、貢丸等）通常含有較多的脂肪，煮火鍋時應儘量選擇天然的食物為佳；食用火鍋時蔬菜要多於肉類，可避免肉類攝食過多，且可增加纖維含量。

4.**蘸料**：蘸食用的沙茶醬、花生醬、芝麻醬所含脂肪較高，可先將上層油脂倒掉再使用，並儘量避免再添加蛋黃；建議可減少沙茶醬的用量，另加入蔥、香菜、醋、大蒜、檸檬、九層塔、薑等香料增加風味。

二、老人高脂血症飲食

高膽固醇血症飲食，係以正常飲食為基礎，藉調整其熱量、膽固醇及脂肪的攝取量，以達到控制血膽固醇異常的一種飲食。目的係為供給足夠且均衡的營養、並維持理想體重，與使血膽固醇值接近理想值，預防或延緩冠狀動脈疾病的發生。**老人高脂血症飲食**有：高膽固醇血症飲食及高三酸甘油酯飲食。

1.成人之血膽固醇濃度：

(1)血膽總膽固醇（非禁食）適當（最佳）濃度：＜200毫克／公合；邊

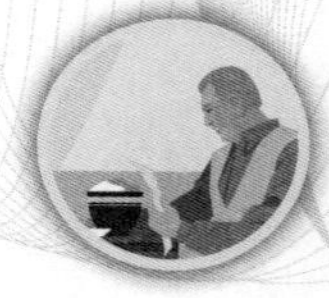
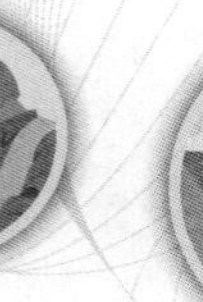

緣性偏高：200至239毫克／公合；過高濃度：≧240毫克／公合。

(2)血液低密度脂蛋白（禁食十二小時）適當（最佳）：＜100毫克／公合；近於適當（最佳）：100至129毫克／公合；邊緣性偏高：130至159毫克／公合；過高濃度：160至189毫克／公合；非常高：≧190毫克／公合。

2.**高脂血症飲食適用症狀**：冠狀動脈疾病高危險群及血液總膽固醇，或低密度脂蛋白膽固醇濃度高於理想值患者。

3.**控制血膽固醇飲食原則**：**治療性生活型態改變的飲食建議**（Therapeutic Lifestyle Changes, TLC Diet）：

(1)總脂肪：25%至30%總熱量。

(2)飽和脂肪：＜7%。

(3)多元不飽和脂肪：最多10%。

(4)單元不飽和脂肪：最多20%。

(5)醣類：50%至60%。

(6)蛋白質：約15%。

(7)膽固醇：＜200毫克。

(8)纖維：20至30克。

(9)總熱量：維持理想體重且預防體重增加。

4.**一日食譜舉例**：如**表9-3**。

表9-3　高血脂症飲食一日食譜建議表

餐別	早餐	午餐	晚餐
低膽固醇低油	1.扁蒲肉末：扁蒲70克、肉末35克 2.炒豆乾：木耳30克、豆乾30克、紅蘿蔔10克 3.無油青菜100克	1.烤味噌魚：旗魚肉80克 2.羅漢素齋：白豆包5克、香菇3克、青江菜20克、袖珍菇20克 3.無油青菜100克 4.涼拌三絲：小黃瓜絲50克、木耳絲10克、洋菜5克 5.大黃瓜素丸湯：大黃瓜25克、素香菇丸5克	1.烤棒棒腿：棒棒腿135克、芝麻1克 2.紅燒素肉塊：白蘿蔔塊60克、紅蘿蔔20克、人造肉10克 3.無油青菜100克 4.涼拌金菇：豆芽25克、金菇25克 5.白菜湯：小白菜15克

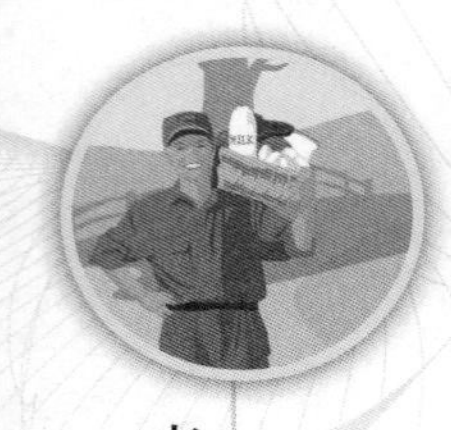
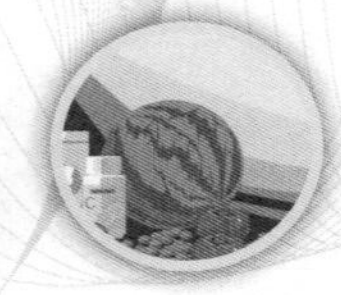

三、老人高三酸甘油酯血症飲食

高三酸甘油酯血症飲食係以正常飲食爲基礎，藉調整其熱量、醣類的攝取量，以達到控制血液三酸甘油酯異常的一種飲食。目的係爲供給足夠且均衡的營養，並維持理想體重，以使血液中的三酸甘油酯值接近理想值。

1.**成人血液三酸甘油酯濃度**：血液三酸甘油酯（禁食十二小時）：正常＜150毫克／公合；邊緣性偏高：150至199毫克／公合；過高濃度：200至499毫克／公合；極高：≧500毫克／公合。

2.**高三酸甘油酯血症飲食適用症狀**：三酸甘油酯（TG）濃度高於理想值者。

3.**飲食原則**：

(1)良好體重控制可明顯降低血液中三酸甘油酯濃度。

(2)宜多採用多醣類食物，如五穀根莖類，避免攝取精製的甜食、含有蔗糖或果糖的飲料。

(3)各式糖果或糕餅、水果罐頭等加糖製品。

(4)可多攝取富含ω-3脂肪酸的魚類，如秋刀魚、鮭魚、鯖魚及鮪魚等。

(5)酒類應儘量減量或禁止。

(6)當三酸甘油酯≧500毫克／公合時，應採取極低油飲食，即油脂量應<15%總熱量；其他請參照高膽固醇血症飲食原則。

4.**供應時應注意事項**：

(1)依病情不同，分爲無油、極低油（35至50公克）、低膽固醇、低油低膽固醇等四種飲食。

(2)低膽固醇與低油低膽固醇飲食，早餐中的蛋以豆製品取代之；午、晚餐的青菜以水煮青菜供應之；半葷素則以豆製品取代肉類，主菜則避免油煎、油炸的烹調方式。

(3)低膽固醇飲食中，膽固醇含量每天低於300毫克。

5.**食譜舉例**：如**表9-4**。

表9-4　高三酸甘油酯血症飲食一日食譜建議表

餐別	早餐	午餐	晚餐
低膽固醇低油	番茄豆腐、青豆拌水漬鮪魚、燴冬瓜、滷海帶捲	蒜泥里肌、三色蝦仁、燴鮮菇、燙蔬菜、豆腐味噌湯	清蒸鱈魚、西芹雞柳、筍片蒟蒻、燙青菜、紫菜湯

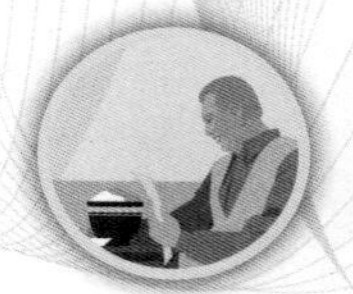
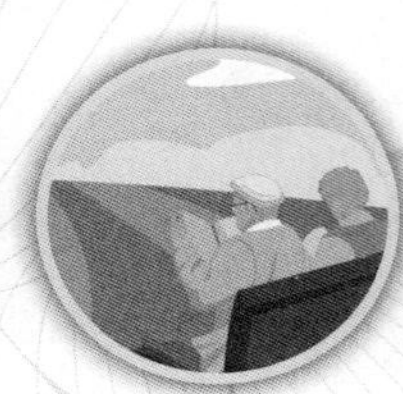

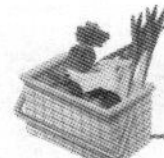

第三節　老人調整蛋白質飲食

老人調整蛋白質飲食包括腎臟病飲食、低普林飲食（高尿酸症／痛風飲食）、高蛋白質高熱量飲食與慢性肝病飲食。如腎臟病飲食須針對腎臟疾病之進展，限制攝取蛋白質與磷、鈉、鉀等礦物質及水分攝取，以避免加重腎臟負擔，延長腎臟之使用期限。

一、腎臟病飲食

腎臟是兩個豆形器官，位於背後中間位置，正在肋骨骨架下方，分別在脊椎左右兩邊，各約為拳頭般大小；腎臟的主要作用是擔任身體的複雜過濾器，一天處理約400升血液，而從其中篩選出約2升之廢棄物質與過多之水分，並利用產生尿液之方式排出體外。血液藉由動脈由腎臟側邊之分支，進入循環之血管束，每一束就叫做腎絲球體，具過濾之功用，每一個腎臟約有一百萬個絲球體，或一百萬個過濾器，而絲球體連接到一個開放的液體收集管，叫腎小管，血液是在絲球體過濾，而過多之水分與廢棄物則排入腎小管中集成尿液，尿液在進入膀胱前，先經過一較大之管道輸尿管，而每一個絲球體及腎小管稱為一個腎單位，所以每一個腎臟約有一百萬個腎單位，在健康之腎單位中，絲球體之薄膜可以自腎小管之血管中分離出廢棄物與多餘之水分，然後排入腎小管，而將血液細胞與蛋白質留在血流中。

腎臟病飲食是針對各種腎臟疾病及其不同的治療方法，將飲食中的蛋白質、磷、鈉、鉀及水分，加以調整的飲食。目的是當腎臟發生病變時，因為功能不足，無法由尿中將含氮廢物排出，以致造成過多含氮廢物堆積在血中，引起中毒的現象（如尿毒症），嚴重時尿液排泄會減少，致過多的鈉離子及鉀離子無法仰賴腎臟排出體外。腎臟病飲食則可減低含氮廢物的產生，亦可維持身體最低的基本營養需要量和電解質的平衡。

早期的腎功能不全或腎病症候群患者，改攝取腎衰竭飲食可以減緩其腎臟功能的衰退或減輕臨床症狀；至於末期腎病變洗腎患者，則須藉透析飲食，供應足夠的熱量及蛋白質，以預防營養不良的現象。因此腎臟病飲食，必須依病情之不同，給予不同的飲食治療方式，以矯正老人體內水分、酸鹼及電解質平衡，並維持老人適當的營養狀況，減少合併症之發生。適用於腎病症候群、急

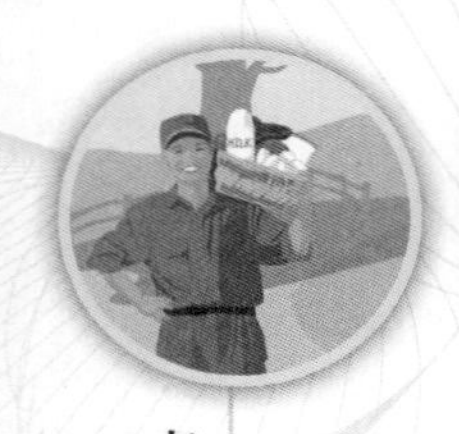
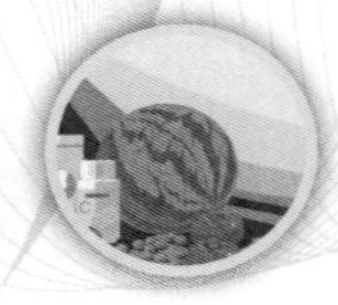

性腎衰竭、慢性腎衰竭、各種透析治療及腎臟移植老人。

當人體罹患腎絲球體疾病時，會損傷腎臟的絲球體，而使得蛋白質滲漏於尿液中，有時連紅血球都會漏入；其次，絲球體疾病也會影響腎臟對廢棄物的過濾能力，造成廢棄物開始堆積在血液中，更糟糕的是，當滲漏蛋白質（如白蛋白）進入尿液中時，將直接導致血中蛋白質的值下降。人體正常的血液中，蛋白質白蛋白的功用類似海綿，具有將身體多餘的水分加以吸附的能力，當白蛋白被滲漏入尿液中時，身體將因此缺乏將過多水分吸附的能力，致水分堆積在循環系統外面，當積留水分存在臉部、手部、腳及腳踝時，則會引起水腫。

腎絲球體疾病之症狀有：

1.**蛋白尿**：大量之蛋白質存在於尿液中。
2.**血尿**：血液在尿液中。
3.**絲球體過濾速度減少**：因血中過濾廢棄物之能力不足。
4.**血蛋白質不足**：血中蛋白質偏低。
5.**水腫**：身體某部位出現腫脹。

以上症狀出現一個或多個時，可能是腎臟病之初期徵兆，然而患者如何在醫師檢查前，可以得知腎臟是否有問題，有些症狀其實是看得出來的，例如蛋白尿會造成小便時起泡沫；血尿則會使尿液變成粉紅或如可樂般的顏色；水腫則會在手部與腳踝處明顯呈現，特別是在一天結束時，或是早上清醒後在眼睛之附近可以觀察得知。

腎臟疾病原因，包括有糖尿病腎病變、高血壓遺傳及先天性腎病，及其他如中毒、成藥、止痛劑、創傷及腎病的併發症。

以下為慢性腎臟疾病之分期及其計算公式：

$$\textbf{GFR}\text{（腎絲球過濾率）} = \frac{\text{（}\mathbf{140}-\text{年齡）}\times\text{體重}}{\mathbf{72}\times\text{肌酸酐（}\mathbf{CREA, Cr}\text{）}} \times \mathbf{0.85}\text{（以女性為假設）}$$

1.**第一期（每半年追蹤一次）**：為腎功能正常或微量蛋白尿者；GFR≧90 ml/min/1.73 m^2。
2.**第二期（每半年追蹤一次）**：為輕度慢性腎衰竭者；GFR=60至89 ml/min/1.73 m^2。
3.**第三期（每三個月追蹤一次）**：為中度慢性腎衰竭；GFR=30至59 ml/min/1.73 m^2。

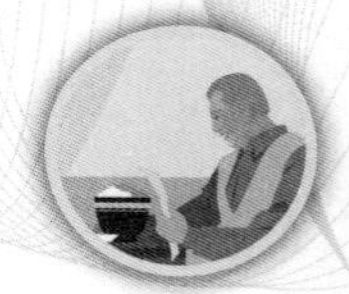
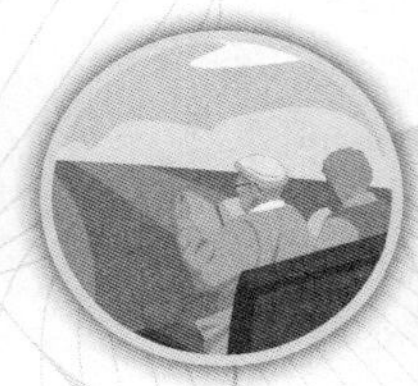

4.**第四期**（**每三個月追蹤一次**）：爲重度慢性腎衰竭者；GFR=15至29 ml/min/1.73 m^2。

5.**第五期**（**每二週至四週追蹤一次**）：爲末期腎臟病變者；GFR＜15 ml/min/1.73 m^2（需洗腎）。

一日食譜如**表9-5**：

表9-5　老人調整蛋白質飲食／腎臟病飲食一日食譜建議表

餐別	早餐	午餐	晚餐
洗腎飲食建議（依餐卡肉豆量爲主）	1.扁蒲肉末：扁蒲70克、肉末35克 2.炒豆乾：木耳30克、豆乾30克、紅蘿蔔10克 3.炒青菜100克	1.烤味噌魚：旗魚肉60-80克 2.羅漢齋：鳥蛋20克、腐竹5克、香菇3克、青江菜20克、袖珍菇20克 3.炒青菜100克 4.涼拌三絲：小黃瓜絲50克、木耳絲10克、洋菜5克 5.筍絲肉絲湯：筍絲25克、肉絲5克	1.烤棒棒腿：棒棒腿135克、芝麻1克 2.蒟蒻燒肉：腿肉塊20克、蒟蒻35克 3.炒青菜100克 4.涼拌金針菇：豆芽25克、金針菇25克 5.三色蛋花湯：液體蛋10克、冷凍三色菜20克 6.晚點：低蛋白配方營養粉
低蛋白飲食建議（依餐卡肉豆量爲主）	1.扁蒲肉末：扁蒲70克、肉末35克 2.滷素香菇丸 3.炒青菜100克 4.可增加炒大黃瓜	1.烤味噌魚：旗魚肉60-80克 2.炒冬粉：冬粉25克、高麗菜15克、紅蘿蔔5克 3.炒青菜100克 4.涼拌三絲：小黃瓜絲50克、木耳絲10克、洋菜5克 5.筍絲肉絲湯：筍絲25克、肉絲5克	1.烤棒棒腿：棒棒腿80-135克、芝麻1克 2.素水晶餃：太白粉20克、高麗菜25克 3.炒青菜100克 4.涼拌金針菇：豆芽25克、金針菇25克 5.三色蛋花湯：液體蛋10克、冷凍三色菜20克 6.晚點：低蛋白配方營養粉
限鉀飲食建議	1.扁蒲肉末：扁蒲70克、肉末35克 2.炒豆乾：木耳30克、豆乾30克、紅蘿蔔10克 3.燙青菜100克 4.滷素香菇丸（2個／人）	1.黑胡椒豬排：帶骨里肌肉片100克 2.羅漢齋：鳥蛋20克、腐竹5克、香菇3克、青江菜20克、袖珍菇20克 3.燙青菜100克 4.涼拌三絲：小黃瓜絲50克、木耳絲10克、洋菜5克 5.筍絲肉絲湯：筍絲25克、肉絲5克	1.烤棒棒腿：棒棒腿135克、芝麻1克 2.紅燒素肉塊：白蘿蔔塊60克、紅蘿蔔20克、人造肉10克 3.燙青菜100克 4.涼拌金針菇：豆芽25克、金針菇25克 5.三色蛋花湯：液體蛋10克、冷凍三色菜20克

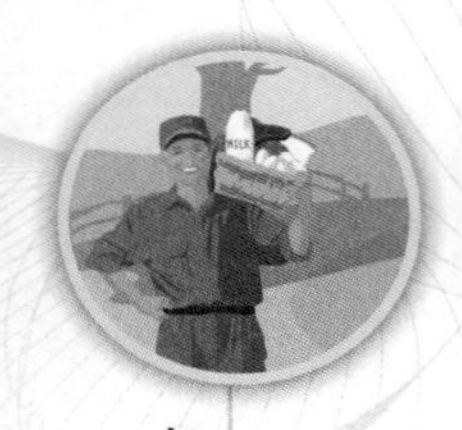
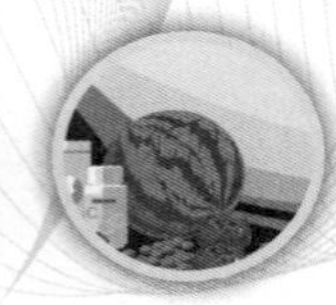

二、老人低普林飲食（痛風飲食）

低普林飲食是一種能減少普林成分，並能提供足夠營養素的飲食，配合藥物減輕血液中尿酸的含量，減輕痛風患者的痛楚。痛風是一種關節炎，主要影響40歲以上之男性，一開始幾乎會伴隨有高尿酸血症（此種情形代表患者長期血中有不正常的高尿酸濃度），是因爲一種含氮化合物普林之代謝異常所引起。

普林（purine）是能量的重要物質，其產生方式可以分爲兩種：內生與外生。內生之普林是由人體組織細胞自己所合成；外生普林則是自食物中獲得，所有哺乳類動物，除了人類以外，均擁有一種酵素叫做尿素酵素（uricase），可以將普林分解成尿囊素（allantoin），成爲可溶性之物質；不過，由於人類沒有此種酵素，因此普林之最終代謝物質改轉爲尿酸，屬於沒有用之物質，一旦未排出體外，將積蓄於身體中。

尿酸是由肝臟所製造，進入尿液後，大多數由腎臟排入尿液之中，其餘的尿酸則由腸道細菌作用而氧化，藉此將身體之血漿（血液中之液體部分）尿酸濃度維持在＜6.8毫克／公合，而在某些狀況下，如當身體製造太多尿酸或者是排泄太少時，將導致血中之尿酸濃度上升，而產生所謂的「高尿酸血症」（hyperuricemia），當尿酸濃度增加至接近7毫克／公合時，身體會因爲過於飽和而產生結晶析出針狀物質，叫做尿酸鈉（MSU），當結晶堆積時，會產生發炎與疼痛之症狀，即爲痛風。

低普林飲食適用症狀爲痛風症、高尿酸血症及尿酸結石患者；以下爲其飲食注意事項。

(一)老人低普林飲食的食物選擇

本文除列有老人低普林飲食食物的選擇外，另亦將中、高普林飲食組的食物選擇列於其下供讀者參考。

■低普林組（0至9毫克普林／100公克）

1.奶類及其製品：各種乳類及乳製品。

2.肉類：無。

3.蛋類：雞蛋、鴨蛋、皮蛋。

4.魚類及其製品：鹹鮭魚卵。

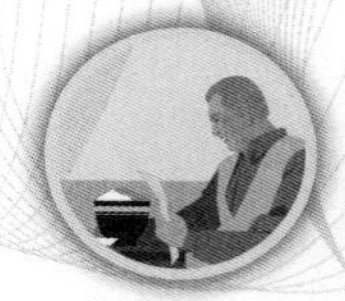
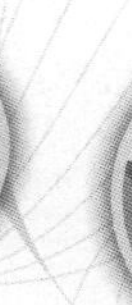

5.**豆類及其製品**：無。

6.**五穀根莖類**：糙米、胚芽米、白米、糯米、米粉；小麥、燕麥、麥片、麵粉、麵線、通心粉、玉米、小米、高粱、馬鈴薯、甘薯、芋頭、冬粉、太白粉、樹薯粉、藕粉。

7.**蔬菜類**：大部分蔬菜，中、高普林組所列之食物除外。

8.**水果類**：各式水果。

9.**油脂類**：各種植物油、動物油、核桃類。

10.**其他**：冰淇淋、蛋糕、餅乾、碳酸飲料、巧克力、咖啡、茶、草本植物、橄欖、醃漬物、爆玉米花、布丁、鹽、糖、醋、白醬汁。

■**中普林組（9至100毫克普林／100公克）**

1.**奶類及其製品**：無。

2.**肉類**：鴨肉、牛肉、羊肉等大部分肉類，高普林組所列之食物除外。

3.**蛋類**：無。

4.**魚類及其製品**：鰻魚、魚丸、竹輪、魚板、帝王蟹、海扇、魚、貝殼類等大部分的魚類，高普林組所列之食物除外。

5.**豆類及其製品**：豆腐、大豆、味噌、紅豆、帶莢毛豆。

6.**五穀根莖類**：無。

7.**蔬菜類**：蘆筍、乾豆類、扁豆、蘑菇、豌豆、菠菜、白花菜、花椰菜、金針菇、木耳。

8.**水果類**：無。

9.**油脂類**：無。

10.**其他**：乾昆布、花生、醬油。

■**高普林組（100至1,000毫克普林／100公克）**

1.**奶類及其製品**：無。

2.**肉類**：鵝肉、鷓鴣、豬、牛肝、豬腦、豬腎、豬、牛心、豬舌、牛、羊胰臟、豬、牛肩胛肉、牛腿肉、雞翅、雞腿、雞胸肉、雞肝、雞胗、義大利香腸。

3.**蛋類**：無。

4.**魚類及其製品**：沙丁魚、鯷魚、鯡魚、鯖魚、竹筴魚、柴魚、鰹魚、鮪

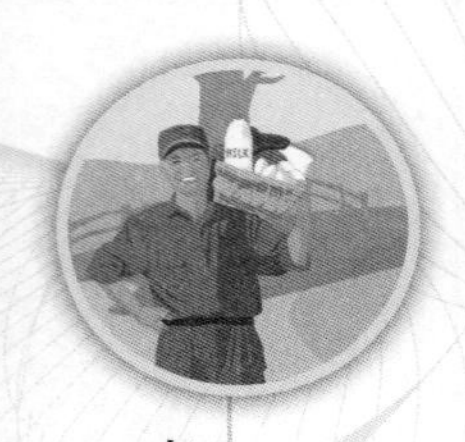
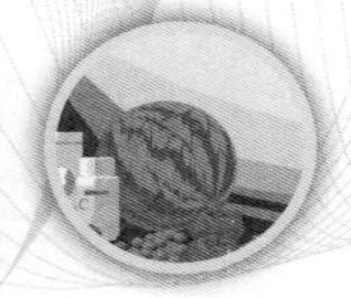

魚、飛魚、鯛魚、比目魚、香魚、秋刀魚、鱸魚、鮭魚、鯉魚、小魚乾、蚌類、海扇貝、魚卵、蟹、文蛤、牡蠣、蛤蜊、蟹黃、乾魷魚、花枝、龍蝦、草蝦、劍蝦、章魚。

5.**豆類及其製品**：納豆。

6.**五穀根莖類**：無。

7.**蔬菜類**：乾香菇。

8.**水果類**：無。

9.**油脂類**：無。

10.**其他**：肉汁、濃肉湯（汁）、牛肉汁、雞精；酵母粉。

(二)老人低普林飲食供食時注意事項

低普林飲食在供應時應注意下列事項：

1.維持少量多餐的原則：一天供應三正餐（必要時可以增加早點、午點及消夜等三點心），並符合少量多餐的原則。

2.禁用高普林組食物：不得供應高普林組的食物，如內臟、黃（毛）豆、黃豆芽、肉湯等及油炸食品。

3.限制富含蛋白質食物的攝取量：限制富含蛋白質的肉、魚、豆、蛋類，分量：4至5份／天。

4.每日營養素供應建議量：熱量1,700至1,800大卡；蛋白質68公克；脂肪55公克；醣類235至250公克。切記須供應足夠的熱量和水分，另須避免油脂攝取過量。

5.食物中所含的「核蛋白」經消化分解後產生「普林」，普林再經肝臟代謝成「尿酸」，最後由腎臟將尿酸排出體外。人體內的尿酸約有85%爲體內生成，所以除均衡攝取六大類食物、限制高普林含量食物之外，應配合藥物控制治療並維持理想體重。

6.高尿酸血症／痛風患者應避免過度節食，以免因組織快速分解而產生大量尿酸、酮酸，引起急性發作，並加重痛風症狀。

7.爲避免尿酸產生過多，應控制蛋白質攝取量，每日每公斤體重以攝取1公克蛋白質爲佳。

8.急性發作期時，蛋白質最好完全由蛋類、牛奶或奶製品供給；且儘量選擇低普林含量食物。

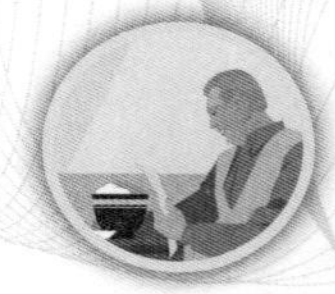
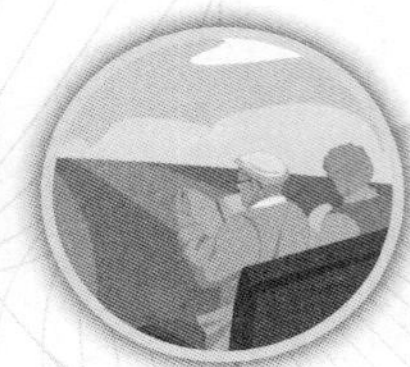

9.當患者處於急性發作期而致食慾不振時，可給予大量的高糖液體，如蜂蜜、汽水、果汁等。

10.非急性發作期時仍應減少食用高普林含量食物，可酌量選用中普林含量食物，並儘量減少食用乾豆類，而平日可多選擇低普林含量食物。

11.高油飲食會阻礙尿酸排泄，故烹調時油脂要適量，避免油炸、油煎的食物，油脂攝取應少於熱量的30%。

12.應儘量避免飲用酒類，酒精在體內代謝產生乳酸，會影響尿酸的排泄。

13.患者應儘量多喝水，以幫助尿酸的排泄，建議每日應飲用3,000毫升的液體。

14.可可、咖啡、茶的代謝產物，不會堆積在體內組織，適度的飲用可提高水分的攝取，加速尿酸的排泄。

15.攝食豆腐顯示可改變血漿中蛋白質的濃度，以及增加尿酸的清除率與排泄。

表9-6爲老人低普林飲食一日食譜：

表9-6 老人低普林飲食一日食譜建議表

餐別	早餐	午餐	晚餐
低普林飲食建議	1.扁蒲肉末：扁蒲70克、肉末35克 2.滷當歸麵腸：當歸0.1克、麵腸40克 3.炒青菜100克 4.炒蛋	1.黑胡椒豬排：帶骨里肌肉片100克 2.燴鳥蛋：鳥蛋20克、青江菜20克 3.炒青菜100克 4.涼拌三絲：小黃瓜絲50克、木耳絲10克、洋菜5克 5.筍絲肉絲湯：筍絲25克、肉絲5克 6.燻素鴨	1.烤棒棒腿：棒棒腿135克、芝麻1克 2.洋芋燒肉：腿肉塊20克、五花肉塊15克、洋芋70克 3.炒青菜100克 4.三色蛋：皮蛋1/5個、鹹蛋1/5個、液體蛋40克 5.三色蛋花湯：液體蛋10克、冷凍三色菜20克 6.梅汁排骨：排骨100克、烏梅5克
限水飲食建議	1.扁蒲肉末：扁蒲70克、肉末35克 2.炒豆乾：木耳30克、豆乾30克、紅蘿蔔10克 3.炒青菜100克	1.黑胡椒豬排：帶骨里肌肉片100克 2.燴鳥蛋：鳥蛋20克、青江菜20克 3.炒青菜100克 4.黑胡椒毛豆：毛豆莢50克	1.烤棒棒腿：棒棒腿135克、芝麻1克 2.洋芋燒肉：腿肉塊20克、五花肉塊15克、洋芋70克 3.炒青菜100克 4.三色蛋：皮蛋1/5個、鹹蛋1/5個、液體蛋40克

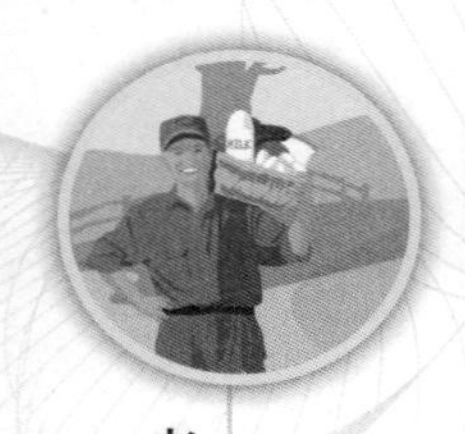
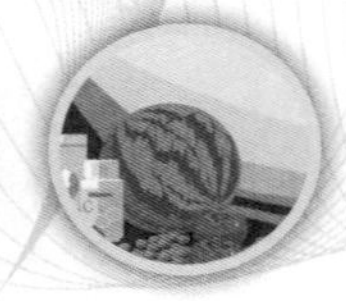

三、老人高蛋白質高熱量飲食

老人高蛋白質高熱量飲食，是一種可提供較一般普通飲食所含蛋白質及熱量為高的飲食，每日每公斤體重至少1.5公克蛋白質，熱量供給每日每公斤體重至少35大卡。係為提供因蛋白質熱量攝取不足的患者足夠的營養，使其恢復至正常的營養狀態；以及預防某些疾病在一般營養供給時所造成的體重減輕與組織耗損的飲食。

老人高蛋白質高熱量飲食，適用症狀者如：蛋白質、熱量營養吸收不良者；高代謝異化狀況者；神經性厭食症；嚴重灼傷或創傷患者。

老人高蛋白質高熱量飲食，依質地不同，可分為普通、半流質、溫和II、流質、管灌食五種；其供應時內容如下：

1.**普通盤餐**：一天供應六餐次，三正餐加三點心。每日營養素供應量如下：

熱量	蛋白質	脂肪	醣類
2,200-2,400大卡	90-100公克	70-80公克	300-320公克

2.**半流質或溫和II**：一天供應六餐次，三正餐加三點心。每日營養素供應量如下：

熱量	蛋白質	脂肪	醣類
1,925大卡	82公克	68公克	246公克

3.**流質飲食**：一天供應七餐次，供應時間為：早上七點、早上九點、早上十一點；下午三點、下午五點；晚上七點、晚上九點。每日營養素供應量如下：

熱量	蛋白質	脂肪	醣類
2,158大卡	83公克	74公克	294公克

4.**管灌飲食**：

(1)一天供應餐次最多為八餐次，供應時間為：早上七點、早上九點、早上十一點；下午一點、下午三點、下午五點；晚上七點、晚上九點。

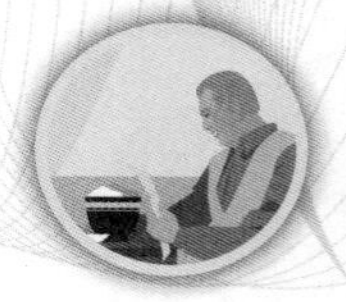
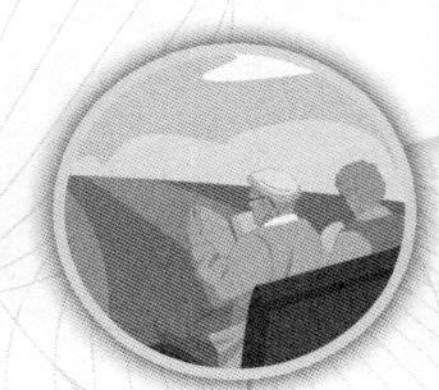

(2)營養成分：分為高蛋Ⅰ、高蛋Ⅱ二類。高蛋白Ⅰ：蛋白質占總熱量的16%至17%；高蛋白Ⅱ：蛋白質占總熱量的22%。

四、老人肝硬化與慢性肝病飲食

臺灣有一句很有名的肝藥臺語廣告詞：「肝若好，人生是彩色的；肝若不好，人生是黑白的！」臺灣過去因為公共食品衛生安全做得不好，以及注射時共用針頭等原因，導致四、五年級生，罹患肝炎比率特別多，很多患者因此以為人生變成「黑白」，而變得悲觀、消極與神經質。然而，肝炎雖有可能變成肝硬化，之後再轉變成肝癌，但以國人最常見之B型及C型肝炎為例，其實多數人只是轉變成無症狀的帶原者，一輩子可能因此相安無事，只有部分發生反覆發炎者（如慢性肝炎），才比較可能會轉變成肝硬化，其中約占所有B型肝炎帶原者的10%至20%之間，故實屬於少數；而C型肝炎變成肝硬化之機率，約在20%左右。另外，肝炎轉變成肝硬化之過程，約需一、二十年，甚至長達數十年，故建議肝炎患者應該正面看待，提早檢查，提早發現，以便早期治療與追蹤，才可避免發生肝硬化或肝癌。

肝為人體最大的器官，呈暗紅色，位於右肋骨的後下方，橫膈膜之下；肝臟的上緣，大概是在右側乳頭的下方4至5公分左右。肝臟也是人體最大腺體，肝臟的血液循環系統，包括一般循環的肝動靜脈系統及門靜脈系統。肝動靜脈系統的血液，負責供應氧氣及營養素給肝臟；「門靜脈」血液循環系統，則接收從消化管回流的靜脈血（脂肪的中鏈脂肪酸，即走此管道快速進入肝臟，一般是屬於長鏈脂肪酸以外之營養素，進入肝臟之管道，而長鏈脂肪酸則走淋巴系統經組織再到肝臟）。對於身體會產生危害的異物，也會藉門靜脈進入肝臟處理。肝臟網狀內皮系統則是免疫系統，負責捕捉自腸管吸收進來的異物，當發現不屬於身體本身的外來異物時，就會予以消滅，以避受身體遭受外來因子之侵襲。

肝臟不但負責將來自消化系統吸收的營養素加以利用，轉成身體各部所需的成分以外；飲食中各營養物質之新陳代謝，也都在肝臟中分別進行，包括醣類、蛋白質、脂肪、維生素、礦物質及荷爾蒙（激素）等。如肝臟將蛋白質進行脫氨作用，以進行後續產生熱量或其他用途；或將多餘的葡萄糖，轉變成肝醣貯存；或將脂肪酸轉變成脂蛋白及膽固醇。所以當肝臟發生病變時，這些物質的新陳代謝均會出現問題。而藥物進入人體後，會在腸壁細胞迅速被吸收，

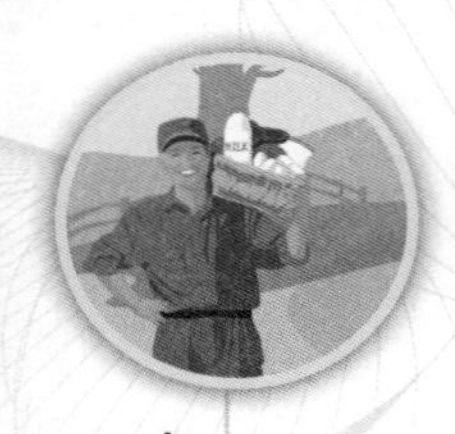
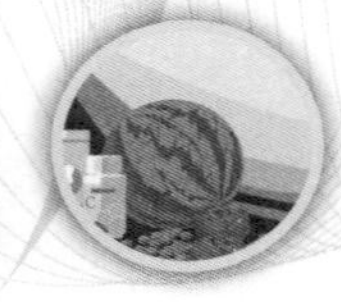

進入血液，再經肝門靜脈流入肝內。藥物在肝細胞之中，被轉化成具活性的型態，而後隨著血液循環，至其預期之作用部位去發揮其功效。進入腸胃道的各種外來物質，或腸胃道產生的有毒物質（如氨），則皆經由肝臟門靜脈流入肝臟。這些物質，在肝細胞內，經過解毒程序後，轉變成無毒物質，再由尿液或膽汁排出體外。

(一)肝硬化及其飲食注意事項

當肝臟受損傷而失去正常機能時，就是**肝病**。B型病毒性肝炎，患者最初是發生急性肝炎，當急性肝炎沒有痊癒而持續進行時，就變成慢性肝炎，再經幾年到十幾年，可能變成肝硬化，而再過幾年到十幾年，有一部分患者，則可能變為肝癌。**肝硬化**是因為肝臟的纖維組織增加，及肝小葉的構造變硬所致，與俗稱的「柴肝」（即豬的肝臟硬化時）類似；多數的肝硬化是導因於病毒性、酒精性及藥物性肝炎，另外一小部分則是特殊原因所引起，多屬於遺傳性而少見。主要原因包括：酒癮、肝炎、先天遺傳（如威爾遜氏症）、膽汁鬱積、右心衰竭及藥物。歐美國家以酒精肝硬化為主要原因，臺灣目前則以B型肝炎病毒為主、C型肝炎病毒其次，再其次才是酒精；不過在臺灣南部，則酒精性肝硬化緊追B型肝炎病毒之後，高居第二名。

■肝硬化的類型及其合併症

以下為**肝硬化的類型**：

1. **酒精性、脂肪性肝硬化**：為長期酗酒、營養不良及潛伏性細菌感染。
2. **細胞壞死後肝硬化**：為工業化學品中毒、藥物中毒、病毒性肝炎後遺症或新陳代謝疾病。
3. **膽原性肝硬化**：為總膽管阻塞及肝性膽汁慢性滯留。
4. **心因性肝硬化**：為右側充血性心臟衰竭、長期窄縮性心包膜炎、心肺症及房室瓣膜病變。

肝硬化產生之合併症包括有食道靜脈瘤、肝昏迷及腹水等，茲分述如下：

1. **食道靜脈瘤**：係肝硬化導致血液無法順利流入肝臟，而往附近器官流竄的結果，造成食道靜脈壓力增加而發生曲張；當靜脈曲張得很厲害時，會像一顆顆的念珠（瘤）般，而由於是出現在食道內層，所以稱為**食道靜脈瘤**。當身體血管壓力升高或血流增加，或食用太粗糙之食物（因此

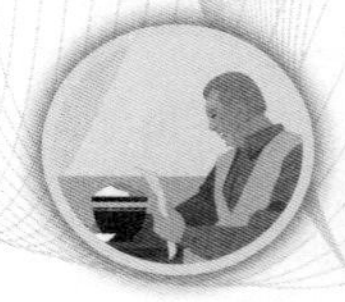
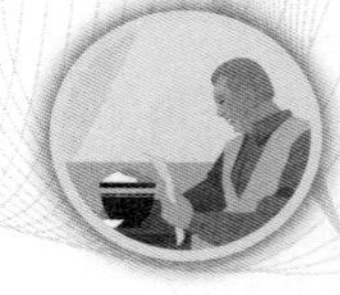

肝硬化食道靜脈曲張患者應避免嗆到、食道用力或食用粗糙食物）時，易發生食道靜脈瘤破裂，造成患者口吐鮮血之怵目驚心畫面。

2.**腹水**：早期的肝硬化會不會有腹水，一般端視患者鹽與水分的量而定。當鹽與水分攝取量過多，腎臟又無法排出多餘的鹽與水時，就會出現腹水。

3.**肝性腦病變**：即俗稱的**肝昏迷**；是一種由於肝臟疾病導致毒素（如蛋白質代謝物—氨）蓄積，進而影響腦部細胞正常功能而出現的症狀。

■肝功能檢查與肝癌診斷

一般**肝功能檢查**，包括白蛋白、球蛋白、膽紅素、鹼性磷、GOT及GPT，主要是針對肝細胞是否正在發炎進行檢測，其中GOT及GPT指數，對於肝臟發炎非常敏感，但並不適合用來診斷肝硬化或肝癌。

當**肝功能指數**異常偏高時，代表肝細胞發炎，但並不一定是肝癌；另外，當肝臟發現有腫瘤時，也並不一定就是肝癌，因爲有可能是良性腫瘤或其他癌症。有一點要注意的是，多數肝癌患者的肝功能都屬於輕度異常，甚至是正常，因此光依靠肝功能的檢查，容易誤判成輕度肝炎；使得很多肝癌患者經常會納悶，已經持續做肝功能檢查，結果數值也都正常，爲什麼最後突然變成肝癌，而因此不能接受；在此要特別說明，肝功能檢查本來就不是用來檢查肝癌的。一般肝癌最確定的診斷方式，就是利用肝臟活體穿刺（肝臟切片）取得檢體後進行檢查，但因屬侵犯性檢查，故一般不會作爲預防性檢查方式，通常會與治療一起配合施行。而一般肝癌普遍性的檢查包括有：超音波、電腦斷層攝影、核磁共振掃描、肝動脈血管攝影及血清甲種胎兒蛋白等方式；一般當甲種胎兒蛋白（AFP）超過200至400奈克／毫升，再加上超音波、電腦斷層攝影、核磁共振掃描或肝動脈血管攝影等有所發現，才能作爲確定原發性肝癌之依據。

肝癌診斷的檢查方式包括：

1.**肝功能試驗**：GPT、GOT升高。

2.**血液檢查**：可能發生血紅素、白血球、血小板下降。

3.**肝臟超音波檢查**：檢查前少吃產氣食物並禁食八小時。

4.**肝臟切片**：用以評估局部性的病灶或有無異常。

5.**放射線同位素肝掃描**。

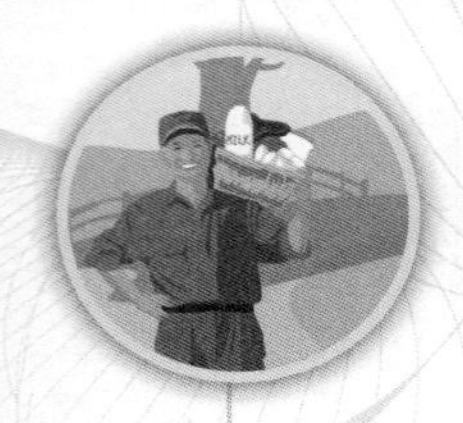
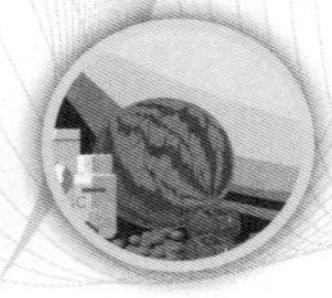

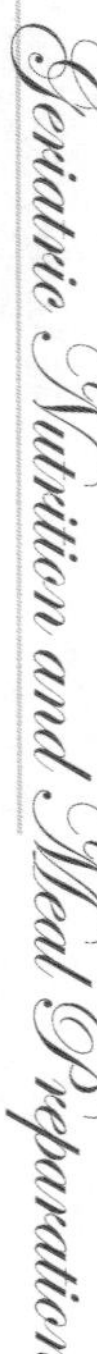

6.**食道鏡檢查**：檢查是否有肝硬化合併症——食道靜脈曲張。

■肝癌治療方法

欲評估肝癌之預後，必須綜合考量腫瘤階段、肝功能及身體功能，對於患者之治療方式，也須考慮其預期壽命。治療時須優先評估是否能以手術治療，包括切除或肝臟移植；尤其對於沒有肝硬化或代償良好肝硬化患者，及單一肝臟腫瘤患者，均建議以手術切除治療爲主。

肝癌治療，除取決於肝功能外，肝癌大小也是十分重要的考量；因爲3公分以內的腫瘤，經過治療後，其五年存活率可達50%以上，但是相對來說，7至8公分以上的腫瘤，其平均存活日期，則平均約僅六至九個月左右。目前治療仍以手術切除爲主，而以肝動脈栓塞及局部性化學治療爲輔。

局部注射治療對於小腫瘤，尤其是小於2公分以內者，有非常好的治療效果，幾乎不比手術切除效果差；因此對於合併肝硬化等不適合手術之患者，是理想的治療選擇。目前之肝癌治療，包括手術開刀、栓塞、局部藥物注射、全身性化學療法、放射線療法、微波凝固壞死法、冷凍療法、免疫療法及肝臟移植等方法，將來則可能有基因療法。

肝癌治療方式如下：

1.**手術療法**：開刀切除或進行肝臟移植。
2.**阻斷血流**：肝動脈栓塞術或肝動脈結紮術。
3.**化學療法**：全身性化學療法或動脈內注射化學療法。
4.**放射線療法**。
5.**局部注射療法**：腫瘤內酒精注射或腫瘤內冰醋酸注射。
6.**免疫療法**。
7.**調溫療法**。
8.**微波凝固壞死法**。
9.**冷凍療法**。
10.**高溫療法**。
11.**基因療法**。
12.**偏方療法**。
13.**雞尾酒混合療法**。

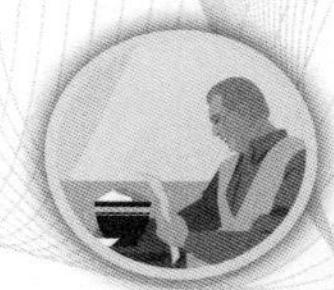
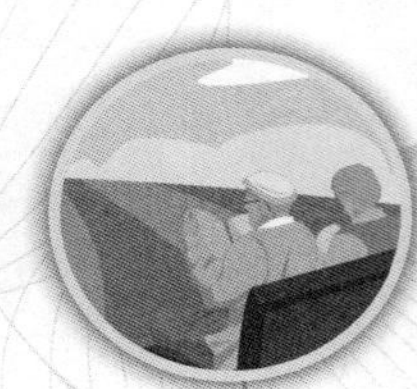

■肝癌之診斷與臨床指引

1.當在肝硬化肝臟中，以超音波篩檢發現有疑似大於2公分之肝細胞癌結節，同時經電腦斷層檢查或磁振造影檢查，發現至少有一種呈現典型肝細胞癌之血管特徵（動脈相呈高血管性合併在門脈相及靜脈相有顯影劑早期消褪現象），即可比照肝癌進行治療。若不完全符合上述特徵，或無肝硬化時，則建議實施肝臟切片檢查。肝臟切片檢查應由深具經驗之病理專家判讀，若切片檢查結果爲陰性，建議每三至六個月以超音波或電腦斷層追蹤一次，直至結節消失、變大或是具備肝細胞癌之診斷特徵。若結節變大，但仍無典型肝細胞癌之診斷特徵，建議重新安排切片檢查。

2.當在肝硬化肝臟中，以超音波篩檢發現有疑似肝癌之1至2公分之結節，同時電腦斷層檢查或磁振造影檢查，至少有兩種呈現典型肝細胞癌之血管特徵，即可比照肝細胞癌進行治療；或AFP＞200奈克／毫升，同時電腦斷層檢查或磁振造影檢查，至少有一種呈現典型肝細胞癌之血管特徵，即可比照肝癌進行治療。若不完全符合上述特徵，或背景無肝硬化時，建議實施肝臟切片檢查。

3.超音波篩檢發現小於1公分之結節，建議每三至六個月以超音波追蹤一次，如果經過兩年的追蹤，結節大小並沒有增加，可恢復至一般肝細胞癌篩檢計畫之篩檢頻率。

4.肝臟移植：假設患者罹患肝細胞癌之大小，合乎**米蘭規約**（Milan criteria），即單一腫瘤不大於5公分，或二至三顆腫瘤且最大者小於3公分，則肝臟移植手術爲建議之治療選擇之一。臺灣外科醫師專家的共識爲，若大小超過米蘭規約，但符合**舊金山大學規約**（University of San Francisco, UCSF criteria）者，即單一腫瘤不大於6.5公分，或二至三顆腫瘤最大者小於4.5公分且總直徑不大於8公分，可依患者狀況考慮是否接受肝臟移植。若預期等待肝臟移植時間將超過六個月，應在手術前先針對腫瘤治療。若患者不適合手術切除時，可先採取局部腫瘤消除治療術。或以此方式作爲等待肝移植前之過渡期治療方式。

5.其他臨床指引：動脈栓塞化學療法（transarterial chemoembolization）對於不適合手術治療之大腫瘤或多發性腫瘤、且無血管侵犯或肝外轉移患

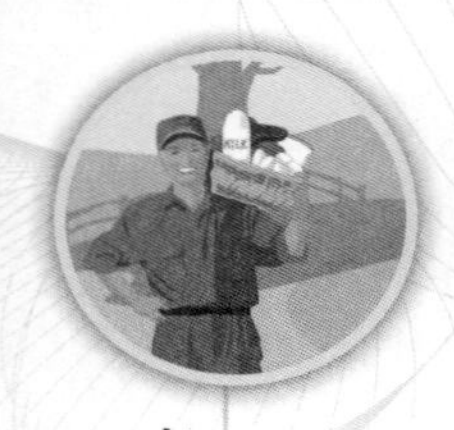
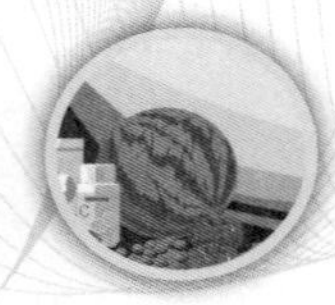

者，爲第一線之非手術療法。其他治療，包括標靶治療、經肝動脈注射化學治療、放射治療及全身性化學治療，則不建議作爲常規治療。但對於不適合手術、局部消除治療，或動脈栓塞化學療法之患者，可依患者實際狀況，考量是否給予治療（標靶治療已臨床證實針對末期病患有延長存活之療效，可依患者實際狀況考量是否給予治療）。

■肝癌患者飲食注意事項

罹患肝癌，許多人希望採用飲食療法，以殺（餓）死癌細胞。許多病患因錯誤訊息，經常認爲雞肉不能吃，貝類、蝦不能吃，或魚肉等蛋白質來源食物不能吃，認爲應該吃全素及嚴格的飲食限制，才能改變體質，讓癌細胞無法存活；然而，營養是抗癌之基礎，由於正常細胞與肝癌細胞都需要營養，到目前爲止並沒有任何證據顯示，哪些飲食可以選擇性的只供應正常細胞營養，而能避免不供應給肝癌細胞；或那些營養會讓肝癌細胞增長；而讓人可以選擇，以抑制癌細胞增長而維持正常細胞生長；故事實是飲食上須注意維持病患的均衡飲食，且要有足夠營養，特別是蛋白質；才能有本錢，接受化療等有效支持療法，以治療及對抗癌症；過度或不當的飲食限制，不但不能抑制癌症，反而會使患者發生營養不良、貧血、白血球或血小板數值偏低，導致不能持續治療而中止，對於癌症之控制反而不利。

(二)慢性肝病（肝硬化）飲食

老人罹患慢性肝病（肝硬化）的飲食，與腎臟病低蛋白飲食類似，但僅適用於肝昏迷等疾病；是一種視患者肝臟病變程度，而予以適當修正飲食中的蛋白質、鈉及水分的飲食。目的係爲提供適當的營養，以預防組織異化和各種併發症，如低血糖、高氮血症等，其次以預防或減輕肝昏迷的現象。肝臟負責的營養素的代謝包括有：

1.**碳水化合物**：肝醣合成（glycogenesis，將葡萄糖合成肝醣貯存於肝臟）、肝醣分解（Glycogenolysis，將肝醣分解成葡萄糖，並釋入血液以維持血糖恆定）與葡萄糖異質生成作用（Gluconeogenesis，將乳酸、生糖性胺基酸、TCA循環的中間產物轉變成葡萄糖）。

2.**蛋白質**：合成血漿蛋白質〔如白蛋白、α-球蛋白、β-球蛋白、運鐵蛋白、運銅蛋白（ceruloplasmin）、脂蛋白、纖維蛋白、凝血酶原〕、脫胺

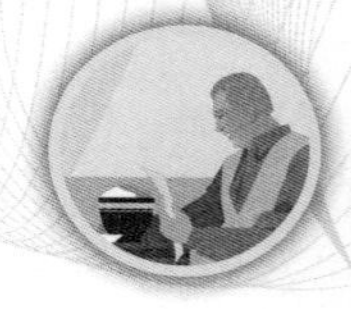

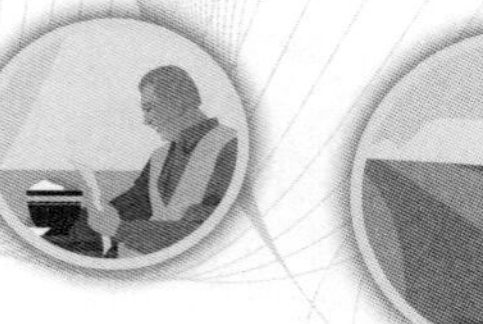

基作用（指氨基團進入尿素循環後，將含碳架構之酮酸轉變成碳水化合物或脂肪的作用）、轉氨作用（將碳水化合物、其他胺基酸或脂肪的中間產物代謝成非必需胺基酸）及合成尿素（經尿素循環將脫氨作用所形成的氨代謝成尿素，由腎臟排除）。

3.**脂肪**：合成及水解三酸甘油酯、磷脂質、膽固醇、脂蛋白；生酮作用、脂解作用及非必需脂肪酸之分解及合成。

4.**類固醇**：合成皮質醛酮、糖皮質激素（glucocorticoids）、雌激素、黃體素、睪丸酮。

5.**貯存及活化維生素、礦物質**：貯存脂溶性維生素；貯存礦物質鋅、鐵、銅、鎂；貯存維生素C及B群；合成運送維生素A、鐵、鋅、銅的蛋白質；將類胡蘿蔔素變成維生素A、將葉酸變成5-甲基四氫葉酸；將維生素D變成活性25-(OH)-維生素D_3。因此肝硬化時，上述機轉受到限制，需要限制飲食內容。

老人慢性肝病（肝硬化）飲食的適用症狀，有慢性肝病（肝硬化）與慢性肝炎患者。此類飲食在供應時，應注意事項如下：

1.供應餐次：供應六餐次，三正餐加三點心。

2.提供不同克數的蛋白質限制：

	低蛋白質飲食10克		低蛋白質飲食20克		低蛋白質飲食30克		低蛋白質飲食40克			低蛋白質飲食50克			低蛋白質飲食60克	
蛋白質（公克）	10		20		30		40			50			60	
脂肪（公克）	65	75	61	71	61	71	61	71	81	61	71	81	71	76
醣類（公克）	238	273	244	270	231	257	218	253	271	206	241	258	228	263
熱量（大卡）	1,600	1,800	1,600	1,800	1,600	1,800	1,600	1,800	2,000	1,600	1,800	2,000	1,800	2,000

3.所提供的蛋白質中，二分之一應來自高生理價蛋白質，同時配合選擇攝取含支鏈胺基酸（BCAAs）高的植物性蛋白質。

4.在限制蛋白質量的情況下，每天供應三次蛋白質含量極低的高熱量點心，以提供足夠的熱量。

表9-7爲肝昏迷傾向患者的一日食譜：

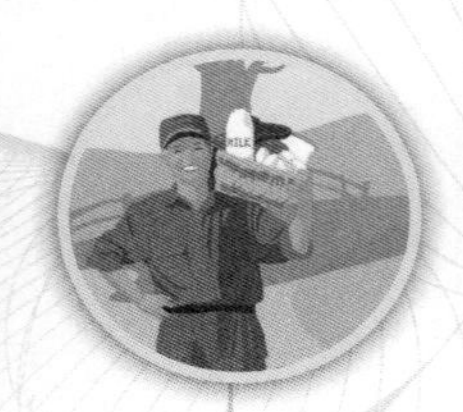
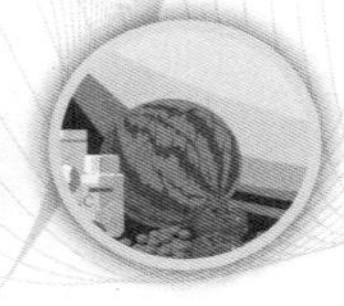

表9-7　肝昏迷傾向患者飲食一日食譜建議表

餐別	早餐	午餐	晚餐
低鹽（鈉）飲食建議（以下菜皆不加鹽，加1包6克醬油包）	1.扁蒲肉末：扁蒲70克、肉末35克 2.炒豆乾：木耳30克、豆乾30克、紅蘿蔔10克 3.炒青菜100克 4.滷素香菇丸（2個／人）	1.黑胡椒豬排：帶骨里肌肉片100克 2.羅漢齋：鳥蛋20克、腐竹5克、香菇3克、青江菜20克、袖珍菇20克 3.炒青菜100克 4.涼拌三絲：小黃瓜絲50克、木耳絲10克、洋菜5克 5.筍絲肉絲湯：筍絲25克、肉絲5克	1.烤棒棒腿：棒棒腿135克、芝麻1克 2.洋芋燒肉：腿肉塊20克、五花肉塊15克、洋芋70克 3.炒青菜100克 4.三色蛋：皮蛋1/5個、鹹蛋1/5個、液體蛋40克 5.三色蛋花湯：液體蛋10克、冷凍三色菜20克
限水飲食建議	1.扁蒲肉末：扁蒲70克、肉末35克 2.炒豆乾：木耳30克、豆乾30克、紅蘿蔔10克 3.炒青菜100克	1.黑胡椒豬排：帶骨里肌肉片100克 2.燴鳥蛋：鳥蛋20克、青江菜20克 3.炒青菜100克 4.黑胡椒毛豆：毛豆莢50克	1.烤棒棒腿：棒棒腿135克、芝麻1克 2.洋芋燒肉：腿肉塊20克、五花肉塊15克、洋芋70克 3.炒青菜100克 4.三色蛋：皮蛋1/5個、鹹蛋1/5個、液體蛋40克
低蛋白飲食建議（依餐卡肉豆量爲主）	1.扁蒲肉末：扁蒲70克、肉末35克 2.滷素香菇丸 3.炒青菜100克 4.可增加炒大黃瓜	1.烤味噌魚：旗魚肉60-80克 2.炒冬粉：冬粉25克、高麗菜15克、紅蘿蔔5克 3.炒青菜100克 4.涼拌三絲：小黃瓜絲50克、木耳絲10克、洋菜5克 5.筍絲肉絲湯：筍絲25克、肉絲5克	1.烤棒棒腿：棒棒腿80-135克、芝麻1克 2.素水晶餃：太白粉20克、高麗菜25克 3.炒青菜100克 4.涼拌金菇：豆芽25克、金菇25克 5.三色蛋花湯：液體蛋10克、冷凍三色菜20克 6.晚點：低蛋白配方營養粉

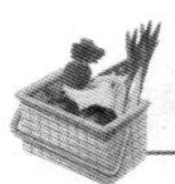

第四節　老人調整醣類飲食

老人在調整醣類的飲食方面可分爲：限制醣類飲食（傾食症候群飲食）及限制乳糖飲食兩類。限制醣類飲食，適用於傾食症候群飲食，如老人進行胃切除手術後，容易發生進食後十至十五分鐘，上腹滿脹、虛弱、頭昏眼花、面

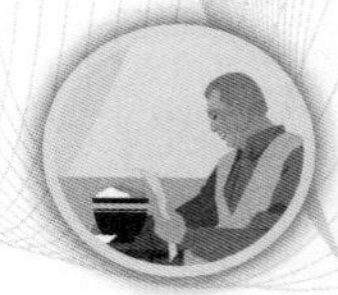
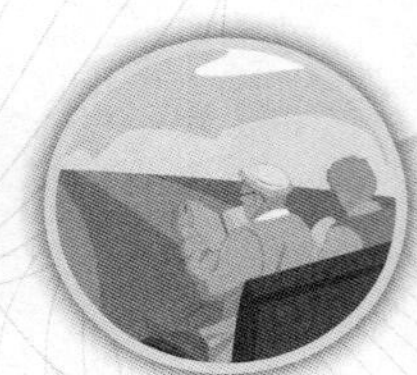

色蒼白、出冷汗、疲乏無力、心悸亢進、噁心等傾食症候群的現象，此時限制醣類的攝取，可改善老人的身體狀況。而限制乳糖攝取，則可以避免乳糖不耐症。

一、老人限制醣類飲食——傾食症候群

老人限制醣類飲食——傾食症候群（dumping syndrome）**飲食**，是藉由限制飲食中的醣類，而使胃切除手術後發生傾食症候群的現象減除，並使體重減輕的現象儘量減少的一種飲食。目的係爲緩和傾食症候群的症狀，讓患者在進食後十至十五分鐘內，上腹滿脹、虛弱、頭昏眼花、面色蒼白、出冷汗、疲乏無力、心悸亢進、噁心等的症狀得以趨緩，預防低血糖症發生，使病人得到足夠的營養。其主要的適用對象爲胃切除手術後發生腸胃道不適者。

須接受限制醣類飲食的老人，初期須嚴格限制飲食中的醣類（每日以不超過100至120公克爲宜），而後可隨病人的接受程度，經詳細計算後，漸次增加醣類的含量。其飲食原則如下：

1.忌食任何加糖食物及含酒精飲料；太冷、太熱、刺激性或調味太濃的食物；澱粉含量高的五穀根莖類、水果及蔬菜須按計畫食用。
2.爲獲取足夠的熱量，減緩胃排空時間，可增加蛋白質和脂肪的攝取量。
3.應以少量多餐的方式供應，以減輕症狀。
4.供應型態以溫度適中、固態而乾燥的食物爲主；液態食物須於飯後三十至六十分鐘或兩餐間方可食用。
5.飯前、飯後均須休息，進餐時須細嚼慢嚥，若斜躺著進食，可延緩食物進入腸道的時間，有助於症狀的減輕。
6.咖啡因是一種中樞神經興奮劑，可使血管擴張，雖然尚無任何直接證據可證明其與傾食症候群有關，但如非必要儘量少喝咖啡、茶或其他含咖啡因的刺激性飲料。
7.必要時須遵醫囑補充維生素及礦物質。

二、限制乳糖飲食

限制乳糖飲食，意指藉由乳糖的限制食用，使乳糖不耐症患者的腹痛、腹瀉等症狀減至最輕微或消失。此類飲食適合於先天性乳糖不耐症及續發性乳糖

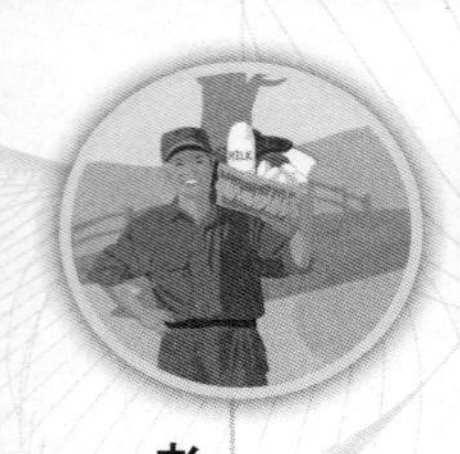
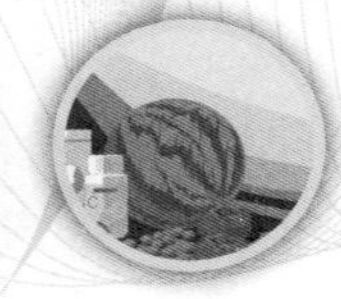

不耐症老人。

乳糖不耐症可分為下列三類：

1.**先天性乳糖不耐症**：指因先天缺乏乳糖所致。如嬰兒只要一喝牛奶，就有腹瀉的典型症狀出現，使得體重無法增加，所以須給予無乳糖的嬰兒食品。

2.**原發性乳糖不耐症**：某些成人在小時候無此症狀，但長大後吃乳糖卻有不耐症的情形發生；究其原因主要是，這類成年人的乳糖攝取，在嬰兒期時很高，直至斷奶後乳糖漸減，甚至完全沒乳糖，因此一喝牛奶就會產生不耐症。可每日給予乳糖含量少的食物，如麵包、蛋糕，或是少量多次的牛奶或調味乳。

3.**續發性乳糖不耐症**：因某些疾病，如胃切除、小腸廣泛性切除、腸道損傷、結腸炎、腸炎、膽囊纖維性病變、營養不良等；或藥物，如抗生素、秋水仙素等所導致的乳糖不耐症。

乳糖不耐症飲食原則如下：

1.忌食任何含乳糖製成之食品，惟可依個人對乳糖之容忍程度予以適當調整。

2.乳類及乳製品含有豐富的乳糖，應避免食用以免造成乳糖不耐症，並須注意補充維生素B_2及鈣質。

3.乳類及乳製品含有豐富的蛋白質，但因含有乳糖而須避免攝食，因而減少了優良蛋白質的來源，為了彌補此缺點，可多選用肉、魚、家禽類、蛋類及豆類，以增加蛋白質的攝取量。

4.多選用高糖類食物，如水果、糖、果凍和無乳糖的甜點類等來補充熱量。

5.選擇食品時應看清標示是否含有乳糖。

第五節　老人調整熱量飲食

老人調整熱量飲食有糖尿病飲食及減重飲食。

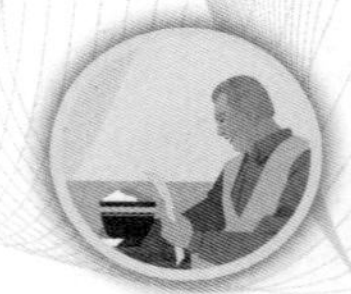
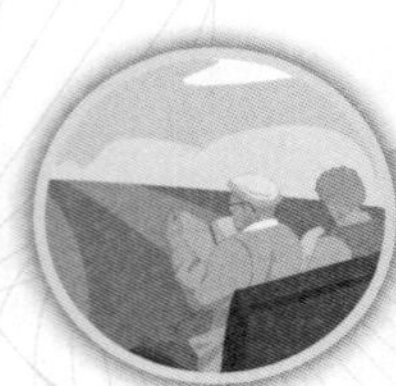

一、糖尿病飲食

糖尿病（diabetes mellitus）是由於遺傳或環境等因素，使得胰島素分泌不正常而導致空腹血糖過高的一種慢性代謝疾病。diabetes爲希臘文，意即“siphon”（虹吸管）；mellitus則出自拉丁文，其意爲「像蜂蜜般的」（sweet like honey）；到了1675年，有位醫師嚐了糖尿病患者的尿，並形容其甜如蜂蜜。

糖尿病是一種醣類、脂肪及蛋白質都出現代謝異常的慢性疾病，其中高血糖是其病變的典型指標。隨著時間的累積及血糖的控制不良，慢性併發症會陸續出現，如眼睛病變、腎臟病變、神經病變及心血管病變等；而這些病變往往是造成糖尿病死亡的主要原因。糖尿病飲食係以正常飲食爲基礎，藉調整其熱量、蛋白質、脂肪及醣類的攝取量，來達到控制代謝異常的一種飲食。係爲供給足夠且均衡的營養，並配合相關疾病或併發症的治療。使血糖控制接近正常值，預防或延緩併發症的發生，並維持理想體重。

(一)糖尿病飲食原則

糖尿病飲食的適用對象爲：糖尿病或葡萄糖耐量異常患者。其飲食原則依老人性別、身高、體重、年齡及活動度，來決定其每日所需之總熱量，飲食應：

1. **均衡飲食，定時定量**：每日飲食中應包括五穀根莖類、肉魚豆蛋奶類、蔬菜類、水果類、油脂類；並依據飲食計畫進食，不可任意增減。
2. **切忌肥胖，維持理想體重**：體重應維持在理想體重±5%的範圍內。理想體重的簡單計算方法如下：

理想體重（公斤）＝**22**×身高^{2}（公尺^{2}）

■儘量不食用的食物

應儘量不吃的食物如下：

1. **加糖的食物及飲料**：糖果、煉乳、蜂蜜、汽水、罐裝或盒裝加糖果汁、蜜餞、中西式甜點心（如蛋糕、小西點、布丁、派、月餅）、阿華田、好立克、冰淇淋、養樂多、運動飲料等。

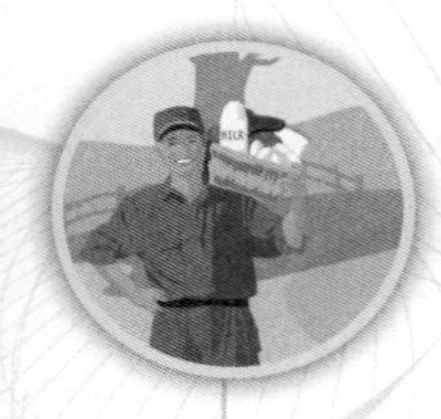
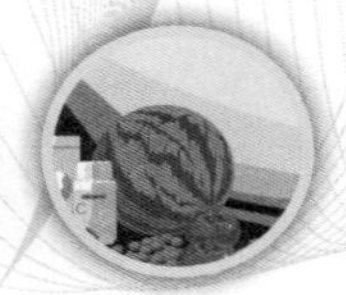

2.**容易升高血糖的食物**：冬粉、太白粉、蕃薯粉及其製品、粉條、粉圓、西谷米、濃湯、稀飯及泡飯。

3.**動物性油脂**：豬油、牛油、奶油、肥肉、豬皮、雞皮、鴨皮、豬腸及任何油炸、油酥等油膩食物。

4.**含油多、熱量較高的堅果類**：如花生、瓜子、腰果、松子、核桃、杏仁果、開心果。

5.**含膽固醇量高的食物**：內臟（肝、腦、腰子、心）、蟹黃、魚卵、蝦卵、牡蠣等。蛋黃每週以不超過三至四個為原則。

6.**太鹹的食物**：醃製品、醬菜、罐頭加工品等。

■可隨意食用的食物

可隨意食用的食物如下：

1.清茶、不加糖及奶精的咖啡。

2.去油肉湯、蔬菜湯、蔬菜。

3.無糖果凍、洋菜凍、愛玉、仙草等。

4.代糖製品，如糖精、阿斯巴甜、低卡可樂、低卡汽水等。

■依計畫食用的食物

須依計畫（或醫囑）食用的食物選用原則如下：

1.**富含纖維質的食物**：糖尿病患者得依照計畫選用富含纖維質的食物，如全穀類（糙米、胚芽米等）、未加工的豆類、蔬菜及水果，可延緩血糖升高。

2.**含纖維素高的食物**：依照計畫進食後仍覺飢餓的話，可多食用含纖維素高的蔬菜，並請採用涼拌、水煮等低油、無油烹調方法，以增加飽足感。

3.**含澱粉高的食物**：如地瓜、芋頭、玉米、紅豆、綠豆、蘿蔔糕、菱角、栗子等，屬於主食類，不可任意吃，須依照計畫食用。

4.**節慶應景食品**：如肉粽、鹹月餅、年糕等，應按指導食用。

■烹調注意事項

烹調時應注意事項如下：

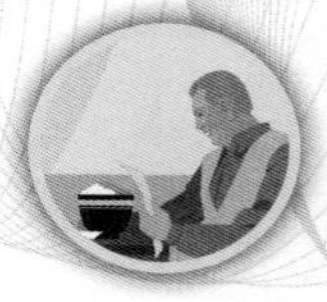
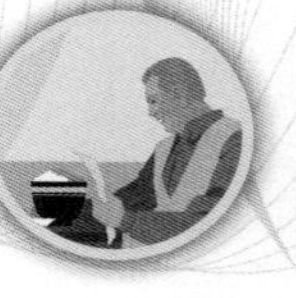

1.以低油爲原則：如清蒸、水煮、烤、清燉、滷、涼拌等；避免油炸食物。

2.避免勾芡：如濃湯、羹類等勾芡食物應避免食用，或避免使用大量含糖調味料進行烹調。

3.宜清淡，不可太鹹。

4.炒菜宜用植物油，如沙拉油、玉米油、花生油、橄欖油等。

■外食時的食用技巧

若需外食時可掌握下列這些外食技巧：

1.先熟悉食物的分類和分量，依自己飲食計畫牢記每餐所能吃的食物種類及分量，且在家多練習食物代換，以方便在外用餐時選擇適當的食物。

2.用餐時多選擇低油和清淡的食物，如清蒸、水煮、涼拌等菜餚。若無法避免油炸食物時，可將外皮去除後食用。

3.肉類的選擇以清蒸、水煮、燻、烤、燉、燒爲佳，儘量避免油炸及碎肉製品，如肉丸、獅子頭、火腿、香腸等含動物性脂肪高的食品。

4.儘量避免攝食糖漬、蜜汁、醋溜、茄汁、糖醋等加多量蔗糖或蜂蜜的菜餚及甜點，儘可能選用新鮮水果代替飯後甜點。

5.多選用蔬菜以增加飽足感，但勿將湯汁或勾芡汁一起食用；可先在碗盤內瀝乾或在熱開水中漂洗過後再吃。

6.注意減少沙拉醬的攝取量，最好能自備糖尿病專用的沙拉醬；否則，最好選用少許的義大利沙拉醬（油醋），不要選擇含糖量高的沙拉醬（如千島沙拉醬）。

7.以白開水、茶或市售的無糖烏龍茶、綠茶來替代汽水、果汁等含糖飲料。咖啡則不加奶精及方糖，必要時可加代糖或少許低脂奶；熱紅茶可加少許檸檬汁或低脂奶及代糖調味，但切忌點用西餐廳內的冰咖啡及冰紅茶。

8.內容物不清楚或製作方法不明確的食物，請勿輕易食用，問清楚再決定是否食用。

9.儘量不要喝酒，在宴席上若無法謝絕時，抿一點沾一下唇盡盡心意即可，切勿乾杯。

10.若參加酒宴，不一定要每一道菜都食用，儘量按照飲食計畫，從衆多菜

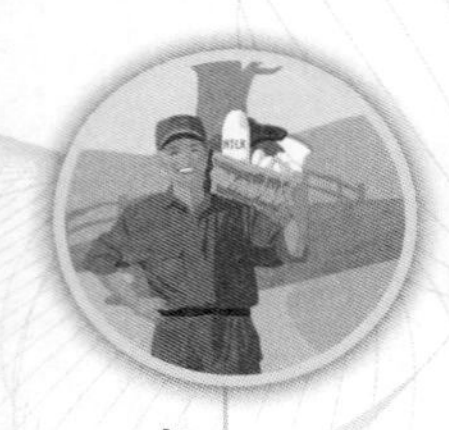
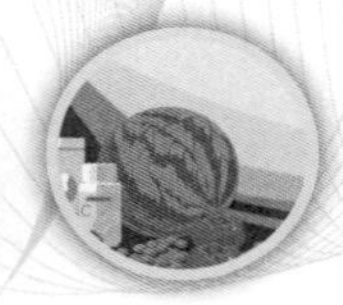

餚中挑選適宜的種類及分量。

11.儘量減少喝酒，如喝酒，請勿喝甜酒類（如烏梅酒），而每天以90大卡熱量的酒量爲原則，例如高粱、大麴酒30毫升，陳年紹興、花雕酒90毫升，或者臺灣啤酒260毫升（註：糖尿病患者只有在血糖控制好的情況下才可喝酒）。

12.不斷保持溫和適中、簡易可行的運動，每次運動約三十至六十分鐘。

(二)糖尿病飲食供應注意事項

糖尿病飲食供應時應注意事項如下：

1.營養素之分配：醣類占總熱量50%至60%（衛生署建議的均衡飲食爲58%至68%）；蛋白質占總熱量10%至20%（均衡飲食爲10%至14%）；脂肪不超過總熱量30%（均衡飲食爲20%至30%）。

2.一天供餐五次，除三正餐，外加下午及晚上兩次點心。

3.晚點以供應脫脂奶及蘇打餅乾爲主。熱量800至1,500大卡，只給脫脂奶；1,600大卡以上則給脫脂奶及蘇打餅乾。

表9-8爲老人糖尿病患者飲食一日食譜建議：

表9-8　老人糖尿病患者飲食一日食譜建議表

餐別	早餐	午餐	晚餐
糖尿病飲食建議（依餐卡肉豆量爲主）	1.扁蒲肉末：扁蒲70克、肉末35克 2.炒豆乾：木耳30克、豆乾30克、紅蘿蔔10克 3.炒青菜100克	1.烤味噌魚：旗魚肉80克 2.羅漢素齋：白豆包5克、香菇3克、青江菜20克、袖珍菇20克 3.炒青菜100克 4.涼拌三絲：小黃瓜絲50克、木耳絲10克、洋菜5克 5.筍絲肉絲湯：筍絲25克、肉絲5克	1.烤棒棒腿：棒棒腿135克、芝麻1克 2.紅燒素肉塊：白蘿蔔塊60克、紅蘿蔔20克、人造肉10 3.炒青菜100克 4.涼拌金菇：豆芽25克、金菇25克 5.三色蛋花湯：液體蛋10克、冷凍三色菜20克 6.晚點：GTF奶粉、蘇打餅

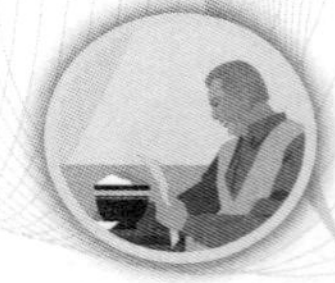
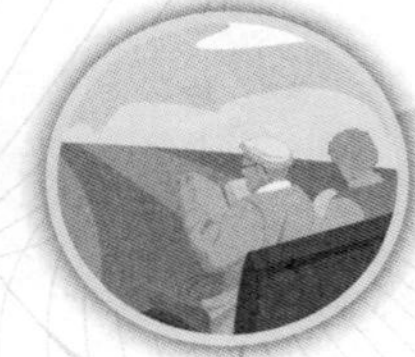

(三)糖尿病飲食營養成分分析

■早餐食物營養成分分配表

糖尿病飲食分配表								
餐別	早餐（20%）							
種類 卡數	主食	肉類	豆製品	蔬菜	油脂	卡數	醣類克數	
							設計	實際
800	1.5	0.5	--	1	0.5	190	21.9	27.5
1,000	1.5	0.5	--	1	0.5	190	27.9	27.5
1,200	2	1	--	1	1	285	32.4	35
1,400	2	1	--	1	1	285	38.4	35
1,500	3	1	--	1	1	355	41.4	50
1,600	3	1	--	1	1	355	44.4	50
1,700	3	1	--	1	1	355	47.4	50
1,800	3	1	--	1	1	355	48.9	50
1,900	3	1	--	1	1	355	51.5	50
2,000	4	1	--	1	1	425	54.9	65
2,200	4	1	0.5	1	1.5	485	59.4	65
2,400	4	1	0.5	1	1.5	485	65.4	65
2,500	4	1	0.5	1	1.5	485	68.4	65
2,600	4	1	0.5	1	2	507.5	71.4	65

■午餐與午點食物營養成分分配表

糖尿病飲食分配表													
餐別	午餐（30%）									午點（10%）			
種類 卡數	主食	肉類	豆製品	蔬菜	水果	油脂	卡數	醣類克數		主食	卡數	醣類克數	
								設計	實際			設計	實際
800	1.5	0.5	--	1	--	1.5	235	32.85	27.5	--	--	10.95	0
1,000	2	0.5	--	1	1	2	352.5	41.85	50	--	--	13.95	0
1,200	2	1	--	1	1	2	390	48.6	50	--	70	16.2	15
1,400	3	1	--	1	1	2	460	57.6	65	--	70	19.2	15
1,500	3	1	--	1	1	2.5	482.5	62.1	65	--	70	20.7	15
1,600	3	1	0.5	1	1	2.5	520	66.6	65	--	70	22.2	15
1,700	3.5	1	0.5	1	1	2.5	555	71.1	72.5	--	70	23.7	15
1,800	4	1	0.5	1	1	2.5	590	73.35	80	--	70	24.45	15
1,900	4	1.5	0.5	1	1	3	650	77.25	80	1.5	105	25.75	22.5
2,000	4	1.5	0.5	1	1	3	650	82.35	80	2	140	27.45	30
2,200	5	1.5	0.5	1	1.5	3	720	89.1	95	2	140	29.7	30
2,400	5	1.5	0.5	1	1.5	4	765	98.1	95	2	140	32.7	30
2,500	5	2	0.5	1	1.5	4	802.5	102.6	95	2	140	34.2	30
2,600	6	2	0.5	1	2	4	872.5	107.1	110	2	140	35.7	30

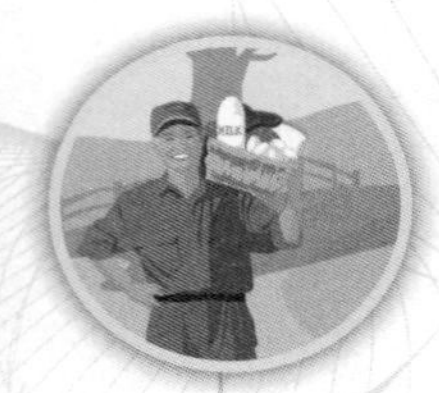
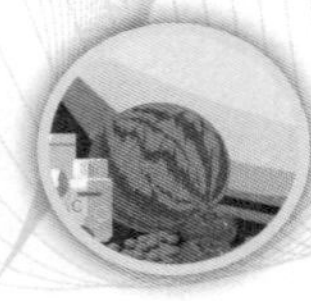

■晚餐與晚點食物營養成分分配表

糖尿病飲食分配表														
餐別	晚餐（30%）									晚點（10%）				
種類／卡數	主食	肉類	豆製品	蔬菜	水果	油脂	卡數	醣類克數		主食	脫脂奶	卡數	醣類克數	
								設計	實際				設計	實際
800	1.5	0.5	--	1	--	1.5	295	32.85	37.5	--	1	80	10.95	12
1,000	2	1	--	1	1	2	390	41.85	50	--	1	80	13.95	12
1,200	2	1	--	1	1	2	390	48.6	50	--	1	80	16.2	12
1,400	3	1	0.5	1	1	2.5	520	57.6	65	--	1	80	19.2	12
1,500	3	1	0.5	1	1	2.5	520	62.1	65	--	1	80	20.7	12
1,600	3	1	0.5	1	1	2.5	520	66.6	65	1	1	150	22.2	27
1,700	3.5	1	0.5	1	1	3	577.5	71.1	72.5	1	1	150	22.2	27
1,800	4	1.5	0.5	1	1	3	650	73.35	80	1	1	150	23.7	27
1,900	4	1.5	0.5	1	1	3	650	77.25	80	1	1	150	24.45	27
2,000	4	1.5	0.5	1	1	3	650	82.35	80	1	1	150	25.75	27
2,200	5	1.5	0.5	1	1	3	720	89.1	95	1	1	150	29.7	27
2,400	5	2	0.5	1	1	4	802.5	98.1	95	2	1	220	32.7	42
2,500	6	2	0.5	1	1	4	872.5	102.6	110	2	1	220	34.2	42
2,600	6	2	0.5	1	1	4	872.5	107.1	110	2	1	220	35.7	42

■糖尿病飲食份數表

糖尿病飲食份數表															
種類		800	1,000	1,200	1,400	1,500	1,600	1,700	1,800	1,900	2,000	2,200	2,400	2,500	2,600
脫脂奶		1	1	1	1	1	1	1	1	1	1	1	1	1	1
蔬菜類		3	3	3	3	3	3	3	3	3	3	3	3	3	3
五穀根莖類		4.5	5.5	7	9	10	11	12	13	13.5	15	17	18	19	20
水果類		1	2	2	2	2	2	2	2	2	2	2	2	2	2
蛋豆魚肉類		1.5	2	3	3.5	3.5	4	4	4.5	5	5	5.5	6	6.5	6.5
油脂類		3.5	4.5	5	5.5	6	6	6.5	6.5	7	7	7.5	9.5	9.5	10
成分		800	1,012.5	1,215	1,415	1,507.5	1,615	1,707.5	1,815	1,910	2,015	2,215	2,412.5	2,520	2,612.5
蛋白質	公克	30.5	36	46	53.5	56.5	61	63	68.5	72.5	76	83.5	89	94.5	96.5
	%	15.5	14.5	15.4	15.4	15	15.4	15.0	15.4	15.6	15.4	15.4	15.1	14.8	15.1
脂肪	公克	25	32.5	40	45	47.5	50	52.5	55	60	60	65	77.5	80	82.5
	%	28.7	29.4	30.2	29.2	28.9	28.4	28.3	27.9	29	27.4	27	29.5	29.4	29.0
醣類	公克	109.5	139.5	162	192	207	222	237	252	257.5	282	312	327	342	357
	%	55.8	56.1	54.4	55.4	56.1	56.1	56.7	56.7	55.4	57.2	57.6	55.4	55.8	55.9

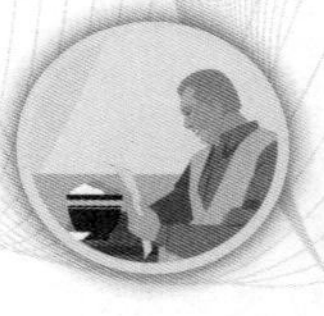
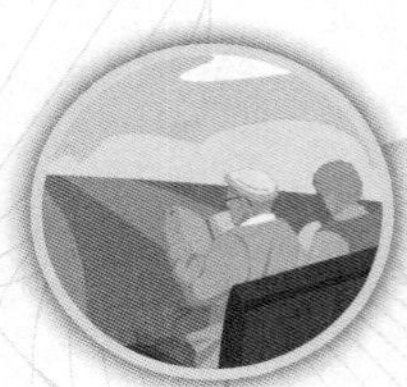

二、減重飲食

人體每增加1公斤脂肪，需要增加2,000公尺血管因應，因此標準體重50公斤之女孩發生肥胖時（體重增加20%），代表增重10公斤，血管將需增加2萬公尺，長期下來將嚴重影響心臟及血管之健康；而**減重飲食**係為體重過重、腹部肥胖或肥胖症者設計；主要目的為在減輕體重的同時，維持身體各機能之正常運作，協助建立正確的飲食習慣與生活行為，並使之可長久維持。

身體每日需要之總熱量計算：

1.**依據工作量輕重**：

(1)輕度工作者：每日總熱量＝肥胖者現有之體重×30－（500至1,000大卡）

(2)中度工作者：每日總熱量＝肥胖者現有之體重×35－（500至1,000大卡）

(3)重度工作者：每日總熱量＝肥胖者現有之體重×40－（500至1,000大卡）

2.**理想體重**：

每日總熱量＝理想體重×25大卡

3.**當實際體重超過理想體重125%時**：

每日總熱量＝調整體重×25大卡

調整體重＝〔（實際體重－理想體重）×0.25〕＋理想體重

4.**蛋白質**：占總熱量15%至25%。

5.**脂肪**：占總熱量30%以下，飽和脂肪酸要低於總熱量的10%。

■體重控制食譜（減肥菜單）

	早餐	午餐	晚餐	蛋白質（克）	脂肪（克）	醣類（克）	總熱量（大卡）
第1天	1.酸菜麵腸 2.涼拌小黃瓜 3.紅燒蒟蒻 4.稀飯	1.烤叉燒 2.醬汁苦瓜 3.炒菠菜 4.榨菜湯 5.白飯	1.肉片湯麵 2.油桃	47	30	185	1,198
第2天	1.低脂優酪乳 2.肉片土司	1.鵝肉麵 2.蘋果	1.蒸蛋 2.紅燒蒟蒻	50	28	186	1,196

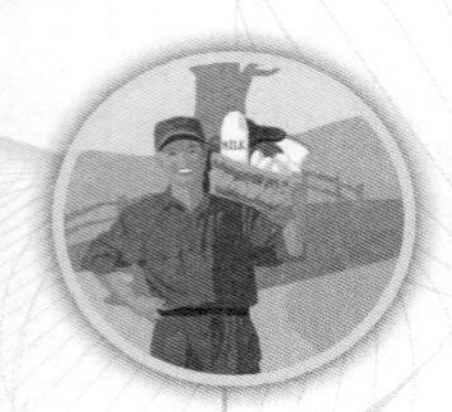
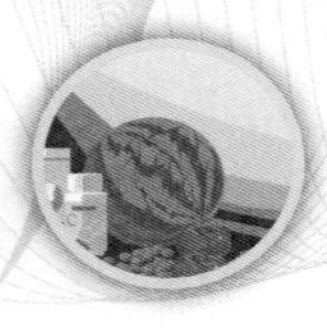

	早餐	午餐	晚餐	蛋白質（克）	脂肪（克）	醣類（克）	總熱量（大卡）
			4.蘿蔔湯 5.白飯				
第3天	鹹稀飯	1.蟹肉燴飯 2.白菜湯 3.橘子	酸辣湯餃	47	31	184	1,203
第4天	1.酸菜肉絲 2.檸檬紅茶 3.饅頭	1.海鮮粥 2.梨子	蔬菜火鍋	60	26	183	1,206
第5天	1.乾拌麵 2.蛋包湯	1.海帶結燒肉 2.燙秋葵 3.炒青江菜 4.大黃瓜湯 5.加州李 6.白飯	1.烤雞肉 2.番茄炒蛋 3.燙綠花椰菜 4.竹筍湯 5.白飯	44	30	188	1,198
第6天	廣東粥	1.清蒸魚 2.涼拌三絲 3.竹筍湯 4.柳丁 5.白飯	香菇肉羹麵	57	32	173	1,208
第7天	1.全脂奶 2.蘇打餅	1.炒粉絲 2.青菜豆腐湯 3.楊桃	1.雪菜肉絲 2.水煮四季豆 3.小黃瓜炒蒟蒻 4.高麗菜湯 5.白飯	37	35	183	1,195
第8天	1.蘿蔔乾炒蛋 2.燙空心菜 3.薏仁粥	1.紅燒海參 2.滷豆乾 3.燙芥蘭菜 4.愛玉湯 5.白飯	1.什錦蘿蔔糕 2.紅番茄	50	32	176	1,192
第9天	1.飯糰 2.紅茶	1.海鮮燴飯 2.蘋果	1.銀芽雞絲 2.珊瑚蘆筍 3.炒芥蘭菜 4.海帶湯 5.白飯	44	34	180	1,202
第10天	麵線羹	1.涼拌海帶芽 2.芹菜炒花枝	1.炒通心粉 2.味噌湯 3.番石榴	52	39	162	1,207

資料來源：行政院衛生署（1993），《體重控制食譜》。

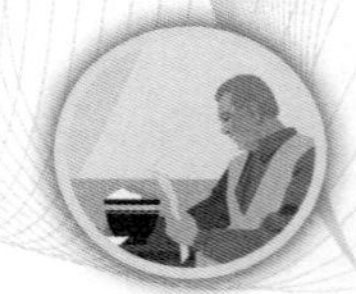
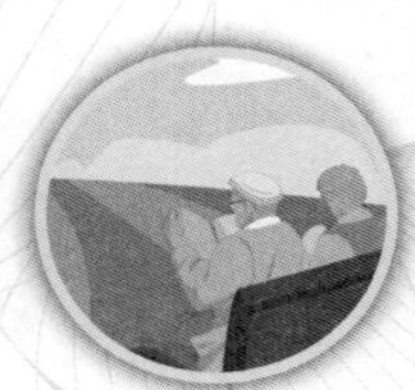

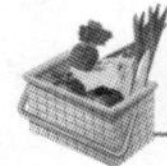

第六節　老人調整礦物質飲食

結石及高血壓等疾病患者，須透過控制礦物質的攝取，來避免加重病情。老人調整礦物質飲食有：高鉀飲食、腎結石飲食、限鈉飲食及適量鈣質飲食等。

一、老人高鉀飲食

高鉀飲食是指每日提供至少120毫克當量（4,700毫克）以上鉀量的飲食。主要目的係提供每日飲食中較高鉀的攝取量，以預防因長期服用某些藥物所造成的體鉀流失現象，或用來輔助治療低血鉀症。

老人高鉀飲食適用症狀有：長期服用類固醇藥物、利尿劑及過度濫用瀉藥者，易造成低血鉀症的病症，如長期嘔吐、腹瀉、糖尿病酸中毒、神經性厭食症、長期營養不良、慢性酒精中毒、腎上腺腫瘤、燙傷等。以下為高鉀食物類：

1.**五穀根莖類**：甘藷、馬鈴薯、小麥胚芽、芋頭、南瓜。
2.**豆類**：毛豆、紅豆、綠豆、黃豆。
3.**蔬菜類**：竹筍、綠莧菜、青花菜、九層塔、菠菜、空心菜、香菜、黃帝豆。
4.**水果類**：香瓜、美濃瓜、哈密瓜、桃子、木瓜、奇異果、釋迦、榴槤。
5.**其他**：巧克力、花生、醬油、芝麻、胡桃、瓜子、新鮮酵母、運動飲料、咖啡、茶、濃肉湯、雞精、牛肉精、人參精、梅子汁、番茄醬等。

二、老人腎結石飲食

腎結石是泌尿科失序中最痛的一種，也是泌尿道最普遍的病症之一，多數腎結石在未經醫師治療前即已排出體外，如持續有症狀或併發症，則須藉各種技術來治療，大部分均不必手術。

約在七千年前，科學家在木乃伊的身上發現有腎結石的證據；腎結石是一種堅硬物質，由尿液結晶而析出，並堆積在腎臟內部表面，正常情況下尿液會有預防結晶形成之化學成分，然而此種抑制作用，並非每一個人均會運作，也因此有人會形成腎結石，如果形成的結晶很細小，則在未注意以前，便會經過泌尿道，自小便中排出體外。

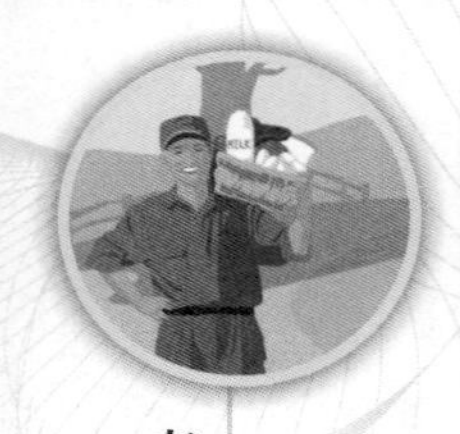
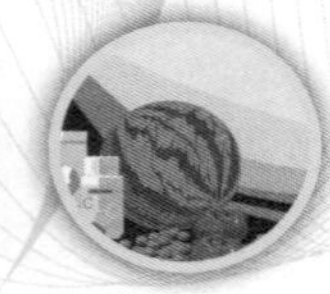

腎結石的成分有很多種，最普遍的是鈣與草酸或磷酸之結合，此化學成分是正常飲食中的一部分，並且是身體重要組成部分，如骨骼與肌肉。少部分結石來自於泌尿道的感染，此類型結石就稱為感染結石；還有一種是胱胺酸結石。

尿石症是醫學名詞，用來描述石頭發生在泌尿道中，其他常見的有泌尿道結石疾病及腎結石炎，有時會以結石之位置來描述，如輸尿管結石即指在輸尿管中發現之腎結石。膽結石與腎結石不相干，各自形成於身體的不同部位，不過如果本身有膽結石者，則較容易發生腎結石。腎結石分為：鈣質結石、尿酸結石、胱胺酸結石，及感染性結石，又稱磷酸銨鎂結石。

(一)腎結石飲食適用症狀

老人腎結石飲食，意指一種調整飲食中蛋白質、鈣、磷、鈉、草酸或普林等含量的飲食。主要目的是對於有鈣質結石的人，給予限鈣飲食，以減少或預防結石的再生，及預防高鈣血症。其適用症狀如下：

1. 鈣質結石症。
2. 原發性副甲狀腺亢進。
3. 長期使用藥物及牛奶治療的消化道潰瘍症。
4. 脂肪吸收不良症，如接受小腸吻合術者。
5. 長期臥床的病人。
6. 過量使用維生素D及鈣者。
7. 體內胱胺酸、草酸或尿酸代謝異常者。
8. 有家族性結石體質者，如某些遺傳疾病通常易造成草酸鈣結石。

由於腎結石飲食是一種針對飲食中蛋白質、鈣、磷、鈉、草酸或普林等含量的調整，因而對於食物的酸鹼性，如陰離子（Acid-Formingpotential：氯、磷、硫）、陽離子（Base-Formingpotential：鈉、鉀、鈣、鎂）等須有所了解（**表9-9**）。

(二)腎結石飲食供應之注意事項

1. **鈣供應量**：全日供應鈣含量分為200毫克、400毫克、600毫克、800毫克、1,200毫克；而200毫克為低鈣飲食；400至600毫克為普通含鈣量；800至1,200毫克為高鈣飲食。
2. **限鈣飲食**：限鈣飲食禁忌如下：

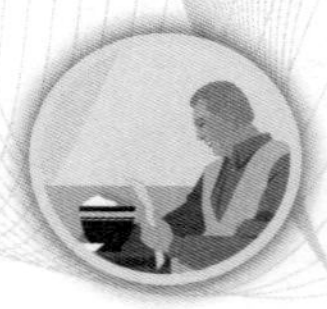
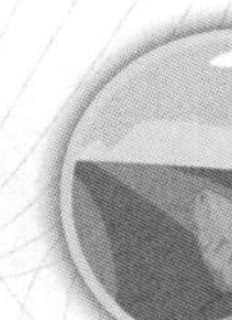

表9-9　食物酸鹼性分類表

酸鹼性分類	食物列表
強鹼性食品	胡瓜、柑橘、蘿蔔、菠菜、葡萄、葡萄乾、黑胡麻、昆布、茶葉、芋、無花果、葡萄酒、海帶、海帶芽等。
中鹼性食品	蘿蔔乾、大豆、紅蘿蔔、番茄、香蕉、橘子、南瓜、草莓、黃瓜、梅乾、檸檬、菠菜等。
弱鹼性食品	馬鈴薯、高麗菜、豌豆、蓮藕、豆腐、蘋果、鳳梨、櫻桃、菇類、洋菜、青蔥、梨、桃、紅豆、蘿蔔、蘋果、甘藍菜、洋蔥等。
弱酸性食品	火腿、蛤蜊、鮑魚、茄子、巧克力、奶油、雞蛋、章魚、蔥白、溪魚、油炸物、蝦、白菜、鯛、白米、花生、啤酒、油豆腐、海苔、泥鰍等。
中酸性食品	火腿、培根、雞肉、鮪魚、豬肉、鰻魚、牛肉、麵包、小麥、奶油、馬肉等。
強酸性食品	牛肉、豬肉、香腸、蚵仔、清酒、扁魚、乳酪、砂糖、餅乾、鮪魚、蛋黃、乳酪、白糖做的西點、柿子、烏魚子、柴魚等。
酸性食品	所有肉類、海鮮、蛋、起司等高蛋白食物；穀類（主食類）、培根、核桃、榛子、花生、花生醬、梅子、李子、蔓越莓、玉米、扁豆、蛋糕、餅乾等。
中性食品	牛油、瑪琪琳、烹調用油、蔗糖、糖漿、蜂蜜、玉米粉、木薯粉、葛粉、咖啡、茶等。

(1)牛奶及其製品。

(2)豆製品。

(3)小魚乾及蝦米。

(4)莧菜、芥蘭菜、油菜、芥菜、捲心芥菜、菠菜。

3.**供應餐次**：一天供應三次正餐，外加水果一份。

4.**限鈣200毫克飲食**：限鈣200毫克飲食供應分析如下：

(1)蛋類：一個，含鈣量25毫克。

(2)肉、魚、豆類：六份，含鈣量20毫克。

(3)五穀根莖類：三至六碗，含鈣量30至60毫克。

(4)油脂類：三湯匙，含鈣量無。

(5)蔬菜類：四碟，含鈣量100毫克。

(6)水果類：一份，含鈣量22毫克。

(7)總計含鈣量200毫克。

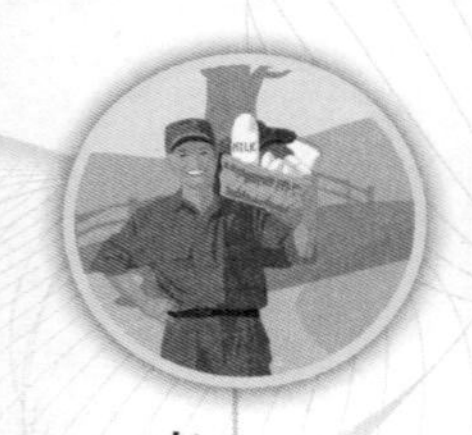
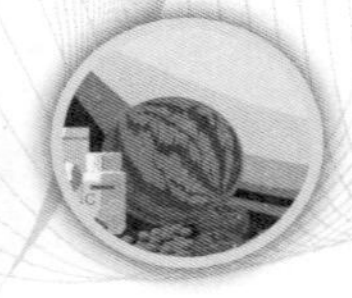

三、老人限鈉飲食

(一)高血壓與限鈉飲食

老人罹患高血壓時，必須攝取限鈉飲食，而什麼是高血壓？血壓是血液在動脈管壁上作用產生的力量；動脈是負責把血液從心臟帶至組織和器官的血管；血壓又分為：(1)**收縮壓**：高壓，係心臟收縮時，血液自心臟壓出至動脈時，對於血管壁所產生之最大壓力；及(2)**舒張壓**：低壓，係心臟完全舒張時，心臟停止輸出血液，此時血液對血管壁所產生之最低壓力。

1. 當血壓之收縮壓≧140，且（或）舒張壓≧90毫米汞柱，則稱為**高血壓**。例如量血壓為130/95、或145/80、或150/92毫米汞柱等均屬於高血壓。
2. 當收縮壓在120毫米汞柱以下，且舒張壓在80毫米汞柱以下，則屬於正常血壓（小於120/80毫米汞柱）。
3. 若收縮壓在120至139或舒張壓在80至89毫米汞柱之間，則稱為高血壓前期，代表將來發生高血壓的危險性是正常血壓的人之2倍。

過去臺灣電視上常看到一個公益宣導短片，內容是前行政院長孫運璿資政坐在輪椅上，提醒民眾注意高血壓的問題。近年來因為生活型態及疾病樣式改變，慢性病已經成為威脅國人健康的重要疾病。我國十大死因中，其中和高血壓相關的慢性病，就占了一半（包括腦血管疾病、心臟疾病、糖尿病、腎炎腎病徵候群及腎性病變及高血壓疾病），顯示高血壓對於老人健康的威脅日益嚴重，需要特別注意與關心。依據衛生署國民健康局2002年報告顯示，國內成年人高血壓盛行率為男性24.9%（每四個人中就有一個人罹患高血壓），女性為18.2%；而調查中老人的高血壓盛行率則更高達56.6%。

高血壓之危險性，除了目前已經是國人常見的疾病外，加上高血壓會造成動脈硬化更形惡化的情形，因此高血壓也會增加老人罹患心血管疾病（如狹心症、心肌梗塞、心臟衰竭、腦中風、眼底病變及周邊血管疾病）及腎臟病變等之機率。根據臨床研究顯示，有效的控制血壓，將可顯著地降低這些併發症的產生。由於中風、心臟血管疾病與高血壓，已經分別成為臺灣地區十大死因的第二、第四及第七位；因此老人罹患高血壓的比例將日益增高，健保在高血壓的控制及其相關的健康問題，所伴隨而來的醫療成本亦將變大。

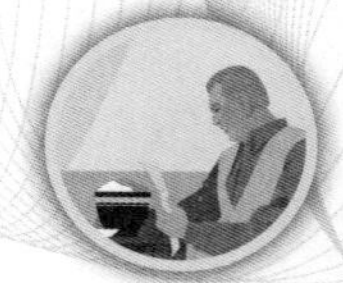
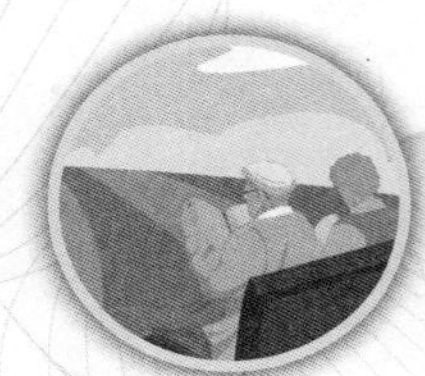

高血壓所造成的併發症，常導致老人致命或變成長期慢性疾病，造成其他器官異常，而嚴重影響老人健康，使其無法正常工作，生活品質因此惡化，也連累到患者家屬、周遭朋友及社會；常見的併發症包括：

1.**腦血管病變**：常見爲腦溢血，或稱出血性腦中風。

2.**心臟病**：包括狹心症心絞痛、冠狀動脈疾病、心肌梗塞、心臟肥大、心臟衰竭。心臟由於高血壓患者末梢血管阻抗性增加，心臟工作量因此比正常人大，易引起心室肥大或心臟擴大，甚至心臟衰竭；或因動脈硬化引發狹心症或心肌梗塞。

3.**腎臟病**：腎臟功能異常及腎衰竭，往往讓老人腎功能快速變壞，導致最後必須洗腎。

4.**眼底病變**：微細動脈硬化，會導致動脈內腔變細，動脈內壁變厚，使微細動脈容易出血，造成患者視力逐漸減低。

5.**視網膜病變**：出血及視力異常。

6.**腦神經症狀**：較常見的是頭痛、耳鳴、目眩及手腳麻痺等。

此外，影響血壓的因素包括：

1.**年齡**：老年人的血壓會高於年輕人及小孩。

2.**遺傳**：家族中父母有罹患高血壓史者，其子女罹患高血壓之比例會較高。

3.**性別**：45歲以前男多於女，45歲以後女多於男。

4.**姿勢**：躺著高於坐著，坐著高於站著。

5.**氣溫**：氣溫變化快速，使血壓上升，所以應避免突然進入冷空氣的環境中。

6.**運動**：運動時血壓會上升。

7.**情緒**：緊張、發怒或焦慮時，會使血壓上升；也有所謂白袍高血壓，指患者在醫院，當看到穿白袍之醫護人員時才會血壓偏高，平時並不會；然而也有一種相反狀況者，正好和白袍高血壓相反，就是隱形高血壓，此類患者在醫院測量血壓時都正常，但平時（特別是夜晚至清晨）血壓卻很高。**白袍高血壓**是因爲太緊張而導致血壓升高；**隱形高血壓**患者往往已經是中度以上高血壓，而且合併有高血壓性動脈硬化、腎病變及心臟肥大。因爲隱形高血壓患者，多屬夜晚至清晨間血壓偏高患者，因此雖

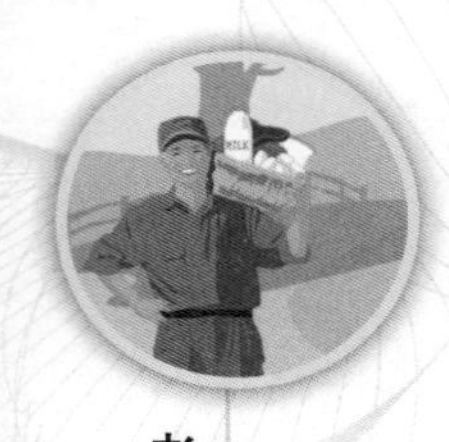
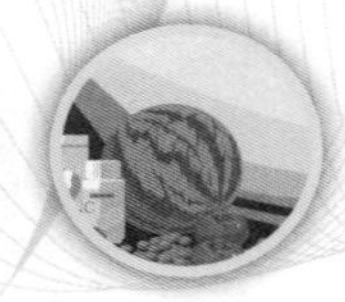

然白天測量血壓時正常，一到夜晚血壓卻會長時間持續偏高，因而往往在不知不覺中，導致動脈硬化或腎病變和心臟肥大。。

8.**煙酒**：煙或酒皆會刺激血壓上升。

9.**肥胖**：如前所述，人體每增加1公斤脂肪，需要增加2,000公尺血管以為因應，故肥胖亦為血壓上升的因素之一。

10.**藥物**：口服避孕藥、類固醇、非類固醇消炎藥、單胺氧化酶抑制劑等藥物，會使血壓升高或干擾抗高血壓藥物的效果。

11.**飲食因素**：

(1)鈉：鹽分過多會使血管水分保留量增加，使血壓上升。故建議每天的鈉攝取量應少於3克（3,000毫克）。

(2)鉀：高鉀／鈉值（即高鉀低鈉，而非單單高鉀）有助於血壓的下降與維持；研究顯示，由自然食物（水果及蔬菜等食物補充鉀）中增加鉀攝取量，可以降低中風的相關死亡率達40%。

(3)鈣：高鈣飲食可以減少高血壓，因此老人對於牛奶，不必為了降低膽固醇，而限制攝取量，但是以補充脫脂牛奶為宜。

(4)鎂：鎂具有抑制血管平滑肌收縮功用，有調解血壓功用，有研究顯示，鎂的攝取量與高血壓有關。

(5)脂肪：建議脂肪的攝取以低飽和脂肪酸、低膽固醇及高單元不飽和脂肪酸為選擇。

(6)酒精：須適量為宜。

(7)濃茶或咖啡：茶或咖啡會刺激交感神經使之興奮致血壓上升，建議避免飲用。

(二)老人的限鈉飲食

老人限鈉飲食，係指限制每日飲食中鈉的攝取量，以減少因鈉離子過多造成的體內水分積留。老人飲食中鈉的含量較正常人的量為低，且鈉之含量依病情不同而異，限制為500至2,000毫克之鈉含量。

老人限鈉飲食適用症狀有：水腫、高血壓、腹水、肝硬化、心臟衰竭、腎臟衰竭、妊娠毒血症，及長期使用腎上腺皮質荷爾蒙和類固醇等藥物者。以下為限鈉飲食的食物選擇：

1.**奶類及其製品**：全脂奶、脫脂奶及奶製品，每日不超過兩杯。禁忌食

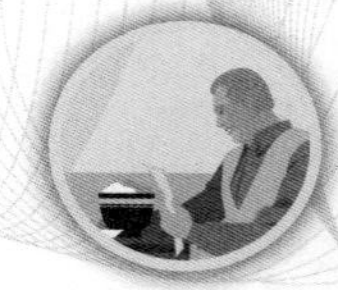
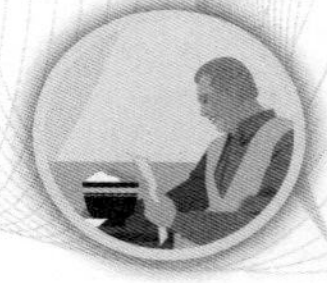

物：乳酪。

2.**肉、魚、蛋類**：新鮮肉、魚、家禽及蛋類。禁忌食物：加鹽或燻製的食品，如中西式火腿、香腸、臘肉、牛肉乾、豬肉乾、燻雞、板鴨、肉鬆、魚鬆、鹹魚、魚乾、鹹蛋、皮蛋、滷味等。罐製食品，如肉醬、肉燥、沙丁魚、鮪魚、鰻魚等。速食品及其他成品，如炸雞、漢堡、餡餅、各式肉丸、魚丸。

3.**豆類及其製品**：新鮮豆類及其製品，如豆腐、豆漿、豆花、豆乾、素雞、花生等。禁忌食物：醃製、罐製、滷製的成品，如加味豆乾、筍豆、豆腐乳、花生醬等。

4.**五穀根莖類**：米飯、冬粉、米粉、自製麵食。禁忌食物：麵包及西點，如蛋糕、甜鹹餅乾、蘇打餅乾、蛋捲、奶酥等。麵線、油麵、速食麵、速食米粉、速食冬粉、義大利脆餅等。

5.**蔬菜類**：新鮮蔬菜及自製蔬菜汁（芹菜、胡蘿蔔等含鈉量較高的蔬菜宜少食用）。禁忌食物：醃製蔬菜，如榨菜、酸菜、泡菜、醬菜、鹹菜、梅乾菜、雪裡紅、筍乾等；冷凍蔬菜。

6.**水果類**：新鮮水果及自製果汁。禁忌食物：乾果類，如蜜餞、脫水水果；各類罐頭水果及加工果汁，如番茄汁、果汁粉。

7.**油脂類**：植物油，如大豆油、花生油、紅花子油等。禁忌食物：奶油、瑪琪琳、沙拉醬、蛋黃醬。

8.**調味品**：蔥、薑、蒜、白糖、白醋、肉桂、五香、八角、杏仁露、香草片等。辣椒、胡椒、咖哩粉等較刺激之食品宜少食用。禁忌食物：味精、蒜鹽、花椒鹽、豆瓣醬、沙茶醬、辣醬油、蠔油、蝦油、甜麵醬、番茄醬、豆豉、味噌、芥末醬、烏醋等。

9.**其他**：太白粉、茶。禁忌食物：雞精、牛肉精、海苔醬、速食湯、油炸粉、炸洋芋片、爆米花、米果、運動飲料、碳酸飲料（如汽水、可樂等）。

■**老人限鈉飲食計畫**

一位高血壓患者，每日須限制食用2,000毫克以內的鈉量。以下為一日鈉的總攝取量計算公式：

一日鈉的總攝取量＝每日自新鮮食物中攝取的鈉量＋調味品中的鈉量

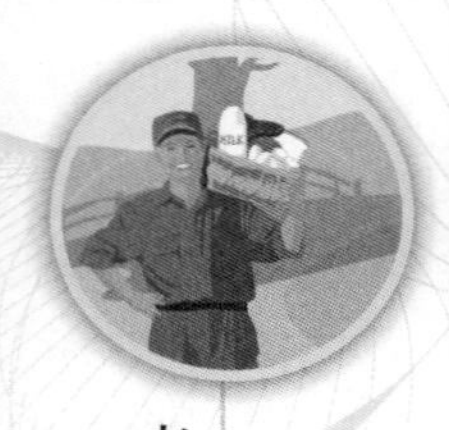
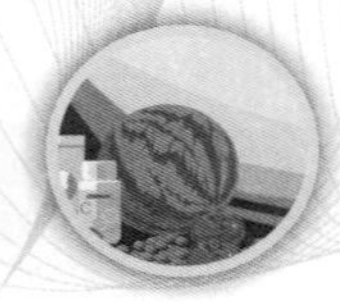

每日自均衡的飲食中約需攝取310至370毫克的鈉量，以下爲每日均衡的飲食中可攝取的鈉量：

1.奶類一杯：含鈉量120毫克。

2.肉、魚、豆、蛋類四份：含鈉量100毫克。

3.五穀根莖類三至六碗：含鈉量約60-120毫克。

4.油脂類三湯匙：含鈉量微量。

5.蔬菜類三碟：含鈉量27毫克。

6.水果類二個：含鈉量4毫克。

7.總計含鈉量約310至370毫克。

另外，各類調味品與食鹽鈉含量的換算表如下：

1茶匙鹽 （2,000毫克鈉）	＝2湯匙醬油 ＝5茶匙味精
1公克鹽 （400毫克鈉）	＝6毫升醬油（1.2茶匙醬油） ＝3公克味精（1茶匙味精） ＝5毫升烏醋（1茶匙烏醋） ＝12毫升番茄醬（2.5茶匙番茄醬）

而可自調味品中攝取的鈉量爲1,630至1,690毫克。計算方式爲：

2,000毫克－（310至370毫克）＝1,630至1,690毫克

【註】循上例，若每日可用鹽量設爲1,600毫克，則約爲0.8茶匙鹽，含鈉量約爲1,600毫克（假設每天自調味料攝取鈉量爲1,600毫克，則等於每日4公克鹽，0.8茶匙鹽或4茶匙味精）。

■老人限鈉飲食營養成分及應注意事項

表9-10爲老人限鈉飲食所需營養成分：

表9-10　老人限鈉飲食所需營養成分表

蛋白質	脂肪	醣類	熱量
82公克	70公克	260公克	2,000大卡

另外，老人限鈉飲食在供應時應注意下列事項：

1.與普通飲食供應方式相同，第一階段供應限鈉2,000毫克（低鹽3至5公

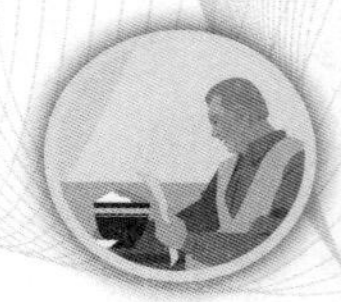
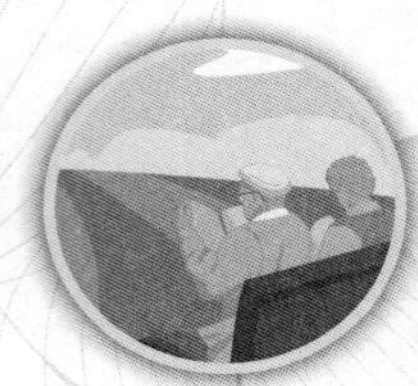

克），如病情需要則提供極低鈉500毫克飲食。

2.半流、溫和、流質、管灌飲食，亦須提供低鈉飲食。

表9-11爲老人低鹽（鈉）飲食一日食譜建議：

表9-11　老人低鹽（鈉）飲食一日食譜建議表

餐別	早餐	午餐	晚餐
低鹽（鈉）飲食建議（三餐菜皆不加鹽，改提供1包6克醬油包）	1.扁蒲肉末：扁蒲70克、肉末35克 2.炒豆乾：木耳30克、豆乾30克、紅蘿蔔10克 3.炒青菜100 克 4.滷素香菇丸（2個／人）	1.黑胡椒豬排：帶骨里肌肉片100克 2.羅漢齋：鳥蛋20克、腐竹5克、香菇3克、青江菜20克、袖珍菇20克 3.炒青菜100克 4.涼拌三絲：小黃瓜絲50克、木耳絲10克、洋菜5克 5.筍絲肉絲湯：筍絲25克、肉絲5克	1.烤棒棒腿：棒棒腿135克、芝麻1克 2.洋芋燒肉：腿肉塊20克、五花肉塊15克、洋芋70克 3.炒青菜100克 4.三色蛋：皮蛋1/5個、鹹蛋1/5個、液體蛋40克 5.三色蛋花湯：液體蛋10克、冷凍三色菜20克

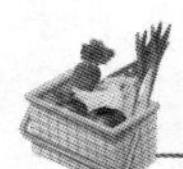

第七節　老人慢性阻塞性肺疾病飲食

慢性阻塞性肺疾病（COPD），是由於慢性支氣管炎與肺氣腫等所造成的慢性肺阻塞疾病；許多患者會同時發生此兩種疾病，有時某一種疾病之症狀會多一點，一般都是老煙槍所造成。慢性肺阻塞疾病之主要原因就是抽煙，此病會隨時間而逐漸惡化，一開始可能只是輕微的呼吸急促咳嗽，及偶爾咳嗽，然後慢性咳嗽逐漸發展成清淨無色的痰，持續進行將使咳嗽更爲頻繁，而需要越來越用力，才能將空氣吸入與呼出，到末期時，將影響到心臟，經常是因爲心肺功能不足以傳送足夠之氧氣到器官而導致死亡。

慢性阻塞性肺疾病患者，因爲對於二氧化碳不能順利排除，致老人產生像衝刺跑完百米賽後缺氧、喘氣的狀況，因而飲食上需要減少蛋白質及醣類等代謝後會產生較多二氧化碳之食物，因此慢性阻塞性肺疾病飲食，是指一種適當地調整熱量及蛋白質、脂肪及醣類三者比例，以適應慢性阻塞性肺疾病患者病況發展及其營養狀況的飲食。目的是在提供足夠的營養以改善呼吸肌肉功能，

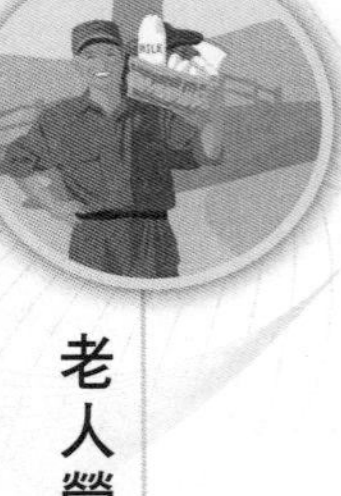
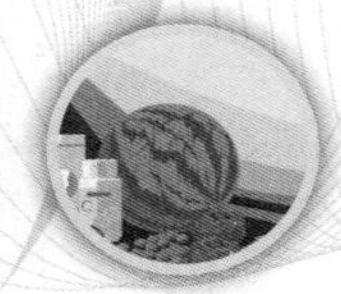

避免肌肉異化與免疫功能下降，及避免攝食供給過多的熱量、醣類及水分，致增加患者心肺負擔。

一、老人慢性阻塞性肺疾病飲食應注意事項

老人慢性阻塞性肺疾病飲食的適用症狀有：慢性阻塞性肺疾病，如肺氣腫、慢性支氣管炎、周邊氣道疾病等，與支氣管擴張症及慢性支氣管性氣喘。供應時應注意少量多餐，可供應三正餐、午點及晚點：

1.蛋白質攝取應適量，如攝取不足再加上使用類固醇藥物會加速肌肉耗損，並降低支氣管擴張劑的排泄，此時過多的蛋白質反而會加重呼吸器官的負擔。
2.攝取足夠的水分以避免呼吸道分泌液黏稠及便祕，一般以1毫升／大卡或2至3公升／天為原則，但水腫或腹水者應限制。
3.供應濃縮性食品，並採少量多餐的方式，減少病人的疲倦感。
4.避免咖啡、酒等刺激性飲料。
5.有周邊水腫時，應限鈉並增加鉀的攝取。
6.脫離呼吸器時期（**表9-12**），降低熱量的攝取可減少病患因進食所產生呼吸困難的不適。

表9-12　老人慢性阻塞性肺疾病飲食各時期的營養照顧目標

時期	營養照顧目標	飲食建議
營養不足期	1.增加肝醣儲存量。 2.使新陳代謝逐漸達到合成狀態。	1.熱量：45大卡／公斤／天 2.蛋白質：1.0-1.5公克／公斤／天
使用呼吸器期	1.增加瘦弱者的肌肉。 2.預防過多的二氧化碳產生。	1.熱量：45大卡／公斤／天 2.蛋白質：1.5公克／公斤／天 3.脂肪：占總熱量的30%至40%
脫離呼吸器期	1.使因營養素燃燒產生之二氧化碳及所消耗之氧氣量達到最小。 2.提供適度之蛋白質及熱量，以預防飢餓狀態。	1.熱量：可減少50%的熱量攝取或以接近基本需要量為原則 2.脂肪：占總熱量的40%至55%
穩定期	1.預防營養不良之發生。 2.以均衡飲食為原則。	1.熱量：35大卡／公斤／天 2.蛋白質：1公克／公斤／天

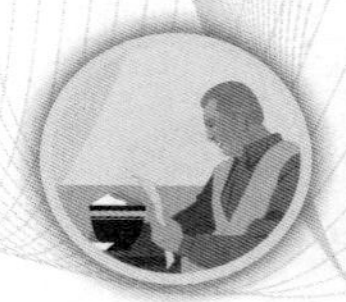
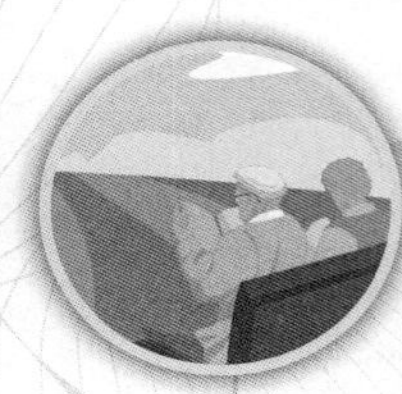

二、常見的進食問題及改善方法

慢性阻塞性肺疾病患者常見的進食問題及改善方法，如**表9-13**所示：

表9-13　常見的慢性阻塞性肺疾病患者進食問題及其改善方法

類別	食物
食慾不振、厭食	1.保持良好的口腔衛生。 2.提供色香味俱全的食物。 3.在一天中食慾最好的時段，攝取最佳之質與量的食物。 4.少量多餐。 5.進餐前三十分鐘喝一杯酸性飲料，以促進食慾。 6.必要時可利用管灌食方式強迫進食。 7.可參考有關癌症病人之厭食處理方式。
進食時呼吸短促	1.進食時以鼻導管給予低流速氧氣。 2.姿勢引流、叩擊及呼吸治療運動等，至少應在飯前三十分鐘執行完畢。 3.進食時，將腳平放地板，肘置桌上，上身前傾，可充分利用輔助肌並能預防嗆食。 4.進食中間若發生呼吸困難，可先休息片刻並採噘嘴呼吸直到舒服了再繼續進食。
腹脹、便祕	1.避免食用易產氣食物，如洋蔥、青椒、甘薯及豆類等。 2.勿張口呼吸，進食時不要講話，以免吸入過多氣體。 3.適度增加活動量，以促進腸胃蠕動。 4.攝取流體、溫和等容易排空的食物。 5.攝取適當的纖維質和水果，以預防便祕。 6.必要時可依醫囑給予軟便劑。

表9-14為慢性阻塞性肺疾病患者一日食譜建議：

表9-14　常見的慢性阻塞性肺疾病患者一日食譜建議表

餐別	早餐	午餐	晚餐
慢性阻塞性肺疾病飲食建議	1.油豆腐釀肉 2.番茄炒蛋 3.炒青江菜	1.酥炸魚捲 2.蘆筍肉絲 3.小白菜 4.白蘿蔔湯 5.午點：奶昔	1.紅燒子排 2.蔥油鱈魚 3.炒菠菜 4.絲瓜湯 5.晚點：口服營養品，如益肺佳、保肺壯、愛攝適1.5

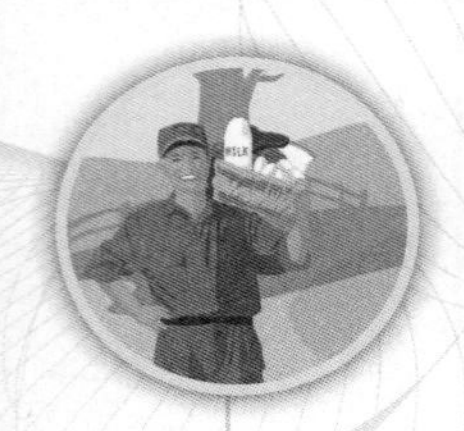
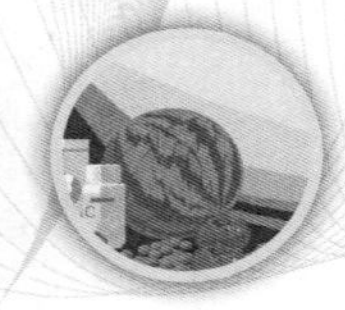

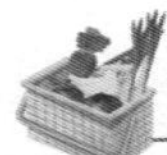

第八節　老人吞嚥困難

所謂的**老人吞嚥困難**（dysphagia），係指在正常吞嚥時，食物由口腔進入咽喉，再進入食道輸送入胃，當老人的口腔與喉嚨肌肉，發生虛弱或無法協調時，導致應該進入胃部的食物或液體，卻誤入到氣管，吸入肺部，造成吸入性肺炎等危險。老人吞嚥問題是因為老化造成食道及胃中間括約肌鬆弛，使食道不自主的蠕動，引發吞嚥困難。

中風病人中45%有吞嚥困難，而有53%至74%的安養院老人有吞嚥困難。吞嚥問題的解決在於少量多餐，每日五至六餐；避免太多食物，造成食慾降低；早餐及中餐建議量多於晚餐，以免影響睡眠。另外，可利用午茶時間補充點心，避免集中在晚間進食。

至於何謂吞嚥困難？dysphagia一字，dys意為困難、phagia為吃，吞嚥困難即指老人難以吞下食物或飲用液體，因此無法正常地將食物加以咀嚼或吞嚥；一般對吞嚥困難的定義，即為「食物無法順利地由口腔進入胃部」。

普遍來說，吞嚥困難常常是老年人吃飯時的頭痛問題，而最常引起吞嚥困難的病症有：中風、癌症、癱瘓、帕金森氏症、老年性痴呆、腦和脊椎受損。食物在口腔中時，要有很好的嘴唇緊閉能力，以防止食物從口中流溢出去，同時要有良好的舌頭運動功能，才能使食物在口中被咀嚼成適合吞嚥的食糜團，當舌頭將食物往口腔後上方推送時，就會引發吞嚥反應，如果這時候咽喉的蠕動收縮力不夠，食物易進入咽喉的縫隙處，進而容易誤入氣管，導致可怕的吸入性肺炎。吞嚥問題會影響老年人的營養狀況，因此若供應的食物或供應的方法不適當，常會引起窒息，或不小心致使食物吸入肺部，直接威脅生命安全。

吞嚥困難的反映較直接的現象有：體重減輕和厭食。另外，照顧者要格外注意，有些老人因為心理或精神狀態的問題，而拒絕張嘴吃東西或拒絕吞嚥食物，在照顧時，要特別注意老人食物的實際攝取情況。

一、老人吞嚥困難的原因與徵兆

吞嚥困難會因為病情發展而有進展，如中風；但是也會因為疾病而更形惡化，如帕金森氏症或漸凍人；以下說明老人發生吞嚥困難的原因、徵兆及如何進行吞嚥困難的測試。

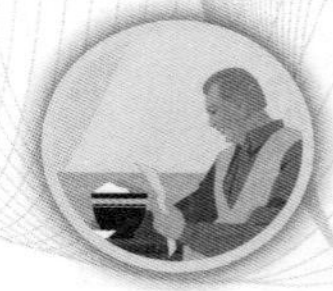
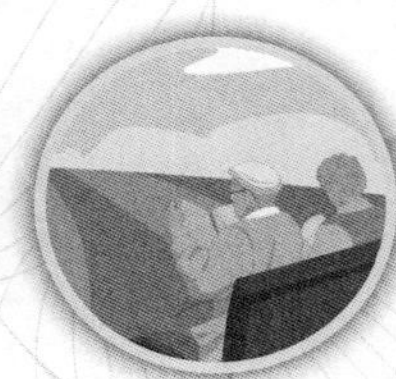

(一)老人吞嚥困難的原因

老人吞嚥困難的原因有神經病學、機械性、食道阻塞與功能不全等因素：

1.**神經病學**：中風、頭頸部癌症、多發性硬化症、腦瘤、阿茲海默症、頭部外傷、運動神經元疾病、帕金森氏症與大腦麻痺。

2.**機械性**：頭部外傷、頭頸部手術、頭頸部癌症與老化。

3.**食道阻塞與功能不全**：食道癌、上消化道疾病與藥物治療。

(二)老人吞嚥困難的徵兆

老人吞嚥後有咳嗽及清喉嚨的現象、一再復發的胸腔感染、發燒、無法開始吞嚥、食物卡在喉嚨、常將食物含在嘴裡、喉嚨有咯咯的聲音、沒食慾、體重減輕與流口水等；因此老人吃東西容易發生嗆到的狀況時，就要注意是否有吞嚥困難的問題，也必須特別注意發生吸入性肺炎的可能，有些老人因爲功能退化，即使食物已經誤入氣管，產生吸入性肺炎，但是臨床上因爲沒有嗆到的症狀，此時容易被忽略而延誤治療，特別稱此現象爲寧靜式吸入；當老人有反覆性且不明原因的發燒狀況時，就要特別注意老人是否發生寧靜式吸入肺炎。

(三)老人吞嚥困難測試

1.**吞嚥前**：讓老人含半湯匙白開水，不可以吞下，如果持續含著十五至三十秒，有發生嗆到狀況時，代表老人的口腔舌頭控制力不佳，將使得食物容易掉入氣管而產生嗆到的情形。

2.**吞嚥時**：如果老人口腔舌頭功能良好，請老人吞下白開水，如果老人超過三十秒，仍然無法做出吞嚥的動作，代表老人咽喉感覺功能受損，無法誘發出吞嚥反應，如果超過五秒以上，老人才做出吞嚥動作，代表老人有延遲性吞嚥反射，會影響到正常的吞嚥功能，而只要在吞嚥的時候發生嗆到的情形，就要懷疑是咽喉期的吞嚥障礙。

3.**吞嚥後是否嗆到**：如果老人多吞幾口水，才會發生嗆到的狀況時，可能是食道頂部的肌肉（環咽肌）無法放鬆等原因造成。

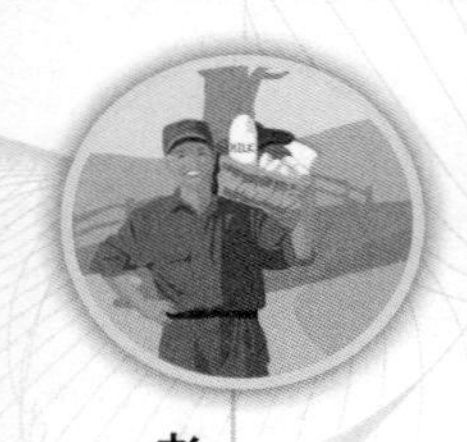
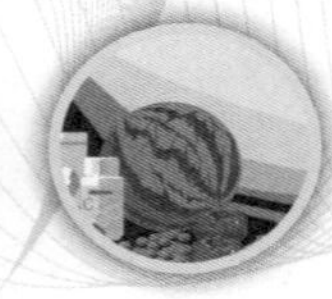

二、老人吞嚥困難的影響與營養支持

(一)老人吞嚥困難所產生的影響

老人由於容易發生食物誤吸入氣管，使胸腔感染而引發肺炎的情形；研究顯示，中風後的老人，第一年死於肺炎的人數約爲20%，之後的死亡率爲10%至15%；値得注意的是，有40%爲發生誤吸入氣管、胸腔感染的患者，此類患者並沒有症狀，因此療養院的肺炎死亡率高達40%。

老人吞嚥困難產生的影響除了上述之外，尚有下列影響：

1.**營養不良、體重減輕、脫水**：造成傷口癒合差，感染機會增加，身心功能受損與住院天數增加。

2.**影響老人心理**：臺灣人朋友相聚，婚喪喜慶或生日都以吃來舉行，老人發生吞嚥困難，影響其心理，導致自社交圈撤退。

歐洲調查結果顯示，吞嚥困難者，有44%會發生體重減輕、50%會吃得比以前少、30%飯後仍然覺得飢餓或口渴、48%因爲吞嚥困難，以至於覺得「吃」不再是一種樂趣；55%因而覺得生活乏味；而37%覺得困窘、30%因爲吞嚥困難，而避免與他人用餐；68%進餐時因爲吞嚥困難而感到困擾；41%進餐時覺得焦慮與恐慌；27%不曾被問到吞嚥困難問題；而有60%的老人，不知道吞嚥困難是可以醫治的。

(二)吞嚥困難的盛行率

研究北部護理之家與安養中心發現：

1.由口進食者的吞嚥障礙，約31.9%，換句話說每三個老人中，約有一個有吞嚥障礙。

2.管灌餵食與由口進食者，約52.1%，也就是說每兩個老人中，就有一個有吞嚥障礙。

3.臺灣的護理之家與安養中心插管餵食比率，是美國的3倍，這顯示了插管的浮濫，即不用插管者也被插管的約有2倍之多。

4.有98.7%使用鼻胃管餵食。

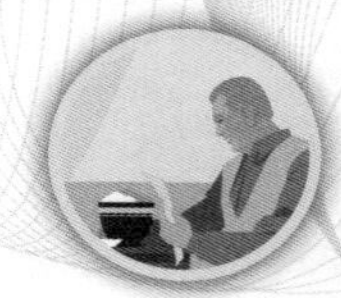

由以上資料分析顯示，臺灣的老人有三分之一有吞嚥困難問題，這個比率相當高，但是因為不懂，沒有人注意與重視；甚至尚有多數人根本沒聽過什麼叫做吞嚥困難，因而吞嚥困難的老人，仍被供應了不適當的食物，如食物稠度不夠、易嗆到等，導致了老人經常嗆到，或發生吸入性肺炎；或者因為照顧者不知道老人已經有了吞嚥困難的情況，而一直被催促（如果家屬都不懂，看護就更不懂了）快速進食，還經常被認為「合作性很差」而投訴，不明白其實是吞嚥困難所造成，而由於照顧者不懂吞嚥困難問題，以至於缺乏同理心，嚴重傷害老人的自尊心與健康。

(三)吞嚥困難者的營養支持

以下為老人有吞嚥困難的營養照顧支持方式：

1.70%吞嚥困難的老人，食物需要剁碎或改以流質泥狀方式幫助進食。

2.利用勾芡劑或食物增稠劑（市售快凝寶、輕鬆吞或馬鈴薯澱粉），調整食物或液體的濃度，或使用太白粉、米麩、麥粉、麵茶、糙米粉、五穀粉、杏仁粉、芝麻糊及蓮藕粉等當作稠化劑，以增加黏稠度。

3.老人坐姿須正確，坐正收下巴，配合甩頭，儘量維持90度。

4.為避免老人有脫水的情形產生，每天當喝的水，增稠後置於規定飲水杯中，須於當日喝完。

5.幫助吞嚥困難的老人吞嚥，防止誤吸入氣管或嗆到。

6.盡可能維持自然進食方式：長期的灌食或喝流質飲食會使老年人失去吞嚥的能力，最好還是給予一般的供應方式，在食物的質地上加以調整，滿足其需求。供應的食物也不要各種混在一起，應如同一般飲食，每道菜分別盛裝供應。

7.精緻的細碎食物適合無法咀嚼者，但需良好刺激來促使老人吞嚥食物。若以細碎食物方式供應，最好能說明所供應的是什麼食物，告知每道菜的名稱及原來性狀，以減少排拒感，提高進食者對食物的接受程度。也要去除太碎、太小的食物或大肉塊，避免造成呼吸道的阻塞。

8.增加食物的濃稠度：適當濃稠的食物有助於刺激唾液的分泌和吞嚥的反應，促進咀嚼及舌頭移動的肌肉強度，據經驗顯示，最佳的濃稠度是類似市售罐裝嬰兒食品一般。製作食物時可以使用太白粉、奶粉、搗碎的馬鈴薯泥，甚至是煮熟的飯，加入一起攪拌來提高食物的黏稠度，而半

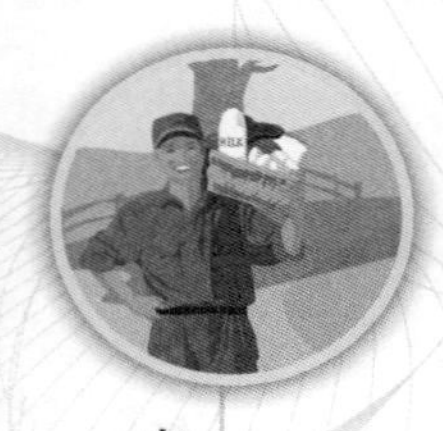
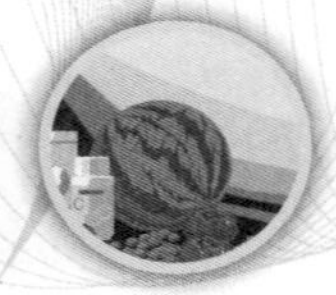

固體食物如蒸蛋、布丁、優格，因為形成黏的食物團，會較易下嚥。

9.質地鬆軟含水分的食物能刺激吞嚥，如起司蛋糕。

10.利用清湯或醬汁來增加食物的潤滑，但如果吞嚥能力不足時，要避免太多的液體。

11.為患者補充必要的營養，包括液狀的多種維生素。

12.宜少量多餐，不妨將三餐分為六餐。

13.整體供應之營養素必須足夠，食物應均衡來自六大類食物；必須選用均衡營養配方補充，並注意纖維素的攝取，以避免便祕。

三、老人吞嚥困難的護理

老人吞嚥困難的護理如下：

1.**口腔衛生**：進食後記得漱口，以避免食物殘渣積存在口腔內，引發細菌滋長，嚴重者甚至會導致肺炎。

2.**食物類別**：某些患者應避免進食硬的、滑的、黏的或圓形的食物。

3.**液體及食物濃度吞嚥速度**：不同的患者進食特定濃度液體及食物，其速度應儘量適中。

4.**進食分量與時間**：某些患者須少量多餐；進食時間須靈活地搭配患者的精神狀況。

5.**進食姿勢**：採坐姿（大約60至90度）或搖高床頭45至60度，避免食物進入氣管，引起吸入性肺炎。

6.**進食環境／氣氛**：提供幽靜的環境，以免分散患者的注意力。

7.**食物及餐具的擺設配合**：避免使用與飲料或食物顏色類似的餐具，否則無法辨識，導致患者拒絕進食。

8.**充足水分及營養**：持續地記錄患者的體重，以避免營養不良或缺水。

9.**吞服藥物**：某些患者須將藥丸磨成粉狀吞服。

10.**緊急護理**：當患者吞食發生梗塞，須馬上急救或送醫處理。

11.**吞嚥練習**：鼓勵或幫助患者進行由語言治療師所規劃的吞嚥練習。

四、老人吞嚥困難的食物製作技巧

老人吞嚥困難的食物製作技巧有：

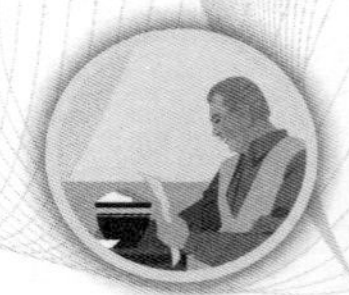
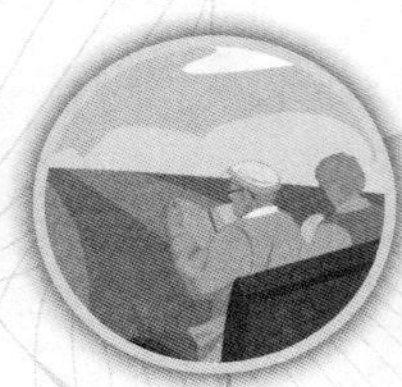

1.改變食物質地：

(1)液體必須被稠化。如牛奶、豆漿或果汁，可利用愛玉子、仙草粉、洋菜粉、吉利丁、石花菜等，增稠變成布丁、豆花或果凍後再食用。

(2)固體食物需要軟化或煮爛成泥狀。

2.增進食慾的方法：

(1)適當稠度的食物和飲料。

(2)少量多餐，一天五餐以上。

(3)提供適當點心。

(4)使用食物增稠劑。

3.**食物增稠劑的製作**：可以稠化液體，防止誤吸入肺部和脫水，使泥狀食物成形改善食物外觀，防止食物與水分分離，維持食物溫度，提升食慾，使患者遵從性高，而有助於改善老人的營養狀況，提升生活品質。

4.食物增稠劑的應用（飲食製作技巧）：

(1)用食物增稠劑製作濃稠飲料：用叉子或攪拌器快速攪拌（湯匙易結塊），注意液體增稠以後，在舌頭停留時間因為變長，而使原來的味道相形上加重，最好先稀釋或調淡一點，做好成品可放置冰箱備用。

(2)用食物增稠劑製作浸泡液：製備各種糕點，浸泡後的糕餅、麵包或蛋糕，須放冰箱兩小時，以達到最適當稠度，成品可以保存四十八小時；浸泡液只適合用在不含顆粒的水果、核果等各式餅乾、麵包或蛋糕上。麵包、饅頭、蛋糕及餅乾等可用牛奶、豆漿、果汁等泡軟，再用湯匙餵食，這樣可以容易攝取液體食物，也可以避免嗆到。

(3)用食物增稠劑製備餅乾：用125毫升果汁，加一湯匙食物增稠劑，迅速攪拌均勻成浸泡液，餅乾放入浸泡液中，完全覆蓋約十秒，取出放盤置入冰箱兩小時後，即可供應食用。

(4)用食物增稠劑製備蛋糕：用125毫升果汁，加一湯匙食物增稠劑，迅速攪拌均勻成浸泡液，蛋糕放入浸泡液中，完全覆蓋約十秒，取出放盤置入冰箱兩小時後，即可供應食用。

(5)用食物增稠劑製備麵包：用125毫升果汁，加一湯匙食物增稠劑，迅速攪拌均勻成浸泡液，麵包放入浸泡液中，完全覆蓋約十秒，取出放盤置入冰箱兩小時後，即可供應食用；食用時可與增稠後的湯汁一起食用。

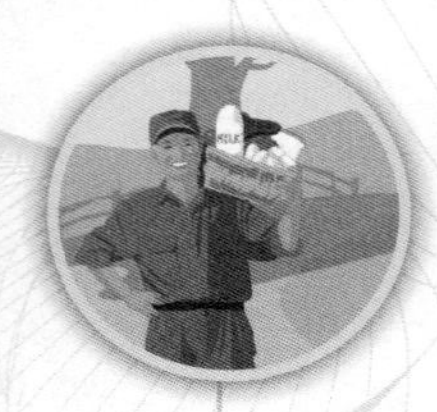
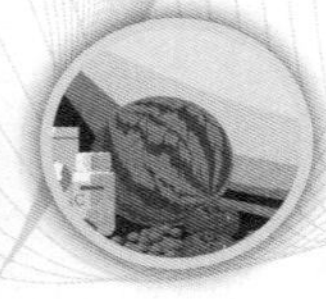

(6)用食物增稠劑製備果泥：用桃子或李子等水果攪打均勻成泥，加兩湯匙食物增稠劑，迅速攪拌均勻，放盤置入冰箱一分鐘後，即可供應食用。

5.老人發生吞嚥困難、吞嚥無力、吞嚥不協調時：

(1)增強吞嚥刺激：

①滲入口味、香味重的食物，加糖、加香辛料。

②食物以較熱或較冷的溫度供應。

③滲入不同軟硬質地的食物。

(2)避免食用在咽部會碎開的食物：維持可結成食糰的半固體質地，如壽司、飯糰、荷包蛋、炒蛋、鮪魚沙拉、肉泥沙拉、罐頭水果、通心粉、絞肉丸、燉軟的豬小排、雞肉丸、魚肉、魚丸、雞蛋布丁、豆腐及豆腐丸子等。

(3)減少氣管阻塞的危險：避免過黏或體積過大的食物。

(4)可能在吞嚥反射動作發生前，液體就流至咽部而嗆到呼吸道：要小心稀薄液體（如水、果汁、清湯、咖啡、茶、可可、牛奶、碳酸飲料），供應時可用脫脂奶粉、水果乾或者增稠劑，將稀薄液體變濃稠。

(5)減少用力過度，較利於控制溫度及營養攝取，須少量多餐。

6.老人發生口腔肌肉控制無力或不良時：

(1)口腔動作較少：維持可結成食糰的半固體質地。

(2)泥狀食物不好控制：避免滑溜（如果凍、仙草、愛玉、茶凍、乳凍、整顆葡萄、櫻桃、魚丸、鵪鶉蛋等）、黏稠的食物。

(3)減少疲勞，有利於增加總營養素，須少量多餐。

7.老人發生口腔感覺變差時：

(1)使感覺強化：

①將食物放於口中最敏感的區域。

②用重口味、強烈香味的食物。

(2)使吞嚥單純化、減少被稀釋液體嗆到的機會：不要將軟硬質地不同的食物攪混在一起。

(3)使感覺強化，預防高溫液體燙到口腔黏膜：食物以較冷溫度供應。

8.老人發生咽環狀軟骨功能不良時：一般液態及泥狀食物較易通過，如無

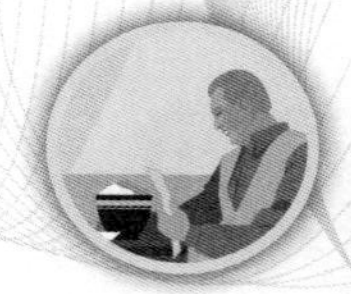
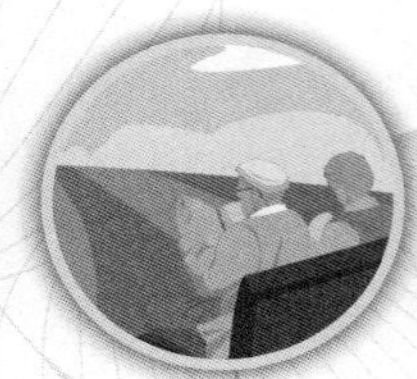

其他的飲食限制時，可以液體或食物泥的方式供應。

9.**老人喉頭升高不足時**：

(1)容易嗆入呼吸道：用稠度液中度（如新鮮蔬果榨的果菜汁、奶油或澱粉勾芡的濃湯、濃度稍高的商業灌食配方、麥芽飲品，或使用增稠劑調製成）到濃稠態液體（如水果泥、冰淇淋、霜淇淋、優格、麵茶等，或使用增稠劑調製成），或供應軟質固體，避免食用稀薄液體食物。

(2)減少氣管阻塞：避免太黏稠（如麻薯、年糕、糯米製品、加麥芽糖的食物、白饅頭、白土司）、體積太大或易碎開的食物（如餅乾、乾飯、豆類、玉米、洋芋片、鳳梨酥、乾而易碎的麵包、堅果、無醬汁的絞肉）。

10.**老人聲帶關閉不良時**：

(1)容易嗆入呼吸道：須避免稀薄液體。

(2)減少小塊物體穿過咽部的危險：避免易碎開的食物。

11.**吞嚥困難進食時的注意事項**：

(1)坐姿90度，頸部放鬆，適度支托，頭部前傾，如情況許可，應鼓勵老人自己進食。

(2)食物由健康那一側的口腔餵食，勿使用吸管，因為容易嗆到，應使用小湯匙緩慢餵食。繼續餵食之前要檢視口腔，確定無食物時，才可以繼續餵食。如果餵食過程發生咳嗽，應停止餵食，休息三十分鐘後再試，若屢次發生咳嗽，須等醫師評估後，才可嘗試餵食。

(3)少量多餐可減少進食疲勞，且有助於總營養素之攝取。

(4)進食完畢後，應檢查口腔兩頰內是否有食物殘留，並加強口腔清潔。避免食物殘渣積存在口腔內，因為會引發細菌滋長，嚴重者甚至會導致肺炎。

(5)避免食用易嗆到及不易吞嚥的食物：糕餅類、乾麵包、花生醬、乾薯泥、湯圓糯米類、豆子、玉米粒、核果類。

(6)避免食用纖維與有子、有核的食物。

(7)避免質地不同的食物，如含水果丁的優格、有菜有麵的湯麵。

(8)食物不可太稀，應該變成細碎泥狀，並避免太稠、體積太大，以免嗆到。

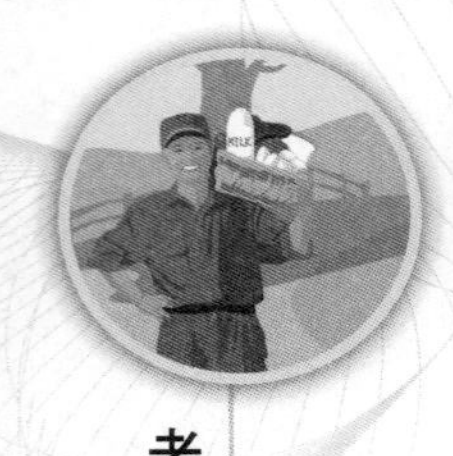
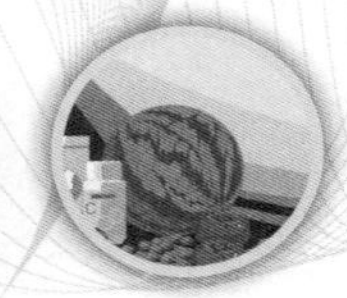

五、老人呑嚥困難飲食建議

老人呑嚥困難的飲食建議如下：

1.**軟食**：選擇質地不粗糙或不會太硬的食物，避免煎、炸或烤、調味過重或刺激性太強的食物。
2.**細碎飲食**：將固體食物經切細或剁碎等方式處理後，供應食用，此類食物適用於無牙齒或咀嚼能力差的老人。
3.**半流質飲食**：將食物剁碎或煮軟後，再煮成菜肉粥或湯麵的形式，水分較多。
4.**流質食物**：將食物用果汁機攪碎成液態，或使用商業配方，適合補充老人正餐攝取之不足，或於營養不良時食用。
5.**管灌飲食**：將多種自然食物攪拌均勻後，過濾成可通過餵食管的流體食物；或選用商業配方供應。
6.**細泥飲食（糊餐）**：將半流質或細碎食物經果汁機攪碎成泥狀後供應，需要注意避免食用液體食物，讓吞嚥困難的老人嗆到。建議採取以下方式：
(1)用攪拌機或食物處理機，將食物攪爛成泥狀，性質幼滑，含粒狀。
(2)去掉肉類皮層、骨頭、瓜果外皮、種子及核。
(3)將較硬或較大塊的食物烹軟及切細。
(4)利用蒸、煮及焖等方法，以便烹調後易於將食物切碎和攪磨。
(5)利用常用的食物處理機及用器，包括果汁機、攪拌機、碎肉機、絞肉機、篩子及菜刀。製作糊狀食物時，須先將食物煮熟，然後再攪拌磨成糊狀；另外攪磨時，可以加入適量的湯、牛奶、果汁，以增加食物的味道及營養價值；若攪拌後的食物有顆粒或渣時，可用篩子過濾；各類食物如配菜及肉類，應分別切碎或攪磨成泥狀後再混合；五穀食物如飯或麵，則不宜與配菜一起混合攪磨。
(6)利用烹調及搭配不同顏色的食物，如紅蘿蔔泥、南瓜泥、番茄泥、蛋黃泥、果醬、果泥等，將使菜色之視覺更豐富與具有吸引力。
(7)建議將細泥飲食，用適當器具裝成自然食物樣式，或將食物（土司或餅乾等）泡增稠劑後鋪盤成形。
(8)食物的選擇：

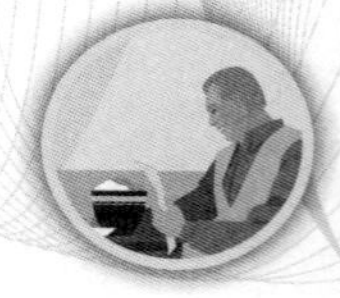

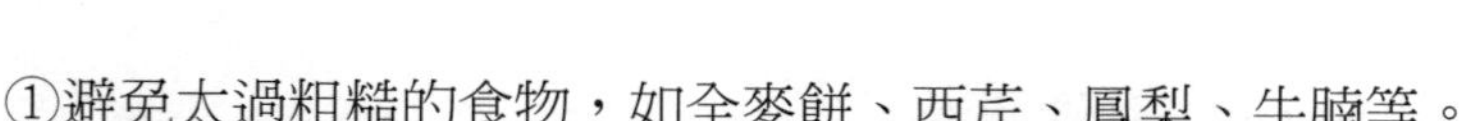

①避免太過粗糙的食物，如全麥餅、西芹、鳳梨、牛腩等。

②避免會沾黏口腔的食物，如糯米、湯圓或年糕。

③避免質地較硬的食物，如堅果或碎果仁。

④調味品建議選用薑泥、蒜泥、胡椒粉、磨碎的香料、醋及茄汁等。

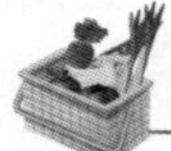

第九節　老人飲食製備注意事項

1.老人宗教飲食禁忌：

(1)回教：忌豬肉及麻醉性飲料。

(2)猶太教：忌豬肉與帶血食品。

(3)印度教：忌所有肉類。

(4)摩門教：忌酒與含咖啡因飲料。

2.食物儲存之管理原則（冷藏冷凍管理）：

(1)**先進先出**（First In First Out, FIFO）**原則**：避免物料超過存放期限，應標示入庫日期，將新貨放在舊貨後方，並注意保存期限。

(2)避免危險溫度：乾貨溫度攝氏20度以下，相對濕度40%至60%；維持安全溫度：冷藏食品溫度則應在攝氏7度以下，食品凍結點以上（約負1度）；相對濕度75%至95%。冷凍食品溫度則應在攝氏負18度以下，相對濕度75%至85%。不宜經常開冰箱，打開時間不宜過長，因為在18度室溫左右，打開冰箱10秒鐘，溫度會上升5度。食物仍有餘溫時，必須放涼後再放進冰箱，熱食絕對不可以直接放入冰箱。

(3)照明設備須足以看清楚標示、外觀與包裝。冷凍、冷藏庫應設有溫度計、警鈴與防止被反鎖裝置。

(4)避免接觸或靠近化學藥品、廁所、樓梯下方、火源。清潔庫房用具，應該與庫房分開，以免被誤用。

(5)冰箱平時只裝六分滿，以七分為上限。維持清潔，定期清潔打掃，保持乾淨與食品包裝完整。至少一個月清洗一次，除臭時，建議使用榨完汁之檸檬、咖啡渣或茶葉渣（先曬乾），其他除臭物質有備長碳及小蘇打粉。

(6)食材處理後再放冰箱：

①魚：沖洗魚肚，去內臟，刮魚鱗，洗淨，滴乾水後依一次用量分裝

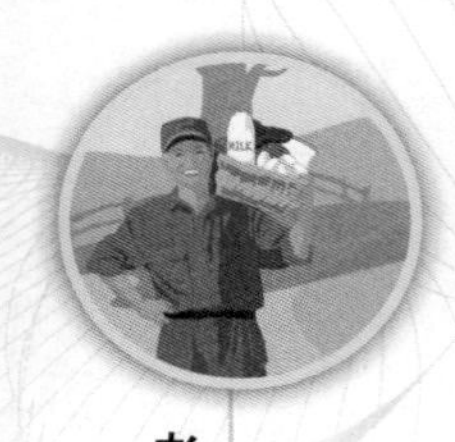
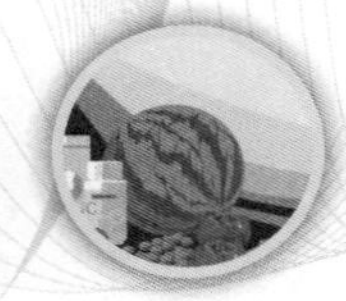

之後，再入冷凍庫。

②肉：按每次用量分裝，攤平或用容器分裝，放入冷凍庫。

③豆腐：移裝容器，冷藏可以加水，但是需要每天更換水，以免酸掉。

④蔬果：先去掉老黃葉片及修整不良根部。

a.葉菜類：稍晾乾，用白報紙分裝冷藏，越外層越老，應越早食用（如大白菜、高麗菜）。

b.竹筍：要馬上煮過，防止纖維繼續老化，剝掉外殼後再冰。

c.蘋果：洗淨後擦乾，用保鮮膜包好再入庫。

d.剩菜：不要用原盤子加保鮮膜，去湯汁後再移到適當大小的保鮮盒，以免打翻，也比較不占用空間，重要的是，可以迅速冷卻。

(7)冷凍庫：最底層放魚、肉或海鮮；中間層放加工食品（如熱狗、魚丸、水餃）；最上層放甜食（如冰品、糕餅）：

①每一層可以分成左、中、右，分區存放，如左邊區放豬肉，中間區放雞肉，而右邊區放海鮮與魚。

②抽屜可以使用硬紙板區隔，再分區存放。

③使用密封罐等適當容器盛裝，建議在外面貼標籤註明冰存內容與時間，以利於查看與管理。

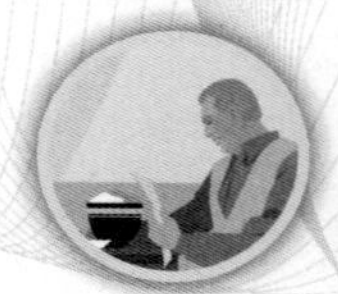
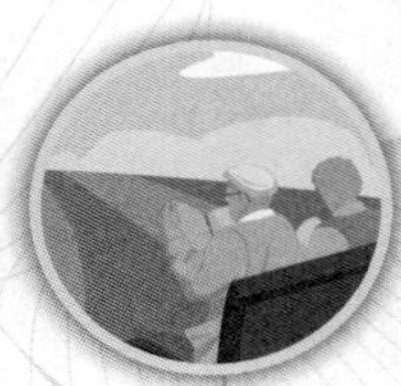

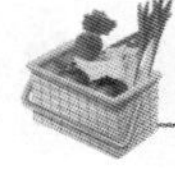

重點回顧

一、老人飲食依據飲食質地區分為普通飲食、軟質飲食、孕產婦飲食、細碎飲食、半流質飲食、溫和飲食、胃手術後飲食、全流質飲食、冷流質飲食、幼兒飲食、管灌食飲食、牛奶飲食、米湯及清流。

二、依據飲食成分限制區分為糖尿病飲食、控制熱量飲食、脂肪限制飲食、低膽固醇飲食、低動物油飲食、低普林飲食、高蛋白質飲食、低蛋白質飲食、低渣飲食、高纖維飲食、限水飲食、限鈉飲食、限鈣飲食、限鉀飲食、低磷飲食及限碘飲食。

三、控制血膽固醇飲食之階段一飲食：

1.總脂肪：＜30%。

2.飽和脂肪：＜10%。

3.多元不飽和脂肪：最多10%。

4.單元不飽和脂肪：10%至15%。

5.醣類：50%至60%。

6.蛋白質：10%至20%。

7.膽固醇：＜300毫克。

8.總熱量：維持理想體重／超重者則須減重。

四、控制血膽固醇飲食之階段二飲食：

1.總脂肪：＜30%。

2.飽和脂肪：＜7%。

3.多元不飽和脂肪：最多10%。

4.單元不飽和脂肪：10%至15%。

5.醣類：50%至60%。

6.蛋白質：10%至20%。

7.膽固醇：＜200毫克。

8.總熱量：維持理想體重／超重者則須減重。

五、調整營養素飲食：

1.調整醣類飲食：傾食症候群飲食及糖尿病飲食。

2.調整脂肪飲食：計有低油飲食、高膽固醇血症飲食與高三酸甘油酯血症

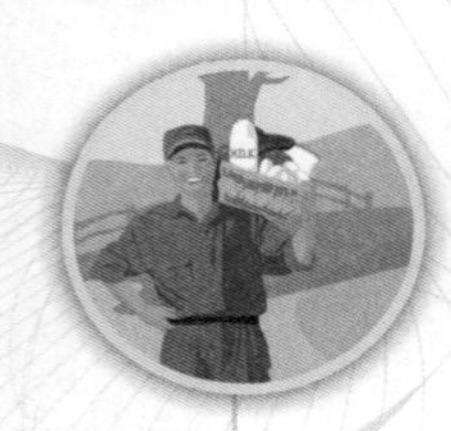
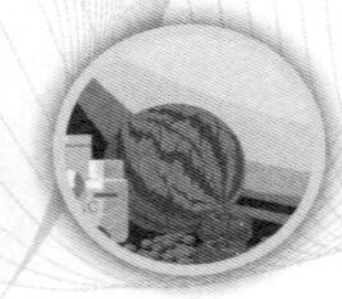

飲食。

3.調整蛋白質飲食：包括低普林飲食（痛風飲食）、高蛋白質高熱量飲食、低蛋白飲食與肝硬化飲食。

4.調整礦物質飲食：高鉀飲食、限鈣飲食、限鈉飲食、低銅飲食、低碘及高碘飲食。

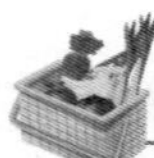

問題與討論

一、老人飲食依據質地區分有哪些飲食？

二、老人飲食依據成分區分有哪些飲食？

三、請列舉三種調整脂肪飲食。

四、請列舉三種調整蛋白質飲食。

五、請列舉兩種調整醣類飲食。

六、食品增稠劑如何應用於老人吞嚥困難上？

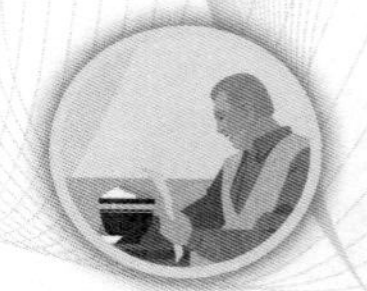
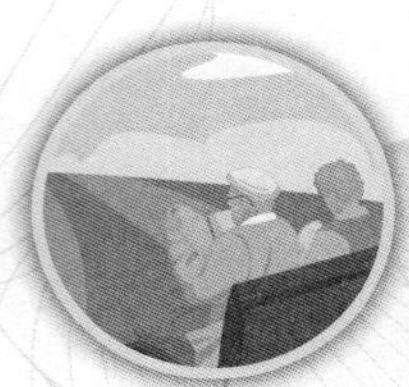

參考書目

一、中文部分

于守洋、崔洪彬（2003）。《保健食品全集》。臺北：九州。
于美人、歐陽英（2003）。《水果食療大全1》。臺北：天下遠見。
王月映譯（2000）。《體內環保》。臺北：生智文化。
王果行等（2000）。《普通營養學》。臺北：匯華。
王瑤芬（1999）。《食物烹調原理與應用》。臺北：偉華。
臺大醫院營養部（1998）。《七大文明病套餐》。臺北：臺視文化。
江長彬（2000）。《癌症病人飲食調養》。臺北：協合文化。
行政院國家科學發展委員會、國立臺灣大學、中華民國營養學會、中華民國老人病醫學會（1983）。〈營養與老化現象國際研討會〉，《臺灣營養學會雜誌》，第8卷，第1、2期，頁79。臺北：臺灣營養學會。
李世代、廖英茵（2004）。〈老人常見的營養問題——以長期照護機構老年住民之經驗為例〉，《護理雜誌》，第51卷，第5期，頁21-26。臺北：臺灣護理學會。
李世滄、陳榮洲（2002）。《中國醫藥食補養生大典》。臺北：旺文社。
李寧遠（1997）。《運動營養學》。臺北：華香園。
李德初（2006）。《我的醫生不開藥》。臺北：原水文化。
周儉（2002）。《保健食品》。臺北：九洲。
林碧珠（2004）。〈髖部骨折老人出院過渡期主要照顧者照顧經驗之探討〉，《新臺北護理期刊》，第6卷，第1期，頁57-67。臺北：臺北醫學大學。
金惠民、田玫、廖英茵（2002）。〈老人居家照護個案營養專業介入之成效探討〉，《臺灣營養學會雜誌》，第27卷，第4期，頁232-238。臺北：臺灣營養學會。
高美丁等（2004）。《膳食療養學》。臺中：華格那。
國家衛生研究院（1995）。《營養對免疫力的影響》。臺北：國家衛生研究院。
張金堅等（2001）。《新一生的營養規劃》。臺北：藝軒。
張振崗等（2003）。《營養學概論》。臺中：華格那。
張振崗等（2003）。《實用營養學》。臺中：華格那。
梁文薔（2003）。〈老人的營養〉，《健康世界》，第206期，頁69-79。臺北：健康文化事業。
莊雅惠（2006）。《排毒大全》。臺北：天下遠見。
許安倫（2005）。〈老年人常見疾病的運動與營養——物理治療師的觀點〉，《長期照護雜誌》，第9卷，第1期，頁39-46。臺北：中華民國長期照護專業協會。
連潔群、楊又才譯（2000）。《新編實用營養學》。臺北：藝軒。
陳月卿（2005）。《全食物密碼》。臺北：大關。

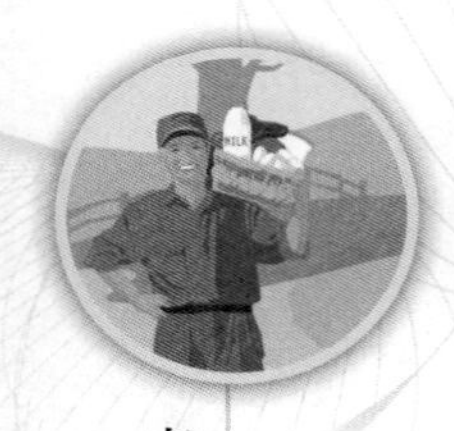
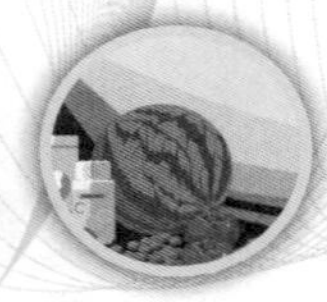

陳冠如、蕭寧馨、潘文涵、駱菲莉、林璧鳳（2006）。〈素食飲食型態對臺灣老人維生素B營養狀況與血漿同半胱胺酸濃度的影響〉，《臺灣營養學會雜誌》，第31卷，第4期，頁117-126。臺北：臺灣營養學會。

陳清惠（2004）。〈老人營養狀況之評估〉，《護理雜誌》，第51卷，第5期，頁10-14。臺北：臺灣護理學會。

陳淑娟（2000）。《臨床營養學》。臺北：合記。

章樂綺等（2000）。《實用膳食療養學》。臺北：匯華。

游萬來、曾思瑜、林睿琳（1999）。〈臺灣中部地區老人安養機構生活飲食系統調查評估研究〉，《設計學報》，第4卷，第2期，頁41-56。雲林：中華民國設計學會。

黃伯超等（1997）。《營養學精要》。臺北：健康。

黃玲珠（2000）。《實用膳食療養學》。臺北：華杏。

楊淑惠（1993）。〈從營養學觀點談論阿耳滋海默氏病〉，《臺灣營養學會雜誌》，第18卷，第3、4期，頁243-252。臺北：臺灣營養學會。

楊淑惠等（2000）。《新編營養學》。臺北：匯華。

葉寶華等（2004）。《膳食療養學》。臺北：永大書局。

詹吟菁、翁玉青、洪麗珍、黃美娜、林姿利、王銘富（2000）。〈臺中縣地區居家老年失能病患之營養現狀〉，《臺灣營養學會雜誌》，第25卷，第2期，頁82-90。臺北：臺灣營養學會。

劉六郎（2005）。《疾病營養學》。臺北：臺灣東華。

劉璞（2005）。《熱門保健食品全書》。臺北：商周出版。

歐陽宏霽（2003）。《半飽》。臺北：大塊文化。

歐陽英（2002）。《生機飲食50問》。臺北：天下遠見。

歐陽鍾美（1999）。《小吃美食營養觀》。臺北：健康世界。

蔡秀玲、郭靜香（2001）。《生命期營養》。臺北：藝軒。

蔡淑芳等（2000）。《應用膳食療養學》。臺北：藝軒。

行政院衛生署（2007）。http://www.doh.gov.tw/lane/health_edu/j3.html。線上檢索日期：2007年8月6日。

鄭金寶（2004）。〈住院老年病患常見之營養問題及處理〉，《護理雜誌》，第51卷，第5期，頁15-20。臺北：臺灣護理學會。

鄭啓清（2004）。《營養與免疫》。臺北：藝軒。

戰臨茜、高森永、金惠民、李美璇（2002）。〈北臺灣社區與機構中老人的營養狀況及其預測因子〉，《臺灣營養學會雜誌》，第27卷，第3期，頁147-158。臺北：臺灣營養學會。

蕭寧馨（2006）。《透視營養學》。臺北：藝軒。

謝明哲等（2003）。《實用營養學》。臺北：匯華。

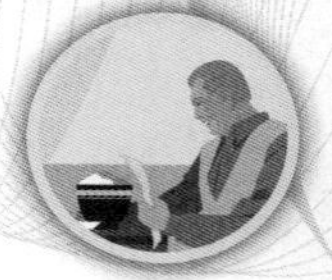
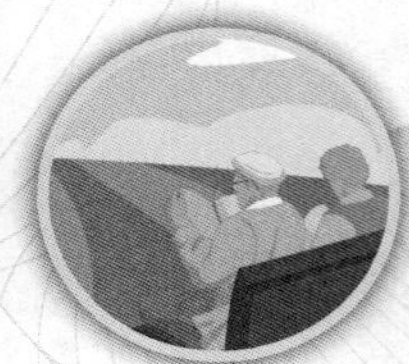

二、外文部分

Bath PMW, Bath-Hextall FJ, Smithard DG: Interventions for dysphagia in acute stroke. *Cochrane Database of Systematic Reviews 1999*, Issue 4. Art. No.: CD000323. DOI: 10.1002/14651858.CD000323.

Deane KHO, Whurr R, Clarke C E, Playford E D, Ben-Shlomo Y: Non-pharmacological therapies for dysphagia in Parkinson's disease. *Cochrane Database of Systematic Reviews 2001*, Issue 1. Art. No.: CD002816. DOI: 10.1002/14651858.CD002816.

Xie Y, Wang L, Zhao J, Wu T: Acupuncture for dysphagia in acute stroke. (Protocol) *Cochrane Database of Systematic Reviews 2006,* Issue 3. Art. No.: CD006076. DOI: 10.1002/14651858.CD006076.

Sreedharan A, Wortley S, Everett SM, Harris K, Crellin A, Lilleyman J, Forman D: Interventions for dysphagia in oesophageal cancer. (Protocol) *Cochrane Database of Systematic Reviews 2004*, Issue 4. Art. No.: CD005048. DOI: 10.1002/14651858.CD005048.

Hill M, Hughes T, Milford C: Treatment for swallowing difficulties (dysphagia) in chronic muscle disease. *Cochrane Database of Systematic Reviews 2004*, Issue 2. Art. No.: CD004303. DOI: 10.1002/14651858.CD004303.pub2.

Hooper L, Bartlett C, Davey Smith G, Ebrahim S: Advice to reduce dietary salt for prevention of cardiovascular disease. *Cochrane Database of Systematic Reviews 2004*, Issue 1. Art. No.: CD003656. DOI: 10.1002/14651858.CD003656.pub2.

Baldwin C, Parsons T, Logan S: Dietary advice for illness-related malnutrition in adults. *Cochrane Database of Systematic Reviews 2007*, Issue 1. Art. No.: CD002008. DOI: 10.1002/14651858.CD002008.pub2.

Brunner EJ, Rees K, Ward K, Burke M, Thorogood M: Dietary advice for reducing cardiovascular risk. *Cochrane Database of Systematic Reviews 2007,* Issue 4. Art. No.: CD002128. DOI: 10.1002/14651858.CD002128.pub3.

Moore H, Summerbell CD, Hooper L, Ashton V, Kopelman P: Dietary advice for the prevention of type 2 diabetes mellitus in adults. (Protocol) *Cochrane Database of Systematic Reviews 2005*, Issue 1. Art. No.: CD005102. DOI: 10.1002/14651858.CD005102.

Thompson RL, Summerbell CD, Hooper L, Higgins JPT, Little PS, Talbot D, Ebrahim S: Dietary advice given by a dietitian versus other health professional or self-help resources to reduce blood cholesterol. *Cochrane Database of Systematic Reviews 2003*, Issue 3. Art. No.: CD001366. DOI: 10.1002/14651858.CD001366.

第十章 老人與健康食品

學習目標

- 區分保健食品與健康食品的不同
- 認識市售健康食品保健成分
- 了解違規健康食品

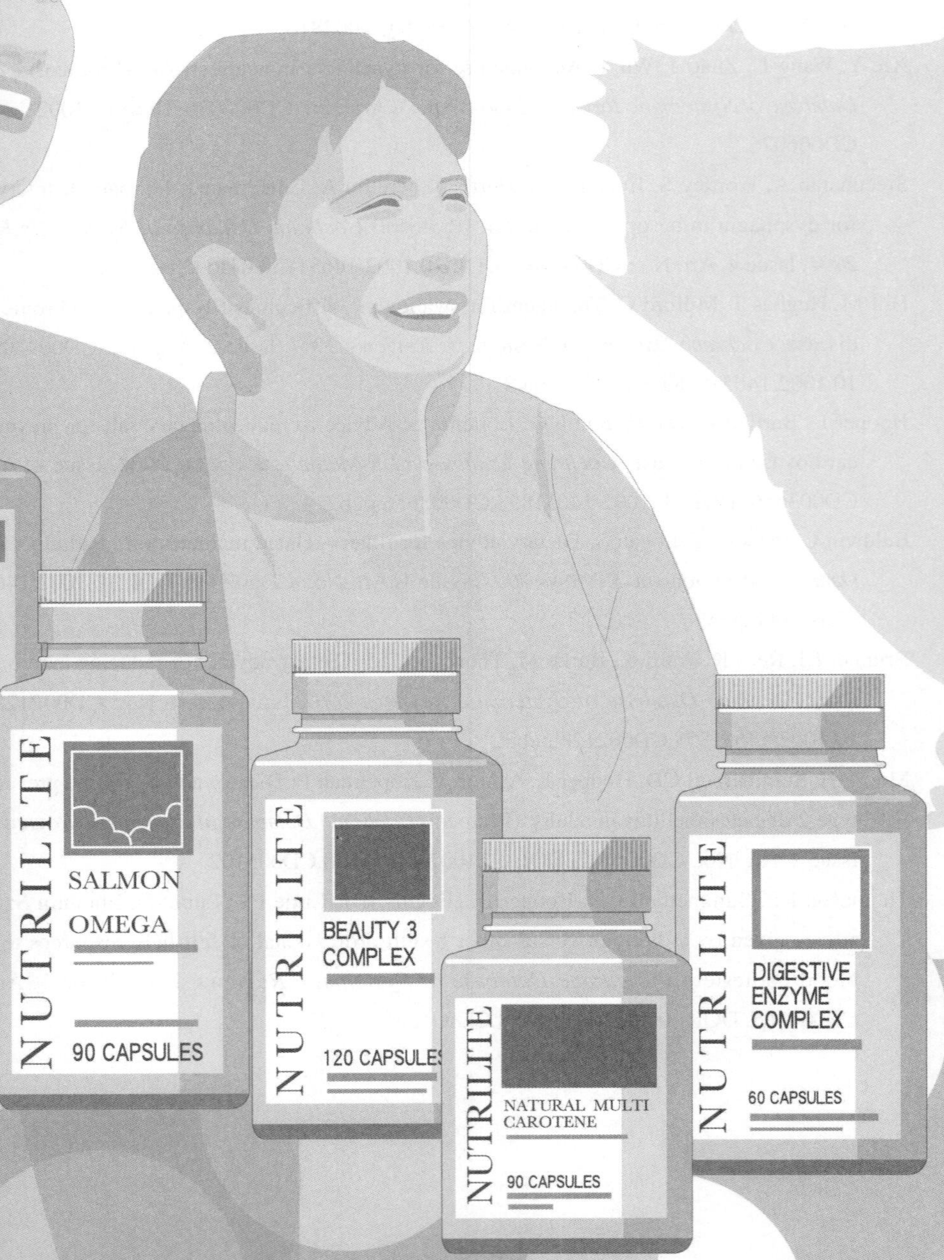

關於老人與健康食品

根據經建會預計，2020年臺灣的老年人口，將高達13.8%，約三百四十萬人，即每八個人中就有一個老人，而根據估計臺灣現在的保健食品市場，目前約有兩百億元，但是未來的市場潛力看漲，而且將繼續成長。

現代人對於食品的要求，已超越過去對於吃得飽或吃得好等基本生理要求，現在更進而要求吃得安全、吃得營養與吃得健康，更期望能維持或增強身體健康，甚至是調整身體失序，因此保健食品蓬勃發展。

須注意的是，衛生署所稱之**健康食品**，係指提供特殊營養素，或具有特定之保健功效，特別加以標示或廣告，而非以治療、矯正人類疾病爲目的之食品；也就是說，衛生署的意思是**健康食品只有「保健」而沒有「醫療」效能**，這是國人應特別加以注意的，切勿因不了解原委，花錢又傷身，得不償失。

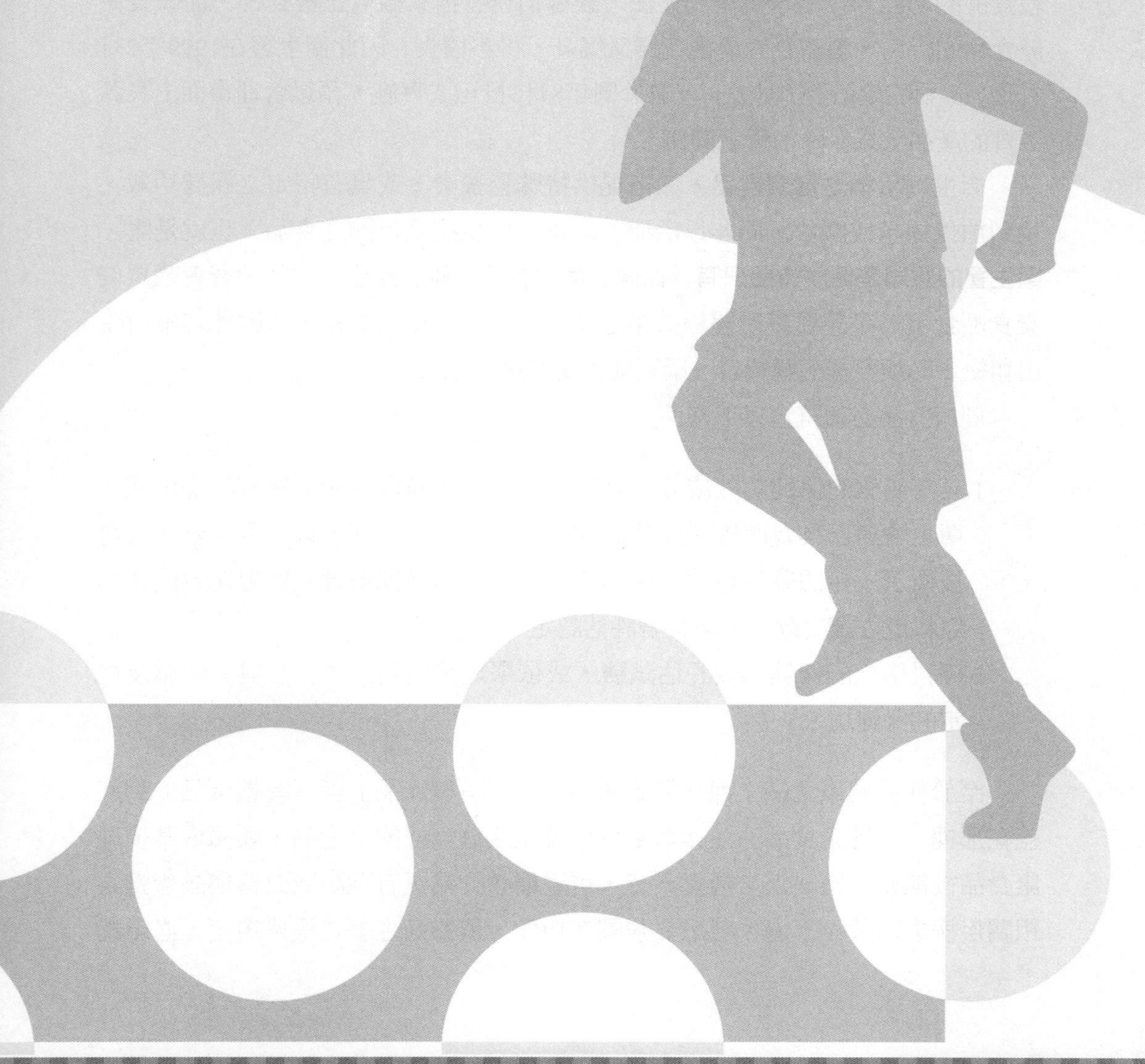

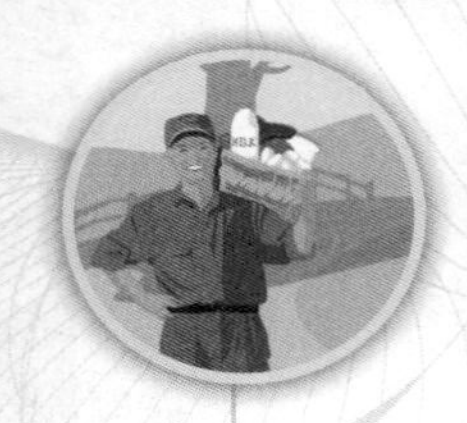
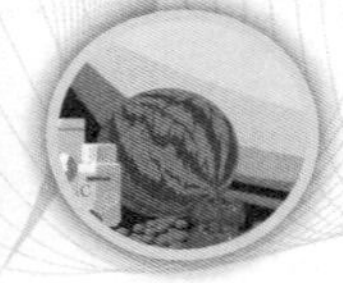

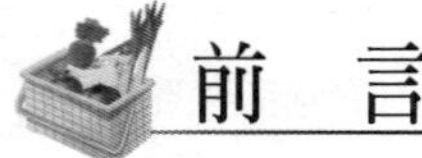

前 言

臺灣的老人普遍有補充健康食品的習慣，國人因為飲食不均衡，衍生許多文明疾病與慢性病，因此需要改變飲食習慣，建立正確觀念，而因為醫療科技的進步，人類壽命延長，故對於健康食品的需求增加。

「健康食品」是對於維持身體健康有幫助的食品的統稱，衛生署有鑑於許多食品業者在行銷時，常常故意做一些誇大不實的宣傳手法，在沒有充分的科學證據下，導致消費者無從判斷眞僞，因而受騙上當；或因某些食物，確實具有身體保健的功能，但廠商為求銷售業績，往往只以保健功效為訴求，完全抹殺食品的功能，以本末倒置的作法，誤導消費者捨棄攝取正常食物，而改食保健食品的行為，讓消費者最後花錢又傷身，得不償失。因此衛生署在1999年2月3日公布「健康食品管理法」，並於同年8月3日正式實施，藉以管理市面上良莠不齊的產品，以保障消費者健康。

衛生署所稱之**健康食品**，係指提供特殊營養素，或具有特定之保健功效，特別加以標示或廣告，而非以治療、矯正人類疾病為目的之食品；也就是說，**衛生署的意思是健康食品只有「保健」而沒有「醫療」效能**，此與消費者購買健康食品食用，是想要獲得醫療效果之認知，存在著很大落差，也因此經常衍生出糾紛，必須要提醒購買者，購買前需要特別注意。

健康食品必須符合以下條件：

1. 具有明確的保健功效成分，且其產品的合理攝取量必須具有科學依據。衛生署對已具有明確保健功能的保健功效成分，應予以公告。若在現有技術下，無法確定有效的保健功效成分，則應列舉具該保健功效的各項原料或佐證文獻，由衛生署評估認定。
2. 經科學化的保健功效評估試驗，或依學理證明其無害，且具有明確及穩定的保健功效。

至於何謂健康食品？而「健康產品」、「有機產品」與「有機食品」到底差在那裡？「健康食品」並非以治療或矯正疾病為目的之產品，如攝取某項健康食品後補充人體缺乏之營養素時，可宣稱該食品具有預防或改善與該營養素相關疾病之功效。不過，若想要強調其功效，依據衛生署之嚴格規定，必須提

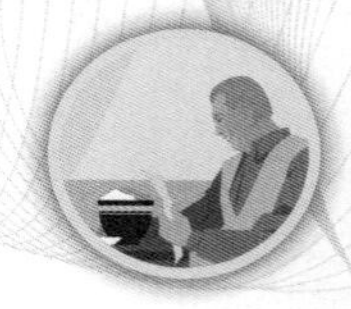
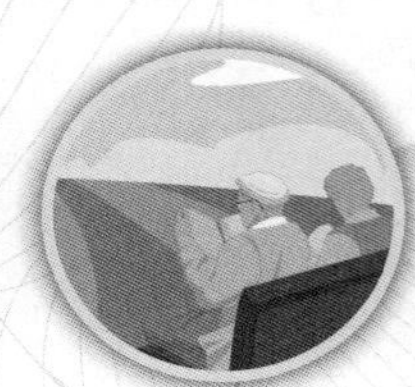

出「科學證據」，且經審核後，才可宣稱爲「健康食品」。

健康食品的種類繁多，有的屬於保健食品，有的則是纖維質、礦物質及維生素的補充食品。「有機產品」則是著重從原料、栽培、採收及製成產品的過程中，強調一切以「自然法則」爲訴求，因此有機產品，並不是衛生署所稱的健康食品，也不能標示爲健康食品；但是由於現行許多廠商，多半自行混充爲健康食品，打著有機食品的標幟，在沒有取得衛生署核可的健康食品認證下，其售價卻比相同成分與功效者昂貴很多（多半採用直銷方式），這也是民眾分辨其中差異時，要特別注意的。另外要注意的是，即使是天然食品也不一定保證安全，因爲所謂一些標榜天然食品的外包裝上的成分，其記載往往不盡詳實，甚至有些故意漏失，因此消費者很難確認其所謂的「天然成分」之眞僞；另外有機產品經常宣稱不施加任何化學肥料及不灑農藥部分，其可信度令人質疑，而且也並非普通民眾所可以確實查證的；再加上如果眞正爲不含添加物或防腐劑等產品者，一定不容易保存，即便是採用眞空包裝，則仍有其儲存期限，而過期食用不但沒有保健功效，反而有害人體健康。「有機食品」，一般會強調生食可以提升免疫力之說法；由於生食蔬菜與水果，確實可以補充維生素B群及維生素C，但是如果飲食只光靠生飲蔬菜水果汁，長期下來反而容易導致營養偏離不均衡，容易造成抵抗力減弱，甚至營養不良；現在很多所謂的專家，由於過分強調只要吃有機食物，就可以改變體質，進而治療癌症及防範再度復發，雖然對於飲食不均衡的現代人來說，短期有矯正功效，但是長期食用，如果沒有適當營養教育，往往會發生營養不均衡，而造成營養缺乏，甚至影響癌症之治療效果，這是食用有機食品者，需要特別注意與小心的。

補充維生素、礦物質等保健食品，到底有沒有功效，經筆者至科克倫（Cochrane）實證醫學評論資料庫，查詢相關大型研究結果後發現：攝取維生素E或抗氧化的維生素與礦物質，對於改善老人眼睛黃斑病變疾病沒有效果，即補充抗氧化維生素及礦物質是不必要的。長期補充β-類胡蘿蔔素、維生素C及E時，不能排除可能會對身體發生損傷；而β-類胡蘿蔔素，目前已知會增加抽煙者罹患肺癌之機率，維生素E則會增加糖尿病或心血管疾病患者發生心臟衰竭。補充抗氧化劑（維生素C、E、硒及茄紅素），可以抵消自由基，有助於預防子癇前症（pre-eclampsia），有的也會增加「早產」的風險。對於健康孩童使用補充劑（300至1,200毫克之碳酸鈣、磷酸鈣、果酸鈣、乳酸鈣、葡萄糖鈣及牛奶提煉之鈣），想要增加其骨質密度，實驗結果是不建議使用。

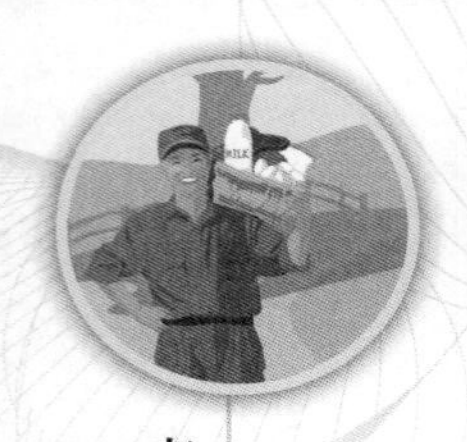
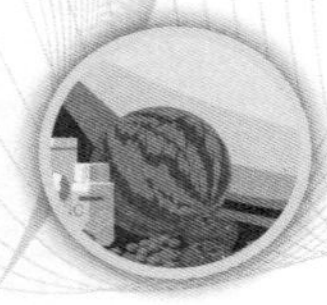

流行病學調查研究發現，攝取高飽和脂肪酸地區的人，容易增加罹患氣喘（asthma），而當患者改食海洋脂肪酸（魚油）時，並未能改善氣喘。單獨攝取高蛋白質或均衡蛋白質補充劑，並沒有好處，反而對於胎兒（fetus）有害；只有補充蛋白質補充劑（沒有同時補充熱量）時，對於懷孕婦女或其嬰兒是沒有好處的。另外，沒有任何實驗結果顯示，懷孕期間食用鎂補充劑會有好處。急性生病老人補充飲食及營養，可以預防褥瘡（bed sores, pressure ulcers）、營養不良或脫水；由於會使皮膚變弱，而易發生褥瘡，所以需要補充飲食及營養，包括鋅及維生素C，以爲改善。由生物學及流行病學研究發現，老人攝取ω-3脂肪酸，對於發生老人痴呆具有保護作用；但是截至2006年爲止，仍缺乏隨機實驗之研究結果支持，特別是口服補充ω-3多元不飽和脂肪酸補充劑；換句話說，目前尚無證據可以證明，健康人於飲食中補充ω-3多元不飽和脂肪酸補充劑，可以減輕或預防老人痴呆，或認知功能損害之風險，要特別注意的是，生物學及流行病學發現，由於低ω-3多元不飽和脂肪酸攝取量，會增加罹患老人痴呆之風險，動物研究也顯示，DHA具有減緩阿茲海默症病理發展，並改善認知功能，ω-3多元不飽和脂肪酸也可降低血管疾病、發炎及氧化損傷，但是以上研究結果，因爲都不是採取隨機實驗方式，所以尚待進一步之實驗證明。

另外，沒有足夠證據顯示，在嬰兒配方中添加益生菌可以改善嬰兒過敏疾病及食物過敏（哮喘、濕疹或花粉熱）；而益生菌對於兒科抗生素引起的相關腹瀉，具有預防作用，但是在實驗結果上，卻沒有統計學上顯著性的差異。高心血管疾病風險患者，特別是使用施德丁（Statin，一種抗血脂藥物）藥物無效者，採取改善生活方式，例如持續減少飲食中飽和脂肪酸攝取，或部分使用不飽和脂肪酸以爲替代，即少吃脂肪或改變脂肪種類，將可以降低發生心臟病風險（心臟病發作、胸痛、中風及心臟手術），包括致命的心臟病，但是至少得堅持兩年以上；而沒有心臟病之健康人士，維持此健康生活方式，也可以獲益。補充維生素C，對於發生肺炎的高危險群及血中維生素C值偏低者，可能有預防效果，特別是對老年人；維生素C自從1900年發現以來，發現其具有對抗感染之生物學功能，在許多動物學實驗中獲得證實，英國一項針對66至94歲肺炎老人使用維生素C的研究發現，對於罹患肺炎又血中維生素C值偏低者，特別有好處，所以建議使用維生素C預防及治療肺炎，因爲花費低且安全性高，不過並不能推論正常人也會有此效果。

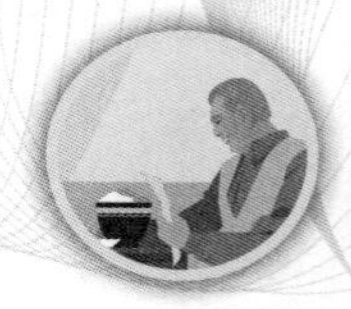
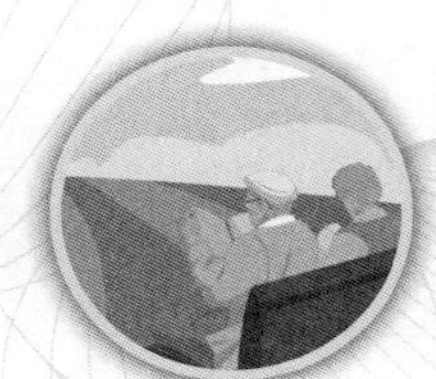

在照顧機構中，對年老衰弱的老人，合併給予維生素D與鈣質補充劑時，可以減少髖部（hip）及非椎體骨折（non-vertebral fractures），但是只單獨補充維生素D，是否有效則不確定，老人因爲血中的維生素D值常偏低，因此建議補充維生素D及鈣質，不過患有腎臟病或甲狀腺疾病患者，補充前必須先詢問醫師。懷孕婦女，如果飲食中維生素E不足，會導致子癇前症及嬰兒體重過輕等併發症，但是目前之研究結果，仍缺乏足夠之證據支持婦女補充維生素E（與其他補充劑併食）可以預防胎兒死亡、早產或體重過輕。在九千個案例中，評論研究中僅發現十七個案例，服用鋅可以稍微有助於減少早產，但是對於嬰兒低體重等問題，則沒有改善效果，生育年齡的婦女，可能會發生輕度至中度鋅值缺乏，而低鋅值可能造成早產，也可能影響嬰兒成長。

至於喜歡攝取維生素與礦物質的臺灣民眾需要特別注意了，根據美國醫藥研究中心的營養指南指出，攝取太多的維生素A，是有害健康的；可能導致嚴重的肝病，也會使孕婦生下有先天缺陷的嬰兒；研究還指出，維生素與纖維之補充品（非自然界食物攝取），不但不能預防疾病，高劑量還有害健康；維生素C、β-胡蘿蔔素與硒補充劑，無法預防攝護腺癌；補充維生素D及鈣，也無法降低乳癌之發生率。因此建議最好還是由飲食中攝取與補充。

其中，英國牛津大學認爲，高劑量的維生素E、C與β-胡蘿蔔素，不能減少癌症之發生；哈佛大學認爲，每天攝取維生素E 600國際單位，並不會減少罹患癌症或心血管性疾病發生的機率。丹麥研究發現，攝取維生素A、C、E及硒等抗氧化劑，無助於腸胃道癌症的預防，長期使用反而會增加死亡率；如果四種合併食用，死亡風險更會增加10%以上。2006年輔仁大學「癌症與飲食研討會」之結論更指出，「維生素與各種保健食品，看不出對癌症有實際幫助與效果，因此老人是否應該補充健康食品、脂溶性維生素與礦物質，值得探討與三思。」

衛生署健康飲食三原則——**衛生、均衡及適量**。所謂**健康的飲食**，是以衛生爲前提，達到均衡攝取奶類、五穀根莖類、蛋豆魚肉類、蔬菜類、水果類及油脂類六大類食物，且其攝取量，須符合國人一日之營養需求；內容爲「四少一多．健康多多」——少油炸、少肥肉、少油湯、少醬料及多蔬果。國人因爲營養不均衡，飲食中吃入過多的脂肪，而忽略了纖維的攝取，所以在日常飲食習慣中應注意到少油炸、少肥肉、少油湯、少醬料及多蔬果，就可以達到增加纖維及減少脂肪攝取的目的，有利於改善因爲飲食不均所導致之各項疾病，這

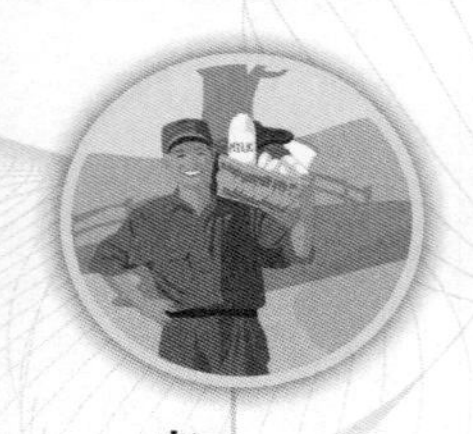
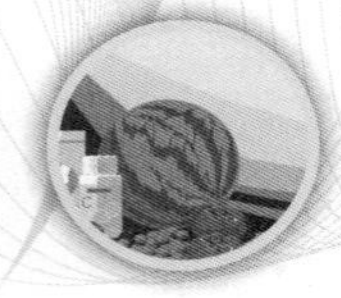

才是真正最好的自然健康食品。綜合上述，雖說或許是老生常談，但卻是營養學一直不變的眞理與事實。

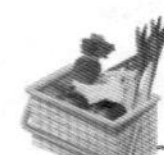

第一節　健康食品

保健食品係指提供具有生理功能之非傳統營養成分食品，一般作爲補充均衡營養之不足；也可作爲滿足老人之心理與生理需求，但要特別注意的是，在衛生署認定中，保健食品只有「保健」功效，並不具有醫療效能。**保健食品俗稱「健康食品」，係指具有保健功效的食品，範圍包括機能性食品、膳食補充食品、特殊營養食品與健康食品等**。根據我國法令，藥品與食品之區分，在於食品要求安全性；而藥品除了要求安全性外，更須確實具有醫療效能；但是現行市場，許多自稱健康食品者，除了不安全、不具療效外，往往更不健康，誤食時對於老人身體反而不利；保障之道，必須先查看商品是否已經領有衛生署「健康食品」認證，然而即使領有健康食品認證，也要注意到，各有其適用的有效範圍，對於那些宣稱包山包海，什麼病都能醫治的產品，大部分明顯都是違規產品，也違反食品衛生管理法或健康食品管理法，消費者必須多注意。另外，醫院經常使用的特殊營養食品，例如供給患者食用之灌食，雖然領有衛生署許可字號，但是也並不表示就是保健食品。

隨著國人注重養生與預防保健觀念，加上經濟進步及生活水準提升，健康訴求之產品已經成爲人們的焦點，預測2010年的保健食品市場規模，將達到八百四十億元，且將持續穩定成長。

一、機能性食品

機能性食品（functional food），指除了提供基本營養外，還可預防疾病、促進健康；係對健康具有整體、正面性調節作用的食品，像具有特殊功效的機能性食品。現行機能性食品之市場目標，多已開始鎖定銀髮族與中壯年人口群；因爲臺灣自1993年起已步入高齡化社會，預期2018年就會進入超高齡社會，估計2024年，人口將達零成長，未來主力消費群，將集中於老年族群與中壯年。

高齡老人因爲活動力降低，熱量需求降低，然而對於蛋白質、礦物質及纖維質等營養之需求，並未有降低之特性，加上許多高齡老人患有慢性疾病，

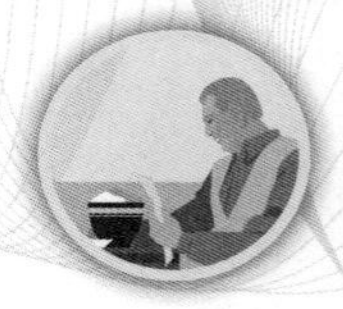
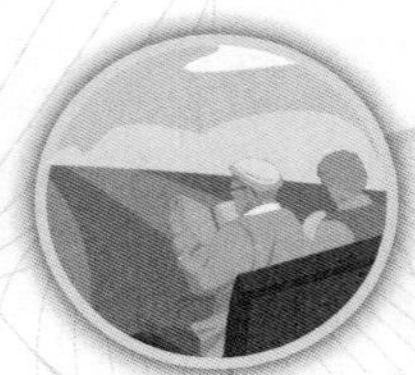

需要營養調整與補充。目前市場上保健功能產品在重點之需求上，以調節血脂（膽固醇）、改善骨質疏鬆或延緩老化爲首。現代人由於工作壓力大、容易疲倦，加上經常三餐不定時，造成營養不均衡，無法有效、均勻攝取營養；許多人因此想改由健康食品補充，也因此使得保健食品市場一直成長。

二、膳食補充食品

膳食補充食品又稱「營養補助食品」（nutrition supplement），是指除了三餐以外，對身體健康有益的補助品，係以維生素和礦物質爲主，如鈣片及鐵劑等。通常具有特定供應之對象，如成長中的孩童和更年期的婦女，特別需要補充鈣質；女性在生理週期時，因會流失鐵質，可藉由營養補充品補足；提供營養補給、維持健康狀態、活體養生的健康補助食品，則有靈芝或冬蟲夏草產品；甚至於過去以一般傳統型態出現的食品也開始走健康食品路線，像是宣稱補充鈣質或降血脂的燕麥片、降低血脂的葡萄籽油、提供茄紅素的番茄汁及預防蛀牙的口香糖等。

三、特殊營養食品

特殊營養食品（health food），係指營養素均衡或經營養素調整，提供特殊營養需求對象食用的配方食品，包括嬰兒配方食品及較大嬰兒配方輔助食品；或提供經醫師診斷，爲特定疾病患者的營養需求，且毋須在醫師、藥師或營養師指導下食用，以維持健康爲目的，供患者食用之食品等。這一類食品，主要是將食物中對於某些特殊疾病不利的成分，改以其他替代品取代；意即不會影響食物的美味，也不會造成不良影響。我國「食品衛生法」第十八條明文指出：「**特殊營養品，是加強某一類的營養素，作為特殊狀況的營養需求補充之用。**」

特殊營養食品之範圍包括：

1.**嬰兒配方食品及較大嬰兒配方輔助食品**：依據國家標準的定義，**嬰兒配方食品**（infant formula），係指可代替人乳符合嬰兒一般營養需要之粉狀或液態之配方食品，也就是俗稱的嬰兒奶粉（嬰兒奶粉即所稱嬰兒配方食品）；另依據國家標準的定義，**較大嬰兒配方輔助食品**（follow-up infant formula），則係指供六個月以上至十二個月的較大嬰兒，在斷奶過

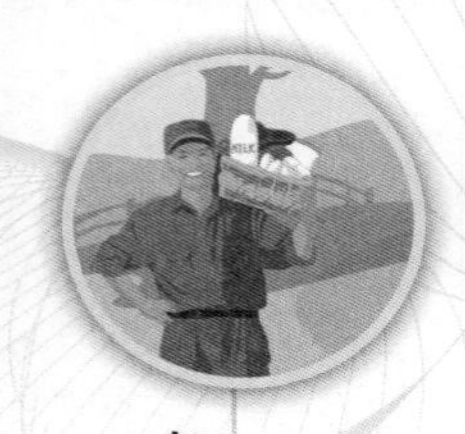
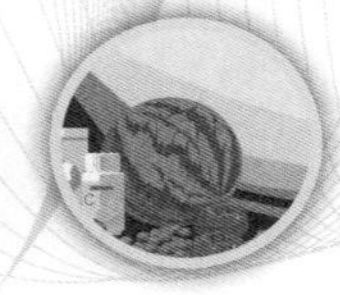

程中，可配合嬰兒副食品所使用的配方食品，但不適用於（含）六個月以下嬰兒單獨使用；即出生至十二個月的嬰兒，應該吃「嬰兒配方」，一般1歲以上則吃「較大嬰兒配方」，而**較大嬰兒配方輔助食品**（follow-up formula）則適用於六個月以上至十二個月之較大嬰兒作爲主要食物的配方食品；與國人一般認爲出生到斷奶，都是吃嬰兒奶粉之認知有差異。

2.**患者用食品**：包括調整蛋白質、胺基酸、脂肪或礦物質之食品，及低減過敏性、控制體重或管灌用食品。

3.**其他經衛生署指定公告之食品**：在歐美國家中，此類食品亦蔚爲風行，如代糖、低鈉及低脂食品等。

四、健康食品

健康食品，係指爲滿足消費者想要健康的心理需求的食品。根據衛生署規範的健康食品，則指提供特殊營養素或具有特定保健功效，而非以治療、矯正人類疾病爲目的之食品。

上述爲健康食品的眞正含義，健康食品一詞原係商業名詞，且商業上大多數的產品，其內容其實屬於一般食品，並無任何治療疾病的功效，而現行對於健康食品的錯誤觀念卻有：

1.消費者往往將健康食品當作藥品般，盼望一服見效，而由於慢性疾病多半因不當的飲食習慣長期造成，消費者期盼想用健康食品，拯救不當的生活習慣所造成的疾病，是不切實際的；慢性疾病既然是因不當的飲食習慣長期造成，因此不當的飲食習慣就是疾病的眞正原因，病因不去除、飲食習慣不改變，只想靠健康食品拯救健康，可以想像，也是枉然。

2.頭痛醫頭、腳痛醫腳，將健康食品當作飲食，認爲愈多樣化，愈能攝取到不同的營養素，加上「有吃有保庇」的心理，因此越吃越多，而且一大堆重複，特別是維生素與礦物質，因此有容易發生中毒之危險。

3.由於許多健康食品過度或錯誤的行銷，造成消費者排斥及不信任，認爲健康食品都沒有效；然而經過衛生署認證之健康食品，業經一定程度的科學證明，已確定其保健功效成分與效果，因此針對已經證明的保健功

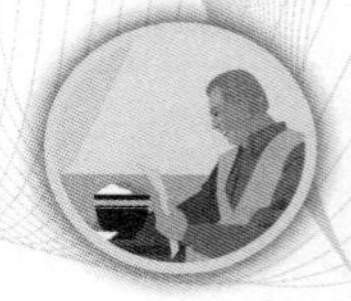
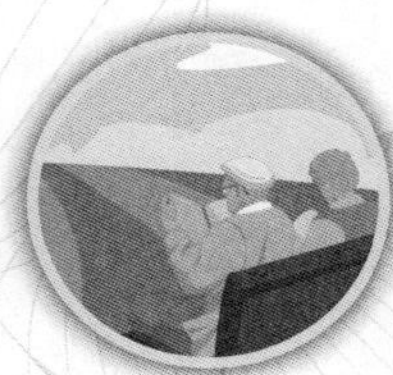

效食用，自然可以獲得相關好處，並非全然沒有效果。

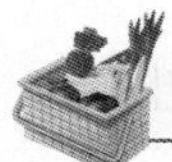

第二節　市售健康食品

由於國人觀念不健全，多數消費者面對「保健食品」、「機能食品」、「功能食品」、「營養食品」、「健康食品」等和健康有關的名詞時，多半無從分辨，再加上國人因為工作型態改變，外食人口增加，外食內容又多屬高油、少纖維之飲食，據統計國人現存之營養問題，計有多油、少纖維、碳水化合物攝取不足、攝取種類錯誤、脂肪、蛋白質攝取過量、維生素B_1、B_2、B_6、B_{12}等攝取不足，與礦物質、鈣及鐵攝取不足等問題。因此一般建議的健康飲食內容，係指低油、低糖、低鹽與高纖的飲食，但因為訴求「健康」，因此其成品之色香味，經常無法讓習慣高脂、高糖與重口味飲食的現代人滿足，導致無法長期遵行；也因此在廠商聲稱其健康食品具有治百病廣告的持續攻勢下，消費者於是經常捨棄自然健康飲食，而選擇健康食品。媒體即曾報導，臺灣有一名郵差，以誇大療效之詞，向朋友推薦服用某種食品，宣稱可治療肝臟疾病，後來卻不幸造成朋友延誤就醫而病逝；另有報導，民眾因自身食用某食品後，自覺身體各方面比以前好很多，於是擅自在網路販售，並在網路交易平臺上，刊載宣稱是「健康食品」，後經衛生局稽查發現非衛生署核可的健康食品，被依違反健康食品管理法移送法辦。由此可見，國內消費者對「健康食品」的名詞仍一知半解，並常常有誤解或誤用的情形。衛生署呼籲，日常飲食並非單靠「健康食品」就可維持健康，健康食品只能當作是膳食之補充品，即在每日三餐均衡飲食之外，如果仍有需要再額外補充即可；而惟有均衡飲食，配合適當的運動及保持心理健康等方式，才是維持健康的不二法門。

一、市售健康食品分類

(一)天然食物類

1.菇類：

(1)金針菇：富含鉀、維生素B_1、B_2、C、纖維素、核苷類及必需胺基酸；預防高血壓、肝病、潰瘍、抗腫瘤，兼具食藥兩用之價值。

(2)香菇：含植物固醇（可以轉變成維生素D）、香菇特殊香味來自鳥苷

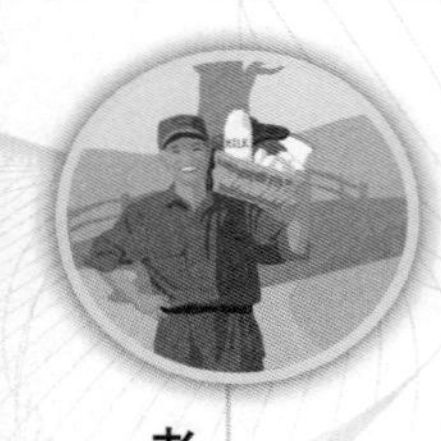
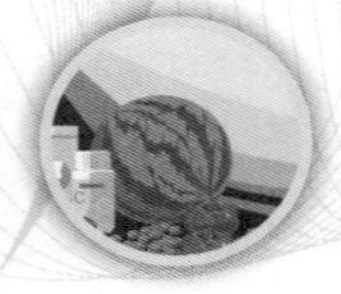

酸及次黃苷酸；可抗腫瘤、降血脂、預防佝僂病、貧血與胃潰瘍。

(3)猴頭菇：與熊掌、燕窩、魚翅並列爲中國四大名菜。含有機酸、生物鹼、酚類化合物；可提高生物體耐缺氧能力、提高心臟血液輸出量、加速血液循環、抑制腫瘤生長。

(4)靈芝：含三萜化合物、靈芝多醣、生物鹼及有機酸等；可增加巨噬細胞吞噬功能，有抗腫瘤及鎮靜作用。

(5)銀耳：即白木耳，性味甘平，可清熱、潤肺、生津、養胃、滋陰、益氣、活血、補胸和強心。

(6)黑木耳：可抗血小板凝集，降低血膽固醇。

2.**蜂王漿、蜂蜜類**：蜂蜜、蜂王漿及花粉。

3.**葉綠素類**：綠藻及螺旋藻。

4.**胚芽、水果類**：糙米胚芽、小麥胚芽、黃豆及薏仁。

5.**植物根類及其他**：人參、蒜頭抽取物及蘆薈。

6.**植物油脂**：胚芽油、卵磷脂及橄欖油。

(二)天然食品萃取物或釀造品

1.**動物性抽出物**：EPA、DHA、蛋油及深海鯊魚抽出物。

2.**酵母、酵素類**：乳酸菌、酵母及酵母乳酸菌飲料。

3.**天然醋**：糙米醋及蘋果醋。

4.**海（水）產食品**：牡蠣、昆布及海藻抽出物。

(三)維生素與其他

1.**天然維生素**：維生素A、C、E。

2.**天然礦物質**：鍺、鈣及硒。

3.**健康茶類**：烏龍茶、普洱茶、藥草茶、野草茶、芭樂葉及綠茶。

4.**各種礦泉水**：鈣離子水、麥飯石礦泉水。

5.**其他**：代糖、果糖及低鈉鹽等。

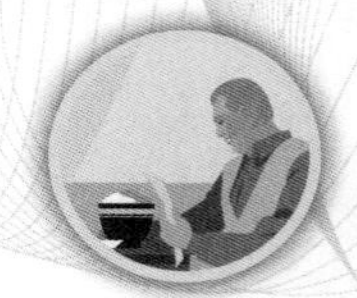
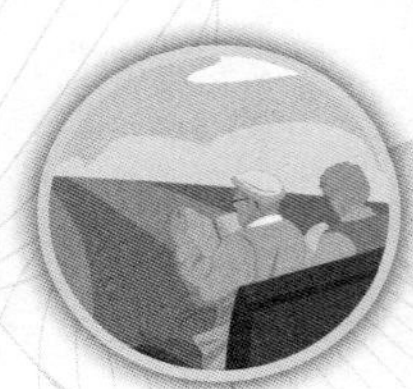

二、市售健康食品的分析與說明

(一)抗氧化劑

抗氧化劑可減低「自由基」侵襲細胞及組織的機會和速度，減慢癌症的形成；可捕捉自由基，防止細胞被攻擊受傷而凋亡。抗氧化劑有：維生素A、C、E、β-胡蘿蔔素、植物化學物質。

■維生素A

現代人由於過分酷愛食物以外的營養物補充，致美國與臺灣維生素的消費市場之業績，總是歷久不衰，不過沒有經過醫生的指示亂服維生素，其實也會造成健康傷害。美國醫藥研究中心指出，攝取太多維生素A，有害健康。2005年美國ASPEN便建議，所有的癌症患者，治療期間絕對禁止服用大劑量維生素A或維生素C。高劑量維生素A，可能導致嚴重的肝病，也會使孕婦生下有先天缺陷的嬰兒。

許多食物如肉、魚、蛋中都含有維生素A，早餐穀物也有添加，而深色的果蔬，如橘子、胡蘿蔔和蔬菜等均含有維生素A。因此，一般人很容易從食物中攝取足夠的維生素A，不過素食者就必須多吃深色的蔬果，因爲新的研究顯示，蔬果中的維生素A，因爲是脂溶性，因此吸收量只有以前認爲的一半，但是所謂的多吃，並不是指吃下一大堆，其實只要半杯煮熟的胡蘿蔔汁就足夠，而經過烹煮後，人體吸收維生素A的劑量將加倍，因此只生食蔬菜的人（生機飲食者）就必須多吃一點。

■維生素C

吸煙及使用避孕藥的女性，對於維生素C的需求量較大。但是過量可能引起腹瀉、作嘔或腎結石。

臺灣自然界含有高量維生素C的水果，包括釋迦、香吉士、龍眼、奇異果、泰國芭樂、甜柿、木瓜、聖女番茄、荔枝、棗子及柳丁；蔬菜則爲綠豆芽、甜椒、油菜花、球莖甘藍、野苦瓜、花椰菜、青蒜、小白菜、芥菜、高麗菜及青江菜等。

■植物化學物質

所謂的「植物化學物質」英文名爲“phytochemical”，phyto意指植物，而

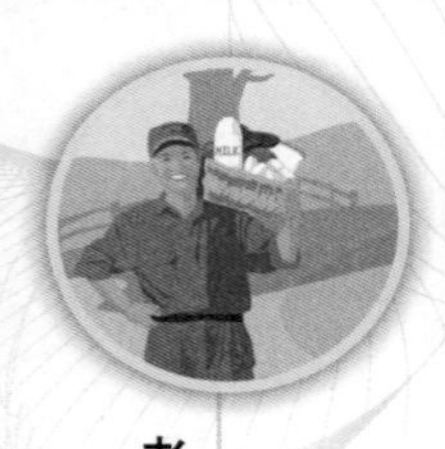
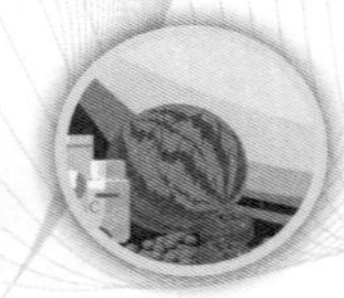

chemical爲化學物質；phytochemical是指天然的植物化學物質。

植物化學物質剛發現時，有幾百種到數千種，但是近期發現的速度非常快，種類也非常多，目前已經超過萬種以上：

1.植物化學物質可協助人體，加強抵抗過濾性病毒、細菌及眞菌。

2.蔬果的植物化學物質如：

(1) β-胡蘿蔔素：來源爲紅蘿蔔及番茄。

(2)茄紅素：來源爲番茄、紅肉西柚、西瓜。

(3)黃鹼素／黃酮醇：來源爲黃豆。

(4)異黃酮素：來源爲黃豆及其製成品。

(5)靛基質：或稱吲哚，來源爲十字科蔬菜，如花椰菜、西蘭花以及椰菜花等。

(6)蒜辣素：來源爲蒜頭、含硫化合物；含硫化合物來源爲洋蔥、蒜頭、大蒜等。

(7)酚類：來源爲番茄、紅蘿蔔、全麥、柑橘類水果。

(8)多酚：來源爲綠茶、葡萄、紅酒。

(9)皀素：來源爲乾豆。

3.市售植物製品：

(1)大蒜：聲稱功效爲降低膽固醇、降低血中總膽固醇、低密度脂蛋白膽固醇及三酸甘油酯、控制血壓、增加血液循環、防癌與抗菌；惟缺乏臨床測試證實對人類有防癌作用。民間吃大蒜，要求必須先把它切成片，放在空氣跟氧結合後，才能轉成大蒜素，才對身體健康有益。長久以來，大蒜被視爲具有多種療效，從增加免疫力到預防心血管疾病，大蒜幾乎是無所不能，大蒜精也成了美國熱賣的健康食品。不過也有研究指出，其實大蒜並無法降低膽固醇，多吃無益，且認爲大蒜精的療效被誇大！研究觀察一百九十二位年齡在30到65歲體內有高低密度脂蛋白的人，經過三年的追蹤發現，「沒有」任何一種大蒜產品，對治療高膽固醇，具有令人滿意的效果。而衛生署健康食品認證中，對於EPA、DHA及蒜素之綜合製品，則認定具有降低血中總膽固醇、低密度脂蛋白膽固醇、三酸甘油酯及可減少發生腦心血管疾病的危險等「保健」效果。

(2)銀杏：遠在冰河時即已存在，因此有些銀杏樹已經存活四千年。研究

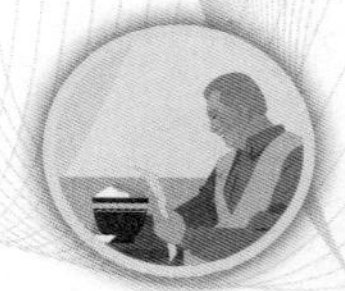
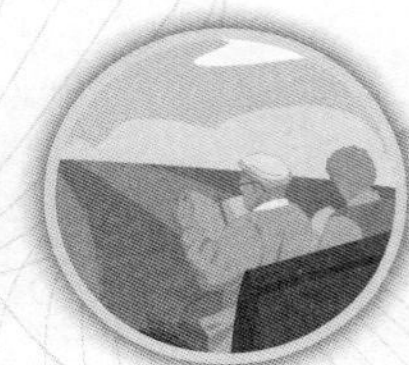

發現，銀杏葉萃取物可促進腦部循環、治療心血管、改善老人痴呆及延緩老化。主要在治療末梢血液循環不良的病變，如周邊動脈阻塞疾病、耳鳴及眩暈等。近年來，科學界發現，銀杏葉萃取物對增強記憶、保護腦神經細胞、預防老年性痴呆似乎也有效用，德國有許多研究並已製成藥品，且衛生署有核准健保給付。實證醫學方面，發現銀杏因為含有類黃酮及萜類化合物，而具有抗氧化效果，研究發現對於治療與年齡有關的眼睛黃斑病變有一些正面效果，但是因為研究樣本數太少（只有一百一十九個）且期間太短，故建議進一步研究。

(3)花粉：花粉是植物的精子，且育生命，營養豐富；花粉是野生的，容易污染，因此攝取前需要消毒。花粉係屬於蛋白質，故食用前必須脫去致過敏物質。

(4)綠茶：綠茶含茶酚，具有許多保健功效；綠茶含氟能堅固牙齒，還能消滅蟲牙，消滅菌斑；含茶單寧能提高血管韌性，使血管不易破裂。

(二)動物製品

■魚油

魚油聲稱可減低血液中的三酸甘油酯、可幫助第二型糖尿病的血糖控制、對高血壓者有降血壓效用，及可能對風濕性關節炎有少量幫助。主要作用成分為ω-3脂肪酸EPA及DHA；DHA大量存在於人體視網膜感光體、大腦灰白質、睪丸以及精子細胞膜上的磷脂質上。

以下為魚油在食品中的含量：

1.食品中含油少，但魚油比例高者：鮪魚、鱸魚及黑鯧。

2.含油多，魚油比例亦高者有：秋刀魚、鯖魚及鮭魚。

3.含油少，魚油比例亦低者：如吳郭魚、鯉魚及草魚等。

4.含油多，魚油比例卻低者：虱目魚、鱈魚、烏魚及石斑。

■蜂膠

蜂膠（bee propolis）為蜜蜂採自花芽的蠟狀物，用以建構蜂巢之外緣。工蜂在採花蜜時，也同時會吸取樹皮、樹芽分泌或滲出的汁液，這些汁液與蜜蜂的唾液混合後，成為一種芳香、黏稠及黃褐色的膠狀物質，此即蜂膠，為蜜蜂用來填封蜂巢用。

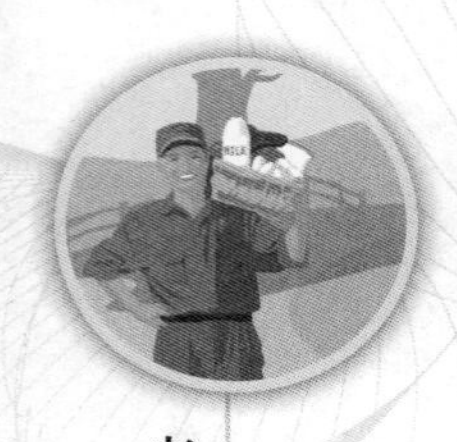
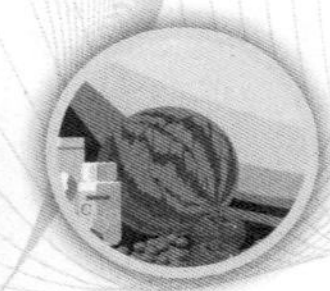

蜂膠可以抗菌與殺菌；因含有黃酮類，係蜂膠最主要的有效成分，具抗氧化、抗炎及抗組織胺等作用，可促進膠原蛋白合成，幫助組織再生；含雙萜類，是蜂膠抑制及殺滅腫瘤細胞作用產生效果的重要有效成分。蜂膠含有有機酸，如安息香酸、咖啡酸、香豆素酸及單酚酸等，均具有抑制細菌及抵抗發炎反應的作用。

■蜂王乳

蜂王乳（royal jelly）由工蜂將採集之花粉、花蜜經咀嚼融合而成。爲天然活性荷爾蒙，是工蜂提供予蜂后的珍貴糧食，其色如奶油狀，略帶酸辣味。

蜂王乳之所以受人矚目，源自於1954年，教廷教皇於80高齡時因衰老過度，雖經百般醫治，但已進入彌留狀態，而當全國名醫束手無策時，後來由當時的主治醫師，試著給教皇服用蜂王乳，結果出乎意料，竟使昏睡不醒的教皇奇蹟般的甦醒過來，恢復健康。後來發表在1956年，西德召開的第二屆國際生物遺傳科學會議上，引起全世界注意及引發研究熱潮。

■甲殼素

甲殼素（chitosan）一般聲稱功效爲減肥、降膽固醇與三酸甘油酯。甲殼素的首度發現是在1811年時，由蕈菇類植物中被發現的。幾丁質是一種多醣體，由自然界的昆蟲及甲殼類生物，如蝦蟹等水中生物的外殼形成。

將幾丁質與化學溶劑共煮，便可以得到甲殼素，也因此大部分的幾丁質與甲殼素，都是由人類不食用的蝦蟹外殼中提煉出來。由於甲殼素能與脂肪及膽固醇產生鏈結的能力，以其帶正電陽離子的型態，分別與食物中帶負電的脂肪及膽酸膽鹽結合，因此可抑制小腸對脂肪及膽固醇的吸收，有效降低膽固醇在肝臟的堆積量及膽固醇濃度，因此被認爲可以用來減肥及預防動脈硬化和心血管疾病。

甲殼素在胃中，由於具有吸附油脂及膽固醇的能力，又因其幾乎無法被消化，因此能阻止油脂在消化道中被吸收。所以甲殼素必須在餐前半小時左右服用，效果才會顯著。服用甲殼素之前要多喝開水（至少一杯水），以預防腸道阻塞；惟因會與油脂結合排出體外，所以一些脂溶性維生素如A、D、E、K及鐵、鎂、鈣等礦物質會隨著流失，因此甲殼素必須與維生素製劑分開食用。

■鯊魚軟骨

1990年，藍恩（Lane）博士一篇〈鯊魚不生癌〉的研究掀起大家對鯊魚軟骨（shark cartilage）抗癌功效的熱烈討論；惟一直缺乏臨床證實防癌作用；後

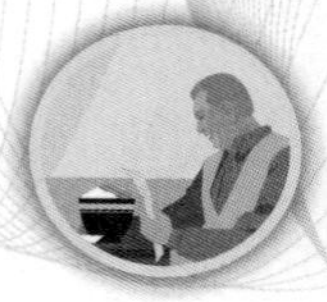
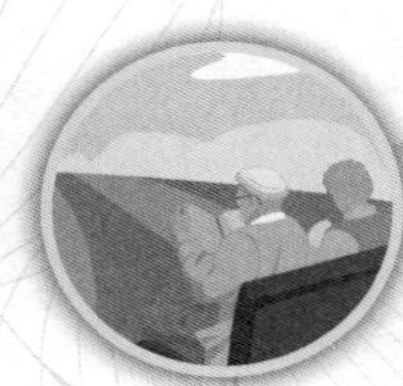

來更有學者發現，鯊魚其實是會長癌的，只是科學家沒有注意到而已，於是讓許多民眾失望，鯊魚軟骨在市場上也就逐漸退出。

根據報導，丹麥哥本哈根大學發表的臨床研究，對於其他的抗癌藥物沒有反應的末期乳癌患者，於服用鯊魚軟骨膠囊後的結果，得知患者還是沒有任何改善。在統計數據上，鯊魚軟骨對抗乳癌可以說是完全無效。

■胎盤素

胎盤素（placenta extract）又稱紫河車；宣稱含有胎盤素的保養品，可讓皮膚年輕，而且還能美白，能夠讓肌膚更有光澤、膚質更細緻白皙、看起來更年輕。由於胎盤素必須以動物母體的胎盤作爲來源，因此有使用上的安全性問題，如可能因此而感染肝炎、愛滋病及狂牛症等；另外也有道德上的爭議，如貧窮的母親可能以墮胎的方式，出售胎盤來換取金錢。

至於口服的胎盤素，在經過胃酸作用分解以後，到底還存在多少功效，實在令人質疑；而需要注意的是，胎盤素因爲會刺激女性荷爾蒙分泌，因此乳癌服用抗癌藥劑他莫昔芬（Tamoxifen，抗雌激素，被廣泛用於乳癌患者身上）者，必須禁止使用，另外像當歸與甘草等，也具有類似刺激女性荷爾蒙分泌作用，均須禁止食用，否則將造成藥物降低或失去效果。

■葡萄糖胺

葡萄糖胺（glucosamine）是組成體內結締組織，如皮膚及關節液中玻尿酸的主要成分，是關節液的主要成分，也是目前最廣泛被使用在退化性關節炎改善上的補充劑；因此，在許多國家的醫療上，葡萄糖胺被定義爲藥物，主要是因爲在關節炎臨床症狀的改善上有效。

(三)微生物類

■益生菌

益生菌（probiotics）是促使消化道形成好的、有利身體健康的細菌。乳酸菌則廣泛存在於自然界，特別是乳製品、肉製品與發酵食品中；一般係指革蘭式陽性菌、桿菌或球菌，消耗葡萄糖會產生乳酸，不會產生內胞子及不具運動性；小腸中之細菌，會保持互相競爭，好菌和致病性細菌，形成平衡。

當一般人因爲健康狀態、年齡、生活方式和環境因素改變，例如手術，或因不良的飲食習慣、飲用氯化的飲用水、壓力、疾病、服用抗生素（或其他的藥物治療）、細菌感染、酒精過量等因素，而減少體內好菌數量，則相對使得

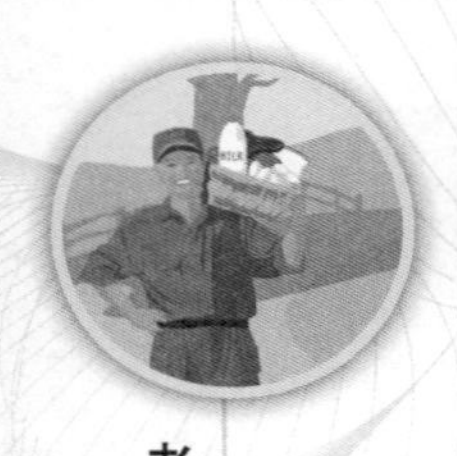
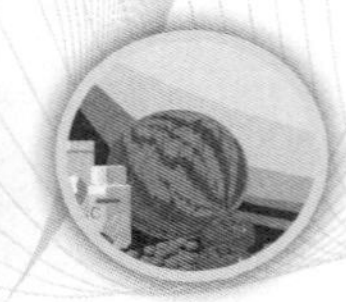

致病性細菌增加而引起問題。當好菌比與壞菌比少時，人體會開始出現脹氣、腹瀉、便祕和營養素吸收不良等問題。如果不平衡狀態持續未經治療，症狀將變成慢性，之後有可能減弱免疫系統和導致其他病症。

目前衛生署核准的健康食品中，已確定：(1)兒茶素，(2)菊苣纖維，(3)嗜乳酸桿菌C菌：酪蛋白乳酸桿菌（Lactobacillus casei）、比菲德氏菌、Lactobacillus Rhamnosus Tcell-1、LGG菌（Lactobacillus Rhamnosus GG）、雙歧雙叉桿菌、大豆發酵液（以Daidzein及果寡糖爲品管指標成分）；及(4)果寡醣等成分，均有利人體之益生菌生長。

■綠藻

根據動物實驗結果顯示，綠藻（chlorlla or green algae）有助於促進免疫細胞增生（指動物實驗中，脾臟細胞及淋巴結細胞之增生，能增強免疫功能）及有助於促進血清IgG抗體生成。人體血液中，約75%至80%的免疫球蛋白是屬於IgG，爲主要的循環性抗體，對人體可提供長期的保護與終生免疫。

IgG也是唯一能通過胎盤並提供胎兒免疫力的抗體，惟須注意各廠商破碎綠藻細胞之技術，因爲有效破碎細胞才能使綠藻中的有效成分釋出。

■紅麴

紅麴（monascus）是東方民族經常食用的一種發酵食品，如紅酒、豆腐乳；研究證實具有降低血中總膽固醇、降低中低密度脂蛋白等作用，可以預防心血管疾病的發生。爲此，衛生署目前已著手特別訂定紅麴健康食品規格標準草案，可見政府對此產業之重視程度。

(四)其他

■纖維

纖維食品中，如全麥食品有助腸胃暢通，改善便祕及痔瘡，預防大腸癌及直腸癌。水溶性纖維則可以降低血膽固醇，其主要機轉是食物膽固醇，在肝臟中轉化成膽汁酸，進入小腸內幫助消化脂肪。過剩的膽汁酸，於小腸內重新被吸收（肝腸循環）利用。而水溶性纖維會在小腸形成膠狀粒體，吸附膽汁酸，繼而排出體外，導致膽酸無法在大腸被回收再利用，於是肝臟將再利用膽固醇做原料，製作新的膽汁酸，因而可以降低體內膽固醇量。

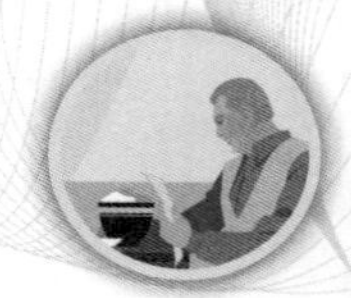
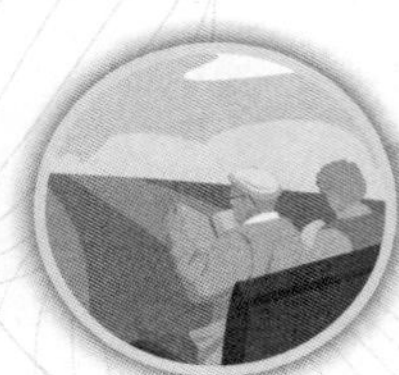

■卵磷脂

卵磷脂（lecithin）聲稱具有增加運動能耐、預防老人痴呆、增強記憶力、思考力、防止血管閉塞與防止肝功能退化等功效。

■鈣片

鈣片（calcium supplement）聲稱具有預防骨質疏鬆症、控制高血壓、舒緩月經前不適等功效；惟此產品過量可能導致便祕、肚脹與損害腎臟功能；特別是鈣片又添加活性維生素D者，因爲添加活性維生素D，在人體具有荷爾蒙（激素）的功能，會造成腸道大量吸收鈣質，危險性將更高。

三、食用健康食品的風險

臺灣衛生署2007年9月6日公布，許多人都有服用營養補充劑的習慣，卻不知長期服用，再加上偏食特定食物，有可能導致銅中毒。報載民衆因爲服用多種營養補充劑，同時又喜歡吃水產品，而出現銅中毒的情形，所幸停用後已恢復健康。

市售營養補充劑中除了含有維生素外，多含有人體必需的礦物質，如銅、鋅、鈣、鐵、碘、鎂等，而多數的水產軟體動物及節肢動物，如蝦、蟹類，由於係利用含銅血藍蛋白進行輸送氧氣（等於人體紅血球血色素的功用），因此銅量較高；在正常狀況下自營養補充劑及飲食中所攝取的銅，並不會危害人體健康，但若是肝、腎疾病患者，由於其代謝功能較差，無法迅速將過量的銅排出體外，就可能增加身體額外負擔，而有「銅中毒」的風險。由於許多營養補充品都含有銅，因此衛生署提醒消費者，服用維生素或營養補充品前，應先計算使用產品的成分劑量總量，並遵守均衡飲食原則，以免攝取過量反而傷身；因此健康食品並不是吃越多越好，尤其需要注意劑量的問題。

四、健康食品選購的原則

衛生署統計中藥產品，發現添加西藥者高達30%，消費者受託檢驗，也發現三成多的案件，加以西藥甚至還含有重金屬，問題不小；另外美國國家衛生研究院研究顯示，維生素與纖維之補充品（非自然界食物攝取），不但不能預防疾病，高劑量還有害健康。因此老人是否應該補充健康食品，應審愼小心評估。選購健康食品的建議原則有：

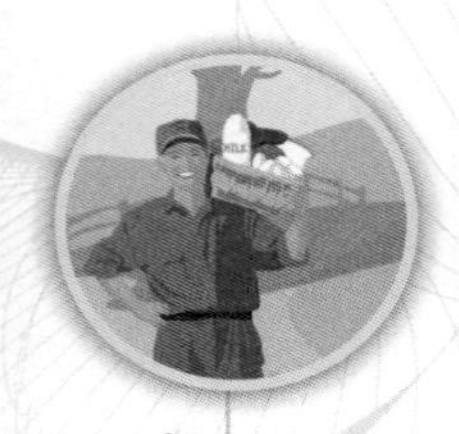
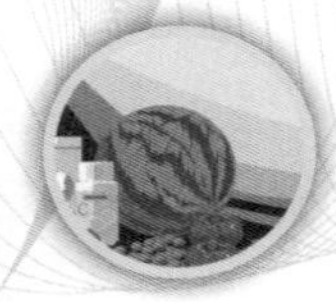

1.查看是否取得政府認證：因為取得認證前，要先通過衛生署基本的毒性測試，以能確保飲食安全，同時也必須檢附有實驗證明功效，有認證是對消費者最基本的保障。

2.教育自己：現行市場，食品只要被冠上「有機」和「健康」，價格將比一般食品貴很多！現代社會是「知識經濟」，如果花錢購買沒有用的食品，或許錢財是身外之物，但是如果花錢購買會「傷身」的「食品」，那就不只是「冤大頭」了！食用健康食品另外的意義是，消費者可透過其了解營養學理論，增進健康。所以建議抱著更積極的態度，去了解健康食品與營養學。至今營養學界確認最多及最能保證效果的健康食品，仍然是三餐中大量的蔬菜與水果。這雖屬老掉牙之說詞，但卻是最安全、最便宜及最有效的方法。

3.如果產品標榜具有多種功效，特別是什麼都可以醫治者，很可能就是違規問題食品，應儘量避免購買；另外，成分不清楚，標榜絕無副作用，價錢不便宜者，也都是高危險群，需要提高警覺。

4.選購地點：建議在大型通路購買，或選擇大品牌，比較不可能販售離譜的產品。不要太過於相信網路與直銷商之宣傳，因比較會誇大效用，而愈宣稱什麼都有效的，就越可能是違規產品，愈要小心。

5.仔細閱讀產品標示：不只是要看原料成分，也要看有效成分的分量；目前市場裡，有許多人花了一顆約十元的價格，購買維生素E 30毫克的食品胚芽油萃取物（藥局一罐約一千元），卻不曉得300毫克藥品級維生素E，只要約一元的價格，這之間相差了100倍，所謂的「知識經濟」，知識還眞的可以賺錢。

6.請教醫生或營養師：根據筆者之經驗，許多人都是重複攝取維生素與礦物質，例如老人攝取善存綜合維生素，又攝取鈣片、維生素B群及魚肝油，殊不知綜合維生素即包括人體所需的維生素與礦物質，重複補充維生素A的魚肝油，日久就容易導致中毒；因此與醫師、藥師或營養師討論，是避免攝食過量，導致中毒等危險的良方。

7.財力是否足夠：即老人是否有多餘的錢購買健康食品；若錢很多，那麼當然不必在乎購買健康食品的金額；若不然，則建議食用自然的蔬果作為保健即可。

8.健康食品是作為「保健」之用，不是「醫療」用：如果沒病，只是預防

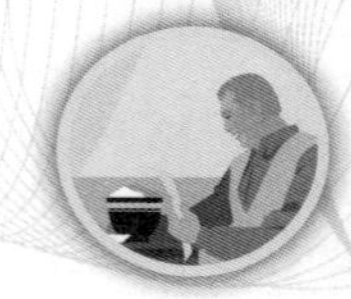
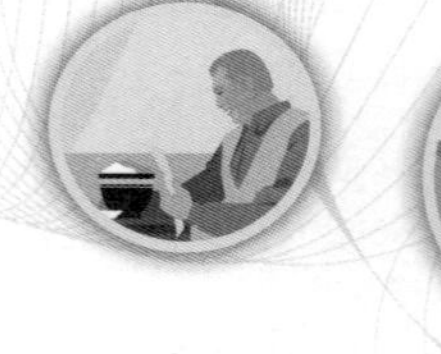

性，例如只是吃個心理安慰，即吃完覺得滿愉快的，那麼當然不必在乎購買健康食品是否有效。由於細查衛生署已通過之健康食品，其中之有效保健效果如降低血中總膽固醇、有助於降低血中低密度脂蛋白膽固醇、減少發生心血管疾病、降低血中三酸甘油酯、減少口腔內的牙菌斑、減少牙菌斑內突變形鏈球菌數量、降低蛀牙的發生率、有助於延緩血壓上升、增加腸內益生菌、對禁食血糖值偏高者具有輔助調節作用等等，上述所公布的這些效用中，實在看不出對於癌症等重大疾病，有實際之幫助與效果，而且衛生署也再三強調，健康食品是作爲「保健」之用，不是「醫療」用，因此老人是否應該花大錢，補充前述的健康食品，建議還是應該多加三思。

五、食用健康食品的注意事項

1.拿健康食品治病不當時，可能會致命：因爲「藥」即是毒，美國醫學會指出，每天攝取維生素E 400國際單位，心臟衰竭的機率提高13%。丹麥研究發現，已經罹患心臟病與癌症者，每天補充β-胡蘿蔔素、維生素C與E者，不但無法預防（或抗癌），還可能增加死亡風險，如香港有一案例，某位母親叫孩子吃魚肝油，想補眼睛，結果小孩一天吞下十幾顆，後來發生肝硬化與發育受損。

2.抗氧化劑與免疫類健康食品，需要特別小心使用，因爲抗氧化劑過量時，反而加速身體的氧化反應，造成自由基增加；而抗氧化劑會清除一氧化氮，使得血管無法擴張，造成心臟病，因此老人，特別是有心臟病的老人，更應該謹愼使用；另外，癌症治療期間（包括化療或放療），嚴格禁止食用抗氧化補充劑（天然的蔬果除外）。

3.過度提升免疫力，易導致反效果：試驗顯示，低劑量的黃耆（25克／天），可以提升免疫力，但是過量時反而會促進癌細胞的生長；另外，過度提升免疫力，將會發生敵我不分，身體抗體轉而攻擊自己的細胞（如發炎與紅斑性狼瘡）。因此建議不宜長期高劑量食用黃耆或枸杞等可能提升免疫力之中藥，特別是不要天天攝取同一種中藥材。

4.大蒜、銀杏、人參及聖約翰草（治憂鬱症）：由於會改變人體之肝酵素，抑制藥物代謝，增強癌症放射線治療與化療「毒性」，造成抗癌藥物（太平洋紫杉醇、抗癌妥等）效用降低。因此學者專家雖然不刻意反

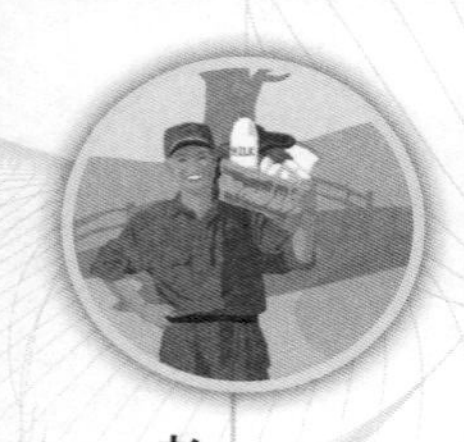
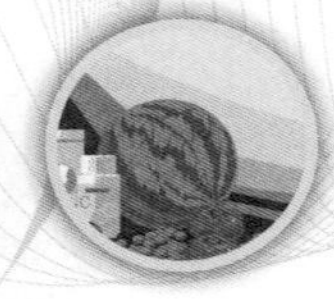

對食用健康食品，但是「希望」在治療期間不要亂吃，等治療結束後的調養期間再食用（中藥也是）。另外對於健康老人，與其花錢買健康，建議不如多運動及於平日飲食中進行規劃。

5.維生素B群與C截至目前爲止比較安全，因爲是水溶性，過量也會排出體外，但也不可以大量攝取或每天食用；而是偶爾攝取或有需要時再攝取即可。

6.小心食品與藥物之間的交互作用：如魚油、大蒜與銀杏，如果與阿斯匹靈併用時，將會發生出血性危險，大部分老人的血管多少都有問題，因此攝取此類健康食品時，需要特別注意與小心。

7.選擇大品牌，但是小單位包裝（如有一千顆與五十顆包裝者，應選擇五十顆小包裝），打開後吃不完時，應該密封於電子防潮箱，或存放於低溫冰箱中存放，以免變質。

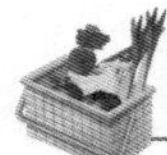

第三節　違規健康食品

臺灣老人很喜歡購買藥品，在觀看第四臺節目時，老人經常會相信電視購物頻道的廣告而購買；還有出門旅遊時，老人更是購買藥品的主力。因此，如果製造商違規宣稱其食品具有療效，老人服用了雖然沒有效果，但至少老人頂多只是白花了銀兩，並不會因爲攝食而嚴重危及健康（食品被摻雜藥物者除外），然而老人未遵醫囑對於中藥或西藥（成藥）的購買與食用，此一亂服藥物的結果，往往對老人的肝臟與腎臟產生很大的損傷。

根據衛生署2005年4至8月對廣播電臺監錄的結果發現，在市售的違規廣告中，以食品類占45.61%最多；中藥其次，占42.98%。中藥中又以誇大渲染能改善心臟循環系統功能的產品，占19.30%最多；其次是宣稱能治筋骨痠痛，占14.04%；宣稱性功能產品，占12.28%，排第三。顯然老人心臟功能、痠痛及性功能問題特別需要解決。違規廣告產品中，次數居冠者爲可通血油與清油路者；其次是能提升免疫力系統及治療糖尿病者。

上述這些其實都是食品，但都是違規廣告，欺騙消費者有醫療效能，均屬於涉及誇大不實之違規。另外有些中藥，則僞稱對骨頭和經絡的問題有效及可以降低心臟、血管毛病的風險等，也都屬於違規廣告。由於廣播電臺，常由廠商贊助，聽衆常因固定收聽節目，受到電臺廣告的強力推銷，而購買這些產

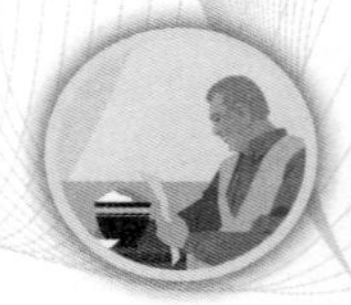
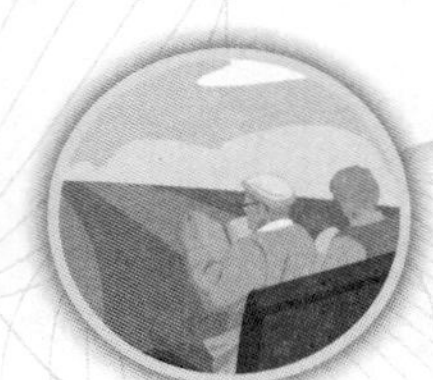

品，甚至有可能買到僞藥、劣藥，因此衛生署經常呼籲民眾選擇產品時，需要特別謹慎小心，凡廣告內容太神奇的產品，民眾都要提高警覺，堅持不聽、不信、不買、不吃及不推薦這五不原則，以免危害健康，損失錢財，並建議老人身體有病痛時，還是應該請教專業的醫藥人員。

衛生機關對於食品廣告標示案件，是否違規之研判，係視個案所傳達消費者訊息之整體表現，包括文字敘述、產品品名、圖案及符號等，綜合研判是否違反衛生相關法規。因此，當自己開店，想要銷售健康食品，或是販賣類似保健養生之菜餚時，要如何包裝與推展廣告，才不會違反食品衛生管理法等相關法令呢？由於衛生主管機關對於誇大不實、虛僞廣告與涉及醫療效能之認定，經常會因人、因地及因時而有差異，因此最保險的作法，是以公文函請主管機關解釋後，確定沒有違法之疑慮，再行廣告刊登；另外還有一種現行業者經常採用的方法，就是將產品與廣告單張，完全切割分開，例如產品是「揚智冬蟲夏草褒湯」，廣告時只提供冬蟲夏草之療效，但是廣告單張上面卻隻字不提「揚智」兩字，如此當遭到取締時，因為不能確定兩者間之關聯性，而得以避免遭罰；但是此作法因為遊走於法律之灰色邊緣地帶，並不可取，建議還是依法請示衛生主管機關後再行辦理較為妥適。

在1999年以前，因健康食品管理法還未立法，食品違規廣告都是以違反食品衛生管理法加以處理，**表10-1**為衛生署過去的違規判例，讀者可以參考，對於違規內容日後應該避免使用，而消費者也應小心注意食品的眞正功用為何。

表10-1　違反食品衛生管理法之健康食品案例

廠商的不實廣告	衛生單位判定之違規事實
「可分解過敏原，寶寶當然好呼吸……喝○○○的寶寶……當然就不會老是打噴嚏，流了一鼻子涕」、「不像牛鼻子一天到晚濕答答」。	影射改善過敏體質的效果，涉及易生誤解。後依違反食品衛生管理法處罰。
某產品乳粉述及「營養為男性性功能的根基」、「男性過了35歲漸漸有皺紋、黑斑、白髮、掉髮和性慾與體力衰退的老化現象……現在有了○○產品，賢慧的太太們可以放心」、「增進家庭性福美滿」。	涉及療效，影射壯陽。後依違反食品衛生管理法處罰。
預防及減輕「神經衰弱、失眠、高血壓、低血壓、冠心病、心律失常、中風、內分泌失調、排尿困難」。	涉及療效。後依違反食品衛生管理法處罰。
什錦果麥取代肉鬆三明治後，減少一半脂肪，少了80%膽固醇……什錦果麥有豐富之膳食纖維、維生素A及C，有助於防癌。而較高之維生素B群會促進身體的新陳代謝……。	涉及療效。後依違反食品衛生管理法處罰。

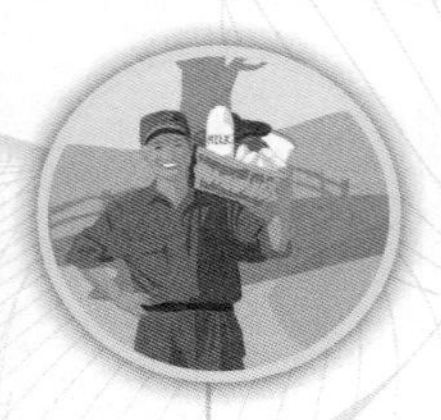
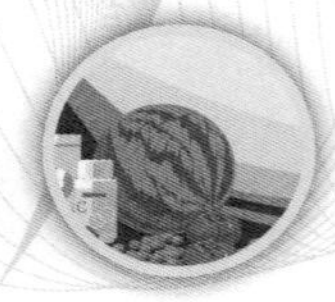

（續）表10-1　違反食品衛生管理法之健康食品案例

廠商的不實廣告	衛生單位判定之違規事實
食用○○產品到一定程度，人體內自然的自淨能力開始發揮，身體會發生健康重整的四個過程，這現象稱「好轉反應」： 1.○○○於新陳代謝活化期，食用○○產品初期體內開始抗拒污染，身體的機能發揮調整，新陳代謝活化，但有以下反應：(1)精神好轉、無倦怠感；(2)體力轉強、氣色好轉；(3)膚色恢復光澤；(4)呈現興奮或出現短暫暈眩；(5)精神充沛、有失眠現象，但就算睡眠不足也不會無精打采。 2.○○○食用了○○產品，體內環保作用發揮，使體質趨向鹼性，大便次數增多且顏色深。有的人會出現皮膚癢、痰多、咳嗽、火氣大的現象；少部分人會出現喉嚨痛、聲音沙啞、流鼻涕的情形；有些婦女會有經血變多、有血塊、短暫經期變長現象。 3.○○○因痠痛出現的現象，在食用○○產品後體內自淨功能逐漸提升，患部會出現痠痛現象。有時痠痛部位會出現更痠痛的好轉反應，但持續幾天後會自然消失。 4.○○○淨化後再生的精神倦怠感期，○○產品自淨環保效應及營養素會使人體迅速重建健康本質，期間會發生短暫精神倦怠現象，會愛睡，但會很快消失。	涉及療效、語意不清。後依違反食品衛生管理法處罰。
○○產品最適合下述人士飲用：(1)擔心血壓過高、膽固醇過高；(2)糖尿病患者；(3)腸胃消化機能不佳或經常便祕或腹瀉；(4)擔心身材發福或膽固醇過高；(5)大魚大肉後膽固醇過高；(6)尿酸過高、痛風患者；(7)經常抽煙、喝酒過量者。	涉及誇大療效。後依違反食品衛生管理法處罰。
英文品名“FAT-CUT”（類似「油切」意思），2007年高雄市政府衛生局針對藝人小S代言的「××油切茶」廣告，在各大媒體猛打廣告，衛生局認爲內容涉及誇大不實，隱喻減肥效果，開出三張罰單，共二十九萬元；不過這項處罰是針對「××油切茶」的電視廣告以「添加金針菇萃取物、確確實實隔離油膩，讓體內穿上一件金鐘罩」、「無油無慮」等用詞，並佐以「人被漢堡、甜甜圈等油炸物推著走」、「油脂無法接觸腸道壁」畫面，皆已涉及誇張、易使消費者誤解，故依違反食品衛生管理法處罰。	涉及誇大不實、易生誤解。後依違反食品衛生管理法處罰。
由於飲食、壓力及與周遭不清潔環境接觸等各項因素，而造成人體腸內有益細菌與害菌的存活比例不平衡。當腸內有益菌叢減少時會造成體內抵抗力降低，於是如便祕、消化不良及腸道所衍生出的問題就會逐漸產生。因此，增加有益菌在腸胃內的存活率是每日最佳的健康維持之道。○○產品乳酸菌含綜合性腸內有益乳酸菌及最新科技凝膠球比菲德氏菌，可增加腸內有益菌叢的數量，並含有維生素C、乳清蛋白及奧利多寡糖，提供體內的維生素需要及促進腸內有益菌的繁殖。	誇大有腸胃道功能改善之保健功效。後依違反食品衛生管理法處罰。
可維持細胞內的GSH含量，支持人體的免疫反應，同時並述及GSH能提高免疫力、維持體內免疫系統的正常活化。	誇大有免疫調節功能之保健功效。後依違反食品衛生管理法處罰。

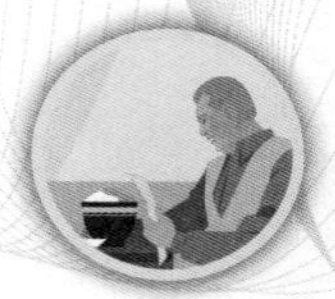
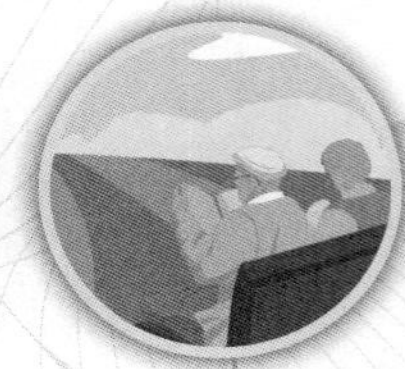

（續）表10-1　違反食品衛生管理法之健康食品案例

廠商的不實廣告	衛生單位判定之違規事實
為最佳強化免疫力之強力天然免疫物質……活化免疫細胞……凡因免疫功能衰退所引起的各種病症……皆有出奇的效果。	誇大有免疫調節功能之保健功效。後依違反食品衛生管理法處罰。
○○產品為唯一通過美國食品藥物管理局（FDA）檢定，為每天可服用的安全健康食品，並稱高境界免疫乳漿蛋白具有增進體液免疫反應，增強人體免疫機能之功效。	誇大有免疫調節功能之保健功效。後依違反食品衛生管理法處罰。
什麼是維生素X？美國Ann Wigmore博士是首位研究胚胎芽的人，她深入研究上百種麥苗（胚胎芽），發現其中以「麥格嫩葉」為最珍貴。「麥格嫩葉」不但含有豐富的維生素礦物質及多種微量元素，更神奇的是它富含一種可抵抗入侵人體異物作	涉及誇大、易生誤解，無科學根據，請業者改正。
用的活性物質，直至目前為止科學家尚未為其命名，故暫稱為維生素X。它對人體的功效有：(1)若將人體形容為一電池，當電池耗盡時，服用「麥格嫩葉」就有如再充電一般；(2)保護人體，對抗環境污染；(3)含天然保濕因子，讓皮膚保持細嫩光澤。	
下面這些人特別需要○○產品：40歲以上開始步入中年，懂得關心自己健康的人；每日大號超過兩分鐘者；精神不振，老是昏昏沉沉的人；新陳代謝不佳者；欲進行斷食者；想要長壽、健康、養顏美容者；素食或肉食動物者；認識臺灣農藥化學肥料等污染的先知，想為自己及家人徹底做好體內環保者。	涉及易生誤解，請業者改正。
回歸自然規律才是健康的根本方法醫學研究指出，人類應有100歲的壽命。然而，農業的改良，工業及科技的發展，在帶給現代人進步與便利的同時，卻使大自然不斷遭受破壞，飲水、空氣與食物受到莫大的污染，使得人類快速衰老，身體健康嚴重受損。在人類不斷污染整個大自然之際，大自然終究將所有的毒素、污染全還給了人類。唯有回歸自然規律的有機生活，恢復體內自淨環保系統，人類才能找回真正的健康。	涉及易生誤解，請業者改正。
「○○○○」產品雜誌廣告，於同一版面中有「皮膚病、腎毒、肝毒、藥毒」等，下方推薦○○○○產品，且述及「能幫助您早日康復」。	涉及誇大、易生誤解。後依違反食品衛生管理法處罰。

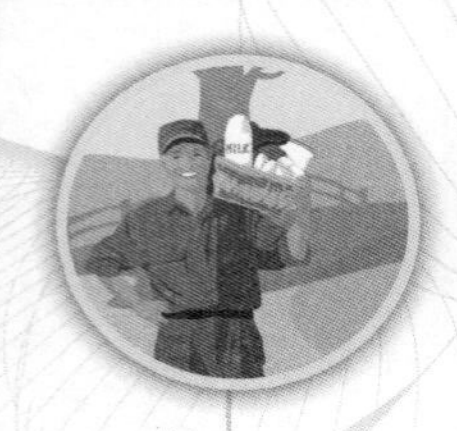
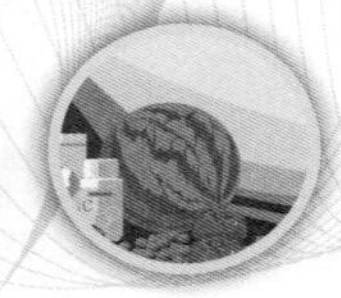

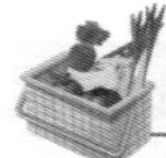

重點回顧

一、保健食品為一般俗稱健康食品。保健食品指具有保健功效的食品，範圍包括機能性食品、膳食補充食品、特殊營養食品與健康食品等。

二、保健食品之有效成分計有：兒茶素、菊苣纖維、總乳酸菌、蒜素、苣纖維、大豆發酵液、木醣醇、比菲德氏菌、活性乳酸菌、比菲德氏龍根菌、果寡醣、五味子素B、雞精、類黃酮素、靈芝多醣體及養生茶等。

三、健康食品，係指提供特殊營養素，或具有特定之保健功效，特別加以標示或廣告，而非以治療、矯正人類疾病為目的之食品；也就是說，衛生署的意思是健康食品只有「保健」而沒有「醫療」效能。

四、實證醫學研究發現：攝取維生素E或抗氧化的維生素與礦物質，對於改善老人眼睛黃斑病變疾病沒有效果；長期補充β-類胡蘿蔔素、維生素C及E時，不能排除可能會對身體發生損傷；而β-類胡蘿蔔素，目前已知會增加抽煙者罹患肺癌之機率，維生素E則會增加糖尿病或心血管疾病患者發生心臟衰竭；流行病學調查研究發現，攝取高飽和脂肪酸地區的人，容易罹患氣喘，而當患者改食海洋脂肪酸（魚油）時，並未能改善氣喘。

五、過度提升免疫力，易導致反效果，低劑量的黃耆，可以提升免疫力，但是過量時反而會促進癌細胞生長；另外過度提升免疫力，將會發生敵我不分，身體抗體轉而攻擊自己細胞（如發炎與紅斑性狼瘡）。因此建議不宜長期高劑量食用黃耆或枸杞等可能提升免疫力之中藥，特別是不要天天攝取同一種中藥材。

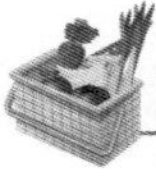

問題與討論

一、保健食品與健康食品有何不同？

二、試列舉三種市售的健康食品。

三、試列舉三種衛生署核准之健康食品之保健成分。

四、試列舉三種健康食品違規的內容。

五、優酪乳及燕麥片是否屬於健康食品？理由是什麼？

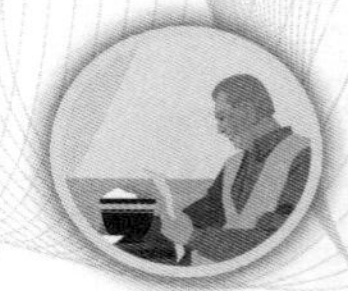
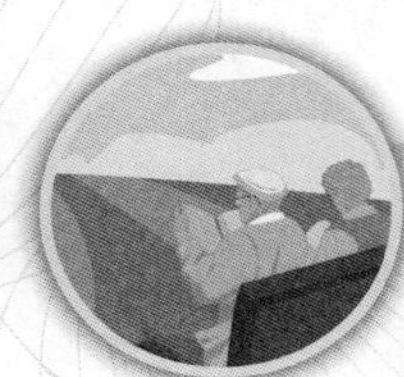

參考書目

一、中文部分

于守洋、崔洪彬（2003）。《保健食品全集》。臺北：九州。

王盛弘（2007）。〈喔，原來是幽門螺旋桿菌〉，《科學月刊》，第38卷，第1期，頁62-64。臺北：科學月刊社。

生活品味文化（2007）。〈28天降膽固醇〉，《生活品味文化》，第88期。臺北：生活品味文化傳播。

江長彬（2000）。《癌症病人飲食調養》。臺北：協合。

呂宗昕（2007）。〈螢光體的美麗與奧祕〉，《科學月刊》，第38卷，第5期，頁359-363。臺北：科學月刊社。

林克苓（2007）。〈保健食品能抗癌嗎？〉，《康健》，第103期，頁146-157。臺北：天下。

林克苓（2007）。〈聰明吃保健食品〉，《康健》，第103期，頁138-145。臺北：天下。

林快泉（2007）。〈奈米科技究竟獵殺了誰〉，《科學月刊》，第38卷，第4期，頁271-274。臺北：科學月刊社。

林苓興（2007）。〈反安慰劑效應？〉，《科學月刊》，第38卷，第5期，頁321。臺北：科學月刊社。

林苓興（2007）。〈獵沙癌細胞——螢光影像專輯〉，《科學月刊》，第38卷，第6期，頁430。臺北：科學月刊社。

莊雅惠（2006）。《排毒大全》。臺北：天下遠見。

許家偉（2004）。〈流感疫苗打了沒？〉，《科學月刊》，第35卷，第11期，頁901。臺北：科學月刊社。

許慈軒、高甫仁（2007）。〈FLIM——探測分子動力學的新利器〉，《科學月刊》，第38卷，第6期，頁442-447。臺北：科學月刊社。

章曉卉（2007）。〈8招自然降血壓〉，《康健》，第103期，頁158-161。臺北：天下。

黃志鈴（2007）。〈你的免疫系統在叛變〉，《康健》，第103期，頁52-67。臺北：天下。

楊德明（2007）。〈從BMVC談螢光探針的設計〉，《科學月刊》，第38卷，第6期，頁437-441。臺北：科學月刊社。

楊德明（2007）。〈顯微鏡在生醫的應用與未來〉，《科學月刊》，第38卷，第6期，頁432-436。臺北：科學月刊社。

劉廣定（2007）。〈畫蛇添足的左式右旋維生素C〉，《科學月刊》，第38卷，第3期，頁223。臺北：科學月刊社。

行政院衛生署（2007）。網址：http://www.doh.gov.tw/lane/health_edu/j3.html。線上檢索日期：2007年8月6日。

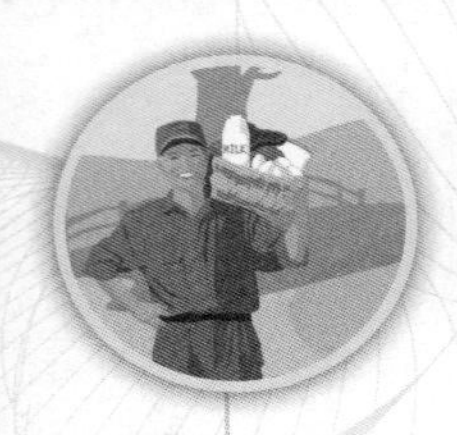
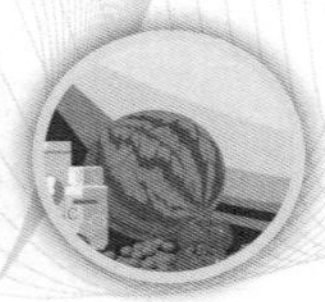

謝曉雲（2007）。〈達人教你管好冰箱〉，《康健》，第103期，頁194-199。臺北：天下。

二、外文部分

Allen SJ, Okoko B, Martinez E, Gregorio G, Dans LF: Probiotics for treating infectious diarrhoea. *Cochrane Database of Systematic Reviews 2003*, Issue 4. Art. No.: CD003048. DOI: 10.1002/14651858.CD003048.pub2.

Antioxidants for preventing pre-eclampsia. *Cochrane Database of Systematic Reviews: Reviews 2005*, Issue 4. John Wiley & Sons, Ltd. Chichester, UK DOI: 10.1002/14651858.CD004227.pub2.

Avenell A, Gillespie WJ, Gillespie LD, O'Connell DL: Vitamin D and vitamin D analogues for preventing fractures associated with involutional and post-menopausal osteoporosis. *Cochrane Database of Systematic Reviews 2005,* Issue 3. Art. No.: CD000227. DOI: 10.1002/14651858.CD000227.pub2.

Evans JR, Henshaw K: Antioxidant vitamin and mineral supplements for preventing age-related macular degeneration. *Cochrane Database of Systematic Reviews 1999*, Issue 4. Art. No.: CD000253. DOI: 10.1002/14651858.CD000253.

Evans JR: Antioxidant vitamin and mineral supplements for slowing the progression of age-related macular degeneration. *Cochrane Database of Systematic Reviews 2006*, Issue 2. Art. No.: CD000254. DOI: 10.1002/14651858.CD000254.pub2.

Evans JR: Ginkgo Biloba extract for age-related macular degeneration. *Cochrane Database of Systematic Reviews: Reviews 1999*, Issue 3. John Wiley & Sons, Ltd. Chichester, UK DOI: 10.1002/14651858.CD001775.

Hemilä H, Louhiala P: Vitamin C for preventing and treating pneumonia. *Cochrane Database of Systematic Reviews 2007*, Issue 1. Art. No.: CD005532. DOI: 10.1002/14651858.CD005532.pub2.

Hooper L, Summerbell CD, Higgins JPT, Thompson RL, Clements G, Capps N, Davey Smith G, Riemersma RA, Ebrahim S: Reduced or modified dietary fat for preventing cardiovascular disease. *Cochrane Database of Systematic Reviews 2000*, Issue 2. Art. No.: CD002137. DOI: 10.1002/14651858.CD002137.

Johnston BC, Supina AL, Ospina M, Vohra S: Probiotics for the prevention of pediatric antibiotic-associated diarrhea. *Cochrane Database of Systematic Reviews 2007*, Issue 2. Art. No.: CD004827. DOI: 10.1002/14651858.CD004827.pub2.

Kramer MS, Kakuma R: Energy and protein intake in pregnancy. *Cochrane Database of Systematic Reviews 2003*, Issue 4. Art. No.: CD000032. DOI: 10.1002/14651858.CD000032.

Kramer MS: Isocaloric balanced protein supplementation in pregnancy. *Cochrane Database of Systematic Reviews 1996*, Issue 4. Art. No.: CD000118. DOI: 10.1002/14651858.CD000118.

Langer G, Schloemer G, Knerr A, Kuss O, Behrens J: Nutritional interventions for preventing and treating pressure ulcers. *Cochrane Database of Systematic Reviews 2003*, Issue 4. Art. No.:

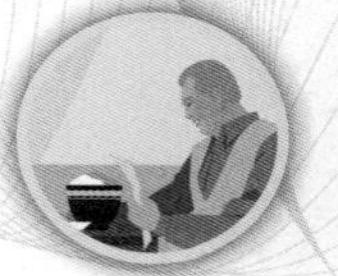
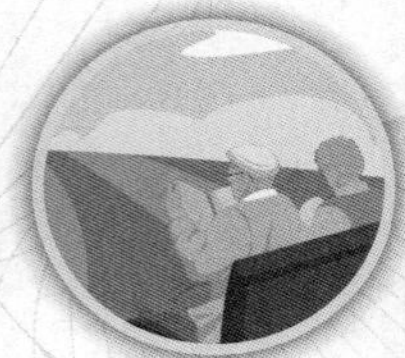

CD003216. DOI: 10.1002/14651858.CD003216.

Lim WS, Gammack JK, Van Niekerk JK, Dangour AD: Omega 3 fatty acid for the prevention of dementia. *Cochrane Database of Systematic Reviews 2006*, Issue 1. Art. No.: CD005379. DOI: 10.1002/14651858.CD005379.pub2.

Mahomed K, Bhutta Z, Middleton P: Zinc supplementation for improving pregnancy and infant outcome. *Cochrane Database of Systematic Reviews 2007*, Issue 2. Art. No.: CD000230. DOI: 10.1002/14651858.CD000230.pub3.

Makrides M, Crowther CA: Magnesium supplementation in pregnancy. *Cochrane Database of Systematic Reviews 2001*, Issue 4. Art. No.: CD000937. DOI: 10.1002/14651858.CD000937.

Meher S, Duley L: Garlic for preventing pre-eclampsia and its complications. *Cochrane Database of Systematic Reviews 2006*, Issue 3. Art. No.: CD006065. DOI: 10.1002/14651858.CD006065.

Osborn DA, Sinn JK: Probiotics in infants for prevention of allergic disease and food hypersensitivity. *Cochrane Database of Systematic Reviews 2007*, Issue 4. Art. No.: CD006475. DOI: 10.1002/14651858.CD006475.pub2.

Rumbold A, Crowther CA: Vitamin E supplementation in pregnancy. *Cochrane Database of Systematic Reviews 2005*, Issue 2. Art. No.: CD004069. DOI: 10.1002/14651858.CD004069. pub2.

Tao JP, Davis RM, Navaneethan SD, Mathew MC: Antioxidant supplementation for preventing and slowing the progression of age-related cataract. *Cochrane Database of Systematic Reviews: Protocols 2004*, Issue 1. John Wiley & Sons, Ltd. Chichester, UK DOI: 10.1002/14651858. CD004567.

Thien FCK, De Luca S, Woods R, Abramson MJ: Dietary marine fatty acids (fish oil) for asthma in adults and children. *Cochrane Database of Systematic Reviews 2002*, Issue 2. Art. No.: CD001283. DOI: 10.1002/14651858.CD001283.

Verner A, Craig S, McGuire W: Effect of taurine supplementation on growth and development in preterm or low birth weight infants. *Cochrane Database of Systematic Reviews 2007*, Issue 4. Art. No.: CD006072. DOI: 10.1002/14651858.CD006072.pub2.

Winzenberg TM, Shaw K, Fryer J, Jones G: Calcium supplementation for improving bone mineral density in children. *Cochrane Database of Systematic Reviews 2006*, Issue 2. Art. No.: CD005119. DOI: 10.1002/14651858.CD005119.pub2.

第十一章 癌症與老人營養治療

學習目標

- 認識癌症及其預防原則
- 了解癌症替代醫學
- 明白良好營養是癌症老人治療之基礎

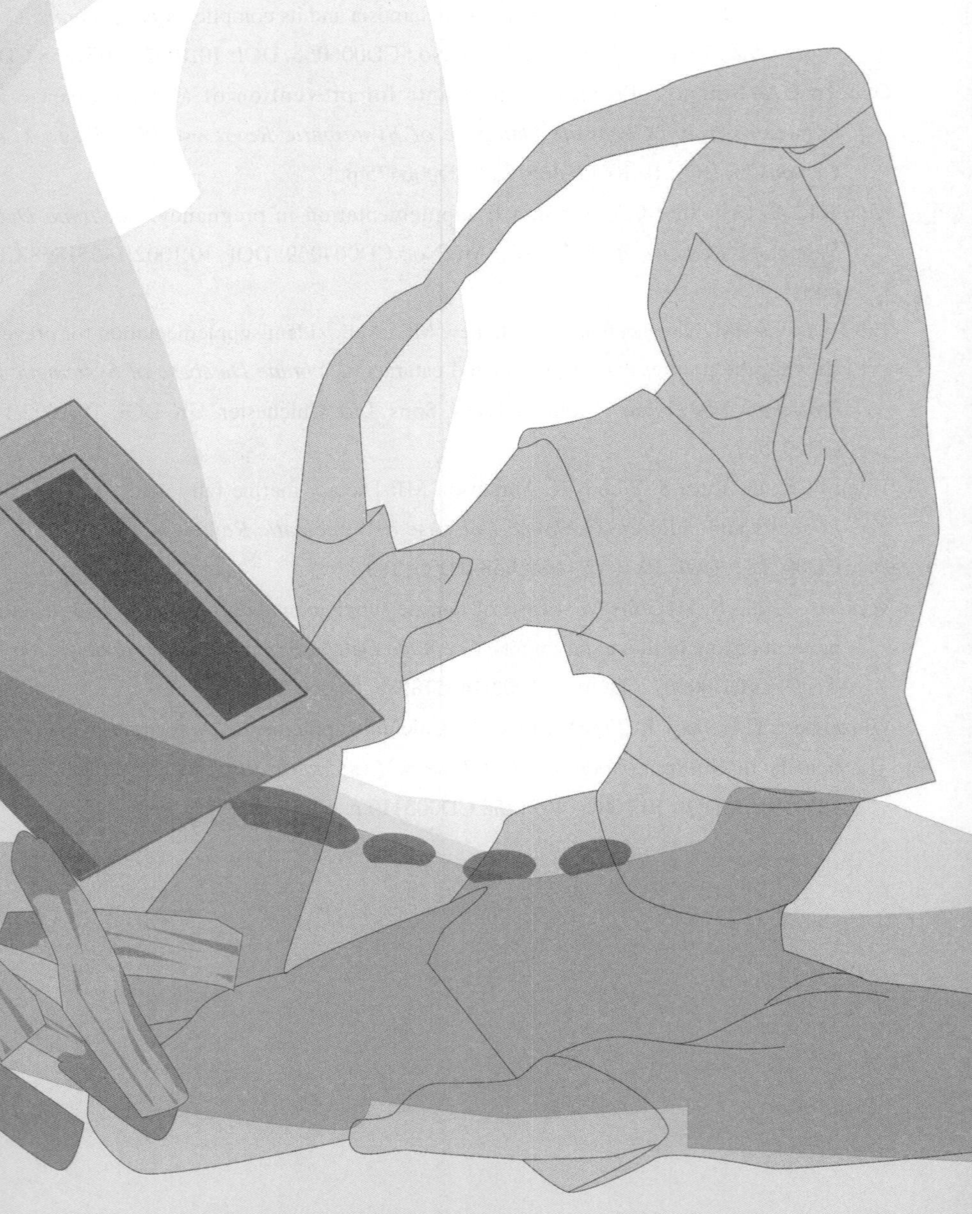

關於癌症與老人營養治療

一般人由於缺乏對於癌症正確的認識與觀念，一旦罹患癌症，往往束手無策，不知如何是好，於是人云亦云，沒有主見；也由於缺乏正確就醫的基本觀念，導致許多人聽信偏方、祕方，或運用了缺乏科學根據的療法，導致捨棄正統醫療，而就祕方，最後以悲劇收場。

罹患癌症時，必須記住，供應均衡的營養與均衡飲食（即良好的營養），是抵抗癌症的基礎；癌症老人因爲疾病與治療之需要，比正常人更需要營養的補充，才能修補治療期間受傷的組織及增強免疫能力，避免身體耗弱，而營養對於癌症老人尤其重要。但是要讓癌症老人維持良好的營養狀況，其實是比較困難的，因爲腫瘤本身及疾病之治療，均會影響到患者食慾及進食能力，如果沒有適當的營養支持（灌食或靜脈營養），將造成患者體重減輕及抵抗力變弱。

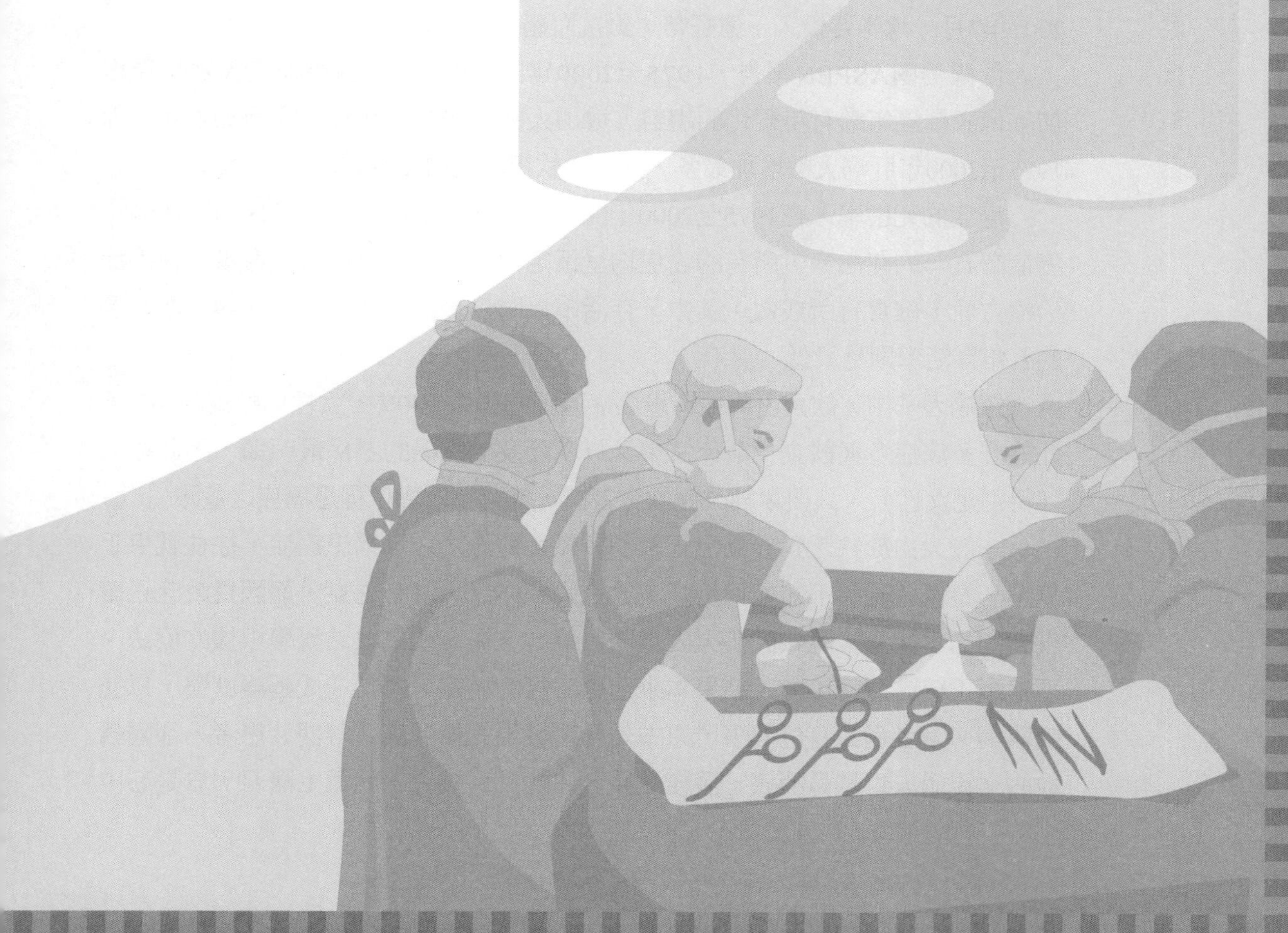

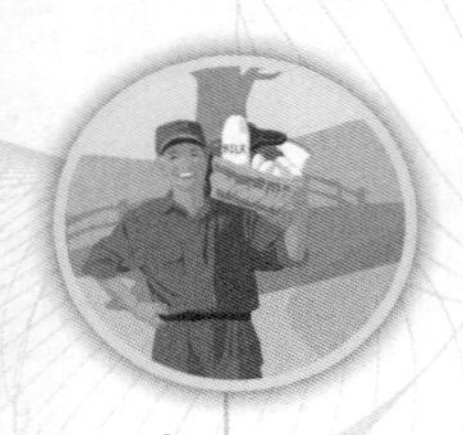
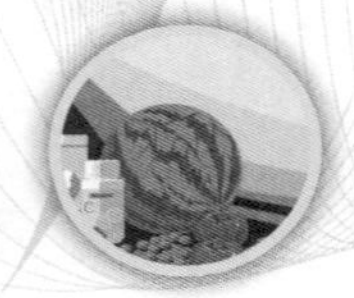

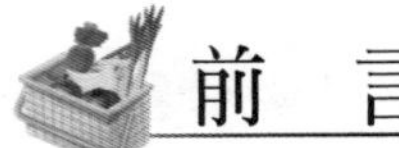

前　言

癌症這個字的英文"Cancer"，原意爲**惡性腫瘤**，即俗稱的「惡性疾病」（**惡病質**，指因癌症引起的衰弱或營養消瘦等狀況；惡病質之英文cachexia源自希臘文kakos hexos，意即壞的身體狀況）。"Cancer"源出古希臘，如同拉丁文之字頭"Cancri"，原意係指"CRAB"，就是指螃蟹；代表癌細胞的形狀，很像某些形狀像螃蟹的皮膚癌，也意味著癌細胞會像螃蟹般四處橫行、蔓延與破壞；稍微一個不注意，就會不聲不響，致人於死。

美國有四分之三的老年人，死於癌症；臺灣約二分之一，將來應該與美國差不多；從1982年起，癌症即躍升爲國人十大死亡原因之首位，1952年，癌症占當年死亡人數3%，排名第八，癌症死亡增加率，男性高於女性，好發於中、壯年；臺灣前法務部長陳定南、電影導演楊德昌、臺灣首富鴻海集團郭台銘弟弟郭台成及臺灣天主教樞機主教單國璽，都是癌症的受害者，也因此郭台銘於2007年7月，承諾要投入千億臺幣，對抗血癌。

依據美國ASPEN報告，1975至2000年間，0至19歲罹患癌症人數呈現增加，代表罹癌年齡有年輕化的趨勢，增加人數以1975至1986年間增加最多；而1975至2000年肝癌人數增加最多，其次爲軟組織腫瘤及腎腫瘤。

癌症的死亡率，在1975至2000年間，呈現逐漸下降的趨勢，1975至1995年癌症有五年的存活率，所有的癌症均呈穩定增加，代表醫療科技進步，在癌症治療方面，確實有所成效；其中，存活率以眼癌最高，其次爲腎腫瘤，而肝癌的五年存活率則是最低。

罹癌因子中，飲食占男性罹患癌症原因的30%至40%，女性則較高約60%；此外許多癌症多與飲食相關。其中又以乳癌及結腸癌的關係最明顯，因此國人（特別是女性），只要單純改變飲食習慣，就可有效降低罹患癌症之危險。

一般人由於缺乏對於癌症正確的認識與觀念，一旦罹患癌症，往往就束手無策，心慌意亂，不知如何是好，於是人云亦云，沒有主見，而因爲缺乏正確就醫的基本觀念，導致許多人因爲聽信偏方、祕方或是缺乏科學根據的療法，而捨棄正統醫療就祕方，結果本來治癒率高的癌症，經常造成延誤就醫，以悲劇收場。筆者過去有位同事，原本是早期發現的鼻咽癌（零期）患者，卻因爲他的父親過去也是鼻咽癌，發作之後，住院不到幾天，就蒙主寵召，於是心中

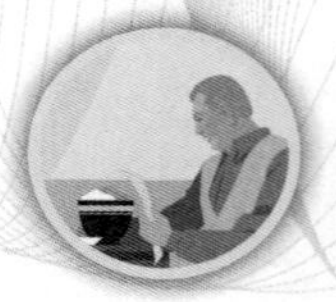

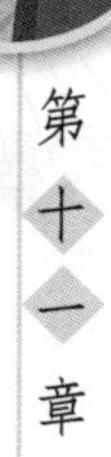

有陰影，不願意採用西醫治療，轉而改尋求中醫及偏方，後來因爲癌細胞已經擴散，雖然再回頭想找西醫治療，卻已無法挽回，留下兩名幼年子女，令人不勝唏噓。

一般罹患癌症之後，較常聽到的另類飲食建議是：「得到癌症後，不能吃肉，不然會把癌細胞養大」、「不要吃肉類，減少營養，就可以讓癌細胞萎縮」、「禁食助陽的發物（羊肉、鵝肉或公雞肉）」、「只要吃蔬菜或果菜汁，可提高免疫力，對抗癌症」、「吃具劇毒性的植物或動物，以毒攻毒」、「靈芝、白蓮蕉……可治癌」、「已經開過刀的，偏方比較無效」……；這些方法均缺乏科學根據；試想癌症老人因生病造成心理與生理耗弱，加上癌症的攻擊，若再吃下具有毒性的東西，往往在沒有毒死癌細胞之前，經常已經毒死自己正常的細胞，實在不宜；另外還有許多人，自行採用無科學根據的治癌偏方，往往限制正常飲食，導致最後發生營養不良，反而無法繼續癌症的治療；因此當要試用偏方或替代療法時，最好能問過專業人員，包括醫師、營養師及護理師等，提供專業的評估，確定是否可以服用。

罹患癌症時，必須記住，供應均衡的營養與均衡飲食（即良好的營養），是抵抗癌症的基礎；癌症老人因爲疾病與治療之需要，其實比正常人更需要營養補充，才能修補治療期間受傷的組織，及增強免疫能力，避免身體耗弱。營養不僅對於一般人很重要，對癌症老人尤其重要。

研究發現良好的營養，將使患者比較能夠對抗腫瘤對身體的壓力，治療的效果也會更好。因爲良好營養的患者，較能接受更高劑量的化學或放射治療，手術治療後的復元也比較迅速；但是要讓癌症老人維持良好的營養狀況，其實是比較困難的，因爲腫瘤本身及疾病之治療，均會影響到患者之食慾及進食能力，如果沒有適當的營養支持（灌食或靜脈營養），將造成患者體重減輕及抵抗力變弱。

加拿大研究癌症發現一種具有抑制癌症腫瘤作用的基因，未來也可能爲許多癌症找出新的療法；此腫瘤抑制基因，名爲“HACE1”，已發表在《自然醫學》期刊上。研究指出，人體內原本就分別有著腫瘤促進及抑制之不同基因，相互平衡時，身體就能保持健康，但當遭受某些因素，導致平衡遭到破壞時，腫瘤就會應運而生；因此研究如何促進人體健康的自然腫瘤抑制基因，發揮應有的功效，讓人體自己啓動免疫系統，將是未來最好的預防癌症之道，也是大家對於基因療法抵抗癌症之期盼。

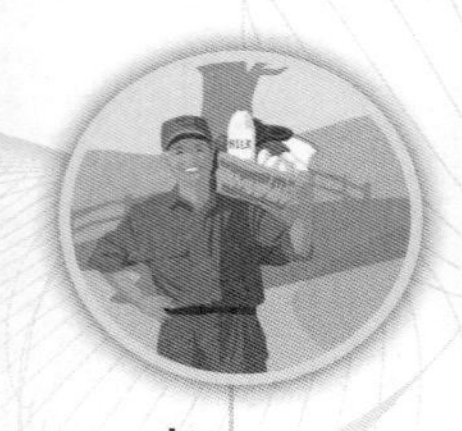
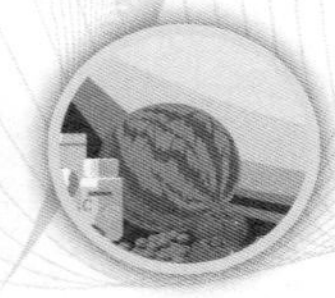

第一節　認識癌症

19世紀日本將癌症翻譯成「癌腫」。20世紀起，中國也開始沿用這個詞，癌字從喦（音ㄢˊ），喦即山巖，岩為巖的俗體字，古代癌、喦、嵒、嵓、巖及岩字互相通用，癌的本義和讀音均同巖，傳統中醫常用其本義本字「岩」作為病名，指癌細胞係質地堅硬、表面凹凸不平、形如岩石的腫物，是以其形象命名的，例如乳岩（即乳癌）、腎岩（陰莖癌）、舌岩（舌癌）。癌症的「癌」字，依造字規則應讀作ㄢˊ（yán），但約自1950年代開始，生活中「癌」字常改讀為ㄞˊ（âi）。這是為避免口語中與炎症發生混淆，而故意更動讀音。有「西方醫學之父」之稱的希波克拉底（Hippocrates，古希臘名醫），經過臨床觀察，將腫瘤區分為**無害性**及**危險性**兩種。而「危險性」之腫瘤，即今日所謂的「癌症」。

癌症治療趨勢

(一)標靶藥物治療

與以往的傳統化療藥物「亂槍打鳥」的治療癌症方式相比較，標靶藥物具有更精準的瞄準腫瘤標靶，能夠集中藥物的火力攻擊癌細胞；而過去的傳統化療，在殺死癌細胞的同時，也經常會將正常細胞一併殺死，因此產生的副作用相當大，對身體正常組織的衝擊力也強。標靶藥物治療則有如神槍手般，能夠直接對準癌細胞開槍；或直接抑制癌細胞附近的血管新生，以餓死癌細胞；或者阻斷癌細胞生長，讓癌細胞停止成長。目前研究顯示，標靶藥物平均能延長癌症老人六個月到一年的壽命；對於使用化療但是效果不佳的癌症老人，標靶藥物具有更準確殺死癌細胞，對患者身體的負擔減少及較低的副作用等優點，因而可以延緩癌症老人壽命。

目前臨床上的標靶藥物，大致上可以分為：

■第一類

第一類針對癌細胞表面抗原，作為標靶之治療方式，係利用單株抗體，進行找尋癌細胞；找尋之方法是將癌細胞的表面抗原，當作身分證辨識般進行鎖定，再接著由體內免疫系統毒殺癌細胞，因此不會傷及無辜的正常細胞；而之

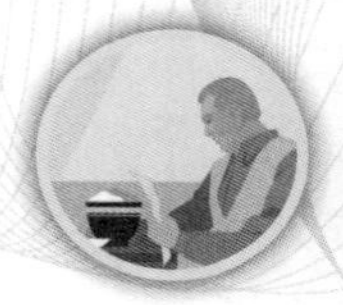
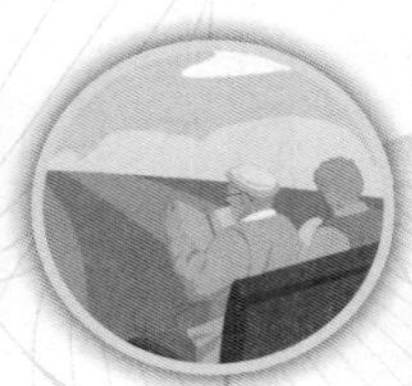

後再透過追蹤癌細胞的特定接受器，不斷結合附著癌細胞，避免其持續分裂增生，而達到抑制生長，最後使癌細胞死亡的目的；例如治療乳癌的「賀癌平」（Herceptin®、Trastuzumab®，對於HER-2陽性患者有明顯療效的標靶療法藥物）、淋巴藥物「莫須瘤」（rituximab，治療非何杰金氏淋巴瘤的用藥）及大腸直腸藥物「爾必得舒」（erbitux，治療轉移性大腸直腸癌），均屬此類。

■第二類

第二類屬於抑制癌細胞血管增生的標靶治療方式，爲新生血管抑制劑，其訴求係以「餓死癌細胞」爲主，例如治療大腸直腸癌的「癌思停」（avastin），由於癌細胞會一直進行分裂，來欺騙免疫系統；體內的腫瘤爲了存活壯大，會分泌血管生成因子，以刺激新血管生成，以便源源不絕的輸送養分供其使用，血管愈密集腫瘤就愈惡性；轉移的機率也將相對越高，血管新生抑制劑具有能夠切斷供給腫瘤養分，不讓癌細胞繼續長大及擴散的功效，當搭配其他藥物合併治療時，抗癌的成效就更爲明顯。

■第三類

第三類採用阻斷癌細胞訊息傳遞的標靶治療方式，可阻止癌細胞增生。新研發的多重標靶藥物，能改善過去單一標靶藥物的不足，多重標靶藥物，即彈頭會分裂，分裂後分別瞄準不同的標靶，同時可以攻打兩種以上的標靶，對於已經發生器官轉移的末期癌症老人療效良好，例如治療慢性骨髓性白血病的「基利克」（gleevec）、肺癌用藥「艾瑞莎」（gefitinib）及「得舒緩」（tarceva）。而2007年6月初，甫獲衛生署核准的口服多重標靶藥物「紓癌特」（sutent），即屬於治療移轉性腎細胞癌的第一線藥物，對於末期肝癌患者，也有很好的治療效果，屬於國內第一個多重標靶口服腎癌藥物。

■其他（基因療法）

由於現在的科技尙無法矯正基因，因此仍然必須借助藥物改變基因，等日後基因矯正及治療技術發展成熟後，也許下一個十年，會取代各種現代抗癌的藥物。

(二)全人醫療

由於罹患癌症原因，不單純僅是飲食或身體之問題，也包括缺乏運動、健康生活型態、喜樂心情及平穩個性等因素，因此癌症治療如果單單僅靠治療身體，顯然不夠；因爲疾病的原因如果持續存在，只是成功的治療身體，日後還

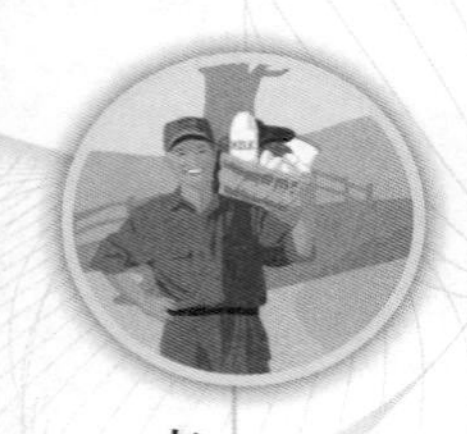
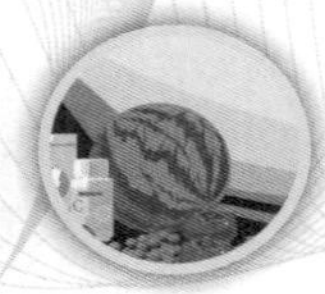

是會再復發，並不能夠徹底解決問題；就像減肥般，若不改變造成肥胖的錯誤飲食習慣，光靠藥物減重，日後一定會再復胖。因此治療癌症，除了需要治療身體以外，也需要改變患者的生活型態，培養持續可行的有氧運動習慣，及配合攝取均衡健康低油、低鹽與低糖飲食，此即所謂的**全人醫療**。

癌症的治療若以全人醫療的角度觀之，意味著必須重視患者的身體、心理、社會及存在的價值與意義等多方面。全人醫療是由過去單純的「醫病」關係，改爲「醫（病）人」之方式，而爲了配合此趨勢，醫院在治療癌症的不同科別上，需要整合作戰，也因此各醫院分別成立癌症中心，將治療癌症所需的治療、營養諮詢及居家服務等科別，分別整合在一處，省去患者奔波。

此一整合作戰也包括訂定出癌症治療的全盤計畫，改爲以實證醫學作爲治療之依據。以化療爲例，針對計畫中爲什麼要使用某一種治療藥物，要查明過去臨床治癒率有多少，需要有科學數據作爲根據，不再僅憑過去之經驗及傳統，盲目進行治療，改以臨床實際案例或國際案例經驗，作爲計畫治療之基礎；否則臨床其實有些癌症，執行化療的結果反而更糟；意思是說某些癌症，如果不化療，患者反而可以活得更久，畢竟化療因爲副作用大的關係，對於患者的生活品質影響也大，如果化療與不化療之效果差不多，那麼就建議不要化療，改尋以其他替代醫療爲宜。另外，針對患者身心靈及生活平衡方面，講究維持全身系統的平衡，要求維持身心靈平靜，所以患者須學習將生活步調放慢，要快活也要慢活，爲此許多癌症患者練氣功、瑜伽或靜坐，養身也養心，而經過如此調整與改變，許多人也因此獲益。

全人醫療以身、心、靈三方面爲目標，以醫師與患者爲例，過去因爲太過於著重身體問題，反而忽略患者的心理和靈性方面之需求；而「全人」的意思，就是要把身心靈三者，均納入醫療過程，將關懷患者，當作治療的必須過程。首先醫者要有關懷心，而最高的關懷心，就是同理心，將醫者自己假設成患者般來治療。中醫由於被發現在癌症治療過程中，具有減輕藥物等治療的副作用，減緩病症，提高患者生活品質，因此被認爲能幫助實現「全人醫療」，研究發現使用湯劑黃耆化合物，對於化療患者，可刺激免疫活性細胞，並減少副作用，且不會因爲使用中藥而損害身體，但仍需要高質量的隨機對照研究，才能證明煎出的中藥，適合使用於改善化療有關的副作用。

雖然中藥材目前已被廣泛使用於抵消化療所產生的副作用，惟因研究後之結論指出，現有資料仍然有限，目前雖有部分證據顯示，使用湯劑黃耆化合物

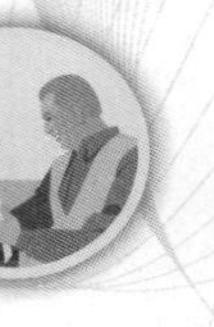
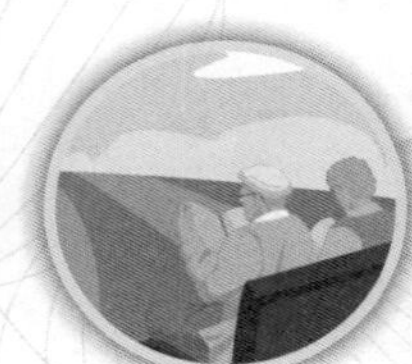

與患者單用化療比較，併用黃耆煎劑者較不會發生噁心、嘔吐或低白血球等副作用問題；另外一些證據顯示，湯劑也會刺激免疫系統細胞，因此建議更進一步研究，使用黃耆湯劑預防化療相關的副作用。中草藥也使用於治療乳癌化療所產生的副作用，包括混合草藥化合物、湯劑及膠囊，但研究結果表示尚無法確定功效，故使用中藥配合化療，僅可能有利於改善骨髓抑制及免疫系統，並可能提高總體生活之質與量，但也無證據顯示中藥會有任何傷害。為因應全人醫療之趨勢，目前國內的醫院，開始逐漸有中醫與西醫合併進行整合治療，如屬於醫學中心的高雄榮民總醫院，過去一直都沒有中醫部，已於2008年成立，以達成此目標，目前中藥已成功的使用於治療癌症的經驗包括：(1)紫杉醇；(2)喜樹鹼；(3)中藥方；(4)免疫療法等。

■紫杉醇

紫杉醇（Paclitaxel）原萃取自珍貴的紅豆杉，用於治療乳癌，是現行癌症治療的二線藥物，由於價格昂貴，癌症初期患者，健保並不給付使用，因此很多患者為求化療的預防效果，經常自費負擔併用。進行化療需要依照體重換算使用劑量，一次療程約需四萬多元，以乳癌化療共六個療程計算，約需自費三十萬元。根據2005年新英格蘭的研究報告指出，與傳統的化療比較，合併使用「歐洲紫杉醇」、「小紅莓」（現行第一線藥物）及「環磷胺」的治療方式，對早期乳癌患者，死亡率可明顯降低三成，並可降低癌細胞的復發率。

由於歐洲紫杉醇會造成抑制白血球的副作用，可透過注射「白血球生成劑」（G-CSF, GM-CSF）來加以改善。費用須自行負擔，一劑約三千多元，每一個療程需打七劑，一般乳癌化療共六個療程，需打四十二劑，約十幾萬元；但是自2007年起，乳癌患者如果於治療期間，檢驗出白血球低於1,000時，健保將可以給付施打，但其給付僅限於白血球低於1,000期間的施打費用。此種治療方式，適用於乳癌淋巴腺已有轉移跡象，及年紀較輕的乳癌患者，一般只要好好把握住術後化療機會，就能有效降低乳癌復發機率。紫杉醇現有歐洲與太平洋紫杉醇的區別，歐洲紫杉醇「剋癌易」（docetaxel）與太平洋紫杉醇「汰癌勝」（taxol）比較結果，效果較佳；不過醫師表示，選用藥物不能單看療效，仍然應視病患對藥物的耐受性和疾病惡化程度而定。

治療乳癌的紫杉醇，屬於針劑，日前新聞曾報導有位小姐，因為本身患有疾病，聽說紫杉醇可以抗癌，於是在一次旅途中，發現路邊小攤販在販售紫杉，於是就購買5斤，並依業者提供的使用方法飲用，但喝了一陣子之後，感

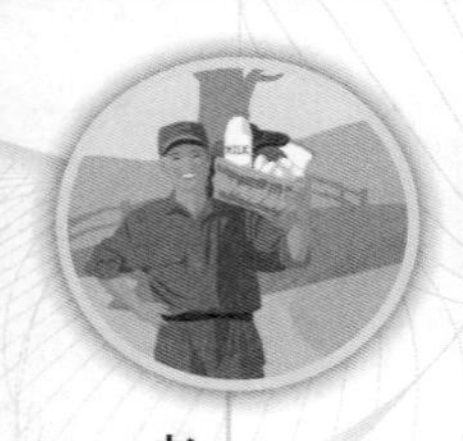
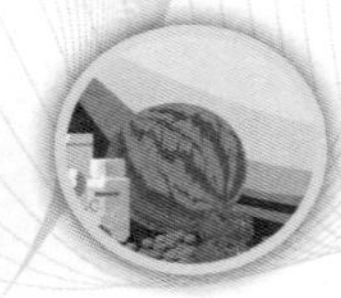

覺不對勁，主動送請衛生局化驗，雖未驗出西藥，但發現與南洋紅豆杉（即紫杉）不同。根據專家表示，紫杉醇提煉後為白色粉末，只做針劑注射用，用於臨床治療乳癌、卵巢癌及部分肺腫瘤，紫杉醇提煉後的白色粉末並不溶於水，所以無法以泡水方式食用，且其顏色應該是褐色，並非一般誤認的紫色，故確認該民眾為服用到染有色料的假紫杉。

■喜樹鹼

喜樹鹼（Camptothecin，簡稱CPT）屬於治療大腸癌的中藥。1966年沃爾（Wall）等人，在喜樹中抽取出此抗癌新藥，於動物實驗中獲得良好的抗腫瘤效果。於是1971至1972年，應用於消化系統腫瘤及黑色素瘤等疾病之治療，並有部分成效，但因為此藥會發生嚴重的副作用，如骨髓抑制、出血性膀胱炎及消化系統之症狀，而中止開發。後來中國大陸及日本成功開發出新成品，其副作用變低且具有臨床效果，於是開始被廣泛應用，目前主要是用於大腸直腸癌，高達50%以上患者可以因此獲得穩定癌症病情，不再惡化，對晚期大腸直腸癌患者生活品質之提升，相當有益。

■中藥方

日前有學者利用耶魯大學一帖一千七百年前的治療腸胃不適的中藥方，委託臺灣科學中藥依據CGMP標準，製作出中藥成品，再透過利用質譜儀，分析藥材各成分排列方式，與相對密度，以確保中藥過去經常為人所詬病的中藥品質與療效問題，而此藥方製品及其分析驗證方法，業經美國食品藥物管理局（FDA）認可，經美國人體二期實驗，已確定能幫助減低大腸癌、胰臟癌與肝癌之副作用；且過去中醫所謂的「補氣」，其實就等於是現代醫學的提升營養與免疫力。

■免疫療法

提升人體免疫能力，可以激勵體內自體免疫系統加強運作，由於癌症老人之免疫能力比正常人低，提升免疫力可以增加患者抗癌能力，而此類研發的成果有：

1. **醣脂**：係臺灣人發明的抗癌新藥，已在美國獲得專利。醣脂具有加強人體免疫系統中的自然殺手T細胞功效，而T細胞接著又可加強其他免疫系統。
2. **樹突時代（dendreon）技術**：美國生技大廠開發之技術，是希望透過樹突

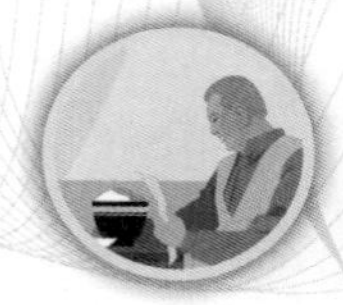
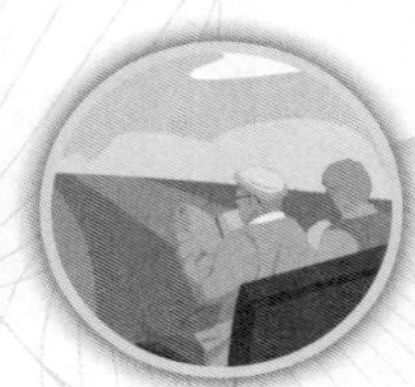

時代技術，能夠偵測出癌細胞的樹突細胞，以達到辨識癌細胞之目的。

不過，免疫療法目前多半仍屬於實驗階段，距離上市時間，還有一段很長的路要走。上市要經過小型、大型動物實驗及人體一、二、三期實驗；其中第一期臨床試驗，是驗證新藥在人體內的可接受性，及在人體內的藥物代謝動力學，一般會選在健康的人中進行；第二期臨床試驗，是關鍵療效的驗證，是新藥驗證的最重要階段，需要選擇患者，並設立對照組（給予安慰劑）；第三期臨床試驗，是通過前兩期後，新藥在臨床推廣應用後的監測，目的是及時發現較少見或潛伏期較長的毒副作用。

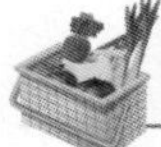

第二節　癌症老人營養照護計畫

營養照護計畫首先必須預防體重下降與營養不良，因爲老人一旦體重下降，就很難再回復。所以營養開始計畫之最佳時機，是疾病被診斷且進行治療時，而不是當體重已經下降才開始。老人體重如果下降超過5%，就必須積極處理；當體重下降超過10%時，必須改採取營養支持（灌食或靜脈營養）；若下降15%，可能會導致食慾降低，致沮喪、疲勞和逐漸虛弱而危及生命。體重下降的癌症病患，會降低治療的耐受度，較一般體重正常病患，提早一個月被迫停止化療、放療治療；另外尚有反應下降，易有較強中毒反應及存活時間降低；故不可小看癌症老人體重下降的問題。

一、癌症治療的營養考量

(一)癌症治療範例

某乳癌患者，女性，65歲，第二期合併有85%淋巴轉移現象，經過手術後，後續（手術後約三週）進行六次化療，治療時體重43公斤，化療藥物採用自費歐洲紫杉醇100毫克（80毫克二千六百四十二元、20毫克七千零二十四元）、合併epirubicine 100毫克、塞克羅邁得（cyclophosphamide）670毫克等藥物，每次化療前，先自費服用預防嘔吐之藥物止敏吐膠囊（aprepitant），125毫克自費一顆七百八十元，然後第二、三天各再服用80毫克（價格也是一顆七百八十元）；另外，尚自費購買預防嘔吐藥物康您適強®（kytril）1毫克，一

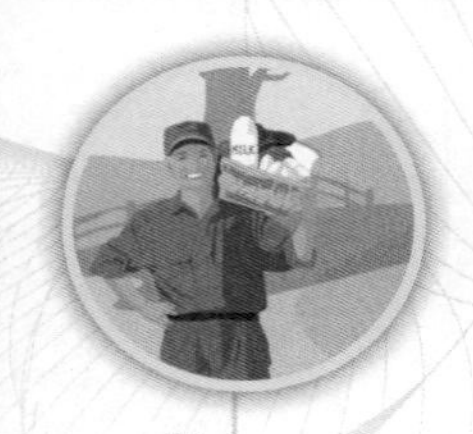
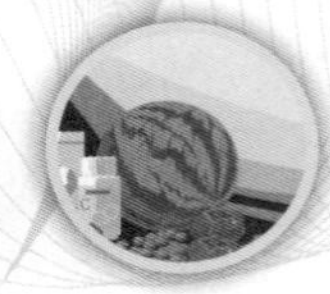

顆三百六十五元；自第二至八天（化療當天算第一天），每天早晚各服一顆，自費消炎藥物環丙沙星（ciprofloxacin）500毫克（250毫克，一顆四十二．七元，需一次二顆），於每次化療的第四至十天，每天早晚各一次，並自費購買白血球生成劑針劑GCSF（300微克，一劑三千二百三十八元），自第四至十天，每天肌肉或皮下注射一劑，並於第六至九天，抽血檢驗白血球，觀察白血球何時降至最低與回升；每次療程約需三週，合計六個療程約十八週。

經過上述治療方式後，患者於全部化療過程中，沒有產生嚴重嘔吐等副作用；另外，患者之後接受放射線治療二十四次（每天一次，連續五週）。治療以後，每三個月追蹤一次，抽血檢驗癌症指數、X光檢查、超音波檢查（乳房及肝膽），每年並做一次乳房攝影檢查及全身骨質檢查。

(二)治療時的營養考量

一般老人長期營養素的需求，須自治療前便開始進行考量與計畫：

1. **化療時的營養考量**：當老人發生噁心、嘔吐、黏膜炎、便祕、腹瀉、嗜中性白血球減少症、味覺改變及缺乏食慾等副作用時，應進行營養調整。
2. **放療時的營養考量**：注意噁心、嘔吐（若放療照射區域包括腸胃道時）、黏膜炎、便祕、腹瀉、味覺改變、嘴巴乾、疲勞及內分泌效應（頭蓋骨放療之負面內分泌效應）。
3. **免疫療法時的營養考慮因素**：噁心、嘔吐、黏膜炎、腹瀉、味覺改變或嘴巴乾。
4. **手術時的營養考量**：除非主治醫師特別建議，否則手術前一週，老人應該中止服用所有草藥及補充食品（如魚油、阿斯匹靈及維生素E等），以免影響血液凝固，導致手術後發生出血不止的症狀。營養方面的考量，應依據手術種類及程序而定，可能的問題，端視老人遭受機械及身體損傷、攝食、消化及吸收足夠營養素之能力而定；一般老人長期營養素的需求，須自手術前即開始進行考量及計畫。

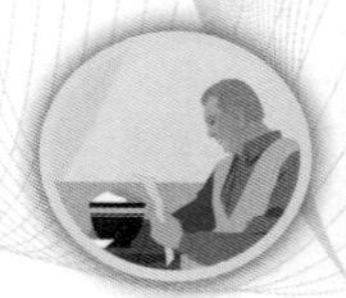
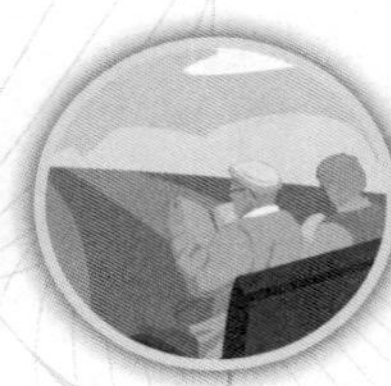

二、營養介入目標

(一)老人營養介入準則

老人營養介入準則如下：

1.對於中度至重度營養不良的癌症老人，手術前先提供管灌或周邊靜脈營養七至十四天，對老人會有益處。
2.良好營養狀況老人或輕微營養不良者，接受手術、化療或放療，預期將採經口攝食時，應定期供應具體營養支持（灌食或靜脈營養）。
3.必須接受癌症治療之篩選老人，預期於某一階段時間，可能會嚴重營養不良，或無法經口飲食獲得足夠營養，即應採取具體之營養支持對策。
4.癌症末期老人，或對於傳統治療沒有發生預期之效果者，此時則須使用特定緩和營養支持。

(二)老人營養介入目標

■維持老人營養狀態或改善蛋白質熱量營養不良之營養介入

1.**熱量之供應**：熱量供應一般建議為每天每公斤體重給予25至35大卡（如60公斤體重老人熱量供應為：60×25～60×35＝1,500～2,100大卡），癌症老人對於熱量的需求，視腫瘤型態及其他因子而定，如是否有發燒或感染，熱量需要並非固定一成不變的，而是在治療期間，因應醫療改變而有所變化；營養支持應提供老人足夠的熱量，以符合癌症老人需求，採用各種商業配方是直接有效的，但必須不間斷進行監測，以確定所評估的熱量是合適的。
2.**蛋白質之供應**：癌症老人之代謝程度，會影響其蛋白質需求，一般建議每天每公斤體重給予1.2至1.5克（須注意前述所謂低蛋白質有益身體健康之主張，是適用於癌症非治療期間）；而高新陳代謝率或特別虛弱之老人，則可能需要供應更高的蛋白質量。每公斤體重給予1.2至1.5克蛋白質；以標準體重60公斤為例，蛋白質需要1.2×60～1.5×60＝72～90克蛋白質／天；依據第四章食物代換表中，蛋豆魚肉類：每份含有蛋白質7克，因此需要十至十三份蛋白質／天；而豬大里肌（瘦豬後腿肉、瘦豬

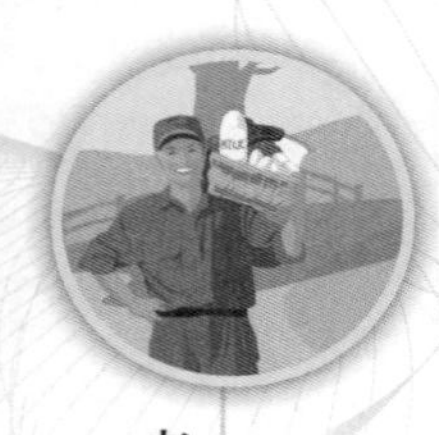
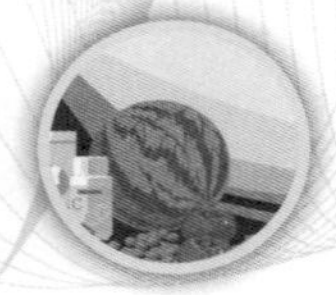

前腿肉）一份爲35公克；因此可食350至455克；約每天半斤至四分之三斤或9至12兩。

3.**內臟蛋白質**：雖然會受到非營養方面因子的影響，但是監測內臟蛋白質狀況，仍可作爲老人蛋白質狀態之指標，但某些個案則適合用氮平衡方式來評估營養狀況。

■降低發病率，改善生活品質（QOL）之營養介入

癌症患者採取營養支持方式仍有爭議，有些研究認爲，目前仍缺乏足夠證據可以證明營養支持能降低癌症患者併發症及增加存活率，但是由於營養是癌症治療的基石，缺乏足夠的營養，患者將不易完成治療過程；而有些患者想要「餓死」癌細胞，更是錯誤的觀念，因爲想要餓死1公斤的癌細胞，將會讓50至60公斤的正常細胞先餓死，反而會讓患者身體更耗弱，生活品質更降低，這是不可行的；而藉由補充特定營養素、使用居家周邊靜脈營養、胃造口及腸造口等營養支持方式，可以適度提升患者生活品質，避免患者體重下降及降低發病之機率。

三、其他飲食與營養觀點

對於已經存在有營養不良問題的老人，應於早期著手訂定出有效且積極的策略，以補充口服攝取者，老人所需要的熱量及蛋白質，一開始便應先確定飲食策略及口服營養補充品，另外，宜減少不必要的飲食限制，並於飲食期間事先規劃，且須與治療時間錯開。基於生理方面及手術機械傷害等因素對於疾病治療之考量，可能需要對癌症老人飲食做適當修改，其考量因素如下：

1.**胃切除後**：改採多重餵食方式及其合適之術後飲食。

2.**食道狹窄者**：改爲供應軟食。

3.**胰液不足老人**：改爲低脂或中鏈脂肪酸（MCT），同時考量是否添加酵素補充品，以改善老人的吸收。

4.**放療導致腸炎**：改採低纖維及低乳糖飲食。

(一)癌症老人營養諮詢

癌症老人接受營養諮詢，於治療前、治療期間及後續之療程，均可獲益。專家學者經研究證實，在化療前若已經過專業的營養諮詢，並有專人訂

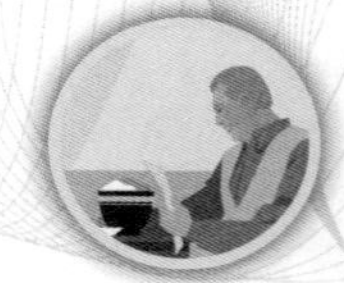
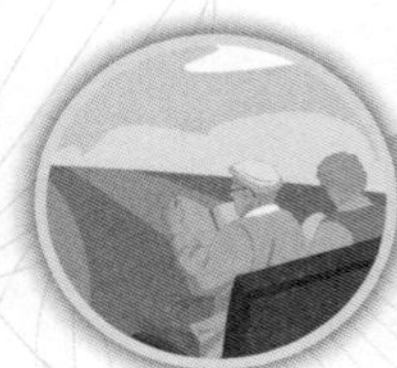

製、量身打造者，其與未經諮詢的病患，在體重下降方面的比較是：

1.諮詢組，平均體重之下降只有0.6公斤；而未諮詢組，平均體重下降2.1公斤；必須強調的是，0.6公斤與2.1公斤在常人應無特殊關係，但對於癌症病人而言，則有顯著對藥物之耐受量之差異。
2.另一項研究更直接證明，有添加營養品的肺癌患者（有轉移、嚴重蛋白質缺乏之肝臟轉移後的患者），在經過正確的營養補充後，對於治療與壽命的延長均有正面之助益。其研究結果發現到：營養諮詢加上高蛋白質之補充（高單位）可增加1公斤之體重。能讓癌患對於癌症之觀念有樂觀的傾向。
3.五個月後的化療效果比較：未經諮詢的病患療效爲46%，經諮詢的病患其療效則提高到63%。
4.兩年的存活率比較：諮詢組達39%，未經諮詢組只占32%。
5.放射治療之結果比較：以大腸癌爲例，經諮詢者可有正面、積極的態度，且病患每天能增加熱量攝取；而未經諮詢、補充營養的病患，會有負面、消極的治療態度，對於放射治療的副作用承受能力也會減低。

經由上述可知，罹患癌症老人一定得請營養師進行營養諮詢，且癌症存活者，會較有意願改變生活型態，改善飲食及運動習慣。依據一次調查結果，約有60%的存活者會改變生活型態、40%會有一至多項的飲食改變、21%會開始新的運動、48%開始食用飲食補充品；筆者有位朋友，罹患大腸癌治療之後，除了採高纖維、低油飲食之外，早上吃中藥，喝諾麗果汁、五行蔬菜湯、糙米茶，並以綠茶當飲料，練氣功及補充一些「高貴的」健康食品，大大的進行生活及飲食習慣的改變。

(二)生機飲食與癌症

癌症「治療期間」，不宜改吃素食或生機飲食，因爲生機飲食含有大量生食，而癌症治療時期，因爲藥物作用，身體的抵抗力會相對較弱，此時必須採取熟食，以免造成腸胃方面感染；非治療期間，如果要吃素食或生機飲食，基於素食比較缺乏動物性食物，因此必須選擇多種類的食物，以確保能提供足夠營養素及蛋白質，例如穀類必須搭配豆類食物一起攝取，才能發揮蛋白質的互補作用，以提高不完全的植物蛋白質之利用率；而所謂多種類，則指一天攝取

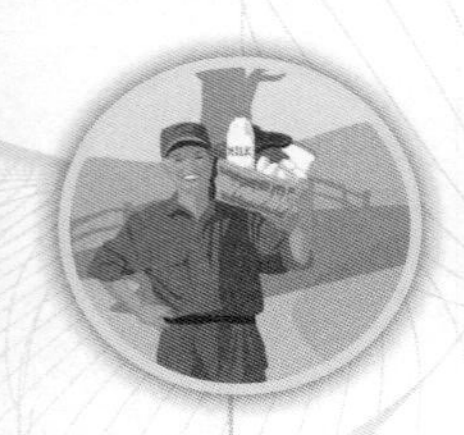
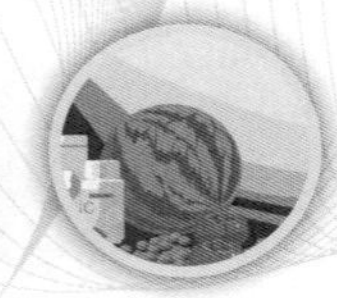

食物超過三十種以上（種類越多時，代表越均衡越好），並涵蓋各類食物，因爲每一類食物，所含有的營養素各不同，且無法互相取代，而吃素的人，尤須多加注意，以免營養素攝取不足。

(三)癌症老人與口服補充品

動物研究顯示，多元不飽和脂肪酸可以促進細胞生長。研究利用多元不飽和脂肪酸的攝取來刺激細胞增殖及抑制細胞凋零，當動物食用魚油時，實驗證明可以減少腫瘤生長速率，並減少宿主體重減輕現象。另外，在人體實驗上藉由二十位胰臟癌患者進行小規模的實務性實驗中發現，患者實施餵食多元不飽和脂肪酸補充飲食，可以逆轉惡病質，且體重在三至七週內會增加；然而在進行後續的兩百位胰臟癌患者之實驗結果，卻不能重現此結果，推論可能是因爲控制組的患者，也有服用EPA（Eicosa Pentaenoic Acid，二十碳五烯酸，魚油主要成分，主要爲多元不飽和脂肪酸）等產品所導致。

從諸多的實驗可以得知，癌症老人口服補充品，是可以額外補充患者營養，由於口服營養補充品，可以在不減少食用量的狀況下，顯著增加老人之蛋白質及熱量的攝取，因此建議於老人餐食間或睡前補充食用；但當味覺發生疲勞時，則須限制口服營養品補充，因此持續評估老人接受性是必須的；如前所述，事先計畫提供老人各種可能的替代方式，以爲老人之長期營養需求進行事先規劃是相當重要的。

(四)癌症老人與腸道營養補充

腸道營養之目標，是供應符合巨量營養素、微量營養素及水分等營養素需求，及維持腸胃耐受狀況可以接受：

1.對於一些不能經口攝食，獲得足夠營養的癌症老人，應該考慮採用持續性腸道支持之可能性，特別是小腸切除老人及因爲化療或放療，導致損傷黏膜，而造成消化吸收不良之癌症老人，藉由腸道營養支持將可獲益。

2.使用循環及間歇性餵食時，一般老人之耐受性良好，能夠讓老人生活更具有自由活動性，並且可以在營養狀況良好下，鼓勵一些經口攝取，而最後之目標，則是只要老人能夠改由口攝取足夠營養，即可恢復爲正常之經口飲食。

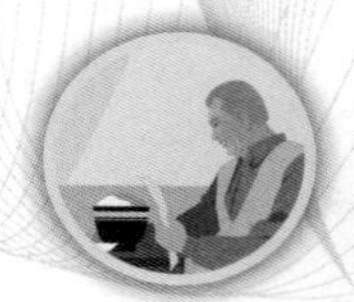
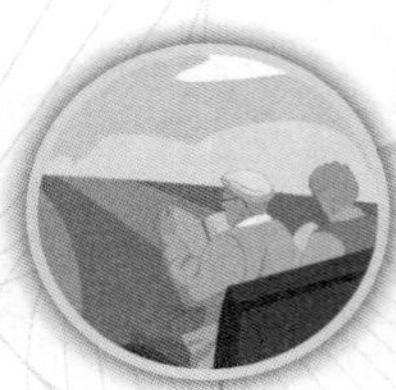

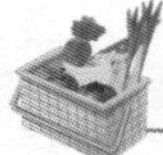 第三節　癌症替代療法（另類療法）

由於目前西醫對於部分的癌症仍然束手無策；而手術之後，部分癌症經化療，比不經化療存活率還糟（因爲有些癌症化療後，導致生活品質變差，所以存活率更低）；補充及替代療法因而產生，因此必須了解西醫以外之替代治療方式，如臺灣人普遍罹患肝炎，目前西醫治療效果仍然不是非常理想，所以一般會建議找針灸或氣功等作爲替代或輔助療法。

替代療法（Complementary and Alternative Medicine, CAM）係指除了利用西醫化學合成藥物、手術開刀與中醫把脈醫學外之醫療輔助方法，目前包括有：傳統民俗療法、順勢療法及自然療法，如針灸、整脊、整骨、草藥、氣功、順勢療法、蒸薰香油療法、藥浴蒸敷療法、電位刺激療法、推拿、拔罐、刮痧、自然食療、心靈療法、音樂療法及其他一切自然醫學等，癌症老人可以使用各種多樣化替代療法治療，結合傳統治療，或作爲傳統治療的輔助；許多癌症老人因爲面對癌症的不確定性，因此非常有意願尋找替代療法相關治療，以作爲自我治療及期望維持身體最佳狀態，因此對於老人，必須從頭到尾詳細詢問所有的治療方式；而醫護人員針對老人特別可能使用的替代療法治療，需要保持開放性溝通態度，絕不要使用批判的言詞，要讓老人感覺到醫者的同理心，因而願意告知其目前採用的替代療法治療方式，也才能確實掌握治療狀況；因此，癌症相關醫護人員應該經常更新替代療法相關知識來源、資料與探訪相關網站，以掌握最新資料，因應日新月異、不斷成長的替代療法，並清楚了解這些治療與治療間是否有衝突，及其潛在危險相關性。

對於是否需要使用替代療法，醫界雖然仍有分歧意見，但是許多研究指出，補充及替代療法（CAM）須與傳統藥物合併使用時方才有效；但目前的證據顯示，替代療法用於緩和癌症相關症狀，比在減緩疾病發展方面有效，即癌症患者採用替代療法時，預期可以緩和癌症相關症狀。一般會推薦給癌症老人之替代療法有：(1)將針灸推薦給化療患者產生相關的噁心、嘔吐或疼痛之舒緩；(2)按摩用於焦慮或疼痛；(3)中度運動用於減輕疲勞；(4)鼓勵老人參加支持團體、學習放鬆訓練及冥想；(5)對於攝護腺癌老人，推薦減少動物性及飽和脂肪，並增加飲食中的黃豆攝取量。

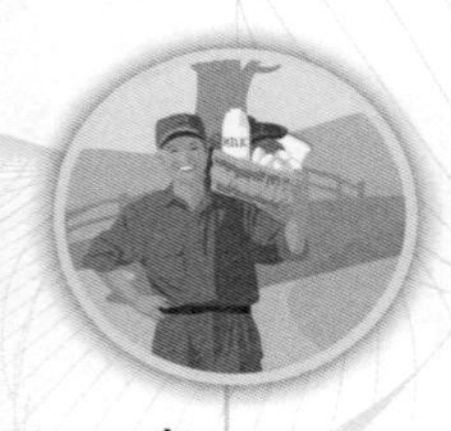
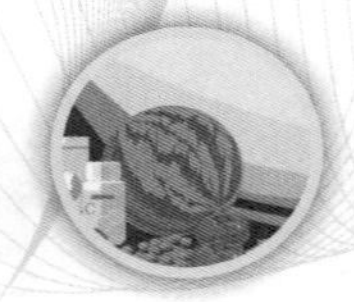

一、替代療法的療效研究

根據國外研究人員檢視一千四百三十二篇研究，發現其中有七十篇研究，符合科學標準，但是沒有一篇可以證明替代或互補療法可以舒緩更年期症狀，但是這並不代表這些療法沒用或沒效，只是代表沒有證據。

替代療法治療類型一般可分為五種：

1.**生物依賴療法**：包含使用植物性藥物、取自動物的產品、脂肪酸、維生素、礦物質、益生菌、飲食與機能性食品。
2.**身心療法**：針對會影響健康的情緒、精神、社交、心靈與行為等因素。
3.**能量療法**：嘗試用眞的能量，例如電磁波，或像是生命活力等假設的能量來源。
4.**身體調整療法**：包含脊椎按摩療法、整骨、按摩以及其他技術。
5.**所有醫療系統**：除西醫之外，還有傳統中醫與針灸等。

研究發現，這些替代療法大部分都遭遇到西醫科學性質疑，問題多屬規模小且因為有許多技術性問題，導致其實驗之結果不容易重做；另外還包括沒有標準化的研究族群、沒有標準化的測量結果，以及沒有標準化的生物療法；而最大問題是安慰劑的效果，有一個針對身體熱潮的荷爾蒙治療研究，結果發現對照組（即使用安慰劑者）的女性，有一半（50%）表示她們的症狀有改善：50%聲稱有效者，其實根本沒有使用任何藥物，純粹完全是心理作用之效果。研究指出，約有42%的美國人使用某些替代療法，以更年期尋求治療為最普遍，而其中有70%的女性，使用了某些替代療法，卻沒有告訴醫生。因此當局建議醫生要創造一個環境，讓更年期女性能更開放自在的討論曾採用的治療方式（包括替代療法）。

之前美國之音報導曾提及，由於草藥和針灸等古老傳統醫療方法日益受到重視，於是「世界衛生組織」（WTO）制定出一個全球性計畫，以確保能安全使用傳統醫藥和醫療方法。據估算在發展中國家，使用草藥和針灸等古老傳統醫療方法的人，高達80%，如衣索比亞便有90%的人主要靠草藥來治療病痛，在印度和盧安達也有高達70%的人口；而在富裕國家也有越來越多的人，改用古老傳統醫藥和替代療法來預防疾病，減輕病痛，如法國至少有75%的人，在其一生中，最起碼曾使用過一次古老傳統療法；在德國則有77%醫治疼痛的診

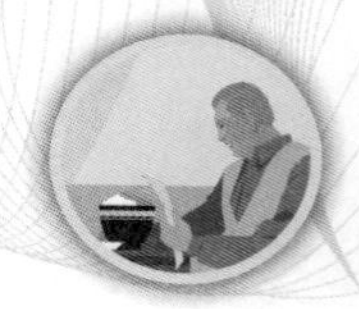
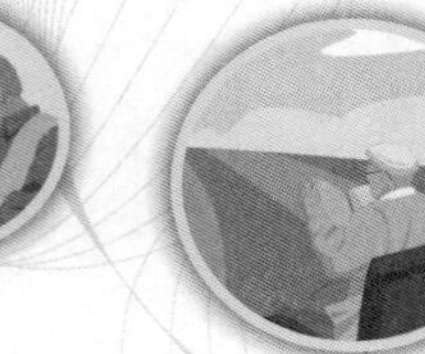

所有提供針灸服務。另外，美國有越來越多的人開始尋找西方藥物以外的替代品，主要的原因是發現很多西藥對人體有害，認爲吃下西藥，不僅不覺得更好，反而覺得更不好。有新聞報導說，2006年美國就有十萬人，由於服用醫生開的藥物而死亡。

目前有越來越多的人，由於擔心西藥的副作用而尋找替代品，後來發現草藥跟西藥一樣有效，而且沒有副作用，例如使用針灸及推拿；不久前更有媒體報導，針灸配合不孕症的治療成功率，比試管嬰兒、人工受精的成功率還高，比例分別是45%：20%，以致現在很多人在進行不孕症的治療時，想加入針灸配合。

世界衛生組織估計，現在每年全球的草藥和替代藥物的貿易額，高達六百億美元。據《北京日報》報導，光銷售美國的中草藥金額就有一百四十億美元，而且以每年20%的速度在增長。此外，臨床治療已經證明針灸、催眠、瑜伽和太極拳等替代療法，也能發揮作用。但是仍有些療法沒有得到恰當的運用，不當使用的結果，反而對人體有害，因此呼籲各國對草藥和替代療法的安全性與功效，進行更多的臨床研究，並制定更具體措施，對草藥和替代醫療方法的安全，進行管理和監督。

世界衛生組織呼籲，對於已獲得證明最好的醫療方式，應該給予營業執照，承認其醫治病痛方面的功效；尤其更要敦促發展中國家，推行保護傳統知識和草藥資源的政策，確保商業操作不會使古老傳統醫療的費用，超過人們所能的支付水準。目前，世界衛生組織的一百九十一個成員中，只有二十五個成員有制定古老傳統醫藥方面的政策，而把古老傳統療法納入醫療系統中的，只有中國、北韓、南韓和越南四國。

美國國立衛生研究院發現，2002年有36%的美國人，使用某種形式的替代療法；50%在一生中曾使用過一個替代療法，包括瑜伽、冥想及草藥療法等。英國廣播公司的調查則顯示，20%左右的英國成年人，曾使用另類療法，且研究顯示，使用替代療法已從1990年的33.8%，增加至1997年的42.10%。雖然美國是現代醫療技術的領導者，但是也有越來越多的美國民衆，改採現代醫學以外的方法治療疾病。從草藥、瑜伽到祈禱都是。根據美國之音的報導，2002年一項調查顯示，36%的人採用草藥、針灸及推拿等手段；48%的人禱告；10%的人練習打坐。這一趨勢表明人們對現代科學醫療手段的不滿意。研究提及有28%的受訪者表示，現代醫學幫不了他們。

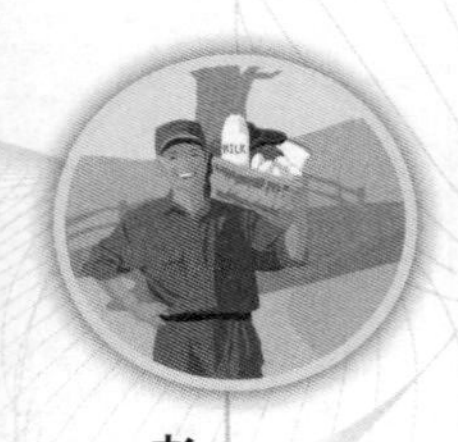
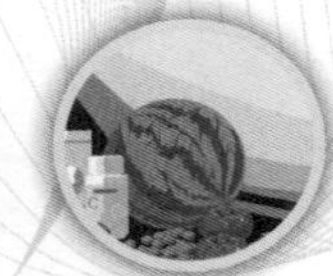

由於目前癌症的主流治療方法，不外乎所謂的「三大療法」：外科手術、化療和放射療法，且仍然有許多的癌症難以徹底治療，癌症仍舊是人類死亡的重要原因，而在這種令人遺憾的狀況下，許多替代療法逐漸受到各界的青睞。但有些替代療法或狀況，是必須禁止癌症老人使用的：

1.已經有營養不良的老人，又想採用非常嚴格的飲食限制方式。
2.化療或放療老人攝取抗氧化劑；治療期間，禁止所有的癌症老人補充高劑量的維生素A及維生素C。
3.對於血小板減少症老人，補充抗凝血補充劑、接受抗凝血治療、針灸及手術。
4.會耽誤到傳統醫療治療療程或時間時。
5.未經科學證明有效的療法。
6.由無照技術人員所提供的任何替代療法。
7.需要注射未經衛生主管機關核可之物質時。

二、癌症替代療法介紹

據2001年日本筑波技術短期大學的調查，曾經利用過補充替代醫療的日本人，已經高達76%，大大超過美國或英國的使用率。而另類醫學宣稱21世紀，醫療將發展成四大醫學領域：

1.**對抗療法**（allopathy）：即現在的西醫，又名「異類療法」、「強壓療法」。治療的特點是「以反治反」，是採取對抗及逆勢方式，係壓邪入內的醫療法，如老人發燒頭痛時，給予解熱鎮痛劑治療、流鼻水時給予抗組織胺抑制。不屬於「自然療法」。
2.**順勢療法**（homeopathy）：又名「同樣療法」、「同種療法」。特點是「以同治同」，是採用不對抗、順勢、袪邪外出之治療方式。
3.**傳統療法**（traditional therapy）：傳承經驗，尊重自然，也是採取「順應自然」之治療原則。
4.**自然療法**（naturopathy）：既不對抗，也不順勢，或聽任自然療能、或加以輔助，以恢復身體健康。特點是：(1)最好不使用藥物治療，所以又名「不藥療法」；(2)如果要使用藥物，則一定要用天然藥物；(3)絕對禁止使用化學藥品。

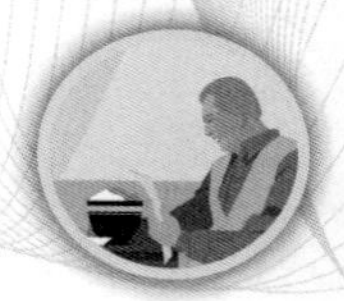

癌症之治療，需要考慮免疫系統，而憂鬱會抑制免疫系統，因此癌症老人需要維持樂觀正面的心情，一如《聖經．箴言》所言，「喜樂的心，乃是良藥」、「憂傷的靈，使骨枯乾」。微笑能增加身體某些荷爾蒙分泌，使心情開懷、減輕疼痛、增加滿足感，讓人放鬆、降低血壓、減少心跳，讓人身體舒暢；當微笑時，將揚起嘴角，牽引臉上肌肉時，會影響胸腺，而胸腺與免疫系統息息相關，因此微笑確實可以幫助免疫系統。故老人要維持正面思考、要快樂，不要憂傷沮喪，要有宗教信仰、要聽自然美好的音樂，刺激神經系統，進而刺激免疫系統。以下爲癌症替代療法的介紹：

(一)自然療法

自然療法又名天然療法，強調生病時必須用天然藥物或天然療法來祛病健身，如用針灸、天然草藥、按摩、推拿、食療、營養、維生素、順勢療法的藥品、水療法、物理治療、生活習慣諮商、小外科手術及自然接生助產等完全天然療法方式，來治療患者。

在美國自然療法的醫生，須完整接受約五千小時的專業訓練，歷經五年課程，才能獲得N. D.（Naturopathy Doctor）學位。美西華盛頓州最盛行自然療法，該州的保險公司也都支付自然療法的醫療費用，不過該療法因爲效果不太顯著，加上醫療範疇太過廣泛，醫生必須樣樣療法都懂些，但是卻都無法深入，實際上等於是不分科的醫師，因此當要應付疑難重病時，就經常發生束手無策之狀況。

自然療法種類有：

1.順勢療法。
2.芳香療法。
3.瑜伽。
4.氣功。
5.藝術療法。
6.音樂療法。
7.針灸。
8.藥草醫學。
9.水療法。
10.印度（草藥）治病醫學。

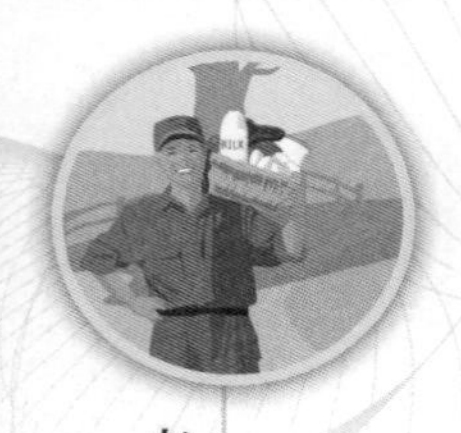
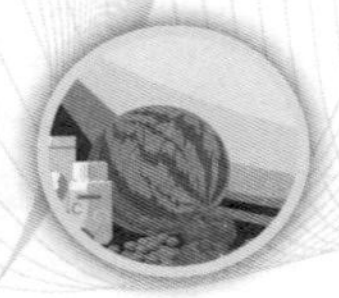

11.光療法（light therapy）。

12.身／心醫學（mind / body medicine）。

13.其他。

(二)順勢療法

順勢療法主要是運用高倍稀釋天然物之方式，來治療、消除或緩解一些低危險性的症狀，例如感冒、咽喉痛、頭痛、月經痛、經前症候群、緊張性失眠、興奮過度的失眠、牙痛、咳嗽、背痛、鼻塞、過敏、新生兒腸絞痛、消化不良及胃腸脹氣等，多半屬於暫時性的症狀。

往常一般人多半會習慣使用西藥的止痛藥、感冒藥、抗組織胺、胃散或胃乳片來解決，但是這些藥物多半屬於抑制症狀的作用方式，對於疾病原因，其實並無眞正的改善效果，而順勢療法，則是以激發人體恢復正常功能，調整機能不正常的現象，進而激發人體產生自癒能力；屬於溫和、快速又安全無副作用的消除方法，同時也具有降低疾病的復發率。

古希臘時代醫療分成兩派：一派爲Asklepios（希臘神話中的醫神阿斯克雷比亞斯），主張對抗醫療，認爲要想獲得健康就要與疾病對抗、正面作戰，有細菌就殺細菌、有病毒就殺病毒，碰到腫瘤就化療、放療或切除；而另外一派爲Hygeia（希臘神話中專司健康的女神海吉亞），名爲健康女神，主張把患者的體質調整好，疾病就自然遠離，只要把身體從不平衡調整成平衡，將廢物排除出去，身體自然就會健康，而Hygeia這一派，就是現在所謂的自然醫學。

現代人有鑑於西醫使用化學合成藥物之副作用，因此罹患非嚴重急性疾病時，會改而尋求啓動自癒能力的醫療方法，即順勢療法。所謂「順勢」，主要是遵循「以引發類似反應的天然物，作爲該症狀治療的藥物」之原則；而所謂「類似」，則是順勢療法最中心的治療邏輯，如果不是在「類似」條件下，所開立的處方就不算是順勢療法；「類似」的原則，主要是針對症狀方面，以「洋蔥」爲例，洋蔥因爲可以刺激呼吸道，使得眼睛發生痠痛、刺激及流鼻涕，因此依據類似原則，將洋蔥稀釋千萬倍之後的產品，即可以成爲順勢療法中，針對鼻咽及眼睛，產生與切洋蔥時類似症狀之治療藥物；同樣的理論，也可用在稀釋千萬倍後的「咖啡」來治療失眠；就是因爲失眠症狀和喝咖啡後引起的反應類似，所以在順勢療法中，原本讓人避免睡覺的咖啡，竟然可以成爲治療因興奮過度或過勞產生失眠症之治療藥物。因此順勢療法理論，似乎與天花種痘達成免疫的概念相類似，最早免疫immune這個字，源自於拉丁文

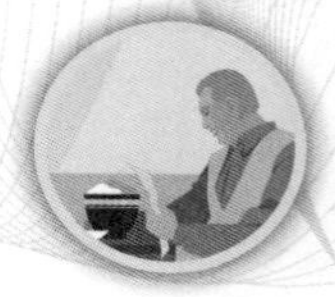
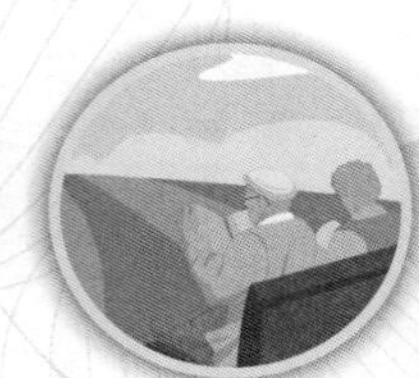

immunis，意為免除賦稅或免除負擔；而最初對於免疫作用的觀念是指：初次接觸到某種微生物之後，激發產生抵抗能力，當再度被感染時，可免除災難。

■順勢療法的起源與特性

165年，發生一種可怕瘟疫席捲整個羅馬帝國，總共肆虐十五年，殺死全國三分之一的人口；而瘟疫後倖存的人，不是瞎眼就是面部嚴重變形，後來發現瘟疫就是可怕的天花，是人類最早記載的嚴重傳染病。11世紀，十字軍遠征也是因這種可怕的傳染病，導致後來十字軍幾乎全軍覆沒；而早在三千多年前的古埃及時代，在法老王Ramses V（埃及王拉美西斯五世）的木乃伊臉上，考古學家就找到有天花的印記，18世紀時，天花在歐洲流行數十年，導致高達六千萬人死亡。當時倖存下來的人，平均每五人中就有一位是「痲臉」。Louis XIV國王（路易斯14世）曾得到一枚非常名貴的鑽石戒指，名為「藍色希望」，戴了一次後，不久就因為罹患天花而身亡，使得這枚鑽石戒指，從此成了邪惡的象徵，甚至導致以後無人敢碰它，也增添天花可怕之氣氛。隨後幾百年間，天花總共奪去三億歐洲人的生命，而計算20世紀所有戰爭的死亡人數，頂多只有幾千萬，還不及因為罹患天花死亡人數的三分之一；後來在中國，發現某些人罹患之後，可以長期或終身不再得這種病；而即使有再得病，症狀也會比較輕微，不致於死亡；其後深入研究，從其中悟出「以毒攻毒」的原理，即在未罹病前，先服用或接種低劑量與低毒性的致病物質，將可使人體對於疾病因此產生抵抗能力；日後西方的金納（E. Jenner）醫師，即是利用此原理發明牛痘接種，將嚴重為患人類的天花完全控制。

順勢療法之字義，有「雷同、相似及順著趨勢」的意義，因此又被稱為同類療法。西元前5世紀的古希臘醫學之父希波克拉底（Hippocrates），發現有很多天然的有毒本草，會造成嚴重腹瀉、發燒或忽冷忽熱等中毒症狀，但當人體發生微生物傳染病，症狀如果與中毒症狀類似，這些原本有毒的本草，竟然可以醫治這些疾病。而現代人有鑑於化學合成藥物的副作用及抗藥性，使得人們開始想回歸自然，也因此順勢療法逐漸受到重視。

順勢療法緣起於歐洲，homeopathy一字中的homeo是來自希臘文的homois，其字義相同，pathy由pathos而來，意指病痛，連在一起指「同治療法」。特點是「以同治同」，強調使用草藥、礦物及動物，作為治病的天然藥物，絕不使用化學合成藥物來醫病，使用稀釋方式，用水或酒精來稀釋天然藥材。稀釋的藥物濃度越稀，則治病的效能將越大（與現代人西藥用量越用越重的觀念相

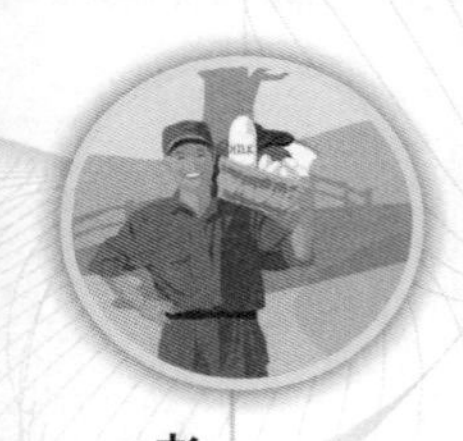
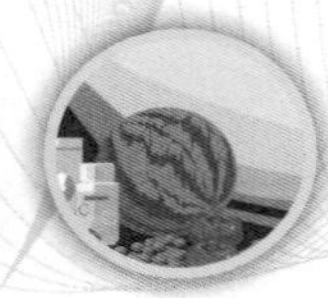

反）。順勢療法的藥廠，通常以X、C、M等記號，來代表稀釋程度。X代表1：10稀釋度，即一份天然藥，加九份水，來混合稀釋成十份；C代表1：100，M代表1：1,000。最常見的藥量是6X、12X、30X和6C、12C、30C。6X的藥，是以藥一份，水九份，共稀釋六次而成（→0.1→0.01→0.001→0.0001→0.00001→0.000001；即一份變成10^{-6}份）。

順勢療法的另一特點，是將患者看成不同個體，很像中醫針對每位患者強調辯證論治般；目前已有不少美國醫師喜歡使用順勢療法（約15%），最近幾年來，多數民眾基於化學合成藥物之副作用，及西醫濫用外科手術，因此喜歡採用順勢療法的民眾也日漸增加。

■順勢療法的發展

在18世紀以前，瘧疾這種疾病，曾肆虐奪走許多寶貴生命，後來有位漢尼曼（Hahnemann）醫師，發現健康人，如果吃下瘧疾藥金雞納樹皮（主要作用的成分爲奎寧），會出現與瘧疾一模一樣，忽冷忽熱及發燒嘔吐等中毒症狀，但是當奎寧被用在瘧疾患者時，卻能解除像吃金雞納樹皮引起中毒一樣的瘧疾症狀。因此，一旦發現任何天然物質，如果會使人產生的症狀與某種特定疾病類似時，若將這種物質經過高倍稀釋，就可用來治療此種疾病，似乎與中醫「以毒攻毒」觀念類似，但是需要注意的是，在順勢療法中，毒藥與解藥之間，必須存在著產生類似症狀之特性，而這也是順勢療法中「順勢」兩個字的精髓。

例如喝咖啡可以提神、興奮、振顫及緊張，但是如果將咖啡以高倍數進行稀釋後，運用在順勢療法之中，咖啡竟然可以用來治療失眠。任何可以引發健康人生理反應的物質，在高倍稀釋後，也同時具有引導人體，產生對抗這種生理反應過度引發不適時的能力。另外西醫治療嘔吐，會使用止吐劑以爲抑制，但是因爲止吐劑係抑制嘔吐神經，而與患者症狀發生正面交鋒，屬於治標不治本，最終還是需要靠患者的自癒能力。目前西醫所使用的止吐或止瀉劑，其實都不是治病的藥物，而眞正能醫治患者的，仍然是人體本身的自癒能力；且在使用止吐劑後，往往造成口乾或昏睡等副作用；至於止瀉劑，則可能在腹瀉之後，發生便祕的副作用，因此形成解決一個問題，卻又另外製造一個問題；而順勢療法在治療嘔吐時，是將原本會造成嘔吐的天然吐根之浸液，經過高倍稀釋後，拿來作爲止吐劑。使用吐根來止吐，係使用極微之劑量，以激發人體產生抵抗能力，由於劑量極爲微量，並不會加重病情，反而可以激發人體恢復正

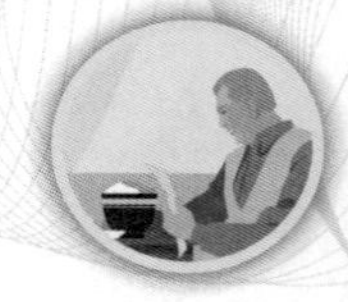
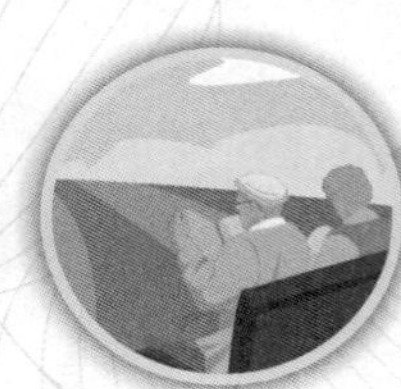

常機能。

另外一個例子是，當心臟衰竭時，患者因爲心臟無法有效收縮，造成振顫及心律不整，最後心跳停止而死亡，而現在西醫使用的強心劑藥物——毛地黃，其實就是依照順勢療法之原理，來治療心衰竭及心律不整，一般治療的劑量都只有0.5毫克，甚至是0.25毫克。毛地黃原本是屬於會造成心臟嚴重收縮、麻痺死亡的劇毒植物，然而當被稀釋到微劑量時，卻能醫治心肌衰竭的患者。所以在這個世界上，本來就沒有安全的藥物，有人說：「藥即是毒！」甚至連食物都沒有所謂安全的食物。其實食品也是「毒」，而安全與否端視食物之「量」而定。例如調味料鹽就是如此，鹽原本是屬於烹調過程中極重要的調味料，食物如果缺乏鹽，將使得菜餚難以下嚥，但如果一下子吃下大量的鹽，對於身體健康，也會產生重大危害，即使超過標準的少量而長期食用，也會造成高血壓，甚至癌症等問題；可見劑量才是安全與否的關鍵。

■順勢療法的用藥理論

順勢療法須注意到其中少部分的藥物，係屬於天然有毒物質，如雞母珠或常春花都含有劇毒，但在順勢療法中，聲稱經過高倍數稀釋後，使用在部分癌症老人身上，能達到抑制癌細胞的生長，產生抗癌的作用（以上爲順勢療法理論一派所宣稱，須注意尚未經過科學實驗證明，讀者切勿自行嘗試，以免發生危險），一旦正常人服用了這些有毒植物，可能就很危險，因爲順勢療法治療用的有毒成分，都是經過極高倍數的稀釋，如將1公斤的有毒植物，先浸泡於10公斤的酒精中（此時濃度爲10^{-1}），再取其浸泡液後，以百萬倍（10^{-6}）或十億倍（10^{-10}）以上的倍率進行濃度稀釋。其實稀釋後，這麼低的濃度，無論是空氣污染或食物殘留的有毒物質濃度，可能都是順勢療法藥物劑量濃度的千百倍以上，因此人體的肝腎能夠很快將毒素化解排除；這是指環境毒素往往是順勢療法藥物劑量濃度（已遭稀釋）的千百倍以上，因此身體可以很快將毒素化解排除。

順勢療法的原理，就是以供應極低濃度，不會對於人體造成負擔的劑量，來激發人體針對此種毒物症狀，產生自癒能力；由於有毒物質的劑量非常低，人體可以很快代謝掉，並不會累積在人體內；但是沒病、沒有症狀、健康的人，則絕不可以基於預防之目的而服用，以免發生危險。基於同樣的道理，老人如果想藉由補充維生素與礦物質等健康食品來達到預防之目的時，也需要特別小心，因爲已經有許多負面的研究報告，提醒民眾小心服用。

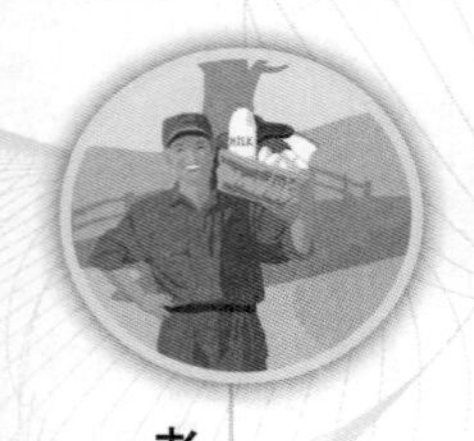
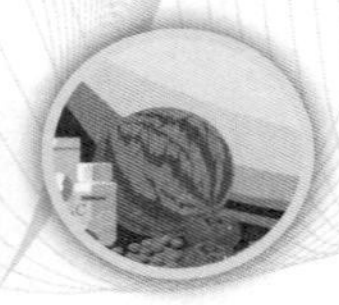

大部分的癌症、濾過性病毒、慢性退化性疾病、多數心理疾病及自體免疫疾病，很多係屬於西醫目前仍束手無策的，既然已知上述疾病西醫治不好，或許患者在尋求西醫治療的同時，可以搭配其他輔助方式治療，而前述的自然醫學，或許可以參考，但還是必須找有執照的醫師或徵求專業醫護人士後才行。身體可以運行良好，自然有其規則與智慧系統，對於癌細胞，人體其實每天原本都會產生，因此對於失控的癌細胞，或許人體也有其原本的自癒方法（如加拿大研究的抑制癌症腫瘤作用基因HACE1），因此難以醫治的癌症，或許應該改搭配順勢治療等自然醫學，或許多管齊下將可以得到完全不同的結果，但仍應謹慎小心爲上。

疾病可使人謙卑，特別是癌症，更需要我們謙卑面對，已經有很多嚴重癌症患者，經治療多年後，仍存活著出來見證說，其實只要改變過去的錯誤生活型態、運動與飲食方式，癌症並不是絕症，而是提醒人改過的好朋友。

(三)芳香療法

芳香的香味精油之使用，可追溯到數千年前，古代埃及、中國及印度等年代。在埃及，這些精油使用於沐浴之後，及用來包裹木乃伊。幾千年前中國人編纂的一部百科全書，其中詳細記載各種植物、藥用植物及木材的資料。在古代印度，芳香按摩是印度草藥醫學的一部分。希臘人及羅馬人則使用芳香油，兼做藥用及美容等用途。當初是有位中世紀的醫師，首先自植物中萃取出來，而之後一位法國化學家，因爲實驗室意外遭遇灼傷手後，利用薰衣草油來緩解疼痛。後來發現他的手，不但快速癒合，而且沒有疤痕，於是在1928年出版第一篇關於「芳香療法」的文獻。

芳香療法興起於古代，利用芳香藥草之花、葉、種子或樹皮抽出的精油（essential oil）之藥理作用，以吸入、塗敷、服用、按摩、沐浴（浸泡）等方法，來達到提升生活品質，或預防疾病等目的的傳統（替代）療法。

自古以來，學者發現有許多種精油，同時具備殺菌、抗眞菌及抗病毒等作用，並可去除鬱血，抗過敏、消炎、鎭痛，甚至具有類似荷爾蒙的作用。係使用自植物中蒸餾萃取的芳香物質，俗稱「精油」，以改變情緒或改善健康狀況之療法。常見的名稱爲整體芳香療法或芳香中藥，一般可自鼻子吸入或用於按摩。目前大約有四十種精油常用於芳香療法，其中最受歡迎的有薰衣草、迷迭香、桉樹、甘菊花、茉莉花、薄荷及天竺葵等。但沒有任何科學證據可以證明

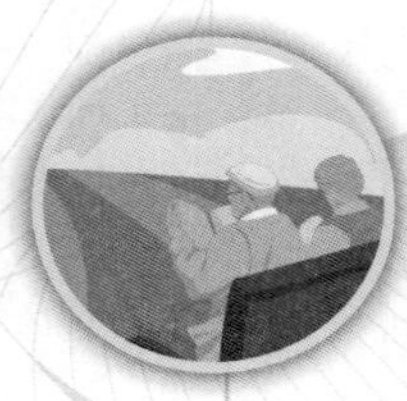
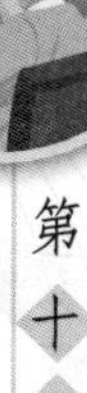

芳香療法能有效預防或治療癌症，只建議可用來提高患者的生活品質。早期的臨床試驗顯示，芳香療法作爲輔助治療，可能有些好處，例如在減輕壓力、疼痛及沮喪方面。

芳香療法基本上強調的是全方位治療，它所重視的不只是病痛之症狀而已，而是**強調如何調整身心整體失調（失去平衡）的問題**：

1.「植物精油」的芳香，藉由呼吸道直接迅速進入人體後，產生令人心曠神怡的感覺，而可調節自律神經，紓解壓力和病痛。精油芳香療法在一些先進國家，如英國、法國、比利時等，已被認定爲「替代療法」中的重要項目，廣泛的被運用於改善各種身體不適的症狀，而英國甚至在大學中也設有芳香療法的正規課程。

2.芳香療法係以自然方式，協助患者應付慢性疼痛、沮喪、緊張的壓力情緒及製造產生良好感覺。業者經常宣稱，芳香療法可以幫助改善細菌性感染，刺激免疫系統，對抗傷風、感冒及喉嚨發炎，改善尿液製造，增加循環及治癒膀胱炎、單純疱疹、痤瘡、頭痛、消化不良、肌肉緊張，甚至癌症，但目前沒有科學證據支持以上宣稱。芳香治療分成兩個流派。其一主張，人體鼻子的嗅覺受體可傳送化學物質，透過嗅覺神經可傳向大腦邊緣地區，從而影響心跳速率、血壓及呼吸。這些關聯說明了，精油爲什麼能產生讓人愉悅的氣味效果；另外一派則認爲精油可直接經由皮膚吸收，進入身體系統。

3.臨床研究芳香療法，均還處於實驗階段：目前並沒有足夠的科學證據，足以證明芳香療法可以治癒或預防疾病。但是少數的臨床研究表明，芳香療法可以作爲有益的輔助療法，如英國便有成功使用芳香按摩療法，作爲癌症老人之輔助治療，以減少其焦慮、沮喪、緊張及疼痛的報導。還有報導說，吸入薄荷、生薑及豆蔻油，似乎可以減輕化療及放療所造成的噁心，但是這些報告並沒有得到科學證實。不過早期的試驗表明，芳香療法可以幫助患者應付慢性疼痛、壓力及沮喪。需要注意的是，精油絕不能吃下去，因爲大部分具有毒性。同時也應該避免長期暴露，因爲有些人會對精油產生過敏反應。一般而言，精油的芳香分子可刺激嗅覺，並作用於大腦邊緣系統、視丘下部，促進止痛物質即腦內啡（endorphine）的釋出，能給身體帶來輕鬆的感覺。除此吸收途徑以外，也可經由肺部吸入，或經由塗敷於皮膚後加以按摩，甚至口服少量後由

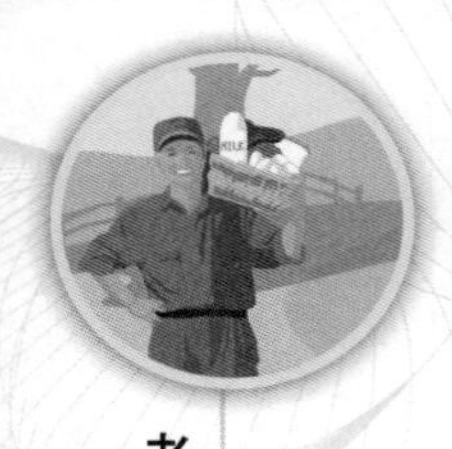
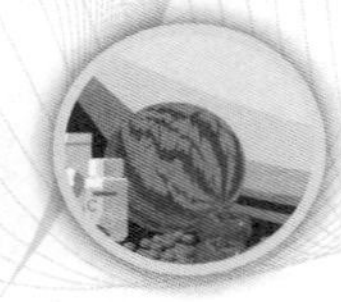

胃黏膜吸收，唯一可口服的是茶樹精油，但使用方法如有錯誤，也可能會導致不良的副作用，所以須愼重使用。

(四)瑜伽

瑜伽被認爲起源於五千多年前的印度，根據印度古代佛教教義，名字取自梵語yuj，亦即「聯盟」之意。**瑜伽**的目標是達到身體健康，其中包括簡單飲食、戶外運動、平靜的心靈，及注意人與創造者的關係；是一種藉由意識調整呼吸，以身體姿勢達到全身平衡，恢復身體自癒能力的訓練；內容包含靜坐、冥想、呼吸和肢體伸展，使人學習放慢腳步，重新體驗身體與心靈的奧祕。

美國政府調查發現，越來越多的美國人，在健康不佳時求助於常規治療之外的替代療法，比如中草藥增補劑、針灸和瑜伽等。據《華盛頓郵報》報導，調查者中的成年人口，36%使用一種或幾種替代療法；其中，20%的人正在服用草藥、生物酵素等自然增補劑，另外12%的人藉由深呼吸練習運動，來治療某些疾病，8%的人在業餘時間，經常透過冥想調節神經，5%的人練瑜伽、5%的人接受按摩治療、4%的人會藉由調節飲食來促進健康。

研究艾式瑜伽（在瑜伽的四大學派當中，艾式瑜伽是比較活潑的一種），對十名平均年齡61歲的乳癌患者，施以八個星期的艾式瑜伽訓練，完成後，與沒有上瑜伽課的對照組做比較，結果證明瑜伽確實有減輕患者心理壓力的功效，而心理負擔的減輕，可促進生活品質改善，進而提升身體的免疫力。

強力瑜伽，在西方最常見的類型是哈達瑜伽或健康瑜伽。是屬於結合姿勢及呼吸的練習；適度練習時可引導至平靜心情、穩定呼吸，並放鬆身體。一天至少一個小時的練習，被認爲可獲得建議的好處；日常的定期練習，則可增強自己的能量、耐力、肌肉張力及濃度，從而產生控制及改進能力，以改善管理壓力。目前瑜伽已被證明，對於促進血液循環及肌肉張力有效。

建議練習瑜伽以減輕背痛、關節炎、精神壓力、疲勞、氣喘、支氣管炎、經期前期焦慮、肌肉緊張，及其他狀況（如癌症）。透過適當練習，瑜伽的姿勢被認爲可影響內分泌腺體及自主神經系統，促進消化、淋巴系統及大腦活動。目前已知瑜伽沒有副作用，但是當患者嘗試新的姿勢時，應特別謹愼小心。某些姿勢，尤其是懷孕期間、高血壓或心臟病老人不應嘗試，糖尿病、疝氣、癌症骨轉移，或曾有眼、耳及腦部等問題者，開始任何瑜伽計畫前，應先徵詢他們的醫療團隊。

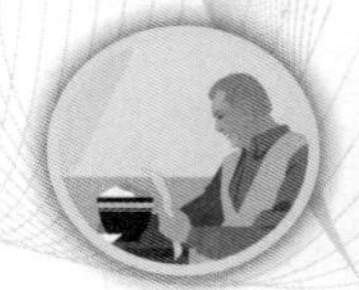
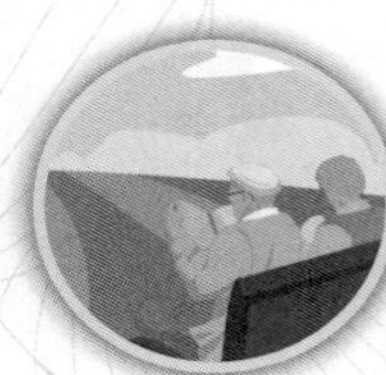

(五)靜坐

靜坐（meditation）已經施行幾千年，是屬於許多文化及宗教活動之一。靜坐冥想被認為能阻擋非必須的思考，藉此提升思想到更高層次，以便能夠接觸自己的內在能量及情緒，冷靜頭腦、放鬆身體及集中專注。冥想牽涉呼吸意識、重複運動，或使用口頭禪，以達到深度放鬆。靜坐有兩種基本方式：(1)集中式打坐，係把注意力集中在聲音、形象或呼吸上面；(2)心靈式打坐，心靈允許繼續開放。接著進一步歸類冥想技巧，考量是否涉及心靈、身體或放行（letting go），或維持控制之技巧，包括：

1.透過各種活動，如瑜伽來控制身體。
2.透過可看見的形象，聚焦於對象，或重複一句話或音節來控制精神。
3.透過交互釋放肌肉張力而放行。
4.透過對於新的思路達到心靈放行。

在美國最廣為人知的打坐形式是超脫靜坐，係使用再三重複的口頭禪（聲音或語氣），以達到深度放鬆及加強精神之明晰。根據報導超脫靜坐帶來的好處是，提高壽命、生活質量及降低焦慮。打坐被證明有利於降低血壓、降低呼吸及心跳速率，減少失眠、憤怒、攻擊性、神經質、肌肉痠痛，及增加精神與心理清晰度。

對於癌症老人，打坐證明有平靜人心的作用，進而減輕或減少疼痛、焦慮、沮喪及降低化療相關之噁心；另外打坐可以增加血流量，從而增加氧氣。須注意的是，有癲癇或精神分裂症患者，應該避免練習打坐，因為有報告提及，會因此易發生痙攣及急性精神病症。

(六)氣功

氣功是中國古老的運動，類似瑜伽，包括呼吸操、運動及打坐，連同其他，共同組成中國古老的傳統醫學。氣功過去被用來減輕壓力及保持健康，係藉由平衡人體能量，引導人體的情緒至相關器官。氣功的目標，是影響氣的流動，維持生命能源或動力至各器官。異常的氣如停滯、崩潰、缺乏及逆轉。

氣功主要分兩個分支：(1)軟（內部）氣功：此「氣」是自我操縱，為透過各種形式的運動及呼吸技巧；及(2)硬（外）氣功，其中氣延伸至他人（如一個

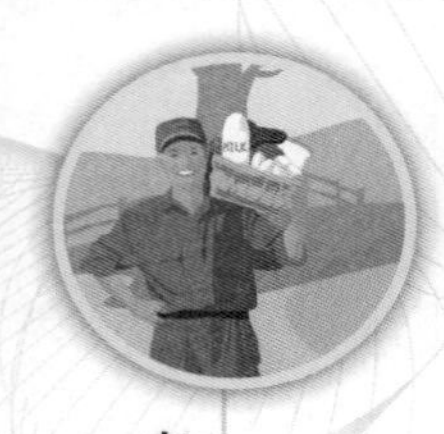
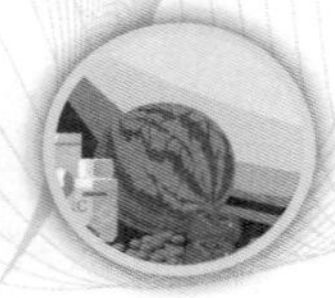

人用他的能量治療另一個人）。其他分支則包括靜功，屬於極少動或根本不動方式；而動態氣功需要配合運動。雖然有多種分支的氣功，但均爲調節身體、心靈及呼吸、自我按摩或四肢軀幹的伸展運動，兼具溫和伸拉及循環轉動。或坐、或站、或躺臥，依據個人預期不同的利益而有不同的身體姿勢。氣功有利於控制消化道症狀、減輕壓力及疲勞、改善循環、提高抗病力，以及降低血壓、脈搏、呼吸速率與耗氧量，而提供情緒釋放及安寧感覺。也有建議練習氣功，可增強免疫功能，及可能延長癌症老人與愛滋患者存活率。氣功已知沒有副作用或禁忌，但是骨腫瘤或轉移或有嚴重骨髓抑制患者，練氣功前仍應主動與其醫護人員討論。

(七)藝術療法

藝術療法是利用素描、繪畫、雕塑或其他創作形式，來獲得治療之利益。目的爲改善、維持或恢復良好精神或身體狀況。藉非語言表達及溝通，提供一個途徑，讓患者可以對於自己的病情，表達沒有辦法用言語表示的關注及調整情緒衝突。

藝術療法的起源，可追溯到1800年代，實際應用則在1915年瓦爾登學校創立時，被使用來滿足學生心理需要。藝術治療曾被使用作爲退伍軍人創傷後之復健工具，對於阿茲海默症病患者，也曾作爲促進自由表達及廣泛應用於個人成長之工具；癌症老人，則可協助在適應疾病及治療相關的後遺症。

藝術治療從書畫、瓷器藝術、手工藝及模型製作等均可採用。許多實例中，發現實際的創造行爲具有治療效果，而在其他情況下，有些患者之成品，係描繪故事或象徵意義，可以透過分析及討論，來增進或加強患者之治療效果。藝術也可以用來表達不能接受的社會情緒，如嫉妒或憤怒；或雖爲社會可接納，但有時個人不能接受的感受，如恐懼、悲傷及混亂。

藝術治療作爲一種自助方法，可以讓人傳達思想及感受，放鬆及情緒釋放；透過自我描繪，癌症老人可以更容易表達自己對於疾病治療及存活機會之感受。藝術治療被認爲是有利於管理壓力、喪親、精神及情緒的疾病、神經性厭食、低自尊、老年痴呆症及絕症。許多癌症老人使用藝術治療作爲一種治療方法，來描述對於診斷、治療及各存活階段的反應與感受。正經歷著痛苦的癌症老人，透過繪製畫像來描繪自己，而能忘記疼痛，此有助於了解癌症疼痛及緩解疼痛。癌症老人使用此療法並無禁忌，不過規劃時應考慮到老人的身體狀

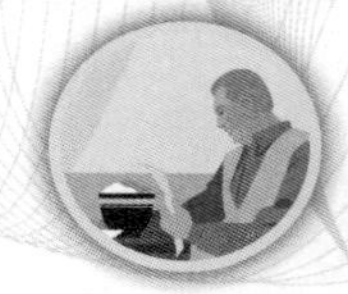
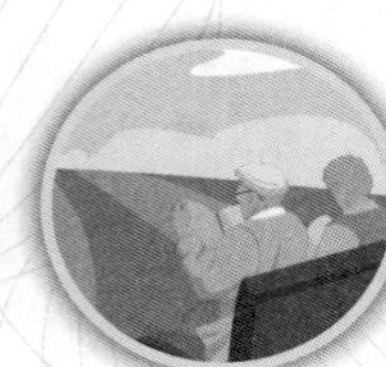

況及醫療情形。

(八)音樂療法

音樂被認爲具有療效已經長達兩千多年。亞里斯多德（Aristotle，約西元前4世紀）認爲長笛演奏可以治療疾病；畢達哥拉斯（Pythagoras，約西元前6世紀）相信，將音樂結合飲食，可增進健康及精神與身體之和諧；西元前400年，歐洲基督徒曾使用呼喊及聲調來治病；音樂被認爲可以降低緊張，促進情緒放鬆及提供探索思考之途徑。

音樂療法係使用音樂或聲音作爲工具，來寫音樂或聽音樂，以促進身體健康與治療；音樂是一種有效、非言語的探索及表達情感方法，也可刺激、鼓勵並使心情鎮靜，促進平靜及放鬆。美國音樂治療協會成立於1950年，其中設有音樂治療師，對於老人，可以設計並執行治療計畫，並評估其治療效果。音樂療法可分爲個人或團體音樂治療。團體治療可以促進信任，刺激情感表達；而採用個人或團體治療，則基於個人或團體的偏好及周遭之環境而定。一般建議採用音樂治療時，至少要有二十分鐘以上聆聽或參加與音樂有關的活動，以便獲得最佳治療的效果。

聲音療法是音樂療法之一，係使用聲波來恢復身體之和諧；就包含呼喊或藉拉長聲音，來讓整個身體產生共鳴。這些作法相信可減少壓力及創造思想與身體的和諧，雖然沒有具體的研究結果支持，不過筆者發現，需要獲得音樂療法而找不到門路者，依據以上理論，國內其實有許多免費的音樂治療場所，那就是參加臺灣基督教長老教會的詩班（因爲教會是歡迎任何人參加的），但是建議一定要找基督教長老教會，主要因爲長老教會的聖詩，已經吟唱數百年之久，而且國內目前大概也只剩下長老教會的詩班，還有分成男女四部在吟唱；所以不要找年輕的詩班，因爲新的詩歌，大部分都只有唱一部，比較缺乏所謂的和諧與共鳴，效果雖然有，感覺總是差了一點。

音樂療法可個別使用於焦慮、沮喪、失眠、低自尊及溝通障礙等。在阿茲海默症病患身上，某些類型的音樂，可以引起記憶及刺激回憶。癌症老人，使用音樂療法已證明，可以減少止痛劑之需求，促進情緒放鬆、增加溝通、減輕緊張與不快樂的感覺，及增加藥物之相互作用。三十九例隨機試驗，接受高劑量化療的骨髓移植，接受常規止吐治療患者或常規治療加上音樂療法者，研究結果指出，化療加音樂療法組在噁心及嘔吐，比起對照組患者，有統計數量上

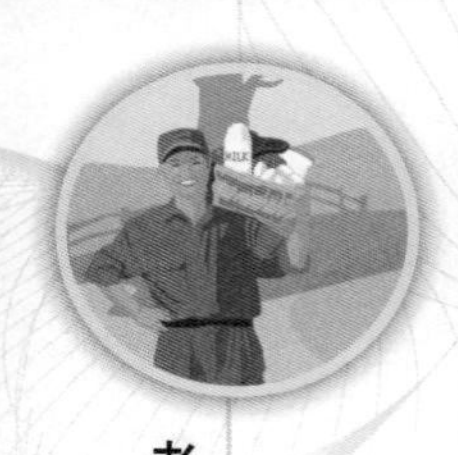
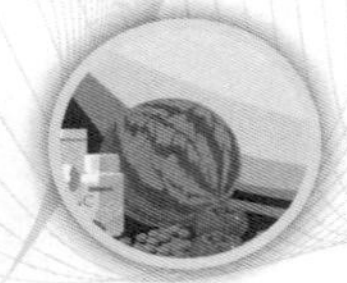

之顯著減少。另外，使用音樂療法並無禁忌。

(九)祈禱（禱告）

對許多人來說，**祈禱**（prayer）具有安定人心的作用，經常用來提供有意義的支持及安全感。有人指出，禱告已成爲愛滋患者第四大最常見的輔助療法。在大多數情況下，每天祈禱能減輕壓力，協助適應及面對疾病，減少病徵，並舒緩情緒與放鬆情感。它也可以減少症狀（包括減少疼痛、噁心、嘔吐及焦慮），提供正在治療的意識，甚至誘發自發緩解或治癒癌症。

1994年替代療法發現，用祈禱或充滿禱告之方式，無論是在本地還是遠距離，都具有促進治療之功效。因此建議進一步深入調查此領域。研究指出，無論是何種宗教習俗種類，禱告均有利於健康及治療，且禱告沒有特定的副作用或禁忌。

(十)東方傳統醫學

在東方傳統醫學中，常被認爲是單指中醫，而傳統中醫則應稱爲「中國傳統醫學」，而非常用的「中醫」，因爲「中醫」一詞不能區分出傳統的及現代的中國醫藥。

東方傳統醫學（traditional oriental medicine）源於中國文化，包含許多變化，也包括日本、韓國、柬埔寨及越南。古典東方醫學的起源模糊不清，埋在千百年來的傳統之中。中國的統治者黃帝，約在西元前2597年，被認爲是第一個執筆最重要的中國醫藥教科書《內經》（黃帝的經典內科醫藥）者。東方傳統醫學來自中國，其核心成分爲：道、陰陽、宇宙能源（氣）及五行（木、火、土、金、水）：

1. **道**（Tao）：或稱爲「路」，強調說明大自然的連續週期。白天變成晚上、冬季轉換春天、潮濕變乾燥等。道教呼籲應該與大自然和諧生活及順應自然週期；如果能夠這樣做，將可獲得長壽，而如果逆向挑戰大自然的週期，將會遭遇疾病及早年夭折。
2. **陰陽**（Yin and Yang）：陰陽被中國人認爲是宇宙兩個根本力量，藉此而產生所有的轉變，宇宙中分爲兩極；陰陽字面的意思爲「黑暗」及「陽光」。陰陽演變包含豐富的特性，自然及全部的人類，均受其千變萬化的相互作用所影響。古代係以太極圖說明與圖示陰陽。內經則係應用陰

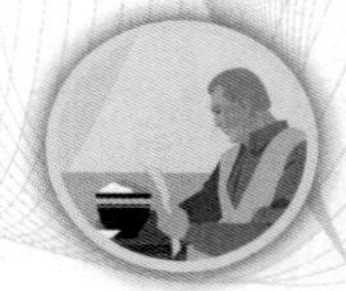
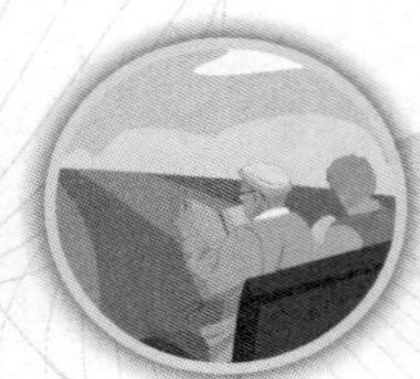

陽來區分人體，裡面爲陰、表面爲陽；前方爲陰、背部爲陽。而每個器官也分陰陽，取決於其功能。陰陽健康的定義，是指動態的平衡，當疾病發生時，代表人體內存在過剩的陰或陽，積聚在特定的人體器官內所致。

3.氣（Ch'i）：指宇宙無形的力量，其中生命能量流向所有活的生物體。氣與空氣進入活體之中，一般係藉由食物及飲料；一旦進入人體，即透過網絡，經十二個無形渠道（即所謂的經絡），流向人體之中；其中每一經絡，分別是與特定器官及其陰陽屬性結合。人體中的十二經絡，對稱於身體且密切相關。疾病之發生，係因氣之流動受到阻礙，或因過量而破壞陰陽平衡所致。因此要恢復平衡，才能治療疾病。

4.**中醫疾病診斷**：中醫診斷疾病的原因，係依老人的主訴、外觀，及呼吸方式等項目進行評估，也要審查脈搏。每一手腕的脈搏，分爲三區，各自有其深淺位置。十二個脈搏的位置，各對應十二經脈，與器官相對應。每個脈搏位置，經過中醫師精心感覺把脈，分爲弱脈、浮脈及滑脈等（各脈概述如下）。而脈象的解釋與診斷，需要考量當天時間、季節及性別。診斷過程可能需要三十分鐘或更久。

(1)浮脈：浮者，脈在肉上行也。輕取即得，按之稍減而不空，舉之汎汎而流利，像捻蔥葉。

(2)沉脈：輕取不應，重按始得。沉脈舉之不足，重按有餘。沉脈深沉在裡，必按至中部始應指，重按乃有力。

(3)遲脈：遲脈呼吸三至，去來極遲。二至一至，又遲也。二呼二吸一至，遲之極矣。

(4)數脈：一息脈來超過五次。診象樞要曰：「一息六至，過平脈二至也。」

(5)虛脈：三部脈舉皆無力，按之空虛。張景岳曰：「凡洪大無神者，陰虛也；細小無神者，陽虛也。」

(6)實脈：三部脈舉按皆有力。實脈大而長，微強按之隱指愊愊然。

(7)滑脈：往來流利，如珠走盤，應指圓滑，與數相似。

(8)澀脈：往來艱澀，如輕刀刮竹，與滑脈相反。

(9)長脈：長者，陽也。指下尋之，三關如持竿之狀。舉之有餘曰長，過於本位亦曰長。

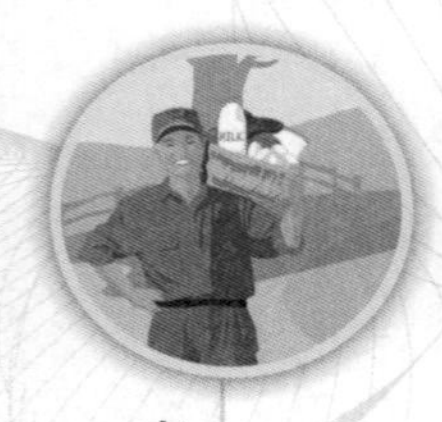
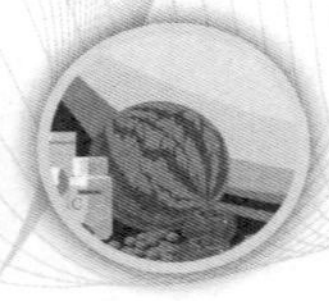

(10)短脈：首尾俱短，不能滿部。

(11)動脈：脈形如豆，厥厥動搖，滑數有力。有若數脈見於關上，上下無頭尾，如豆大，厥厥動搖者，名曰動脈。

(12)洪脈（鉤脈）：脈來如波濤洶湧，來盛去衰。洪脈，如春潮之初，至按之懰懰然。

(13)大脈：脈形大於平脈，但無洶湧之象。

(14)微脈：極輕極軟，似有似無，欲絕非絕。

(15)緊脈：脈來繃急，狀如牽繩轉索。緊不散也。謂其廣，有界限，而脈與肉劃然分明也。寒主收引，脈道爲之束緊，而不敢開散渙漫，故傷寒見此脈也。

(16)緩脈：一息四至，來去怠緩。緩，不急也，往來舒緩。

(17)弦脈：端直以長，如按琴弦。弦脈按之不移，舉之應手，端直如弓弦。

(18)芤脈：浮大中空，如按蔥管。

(19)革脈：浮而搏指，中空外硬，如按鼓皮。

(20)牢脈：沉按實大弦長。

(21)濡脈：極軟而浮細，按之似無，舉之有餘，如帛衣在水中，輕手與肌肉相得而軟，是浮小而軟。

(22)弱脈：極軟而沉細，按之欲絕於指下。弱，不盛也，極沉細而軟，怏怏不前，接之欲絕未絕，舉之即無。

(23)散脈：大而散，有表無裡，渙散不收，無統紀，無拘束，至數不齊，或來多去少，或去多來少，渙散不收，如楊花散漫之象。

(24)細脈：脈細如線，應指顯然。細脈小，大於微常有，但細耳。

(25)伏脈：重按推筋著骨始得，甚則伏而不見。

(26)促脈：脈來急數而時一止，止無定數。促脈來去數，時一止復來。

(27)結脈：脈來緩慢而時一止，止無定數。結脈往來緩，時一止復來。

(28)代脈：脈來動而中止，不能自還，良久復動，止有定數。

(29)疾脈：脈來急疾，一息七至八至。

■傳統中醫治療

一旦疾病經過診斷之後，《內經》提供五項基本的治本辦法；第二及第三

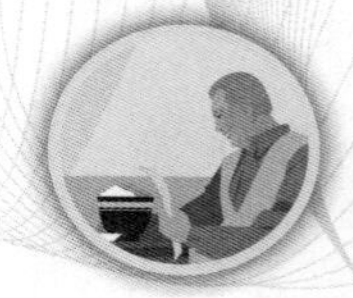
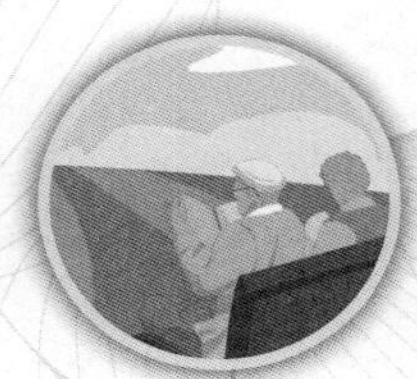

項爲飲食及草藥療法，第四項是針灸，第五項則爲按摩。首先是治療精神，以引導人實踐道，恢復寧靜之生活方式；方式則透過打坐或運動。

1.**內功及外功**：使用打坐及冥想作爲治療工具，可追溯到中國約西元前一千年前。氣功是以呼吸、練功及打坐來淨化自己，強化身體及分發生命能量。古代道家稱冥想爲內功，係仔細研究與應用自然規律及原則而進行自我治療。練功及打坐，目的是爲恢復身體自然秩序（即健康）。練功時，透過每天沉思與運動鍛鍊等，相信因此可以遠離疾病及痛苦，並創造幸福的感覺。

2.**練功**：以前的道士仿照五種動物：龍、虎、熊、鷹及猴，發展出五種練功拳法。某種特定動物的動作，被認爲可以刺激特定之身體器官。爲保持健康，任何一種拳法均可維持身體及情緒的平衡；但如果有特定問題存在，則需要針對特定器官進行練功。每次練功涉及模仿動物形象及動作；舉例來說，龍在中國是一種神祕的動物，象徵陽的能源；龍的拳法是教導龍的特點，代表著五行元素—火，進到身心之中，以平衡心臟、血管與小腸之吸收。其他拳法也類似。練功最重要是讓身心靈合一；除非讓身體及心靈運作步調一致，否則將無法獲得練功的好處，所以是修身也修心。

■治癒療法

治癒療法（healing exercise）共分爲治療性體操、運動治療、機械療法、氣功、按摩、自然療法（水淋浴、洗澡、空氣浴、陽光浴）及休閒運動等。治癒療法涉及一系列特殊之訓練，作爲輔助醫治特定之疾病。每個方式包括準備、姿勢、內容及重複次數；重點在品質而非數量或變化。

治癒療法是用來預防及治療疾病，改善心肺功能。如太極拳是一種緩慢、穩定、流動、錯綜複雜，及有秩序的動作，可協助協調與平衡，遵循和平，被動聚焦，並涉及全身，每一個運動強化調和不同肌肉及關節；持續練習可使關節更加靈活及韌帶更具彈性。機械療法涉及使用特殊運動儀器，如固定腳踏車以恢復四肢關節功能。氣功結合精神注意力與呼吸練習；目的是培育及滋養體內之氣，或能量流；氣功往往用於治療慢性疾病，如沮喪症、高血壓及腸道疾病。按摩可以由老人或家庭成員，或執業按摩師執行；用來減輕疼痛，以刺激血液及淋巴循環，增加肌肉彈性，加快消化、減輕疲勞及放鬆肌肉。自然

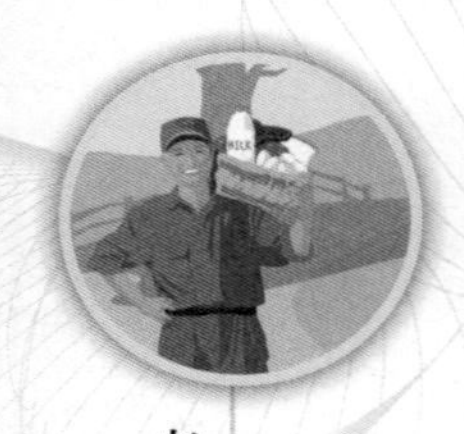
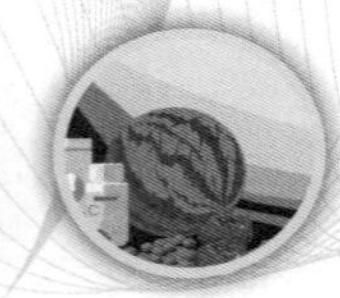

療法，例如水淋浴或洗澡，在不同溫度下，可以讓身體活化或放鬆，依水溫而定；而空氣浴（烤箱）及陽光浴，相信可清潔肺部及皮膚。

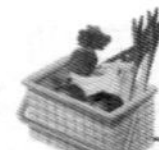

第四節　癌症之預防

根據研究，腫瘤細胞要長成1公釐（0.1公分）的大小，需要累積到約一百零七個腫瘤細胞，腫瘤倍增的次數，約需二十次；而長成1公分的大小，需要累積約一百零九個（大約十億個細胞）腫瘤細胞，倍增次數約三十二次；以肺癌或結（大）腸癌一次倍增時間約一百天來計算，需要8.7年的時間，才會長到1公分。因此今天吃了不當飲食，並非在明天或是後天便會產生癌細胞，至少還要持續再經過將近十年、甚至於更久的時間才會形成。因此許多罹患癌症的人，經常第一時間自責最近是否做錯什麼事，這其實是錯誤的觀念！也是不必要的！因為即使有做錯什麼，也應該是十年以前累積的錯誤飲食習慣等因素造成，這也是預防癌症非常重要的基本概念。

一、癌症預防基本原則

預防癌症的基本原則（臺灣癌症基金會防癌生活十二守則）如下：

1.不抽煙、拒吸二手煙。
2.適量飲酒，不拚酒、不醉酒。
3.減少食用鹽醃、煙燻、燒烤的食物。
4.每天攝取新鮮的蔬菜和水果。
5.每天攝取富含高纖維的五穀類及豆類。
6.每天攝取均衡的飲食，不過量。
7.維持理想的體重，不過胖。
8.保持規律的生活與運動。
9.保持輕鬆愉快的心情。
10.儘量維持清靜、無污染的空氣和生活環境。
11.定期健康檢查。
12.愛惜生命，隨時警覺身體任何異常變化。

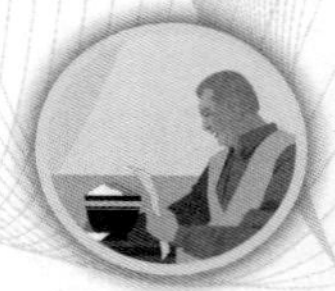
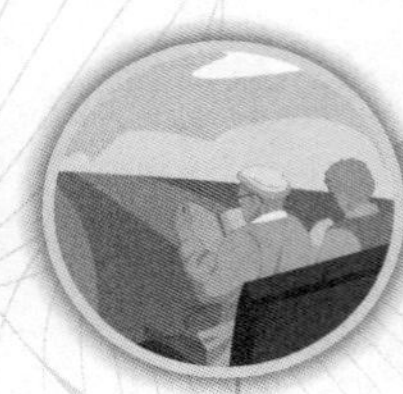

二、避免致癌之高危險性因子

人類癌症估計有50%至90%是由於環境致癌物質所引起，如氯乙烯、石綿、工業廢水等。

(一)致癌物質

環境致癌物質有：

1.**多環芳香族碳氫化合物**：煙草、柏油。

2.**芳香族胺類**：染料及亞硝基化合物。

3.**有機化合物**：戴奧辛、氯仿、氯乙烯。

4.**無機化合物**：鎘、鉻、鎳與鉛。

5.**化學藥物**：乙烯雌酚（非固醇雌性激素）在二十至四十年前，曾被使用來作爲雌激素之替代品，也曾被添加於飼料（動物吃飼料，人類則攝取動物肉，因藥物殘留，導致人體間接攝取藥物），以求短期快速增加體重，減少飼料成本，如口服避孕藥、雄性激素（治療乳癌、攝護腺癌與卵巢癌）、免疫抑制劑（用於器官移植患者）等。

6.**煙與酒**。

7.**食物中的致癌物質**：

(1)黴菌毒素：黃麴毒素、棕麴黴毒素、青黴酸毒素、雜色麴黴素、玉米烯酮。

(2)致癌香辛料：黃樟素（檳榔中之荖藤）、甲基丁子香酚（撲滅雄果蠅之誘餌）。

(3)食用植物：羊齒植物、蘇鐵子。

(4)食品添加物。

(5)代糖。

8.**輻射**：

(1)離子輻射：微粒子、電磁輻射〔X光、γ輻射（如日本長崎原子彈所引起）〕。

(2)分離子輻射：紫外線、微波、無線電波。

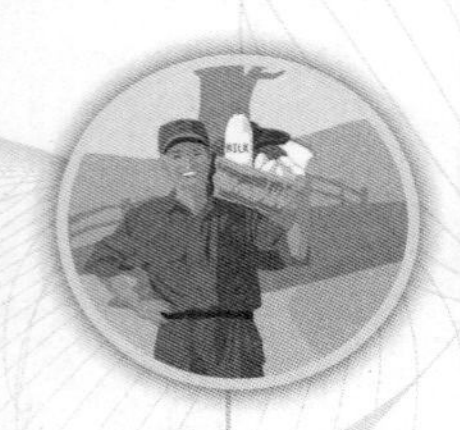
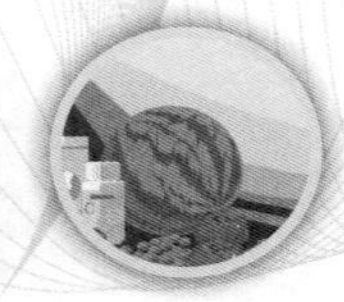

(二)肥胖

肥胖爲子宮內膜癌主因，同時也會增加結腸癌、腎癌、膽囊癌的機率；因此，熱量攝取過多、肥胖與加速腫瘤形成有關。

(三)高脂與高蛋白質食物

高脂肪攝取量與許多癌症高發生率相關。

脂肪會影響癌症發生的促進期，膽酸是腫瘤的助長者，且對於大腸上皮細胞具有毒性；高膽固醇食物有提高發生癌症的危險。

肉類攝取增加（特別是燒焦及燒烤肉類）與大腸癌及乳癌有關，蛋白質攝取量低於最適宜生長的量時，則可以抑制腫瘤生長；但是如果攝取量達到需求量2至3倍時，則會幫助腫瘤生長。

同時攝取過多的脂肪及蛋白質，會增加致癌物質之產生。研究顯示，攝取太多的脂肪，無論是飽和脂肪或不飽和脂肪，均會增加罹患結腸癌、乳癌及攝護腺癌的機會。

人體脂肪過多會增加產生類固醇荷爾蒙，如動情激素、雄性激素，這些與乳癌、子宮內膜癌及攝護腺癌密切相關；脂肪攝取過多會增加腸道內膽酸分泌，膽酸在消化腸道中，經細菌的氧化作用，會形成催化腫瘤成長的代謝物，加速大腸直腸癌的形成。過多蛋白質因爲被消化成胺基酸，在腸道經細菌催化後，會產生亞硝胺等致癌物質及催化腫瘤成長的物質。因此，減少脂肪及蛋白質的攝取，可以避免癌化作用。

(四)發霉食物

花生、玉米及穀類等發霉食物，是國人肝癌密切相關的危險食物。

穀物長黴，會形成黃麴毒素，毒性很強，只要少量，即可引發肝癌。黃麴毒素屬於黃麴黴菌及其他眞菌之代謝產物，此菌在歷經高溫攝氏160度、一小時，或在攝氏121度、15磅壓力下，仍需要十五分鐘，才能殺滅。而其所產生之黃麴毒素，即使在更高的溫度與壓力下，有時縱然已將食物本身組織與營養素完全破壞了，卻還不能破壞黃麴毒素；而一旦毒素進入人體，會蓄積於肝臟，不易排出，嚴重影響肝功能，而成爲罹患肝病與肝癌之原因。由於臺灣高溫多濕，很適合黴菌等眞菌生長繁殖，加上臺灣人罹患肝病與肝癌的比率不低，因此已發霉的花生、黃豆、玉米及其產品均須丟棄，不可食用。

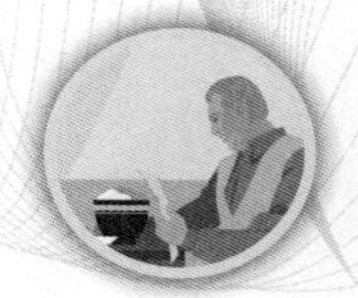
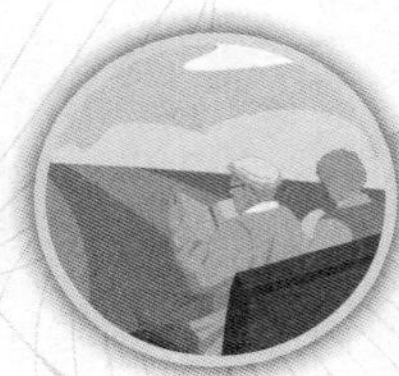

(五)油炸、燒烤食物、香腸、臘肉、火腿等煙燻食物

臺中榮總研究，肉類燒烤後產生的致癌物質，可以跟煙類「比毒」，吃1公斤的燒烤肉類，大約等於把六百根香煙產生的致癌物質吞下肚；因此燒烤雖然好吃，又香又美味，但還是建議少聞少吃。

經過醃漬、煙燻及燒烤的變性蛋白質，因爲含有不完全燃燒產生的焦油及多環芳香碳烴化合物〔Polycyclic Aromatic Hydrocarbon, AH；或芳香族多環烴（Aromatic Polycyclic Hydrocarbon）〕，燒烤過程中，食物油脂之油滴，被炭火燒灼蒸發所產生的淡藍色煙霧，均含有類似的致癌物質，且易附著於燒烤食物，因此要避免攝取，特別是燒焦的食物，如果無法避免（例如臺灣中秋節流行全民烤肉），由於維生素C可以避免形成致癌物質亞硝胺，因此烤肉時最好在烤肉網上，鋪上錫箔紙，並搭配富含維生素C的蔬果食用，才能降低危險。

鋪上錫箔紙是爲了避免致癌物質與食物直接接觸，而食物燒烤後，噴灑維生素C豐富的檸檬汁或柳橙汁，是屬於很強的還原劑，可避免致癌物二級胺的產生；另外，準備肉串時最好同時搭配大量的蔬菜，如青椒、紅蘿蔔、洋蔥、青蔥及大蒜等食物。除可減少肉類攝取外，也有助於排除體內致癌物質；如烤香腸配大蒜，可以抑制硝酸鹽轉化爲易致癌的亞硝酸鹽；硝酸鹽與亞硝酸鹽是製造香腸、臘肉與火腿等肉類加工製品，爲防止肉毒桿菌生長及獲得特殊紅色肉製品顏色、增添風味，而添加的食品添加物，是屬於法定食品添加物，但如果使用過量，殘餘的硝酸鹽與亞硝酸鹽，會與肉類蛋白質的酸解物質胺，形成致癌物質亞硝胺，而併食維生素C，可抑制其形成，有預防之效果。此外，將烤肉醬稀釋，則可減少鹽（鈉）量，將能避免高血壓、心臟病及腎臟病。

燻肉或鹽醃等食物因容易產生亞硝胺等化學致癌物，加上含鹽量高，所以老人吃肉最好還是選擇新鮮的肉品，避免或減少醃漬或加工食物。其他的改善之道，除添加檸檬汁外，先預煮除去肉汁或降低燒烤溫度等方式，均可降低致癌物。有研究指出，吃牛排時，選擇「十分熟」者，比「三分熟」者得胃癌機率高3倍，另外也易得大腸癌、胰臟癌與乳癌。

(六)煙漬類食品

煙漬類食品中的鹹魚，與鼻咽癌的形成有關；醃漬、煙燻食品因含多環芳香碳氫化合物、胺類物質，與胃癌、食道癌有關。

有些人認爲維生素C因爲可以降低亞硝胺形成，預防致癌物質產生，而大

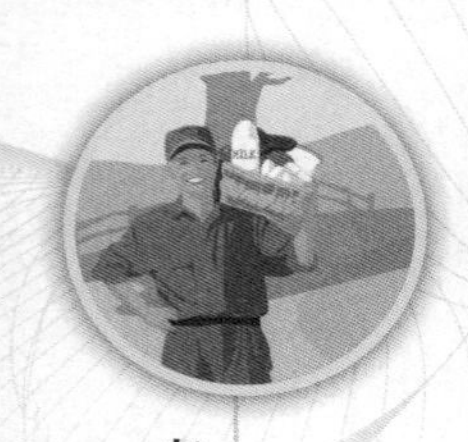
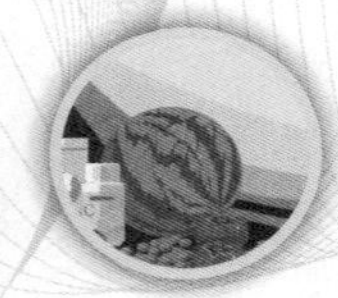

量攝取，但是其實大量攝取維生素C補充物，則反而會誘發氧化作用及增加結石機率。

某些海產、蔬菜含有胺，可能會在口腔被細菌形成硝酸鹽，推測這與中國人、日本人之高胃癌、肝癌有關；而炸培根可能是西方亞硝胺的主要來源，亞硝胺被判定與癌症有關，而維生素C可以降低亞硝胺形成，因此香腸常添加。香腸添加亞硝酸鹽，由於又是肉類，易形成亞硝胺；特別是在酸性狀況下，因此衛生署建議香腸與養樂多等乳酸菌飲料，食用時間需要間隔半小時以上。

(七)食品添加物

食品中應儘量減少防腐劑、殺菌劑、漂白劑、保色劑、著色劑、香料、黏稠劑、食品工業用化學藥品及溶劑等；食品添加物，即使是合法的法定添加物，仍應避免或減少攝取，因為以食用色素為例，今日合法的食用色素，很可能明天會因為實驗證明，而變成致癌物質，例如紅色2號等色素；所以減量或避免攝取添加物，是最好的方法，也因此會建議選擇新鮮的食物。

(八)熬夜與生活不規律

研究顯示，癌症發生和體內褪黑激素（melatonin）的量相關；需要長時間待在明亮的環境下，如上晚班者或睡眠時間較短的人，其褪黑激素量也會偏低，而因此罹患癌症的機率較高。根據美國女子監獄統計：女人犯下刑事、暴力案件，有62%發生於月經之經期時間；臺大公衛系研究：1999年統計九百二十人，發現月經超過七天中，三班工作者是正常工作者的2.2倍；月經少於二十四天中，不固定班者，是正常不輪班的2.53倍；因此，上班時間不固定將導致月經不規則，若加上睡眠品質不佳，將造成月事經期長、週期短，而易罹患疾病。

以下為人體因睡眠不足所造成的損傷：

1.睡眠不足損傷「免疫系統」：根據美國史丹福大學研究，老鼠持續不睡會焦躁不安、體重下降，接著容易受到黴菌與細菌之感染，最後在十四天後死亡。

2.睡眠不足「傷肝」：根據十二時辰養生法之理論，肝不好的人，子時（23:00至1:00）及午時（11:00至13:00）需要睡覺，因為這兩個時辰為骨髓造血時間，等於是身體休息充電的時間，也就是「黃金睡眠時間」。

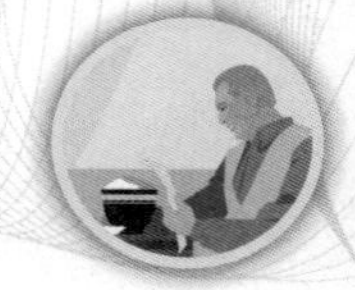
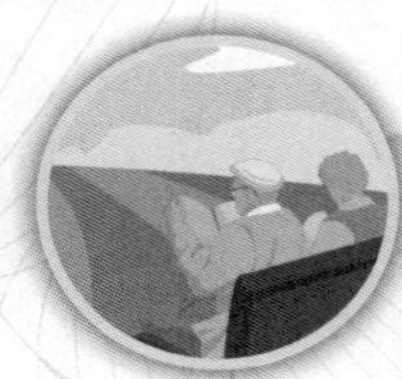

3.睡眠不足「傷心」等：

(1)臺大醫院研究20至40歲發生心肌梗塞患者之共通點爲熬夜。

(2)英國的研究指出，人體有一種蛋白質有助於胃壁之修復，可以治療胃潰瘍，而其製造時段在夜間之睡眠時間。

(3)2001年美國ADA年會報告指出，長期睡眠不足（少於六個半小時）可能造成對於胰島素較不敏感。

(4)2000年丹麥哥本哈根癌症流行病學中心研究指出，30至54歲乳癌患者七千零三十五人中，夜間工作婦女如護士、空服員等，得乳癌之機率會比日間工作婦女高。

4.熬夜會使人的體質轉成酸性，因爲半夜一點如果仍然未睡覺，身體代謝將產生許多毒素，而使體質變酸。

改善之道如下：

1.固定時間入眠：肝不好的人，最好晚上十點上床，十一點前入睡，中午最好能有個午休時間；因爲人體的子時（23:00至1:00）及午時（11:00至13:00）爲骨髓造血時間，也就是身體充電的「黃金睡眠期」。

2.布置睡覺之環境：如調整合適之亮度，以利睡眠。當夜晚來臨時人體內的松果體會進行分泌，而褪黑激素由松果體所分泌；褪黑激素一直以來被認爲可以幫助人調節睡眠失衡，同時能減少有害自由基，增強免疫系統，增強心臟血管功能，增加荷爾蒙分泌，而荷爾蒙要在黑暗中才會大量分泌，使人易於入睡；而習慣睡覺開小燈者，需要注意，燈光的高度，務必低於床（此爲五星級飯店重要之設計原則）。

3.睡不著時，採用腹式呼吸，舌頂上排牙齒後方，吸氣時閉肛（肛門稍用力使之閉鎖），氣納丹田，吐氣時放鬆，持續至少三分鐘。

4.睡前兩小時不飲食：西方俗諺：「早上要吃得像國王；中午像王子；晚上像乞丐。」晚餐，特別是接近睡眠時間時，不宜吃太飽、太豐富，宜食簡單，如果能習慣不要吃更好。

5.睡前保持愉快心情：最後能透過晚上禱告（先放鬆，由頭、眼、鼻子、嘴、脖子、頸、肩膀、身體均逐一放鬆，冥想在乾淨清淨的戶外瀑布下接受水沖，記住將所有的不舒服與罪惡，都隨著瀑布沖打流下的水，一起流掉）等方式，將一天重擔全部放下，不要再思考工作或其他事務。

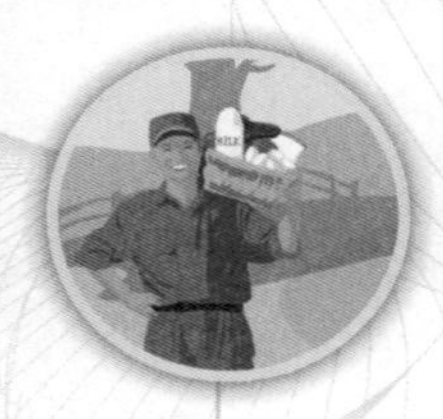
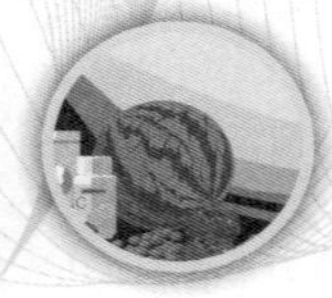

6.裸睡有助於通暢血液之循環，增加皮膚呼吸氧氣，不習慣穿內衣褲者，需要注意避免內褲成爲黴菌或細菌生長地方，因此一經長黴的內衣褲應該立即更換，將有利於神經化學物質傳導，消除疲勞，使身心更加舒暢。

7.睡前兩小時，泡高溫瀉鹽澡（屬於無色硫酸鎂結晶，用瀉鹽洗澡可幫助排除體內毒素）十至十五分鐘，效果等同溫泉浴，若能添加「備長炭」則更佳；但洗澡前後，需要大量喝水，因爲瀉鹽是靠滲透作用；洗後需要用高品質乳液滋潤皮膚。

(九)病菌

各型肝炎病毒，如鼻咽癌與EB病毒（Epstein-Barr Virus, E-B Virus，一種類似疱疹的病毒）密切相關（50%鼻咽癌主因）；子宮頸癌與乳突病毒（papilloma virus）有關；胃癌與幽門桿菌病毒相關。

(十)其他

日常生活中宜避免接觸殺蟲劑、紫外線、輻射線、空氣污染及農藥等；另外尚有：

1.**檳榔、抽煙與過量飲酒**：嚼食檳榔會增加胃癌、食道癌、口腔癌的罹患率。酗酒者比其他人容易罹患口腔癌、食道癌、喉癌與肝癌。吸煙、酗酒會增加罹患肝癌、食道癌及胃癌機率。雖然吸煙的人不一定就會得癌症；但是肺癌患者中有90%以上，都是吸煙者，又因吸煙常與飲酒分不開，兩者加乘作用的結果使致癌機會增加數倍；而不抽煙、適度喝酒者則對健康有益，但需要注意的是，原本不喝酒的健康老人，不必爲求此好處而開始喝酒，因爲控制不好會變成酗酒，反而傷肝及損害健康。酒會誘發黏膜組織的發炎反應；在體內會代謝成乙醛，再代謝成乙酸（也就是一般所說的醋酸），乙醛對細胞會造成傷害，進而使正常細胞轉變成癌細胞的機會增加。酒也可以當作一種溶劑，使某些致癌物質溶解於其中，而加速其作用。酒因爲容易造成營養不良，導致身體免疫力下降，而增加癌症罹患的機會。因此如果要喝酒，最好的策略就是「適量」，如果不能，就應戒酒。

2.**環境污染**：

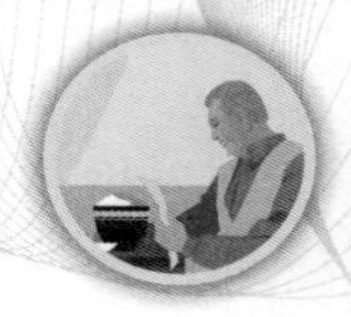
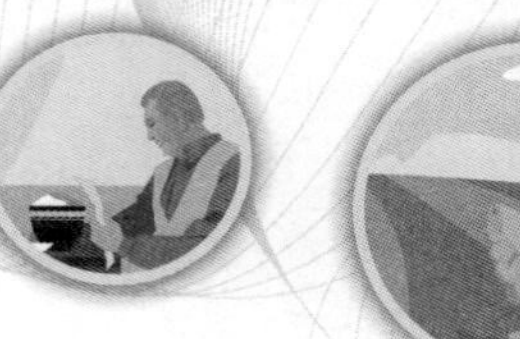

(1)殺蟲劑：有些殺蟲劑，經過實驗室證實會引發癌症，如DDT（殺蟲劑）目前已被禁用，因此建議選用沒有使用殺蟲劑，或是選用控制良好之殺蟲劑所培育的當季、當地農作物（或食物）。另外，烹煮或生吃前，蔬菜類應先除去外面葉子，再徹底沖洗和搓洗；水果也須徹底沖洗和搓洗；還有要注意不可以加鹽清洗，因為沒有效果，反而增加身體之負擔。

(2)核子輻射：放射線經美國食品藥物管理局檢驗後認為，食物經過認可之輻射線進行照射、殺菌之後，並不會在食物殘留多餘的輻射線，可以安心食用。然而反對人士則認為，輻射線之作用，會引起食物內部發生實質變化，產生有害的新的化合物，而建議民眾不要當白老鼠。

(3)藥物等：環境荷爾蒙製劑、荷爾蒙替代療法（HRT）與乳癌及子宮內膜癌有關。避孕藥與卵巢癌、子宮內膜癌及結腸癌有關。

三、抗癌物質的補充

「蔬果579」是衛生署2007年衛生教育之重要口號，是指2至6歲之學齡前兒童，每天應攝取五份新鮮蔬菜水果，其中應有三份蔬菜、兩份水果；6歲以上學童、少女及所有女性成人，應天天攝食七份蔬菜水果，其中應有蔬菜四份、三份水果；而青少年及所有男性成人，則應每天攝食九份蔬菜水果，其中應包含二份蔬菜、四份水果。

由於水果的糖多，臺灣的水果又以甜度高聞名國際，因此依筆者拙見，其實應該減少水果一份而增加蔬菜一份，或維持水果與蔬菜比值為1：2（即一份水果、兩份蔬菜），以免因為醣分攝取過多，刺激胰島素分泌，反而易肥胖。2007年有位臺灣人為求方便，乾脆把水果榨成新鮮果汁，此位女性喝了兩年，結果不但沒有達到減肥目的，體重反而從58公斤，胖到78公斤，結論是喝果汁越喝越胖！因此最好是一份水果、兩份蔬菜，且樣式要儘量多樣，如一份改為三分之一份奇異果、三分之一份香蕉、三分之一份葡萄等。蔬菜分量的計算方面，一份約為生重100公克（約為一碗生菜、半碗熟菜），水果類一份則約3至4兩（仔細重量請參考第四章食物代換表）。

有色蔬菜與水果，富含多種維生素、礦物質、纖維及植物性化合物，為抗老化、降低癌症、心血管疾病發生的重要物質。蔬果的多樣色彩，猶如雨後彩虹，而因為各顏色蔬果的營養價值皆不盡相同，所以都應均衡食用，此原則即

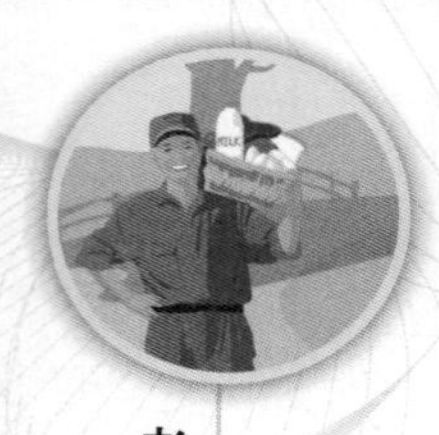
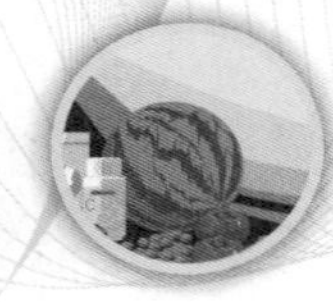

稱爲「彩虹原則」。

另外，有研究顯示，失智的阿茲海默症老人，如果飲用果汁，可能可以達到預防目的，在日本廣島、夏威夷歐胡島及美國西雅圖等地，以攝取蔬菜汁試驗發現，一週食用三次以上果汁者，罹患阿茲海默症機率，比每週只喝少於一次的人，降低了76%（因爲果汁含有多酚，屬於抗氧化劑，在蔬果的表皮含量特別豐富）。

以下爲抗癌物質的介紹：

(一)抗氧化食物

抗氧化食物如維生素A（天然來源有胡蘿蔔、牛奶、深綠色的蔬菜）、C（蔬菜、水果中，特別是纖維性的蔬菜）及E等，均是自然良好的抗氧化劑。蔬菜與水果，因富含維生素及植物性酚類化合物，具有抗氧化、抗發炎、調控細胞間通訊及抑制鳥胺酸去羧酶（此酶會將精胺酸轉化成多元陽離子基，而催化多元胺，進而激發腫瘤發生）等功用。多元酚可抑制胰臟癌細胞生長，引發其粒腺體失去作用，而使其細胞凋亡。維生素C則具有抑制基質金屬蛋白酶（會分解細胞外基質，也參與腫瘤之擴散及侵犯）等諸多好處，而普遍被營養學家建議多多攝取，以預防癌症；吃富含維生素A或胡蘿蔔素的食物，有助於預防肺癌、膀胱癌、食道癌及咽喉癌等癌症。多吃富含維生素C的食物，可預防胃癌及食道癌等癌症。因此只要攝取新鮮、不經加工的蔬果、糙米飯等食物，就是最天然的抗癌食品。

實驗證明，組合型的飲食比單一補充劑要好，因此製備老人膳食時，應多多利用蔬菜與水果等食材（如蘋果、大蒜、番茄、胡蘿蔔、柑橘、葡萄、洋蔥、橄欖、豆類等）開發製作。實際建議食用蔬果之方式，包括將多種蔬菜沙拉（不添加油與糖）拌碎核桃、烤肉類食物時滴檸檬汁、黑芝麻糊、木耳蓮子湯、高纖燕麥粥、糖炒栗子、羅宋蔬菜湯（洋芋、紅蘿蔔、白蘿蔔、芹菜與番茄）及製成豆漿等，另外也建議平時將蔬果當零食（如蘋果、胡蘿蔔、小黃瓜或西洋芹）。

(二)對癌症老人有益的營養元素

對於癌症老人有益的營養素均建議自食物攝取補充，而不是使用加工補充劑；否則不但對身體沒有幫助，反而有時會增加罹癌的機率：

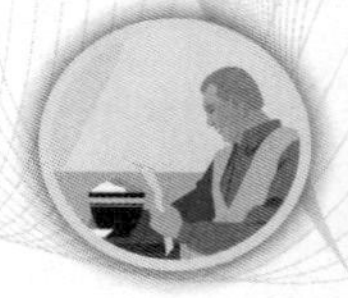
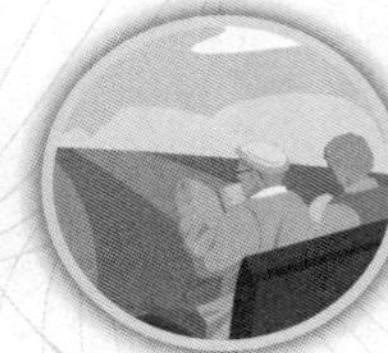

1.**維生素A**：維護上皮組織的正常型態及功能、增加對癌細胞的抵抗力。食物來源有動物肝臟、蛋、乳製品、深綠色及深黃色蔬菜水果，如番茄、胡蘿蔔、木瓜及南瓜等。

2.**維生素C**：增強防禦系統、加強身體免疫力、維護膠原組織、加速傷口癒合、抵抗感染。食物來源有深綠及黃紅色蔬菜及水果，如青椒、芭樂、柑橘類、番茄、奇異果、木瓜、高麗菜等新鮮綠葉蔬菜等。

3.**維生素E**：具有抗氧化作用、消除體內自由基、強化免疫功能。食物來源有穀類、植物油、綠葉蔬菜、蛋黃、堅果類、肉及乳製品。

4.**鋅**：增加創傷組織的再生能力、影響味覺及食慾。食物來源有牡蠣、小麥胚芽、燕麥、奶製品及蛋類。

5.**硒**：抵抗細胞不受氧化侵襲、增強人體免疫力。食物來源有海鮮、精瘦肉類、蛋類及穀類。美國曾發現其南方的土壤中，因為硒的含量比北方高，所以美國南方癌症老人也比北方少；當飲食太精細，就會發生礦物質不夠的情形，所以利用糙米取代精製白米，將有益健康。另外纖維食物中，也富含硒的成分，可以延緩癌細胞的成長。

6.**蛋白酶抑制劑**：豆類因含有蛋白酶抑制劑，具有保護作用，實驗發現吃黃豆比攝取牛奶罹癌率低，便是因為黃豆含有蛋白酶抑制劑之故。

7.**含硫元素蔬菜**：青蔥、洋蔥、大蒜、花菜、韭菜及綠花椰菜。

(三)蘋果多酚

日本啤酒公司臨床動物實驗發現，蘋果的「蘋果多酚」可降低血液中性脂肪，預防肥胖及血脂。因為蘋果多酚可在小腸抑制分解脂質的酵素——脂肪酶活性，使脂肪在小腸無法被分解吸收。

(四)其他抗癌物質

預防癌症之成分包括抗氧化維生素（如維生素C、E與類胡蘿蔔素）、脂肪酸（魚油）、胺基酸與相關化合物（如麩醯胺，實驗證明化療期間補充麩醯胺可增加腸道對於化療藥物5-Fu及亞葉酸（folinic acid）的吸收，並改善化療期間的腹瀉症狀），類黃酮（蔬果水溶性色素）、白藜蘆醇、生物鹼（植物普遍含有，可以抑制細胞膜上之p-糖化蛋白活性，降低細胞內藥物堆積，回復因長期化療之抗藥性）及半合成抗癌藥物（如Paclitaxl及Docetaxl係參考紫杉醇所製成之化合物），其中蔬菜與水果占有重要比率。

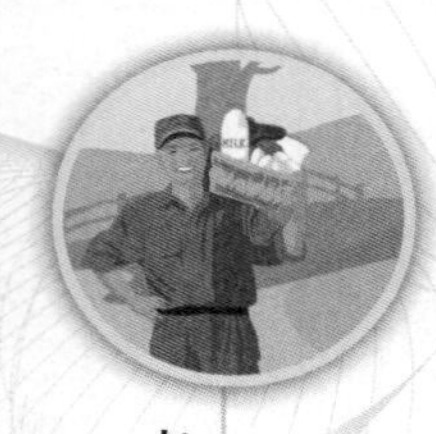
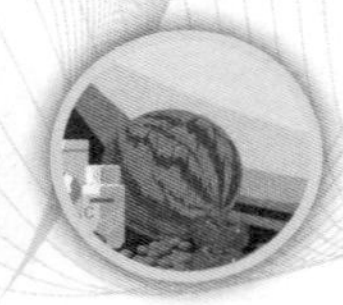

另外有研究顯示，抑制血管新生能力之天然物質有樟芝多醣體、葉下珠萃取物（別名珍珠草）、黃花嵩素衍生物（屬於中國傳統用來治療瘧疾的植物黃嵩）、水飛薊素（乳薊之萃取物）、蘇木（豆科植物）、白藜蘆醇（葡萄之植物殺菌素）、大蒜、冬瓜子（在韓國用冬瓜治療糖尿病與頻尿）、異黃酮（大豆天然雌激素）及中草藥（常春花、黃連、紅豆杉、黃芩、虎仗、玄參、箭葉、淫羊藿、降香檀）等其中蔬菜與水果仍扮演很重要角色，值得老人膳食利用與開發；至於食物的健康烹飪方式，則於第七節「癌症老人飲食」中爲讀者介紹。

四、健康防癌的正確習慣與觀念

(一)正面思考，保持情緒穩定

喜樂的心乃是良藥。

科學研究顯示，維持正面思考（凡事往好的方向思考）之心理特質，有助老人復元，因爲正面情緒可以影響腦內荷爾蒙分泌，對心理層面有重要影響，可促使身體健康；而長期的心靈創傷，則會造成老人喪失求生意志與鬥志，導致疾病纏身。因此建議癌症老人，要多笑、生活態度要積極、要學會不生氣，要從心態及生活上去改變，學習放鬆心情、樂觀處世，學會自我反省，讓身體免疫力保持在最好的狀態。

癌症老人經常會因爲癌症而不想進食或拒絕飲食，容易導致營養不良，而失去與癌症對抗的作戰能力，另外心情不好也會影響消化與吸收功能，消化吸收變差，使胃腸功能或消化液分泌混亂，致人體營養不足，不正常代謝將會更加嚴重。

(二)運動

運動可以促進新陳代謝，增進食慾，提高消化吸收能力，改善老人營養狀況，另外也會改善睡眠，提升睡眠的質與量，提高全身的免疫功能和抗感染能力；有氧運動是很好的預防癌症方式；因爲致癌物質會以各種方式，奪走身體中的氧，造成組織缺氧，引起病變；而運動則可供應組織氧氣，使偏好無氧狀態的癌細胞難以生存。

另外，運動有助於穩定血糖，改善免疫功能，所以老人更應維持適當有氧

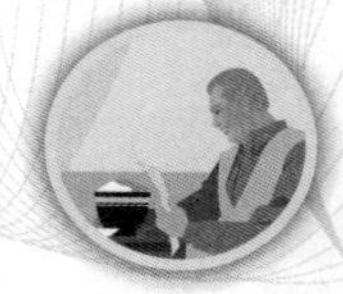
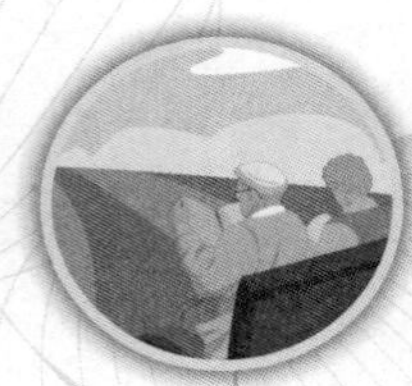

運動習慣，一般建議（333原則）每天至少適度運動三十分鐘以上，每週至少三次，每次至少達到心跳一百三十下以上（或稍微出汗爲原則）。

(三)食補宜適當

中藥藥材如黃耆、靈芝等，雖然具有調整人體免疫機能，增強免疫能力作用；但是並不能每天食用，只能偶爾補充；否則經常刺激人體免疫機能，如同天天高喊「狼來了！狼來了！」，日久反而對身體不利，所謂藥即是毒，所以不宜天天飲用；即使是老人身體特別需用與欠缺的水溶性維生素B與C，使用補充劑時，也是最好偶爾補充，或者需要時才補充。

(四)養成正確的健康防癌習慣

從小就應養成正確的健康防癌習慣。許多癌症來自於不當的飲食與生活習慣，因此必須從小養成健康的生活習慣，包括體重不能過重、少吃油炸及高脂肪食物、不偏食與不攝取過多的蛋白質，因爲過多蛋白質，造成成長太快、體重過重，建議均衡的營養素分配爲：碳水化合物58%至68%、脂肪20%至30%、蛋白質10%至14%；減少攝取燒烤、煙燻、鹽醃及添加防腐劑等食物，並養成多吃新鮮蔬果、生菜沙拉（每天最少要吃一份以上生菜）的習慣。

(五)睡眠要充足

化療期間，醫師多半會開立安眠藥等處方藥物，不要擔心會上癮，因爲屬於短期，且劑量很輕，只要度過副作用較多的化療前期（約爲每次化療後的前幾天至一週），就可以減量或停用；因爲如果沒有獲得充足的睡眠，將使得隔天沒有精神，老人易胡思亂想，脾氣不穩定，心情惡劣，影響免疫系統，將更不易恢復健康，所以一定要有充足的睡眠。

養成不抽煙、喝酒（適度或不喝爲宜），且保有充足的睡眠，有習慣沒事多喝茶及培養適當的持續可行的運動習慣，凡此均爲正確的防癌習慣。

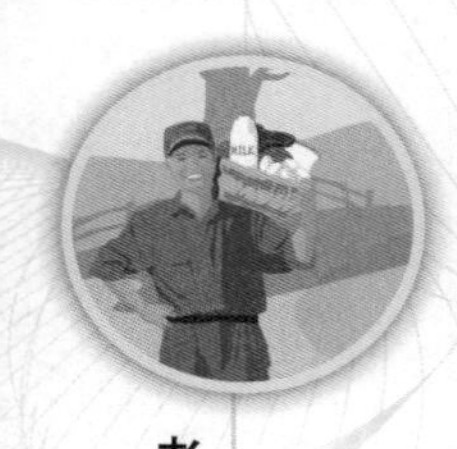
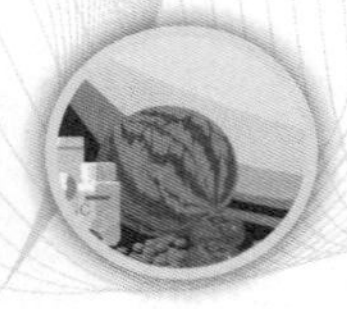

第五節　癌症老人飲食

合理而營養的飲食，是確保癌症老人治療後，能夠恢復健康的基石，也是藥物治療外的重要調理原則。由於惡性腫瘤老人普遍存在著營養不足或營養不良的問題，因此如何增進老人食慾、加強營養，對癌症老人的康復十分重要。本節除爲讀者介紹食物的健康烹飪方式與飲食治療的目的外，亦針對癌症老人治療期間的飲食、癌療的副作用與因應等進行探討。

一、食物的健康烹飪方式

爲確保老人健康，蔬菜最好用汆燙或水煮，油炸等高油脂烹調方式，因爲對心血管疾病老人不利，宜避免或減少次數。蔬果最好選用無農藥殘留的產品，食用前利用大量水分沖乾淨即可，避免使用鹽水，因爲除了不能去除農藥外，反而會增加罹患高血壓之風險；水果清洗後，最好連皮食用，同時注意切割、加熱或氧化所造成的營養素損失。

(一)食物烹調方式的原則

■低油、低溫烹調

油脂在烹調時作爲傳熱的媒介，能使食物著色和增加風味。而油加熱開始冒煙稱爲發煙點，發煙點愈高，表示愈不易冒煙，另油炸用油應選擇發煙點高的油。各種食用油的發煙點爲：大豆油攝氏220至245度、玉米油207至219度、液態豬油215至220度、棕櫚油206度、橄欖油190至197度、花生油162至215度。

含多元不飽和脂肪酸的油脂，在極高溫長時間加熱後，所產生的油煙，在空氣中會形成黏性的油脂聚合物，這些油脂聚合物，不易被人體吸收。油脂烹調時，當油脂貯存過久，尤其是多元不飽和脂肪酸，容易被分解及氧化，造成脂肪的酸敗變味，高溫、空氣及光線，均會加速油脂氧化。富含油脂的食品如火腿、全穀類、堅果類、含油點心及油炸食品，亦容易產生酸敗。油炸食物吸油愈少，味道越好且易消化，如油溫高、油炸時間短則吸油少；食物表面積大、接觸面大，吸油則多；食物含糖及脂肪成分高者，吸油多；蛋糊加蛋，吸油多；食物表面平滑者，吸油少。因此油燒七分熱即可，不要熱到冒煙，才烹

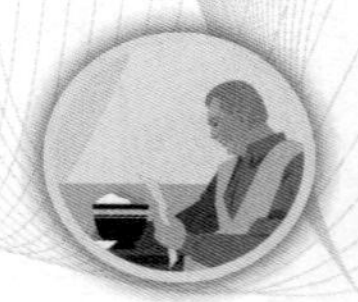
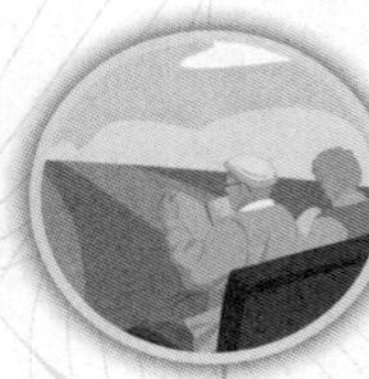

調食物或炒菜。

另外，不同的烹調方式，應使用不同的油。涼拌或熟食拌油，可利用發煙點低，但富含單元或多元不飽和脂肪酸的油類（如橄欖油、麻油、花生油、苦茶油等）；一般的煎炒，仍可用已提高發煙點的精製黃豆油（或玉米油、葵花油）。還有，用過的油不要倒入新油中，炸過的油用來炒菜爲宜，且應儘快用完，切勿反覆使用。

當油顏色變深、質地變稠、油脂混濁，且使用時如果已產生如螃蟹吐出的氣泡般，就應丟棄，不可再使用。

■低鹽

溫度與鹹味的關係是，鹹味在較熱的食物裡，吃起來會感覺較溫和，一旦溫度下降，鹹味就會變強；因此，冷食的用鹽量應該降低；同理，當限鹽（鈉）飲食烹調時，可以逆向操作，在某道冷食中集中添加鹽巴，以明顯呈現鹹味出來；由於限鹽飲食能夠添加的鹽量極低，因此在每道菜都添加一點點，卻都沒有辦法呈現味道，不如只集中添加於某一道，能讓老人確實感覺有鹹味的菜餚，這樣子老人比較能夠配飯吃。

■少糖

可適度利用代糖，或者糖度較高的糖（像果糖甜度爲蔗糖的1.7倍左右，利用果糖取代蔗糖，用量將可減少）。

(二)老人飲食攝取建議

很多疾病發生時，可藉由飲食攝取的調整來舒緩身體的不適症狀，而這些建議原則可以依醫囑進行調整，如當老人攝護腺有問題時，建議吃番茄。美國研究三十位攝護腺腫大的病人發現，每天給予30毫克的茄紅素，能夠縮小攝護腺腫大病人的病灶，並且降低PSA值（PSA是一個攝護腺癌的獨立血清抗原指標）；不但如此，番茄還具有抗癌與保護心血管系統的功效，屬於非常好的天然抗氧化物，其功效如葡萄籽般。

■早餐應攝取熱食

老人早餐建議應攝取熱食。中醫指出，早晨時因爲夜間陰氣未除，大地溫度尚未回升，體內的肌肉、神經及血管，都還呈收縮狀態，如果這時再吃喝冰冷的食物，必定使體內各系統更加攣縮、血流更加不順暢，也許剛開始不覺得有什麼問題，但日子一久會發現，好像老是吃不結實，或大便稀稀的，或皮

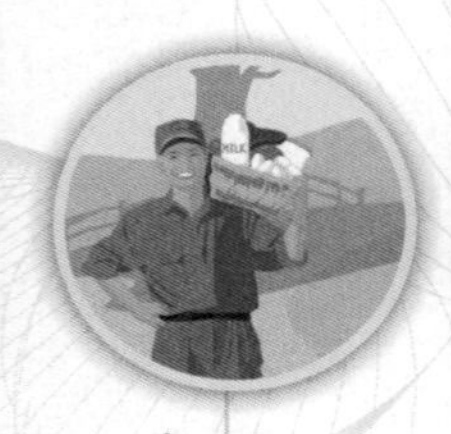
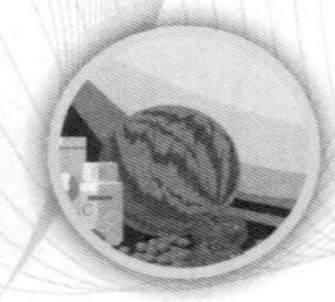

膚越來越差，或喉嚨老是隱隱有痰不清爽，有的還時常感冒及小毛病不斷，這就是傷了胃氣，傷了身體的徵兆。因此，老人早上攝取蔬果餐後，應該吃熱地瓜或熱稀飯、熱燕麥片、熱羊乳、熱豆花、熱豆漿、芝麻糊、山藥粥或廣東粥等。

■增加老人蔬菜與水果攝取之技巧

1. **減少肉類，增加蔬菜**：由於大部分的人肉吃太多，五穀根莖類及蔬菜攝取不夠，所以如果不減少肉類的攝取量，而只增加蔬菜量，則增加的分量有限。
2. **增加半葷素的菜**：要增加蔬菜的攝食量，除了每餐有一碟蔬菜外，半葷素的菜儘量選擇蔬菜作爲配菜，這樣不但可增加蔬菜量，也可減少肉類的量。例如芥蘭牛肉就比黑胡椒牛柳多了蔬菜；什錦豆腐比麻婆豆腐多好幾樣蔬菜。
3. **不可將蔬菜改以水果代替**：有人覺得吃蔬菜麻煩，就以水果代替蔬菜，水果與蔬菜雖然都含有豐富的維生素及礦物質，但所含的種類並不完全相同，且水果含有醣分，攝取過多會增加熱量攝取，所以蔬菜和水果是不可互相替代的，兩樣都一定要吃；比率則最好是兩份蔬菜（一份100公克）、一份水果（依據食物代換表調配）。
4. **拿蔬菜水果當點心**：想吃點心或零食時，可改用蔬菜、水果替代。可將紅蘿蔔、小黃瓜、芹菜切成條泡水冷藏去腥味；水果則儘量帶皮食用，以增加纖維素，未加糖的水果乾，如葡萄乾或藍莓乾等，也是很好的點心。

■老人不喜歡吃蔬菜與水果時之對策

1. **將水果切細、蔬菜煮爛**：對牙齒不好、咀嚼力差的老人，蔬菜容易咬不斷又塞牙縫，所以老人不喜歡吃時，可將蔬菜煮爛、切細或剁碎；或用果汁機、細碎機，將各式蔬果打成汁也是一個好方法，但不要過濾，必須連渣一起喝，方可提供寶貴的纖維素。
2. **變化形狀及烹調方法**：對不喜歡蔬菜的老人，可以變化蔬菜的樣式或烹調方法，以吸引其興趣；同樣的，當蔬菜切成塊、丁、片或絲狀時，因爲形狀不同，其口感與風味也會不同；當然，因爲烹調方式不同，也會

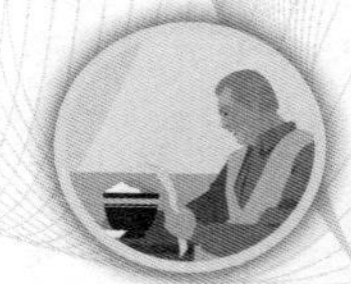
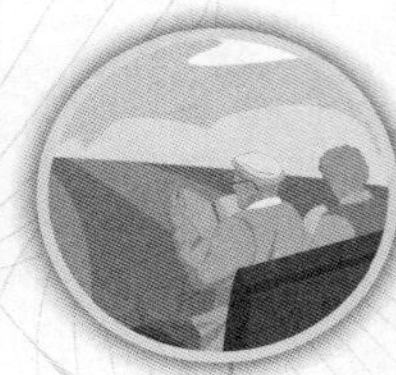

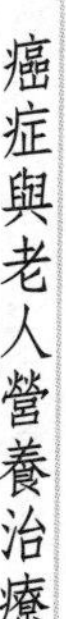

有不同的味道。

3.**配合老人喜歡的食物一起吃**：將不喜歡的菜與喜歡的菜搭配在一起，也是誘導老人吃蔬菜的方法之一。開始的時候，不喜歡的菜不要加太多，讓他逐漸習慣不喜歡的菜的味道或質地，未來可能仍然不喜歡，但是至少也不會拒絕。

4.**培養對蔬菜的興趣**：讓老人種植蔬菜，培育芽菜和水耕蔬菜，或製作蔬菜，都能增加老人對蔬菜的興趣。

二、癌症老人治療期間之飲食

傳說的飲食禁忌問題，其實對於癌症老人弊多於利，以黃豆及山藥爲例，坊間傳說因爲含有豐富的雌激素，因此容易導致乳癌復發，要求不可食用，而其實黃豆等食品的雌激素，是屬於植物雌激素，根本不會像動物雌激素般作用，反而會因爲競爭等作用，經過許多研究證明確實有利乳癌患者，而建議多多食用豆漿等黃豆食品；因此在不違反均衡健康的飲食原則下，儘量讓食物攝取多樣化，治療期間也應多吃蛋白質、多補充維生素、減低動物性脂肪、攝取易消化的食物及新鮮水果、蔬菜，避免不新鮮、變質或刺激性食物，少吃燻、烤、醃泡、油炸與過鹹食品，以期營養平衡，才能達到提高生活品質及維持身體抗癌之能力。

早期的營養補充，可以改善老人營養狀況，使其免疫功能、抗癌能力增加，並提高生活的質與量；增加對於腫瘤手術的耐受能力，減少或避免手術後的感染，使手術後的傷口快速癒合，提高老人對於化療與放療等耐受能力，並減輕其副作用。

(一)癌症老人之飲食治療目的

1.提供適當的營養，增強對各種治療的接受能力。

2.預防體重減輕或避免體重減輕過多。如一週內體重減輕達體重之2%以上時，應積極採用管灌或靜脈營養補充等營養支持方式。

3.健全體內免疫系統和相關酵素之合成。

4.修補因治療所造成的組織及器官的損傷。

5.增強抵抗力及延緩惡病質和併發症的發生。

6.修復因治療所引起身體組織的損傷，促進新組織的生長。

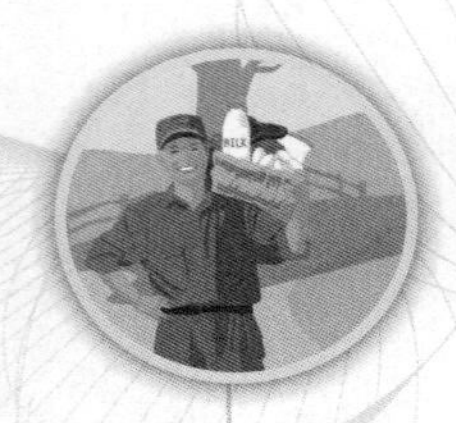
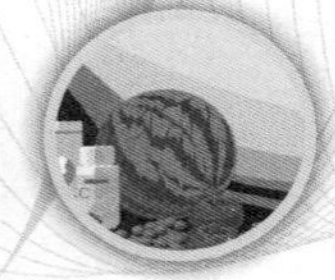

7.增加身體對各種治療的接受能力及預防感染的抵抗力。

8.減輕因治療帶來的副作用及減少併發症的產生。

9.可避免體重減輕過多，並使體力恢復較快。

10.使老人感覺較舒暢、體力較充沛。

(二)癌症老人治療期間的飲食原則

媒體曾報導，廣達集團董事長在曾經罹患大腸癌的企業家引薦下，前往中國上海接受名中醫的中西醫整合治療，此一療法包括禁食黃魚、雞及蜂王漿等，結果導致國內醫界及養生專家不以為然，普遍持保留態度，並呼籲臺灣病患，切莫病急亂投醫。

適當的營養支持可以減緩體重減輕的速度、改善惡病質與厭食的狀況、改善生活品質、降低併發症及增加存活率。一般希望藉由營養支持，達到提供充足的熱量與營養素、預防體重減輕、營養不良與惡病質的發生、改善營養不良、體重減輕的現象、改善身體組成、強化免疫功能、增加癌症治療的耐受度、改善身體功能、降低疲勞、改善體力不佳的情況及增進癌症病患生活品質。食物供應型態方面，可依癌症病情及治療需要，除常規飲食外，亦可選用軟食、細碎、全流、半流或灌食等方式，以提高老人飲食接受性。一般提供的高蛋白、高熱量飲食，可分三至八餐供應，正餐供應內容則與普通飲食相同，搭配高蛋白、高熱量點心。

■老人癌症治療期間的飲食原則

癌症老人一旦營養不良，將使其身體變得更虛弱、免疫能力下降、易感染，主要是因為腸胃道的問題及外科手術癒合不良所致，因此須預防體重減輕或避免體重減輕過多。

營養不良也常引起吸收不良，導致老人腹部絞痛、腹脹和腹瀉，最壞的影響是老人體重快速下降，這種現象在癌症老人身上最常見，主要是老人食慾變差，體重持續下降，且易疲倦和沮喪，這些均會造成老人活動量減少及免疫力下降。營養不良同時也會造成老人對於化學治療、放射線治療和手術治療的敏感性降低，而導致疾病惡化。所以癌症老人常因營養狀況不佳，致無法繼續治療。

因為攝食量不足，造成體重嚴重減輕時，如減輕量高達平時體重之每週2%、每月5%、每三個月7.5%、每半年10%時，應積極採用管灌或靜脈營養等方

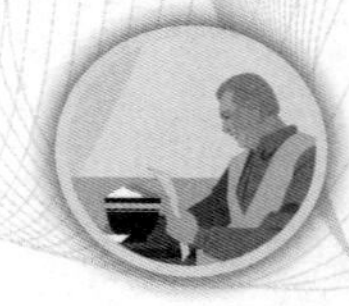

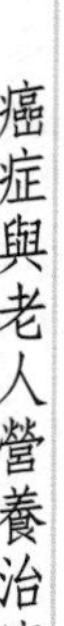

式進行補充。治療期間合理的飲食與營養，不僅可以阻止癌瘤發展，還可減輕藥物的不良副作用。因此化（治）療期間，如何調理好飲食、增加營養是完成化（治）療的重要原則。

治療期間的飲食原則是採高熱量、高蛋白、高維生素和適量的礦物質。攝取高熱量食物，如米、麵及雜糧，可確保人體基本需求，也可促進毛髮、黏膜、肌肉等組織在遭受化療後的修復，增加身體的免疫功能。因此化療期間，老人所需的蛋白質，至少肉、魚、豆、蛋、奶類等供應蛋白質食物，每天總量應該維持至少巴掌大的分量。另外，新鮮蔬菜水果可提供較多的維生素及礦物質，老人應多多攝取：

1. **不偏食，不專吃同一種食物，以「均衡」營養與均衡飲食做基礎**：魚、肉、蛋、奶、蔬菜、水果、五穀根莖類，都有其獨特的營養價值，缺一不可。注意供應飲食的均衡，可以維持良好的營養，以保持體重增強抵抗力；蛋白質是建造白血球等物質之原料，因此在化療期間，由於化療藥物導致白血球大量下降時，每天至少應該攝取總量約巴掌大的肉魚豆蛋奶類，這是絕對必要的，研究雖然顯示低蛋白質飲食有利健康，但應使用於癌症治療之後，而非治療期間。
2. **碳水化合物（醣類）之攝取必須增加**：由於癌症老人建議採用低脂飲食，而脂肪之熱量密度高，1克脂肪提供9大卡熱量，是醣類與蛋白質的2.25倍，如脫脂牛奶1杯80大卡，與全脂牛奶1杯150大卡，相差1.875倍，其中之差異都在脂肪，因此採用低脂飲食所減少的熱量，必須以增加碳水化合物來補充，所以癌症老人應多吃一些飯、麵條或饅頭等主食。
3. **不吃燒焦的食物，烹調及飲食方法要正確搭配**：所謂的均衡飲食包括各式各樣食物，而高油脂等高危險性食品，也不可能一輩子都要求不吃，因此當老人需要食用高油脂等高危險性食品時，原則是首先分量要少，然後必須搭配低油烹調方式，例如一塊紅燒豬腳，需要搭配大量「燙」青菜，如此除了可以滿足老人心理及口腹之慾外，也可將危險性降至最低；另外如果要吃速食泡麵，也可以採用將第一次泡麵的湯丟棄（去除或減少抗氧化劑等添加物）後，另外搭配大量青菜或菇類食物，這些都是值得參考與採用的實際方式。
4. **不酗酒，限制酒精的攝取**：喝酒又抽煙會導致口腔癌、食道癌及喉癌，而增加酒精的攝取也相對會增加癌症的罹患率。但是值得注意的是，適

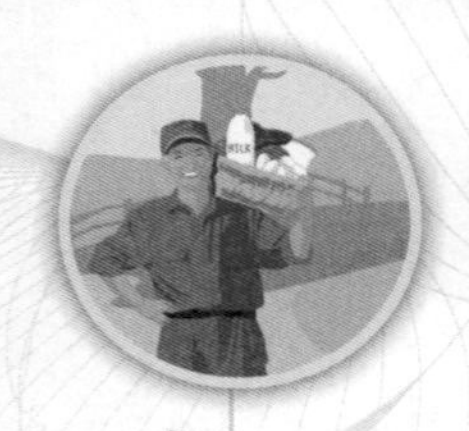
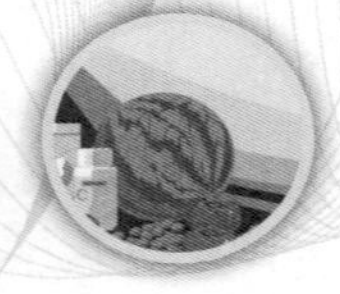

量的喝酒可以減少心臟疾病的發生，喝酒對於50歲以上男人、60歲以上女人的心臟循環系統的利益，遠超過癌症的危險，但是過量則適得其反，因此建議男人，最好限制一天喝二份酒、婦女則一天一份酒的攝取量（一份酒的定義爲普通啤酒360毫升，葡萄酒150毫升，或是80%酒精含量45毫升）。乳癌高危險群的婦女，則應避免喝酒；小孩、青少年、孕婦及吃藥時，也應避免喝酒。須注意的是，如果過去並沒有喝酒習慣，不必爲了獲得上述好處而開始喝酒；已經有喝酒習慣的老人，則必須控制分量。

老人想吃東西時，儘量吃富含熱量及蛋白質的食物，因爲這樣才能幫助老人維持體力，避免身體組織分解，對抗治療所造成的傷害。許多老人，在早晨比較會有食慾，所以可以在這時候給予正餐，不想吃的時候，可以改用流質食物替代正餐，流質食物必須屬於均衡配方營養品，以確定老人可以獲得足夠營養素。還有老人覺得不舒服時，不必強迫其進食，只要給予少量食物，其餘則飲用流質均衡配方營養品加以補充；每個老人，因狀況不同，所需的營養品亦有差異，可請教營養師補充方式與時間。

■老人癌症治療期間流質食物製備

當老人幾天內都不舒服，而無法吃下足夠的營養時，不要緊張，但是要告知醫生及營養師；當體重快速下降時，則必須積極採取營養支持（灌食或靜脈營養），以免營養狀況惡化。水分的攝取一定要足夠，特別是化療期間，足夠的水分可以加速藥物的排泄，有助於減緩藥物引起的副作用。有些學者認爲，致癌的原因是因爲人體長期缺乏水分所導致，因此下列建議的蔬菜湯或綠茶等可以增加水分的攝取（一般白開水較不易喝太多，故可攝取茶飲，但要特別注意絕對不能加糖），以下爲建議的膳食製備方式：

1.**蔬菜湯**：作法爲一次做兩日份，做好後裝入玻璃、瓷製或陶製的容器內，並擺入冰箱中保存，飲用時微加溫。基本材料爲：白蘿蔔600至750克、白蘿蔔葉300至375克、紅蘿蔔300至375克、牛蒡根（生）225至300克、香菇三至五片（市售乾燥者要再度曬太陽以轉成維生素D）。製湯方法如下：

(1)青菜皮不要去除，要連皮切煮。

(2)水量爲青菜量的3倍。

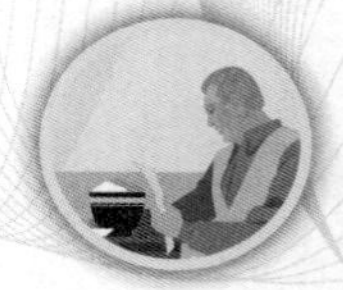
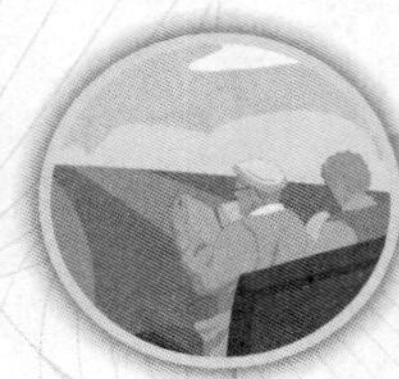

(3)最好用陶土鍋，不要用金屬類的鍋。

(4)水煮開後，再用小火燉煮兩小時。若飲用後覺得口乾舌燥，是體質較虛者，應將燉煮時間改為一小時，但一定要與糙米湯一起分別治療飲用，因糙米湯是溫性者，而蔬菜湯燉煮時間較短，其涼性未被更改。其飲用方法為：

①成湯後就可當作茶喝。

②每天早晚兩次，或依症狀嚴重與否，自行調節增加。

③可與其他的飲食物質同時飲用，如炒過的糙米湯等。

④喝不完的湯可用於味噌湯、清湯或麵中，不要倒掉。

⑤盆栽內的草木快枯萎時，將青菜湯澆在其周圍，很快會回復元氣。

⑥製湯後的殘渣，尚有治療價值，可煮成菜餚或當下麵的菜料使用。

2.**糙米茶**：使用此湯是為溫補蔬菜湯的涼性特質，體虛者更應要注意搭配飲用。

(1)第一道糙米茶汁作法：

①取適量糙米，用沒沾油的鍋翻炒糙米，不要使糙米爆裂，炒到米粒成黃褐色為止。

②取一陶瓷鍋，同時在鍋中放水1,500西西（約八碗水）。

③水煮開後，放入炒熟的黃褐糙米180克。

④糙米放入後馬上停火。

⑤原封不動放置五分鐘。

⑥用濾網將糙米粒過濾後，茶汁待用，糙米粒再做第二道茶汁。

(2)第二道糙米茶汁作法：

①原陶瓷鍋放入1,500西西水，用火煮沸。

②將第一次過濾的糙米茶渣放入煮開的陶瓷鍋中。

③立即關成小火，約再煮五分鐘關掉火源。

④用網子過濾，殘渣廢棄，茶汁待用。

(3)混合成飲用茶汁：

①將第一、二道糙米茶汁混合均勻後，即可當茶飲用。

②飲用量依病情而改變，自我斟酌。

③糙米茶絕對不要與含有蛋白質等飲料如牛奶等混合一起喝。

④前述蔬菜湯與糙米茶不可同時飲用，因效果會減半。

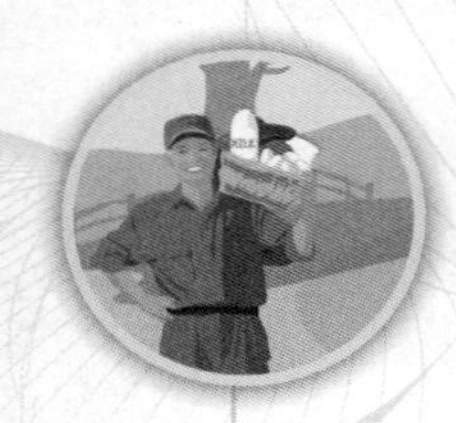
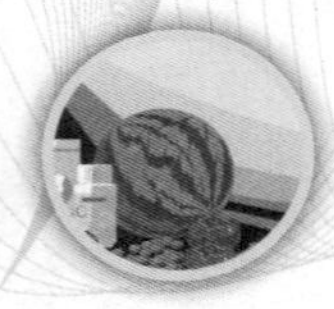

⑤兩者湯汁（蔬菜湯與糙米湯）要有十五分鐘以上的間距，必須錯開來飲用，切記要遵守。

3.每日飲用水量：2,000至4,000毫升爲宜。

4.水的溫度：常溫至攝氏70度。

三、化療期間之飲食建議

1.飲食清淡，易消化，忌食油膩、難消化或刺激性食物。

2.少量多餐。

3.攝取肉魚豆蛋奶類等蛋白質來源的量應足夠，一天至少攝取等於巴掌大的量，以提供造血所需。

4.多食含鐵質豐富之食物：如紅肉（瘦肉）、豬肝、豬心、豬腎、蛋黃、菠菜、芹菜、葡萄乾、紅棗、杏與橘子。

5.多食香菇、猴頭菇、木耳與蘑菇等高多醣體食物；不過攝取巴西蘑菇時，則要特別注意是否有重金屬污染，因爲巴西蘑菇很容易吸附重金屬，食用時反而會導致負面作用。

6.腹瀉患者應多補充含鉀食物與水分。

7.配合高纖維飲食以避免便祕。

其餘化療期間之飲食建議，請參考癌症治療的副作用與因應。

四、癌症治療的副作用與因應

放療過程中，常引起口腔炎、皮膚痛、口乾、咽痛及吞嚥困難等常見副作用，除靠藥物調整和減輕症狀以外，飲食宜清淡富營養，少吃辛辣、油炸、烤物，並注意口腔清潔。老人口乾咽燥發生時，忌煙酒和辛辣刺激性食物，少吃糖，經常用淡鹽水或漱口液漱口。可常備茶水或以枸杞、黃耆與紅棗煮成的三寶湯當飲料，口乾即飲，以溫潤口咽；或口含烏梅、西瓜霜、西洋參及檸檬片，以止渴生津。

(一)噁心、嘔吐

可少食多餐，進食時，不要喝太多水。如化療期間，不良副作用反應較重，腹脹、食慾不振時，可以改吃流質或半流質飲食，次數增加爲一日五至八

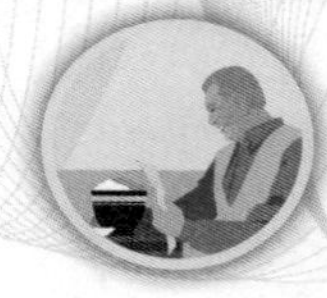
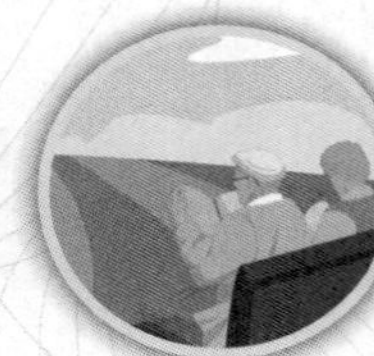

次，待藥物反應消失後，再改爲軟食或普通飲食：

1.少量多餐或多點心。
2.慢慢吃。
3.選擇冷食或沒有味道的食物。
4.選擇清淡、澱粉性及低脂食物。
5.避免太甜或太香食物。
6.將老人喜歡吃的食物，留待沒有噁心或嘔吐時進食。
7.飲食後休息並站著。

(二)口腔及喉嚨疼痛

放射線治療、化學治療或感染常會造成口腔、牙齦、喉嚨及食道的疼痛，進而造成進食的困難。當發生疼痛問題時，應先讓醫師判斷是否爲治療引起的副作用或是其他的口腔問題，以開立處方緩解老人的不適。有些食物會刺激疼痛的口腔，而造成咀嚼及吞嚥的困難，所以應仔細選擇食物及維持良好的口腔衛生：

1.宜採用軟而容易吞嚥的食物，譬如：
  (1)滑蛋勾芡稀飯。
  (2)蔬菜麥片稀飯（只取嫩葉）。
  (3)細碎：把蔬菜磨碎、把肉絞成泥，加太白粉勾芡以增加潤滑感。
  (4)牛奶西谷米、布丁、蛋塔及果凍等製品。
  (5)流質或半流質食物。
  (6)香蕉、木瓜及較軟的水果。
2.避免刺激口腔的食物，如柑橘類水果及果汁（橘子、葡萄柚等）。
3.避免太辣或太鹹的東西。
4.避免粗糙或比較乾的食物，如生菜、烤麵包或餅乾。
5.把食物切成小塊或煮得又軟又爛，或攪入湯汁以便吞嚥。
6.用果菜機攪碎食物，以吸管飲用流質食物，可避免對受傷的黏膜再產生刺激。
7.避免溫度太高的食物，以免刺激疼痛的口腔。
8.常用水漱口，可除去食物殘渣及細菌，以免影響傷口癒合。

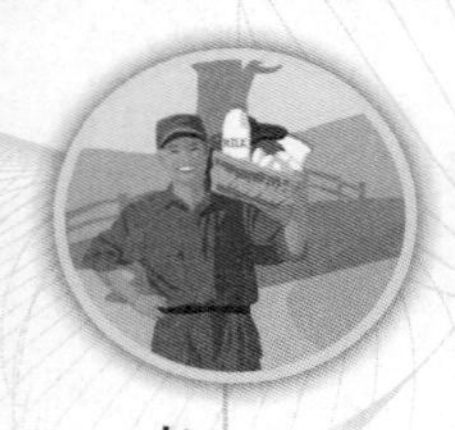
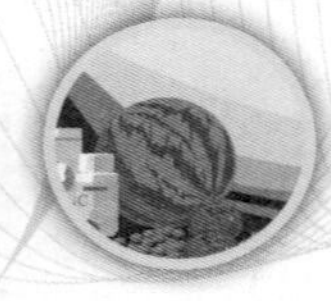

9.有時醫師會開立麻醉性的漱口水，於進食前使用，以減輕進食時引起的疼痛。

(三)黏膜炎

放射線照射於口腔和喉部，經常會導致黏膜炎、口乾、牙齒問題和味覺改變或喪失味覺等問題。口腔和喉嚨黏膜發炎時，最好改爲進食軟質食物，避免吃刺激性食物（如鹹的食物、含酒精性飲料），抽煙也必須禁止，以減少口腔和黏膜刺激。黏膜發炎時，維持良好口腔衛生是首要措施，經常漱口可以減少黏膜炎所帶來的不適。

1.選擇溫和、冷食及柔軟之食物。
2.將乾燥的食物弄濕。
3.將食物切成小片，或弄成濃湯狀。
4.液體使用吸管。
5.調整飲食併用止痛劑。

(四)牙齒問題

癌症及其治療常會造成齲齒或其他牙齒或牙齦的問題，飲食習慣的改變也可能加重這個問題，假如你會常吃東西或甜食，就要常刷牙，每次吃完東西就刷牙是個好習慣：

1.定期讓牙醫檢查，正在接受某些治療的老人（特別是頭頸部放射線治療）更需要常看牙醫。
2.用柔軟的牙刷，若牙齦很敏感，可請教牙醫師以使用特別的牙刷和牙膏。
3.假如牙齦或口腔疼痛，可以用溫水漱口。
4.假如沒有食慾不佳及體重不足等問題時，則儘量少吃糖。
5.避免黏牙的食品，以免造成清潔上的困難。
6.接受放射線治療前，必須要先評估牙齒狀況。
7.壞掉的牙齒必須先修補或拔掉，如果牙齒必須拔掉，放射線照射須在傷口完全癒合才可進行治療，大約時間是拔牙後兩個禮拜，如此才可避免永久性骨病變。

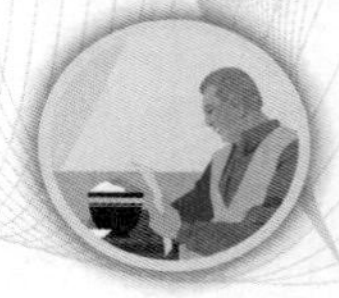
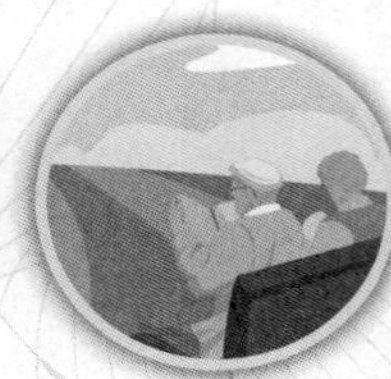

(五)食道問題

肺癌、食道癌和淋巴癌等放射線照射後，會造成吞嚥時疼痛，此時最好攝取軟質或溫和飲食以減少症狀產生。

(六)便祕

1.攝取足夠的水分。

2.增加不可溶的膳食纖維攝取量。

3.在平常腸胃蠕動時間前，喝熱的飲食。

4.在醫療團隊允許下，合併進行適當的運動。

(七)腹瀉

腹瀉的原因很多，包括化學治療的藥物、腹部放射線治療、感染、食物過敏及情緒激動等，倘若長期或嚴重腹瀉，會導致其他問題的衍生。腹瀉時，食物快速通過腸道，以致無法吸收足夠的維生素、礦物質和水分，造成虛脫和感染的機會。當腹瀉很厲害或持續超過兩天時，則應該到醫院就診：

1.因爲腹瀉，易使身體得不到足夠的水分，而導致脫水，所以喝水是很重要的，白天應儘量多喝水，但晚飯之後，則不宜多喝水，以免夜間一直上廁所，而影響到老人的睡眠；但是有些人，睡前喝水並不會影響其睡眠時，則宜在睡前喝水，以避免因爲血液過於濃稠，發生血栓之危險。

2.少量多餐，以補充足夠的營養。

3.因爲腹瀉會導致體內鈉離子與鉀離子的流失，所以腹瀉的老人應補充含有鈉與鉀離子的食物，如運動飲料、柳橙汁、葡萄汁、蔬菜汁及香蕉等。

4.必要時可考慮使用元素飲食，以暫時補充營養。

5.多吃低纖維高營養的食物（因爲生菜沙拉及花椰菜等高纖食物易刺激腸道蠕動，加重腹瀉症狀），如米湯、稀飯或細麵、麥片、蒸蛋（不要煎蛋）、白麵包、去皮的雞、瘦牛肉或魚（可清蒸、水煮，不要油炸）及瓜類等，或嫩葉蔬菜。

6.儘量少吃油炸、油膩的食物及辣椒或咖哩等辛辣佐料。

7.少喝過冷及過熱的飲料，避免刺激腸黏膜，致使腹瀉加劇。

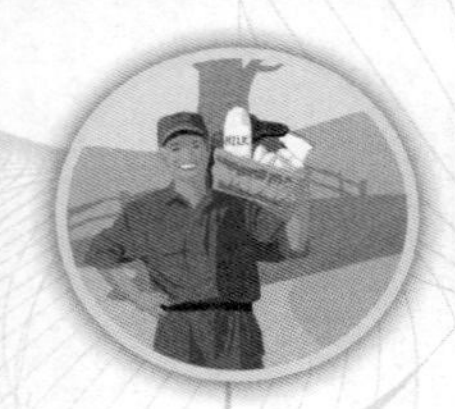
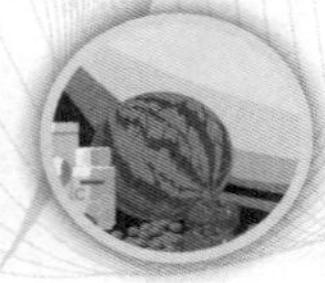

8.乳糖不耐症的老人，飲用牛奶等製品時可能會造成腹瀉，所以小心食用牛奶及奶製品，在飲食上應該特別請教醫師或營養師。

9.急性腹瀉之後的前十二到十四小時內，建議改使用清流飲食，不但可讓腸道休息，亦可補充因腹瀉而喪失的水分。

10.喝下比平常多量的水，以爲補充，並攝取高鉀食物。

11.增加可溶性纖維攝取，並減少不可溶性纖維食用量。

12.避免乳糖及含糖酒精飲料。

13.選擇低脂食物。

14.維持食物及飲料於室溫時食用。

(八)嗜中性白血球減少症

嗜中性白血球減少症特別需要注意食物的衛生安全，包括：

1.選擇比較不會有高細菌量的食物：徹底清洗蔬菜與水果，如果有任何的損傷或腐敗，則應丟棄不用。避免食用未經巴斯德殺菌產品，或成熟柔軟的起司。

2.烹調肉、魚、家禽及蛋時，在前處理、儲存、解凍及烹調時，其過程要確保衛生安全。

3.將生鮮肉、魚、蛋及家禽肉與其他食物分開，以避免發生交叉污染；因此砧板及刀具，最好準備二至四套；如果只有兩套時，則採取生食與熟食分開，理想的方式是熟食單獨一套、蔬菜一套、水果一套（蔬果也可以合成一套），另外生鮮魚肉又是一套；爲避免混淆，應該使用不同顏色或標示進行區分。

4.冷凍食物維持在攝氏至零下18度以下，冷藏食品則維持於攝氏7度以下。

5.使用冰箱、微波爐或冷水解凍時，應該每三十分鐘更換一次（避免解凍過久細菌滋生）。

6.烹調肉（含熟食肉）、魚、家禽肉及蛋時，須煮到全熟。

7.不可讓容易腐敗的食物，存放在沒有冷藏狀況下超過兩小時，剩菜則二至三天後應該丟棄。

(九)味覺改變

由於味蕾受到放射線破壞而造成味覺喪失，食物供應時需要增加顏色改變

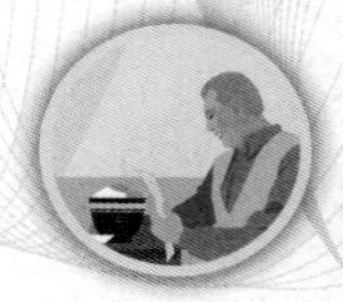
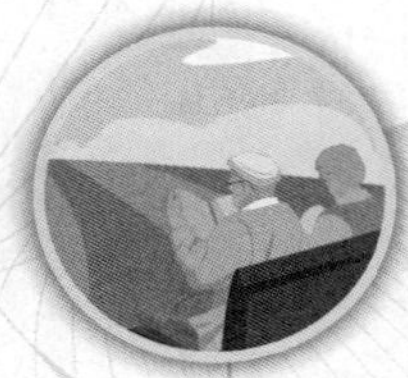

及香味，來加強對於老人視覺及嗅覺的刺激，增進老人食慾。如果老人能夠忍受，可選擇較有香味的食物，如酸味、調味料及香料：

1.選擇好看或好吃的食物。
2.若紅肉（如牛肉）嚐起來怪怪的，則改用雞肉、蛋類或魚類。
3.試著把各種肉類食品醃在酒裡或老人認為可口的調味料裡。
4.食用適當溫度的食品。
5.可以於食物中拌入火腿、九層塔、芹菜或洋蔥，以加重食物的味道。
6.讓牙醫檢查是否有牙齒方面的問題，並隨時注意口腔的衛生保健。

在生病或治療期間，老人的味覺及嗅覺常會改變，當老人吃肉類或高蛋白質的食物時，口中常會有苦味或金屬味，這可能是化學治療或放射線治療所造成的問題；有時牙齒的病變，也可能造成味覺的改變。對大多數的老人而言，這些問題常隨著治療的結束而消失。

(十)失去食慾

食慾不振屬於癌症老人最常見的問題，會影響老人之食慾包括癌症治療所引起的噁心、嘔吐，以及情緒長期低落而造成的憂鬱。癌症老人平常要注意不宜盲目忌口，因為坊間普遍流傳癌症老人須對雞肉、雞蛋及海鮮忌口，其實是沒有根據與不合理的；西醫對於癌症老人，除了致癌高危險群之食物外，並沒有忌口的說法，認為只要符合均衡飲食原則即可。實際上雞肉能補元氣，凡身體虛弱、元氣不足的腫瘤老人都可以吃，只要去皮，減少脂肪攝取即可；如果擔心會有抗生素與藥物殘留問題，可慎選來源，這是可以克服的。

另外，認為海鮮類是「發物」而不敢吃者，大可不必，實際上海鮮類富含豐富的蛋白質和微量元素，不少海產品都是有益身體的，只要掌握住原則即可，要注意避免「不新鮮」的海產。因此癌症老人在治療期間，原則上想吃什麼就應當吃什麼，只要有食慾，能增強體力就好，若老人想吃卻不能吃，導致營養缺乏，反而會因為營養不良而加重病情。

增加食慾的方法有：

1.增加熱量技巧：如果無法吃足夠多的食物來維持體重，可試吃下列這些含較高脂肪的食物來改善：
(1)將橄欖油等油脂抹在土司，溶入湯、蔬菜、麥片、米飯或蛋的上面。

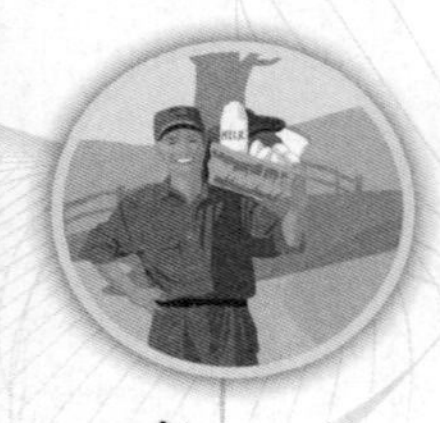
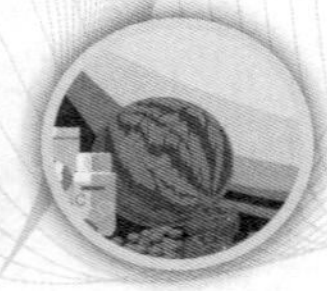

(2)將花生醬與香蕉、蘋果及梨拌著吃，或抹在三明治上。

(3)將美乃滋加在沙拉、蛋或蔬菜裡。

(4)鮮奶油、奶精添加於布丁、派、熱巧克力、水果、果凍及甜點上。

(5)果醬、糖漿、糖果及巧克力（醣分含量較高）等高醣量的食物可以增添老人所欠缺的熱量，作爲用餐之間的點心，不至於造成太飽脹，所以是很理想的食品。

(6)平時喝茶、吃麥片及土司時，可加入果醬及糖蜜，同時也可準備一些冰棒、爆米花、餅乾、果凍類等容易準備及現成的食物，提高老人的進食意願。

2.多變化菜單的內容：同樣的食物，透過不同的烹調方法或改變味道，改變容器盛裝，使用漂亮或精巧的餐具，確實可引起老人之食慾。

3.改變用餐環境、用餐地點或時間：裝飾用餐環境，如點蠟燭、播放柔和的音樂、擺放漂亮的桌巾與擺飾，及請朋友與老人一起進餐等方式，均可無形中促進老人之食慾，讓老人多吃一點。

4.吃飯時間保持老人心情安定，千萬不要急促或催促用餐。

5.飯前儘量鼓勵參與一些緩和活動，以增加活動量而促進食慾。

6.採少量多餐，肚子一餓就吃東西，不要強制限制只能吃三餐，必要時可增加早點、午點、晚點、消夜及睡前等餐食。

7.經常改變烹調方式，或增加一些新的菜式，以增進食慾。

8.手邊常備一些點心，讓老人每小時吃幾口食物或飲料，積少成多，也可以增加蛋白質及熱量之攝取量。

9.飲料在餐末才喝。

10.食用高熱量、高蛋白質及高營養密度的食物。

11.當老人拒絕不吃時，不要強迫進食。

(十一)嘴巴乾

一般是因爲唾液腺接受放射線照射後，導致唾液分泌減少，而引起口腔乾燥，可用下列方式增加進食意願：

1.選擇甜的食物或飲料。

2.將乾燥食物弄濕或弄成濃湯。

3.經常小口喝水。

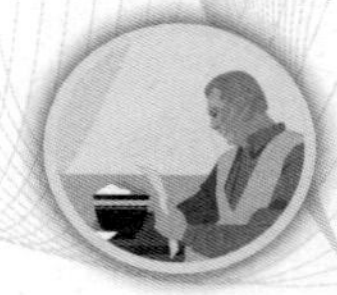
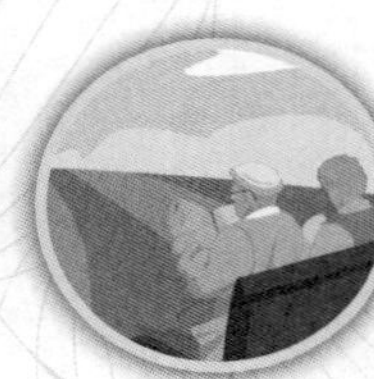

(十二)腸道問題（放射線腸炎）

上腹部、骨盆腔在接受放射線治療後，常會引起腸道問題。最常見的放射性腸炎，會造成嘔吐、噁心的現象，甚至發生腸道蠕動變快、水瀉等現象，最終導致腸道吸收功能變差。故腹部、骨盆腔接受放射線治療時，建議最好能同時改爲進食低油、低纖維之飲食。

(十三)疲勞

疾病治療期間，疲勞等不適的情形無可避免，此時可採用下列進食方式：

1.少量多餐。

2.食用高熱量、高蛋白質及高密度的食物。

(十四)體重下降

體重下降的情況，務必控制在最小的幅度，建議掌握下列克服體重下降的原則：

1.少量多餐，及正餐間補充流質，以解決易飽之問題。

2.多攝取高蛋白質、高熱量的點心，如奶昔及布丁。

3.增加額外熱量的攝取，如烹調食物時，可添加橄欖油或肉湯於食物中。

4.增加額外蛋白質的攝取，如強化牛奶及起司等。

5.當味覺喪失時，必須儘可能加強食物的香味、質地及外觀，以促進食慾。

6.用餐前一小時，做半小時輕度運動，刺激食慾。

7.用餐時，儘可能保持心情愉快。

8.事前安排每日菜單，準備多種食物以供選擇。

(十五)如何增進營養

如果沒有治療引起的不適，則提供老人自己喜歡的點心，並於餐與餐之間進食。不要一餐就吃太飽，可以增加點心的時間，因爲少量多餐可以增加吸收量。此外可以增加蛋白質及含熱量的食物，儘量採用低脂肪飲食，但如果熱量不足，由於脂肪的熱量高，則可使用橄欖油等低飽和脂肪酸油脂來供應，以補充熱量；另外，布丁、冰淇淋、牛奶、花生醬、起司、蛋糕、豆腐、豆漿及蒸

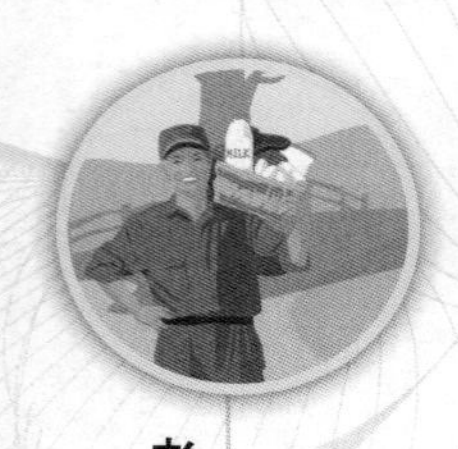
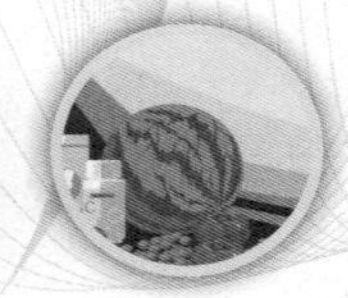

蛋等，均屬適當之補充食物。

在膳食準備的過程中，要注意所有的肉、魚、豆、蛋及奶類，皆是蛋白質良好的來源，一般可以趁老人食慾好的時候多加以補充營養，少量多餐是最適合的方式，還有一般在剛起床時或未做治療前，是食慾比較好的時候。當老人食慾好時就讓他吃，不必限制，也可以隨時準備沖泡式的點心，如奶粉、三合一麥片等，想吃就吃，只要能進食，吃下就可儲存日後所需之營養。另外可供應高濃度營養成分，解決食慾不好或進食量少時的營養補充，也可考慮商業配方產品，高熱量濃度者，每1西西可高達2大卡熱量（平常的牛奶約0.67大卡），既方便又符合所需（自然食品較不容易達此熱量濃度）。

如果蛋白質食物吃起來不怎麼爽口，而且食慾又差時，宜增加蛋白質技巧，請嘗試添加奶類，無論是牛奶、奶製品，或是市面上可以買到的合格高蛋白營養品均可。可把這類飲品冰涼一下，以增加風味；或在麥片、穀類中加入一些奶類以增加美味。肉類的攝取方面，不論是豬肉、牛肉、魚、雞、鴨、羊肉均可；乳酪、豆製品，如豆奶、豆乾、豆腐等；蛋類則可運用各類煮法食用。

五、其他飲食建議

(一)高脂食品攝取的限制

老人在飲食上應選擇低脂食品，並少吃高脂食品，特別是動物性油脂，如以蔬菜、水果、穀類、豆類替代高脂食品。另外，選擇不含脂肪或低脂之牛奶及奶製品，並限制肉品的攝取，特別是高脂食品，儘量選瘦肉吃，可選擇豆類、海鮮、去皮家禽類來替代牛肉、豬肉、羊肉。膳食方式可選擇烘烤方式的肉品、海鮮、家禽類，避免使用油炸的方式。

高脂食品減少攝取的技巧有：

1.少吃豬、牛、羊等畜肉：改以禽肉（雞、鴨）、魚肉或豆類替代。
2.低脂食物替代高脂食物。
3.多吃飯，少吃肉。
4.以豆類代替肉類。
5.可見的脂肪不要吃。
6.額外油脂不要加。

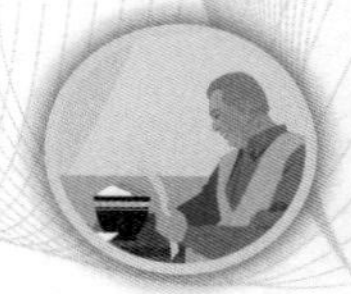
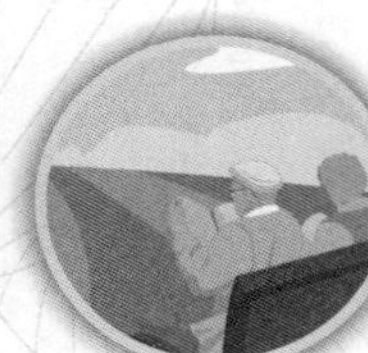

7.牛奶脂肪減少最容易。

8.糕餅、點心要節制。

9.多吃蔬菜，但是要注意炒菜油不要放太多。

10.先吃蔬菜再吃肉。

11.喝湯時撈掉浮油。

12.食用新鮮水果，不要以果汁代替水果。

13.多蒸煮、適度炒煎、少油炸。

14.減少用油量。

15.善其事，利其器：使用烤箱、微波爐、不沾鍋。

16.湯汁去油。

17.美味低脂醬汁自己做。

(二)選擇以植物來源爲主的食物

每天吃五份以上的蔬菜、水果（兩份）；每餐要有蔬果或以蔬果當點心。每天攝取數次其他植物性食品，如五穀根莖類或豆製品；每餐要有穀製品；選擇以全穀類取代精製白米；以豆類代替肉品。蔬菜水果不可少，以攝取新鮮水果爲原則，果汁則限喝100%純果汁。

(三)適量補充維生素或礦物質

遵照醫師或營養師指示，補充適量的維生素或礦物質，不可任意使用偏方，否則易造成飲食不當，進而引起營養不良。

癌症老人應定期回醫院做追蹤檢查，如有病痛或營養問題，應立刻請教醫師或營養師，以免延誤。少量多餐，以及於正餐間補充流質以解決沒有食慾或易飽的問題，多攝取高蛋白質、高熱量的點心，如布丁，並增加額外蛋白質的攝取，如強化牛奶及起司等。

(四)促進組織修復與增加身體抵抗力

在癌症治療的過程中，營養照顧的最終目的是維持身體基本功能，促進組織修復。癌症老人並不需要特別進補，維持飲食均衡即可，切不可因聽信偏方而造成飲食不當，引起營養不良及延誤治療。在治療期間，須依每個老人對治療反應程度上的不同，隨時調整飲食，以免造成營養不良。

另外，癌症老人除維持均衡飲食原則外，並應維持各種保健活動，以增加

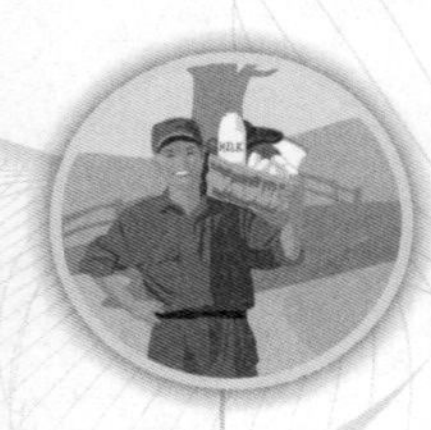
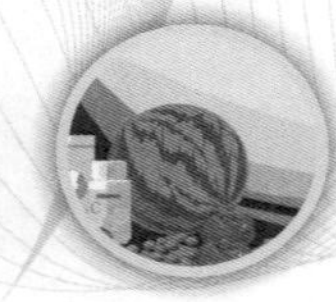

身體體力及抵抗力。當因化療而致味覺喪失時，必須儘可能加強食物的香味質地及外觀，促進食慾；用餐前一小時，可做半小時的輕度運動，刺激食慾；用餐時，儘可能保持心情愉快。膳食準備上可於事前安排每日菜單，準備多種食物供選擇。

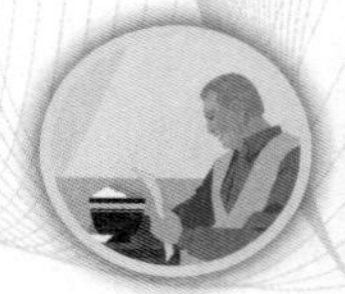
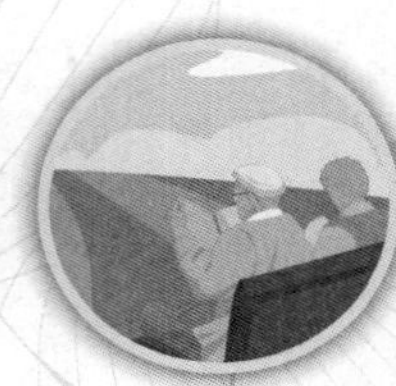

重點回顧

一、癌症治療趨勢有標靶藥物治療、全人醫療及免疫療法。

二、癌症替代療法（另類療法），係指除了利用西方化學藥物、手術開刀、西方醫學與東方醫學中之把脈醫學外之醫學，包括傳統民俗療法、順勢療法及自然療法。

三、癌症替代療法治療之類型可以分為五種：

1.生物依賴療法：包含使用植物性藥物、取自動物的產品、脂肪酸、維生素、礦物質、益生菌、飲食與機能性食品。

2.身心療法：針對會影響健康的情緒、精神、社交、心靈與行為等因素。

3.能量療法：嘗試用眞的能量，例如電磁波，或像是生命活力等假設的能量來源。

4.身體調整療法：包含脊椎按摩療法、整骨、按摩以及其他技術。

5.所有醫療系統：除西醫之外，還有傳統中醫與針灸等。

四、另類醫學宣稱21世紀之人類，將發展成四大醫學領域：

1.對抗療法：即現在的西醫，又名「異類療法」、「強壓療法」。治療的特點是「以反治反」，是採取對抗及逆勢方式，係壓邪入內的醫療法，如患者發燒頭痛時，給予解熱鎮痛劑治療、流鼻水時給予抗組織胺抑制。不屬於「自然療法」。

2.順勢療法，又名「同樣療法」、「同種療法」，特點是「以同治同」，是採用不對抗、順勢、袪邪外出之治療方式。

3.傳統療法：傳承經驗、尊重自然，也是採取「順應自然」之治療原則。

4.自然療法：既不對抗，也不順勢；或聽任自然療能，或加以輔助，以恢復身體健康。特點是：(1)最好不使用藥物治療，所以又名「不藥療法」；(2)如果要使用藥物，則一定要用天然藥物；(3)絕對禁止使用化學藥品。

五、自然療法，又名天然療法，強調生病時，必須用天然藥物或天然的療法來袪病健身。

六、順勢療法：字意有「雷同、相似及順著趨勢」的意義，因此又被稱為同類療法。古希臘時代，西醫就分成兩派：一派為Asklepios，主張對抗醫療，

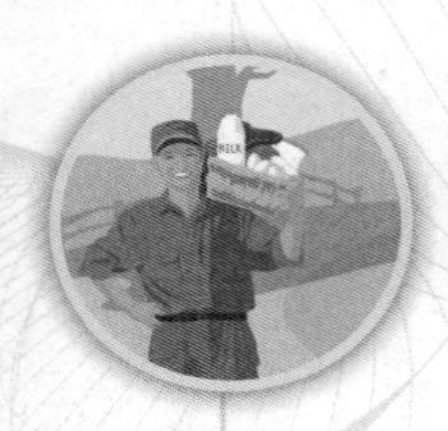
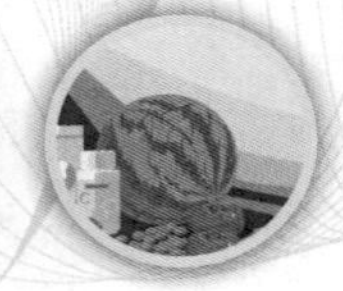

認爲要想獲得健康，就要與疾病對抗，正面作戰；另外一派爲Hygeia，原意是健康女神，主張把患者的體質調整好，疾病自然遠離，只要把身體從不平衡調成平衡，將廢物排除出去，身體自然就會健康，就是現代所謂的自然醫學。

七、芳香療法是使用自植物中蒸餾萃取的芳香物質，俗稱「精油」，以改變情緒或改善健康狀況之療法。常見的名稱爲整體芳香療法或芳香中藥。

八、瑜伽的目標是達到身體健康，其中包括簡單飲食、戶外運動、平靜的心靈，及注意人與創造者的關係。瑜伽分八個階段（肢體），每個階段逐漸增加精神層次，以連接啓示或三昧（三昧只有在練習後才可達到，並有固定的作法）。

九、沉思（靜坐），即冥想技巧，包括：(1)透過各種活動，如瑜伽來控制身體；(2)控制精神，藉由可視化的形象聚焦於對象，或重複一句話或音節；(3)透過交互釋放肌肉張力而放行；(4)心靈放行，透過新的思路開放。

十、氣功是中國古老的運動，類似瑜伽，包括呼吸操、運動及打坐，連同其他組成中國古老傳統醫學。氣功的目標是影響氣的流動，維持生命能源或動力至各器官。

十一、藝術療法，利用素描、繪畫、雕塑，或其他創作形式，來獲得治療之利益。目的爲改善、維持或恢復良好精神或身體狀況，並藉非語言表達及溝通達成。

十二、音樂療法，音樂是一種有效的非言語的探索及表達情感方法。音樂可刺激、鼓勵運動，並參與，或使心情鎭靜，促進平靜及放鬆。一般建議音樂治療，至少要有二十分鐘以上，聆聽或參加與音樂有關的活動，以便獲得最佳治療的效果。

十三、在大多數情況下，每天祈禱能減輕壓力，協助適應及應對疾病，減少病徵，並舒緩情緒與放鬆情感。它也可減少症狀（包括減少疼痛、噁心、嘔吐及焦慮），提供正在治療的意識，甚至誘發自發緩解或治癒癌症。

十四、東方傳統醫學常被認爲是中醫，傳統中醫應稱爲「中國傳統醫學」，而非常用的「中醫」，因爲「中醫」不能區分傳統的及現代的中國醫藥；而東方傳統醫學，源於中國文化，包含許多變化，也包括日本、韓國、柬埔寨及越南。

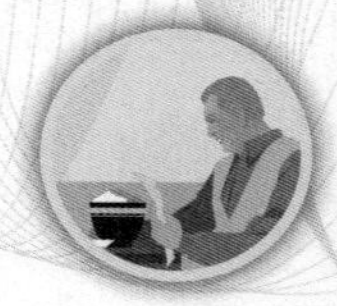
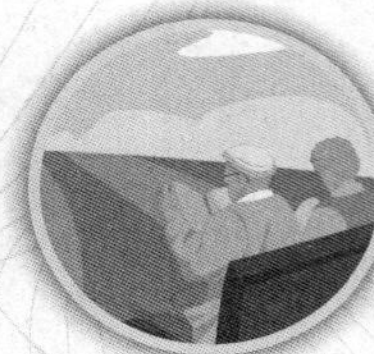
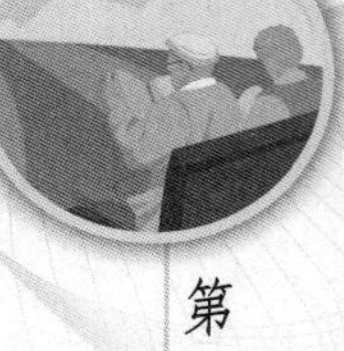

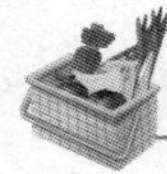

問題與討論

一、飲食方面如何預防癌症？

二、何謂順勢療法？

三、癌症老人可否透過少吃方式來餓死癌細胞？

四、生機飲食是否適合癌症治療期間的患者？

五、癌症老人體重下降時應如何改善？

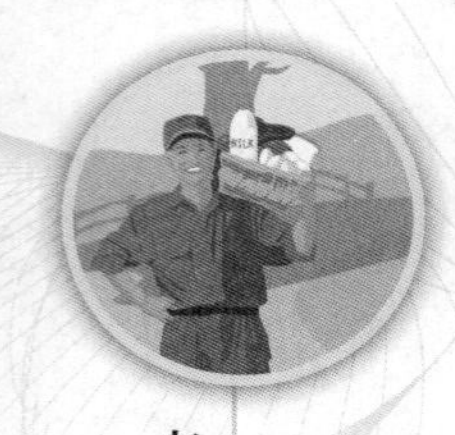
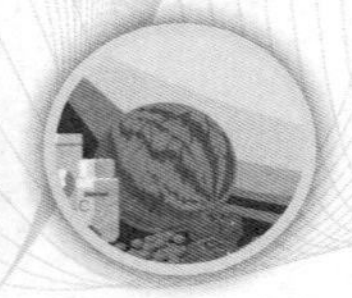

參考書目

一、中文部分

于大雄、朱燦銘（1995）。〈前列腺特定抗原（PSA）與前列腺癌近年之發展〉，《中華民國泌尿科醫學會雜誌》，第6卷，第3期，頁139-146。臺北：臺灣泌尿科醫學會。

于守洋、崔洪彬（2003）。《保健食品全集》。臺北：九州。

于美人、歐陽英（2003）。《水果食療大全1》。臺北：天下遠見。

〈中草藥增補劑、針灸、瑜伽等替代療法風靡美國〉。線上檢索日期：2007年11月5日。網址：www.southcn.com/tech/cl/200406020720.htm。

王月映譯（2000）。《體內環保》。臺北：生智文化事業股份有限公司。

王果行等（2000）。《普通營養學》。臺北：匯華。

王瑤芬（1999）。《食物烹調原理與應用》。臺北：偉華書局有限公司。

〈古老的傳統中醫缺乏科學數據？〉線上檢索日期：2007年11月5日。網址：www.duosuccess.com/TCM/Q&A030103.htm。

全球新聞綜覽檔案。線上檢索日期：2007年11月5日。網址：www.sciscape.org/alert_by_date.php?date1=2003-01-01&date2=2003-02。

江長彬（2000）。《癌症病人飲食調養》。臺北：協合。

〈卵巢癌〉。線上檢索日期：2007年11月5日。網址：www2.cch.org.tw/ourhome/booklet/booklet13.htm。

我的替代醫學工作站。線上檢索日期：2007年8月21日。網址：http://tw.myblog.yahoo.com/paul6379/article?mid=266&prev=282&next=259。

李世滄、陳榮洲（2002）。《中國醫藥食補養生大典》。臺北：旺文社。

李寧遠（1997）。《運動營養學》。臺北：華香園。

李德初（2006）。《我的醫生不開藥》。臺北：原水文化。

杏輝醫藥雜誌。線上檢索日期：2007年11月5日。網址：www.sinphar.com/medical/no29/medical_02.html。

周儉（2002）。《保健食品》。臺北：九州。

林克芩（2007）。〈保健食品能抗癌嗎？〉，《康健》，第103期，頁146-157。臺北：天下遠見。

林苓興（2007）。〈獵殺癌細胞——螢光影像專輯〉，《科學月刊》，第38卷，第6期，頁430。臺北：科學月刊社。

林麗嬋（1996）。〈老人——受忽視的癌症照顧群體〉，《護理雜誌》，第43卷，第4期，頁13-18。臺北：臺灣護理學會。

科技新聞。線上檢索日期：2007年11月5日。網址：yunol.stes.tc.edu.tw/0202-18。

孫淑芬、王志龍、賴炳宏（2001）。〈轉移性攝護腺癌合併腰椎壓迫性骨折及脊柱狹窄：病

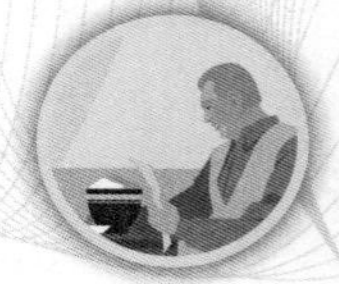
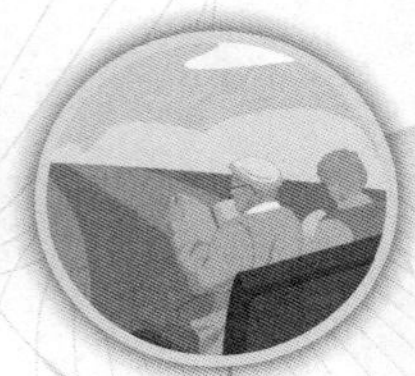

例報告暨文獻回顧〉，《中華民國復健醫學會雜誌》，第29卷，第4期，頁213-219。臺北：臺灣復健醫學會。

國家衛生研究院（1995）。《營養對免疫力的影響》。臺北：國家衛生研究院。

國際厚生健康園區。線上檢索日期：2007年11月5日。網址：www.24drs.com.tw/Professional/list/leftindex.asp?JAbsolutePage=15&x_classno=7。

張金堅等（2001）。《新一生的營養規劃》。臺北：藝軒。

張振崗等（2003）。《營養學概論》。臺中：華格那。

張振崗等（2003）。《實用營養學》。臺中：華格那。

〈您一定能做到！〉。線上檢索日期：2007年11月5日。網址：www.health.nsw.gov.au/mhcs/publication_pdfs/7925/AHS-7925-CHI.pdf。

莊雅惠（2006）。《排毒大全》。臺北：天下遠見。

連潔群、楊又才譯（2000）。《新編實用營養學》。臺北：藝軒。

陳月卿（2005）。《全食物密碼》。臺北：大關。

陳育民（2002）。〈老年人的肺癌〉，《胸腔醫學》，第17卷，第3期，頁187-193。臺北：臺灣胸腔暨重症加護醫學會。

陳淑娟（2000）。《臨床營養學》。臺北：合記。

章樂綺等（2000）。《實用膳食療養學》。臺北：匯華。

曾韻如、邱泰源、胡文郁、程劭儀、姚建安、陳慶餘（2005）。〈老年癌末患者善終之評估〉，《安寧療護》，第10卷，第1期，頁13-23。臺北：臺灣安寧照顧協會。

〈替代療法在美國漸興〉。線上檢索日期：2007年11月5日。網址：www.epochtimes.com/b5/4/6/14/n567948.htm。

〈替代療法風靡美國〉。線上檢索日期：2007年11月5日。網址：www.xywy.com/news/news-kj/20070626/141416.html。

黃伯超等（1997）。《營養學精要》。臺北：健康。

黃玲珠（2000）。《實用膳食療養學》。臺北：華杏。

楊淑惠等（2000）。《新編營養學》。臺北：匯華。

葉寶華等（2004）。《膳食療養學》。臺北：永大書局。

臺大醫院營養部（1998）。《七大文明病套餐》。臺北：臺視文化事業股份有限公司。

〈認識癌症〉。線上檢索日期：2007年11月5日。網址：www.kmuh.org.tw/www/kmcj/data/9111/4b.htm。

〈認識癌症〉。線上檢索日期：2007年11月5日。網址：www.skh.org.tw/cancer/UntitledFrameset-11.htm。

〈認識癌症〉。線上檢索日期：2007年11月5日。網址：www.tmn.idv.tw/cchtumor/booklet/booklet01.htm。

趙三賢譯（2004），Meyer Friedman和Gerald W. Friedland著。《怪才、偶然與醫學大發現——改變歷史的十項醫學成就》。臺北：商周出版。

劉六郎（2005）。《疾病營養學》。臺北：臺灣東華。

劉璞（2005）。《熱門保健食品全書》。臺北：商周出版。

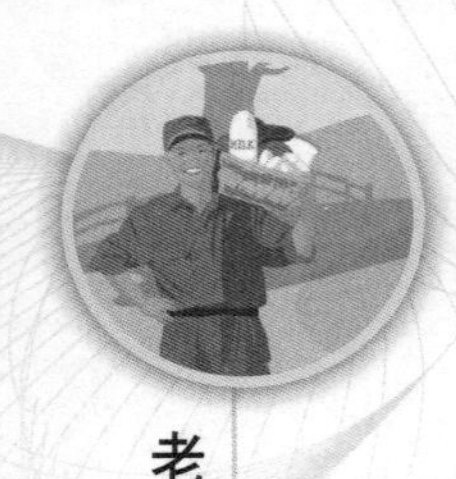
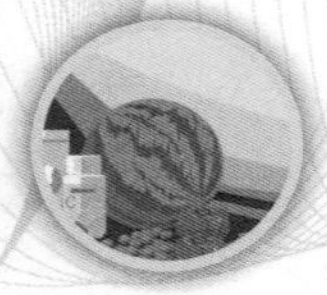

德桃癌症資訊網。線上檢索日期：2007年10月12日。網址：http://www.cancer.org.tw/Library/content3.asp?Page=3。

歐陽宏霽（2003）。《半飽》。臺北：大塊文化。

歐陽英（2002）。《生機飲食50問》。臺北：天下遠見。

歐陽鍾美（1999）。《小吃美食營養觀》。臺北：健康世界雜誌社。

潘昭雄（1986）。《免疫學》。臺北：新士林。

蔡秀玲、郭靜香（2001）。《生命期營養》。臺北：藝軒。

蔡淑芳等（2000）。《應用膳食療養學》。臺北：藝軒。

衛生署。線上檢索日期：2007年8月6日。網址：http://www.doh.gov.tw/lane/health_edu/j3.html。

鄭啓清（2004）。《營養與免疫》。臺北：藝軒。

蕭寧馨（2006）。《透視營養學》。臺北：藝軒。

應用指引。線上檢索日期：2007年11月5日。網址：www.redox.com.tw/assessmented2a.htmTOT。

〈癌症新知〉。線上檢索日期：2007年11月5日。網址：www.tccf.org.tw/list_news/list_news_c1.htm。

癌症關懷照護網。線上檢索日期：2007年11月5日。網址：www.totcare.com.tw/intor_quaere/quaere_female_c_3.htm。

謝明玲（2007）。〈中醫　抗癌的最終解答？〉，《天下雜誌》，第376期，頁132-136。臺北：天下遠見。

謝明玲（2007）。〈能量醫學 從磁場探病灶〉，《天下雜誌》，第376期，頁142。臺北：天下遠見。

謝明玲（2007）。〈楊定一身心靈調和，面對癌症〉，《天下雜誌》，第376期，頁141。臺北：天下遠見。

謝明玲（2007）。〈鄭永齊：中西藥未來一定會結合〉，《天下雜誌》，第376期，頁137-140。臺北：天下遠見。

謝明玲（2007）。〈癌症新解〉，《天下雜誌》，第376期，頁114-128。臺北：天下遠見。

謝明哲等（2003）。《實用營養學》。臺北：匯華。

醫藥護療。線上檢索日期：2007年11月5日。網址：www.chinapress.com.my/topic/medical2004/。

二、外文部分

Bath-Hextall F, Leonardi-Bee J, Somchand N, Webster A, Delitt J, Perkins W: Interventions for preventing non-melanoma skin cancers in high-risk groups. *Cochrane Database of Systematic Reviews: Reviews 2007*, Issue 4. John Wiley & Sons, Ltd. Chichester, UK DOI: 10.1002/14651858.CD005414.pub2.

Bjelakovic G, Nikolova D, Simonetti RG, Gluud C: Antioxidant supplements for preventing

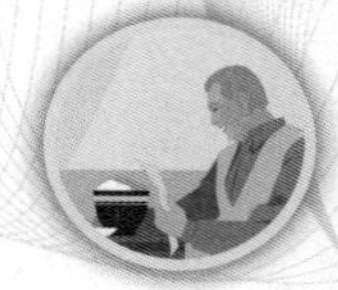
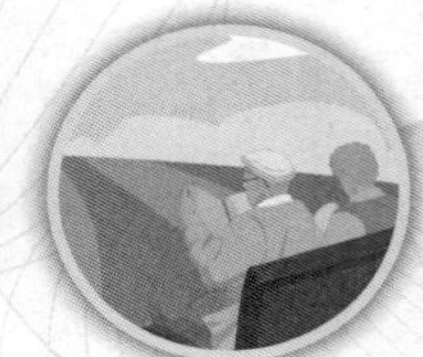

gastrointestinal cancers. *Cochrane Database of Systematic Reviews: Reviews 2004*, Issue 4. John Wiley & Sons, Ltd. Chichester, UK DOI: 10.1002/14651858.CD004183.pub2.

Brunner EJ, Rees K, Ward K, Burke M, Thorogood M: Dietary advice for reducing cardiovascular risk. *Cochrane Database of Systematic Reviews: Reviews 2007*, Issue 4. John Wiley & Sons, Ltd. Chichester, UK DOI: 10.1002/14651858.CD002128.pub3.

Buckle J: Use of aromatherapy as a complementary treatment for chronic pain. *Altern Ther Health Med*, 1999; 5: 42-51.

Cawthorn A: A review of the literature surrounding the research into aromatherapy. *Complement Ther Nurs Midwifery*, 1995; 1: 118-120.

Cerrato PL: "Aromatherapy: Is it for real?" *RN*, 1998; 61: 51-52.

Chaturvedi S, Jones C: Protein restriction for children with chronic renal failure. *Cochrane Database of Systematic Reviews 2007*, Issue 4. Art. No.: CD006863. DOI: 10.1002/14651858. CD006863.

Fellowes D, Barnes K, Wilkinson S: Aromatherapy and massage for symptom relief in patients with cancer. *Cochrane Database of Systematic Reviews: Reviews 2004*, Issue 3. John Wiley & Sons, Ltd. Chichester, UK DOI: 10.1002/14651858.CD002287.pub2.

Hay IC., Jamieson M, Ormerod AD: Randomized trial of aromatherapy. Successful treatment for alopecia areata. *Arch Dermatol*, 1998; 134: 1349-1352.

Komori T, Fujiwara R, Tanida M, Nomura J, Yokoyama MM: Effects of citrus fragrance on immune function and depressive states. *Neuroimmunomodulation*, 1995; 2: 174-180.

Montgomery P, Dennis J: Bright light therapy for sleep problems in adults aged 60+. *Cochrane Database of Systematic Reviews 2002*, Issue 2. Art. No.: CD003403. DOI: 10.1002/14651858. CD003403.

Nelson NJ: Scents or nonsense: Aromatherapy's benefits still subject to debate. *J Natl Cancer Inst*, 1997; 89: 1334-1336.

Rose JE, Behm FM: Inhalation of vapor from black pepper extract reduces smoking withdrawal symptoms. *Drug Alcohol Depend*, 1994; 34: 225-229.

Russel Marritt et al: *The A.S.P.E.N. Nutrition Support Practice Manual*, 2nd Ed.

Sivell S, Iredale R, Gray J, Coles B: Cancer genetic risk assessment for individuals at risk of familial breast cancer. *Cochrane Database of Systematic Reviews: Reviews 2007*, Issue 2. John Wiley & Sons, Ltd. Chichester, UK DOI: 10.1002/14651858.CD003721.pub2.

Taixiang W, Munro AJ, Guanjian L: Chinese medical herbs for chemotherapy side effects in colorectal cancer patients. *Cochrane Database of Systematic Reviews: Reviews 2005*, Issue 1. John Wiley & Sons, Ltd. Chichester, UK DOI: 10.1002/14651858.CD004540.pub2.

Weingarten MA, Zalmanovici A, Yaphe J: Dietary calcium supplementation for preventing colorectal cancer and adenomatous polyps. *Cochrane Database of Systematic Reviews: Reviews 2005*, Issue 2. John Wiley & Sons, Ltd. Chichester, UK DOI: 10.1002/14651858. CD003548.pub3.

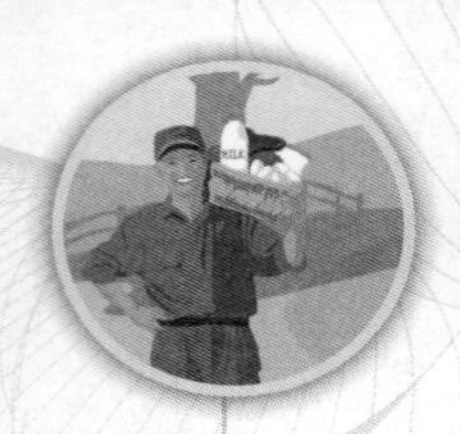
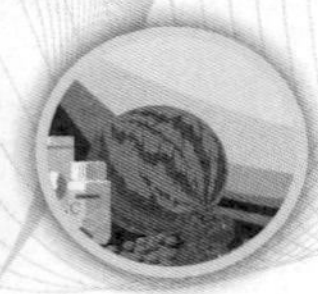

YOUTUBE：http://www.youtube.com/watch?v=6gdZsHxLtNQ

Zhang M, Liu X, Li J, He L, Tripathy D: Chinese medicinal herbs to treat the side-effects of chemotherapy in breast cancer patients. *Cochrane Database of Systematic Reviews: Reviews 2007*, Issue 2. John Wiley & Sons, Ltd. Chichester, UK DOI: 10.1002/14651858.CD004921.pub2.

第十二章 老人膳食製備菜單範例

學習目標

- 普通飲食膳食範例
- 素食飲食膳食範例
- 糖尿病飲食膳食範例

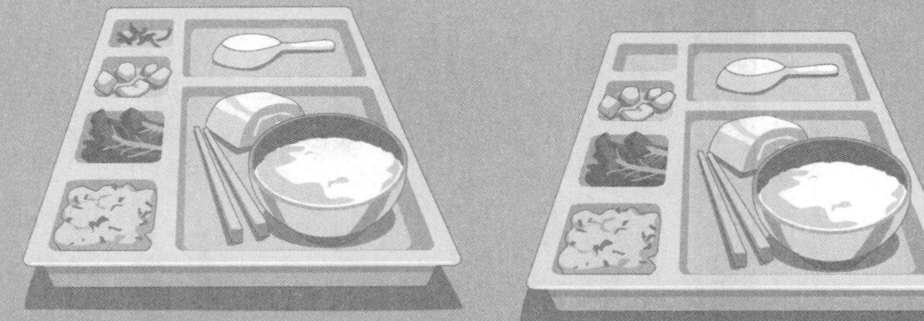

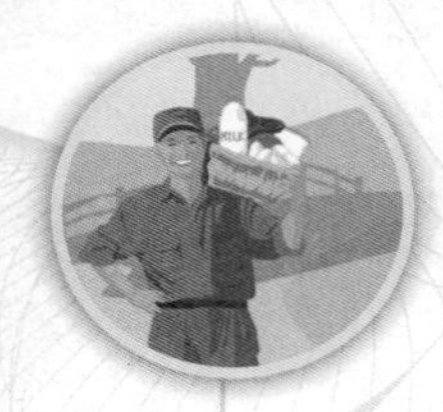
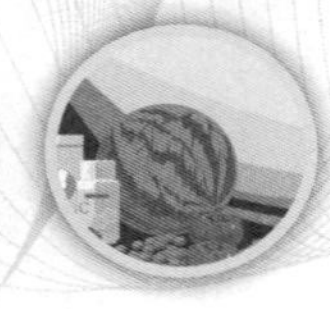

第一節　普通飲食

普通飲食膳食範例一		
早餐		1.蔥炒蛋 2.雙色素肉塊 3.炒青菜 4.菜心 5.饅頭一個、稀飯一碗
午餐		1.鹽水蝦魚 2.回鍋肉片 3.青菜 4.豆苗素蝦仁 5.冬瓜湯 6.饅頭一個、飯一碗
晚餐		1.紅燒牛肉 2.五香雞片 3.青菜 4.蒸南瓜 5.紫菜魩仔魚湯 6.饅頭一個、飯一碗

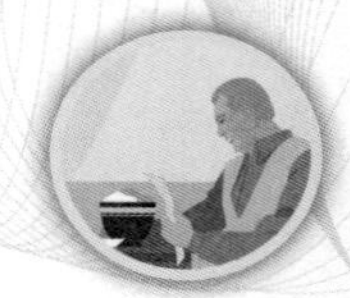
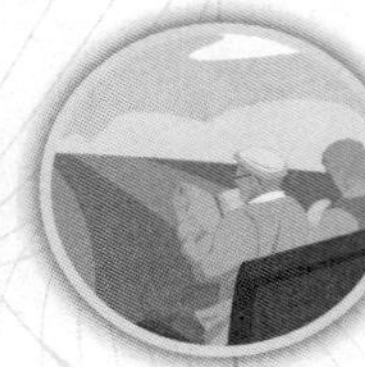
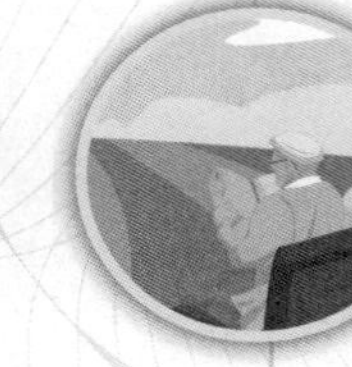

普通飲食膳食範例二		
早餐	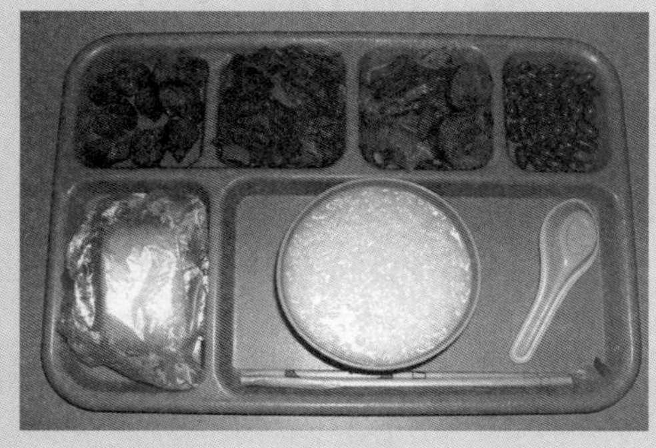	1.茶葉蛋 2.高麗菜炒素雞 3.炒青菜 4.油花生 5.饅頭一個、稀飯一碗
午餐	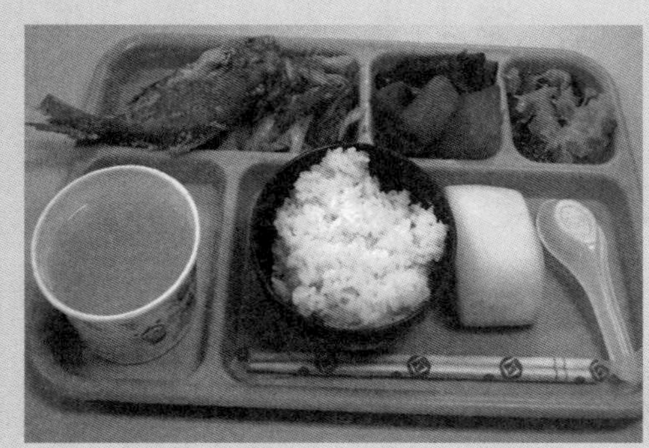	1.炸魚 2.冬瓜燒排骨 3.青菜 4.燴白木耳 5.黃豆芽湯 6.饅頭一個、飯一碗
晚餐	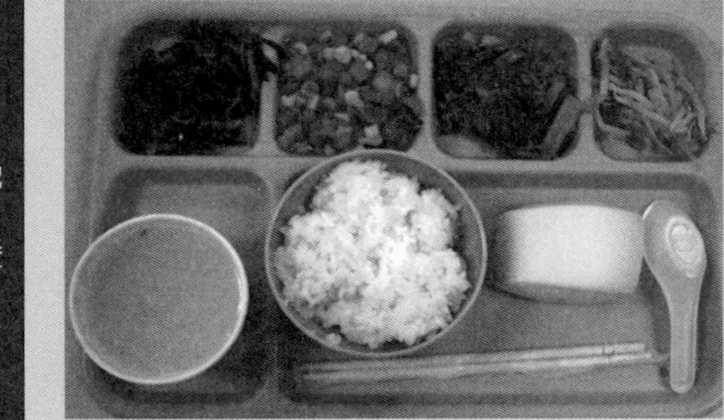	1.沙茶羊肉 2.三色蝦仁 3.白色菜 4.涼拌洋菜 5.榨菜肉絲湯 6.饅頭一個、飯一碗

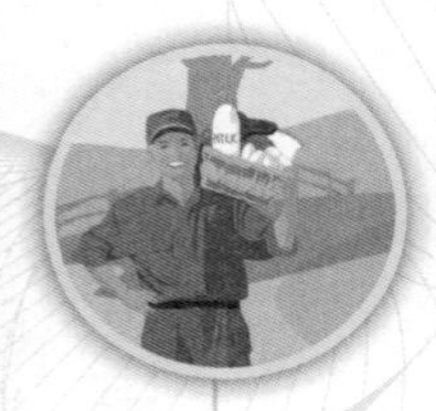
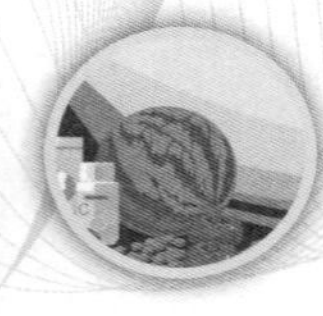

普通飲食膳食範例三		
早餐	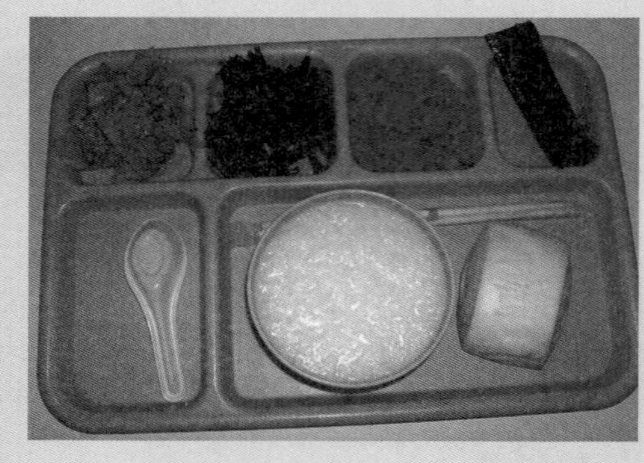	1.肉鬆 2.大白菜炒腐竹 3.炒青菜 4.滷海帶捲 5.饅頭一個、稀飯一碗
午餐	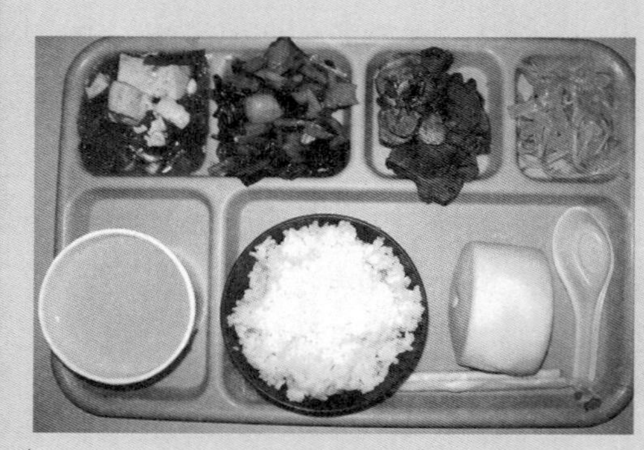	1.番茄豆腐炒蛋 2.滷牛腱 3.青菜 4.炒粉條 5.白蘿蔔湯 6.饅頭一個、飯一碗
晚餐	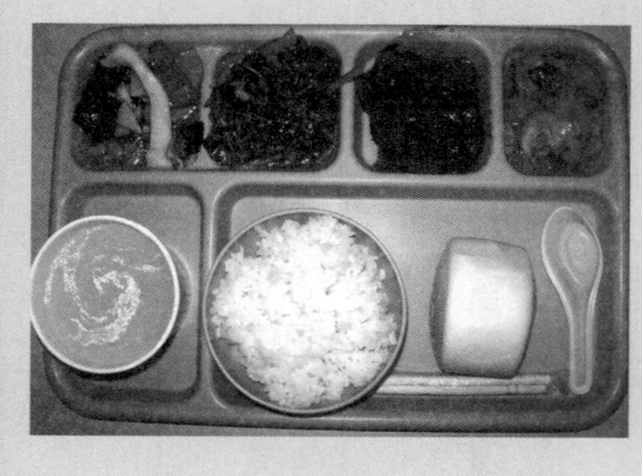	1.燴三鮮 2.醬肉 3.青菜 4.雙菇扒芥菜 5.大黃瓜肉片湯 6.饅頭一個、飯一碗

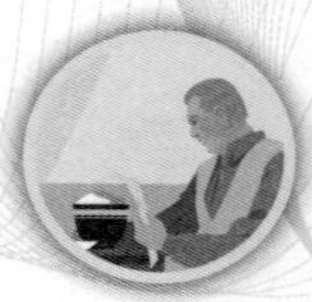
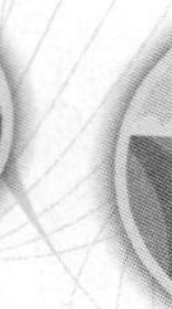
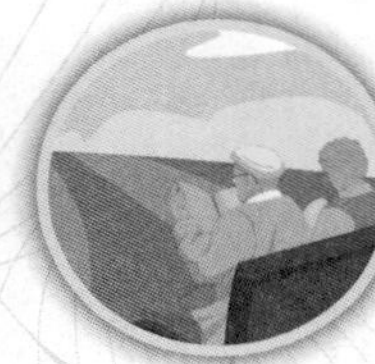

普通飲食膳食範例四		
早餐	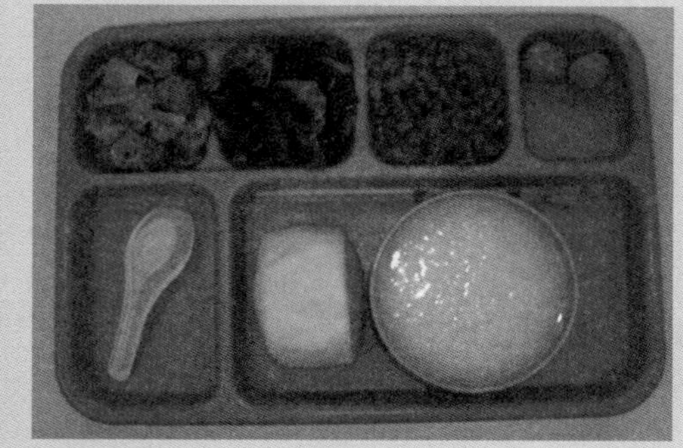	1.素肉燒白菜 2.滷魚丸 3.炒青菜 4.蘿蔔乾炒肉 5.饅頭一個、稀飯一碗
午餐	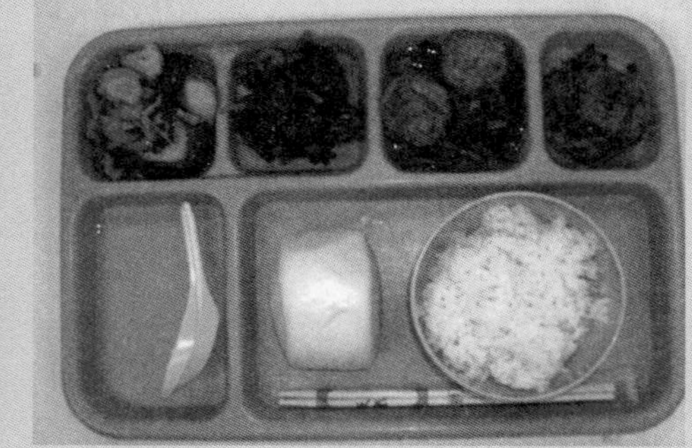	1.紅燒獅子頭 2.鮑菇雞片 3.青菜 4.麻香冬粉堡 5.饅頭一個、飯一碗
晚餐	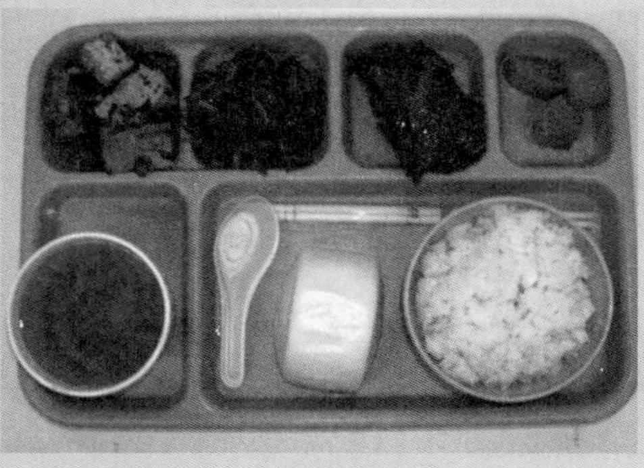	1.烤雞排 2.麻婆豆腐 3.青菜 4.素燉蘿蔔 5.榨菜肉絲湯 6.饅頭一個、飯一碗

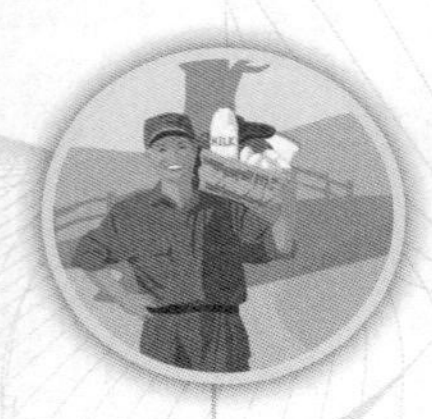 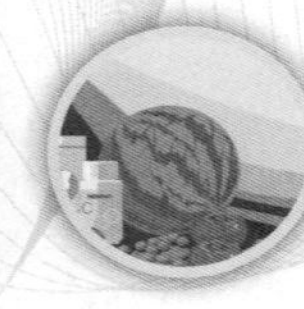

普通飲食膳食範例五		
早餐	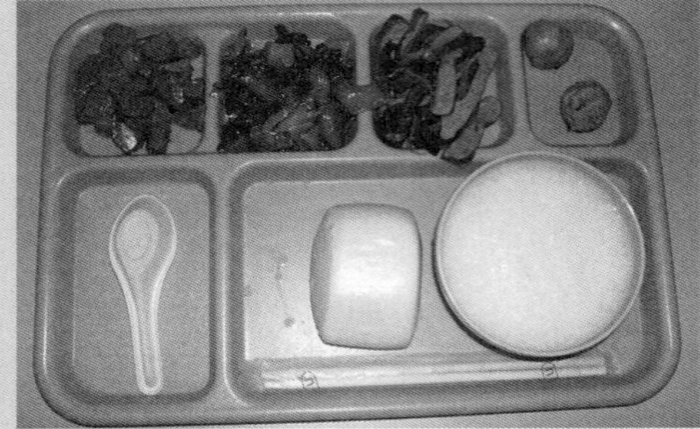	1.扁蒲肉末 2.木耳炒豆乾 3.炒青菜 4.滷素香菇丸 5.饅頭一個、稀飯一碗
午餐	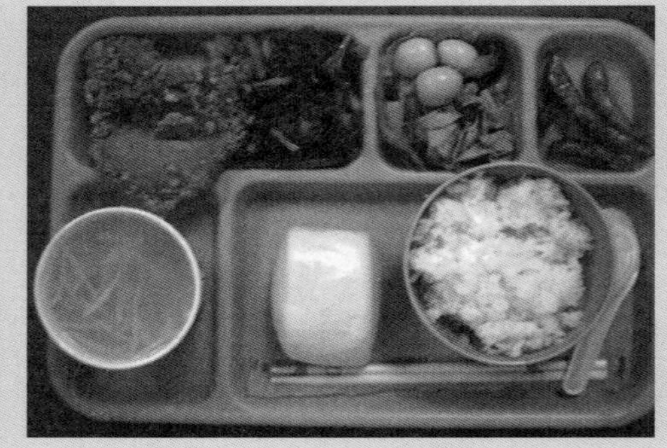	1.黑胡椒豬排 2.羅漢齋 3.青菜 4.毛豆莢 5.筍絲肉絲湯 6.饅頭一個、飯一碗
晚餐	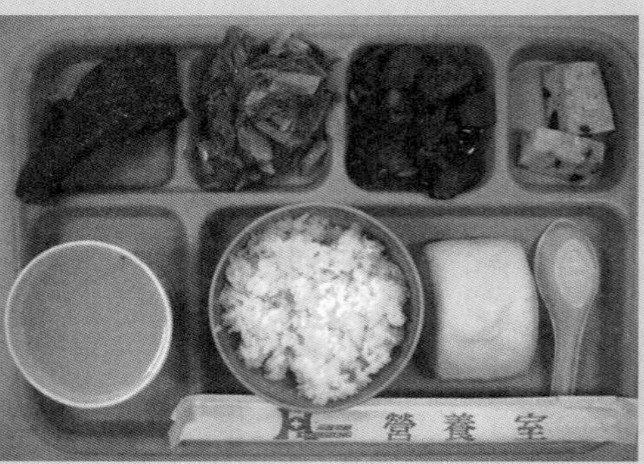	1.烤棒棒腿 2.洋芋燒肉 3.炒小白菜 4.三色蛋 5.三色蛋花湯 6.饅頭一個、飯一碗

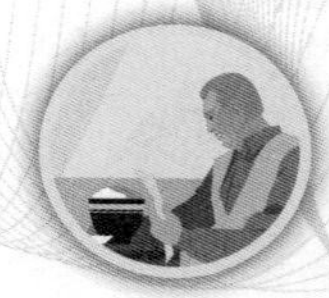
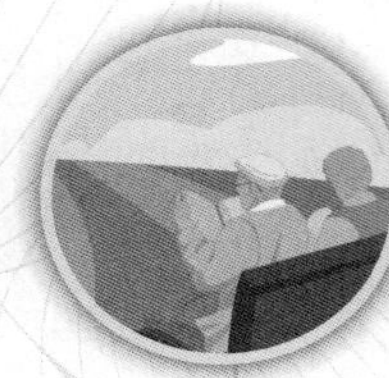

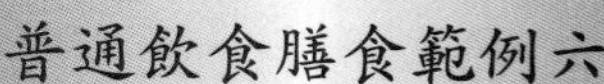

普通飲食膳食範例六

早餐	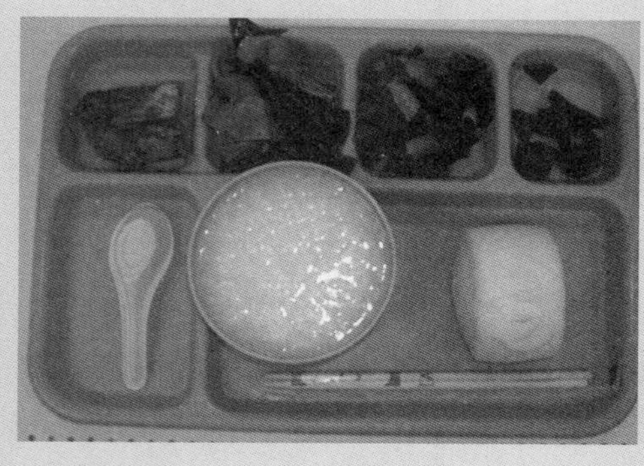	1.魚鬆 2.筍乾燒麵輪 3.炒青菜 4.菜心 5.饅頭一個、稀飯一碗
午餐	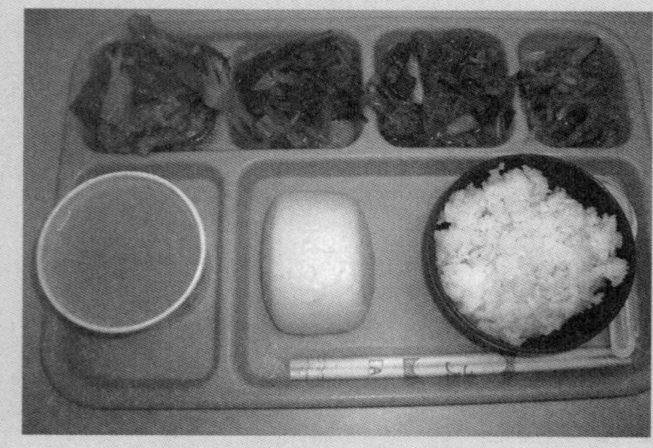	1.蔥爆牛肉 2.洋蔥魚片 3.青菜 4.涼拌小黃瓜 5.金針肉絲湯 6.饅頭一個、飯一碗
晚餐	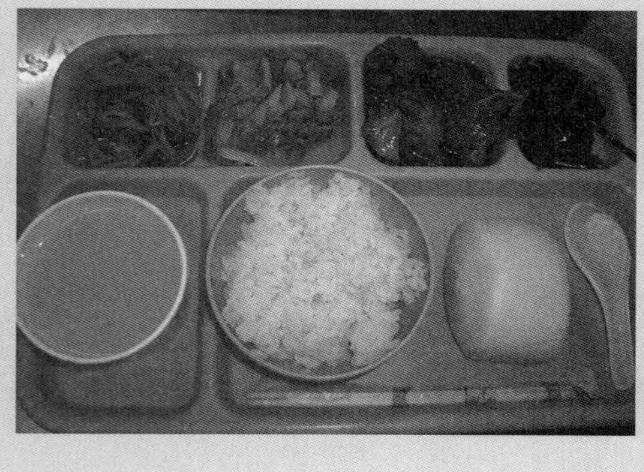	1.三杯雞 2.木須肉 3.青菜 4.涼拌海帶絲 5.黃豆芽湯 6.饅頭一個、飯一碗

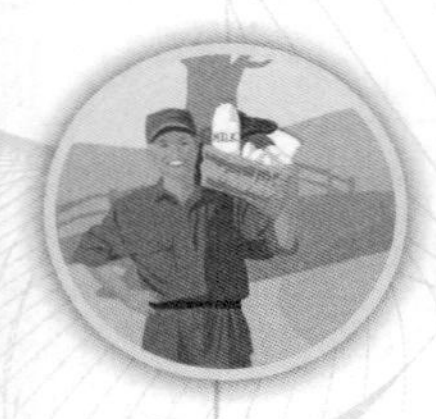
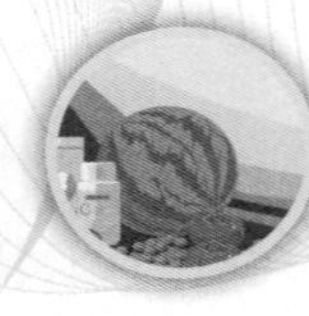

普通飲食膳食範例七		
早餐	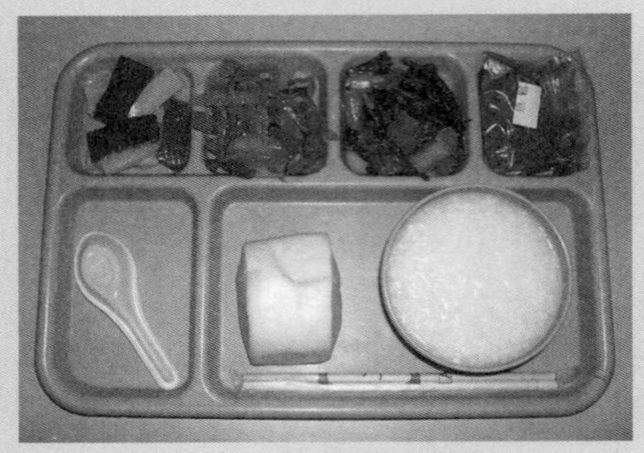	1.魚鬆 2.洋蔥炒肉絲 3.燙芥菜 4.紅燒蒟蒻片 5.饅頭一個、稀飯一碗
午餐	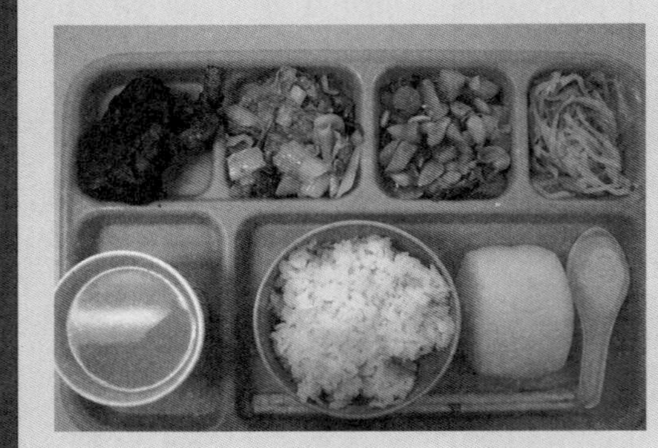	1.爌肉 2.蝦仁毛豆 3.燙小白菜 4.拌雙絲 5.皇帝豆湯 6.饅頭一個、飯一碗
晚餐	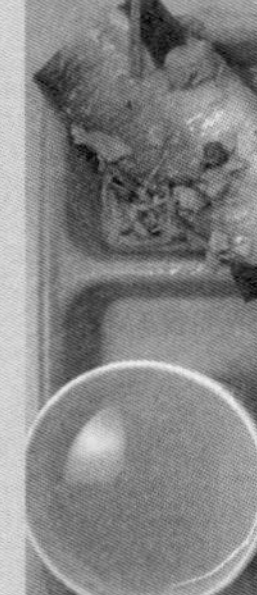	1.鳳梨豆豉蒸魚 2.海帶結燒肉 3.燙油菜 4.燴雙丁 5.排骨湯 6.饅頭一個、飯一碗

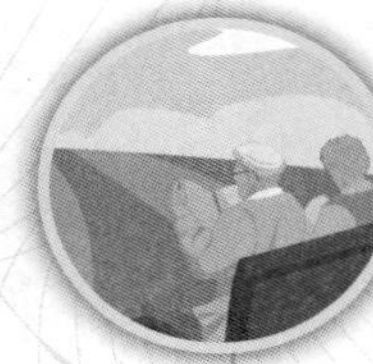

普通飲食膳食範例八

早餐	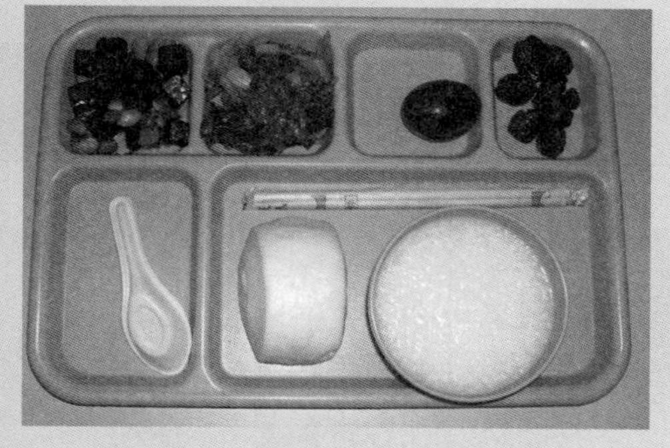	1.滷蛋 2.三色豆乾 3.炒青菜 4.醬瓜 5.饅頭一個、稀飯一碗
午餐	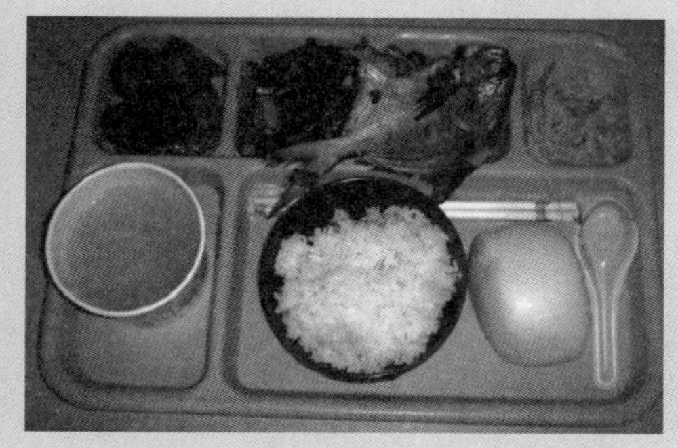	1.樹子蒸小白鯧 2.蒟蒻燒小排 3.炒菠菜 4.炒雙絲 5.味噌豆腐湯 6.饅頭一個、飯一碗
晚餐	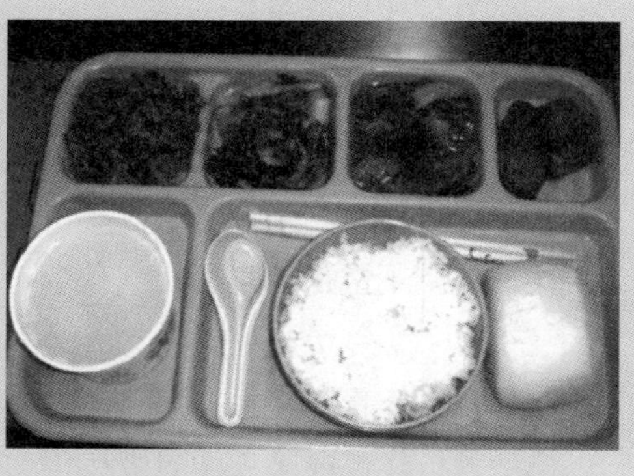	1.洋蔥牛肉 2.螞蟻上樹 3.炒青菜 4.清燉白蘿蔔 5.芹菜魚丸湯 6.饅頭一個、飯一碗

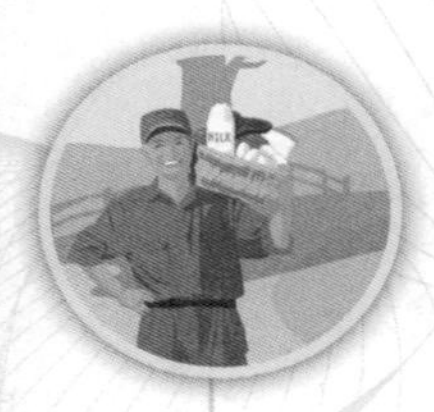
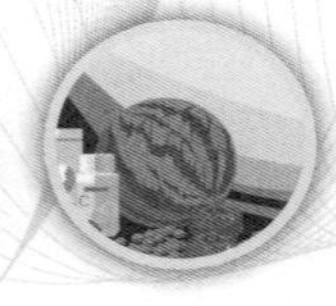

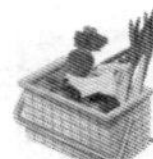

第二節　素食飲食

素食飲食膳食範例一		
早餐	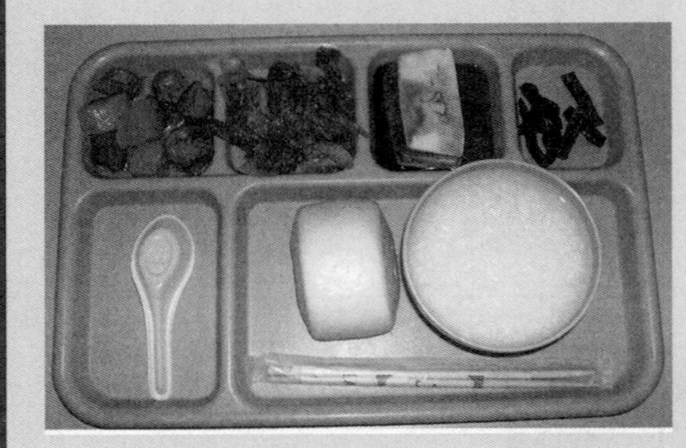	1.涼拌豆腐 2.雙色素肉塊 3.炒青菜 4.菜心 5.饅頭一個、稀飯一碗
午餐	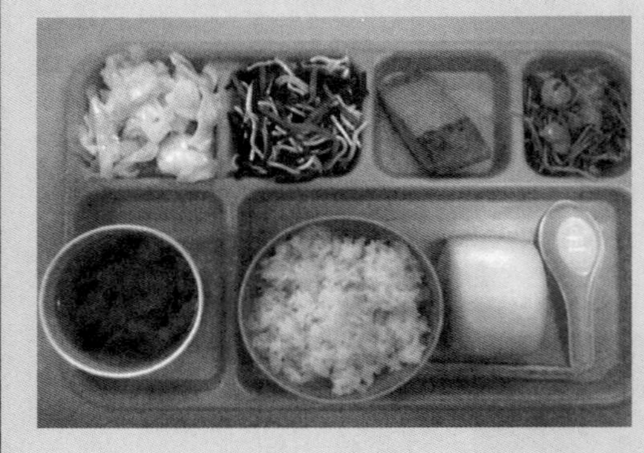	1.烤素白帶魚 2.海帶絲乾絲 3.青菜 4.豆苗素蝦仁 5.青菜湯 6.饅頭一個、飯一碗
晚餐	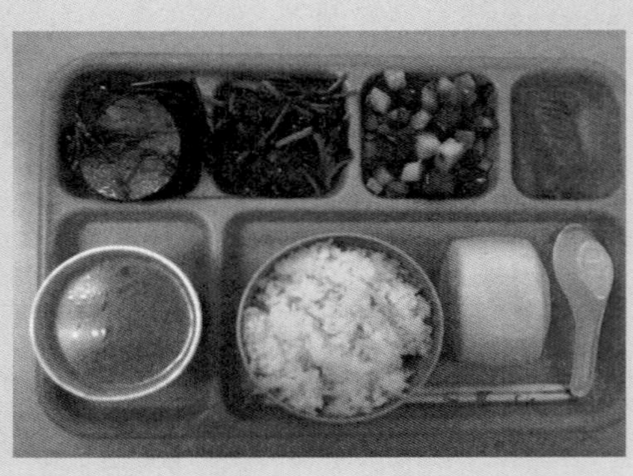	1.當歸素鰻魚 2.雙色炒豆 3.青菜 4.高麗菜心拌海帶芽 5.素湯 6.饅頭一個、飯一碗

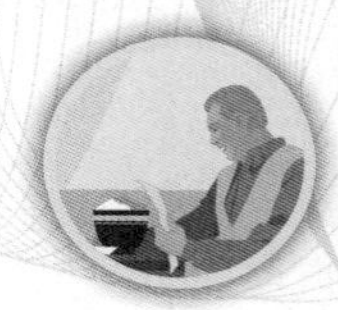
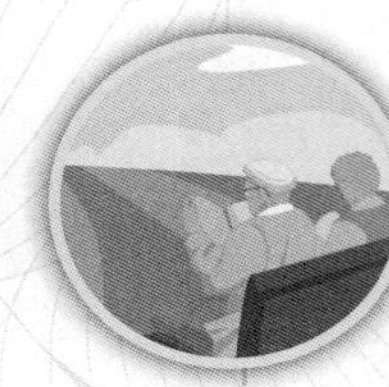

素食飲食膳食範例二		
早餐	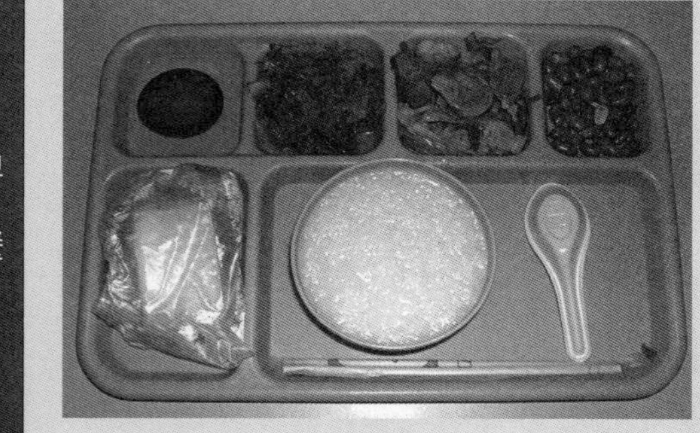	1.滷素肉塊 2.高麗菜炒素雞 3.炒青菜 4.油花生 5.饅頭一個、稀飯一碗
午餐	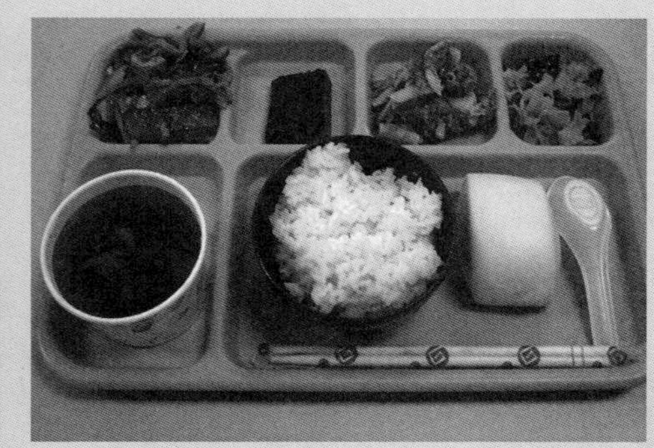	1.烤素魚片 2.青椒豆乾片 3.青菜 4.燴白木耳 5.素湯 6.饅頭一個、飯一碗
晚餐	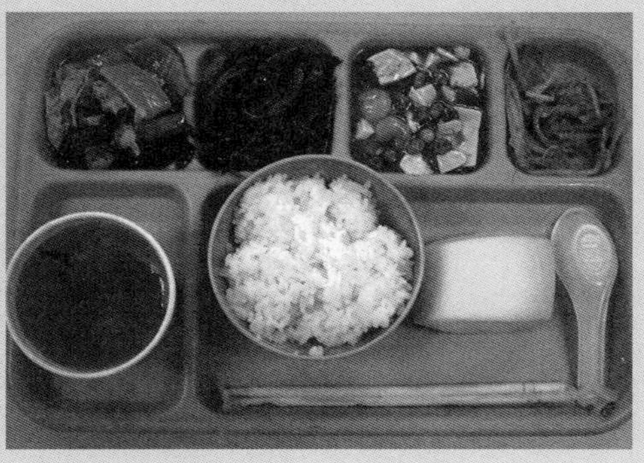	1.素蝦仁豆腐 2.木耳白豆包 3.白色菜 4.涼拌洋菜 5.素湯 6.饅頭一個、飯一碗

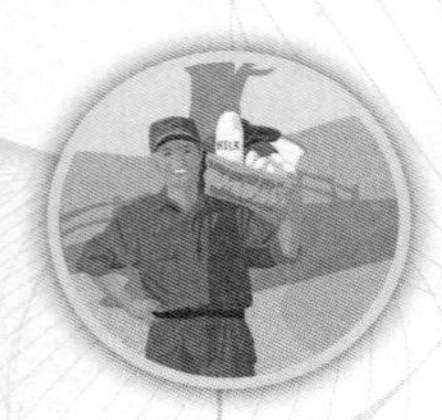
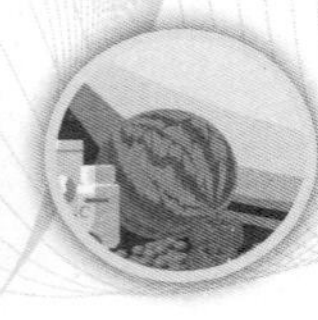

素食飲食膳食範例三		
早餐	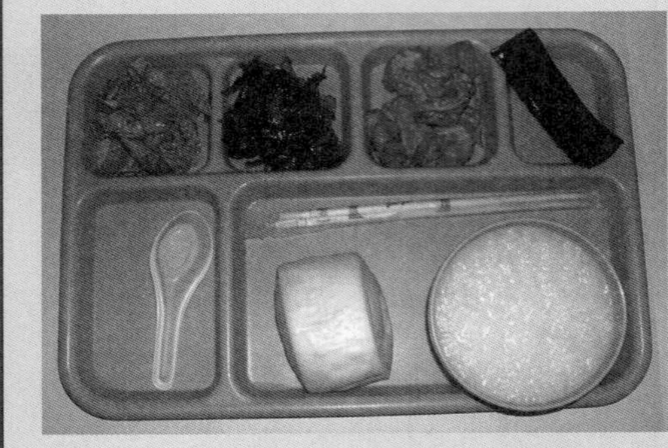	1.滷豆腸 2.大白菜炒腐竹 3.炒青菜 4.滷海帶捲 5.饅頭一個、稀飯一碗
午餐	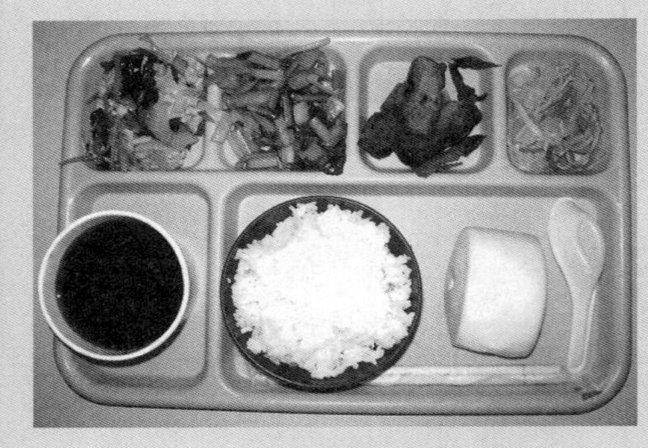	1.木耳豆皮 2.素三層肉 3.青菜 4.素當歸鴨湯 5.炒粉條 6.饅頭一個、飯一碗
晚餐	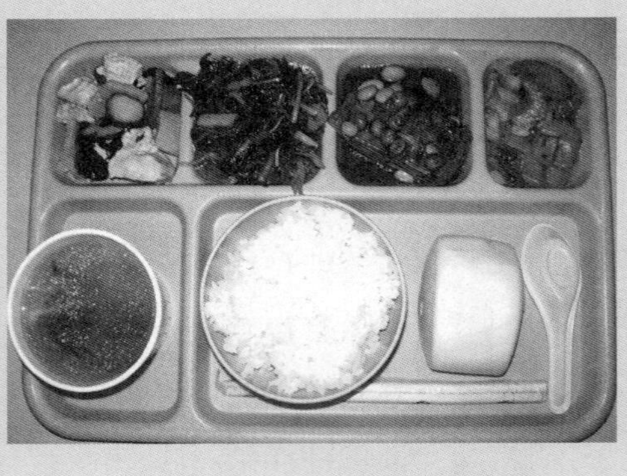	1.燴豆腐 2.燴素白帶魚 3.雙菇扒芥菜 4.筍絲湯 5.青江菜 6.饅頭一個、飯一碗

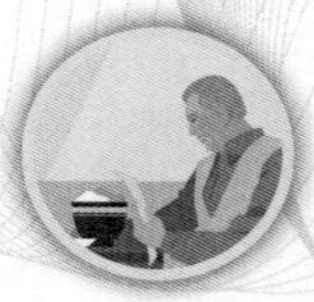
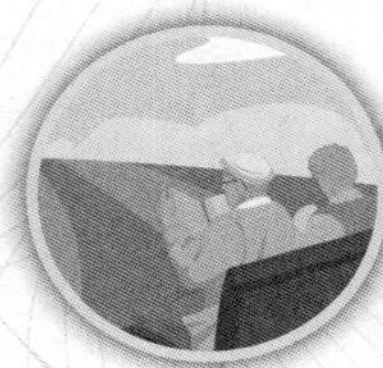

素食飲食膳食範例四		
早餐	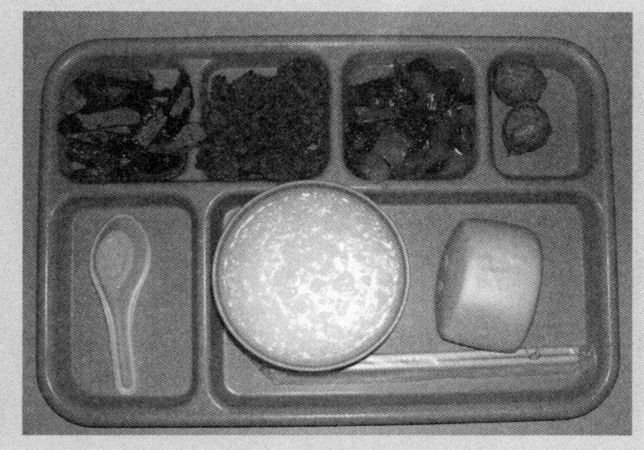	1.扁蒲肉末 2.木耳炒豆乾 3.炒青菜 4.滷素香菇丸 5.饅頭一個、稀飯一碗
午餐	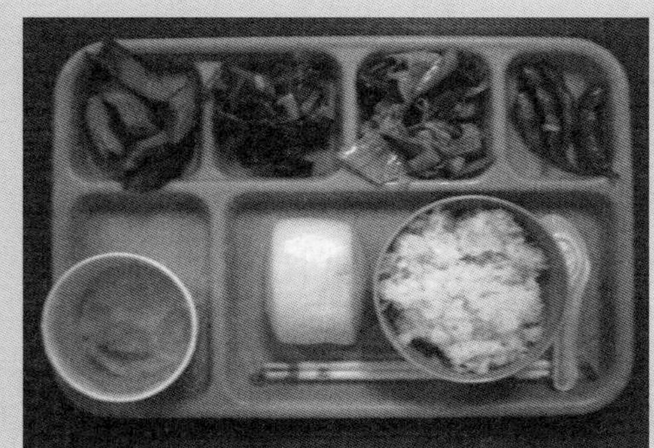	1.香菇素燻鴨 2.羅漢素齋 3.青菜 4.毛豆莢 5.素湯 6.饅頭一個、飯一碗
晚餐	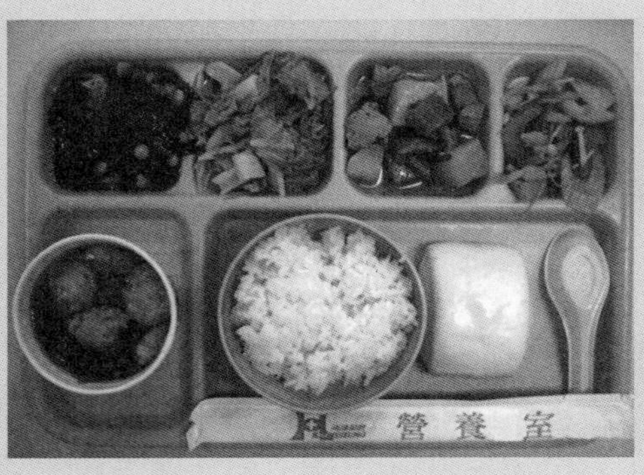	1.醃豆包 2.紅燒素肉塊 3.青菜 4.芹菜涼拌金針菇 5.素湯 6.饅頭一個、飯一碗

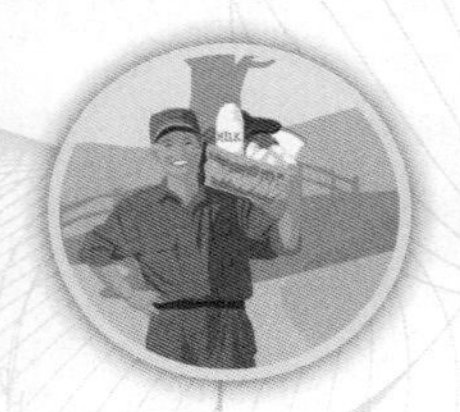
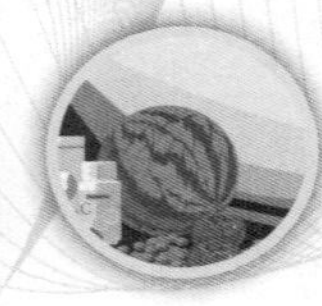

素食飲食膳食範例五		
早餐	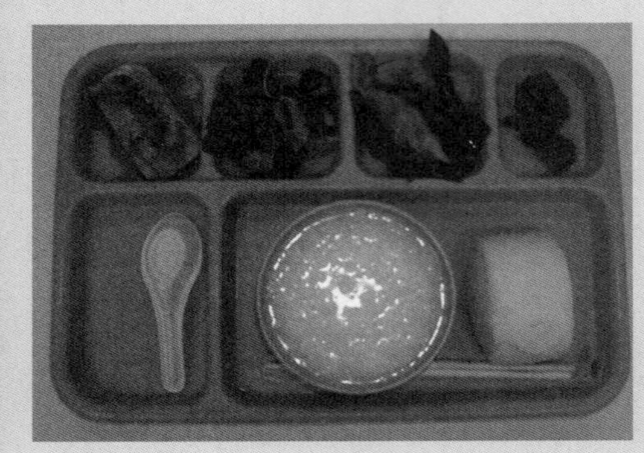	1.涼拌豆腐 2.油菜 3.炒青菜 4.菜心 5.饅頭一個、稀飯一碗
午餐	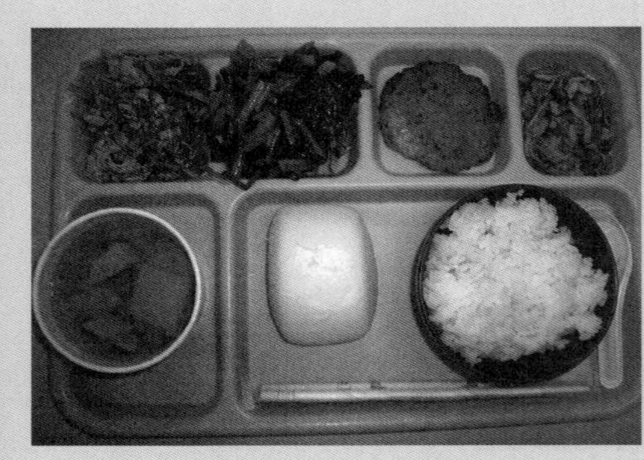	1.素肉排 2.髮菜燴豆包 3.油菜 4.涼拌小黃瓜 5.素湯 6.饅頭一個、飯一碗
晚餐	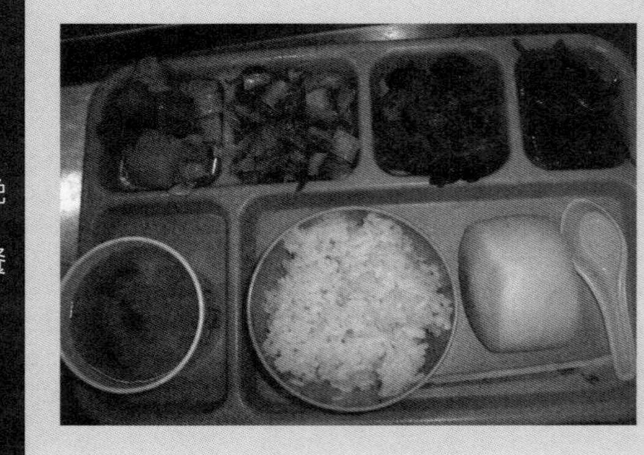	1.藥燉排骨 2.紅燒豆皮結 3.小白菜 4.涼拌海帶絲 5.素湯 6.饅頭一個、飯一碗

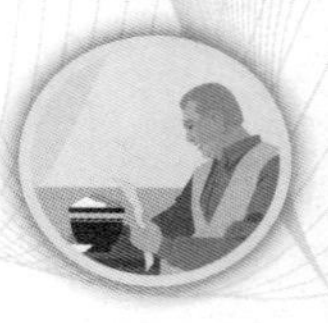
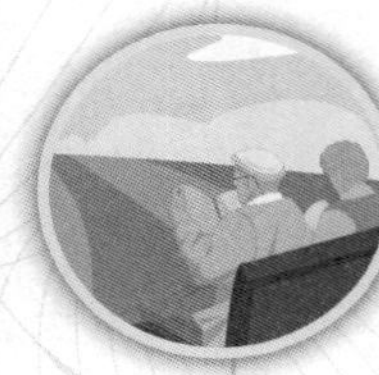

素食飲食膳食範例六		
早餐	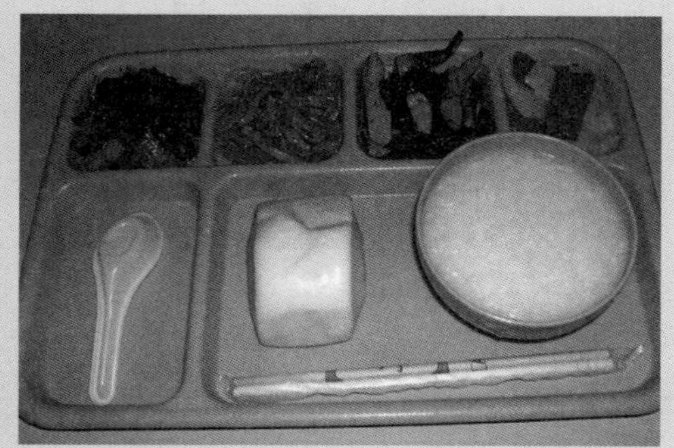	1.小黃瓜素肉末 2.木耳豆乾 3.燙芥菜 4.紅燒蒟蒻片 5.饅頭一個、稀飯一碗
午餐	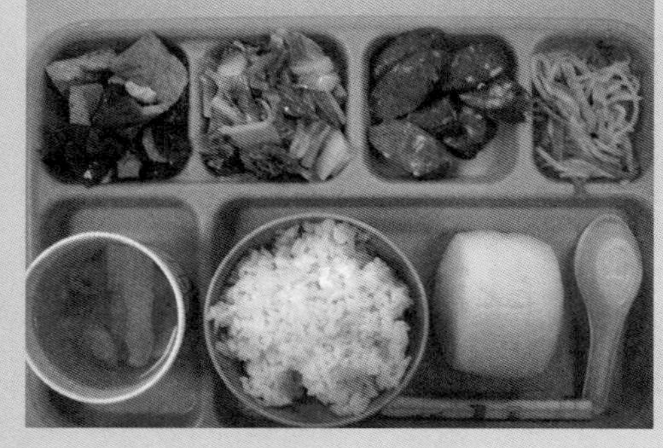	1.素香腸 2.番茄豆腐 3.燙小白菜 4.拌雙絲 5.青菜湯 6.饅頭一個、飯一碗
晚餐	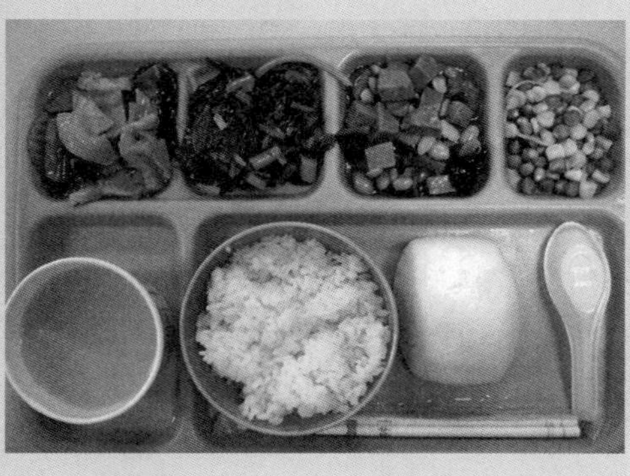	1.炒三色 2.素饅頭大黃瓜 3.燙油菜 4.燴雙丁 5.素湯 6.饅頭一個、飯一碗

素食飲食膳食範例七		
早餐	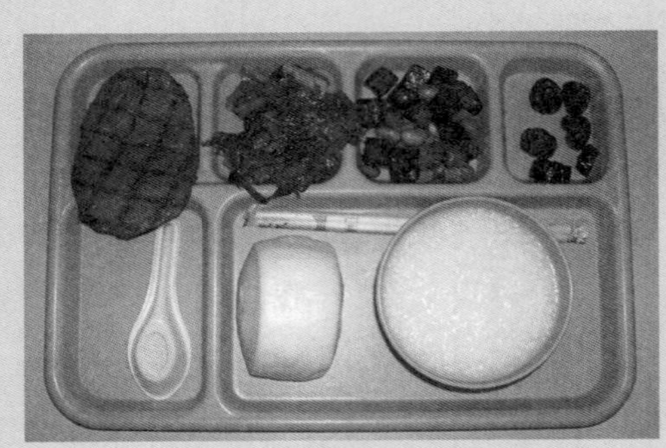	1.炭烤素肉 2.三色豆乾 3.炒青菜 4.醬瓜 5.饅頭一個、稀飯一碗
午餐	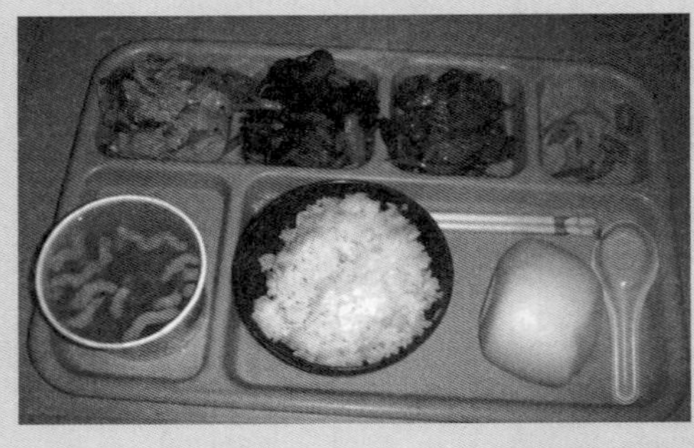	1.香菇麵腸 2.炒什錦菜 3.炒菠菜 4.炒雙絲 5.素湯 6.饅頭一個、飯一碗
晚餐	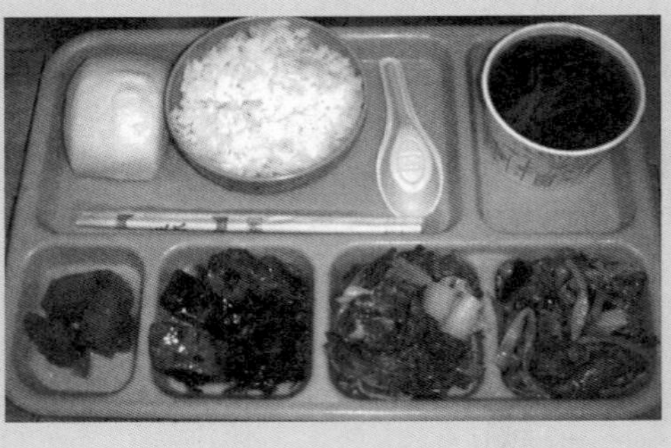	1.三杯素雞 2.金針麵輪 3.清燉白蘿蔔 4.炒油菜 5.素湯 6.饅頭一個、飯一碗

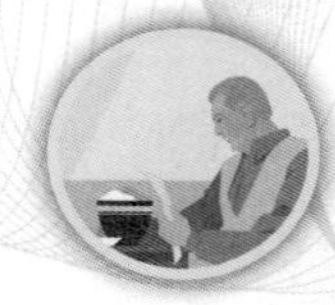
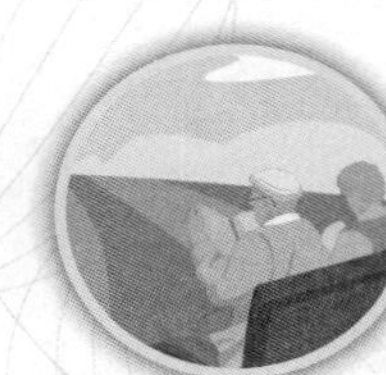

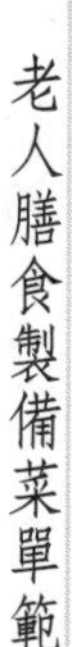

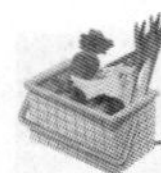

第三節 糖尿病飲食

<table>
<tr><th colspan="3">糖尿病飲食膳食範例一</th></tr>
<tr><td>早餐</td><td>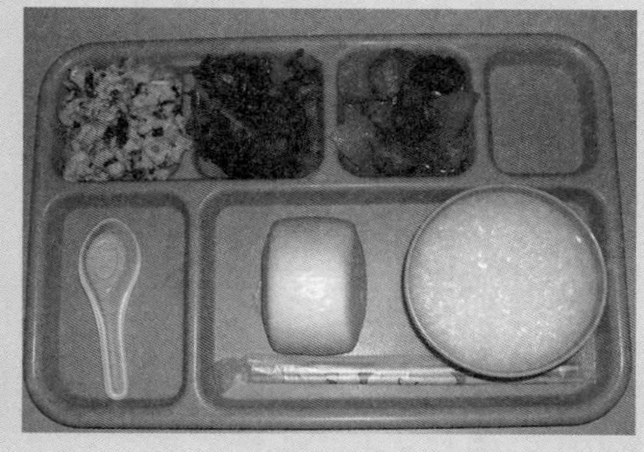</td><td>1.蔥炒蛋
2.雙色素肉塊
3.炒青菜
4.饅頭一個、稀飯一碗</td></tr>
<tr><td>午餐</td><td>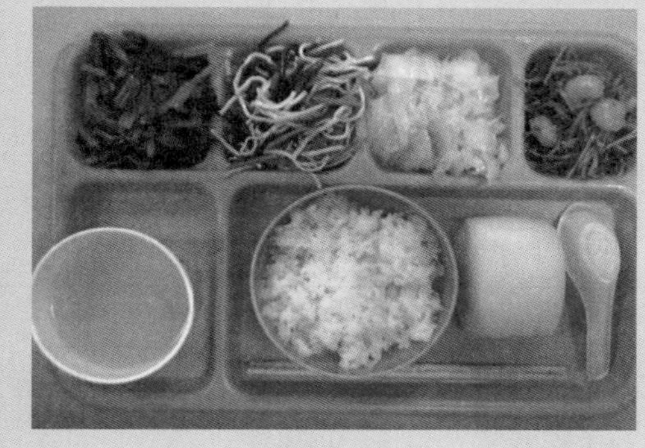</td><td>1.沙茶羊肉
2..海帶絲乾絲
3.青菜
4.豆苗素蝦仁
5.冬瓜湯
6.饅頭一個、飯一碗</td></tr>
<tr><td>晚餐</td><td>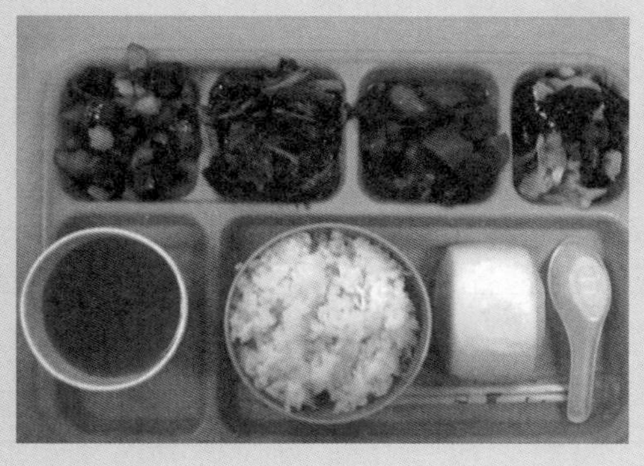</td><td>1.紅燒牛肉
2.雙色炒豆乾
3.青菜
4.高麗菜心拌海帶芽
5.紫菜魩仔魚湯
6.饅頭一個、飯一碗</td></tr>
</table>

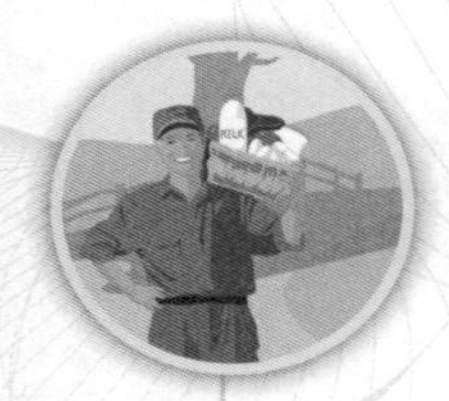
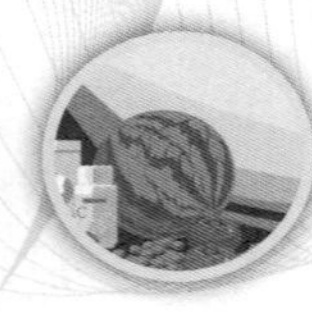

糖尿病飲食膳食範例二		
早餐	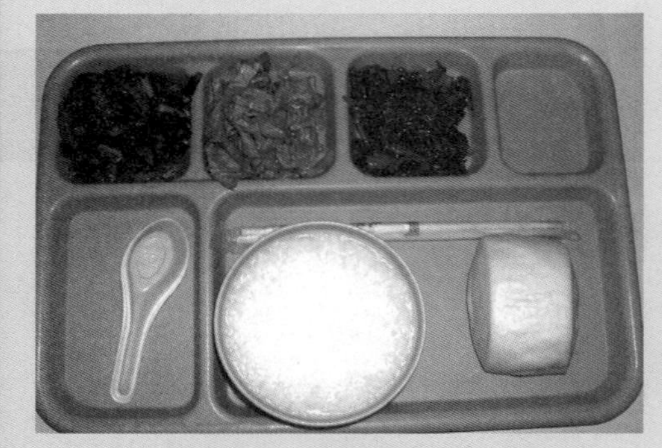	1.韭菜肉絲 2.大白菜炒腐竹 3.炒青菜 4.饅頭一個、稀飯一碗
午餐	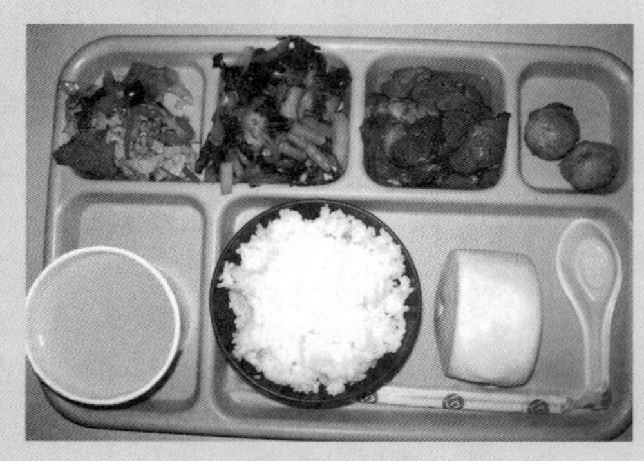	1.木耳豆皮 2.滷牛腱 3.青菜 4.滷香菇素丸 5.白蘿蔔湯 6.饅頭一個、飯一碗
晚餐	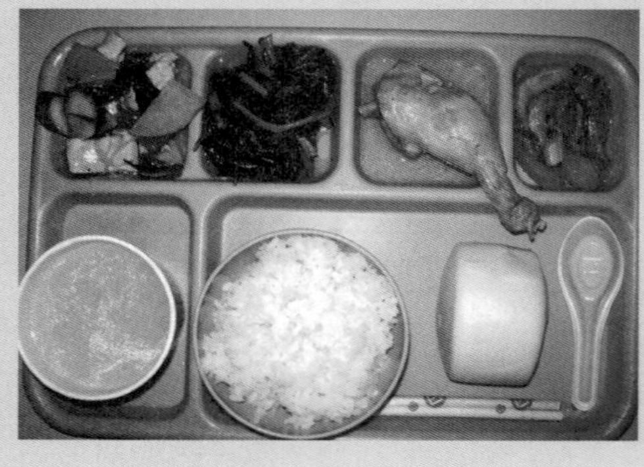	1.燴豆腐 2.鹽水雞腿 3.青菜 4.雙菇扒芥菜 5.大黃瓜肉片湯 6.饅頭一個、飯一碗

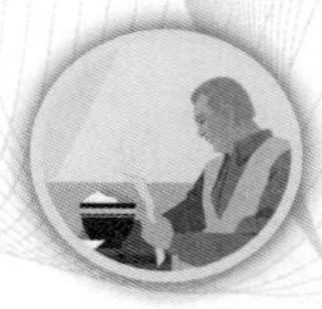
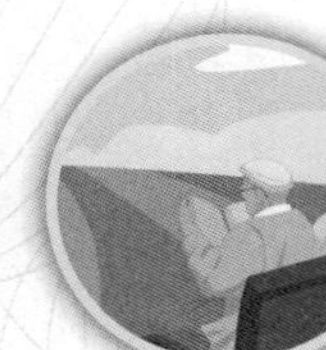

糖尿病飲食膳食範例三		
早餐	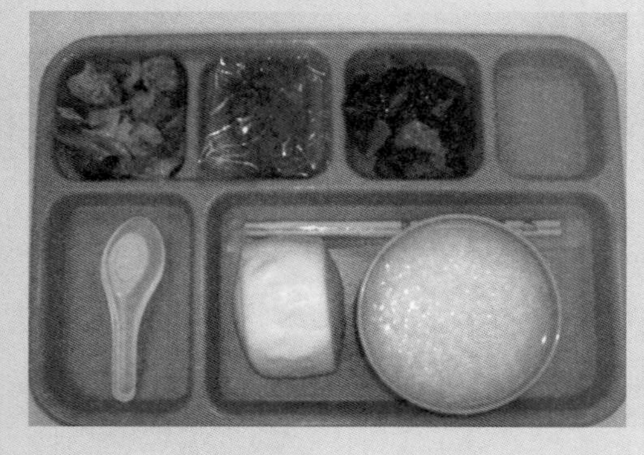	1.素肉燒白菜 2.低鹽肉鬆 3.炒青菜 4.饅頭一個、稀飯一碗
午餐	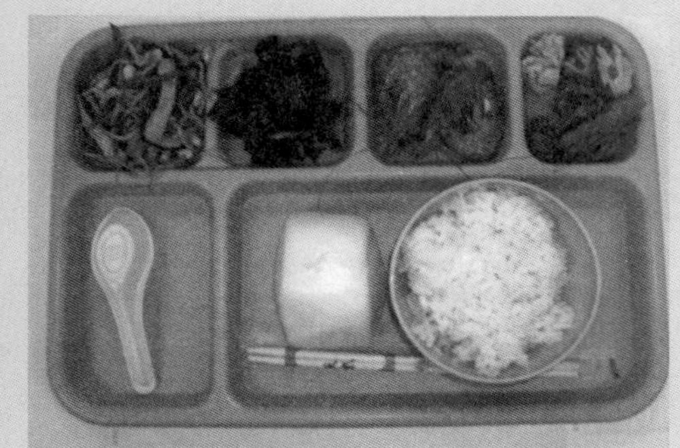	1.鹹水蝦 2.黃豆芽炒豆乾 3.青菜 4.翡翠素腰子 5.饅頭一個、飯一碗
晚餐	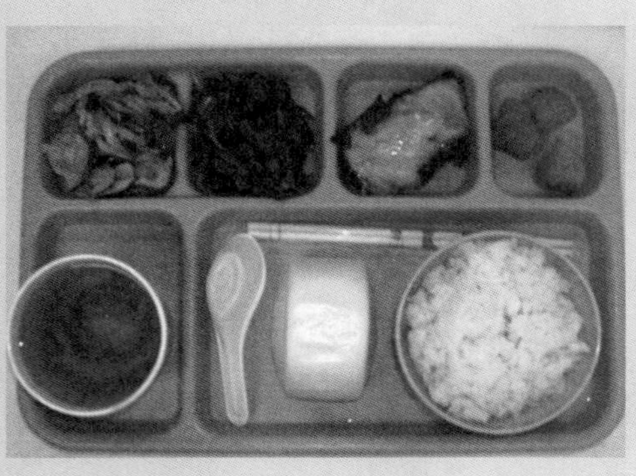	1.烤雞排（去皮） 2.高麗菜素雞 3.青菜 4.素燉蘿蔔 5.榨菜肉絲湯 6.饅頭一個、飯一碗

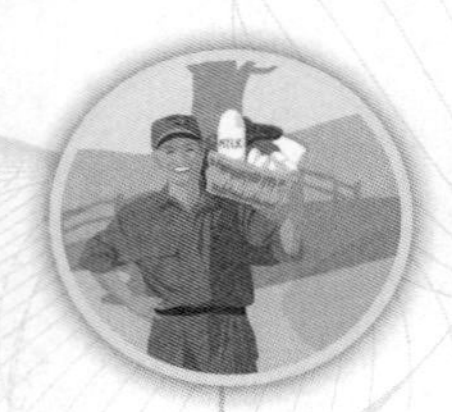
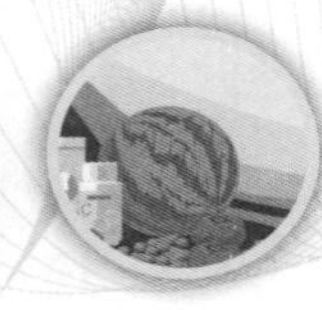

糖尿病飲食膳食範例四		
早餐	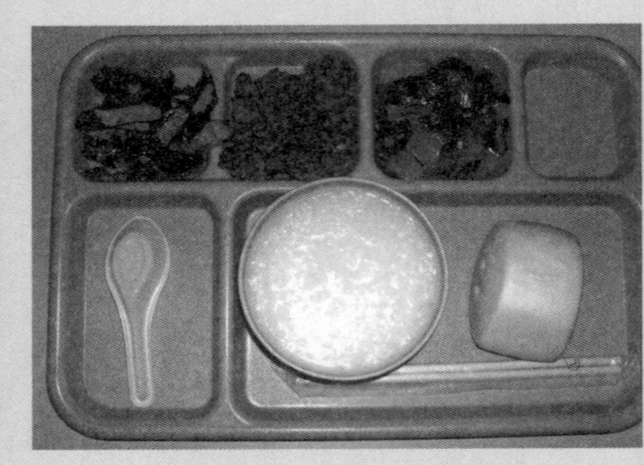	1.扁蒲肉末 2.木耳炒豆乾 3.炒青菜 4.饅頭一個、稀飯一碗
午餐	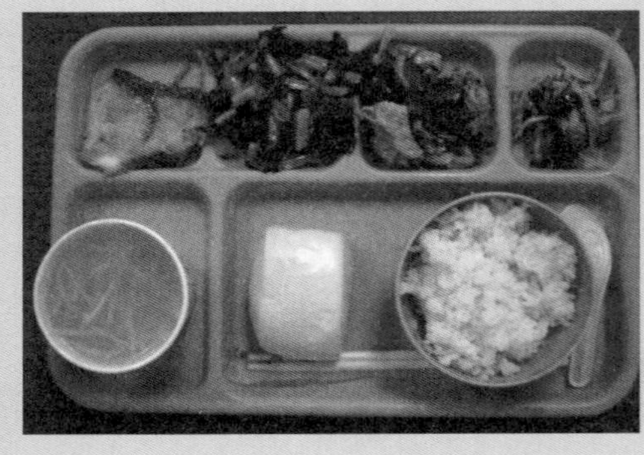	1.烤味噌魚 2.羅漢素齋 3.青菜 4.涼拌三絲 5.筍絲肉絲湯 6.饅頭一個、飯一碗
晚餐	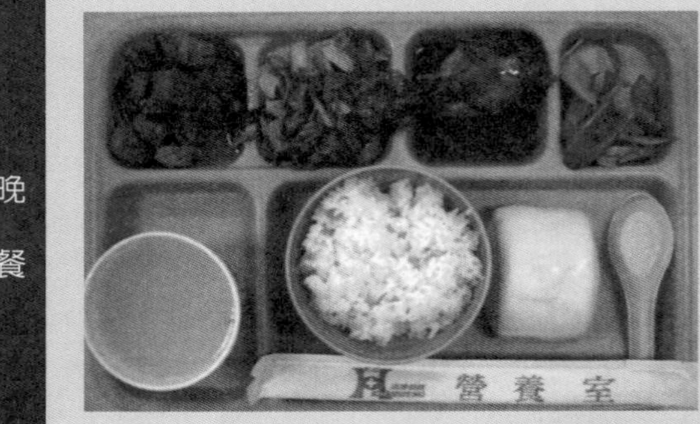	1.烤棒棒腿 2.紅燒素肉塊 3.青菜 4.芹菜涼拌金針菇 5.三色蛋花湯 6.饅頭一個、飯一碗

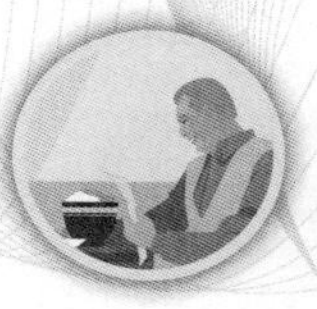
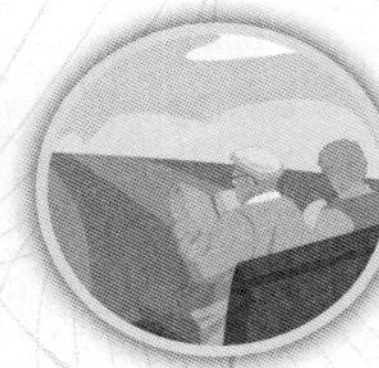

糖尿病飲食膳食範例五		
早餐	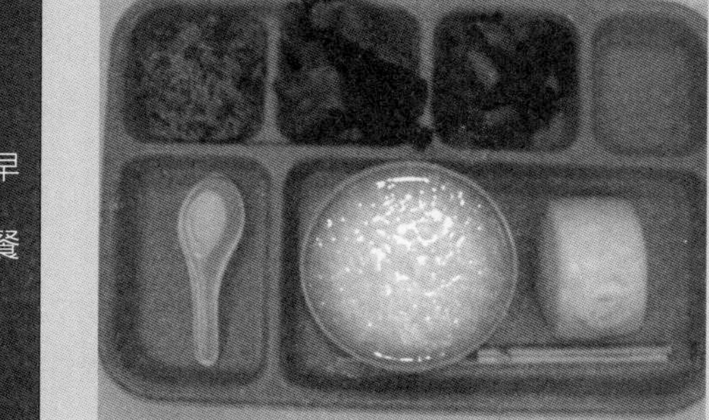	1.扁蒲肉末 2.筍乾燒麵輪 3.油菜 4.饅頭一個、稀飯一碗
午餐	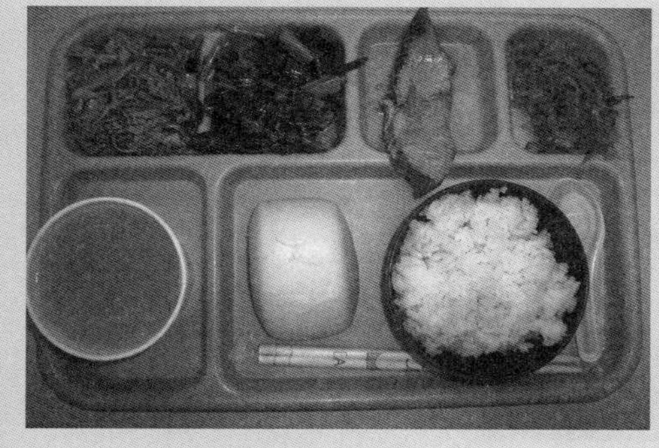	1.清蒸鱈魚 2.髮菜燴豆包 3.油菜 4.涼拌小黃瓜 5.金針肉絲湯 6.饅頭一個、飯一碗
晚餐	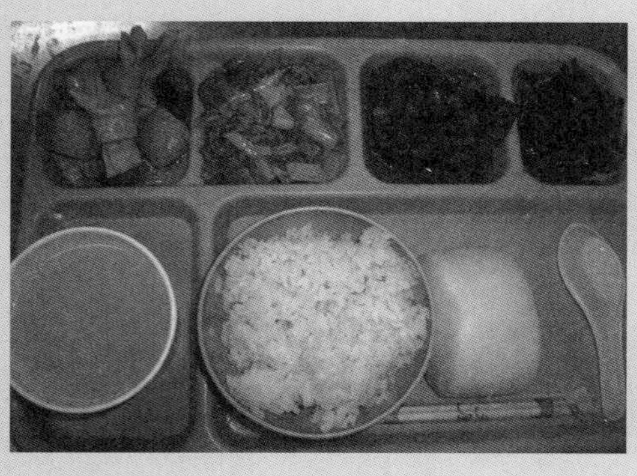	1.羊肉爐 2.紅燒豆皮結 3.小白菜 4.涼拌海帶絲 5.黃豆芽湯 6.饅頭一個、飯一碗

<table>
<tr><th colspan="3">糖尿病飲食膳食範例六</th></tr>
<tr><td>早餐</td><td>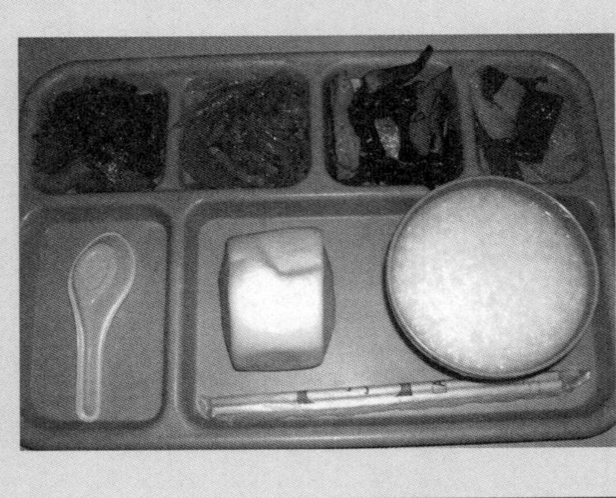</td><td>1.洋蔥炒肉絲
2.木耳豆乾
3.燙芥菜
4.紅燒蒟蒻片
5.饅頭一個、稀飯一碗</td></tr>
<tr><td>午餐</td><td>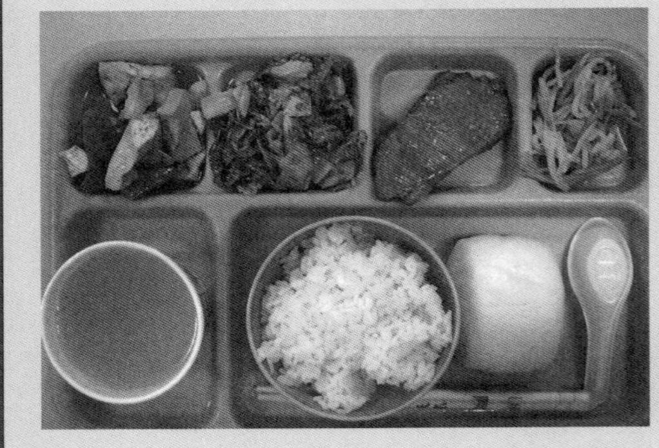</td><td>1.紅燒里肌
2.番茄豆腐
3.燙小白菜
4.拌雙絲
5.皇帝豆湯
6.饅頭一個、飯一碗</td></tr>
<tr><td>晚餐</td><td>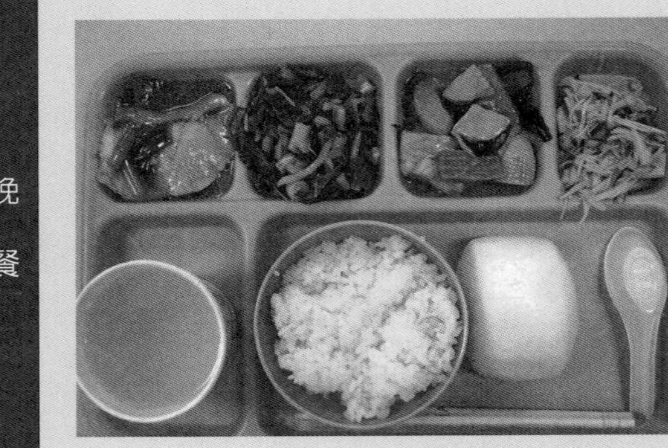</td><td>1.燒旗魚片
2.素饅頭大黃瓜
3.燙油菜
4.拌金針菇
5.排骨湯
6.饅頭一個、飯一碗</td></tr>
</table>

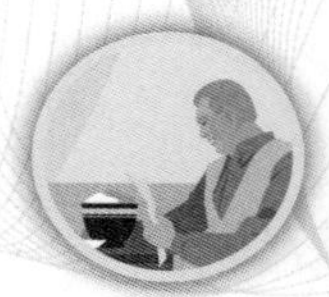
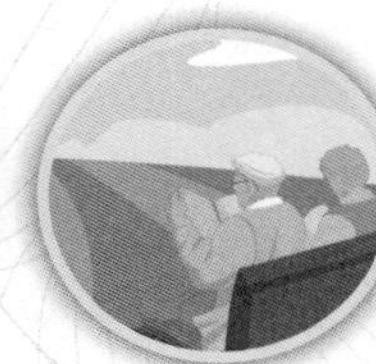

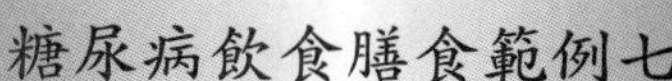

糖尿病飲食膳食範例七		
早餐	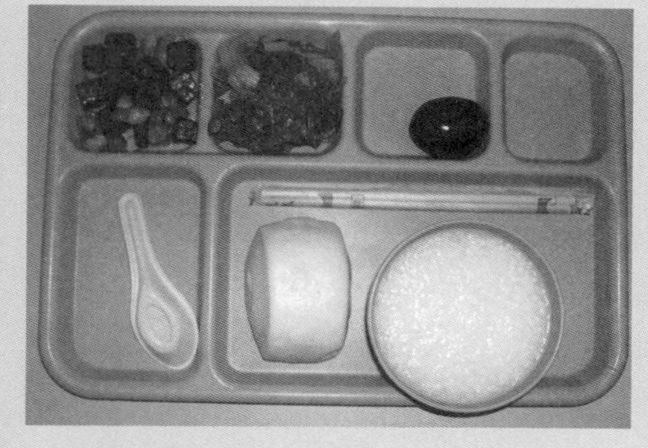	1.滷蛋 2.三色豆乾 3.炒青菜 4.饅頭一個、稀飯一碗
午餐	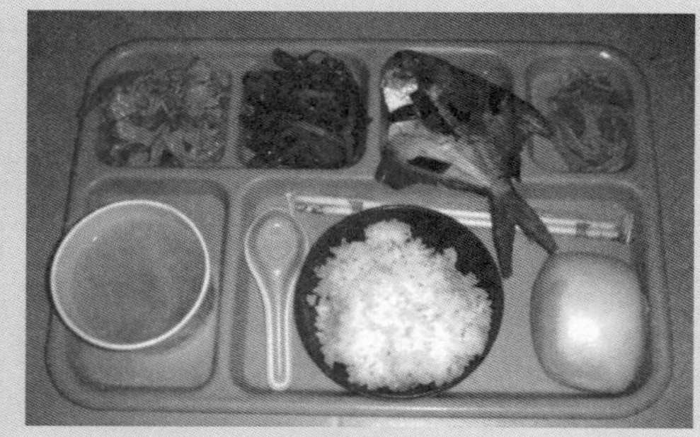	1.樹子蒸小白鯧 2.素炒什錦菜 3.炒菠菜 4.炒雙絲 5.味噌豆腐湯 6.饅頭一個、飯一碗
晚餐	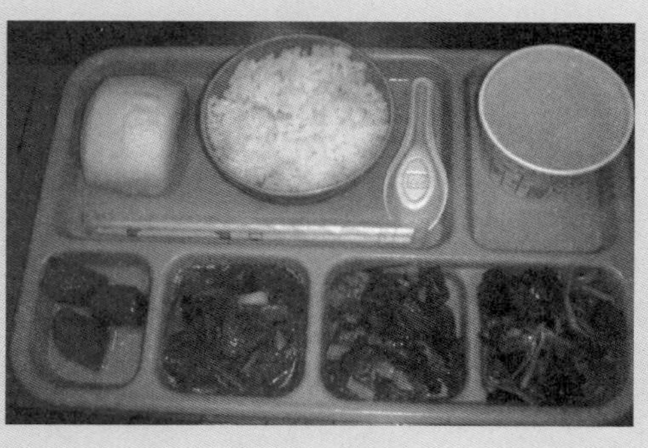	1.洋蔥牛肉 2.金針麵輪 3.炒油菜 4.清燉白蘿蔔 5.芹菜魚丸湯 6.饅頭一個、飯一碗

附錄部分

附錄一　老人營養素蛋白質與熱量參考攝取量
附錄二　老人膳食營養素參考攝取量
附錄三　上限攝取量
附錄四　各種膳食製備菜單範例
附錄五　老人半流質與點心膳食菜單設計範例
附錄六　商業配方之營養成分表
附錄七　每**100**公克食物之胺基酸精胺酸、胺基酸甘胺酸與胺基酸甲硫胺酸含量表

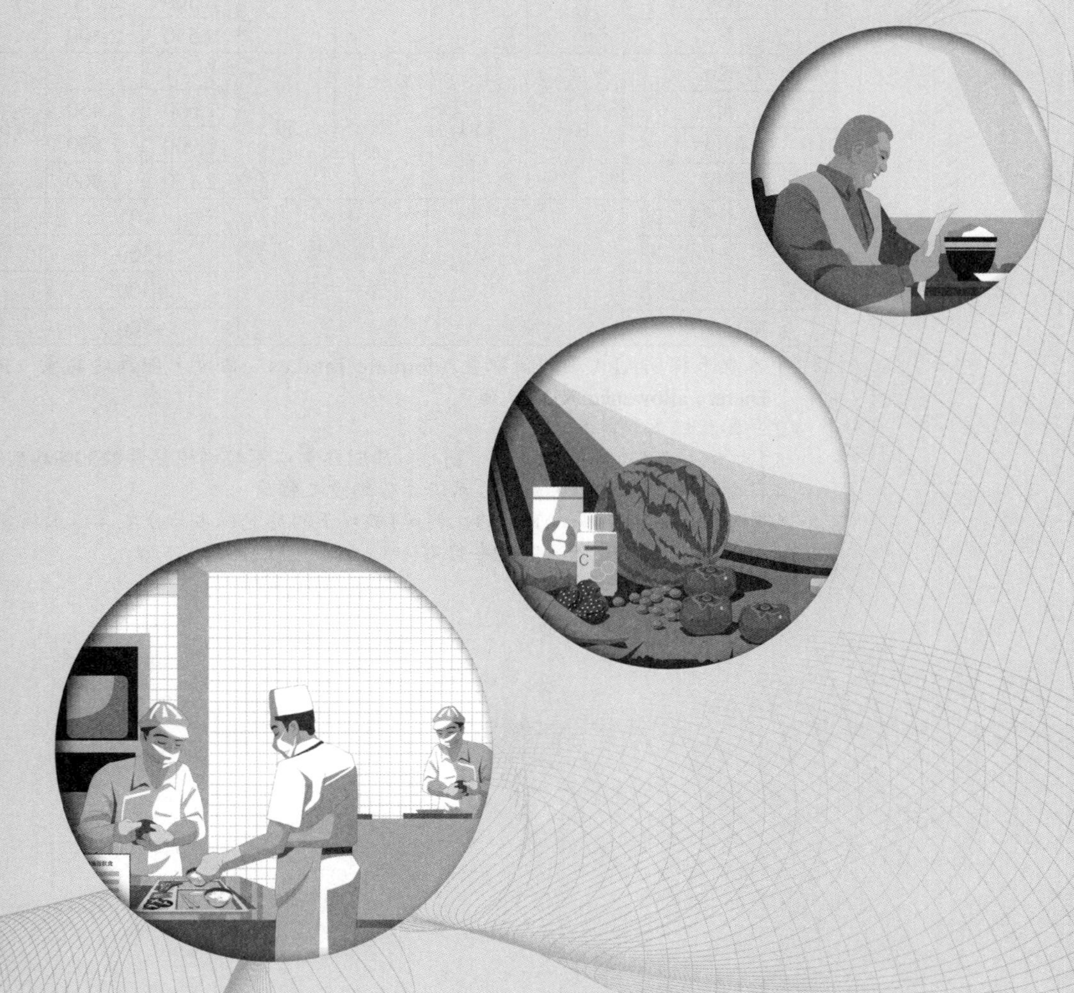

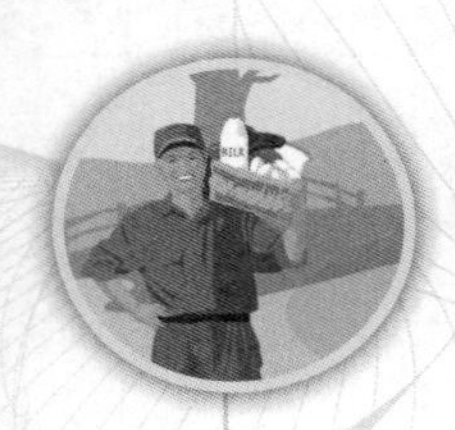

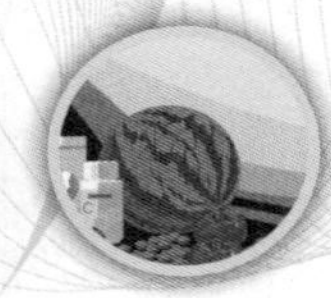

附錄一　老人營養素蛋白質與熱量參考攝取量（Dietary Reference Intakes, DRIs）

					營養素建議量（RDA）[1]			
					熱量[3,4]		蛋白質[4,5]	
單位／年齡[2]	身高（cm）		體重（kg）		大卡（kcal）		公克（g）	
	男	女	男	女	男	女	男	女
51歲～	165	153	60	52	--	--	54	47
低					1,750	1,500		
稍低					2,050	1,800		
適度					2,300	2,050		
高					2,550	2,300		
71歲～	163	150	58	50	--	--	58	50
低					1,650	1,450		
稍低					1,900	1,650		
適度					2,150	1,900		
懷孕 第一期					+0		+0	
懷孕 第二期					+300		+10	
懷孕 第三期					+300		+10	
哺乳期					+500		+15	

註：1.本表未標明AI（足夠攝取量Adequate Intakes）值者，即爲建議量（Recommended Dietary allowance, RDA）值。

2.年齡係以足歲計算。

3.1大卡（kcal）＝4.184焦耳（kj）；油脂熱量以不超過總熱量的30%爲宜。

4.「低、稍低、適度、高」表示工作勞動量之程度。

5.動物性蛋白在總蛋白質中的比例，1歲以下的嬰兒以占三分之二以上爲宜。

資料來源：行政院衛生署，2002年修訂。

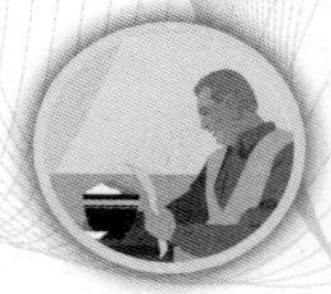
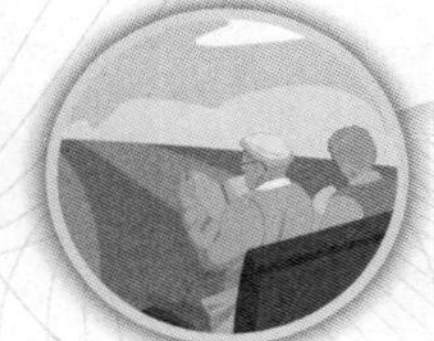

附錄二　老人膳食營養素參考攝取量（Dietary Reference Intakes, DRIs）

<table>
<tr><td colspan="10"></td><td colspan="2">RDA</td><td>AI</td><td>AI</td><td colspan="2">RDA</td><td>*</td></tr>
<tr><td colspan="10">營養素</td><td colspan="2">蛋白質[4]</td><td>鈣</td><td>磷</td><td colspan="2">鎂</td><td>碘</td></tr>
<tr><td colspan="2">單位
年齡[1]</td><td colspan="2">身高（cm）</td><td colspan="2">體重（kg）</td><td colspan="4">熱量[2]（kcal）</td><td colspan="2">公克（g）</td><td>毫克（mg）</td><td>毫克（mg）</td><td colspan="2">毫克（mg）</td><td>微克（μg）</td></tr>
<tr><td colspan="2"></td><td>男</td><td>女</td><td>男</td><td>女</td><td colspan="2">男</td><td colspan="2">女</td><td>男</td><td>女</td><td></td><td></td><td>男</td><td>女</td><td></td></tr>
<tr><td colspan="2">51歲～</td><td rowspan="5">165</td><td rowspan="5">153</td><td rowspan="5">60</td><td rowspan="5">52</td><td colspan="2">--</td><td colspan="2">--</td><td rowspan="5">54</td><td rowspan="5">47</td><td rowspan="9">1,000</td><td rowspan="9">800</td><td rowspan="9">360</td><td rowspan="9">315</td><td rowspan="9">140</td></tr>
<tr><td colspan="2">低[3]</td><td colspan="2">1,750</td><td colspan="2">1,500</td></tr>
<tr><td colspan="2">稍低[3]</td><td colspan="2">2,050</td><td colspan="2">1,800</td></tr>
<tr><td colspan="2">適度[3]</td><td colspan="2">2,300</td><td colspan="2">2,050</td></tr>
<tr><td colspan="2">高[3]</td><td colspan="2">2,550</td><td colspan="2">2,300</td></tr>
<tr><td colspan="2">71歲～</td><td rowspan="4">163</td><td rowspan="4">150</td><td rowspan="4">58</td><td rowspan="4">50</td><td colspan="2">--</td><td colspan="2">--</td><td rowspan="4">58</td><td rowspan="4">50</td></tr>
<tr><td colspan="2">低[3]</td><td colspan="2">1,650</td><td colspan="2">1,450</td></tr>
<tr><td colspan="2">稍低[3]</td><td colspan="2">1,900</td><td colspan="2">1,650</td></tr>
<tr><td colspan="2">適度[3]</td><td colspan="2">2,150</td><td colspan="2">1,900</td></tr>
<tr><td rowspan="3">懷孕</td><td>第一期</td><td colspan="4" rowspan="4"></td><td colspan="4">+0</td><td colspan="2">+0</td><td rowspan="4">+0</td><td rowspan="4">+0</td><td colspan="2">+35</td><td>+60</td></tr>
<tr><td>第二期</td><td colspan="4">+300</td><td colspan="2">+10</td><td colspan="2">+35</td><td>+60</td></tr>
<tr><td>第三期</td><td colspan="4">+300</td><td colspan="2">+10</td><td colspan="2">+35</td><td>+60</td></tr>
<tr><td colspan="2">哺乳期</td><td colspan="4">+500</td><td colspan="2">+15</td><td colspan="2">+0</td><td>+110</td></tr>
</table>

*未標明足夠攝取量（Adequate Intakes, AI）值者，即爲建議量（Recommended Dietary allowance, RDA）值。

註：1.年齡係以足歲計算。

2. 1大卡（kcal）＝4.184焦耳（kj）；油脂熱量以不超過總熱量的30%爲宜。

3.「低、稍低、適度、高」表示工作勞動量之程度。

4. 動物性蛋白在總蛋白質中的比例，1歲以下的嬰兒以占三分之二以上爲宜。

資料來源：行政院衛生署，2002年修訂。

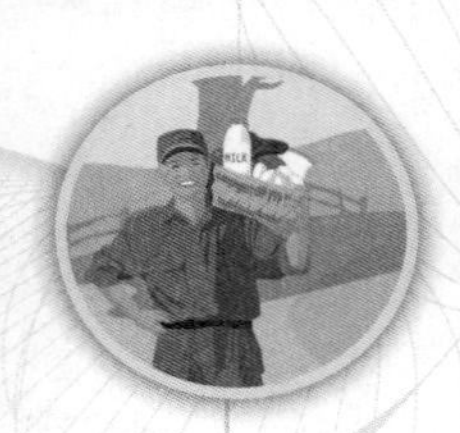
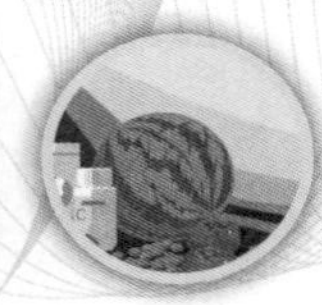

附錄三　上限攝取量（Tolerable Upper Levels, UL）

營養素	單位＼年齡	51歲～	71歲～	懷孕			哺乳期
				第一期	第二期	第三期	
鈣	毫克（mg）	2,500					
磷	毫克（mg）	4,000	3,000	4,000			4,000
鎂	毫克（mg）	700					
碘	微克（μg）	1,000					
鐵	毫克（mg）	40					
硒	微克（μg）	400					
氟	毫克（mg）	10					
維生素A	微克（μg, RE）	3,000					
維生素C	毫克（mg）	2,000					
維生素D	微克（μg）	50					
維生素E	毫克（mg, -TE）	1,000					
維生素B_6	毫克（mg）	80					
葉酸	微克（μg）	1,000					
膽鹼	公克（g）	3.5					
菸鹼酸	毫克（mg, NE）	35					

資料來源：行政院衛生署，2002年修訂。

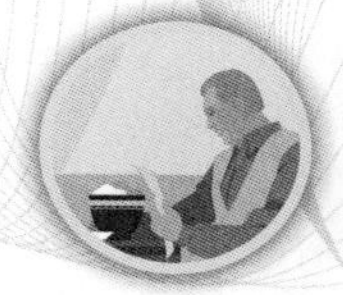
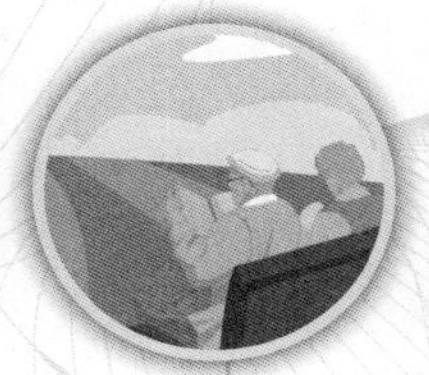

附錄四　各種膳食製備菜單範例

膳食設計＼餐別	早餐	午餐	晚餐
普通伙食	1.扁蒲肉末：扁蒲70克、肉末35克 2.炒豆乾：木耳30克、豆乾30克、紅蘿蔔10克 3.炒青菜100克 4.滷素香菇丸（2個／人）	1.黑胡椒豬排：帶骨里肌肉片100克 2.羅漢齋：鳥蛋20克、腐竹5克、香菇3克、青江菜20克、袖珍菇20克 3.炒青菜100克 4.黑胡椒毛豆：毛豆莢50克 5.筍絲肉絲湯：筍絲25克、肉絲5克	1.烤棒棒腿：棒棒腿135克、芝麻1克 2.洋芋燒肉：腿肉塊20克、五花肉塊15克、洋芋70克 3.炒青菜100克 4.三色蛋：皮蛋1/5個、鹹蛋1/5個、液體蛋40克 5.三色蛋花湯：液體蛋10克、冷凍三色菜20克
軟食	1.扁蒲肉末：扁蒲70克、肉末35克 2.炒豆乾：木耳30克、豆乾30克、紅蘿蔔10克 3.炒青菜100克 4.滷素香菇丸（2個／人）	1.黑胡椒豬排：帶骨里肌肉片100克 2.羅漢齋：鳥蛋20克、腐竹5克、香菇3克、青江菜20克、袖珍菇20克 3.炒青菜100克 4.涼拌三絲：小黃瓜絲50克、木耳絲10克、洋菜5克 5.筍絲肉絲湯：筍絲25克、肉絲5克	1.烤棒棒腿：棒棒腿135克、芝麻1克 2.洋芋燒肉：腿肉塊20克、五花肉塊15克、洋芋70克 3.炒青菜100克 4.三色蛋：皮蛋1/5個、鹹蛋1/5個、液體蛋40克 5.三色蛋花湯：液體蛋10克、冷凍三色菜20克
低鹽（三餐菜皆不加鹽，加一包6克醬油包）	1.扁蒲肉末：扁蒲70克、肉末35克 2.炒豆乾：木耳30克、豆乾30克、紅蘿蔔10克 3.炒青菜100克 4.滷素香菇丸（2個／人）	1.黑胡椒豬排：帶骨里肌肉片100克 2.羅漢齋：鳥蛋20克、腐竹5克、香菇3克、青江菜20克、袖珍菇20克 3.炒青菜100克 4.涼拌三絲：小黃瓜絲50克、木耳絲10克、洋菜5克 5.筍絲肉絲湯：筍絲25克、肉絲5克	1.烤棒棒腿：棒棒腿135克、芝麻1克 2.洋芋燒肉：腿肉塊20克、五花肉塊15克、洋芋70克 3.炒青菜100克 4.三色蛋：皮蛋1/5個、鹹蛋1/5個、液體蛋40克 5.三色蛋花湯：液體蛋10克、冷凍三色菜20克
細碎（三餐菜皆絞碎）	1.扁蒲肉末：扁蒲70克肉末35克 2.炒豆乾：木耳30克、豆乾30克、紅蘿蔔10克 3.炒青菜100克 4.滷素香菇丸（2個／人）	1.黑胡椒豬排：帶骨里肌肉片100克 2.羅漢齋：鳥蛋20克、腐竹5克、香菇3克、青江菜20克、袖珍菇20克 3.炒青菜100克 4.涼拌三絲：小黃瓜絲50克、木耳絲10克、洋菜	1.烤棒棒腿：棒棒腿135克、芝麻1克 2.洋芋燒肉：腿肉塊20克、五花肉塊15克、洋芋70克 3.炒青菜100克 4.三色蛋：皮蛋1/5個、鹹蛋1/5個、液體蛋40克

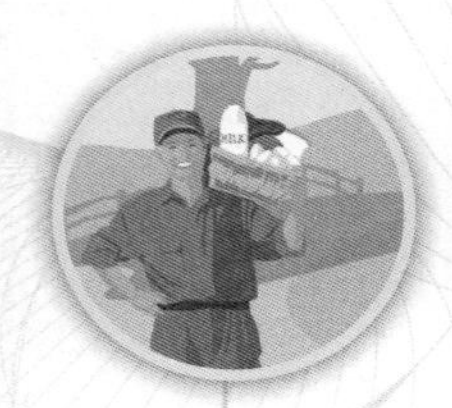
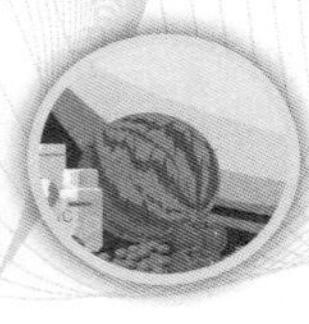

膳食設計 \ 餐別	早餐	午餐	晚餐
		5克 5.大黃瓜湯：大黃瓜25克	5.三色蛋花湯：液體蛋10克、冷凍三色菜20克
低普林	1.扁蒲肉末：扁蒲70克肉末35克 2.滷當歸麵腸：當歸0.1克、麵腸40克 3.炒青菜100克 4.頭等炒蛋	1.黑胡椒豬排：帶骨里肌肉片100克 2.燴鳥蛋：鳥蛋20克、青江菜20克 3.炒青菜100克 4.涼拌三絲：小黃瓜絲50克、木耳絲10克、洋菜5克 5.筍絲肉絲湯：筍絲25克肉絲5克 6.頭等：燻素鴨	1.烤棒棒腿：棒棒腿135克、芝麻1克 2.洋芋燒肉：腿肉塊20克、五花肉塊15克、洋芋70克 3.炒青菜100克 4.三色蛋：皮蛋1/5個、鹹蛋1/5個、液體蛋40克 5.三色蛋花湯：液體蛋10克、冷凍三色菜20克 6.梅汁排骨：排骨100克、烏梅
限水	1.扁蒲肉末：扁蒲70克、肉末35克 2.炒豆乾：木耳30克、豆乾30克、紅蘿蔔10克 3.炒青菜100克	1.黑胡椒豬排：帶骨里肌肉片100克 2.燴鳥蛋：鳥蛋20克、青江菜20克 3.炒青菜100克 4.黑胡椒毛豆：毛豆莢50克	1.烤棒棒腿：棒棒腿135克、芝麻1克 2.洋芋燒肉：腿肉塊20克、五花肉塊15克、洋芋70克 3.炒青菜100克 4.三色蛋：皮蛋1/5個、鹹蛋1/5個、液體蛋40克
低膽固醇	1.扁蒲肉末：扁蒲70克、肉末35克 2.炒豆乾：木耳30克、豆乾30克、紅蘿蔔10克 3.炒青菜100克	1.烤味噌魚：旗魚肉80克 2.羅漢素齋：白豆包5克、香菇3克、青江菜20克、袖珍菇20克 3.炒青菜100克 4.涼拌三絲：小黃瓜絲50克、木耳絲10克、洋菜5克 5.大黃瓜素丸湯：大黃瓜25克、素香菇丸5克	1.烤棒棒腿：棒棒腿135克、芝麻1克 2.紅燒素肉塊：白蘿蔔塊60克、紅蘿蔔20克、人造肉10克 3.炒青菜100克 4.涼拌金菇：豆芽25克、金菇25克 5.白菜油泡湯：小白菜15克、圓油泡1克
低油	1.扁蒲肉末：扁蒲70克、肉末35克 2.炒豆乾：木耳30克、豆乾30克、紅蘿蔔10克 3.無油青菜100克	1.烤味噌魚：旗魚肉80克 2.羅漢素齋：白豆包5克、香菇3克、青江菜20克、袖珍菇20克 3.無油青菜100克 4.涼拌三絲：小黃瓜絲50克、木耳絲10克、洋菜5克 5.大黃瓜素丸湯：大黃瓜25克、素香菇丸5克	1.烤棒棒腿：棒棒腿135克、芝麻1克 2.紅燒素肉塊：白蘿蔔塊60克、紅蘿蔔20克、人造肉10克 3.無油炒青菜100克 4.涼拌金菇：豆芽25克、金菇25克 5.白菜湯：小白菜15克

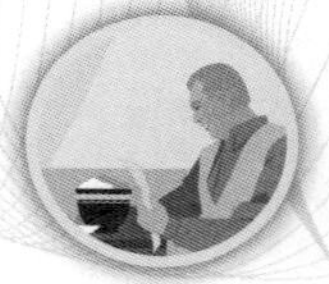
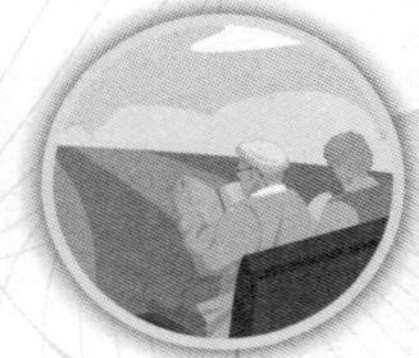

膳食設計 \ 餐別	早餐	午餐	晚餐
低膽固醇低油	1.扁蒲肉末：扁蒲70克、肉末35克 2.炒豆乾：木耳30克、豆乾30克、紅蘿蔔10克 3.無油青菜100克	1.烤味噌魚：旗魚肉80克 2.羅漢素齋：白豆包5克、香菇3克、青江菜20克、袖珍菇20克 3.無油青菜100克 4.涼拌三絲：小黃瓜絲50克、木耳絲10克、洋菜5克 5.大黃瓜素丸湯：大黃瓜25克、素香菇丸5克	1.烤棒棒腿：棒棒腿135克、芝麻1克 2.紅燒素肉塊：白蘿蔔塊60克、紅蘿蔔20克、人造肉10克 3無油青菜100克 4.涼拌金菇：豆芽25克、金菇25克 5.白菜湯：小白菜15克
低渣	1.扁蒲肉末：扁蒲70克、肉末35克 2.炒蛋：液體蛋40克 3.炒大黃瓜：大黃瓜60克	1.黑胡椒豬排：帶骨里肌肉片100克 2.烤味噌魚：旗魚肉80克 3.炒冬瓜：冬瓜60克 4.大骨清湯：大骨	1.烤棒棒腿：棒棒腿135克 2.三色蛋：皮蛋1/5個、鹹蛋1/5個、液體蛋40克 3.炒小黃瓜：小黃瓜60克 4.大骨清湯：大骨
溫和飲食	1.扁蒲肉末：扁蒲70克、肉末35克 2.炒蛋：液體蛋40克 3.炒大黃瓜：大黃瓜60克	1.黑胡椒豬排：帶骨里肌肉片100克 2.烤味噌魚：旗魚肉80克 3.炒冬瓜：冬瓜60克 4.大骨清湯：大骨	1.烤棒棒腿：棒棒腿135克 2.三色蛋：皮蛋1/5個、鹹蛋1/5個、液體蛋40克 3.炒小黃瓜：小黃瓜60克 4.大骨清湯：大骨
洗腎（依餐卡肉豆量爲主）	1.扁蒲肉末：扁蒲70克、肉末35克 2.炒豆乾：木耳30克、豆乾30克、紅蘿蔔10克 3.炒青菜100克	1.烤味噌魚：旗魚肉60-80克 2.羅漢齋：鳥蛋20克、腐竹5克、香菇3克、青江菜20克、袖珍菇20克 3.炒青菜100克 4.涼拌三絲：小黃瓜絲50克、木耳絲10克、洋菜5克 5.筍絲肉絲湯：筍絲25克、肉絲5克	1.烤棒棒腿：棒棒腿135克、芝麻1克 2.蒟蒻燒肉：腿肉塊 20克、蒟蒻35克 3.炒青菜100克 4.涼拌金菇：豆芽25克、金菇25克 5.三色蛋花湯：液體蛋10克、冷凍三色菜20克 晚點：營養粉
低蛋白（依餐卡肉豆量爲主）	1.扁蒲肉末：扁蒲70克、肉末35克 2.滷素香菇丸 3.炒青菜100克 4.頭等：炒大黃瓜	1.烤味噌魚：旗魚肉60-80克 2.炒冬粉：冬粉25克、高麗菜15克、紅蘿蔔5克 3.炒青菜100克 4.涼拌三絲：小黃瓜絲50克、木耳絲10克、洋菜5克 5.筍絲肉絲湯：筍絲25克、肉絲5克	1.烤棒棒腿：棒棒腿 80-135克、芝麻1克 2.素水晶餃：太白粉20克、高麗菜25克 3.炒青菜100克 4.涼拌金菇：豆芽25克、金菇25克 5.三色蛋花湯：液體蛋10克、冷凍三色菜20克 晚點：LPF營養粉

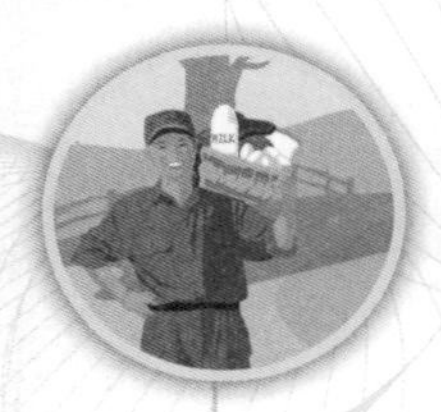
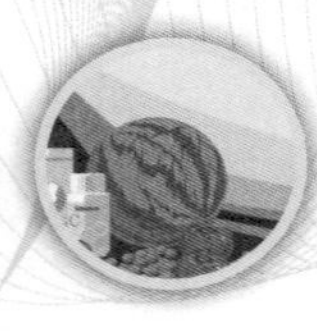

餐別 膳食設計	早餐	午餐	晚餐
糖尿病（依餐卡肉豆量爲主）	1.扁蒲肉末：扁蒲70克、肉末35克 2.炒豆乾：木耳30克、豆乾30克、紅蘿蔔10克 3.炒青菜100克	1.烤味噌魚：旗魚肉80克 2.羅漢素齋：白豆包5克、香菇3克、青江菜20克、袖珍菇20克 3.炒青菜100克 4.涼拌三絲：小黃瓜絲50克、木耳絲10克、洋菜5克 5.筍絲肉絲湯：筍絲25克、肉絲5克	1.烤棒棒腿：棒棒腿135克、芝麻1克 2.紅燒素肉塊：白蘿蔔塊60克、紅蘿蔔20克、人造肉10克 3.炒青菜100克 4.涼拌金菇：豆芽25克、金菇25克 5.三色蛋花湯：液體蛋10克、冷凍三色菜20克 晚點：GTF粉、蘇打餅
隔離餐（用紙便當盒）	1.扁蒲肉末：扁蒲70克、肉末35克 2.炒豆乾：木耳30克、豆乾30克、紅蘿蔔10克 3.炒青菜100克 4.滷素香菇丸（2個／人）	1.黑胡椒豬排：帶骨里肌肉片100克 2.羅漢齋：鳥蛋20克、腐竹5克、香菇3克、青江菜20克、袖珍菇20克 3.炒青菜100克 4.黑胡椒毛豆：毛豆莢50克 5.筍絲肉絲湯：筍絲25克、肉絲5克	1.烤棒棒腿：棒棒腿135克、芝麻1克 2.洋芋燒肉：腿肉塊20克、五花肉塊15克、洋芋70克 3.炒青菜100克 4.三色蛋：皮蛋1/5個、鹹蛋1/5個、液體蛋40克 5.三色蛋花湯：液體蛋10克、冷凍三色菜20克
消毒餐（用消毒錫箔盒）	1.扁蒲肉末：扁蒲70克、肉末35克 2.炒豆乾：木耳30克、豆乾30克、紅蘿蔔10克 3.炒青菜100克 4.滷素香菇丸（2個／人）	1.黑胡椒豬排：帶骨里肌肉片100克 2.羅漢齋：鳥蛋20克、腐竹5克、香菇3克、青江菜20克、袖珍菇20克 3.炒青菜100克 4.黑胡椒毛豆：毛豆莢50克 5.筍絲肉絲湯：筍絲25克、肉絲5克	1.烤棒棒腿：棒棒腿135克、芝麻1克 2.洋芋燒肉：腿肉塊20克、五花肉塊15克、洋芋70克 3.炒青菜100克 4.三色蛋：皮蛋1/5個、鹹蛋1/5個、液體蛋40克 5.三色蛋花湯：液體蛋10克、冷凍三色菜20克
無菌餐（無菌流程）	1.扁蒲肉末：扁蒲70克、肉末35克 2.炒豆乾：木耳30克、豆乾30克、紅蘿蔔10克 3.炒青菜100克 4.滷素香菇丸（2個／人）	1.黑胡椒豬排：帶骨里肌肉片100克 2.羅漢齋：鳥蛋20克、腐竹5克、香菇3克、青江菜20克、袖珍菇20克 3.炒青菜100克 4.黑胡椒毛豆：毛豆莢50克 5.筍絲肉絲湯：筍絲25克、肉絲5克	1.烤棒棒腿：棒棒腿135克、芝麻1克 2.洋芋燒肉：腿肉塊20克、五花肉塊15克、洋芋70克 3.炒青菜100克 4.三色蛋：皮蛋1/5個、鹹蛋1/5個、液體蛋40克 5.三色蛋花湯：液體蛋10克、冷凍三色菜20克
限鉀	1.扁蒲肉末：扁蒲70克、肉末35克 2.炒豆乾：木耳30克、	1.黑胡椒豬排：帶骨里肌肉片100克 2.羅漢齋：鳥蛋20克、腐	1.烤棒棒腿：棒棒腿135克、芝麻1克 2.紅燒素肉塊：白蘿蔔塊

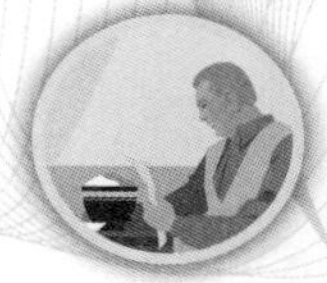
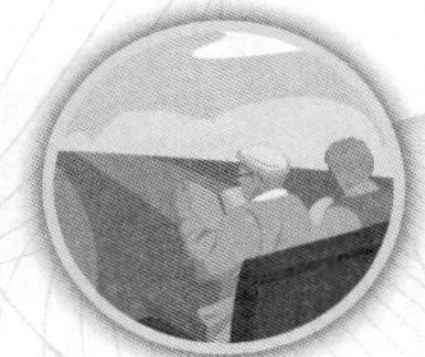

膳食設計＼餐別	早餐	午餐	晚餐
限鉀	豆乾30克、紅蘿蔔10克 3.燙青菜100克 4.滷素香菇丸（2個／人）	竹5克、香菇3克、青江菜20克、袖珍菇20克 3.燙青菜100克 4.涼拌三絲：小黃瓜絲50克、木耳絲10克、洋菜5克 5.筍絲肉絲湯：筍絲25克、肉絲5克	60克、紅蘿蔔20克、人造肉10克 3.燙青菜100克 4.涼拌金菇：豆芽25克、金菇25克 5.三色蛋花湯：液體蛋10克、冷凍三色菜20克
限碘（三餐菜皆不加鹽，加一包6克醬油包）	1.扁蒲肉末：扁蒲70克、肉末35克 2.炒豆乾：木耳30克、豆乾30克、紅蘿蔔10克 3.炒青菜100克 4.滷素香菇丸（2個／人）	1.黑胡椒豬排：帶骨里肌肉片100克 2.羅漢齋：鳥蛋20克、腐竹5克、香菇3克、青江菜20克、袖珍菇20克 3.炒青菜100克 4.涼拌三絲：小黃瓜絲50克、木耳絲10克、洋菜5克 5.筍絲肉絲湯：筍絲25克、肉絲5克	1.烤棒棒腿：棒棒腿135克、芝麻1克 2.洋芋燒肉：腿肉塊20克、五花肉塊15克、洋芋70克 3.炒青菜100克 4.三色蛋：皮蛋1/5個、鹹蛋1/5個、液體蛋40克 5.三色蛋花湯：液體蛋10克、冷凍三色菜20克
低銅	1.扁蒲肉末：扁蒲70克、肉末35克 2.炒蛋：液體蛋40克 3.炒青菜100克	1.黑胡椒豬排：帶骨里肌肉片100克 2.羅漢齋：鳥蛋20克、香菇3克、青江菜20克、袖珍菇20克 3.炒青菜100克 4.涼拌三絲：小黃瓜絲50克、木耳絲10克、洋菜5克 5.筍絲肉絲湯：筍絲25克、肉絲5克	1.烤棒棒腿：棒棒腿135克、芝麻1克 2.洋芋燒肉：腿肉塊20克、五花肉塊15克、洋芋70克 3.炒青菜100克 4.涼拌金菇：豆芽25克、金菇25克 5.白菜湯：小白菜15克
倍量（打菜時菜量加倍）	1.扁蒲肉末：扁蒲70克、肉末35克 2.炒豆乾：木耳30克、豆乾30克、紅蘿蔔10克 3.炒青菜100克 4.滷素香菇丸（2個／人）	1.黑胡椒豬排：帶骨里肌肉片100克 2.羅漢齋：鳥蛋20克、腐竹5克、香菇3克、青江菜20克、袖珍菇20克 3.炒青菜100克 4.黑胡椒毛豆：毛豆莢50克 5.筍絲肉絲湯：筍絲25克、肉絲5克	1.烤棒棒腿：棒棒腿135克、芝麻1克 2.洋芋燒肉：腿肉塊20克、五花肉塊15克、洋芋70克 3.炒青菜100克 4.三色蛋：皮蛋1/5個、鹹蛋1/5個、液體蛋40克 5.三色蛋花湯：液體蛋10克、冷凍三色菜20克
高蛋白	1.扁蒲肉末：扁蒲70克、肉末35克 2.炒豆乾：木耳30克、豆乾30克、紅蘿蔔10	1.黑胡椒豬排：帶骨里肌肉片100克 2.羅漢齋：鳥蛋20克、腐竹5克、香菇3克、青江	1.烤棒棒腿：棒棒腿135克、芝麻1克 2.洋芋燒肉：腿肉塊20克、五花肉塊15克、洋

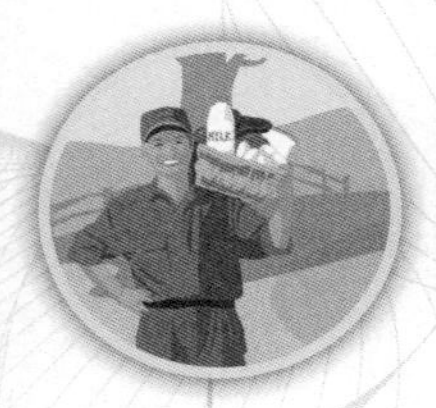
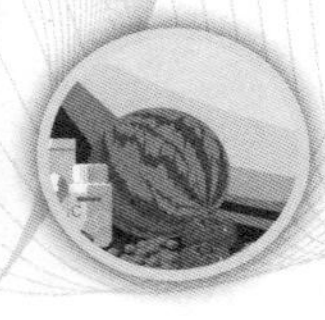

膳食設計＼餐別	早餐	午餐	晚餐
高蛋白	克 3.炒青菜100克 4.滷素香菇丸（2個／人）	菜20克、柚珍菇20克 3.炒青菜100克 4.黑胡椒毛豆：毛豆莢50克 5.筍絲肉絲湯：筍絲25克、肉絲5克 下午加一份點心	芋70克 3.炒青菜100克 4.三色蛋：皮蛋1/5個、鹹蛋1/5個、液體蛋40克 5.三色蛋花湯：液體蛋10克、冷凍三色菜20克 晚點心加高蛋白粉、麥粉
幼兒	1.扁蒲肉末：扁蒲70克、肉末35克 2.炒豆乾：木耳30克、豆乾30克、紅蘿蔔10克 3.炒青菜100克 4.滷素香菇丸（2個／人）	1.黑胡椒豬排：帶骨里肌肉片100克 2.羅漢齋：鳥蛋20克、腐竹5克、香菇3克、青江菜20克、柚珍菇20克 3.炒青菜100克 4.黑胡椒毛豆：毛豆莢50克 5.筍絲肉絲湯：筍絲25克、肉絲5克	1.烤棒棒腿：棒棒腿135克、芝麻1克 2.洋芋燒肉：腿肉塊20克、五花肉塊15克、洋芋70克 3.炒青菜100克 4.三色蛋：皮蛋1/5個、鹹蛋1/5個、液體蛋40克 5.三色蛋花湯：液體蛋10克、冷凍三色菜20克
高熱量（>2,500大卡）	1.扁蒲肉末：扁蒲70克、肉末35克 2.炒豆乾：木耳30克、豆乾30克、紅蘿蔔10克 3.炒青菜100克 4.滷素香菇丸（2個／人）	1.黑胡椒豬排：帶骨里肌肉片100克 2.羅漢齋：鳥蛋20克、腐竹5克、香菇3克、青江菜20克、柚珍菇20克 3.炒青菜100克 4.黑胡椒毛豆：毛豆莢50克 5.筍絲肉絲湯：筍絲25克、肉絲5克 下午加一份點心	1.烤棒棒腿：棒棒腿135克、芝麻1克 2.洋芋燒肉：腿肉塊20克、五花肉塊15克、洋芋70克 3.炒青菜100克 4.三色蛋：皮蛋1/5個、鹹蛋1/5個、液體蛋40克 5.三色蛋花湯：液體蛋10克、冷凍三色菜20克 晚點心加高蛋白粉、麥粉
限磷	1.扁蒲肉末：扁蒲70克、肉末35克 2.滷素香菇丸（2個／人） 3.炒青菜100克	1.烤味噌魚：旗魚肉60-80克 2.炒冬粉：冬粉25克、高麗菜15克、紅蘿蔔5克 3.炒青菜100克 4.涼拌三絲：小黃瓜絲50克、木耳絲10克、洋菜5克 5.筍絲肉絲湯：筍絲25克、肉絲5克	1.烤棒棒腿：棒棒腿80-135克、芝麻1克 2.素水晶餃：太白粉20克、高麗菜25克 3.炒青菜100克 4.涼拌金菇：豆芽25克、金菇25克 5.白菜湯：小白菜15克

晚點心：一杯養生五穀粉。
普通伙午餐有水果一份；治療伙午、晚餐皆有水果一份。

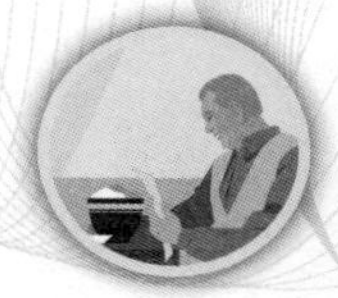

附錄五　老人半流質與點心膳食菜單設計範例

15:00	週一	週二	週三	週四	週五	週六	週日
名稱	薏仁湯	米苔目湯	銀耳紅棗茶	蛋花小米粥	八寶粥	麥片牛奶粥	綠豆湯
半流	薏仁40克 糖10克	米苔目140克 青菜20克	銀耳3克 紅棗10克 糖5克	小米10克 米30克 蛋	糯米20克 紅豆20克 糖5克 熟花生5克	麥片40克 糖5克 煉奶20西西	綠豆40克 糖5克
溫和	薏仁40克	米苔目140克 青菜20克	麥片40克	小米10克 米30克 蛋	紅豆40克	麥片40克	綠豆40克
低蛋白150西西／杯	西米露	米苔目湯	銀耳紅棗茶	粉角湯	愛玉湯（夏天）	米粉湯	芋泥羹
	西谷米20克 糖5克 麥芽糊精15克 奶精15克	米苔目140克 青菜20克 香油1匙	銀耳3克 紅棗5克 糖5克 麥芽糊精35克	粉角20克 糖5克 麥芽糊精15克	愛玉40克 糖5克 麥芽糊精35克	米粉40克 青菜20克 香油1匙	芋頭30克 糖5克 麥芽糊精15克 奶精15克 太白粉10克
					熱奶茶（冬天）		
					紅茶包 西谷米20克 糖5克 麥芽糊精15克 奶精15克		
19:00							
半流 溫和	全脂奶粉30克+麥粉20克						
低蛋白	腎病變患者：低蛋白配方50克（一包） 肝病變患者：豆奶粉10克加麥芽糊精30克加HiCal（商品名）10克 忌奶又忌豆患者（不吃牛奶與豆類患者）：P93　5克加麥　芽糊精30克加HiCal 15克						

註：一份熟重量：熟薏仁60克、熟麥片80克、米苔目70克、熟紅豆60克、熟綠豆60克、熟小米90克。

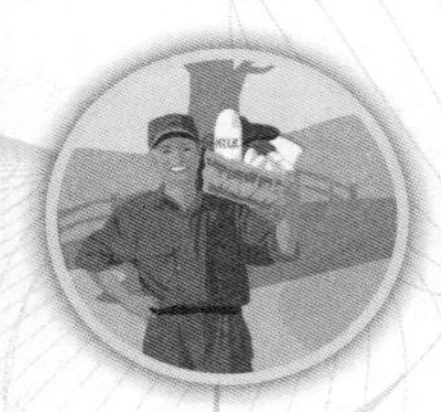
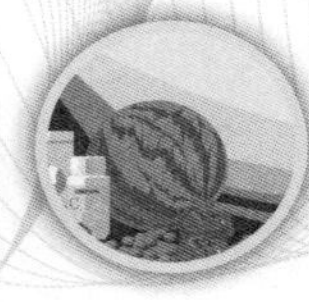

附錄六　商業配方之營養成分表

商業配方之營養成分表一

每千大卡	立攝適 均康 （粉末）	安素 Ensure(P) （粉末）	安素 Ensure(L) （液體）	立攝適 Resource	愛速康 Isocal(P) （粉末）	愛速康 Isocal(L) （液體）	葡勝納 Glucerna
蛋白質克數 （%）	17.2 16%	35.5 14%	37.3 14.1%	35.2 14%	34 13%	34 13%	41.8 16.7%
碳水化合物克數 （%）	54.3 51%	135.5 54.5%	169.6 63.9%	37.2 54%	138 50%	138 50%	95.8 34.3%
脂肪克數 （%）	16.3 33%	35.5 31.5%	26 22%	35.2 32%	44 37%	44 37%	54.4 49%
水分克數	--	857	848	--	850	850	852
維生素A（IU）	5,200	2,611	5,300	2,500	2,600	2,600	7,840
維生素D（IU）	30	212	424	200	210	210	350
維生素E（IU）	80	23.9	31.8	22.8	40	40	39
維生素K （微克）	210	40.2	85	36	132	132	80
維生素C（毫克）	600	152	127.2	150	159	159	300
葉酸（微克）	2,300	446	424	200	210	210	500
維生素B_1 （毫克）	8.6	1.6	1.6	1.52	2	2	3.5
維生素B_2 （毫克）	10	1.8	1.8	1.72	2.3	2.3	3.0
維生素B_6 （毫克）	17	2.2	2.1	2	2.6	2.6	3.5
維生素B_{12} （微克）	34	6.9	6.4	6	7.9	7.9	14
菸鹼酸（毫克）	120	22.3	21.2	20	26	26	26.4
膽素（鹼） （毫克）	1,900	304	424	520	260	260	530
生物素（微克）	1,700	335	318	150	159	159	400
泛酸（毫克）	60	11.2	10.6	5	13.2	13.2	17
鈉（毫克）	3,750	800	846	840	530	530	930
鉀（毫克）	5,400	1,500	1,568.8	1,520	1,320	1,320	1,570
氯（毫克）	5,150	1,360	1,314.4	952	1,060	1,060	1,440
鈣（毫克）	2,900	510	1,272	500	630	630	880

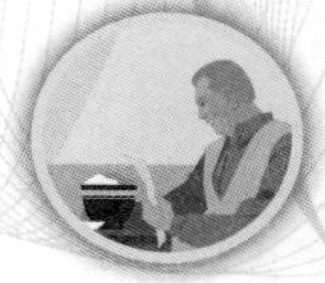
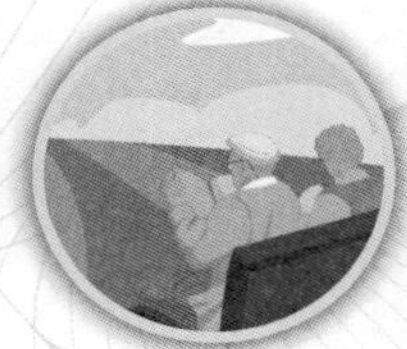

每千大卡	立攝適 均康 （粉末）	安素 Ensure(P) （粉末）	安素 Ensure(L) （液體）	立攝適 Resource	愛速康 Isocal(P) （粉末）	愛速康 Isocal(L) （液體）	葡勝納 Glucerna
磷（毫克）	2,900	510	1,272	500	530	530	880
鎂（毫克）	1,150	201	424	200	210	210	350
碘（微克）	430	76	161.1	75.2	79	79	150
錳（毫克）	11.6	2.7	5.5	2	1.59	1.59	4
銅（毫克）	6	1.2	2.1	10	1.06	1.06	1.6
鋅（毫克）	60	12.1	16.1	15	10.6	10.6	19.5
鐵（毫克）	52	9.8	19.1	9	9.5	9.5	15
硒（微克）	170	45	76.3	--	53	53	60
鉻（微克）	170	45	127.2	--	53	53	100
鉬（微克）	520	85	161.1	--	132	132	125
肉鹼（毫克）	--	--	--	--	--	--	150
牛磺酸（毫克）	--	--	--	--	--	--	120
肌醇（毫克）	--	--	--	--	--	--	0.92
膳食纖維克數	15	--	--	--	--	--	14.3
滲透壓	350	470	555	430	300	270	355
熱量與氮之比率	--	178:1	178:1	--	192:1	192:1	150:1
熱量密度 （大卡／毫升）	1	1.004	1.06	1.06	1	1	1
包裝規格 （每罐）	400克	1,000克	237毫升／小 946毫升／大	237毫升	425克／小 850克／大	237毫升／小 946毫升／大	237毫升
中鏈脂肪酸（克）	--	--	--	0	--	8.4	--
ω-3脂肪酸（克）	--	--	--	0.41	--	2.55	--
支鏈胺基酸% （%，protein）	--	18.8	18.8	21.4	--	22.1	19
適用	一般灌食。須注意老人使用抗生素過多所導致之腹瀉。	適用流質，不適腸灌食可胃灌；另外，糖尿病患者不可單獨使用。	適用流質，不適腸灌食，可胃灌；另外，糖尿病患者不可單獨使用。	適用流質，不適腸灌食，可胃灌；另外，糖尿病患者不可單獨使用。	一般灌食，可胃灌及腸灌食。	一般灌食，可胃灌及腸灌食。	適宜糖尿病患者。
纖維	15克	低渣	低渣	低渣	低渣	低渣	14.2克

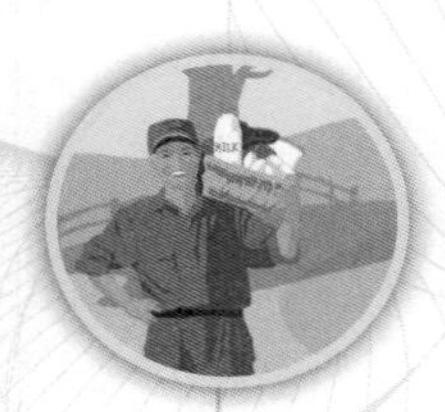
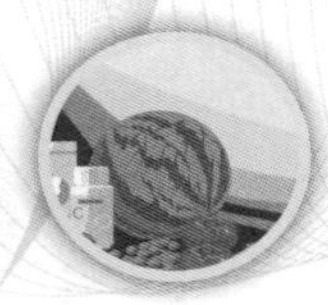

每千大卡	立攝適 均康 （粉末）	安素 Ensure(P) （粉末）	安素 Ensure(L) （液體）	立攝適 Resource	愛速康 Isocal(P) （粉末）	愛速康 Isocal(L) （液體）	葡勝納 Glucerna
使用特點	可口服、管灌。水30cc+1t=1.0卡／cc.水36cc+2t=1.5卡／cc.水25cc+2t=2.0卡／cc.	粉末、液體，蔗糖較高，口味有草莓、香草、巧克力口味（n-6:n-3=7.3:1）	粉末、液體，蔗糖較高，口味有草莓、香草、巧克力口味（n-6:n-3=7.3:1）	液體、利樂包，可口服或管灌；有草莓、香草口味。	粉末、液體；濃度可調。	粉末、液體；濃度可調。	可口服或管灌。

商業配方之營養成分表二

每千大卡	金選優纖（原奧特康）	健力體 Jevity	愛美力 HN Osmolite HN	促多康 Traumacal	腎補納 Suplena	普寧腎 Nepro	小兒非凡寧適 Vivonex-pediatric	立攝適經典配方	立攝適穩優（原佳膳糖尿病配方）（粉末）
蛋白質克數（%）	43 17%	44.3 16.7%	44.3 16.7%	83 22%	30 6%	69.9 14%	24 12%	60 24%	38.1 15%
碳水化合物克數（%）	135 50%	154.4 54.3%	143.9 54.3%	145 38%	255.2 51%	215.2 43%	126 63%	93.6 36%	111.7 45%
脂肪克數（%）	37 33%	34.7 29%	34.7 29%	69 40%	95.6 43%	95.6 43%	23.5 25%	44.4 40%	19.8 40%
水分克數	--	835	842	780	712	703	--	--	--
維生素A（IU）	4,700	3,991.6	3,991.6	2,500	1,243	4,261.6	2,500	5,000	1,200
維生素D（IU）	380	304	304	200	84	84.4	500	200	7
維生素E（IU）	85	34.1	34.1	38	47.9	50.6	30	22.5	19
維生素K（微克）	92	59.1	59.1	125	84	92.8	40	48	50
維生素C（毫克）	230	299.6	299.6	150	198.7	198.3	100	150	140
葉酸（微克）	760	502	455	200	1,053	1,096.9	200	400	540
維生素B_1（毫克）	2.8	2.49	2.91	1.9	2.53	2.62	1.5	1.52	2
維生素B_2（毫克）	3.2	2.79	3	2.2	2.9	3	1.8	1.72	2.4
維生素B_6（毫克）	3.8	3.5	2.7	2.5	8.95	8.99	2	2	4
維生素B_{12}（微克）	11.4	11.82	8.86	7.5	10.1	10.55	3	6	8
菸鹼酸（毫克）	38	24.9	22.8	25	34.9	35	20	20	28

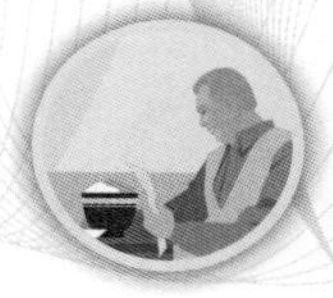
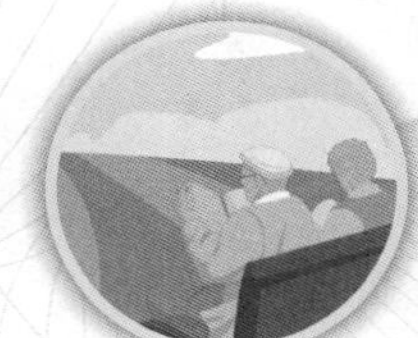

每千大卡	金選優纖（原奧特康）	健力體 Jevity	愛美力 HN Osmolite HN	促多康 Traumacal	腎補納 Suplena	普寧腎 Nepro	小兒非凡寧適 Vivonex-pediatric	立攝適經典配方	立攝適穩優（原佳膳糖尿病配方）（粉末）
膽素（鹼）（毫克）	520	455	454	250	646.8	637.07	200	150	450
生物素（微克）	570	400.9	447	150	546	556.9	100	300	400
泛酸（毫克）	18.9	13.9	13.9	12.5	16.8	18.6	5	10	14
鈉（毫克）	1,280	930	930	1,200	783	843.8	400	920	870
鉀（毫克）	1,750	1,570	1,566	1,400	1,116	1,054.8	1,200	1,080	1,260
氯（毫克）	1,420	1,310	1,439	1,600	926	1,012.6	1,000	860	1,200
鈣（毫克）	950	1,000	798	750	1,390.2	1,396.5	972	880	680
磷（毫克）	950	789	798	750	735	696.1	800	880	680
鎂（毫克）	380	320	304	200	218.4	211	200	200	270
碘（微克）	17	150	140	75	198.7	181.4	120	100	100
錳（毫克）	3.8	3.88	3.8	2.5	5.26	5.5	2	2.5	2,680
銅（毫克）	1.9	1.6	1.52	1.5	2.1	2.1	1.2	1	1.4
鋅（毫克）	20	18.5	17.1	5	23.6	24.9	12	11.2	1.4
鐵（毫克）	17	14	15	9	18.9	18.9	10	9	12
硒（微克）	66	53	53	--	79.8	105.5	30	48	40
鉻（微克）	114	76	76	--	--	--	45.2	100	75
鉬（微克）	114	114	118	--	--	--	75.2	75.2	120
肉鹼（毫克）	142	110	114	--	158	261	25	100	80
牛磺酸（毫克）	142	110	114	--	158	158	80	75.2	80
肌醇（毫克）	--	--	--	--	--	--	60	600	--
膳食纖維克數	13.6	14.3	--	--	--	--	--	--	15
滲透壓	360	300	300	560	600	635	360	450	350
熱量與氮之比率	153:1	150:1	150:1	116:1	418:1	179:1	--	104:1	--
熱量密度（大卡／毫升）	1.06	1.06	1.06	1.5	2	2	0.8	1	1
包裝規格（每罐）	237毫升／小 946毫升／大	237毫升／小 946毫升／大	237毫升／小 946毫升／大	237毫升	237毫升	237毫升	每包48.5克	237毫升	400克
中鏈脂肪酸（克）	18.2	6.65	6.23	20	--	--	13.04	--	--
ω-3脂肪酸（克）	2.4	1.04	0.94	4.3	--	--	0.4	--	--
支鏈胺基酸%（%，protein）	22.8	19	18.8	22.8	20.7	20.7	21.6	19.1	--

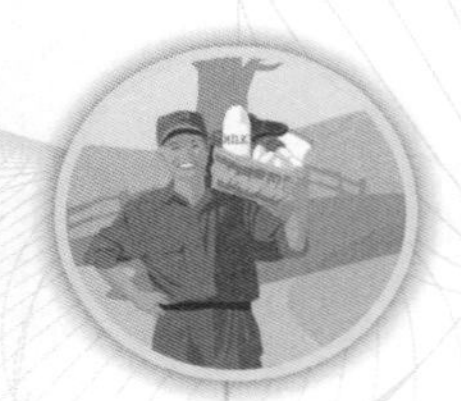
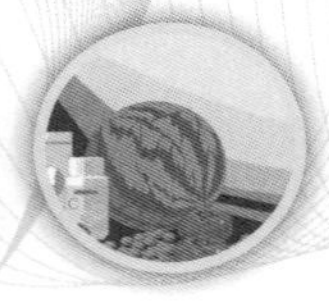

每千大卡	金選優纖（原奧特康）	健力體 Jevity	愛美力 HN Osmolite HN	促多康 Traumacal	腎補納 Suplena	普寧腎 Nepro	小兒非凡寧適 Vivonex-pediatric	立攝適經典配方	立攝適穩優（原佳膳糖尿病配方）（粉末）
適用	糖尿病患者、腹瀉、呑嚥困難、昏迷、頭頸手術、便祕	腹瀉、胃及小腸灌食	高蛋白灌食、燒傷、胃及小腸灌食	燒傷、多重創傷	未透析腎臟病患者	透析腎臟病患者	1至10歲、腸道功能不全、消化吸收困難、嚴重牛奶過敏、短腸症、小兒術前術後	糖尿病患者、葡萄糖不耐症患者	糖尿病、高血糖、葡萄糖耐受不全
纖維	13.6克（燕麥及黃豆纖維）	13.6克	低渣	低渣	低渣	低渣	低渣	12克（關華豆膠纖維）	15.2克
使用特點	無乳糖	無乳糖，黃豆纖維具吸水性	無乳糖，n-6: n-3 =5:1，蛋白質較高	無乳糖，可口服或管灌，n-6:n-3= 6.3: 1，P/S=1.2	可口服或管灌：低磷、鎂、電解質	可口服、管灌：低磷、鎂、電解質	粉末，濃度可調，可口服（調味包）或管灌，48.5克=200大卡／包，元素飲食	無乳糖，含β-胡蘿蔔素，可口服、管灌	低GI、低GL MUFA 74%

商業配方之營養成分表三

每千大卡	利康 Deliver 2.0	立攝適 2.0	雙卡HN TwoCal HN	保肺壯 Pulmo-Aid	益肺佳 Pulmocare	小安素 Pediasure	小滿力 Resource kids	創快復 AlitraQ	非凡寧適 Vivonex
蛋白質克數（%）	75 15%	45 18%	42.0 16.8%	40 16%	62.6 16.7%	30 12%	30 12%	52.5 21%	45 18%
碳水化合物克數（%）	200 40%	110 43%	112.0 43.7%	97.6 39%	105.7 28.2%	109.6 43.8%	109.7 44%	165 66%	190 76%
脂肪克數（%）	102 45%	44 39%	44.5 39.5%	50 45%	106.3 55.1%	49.8 44.8%	49.8 44%	15.5 13%	6.7 6%
水分克數	710		346.0		785	853.2	852.3	846	
維生素A（IU）	5000	800微克	791.1	4,165	11,740	2,580	3,502.1	3,998	4,162.5
維生素D（IU）	400	5.3 微克	5.3 微克	332	423	508	506.3	333.3	333
維生素E（IU）	75	64 微克	17.1 微克	48	85	22.8	22.8	30	25
維生素K（微克）	250	42	42.2	62.6	85	38	40.1	54	0.4

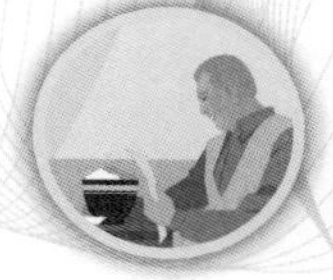
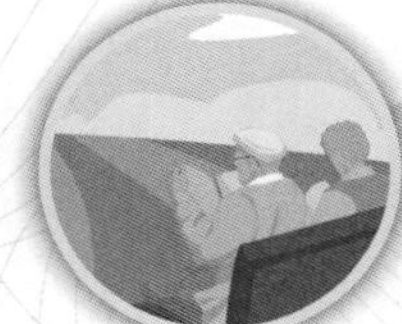

每千大卡	利康 Deliver 2.0	立攝適 2.0	雙卡HN TwoCal HN	保肺壯 Pulmo-Aid	益肺佳 Pulmocare	小安素 Pediasure	小滿力 Resource kids	創快復 AlitraQ	非凡寧適 Vivonex
維生素C（毫克）	300	0.8	99.2	100	317	100	101.3	350	66.6
葉酸（微克）	400	210	240.5	510	845	372	371.3	666.7	400
維生素B_1（毫克）	3.8	0.8	1.2	2.5	3.17	2.72	2.7	4.7	1.7
維生素B_2（毫克）	4.3	0.9	1.5	2.8	3.6	2.12	2.1	3.5	1.9
維生素B_6（毫克）	5	1.05	1.7	2.5	4.23	2.6	2.6	3.7	2.2
維生素B_{12}（微克）	15	3.15	3.2	7.5	12.7	6	5.9	12	0.0066
菸鹼酸（毫克）	50	10.5	17.1	25	42.3	17	16.9	30	22.2
膽素（鹼）（毫克）	500	300	314.3	83.4	634	300	299.6	400	12.5
生物素（微克）	300	160	50.6	170	634	320	320.7	500	0.33
泛酸（毫克）	25	5.5	8.0	12.5	21.2	10	10.1	16.7	11.1
鈉（毫克）	800	400	727.8	751.9	1,310	460	379.7	1,000	609
鉀（毫克）	1,700	760	1,223.6	1,670	1,730	1,300	1,308	1,200	1,055
氯（毫克）	1,200	600	907.2	1,335.5	1,690	1,000	843.9	1,300	942
鈣（毫克）	1,000	550	527.4	918	1,056	980	1,139.2	733	556.1
磷（毫克）	1,000	550	527.4	752	1,056	800	801.7	733	556.1
鎂（毫克）	400	210	316.5	334.4	423	200	198.3	300	222
碘（微克）	150	80	80.6	125.1	159	96	119.8	156.7	0.09
錳（毫克）	3	210	2.7	4.2	5.28	2.48	2.5	3.5	
銅（毫克）	2	1.05	1,223.6	1.7	2.12	1	1	1.4	1.1
鋅（毫克）	20	8	12.0	17.5	23.8	12	11.8	17	1.7
鐵（毫克）	18	9.5	9.5	15	19.1	14	13.9	15	1
硒（微克）	100	37	42.4	62.6	74	23	30	60	57
鉻（微克）	100	65	62.4	62.6	106	30	42.2	90	83
鉬（微克）	250	39.5	80.2	83.4	159	36	71.7	180	140
肉鹼（毫克）	--	--	80.2	--	152	17	16.9	100	100
牛磺酸（毫克）	--	--	80.2	--	152	72	88.6	200	200
肌醇（毫克）	--	--	42.0	--	--	80	80.2	--	--
膳食纖維克數	--	--	--	5	--	--	--	--	--
滲透壓	640	790	690	300	490	320	390	575	650
熱量與氮之比率	170:1	142:1	150:1	156:1	150:1	--	208:1	120:1	--
熱量密度（大卡／毫升）	2	2	2	1	1.5	1.0	1.0	1	1
包裝規格（每罐）	237毫升	237毫升	237毫升	400克	237毫升	250毫升	237毫升	76克／包	79.5克／包
中鏈脂肪酸（克）	14.5	17.6	19	--	12.33	9.5	--	--	0
ω-3脂肪酸（克）	2.8	--	--	--	3.53	1	--	--	0
支鏈胺基酸%（%，protein）	22.8	--	--	--	19	20.3	--	18.5	30

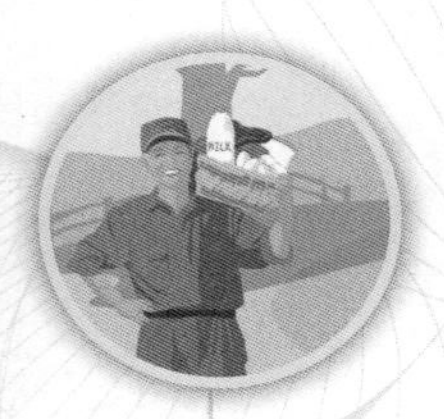
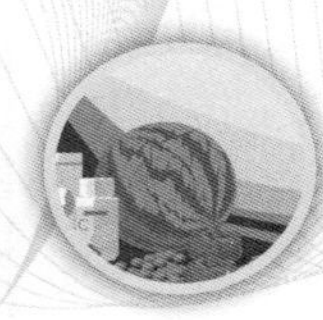

每千大卡	利康 Deliver 2.0	立攝適 2.0	雙卡HN TwoCal HN	保肺壯 Pulmo-Aid	益肺佳 Pulmocare	小安素 Pediasure	小滿力 Resource kids	創快復 AlitraQ	非凡寧適 Vivonex
適用	限水、冠狀動脈衰竭、COPD、肝病（肝昏迷）	限水、肝炎腹水、肺水腫癌症、充血性心臟病、腦水腫、呼吸功能不良	限水、癌症、心臟病、肝病、營養不良	呼吸器依賴患者	嚴重COPD、呼吸器依賴患者、胃及小腸灌食	1至7歲	1至10歲	胃腸功能障礙患者	嚴重燒燙傷、重創患者、癌症、愛滋病患
纖維	低渣	--	--	5克	低渣	低渣	低渣	低渣	低渣
使用特點	無乳糖；可口服、管灌；支鏈胺基酸22.8% Prot	3.1克精胺酸，MUFA 54%，低鈉800毫克／2,000大卡	無乳糖；可口服、管灌；4.2克果寡糖／1,000大卡	粉末；濃度可調；可口服、管灌；n-6: n-3= 2:1；P/S= 3.1；MUSFA 64%	可口服、管灌；R.Q.較低；P/S= 3.8；n-6: n-3=4:1	粉末；濃度可調；可口服、管灌；Ca:P= 1.2:1	利樂包；可口服、管灌；法式香草口味；無乳糖；麵筋	粉末，濃度可調；可口服、管灌；預解飲食	粉末，濃度可調；可口服、管灌；滲透壓高；元素飲食；n-6:n-3= 7:1

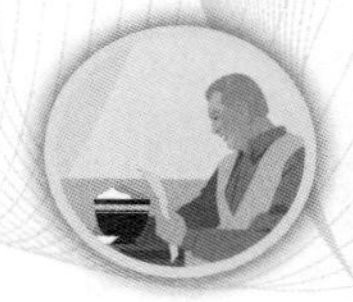
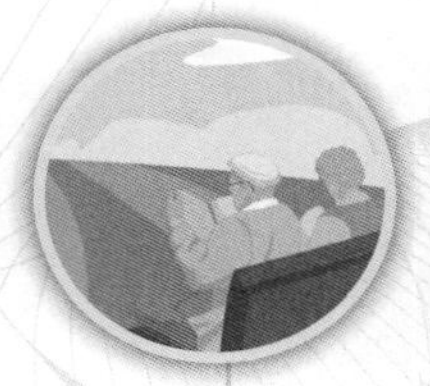

附錄七　每100公克食物之胺基酸精胺酸（Arginine）、胺基酸（Glycine）甘胺酸與胺基酸甲硫胺酸（Methionine）含量表

胺基酸精胺酸含量表（每100克食物所含毫克數）

1.	干貝	5,888	34.	明蝦	2,244
2.	西瓜子（玉桂）	5,312	35.	蝦皮	2,243
3.	柴魚片	5,095	36.	腰果（生）	2,221
4.	南瓜子（白瓜子）	4,553	37.	臘肉	2,212
5.	蝦米	4,499	38.	芝麻醬	2,177
6.	小魚乾	4,248	39.	鴨賞	2,168
7.	魚翅	4,157	40.	豆腐皮	2,111
8.	油炸花生	3,833	41.	豬肉絨	2,102
9.	花生（生）	3,714	42.	松子（蜜汁）	2,090
10.	魷魚絲	3,507	43.	萬巒豬腳	2,062
11.	花生	3,505	44.	開心果	2,033
12.	花生醬	3,375	45.	鯖魚（魚鬆）	2,011
13.	黃豆粉	3,147	46.	紅中蝦（大頭蝦）	2,007
14.	豆漿粉	3,064	47.	紅斑赤蝦（火燒蝦）	1,999
15.	葵瓜子	2,885	48.	鮑魚	1,998
16.	烏魚子	2,858	49.	腰果（蜜汁）	1,991
17.	黑豆	2,785	50.	蛋酥花生	1,937
18.	白芝麻	2,778	51.	沙茶粉	1,913
19.	松子（生）	2,772	52.	花生糖	1,910
20.	黃豆	2,743	53.	蓮子	1,890
21.	黑芝麻	2,732	54.	鐵蛋	1,869
22.	小麥胚芽	2,708	55.	香螺	1,837
23.	龍蝦	2,622	56.	綠豆	1,809
24.	黑芝麻粉	2,586	57.	九孔螺（九孔）	1,799
25.	杏仁果（蔥蒜）	2,514	58.	綠豆仁	1,795
26.	牡蠣乾（蚵乾）	2,461	59.	雞肉鬆	1,780
27.	香魚片	2,411	60.	紫菜	1,752
28.	素肉鬆	2,365	61.	豬肉乾	1,737
29.	大頭蝦（紅蝦）	2,303	62.	羅氏沼蝦	1,734
30.	核桃粒（生）	2,297	63.	小卷（鹹）	1,730
31.	豬肉酥	2,289	64.	五香豆乾	1,717
32.	牛肉乾	2,282	65.	海鰻	1,703

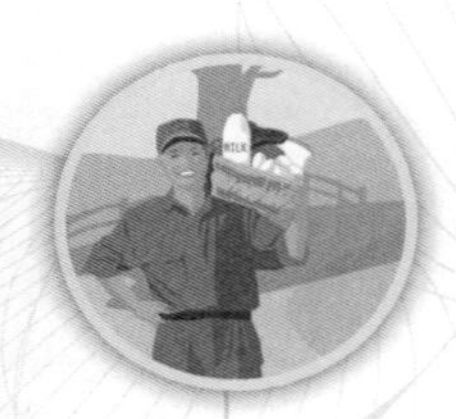
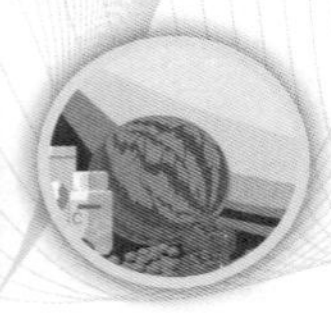

33.	魚肉鬆	2,271	66.	花生貢糖	1,696
67.	乾絲	1,682	84.	髮菜	1,553
68.	牛肚	1,681	85.	紅目連（鱸）	1,552
69.	草蝦	1,668	86.	雞胸肉（肉雞）	1,547
70.	長角仿對蝦（劍蝦）	1,652	87.	雞胗	1,537
71.	豬腳	1,629	88.	綠豆粉	1,533
72.	奶粉（脫脂即溶）	1,623	89.	金線紅姑魚	1,530
73.	黑鯧	1,610	90.	紅蟳	1,528
74.	白帶魚	1,608	91.	魚脯	1,527
75.	紅豆	1,600	92.	膽肝	1,527
76.	里肌肉（肉雞）	1,598	93.	牛腱	1,526
77.	魷魚圈	1,598	94.	小方豆乾	1,524
78.	豬腳凍	1,594	95.	斑駁櫻唇牛舌魚	1,524
79.	雙帶參	1,591	96.	斑節蝦（雷公蝦）	1,511
80.	相模角蝦（小龍蝦）	1,585	97.	山羊肉	1,502
81.	蛇肉	1,574	98.	黃魚	1,499
82.	醃燻豬肝	1,574	99.	二節翅（土雞）	1,496
83.	花腹鯖（花鰱）	1,569	100.	米豆	1,495

胺基酸甘胺酸含量表（每**100**克食物所含毫克數）

1.	魚翅	7,682	22.	花生（生）	1,743
2.	干貝	4,771	23.	紅斑赤蝦（火燒蝦）	1,735
3.	萬巒豬腳	3,732	24.	鯖魚（魚鬆）	1,718
4.	柴魚片	3,266	25.	花生	1,688
5.	小魚乾	3,259	26.	鰻魚罐頭	1,687
6.	雞爪	3,061	27.	相模角蝦（小龍蝦）	1,684
7.	蝦米	3,014	28.	豆漿粉	1,651
8.	醬肘子	2,804	29.	油炸花生	1,638
9.	豬腳	2,446	30.	南瓜子（白瓜子）	1,629
10.	豬腳凍	2,393	31.	葵瓜子	1,625
11.	牛肚	2,192	32.	豬肉酥	1,616
12.	雞胗	2,028	33.	香魚片	1,609
13.	二節翅（土雞）	1,966	34.	黃豆粉	1,602
14.	西瓜子（玉桂）	1,918	35.	蝦皮	1,579
15.	牡蠣乾（蚵乾）	1,912	36.	花生醬	1,571
16.	膽肝	1,870	37.	魚肉鬆	1,564
17.	魷魚絲	1,863	38.	紅中蝦（大頭蝦）	1,552
18.	小麥胚芽	1,819	39.	紫菜	1,550
19.	香腸	1,779	40.	醃燻豬肝	1,547
20.	鴨賞	1,766	41.	黃豆	1,546
21.	斑節蝦（雷公蝦）	1,746	42.	明蝦	1,141

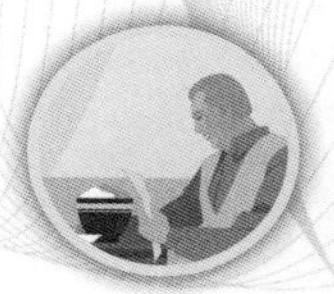
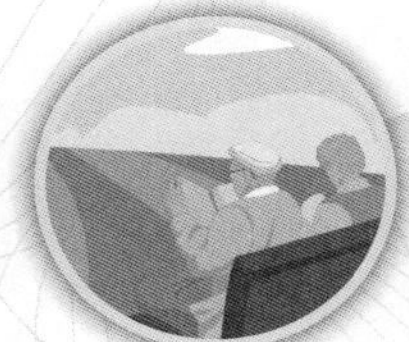

43.	蒲燒鰻	1,508	72.	魚脯	1,138
44.	烏魚子	1,496	73.	牛肉條	1,131
45.	黑豆	1,494	74.	豬小腸	1,131
46.	QQ軟糖	1,490	75.	鮪魚香腸	1,131
47.	豬肉絨	1,453	76.	鵝腿肉（熟）	1,119
48.	牛肉乾	1,451	77.	鯔魚	1,085
49.	杏仁果（蔥蒜）	1,420	78.	豬舌	1,079
50.	素肉鬆	1,410	79.	九孔螺（九孔）	1,077
51.	二節翅（肉雞）	1,391	80.	羅氏沼蝦	1,063
52.	長角仿對蝦（劍蝦）	1,391	81.	牛腱	1,052
53.	火鍋小香腸	1,385	82.	白芝麻	1,049
54.	斑駁櫻唇牛舌魚	1,365	83.	龍蝦	1,049
55.	旭蟹（蝦姑頭）	1,329	84.	鵪鱵	1,044
56.	吳郭魚	1,318	85.	大鱗烏魴（烏鱗鯧）	1,042
57.	雞肉鬆	1,308	86.	蓮子	1,039
58.	蛋酥花生	1,291	87.	黑芝麻	1,034
59.	幼滑蝦醬	1,289	88.	白海參	1,027
60.	麵筋（乾）	1,287	89.	鯖魚（烤）180度，10分	1,024
61.	臘肉	1,262	90.	雙帶參	1,022
62.	大頭蝦（紅蝦）	1,255	91.	花生糖	1,020
63.	豆腐皮	1,240	92.	花身雞魚	1,013
64.	豬肉乾	1,200	93.	虱目魚	1,013
65.	黑鯧	1,188	94.	大排（豬）	1,012
66.	白帶魚	1,178	95.	鵪鶉鐵蛋	1,011
67.	海鰻	1,172	96.	黑芝麻粉	1,010
68.	壺底油精	1,169	97.	烏魚	1,008
69.	髮菜	1,168	98.	花腹鯖（花鰱）	1,006
70.	草蝦	1,150	99.	四破魚（銅鏡參）	1,003
71.	明蝦	1,141	100.	網紋龍尖魚（龍占）	1,003

胺基酸甲硫胺酸含量表（每100克食物所含毫克數）

1.	柴魚片	2,173	10.	鐵蛋	1,033
2.	小魚乾	2,016	11.	豬肉酥	1,017
3.	蝦米	1,692	12.	高鐵鈣脫脂奶粉	1,003
4.	蝦皮	1,599	13.	幼滑蝦醬	993
5.	干貝	1,510	14.	鯖魚（魚鬆）	986
6.	魚翅	1,352	15.	牡蠣乾（蚵乾）	973
7.	魷魚絲	1,233	16.	鵪鶉鐵蛋	877
8.	奶粉（脫脂即溶）	1,085	17.	香魚片	872
9.	烏魚子	1,069	18.	豬肉絨	844
19.	鹹鴨蛋	838	61.	眼眶魚（皮刀）	640

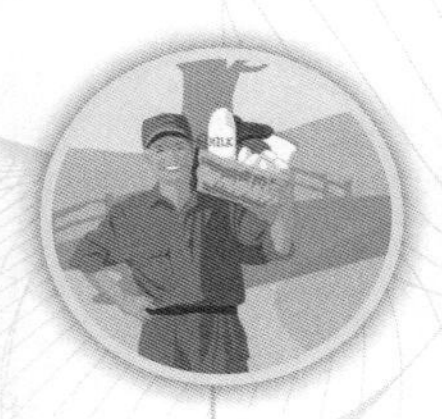
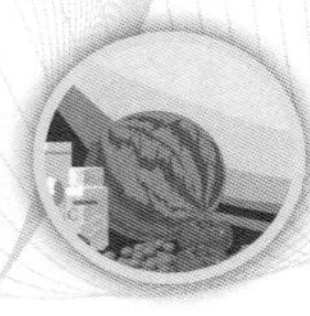

20.	低脂奶粉	816	62.	正鰹（鰹魚）	638
21.	牛肉乾	815	63.	沙梭	634
22.	高鈣高纖低脂奶粉	792	64.	姬鯛	634
23.	黑鯧	772	65.	羊奶粉	632
24.	鴨賞	770	66.	鮸魚（老鼠斑）	630
25.	海鰻	770	67.	斑駁櫻唇牛舌魚	629
26.	白帶魚	755	68.	魚脯	629
27.	塘虱魚	751	69.	斑鰭飛魚	629
28.	雙帶參	732	70.	星雞魚	628
29.	黃魚	724	71.	泰勃參（紅赤尾）	627
30.	仙女魚	720	72.	薄葉單棘魨	623
31.	黃魚	719	73.	南瓜子（白瓜子）	622
32.	紅目連（鱸）	711	74.	虹鱒	620
33.	鴨蛋白	705	75.	台灣馬加	619
34.	鶴鱵	695	76.	細鱗石鱸	619
35.	四破魚（銅鏡參）	689	77.	紅鱘	618
36.	金線紅姑魚	688	78.	四線笛鯛	618
37.	花腹鯖（花鰱）	687	79.	烏魚	613
38.	金梭魚（尖蘇）	683	80.	麵筋（乾）	613
39.	白花或（春子）	682	81.	秋刀魚	613
40.	香蒜粉	675	82.	單斑笛鯛	612
41.	膽肝	670	83.	鮪魚片	611
42.	黃鰭鮪	669	84.	蛇肉	610
43.	全脂奶粉	668	85.	赤鰭笛鯛	610
44.	火雞	667	86.	雞蛋皮蛋	610
45.	小卷（鹹）	667	87.	高纖奶粉	608
46.	大鱗烏魴（烏鱗鯧）	667	88.	高麗鰆（白北）	608
47.	魚肉鬆	664	89.	五香滷蛋	605
48.	紅面番鴨蛋	664	90.	星鰔	604
49.	大口逆鉤	662	91.	海鯰	604
50.	鶴鱵（學仔）	660	92.	白帶魷口（白口，胖頭仔）	604
51.	里肌肉（肉雞）	659	93.	鯖魚（烤）150度，30分	599
52.	皮蛋	657	94.	海鱸	598
53.	花尾鷹羽鯛（鷹斑鰈）	656	95.	乳酪	597
54.	虱目魚	652	96.	紫青干參	597
55.	豬肉乾	651	97.	茶葉蛋	597
56.	紫紅甘參（紅鮒）	651	98.	金鱗魚	596
57.	線紋鸚哥魚（青衣）	650	99.	藍點紅鱠	594
58.	錦鱗蜥魚（鱷蜥魚）	646	100.	花身雞魚	592
59.	肉鯽	644	101.	黃豆粉	421
60.	鰻魚罐頭	641	102.	黃豆	392

老人服務叢書

老人營養與膳食製備

作　　者／李義川
出 版 者／威仕曼文化事業股份有限公司
發 行 人／葉忠賢
總 編 輯／閻富萍
企劃主編／范湘渝
地　　址／新北市深坑區北深路三段 260 號 8 樓
電　　話／(02)8662-6826
傳　　真／(02)2664-7633
網　　址／http://www.ycrc.com.tw
E-mail ／service@ycrc.com.tw
印　　刷／鼎易印刷事業股份有限公司
ISBN ／978-986-84317-6-8
初版二刷／2012 年 9月
定　　價／新台幣 650 元

國家圖書館出版品預行編目資料

老人營養與膳食製備＝Geriatric nutrition and meal preparation / 李義川著. -- 初版. -- 臺北縣深坑鄉：威仕曼文化, 2009. 11
面；　公分. --（老人服務叢書）
含參考書目：面

ISBN　978-986-84317-6-8（平裝）

1.營養學 2.健康飲食 3.老人養護

411.3　　　98016480